U0294013

中华皮肤药学丛书

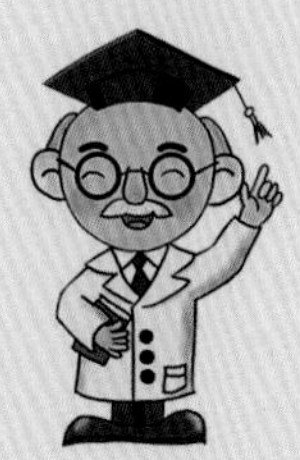

ZHONGXI PIFU WAIYONG ZHIJI SHOUCE

中西皮肤外用制剂手册

主编　马振友　杨志波　张宝元

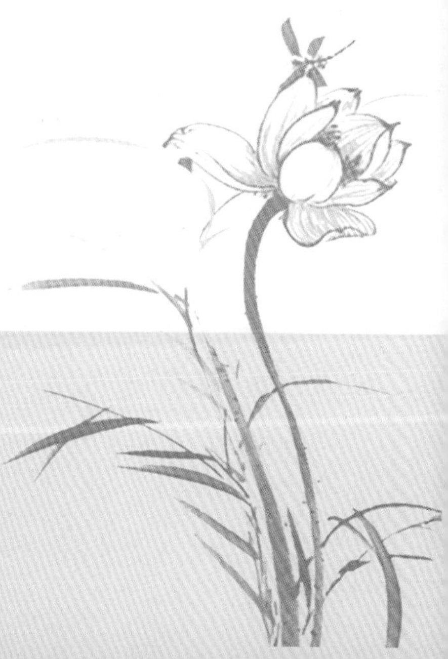

河南科学技术出版社

·郑州·

内容提要

本书由中国工程院院士廖万清教授、著名国医大师禤国维教授联袂作序，夏应魁、邓丙戌、艾儒棣三位皮肤病专家主审。全书分列外用制剂基础篇、外用中药制剂篇、外用化学药物制剂篇、化妆品及医美制剂篇四大门类，收集古今中外各类中西药皮肤外用制剂622种，详细介绍每种制剂的配方成分、配制用法、药理功效、适应病证、注意事项，是中西皮肤科医师、药师，美容机构技术人员，药品、化妆品研发人员及医药院校学生案头常备工具书。

图书在版编目（CIP）数据

中西皮肤外用制剂手册/马振友，杨志波，张宝元主编. —郑州：河南科学技术出版社，2019.9

（中华皮肤药学丛书）

ISBN 978-7-5349-9677-1

Ⅰ.①中…　Ⅱ.①马…　②杨…　Ⅲ.①外用药－制剂－手册　Ⅳ.①R97-62

中国版本图书馆CIP数据核字（2019）第178271号

桦甸出彩白桦科技有限公司支持出版

出版发行：河南科学技术出版社
北京名医世纪文化传媒有限公司
地址：北京市丰台区万丰路316号万开基地B座1-114　　邮编：100161
电话：010-63863186　010-63863168

策划编辑：赵东升
文字编辑：赵东升
责任审读：周晓洲
责任校对：王明惠
封面设计：吴朝洪
版式设计：崔刚工作室
责任印制：陈震财
印　　刷：河南瑞之光印刷股份有限公司
经　　销：全国新华书店、医学书店、网店
开　　本：720 mm×1020 mm　1/16　　**印张**：34.25・彩页16面　　**字数**：809千字
版　　次：2019年9月第1版　　2019年9月第1次印刷
定　　价：138.00元

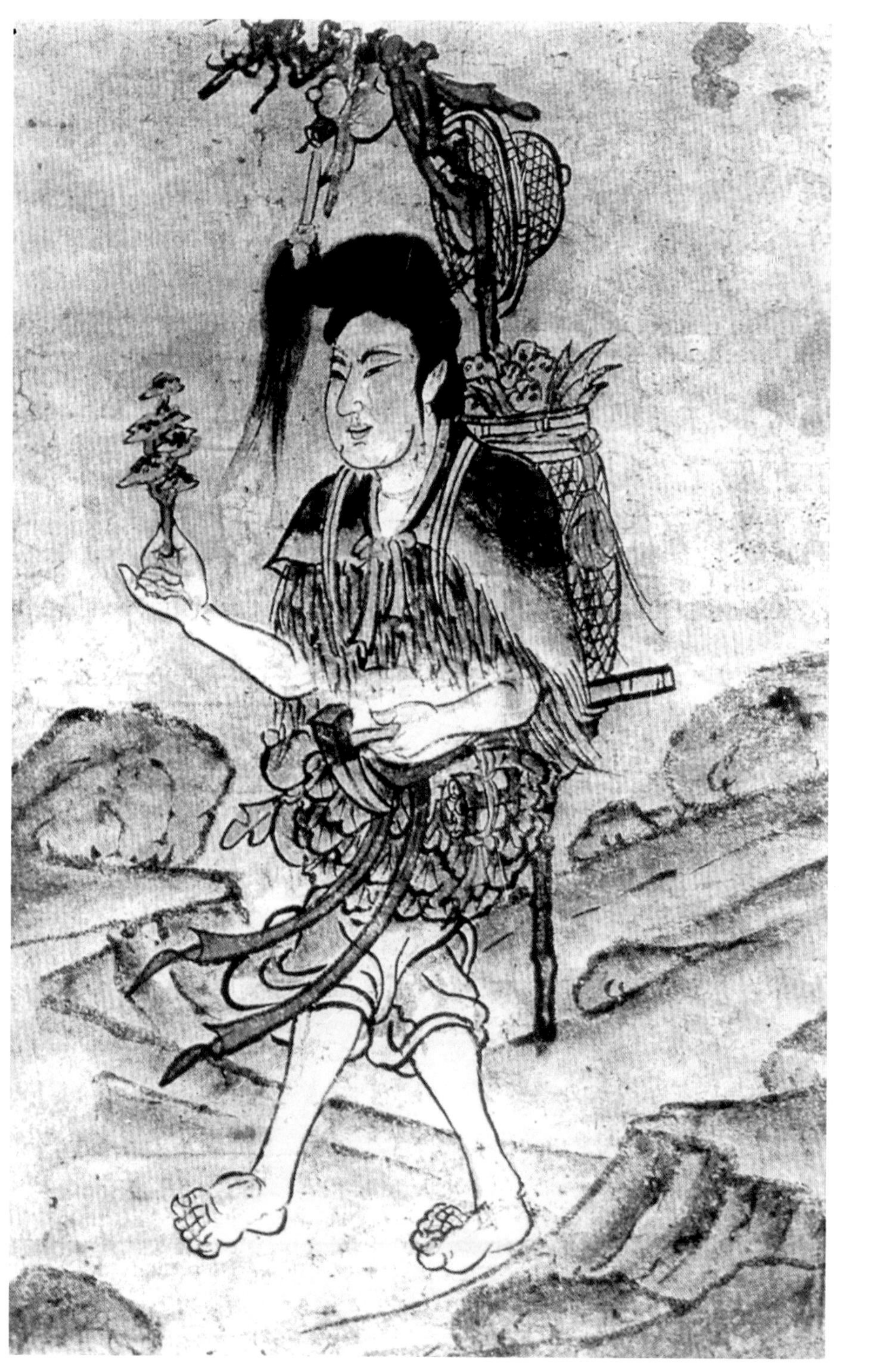

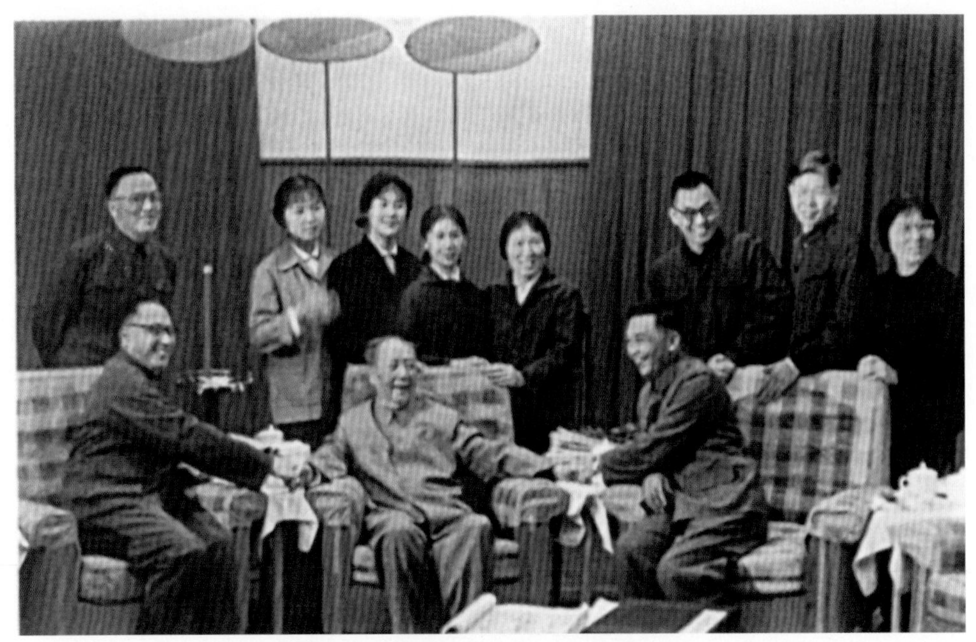

毛主席与医疗组成员合影，后排右三为皮肤科国家名老中医袁兆庄

中国医药学是一个伟大的宝库，应当努力发掘，加以提高。

毛泽东

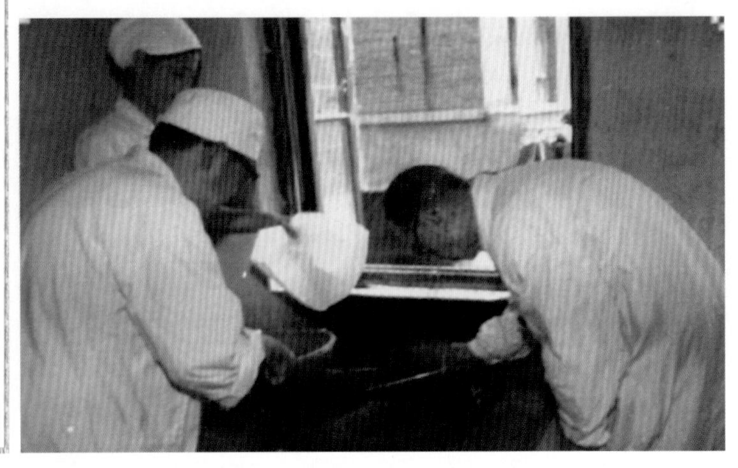

左图为毛主席 1958 年批示　右图为精诚大医赵炳南临方调配外用药

总编审简介

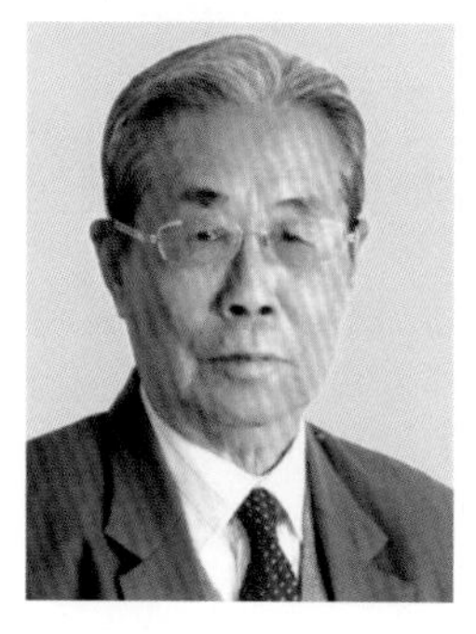

夏应魁，1926年生，辽宁沈阳人。中国医科大学教授、硕士生导师。1951年毕业于中国医科大学，历任中国医科大学盛京医院皮肤科主任、中华医学会辽宁省皮肤科分会副主任委员、中国中西医结合学会皮肤性病专业委员会委员及辽宁分会主任委员、《中国皮肤性病学杂志》等期刊编委。1956年译苏联《皮肤性病学》，1988年编写英文皮肤科教材，2016年出版《皮肤病中医方剂制剂手册》。共主编或主审《中国皮肤科学史》等26部皮肤科专著，主持治疗银屑病国家新药"氨肽素"及"制银灵"的研制。个人事迹入录60余部辞书，2018年荣获中国医师协会皮肤科分会杰出贡献奖。

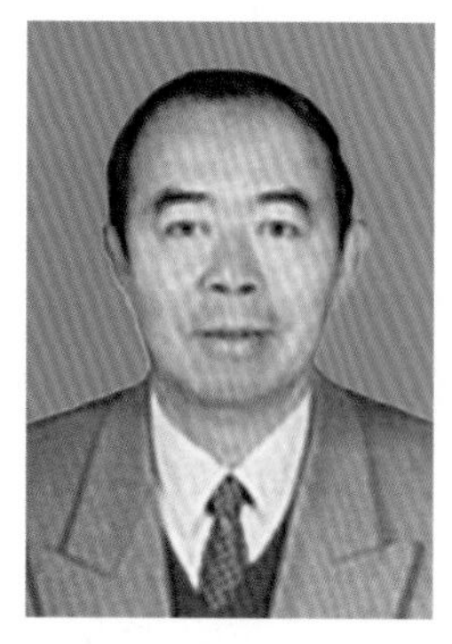

邓丙戌，1946年生，主任医师、硕士生导师。1970年毕业于首都医科大学，在北京中医医院师从精诚大医赵炳南先生，深得赵老真传，精通中医外用制剂。对皮肤病中医外治疗法有精深研究，编著《皮肤病中医外治学》《皮肤病中医外治方剂学》等，对中医外治疗法进行了系统总结，率先在北京中医医院建立中医外治临方调配室，系统传授中医传统制剂和赵老的外用制剂绝技、鲜药的配制和应用，传承古方古法，并加以创新。合作主编《中医皮肤性病学》临床版，参编《简明中医皮肤病学》《实用皮肤科学》等专著10余部。

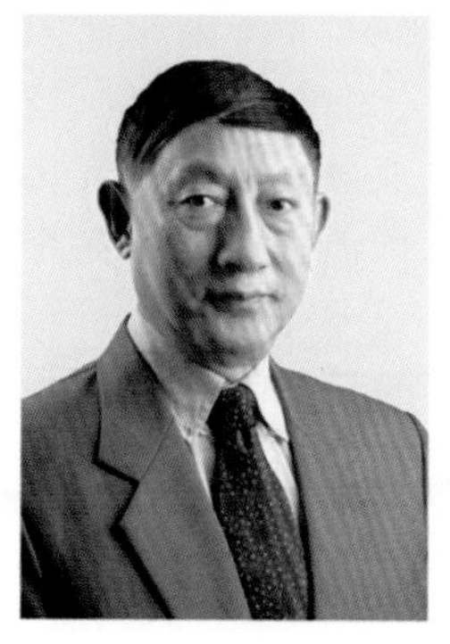

艾儒棣，1944年生，重庆人。1970年成都中医学院毕业，师从文琢之、罗禹田、陈源生、张觉人，得其真传。成都中医药大学教授，博士生导师。全国名老中医，四川省名师、十大名中医，川派外科第四代掌门。系卫生部第四届药品审评委员会委员，先后任中华中医药学会外科、皮肤科分会副会长、顾问。培养硕士生、博士生、入室弟子百名，曾应邀赴美国及中国香港、台湾地区讲学。共出版各类专著、教材20余部，其中主编教材4部，副主编5部，主编国家出版工程《外科总部》和《中医外科特色制剂》，精于中药外用制剂调配，传承创新濒临失传的炼丹术。

主编简介

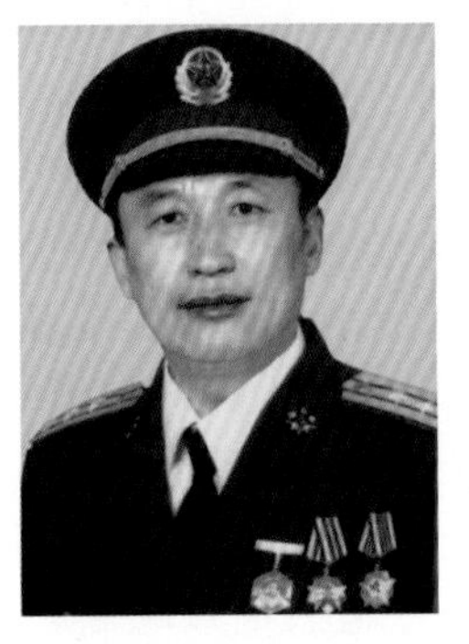

马振友，1950年生，黑龙江兰西人。马振友皮肤病研究所所长、主任医师。1977年毕业于第二军医大学，先后在西安医学院就学、中国医科大学进修。任世界中联皮肤科和一技之长分会常务理事、中华中医药学会皮肤科专业委员会理事、全国名词委皮肤病名词编写委员会副秘书长。从事中国皮肤科史学、名词、药学、皮肤美容化妆品、白桦树汁研究与教学等工作。2002年以来举办18次全国皮肤美容化妆品制剂研修班及网上教学，国内外学员达万人。主编《中国皮肤科学史》《国际皮肤病分类与名称》《皮肤美容化妆品制剂手册》等20部著作。

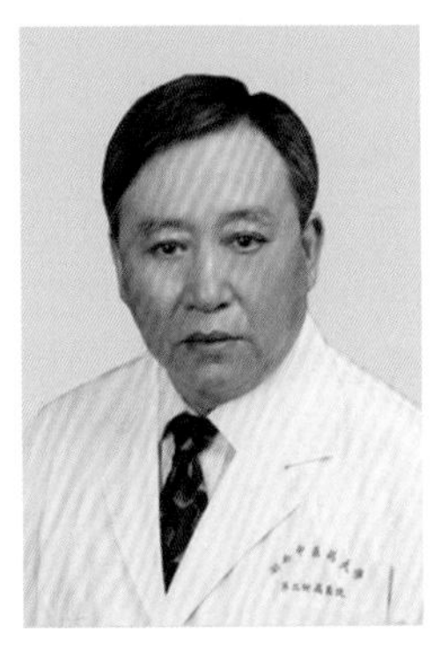

杨志波，1956年生，湖南津市人。主任医师、二级教授、博士生导师。现任湖南中医药大学第二附属医院皮肤科主任，系国家中医药管理局中医皮肤病重点专科和学科带头人。现任中华中医药学会皮肤科分会主任委员、世界中联皮肤科分会副会长、中华中医药学会理事及外科专业委员会副主任委员、中国中西医结合学会疡科专业委员会副主任委员等职务，为国家新药评审专家。主编高校"十三五"规划教材《中医皮肤性病学》等著作18部，总主编《当代中医皮肤科临床家丛书》28册、《皮肤病中医特色适宜技术操作规范丛书》17册。

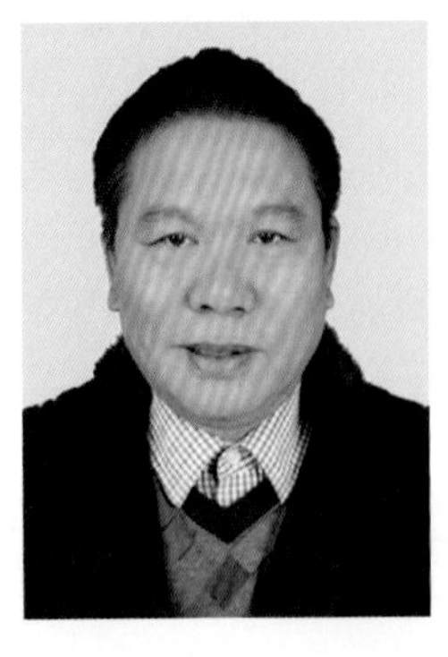

张宝元，1962年生，辽宁沈阳人。1986年毕业于沈阳化工学院。现任沈阳永洁洗化原料有限公司高级工程师、技术总监，兼任中国洗协科委委员、澳大利亚国际天然美容化妆品研究院研究员、亚太区首席研究员、国内多家化妆品企业顾问、国内数家药业化妆品厂顾问及朝鲜平壤化妆品厂顾问。长期从事精细化工、洗涤剂、化妆品的科研、生产、产品策划、生产指导、销售和人才培训，在全国研修班多次作化妆品讲座，研究、开发、生产化妆品、特殊用途化妆品数百种，畅销国内外，主编《皮肤美容化妆品制剂手册》第一、二版。

副主编简介

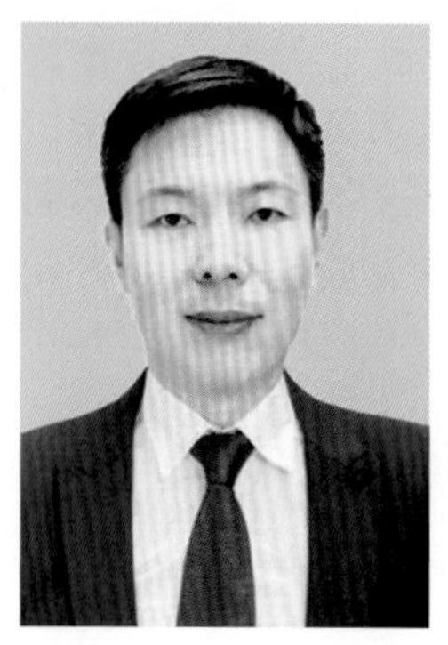

王峰，1975 年生，安徽阜阳人。皮肤科副主任医师，2018 年毕业于长江商学院硕士 EMBA，现任中国非公立医疗皮肤委员会常委。2000 年全国首家创建开展远程医疗民营皮肤病专科医院——阜阳皮肤病医院，2014 年成立阿克曼皮肤病医院集团，2015 创建皮肤科名医诊疗平台——皮肤科掌尚名医，以发展中国皮肤科远程医疗为己任，让广大民众普遍受益，现与马振友筹建中华皮肤学博物馆，为皮肤学科留下历史文物，助中国皮肤学跻身国际前列。

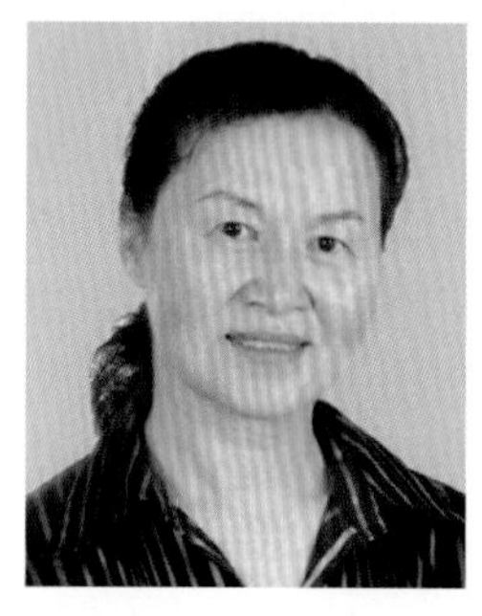

乌日娜，蒙古族，1956 年生，二级教授、主任医师、硕士生导师。曾任内蒙古医科大学附属医院皮肤科主任，中华医学会皮肤性病学分会常委及内蒙古自治区分会主任委员，现任中国民族医药学会皮肤科分会副会长。主编译第 8 版《皮肤性病学》蒙文教材，主编《皮肤病中医方剂制剂手册》。对蒙医外用药进行系列研究，研发蒙药三子系列护肤化妆品，获内蒙古自治区科技进步二等奖等 7 项、第四次世界妇女大会嘉奖，获内蒙古自治区重大项目资助 500 万元。

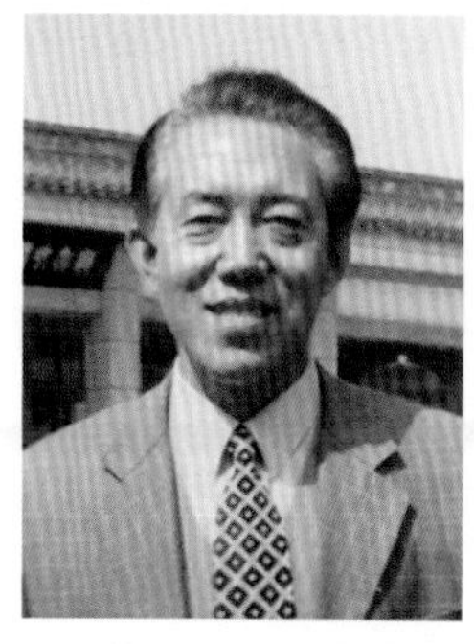

卢勇田，1946 年生，山东平原人，主任医师，享受渭南市政府特殊津贴专家。1970 年毕业于西安医学院，曾任中华医学会陕西省皮肤科学会副主任委员、渭南市中心医院皮肤科主任。师从刘蔚同、李洪迥、刘辅仁教授，主编和参编专著 20 多部，发表论文 300 余篇、科普文章千余篇，创制国药准字新药十余种。获渭南市科学技术进步奖十余项，荣膺陕西省优秀科技工作者、渭南市有突出贡献专业技术拔尖人才等光荣称号。

副主编简介

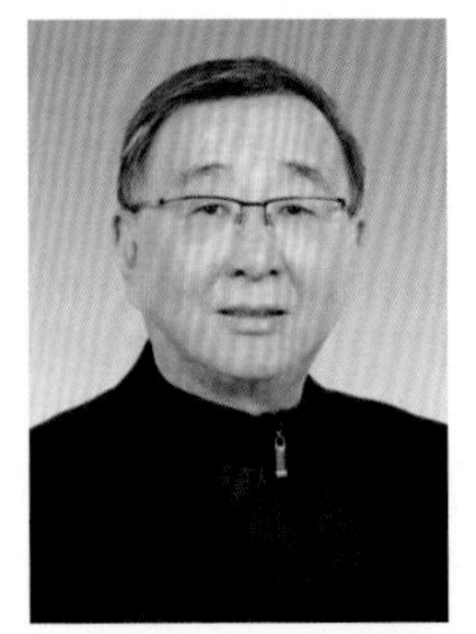

连石，1946年生，主任医师、教授、博士生导师。首都医科大学皮肤病与性病学系首任主任，现任名誉主任。曾任中华医学会皮肤性病学分会常委。现任全国名词委皮肤病名词审定委员会副主任。从事性病学研究，有精深造诣。曾先后承担国家863项目等研究，发表论著20余部，统计源刊文145篇，SCI论文31篇。主编*Dermatology and Venepeology*教材，参编全国高等医药院校统编教材《皮肤性病学》第5、6、7版。荣膺吴阶平优秀教师奖等殊荣。

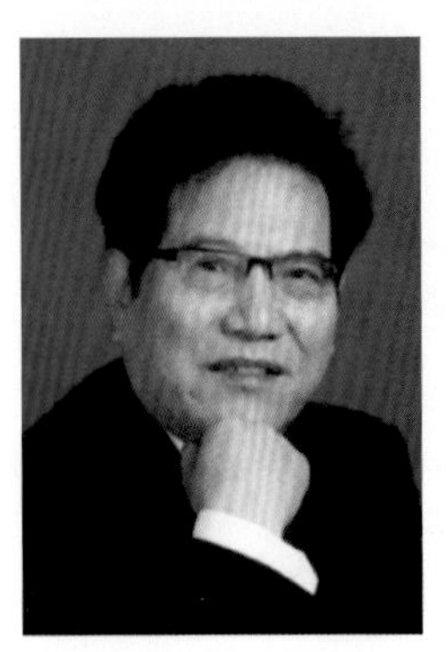

辛映继，1953年生，陕西西安人。主任医师，教授，编审。1977年毕业于第四军医大学。现任国家核心期刊《中国美容医学》《医学美学美容》和《医学信息》期刊杂志社社长兼总编辑。兼任中国整形美容协会医学美学文饰分会会长；中国民营企业科技促进会健康美容化妆品科技分会会长；全国工商联美容化妆品商会副会长、中华医学会美学美容学会常务理事、中国保健科技学会医学美容分会副会长、中华中医药学会医学美容分会副会长等职务。主编《美容新概念》《美容大辞典》等专著。成功举办了十六届华山论剑·中国美容业领袖年会。

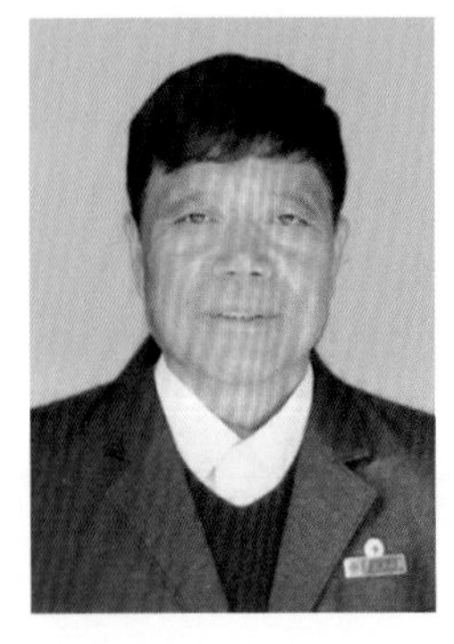

刘汉义，1960年生，河南商丘虞城人。虞城县皮肤病研究所所长、副主任医师。在中国人民解放军总医院专修皮肤科、中国医学科学院皮肤病研究所制剂室专修制剂。任商丘市政协委员，是商丘市非物质文化遗产传承人、优秀中青年科技专家、专业技术拔尖人才、特技名医。编著《中国医史三字经》《皮肤病中医方剂制剂手册》，对皮肤外用制剂有较深造诣，特别是中药制剂，获得国家专利2项，荣膺感动商丘十大慈善人物。

副主编简介

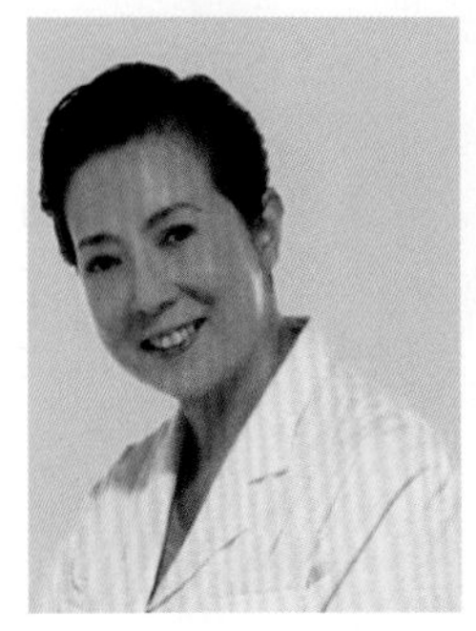

何黎，1962年生于云南，彝族。博士、博导，昆明医科大学二级教授，享受国务院政府特殊津贴专家，中共十九大代表，国家突出贡献中青年专家，教育部创新团队带头人。任亚太皮肤屏障研究会副主席，中华医学会皮肤性病学分会、中西医结合学会皮肤科分会副主任委员。我国皮肤美容领军人物，以民族药研发成功薇诺娜系列护肤品。主编《皮肤美容学》等专著8部。荣膺全国五一劳动奖章、全国优秀科技工作者、全国三八红旗手、全国模范教师等称号。

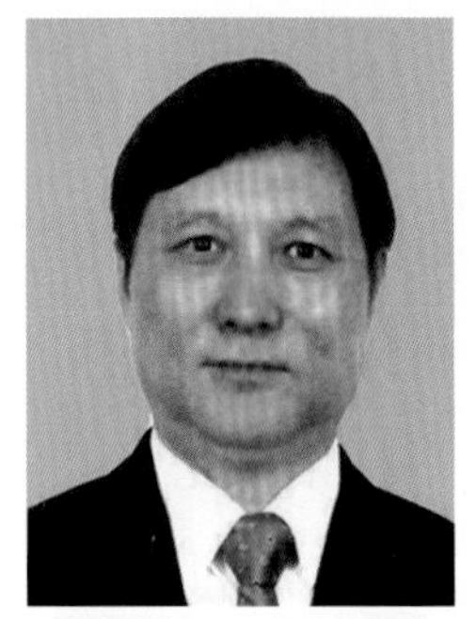

周双印，1963年生于河南获嘉，入籍新加坡。1989年毕业于河南中医药大学，1999—2007年中国中医科学院硕士、博士研究生毕业。现任世界中联皮肤科分会常务理事、新加坡中华医学会理事、新加坡中医药促进会针推研究院院长。先后师从我国著名皮肤科专家徐宜厚、朱仁康、许铣、庄国康等教授及中国中医科学院曹洪欣院长。在新加坡创办双印中医诊疗中心，出版《结缔组织病中医治疗学》与《中医皮肤科临床手册》等。

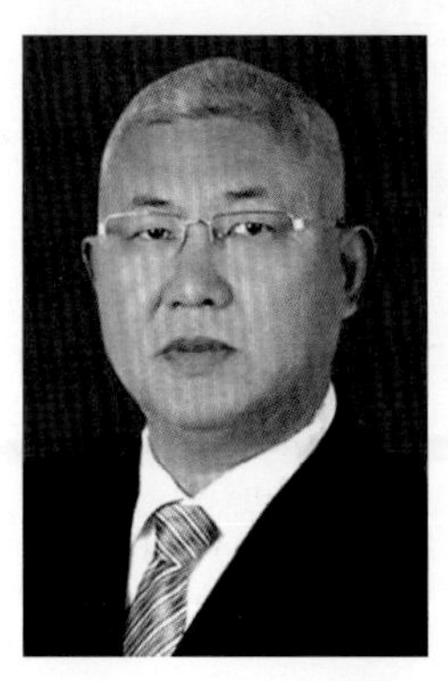

秦剑，1975年生于河南。滑县秦剑复美医院院长，滑县秦剑皮肤病研究所所长，“秦氏皮肤病疗法”第六代传承人，中华临床医学会皮肤医美专业委员会首任会长，中国非公立医疗机构皮肤病专委会常委，河南省大学生创业导师，美国河洛医科大学东方医学博士，滑县政协委员，热爱公益事业，有强大的感召力、组织能力，屡创佳绩，滑县“五一劳动奖章”获得者。获得治疗白癜风的外用药、白发转黑的中药外用洗剂等国家发明专利5项。

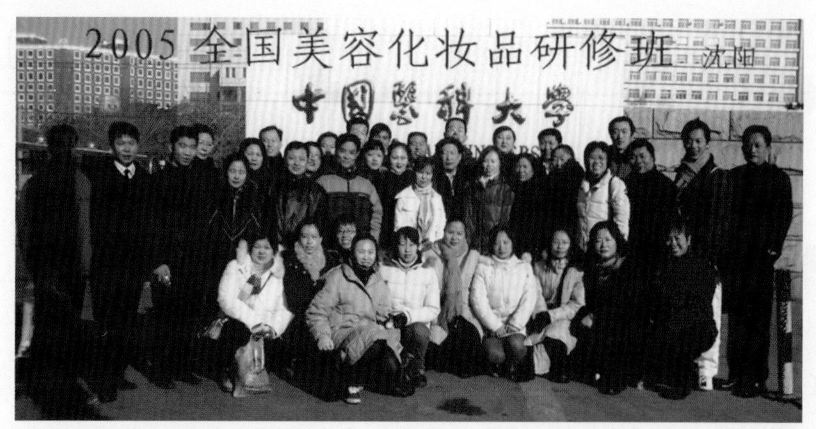

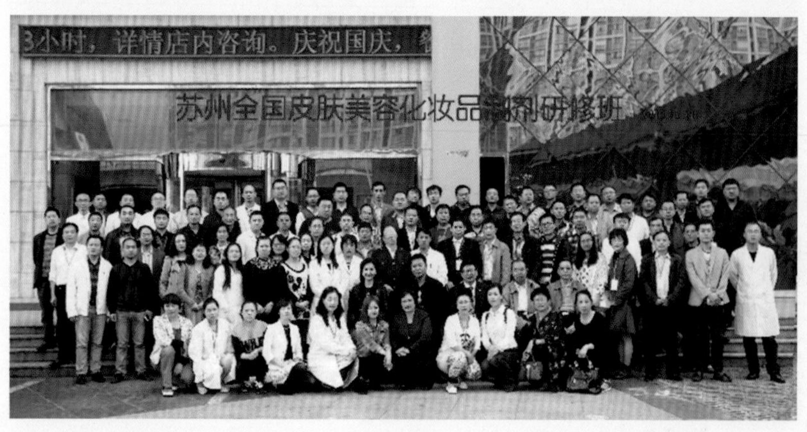

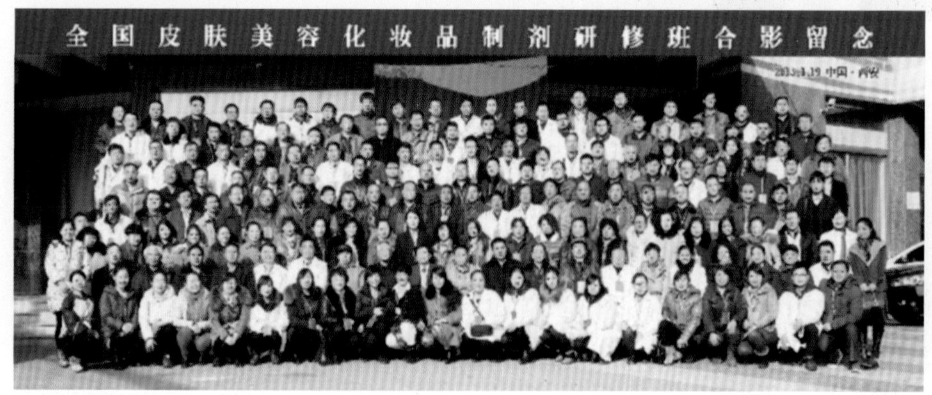

马振友举办全国皮肤美容化妆品制剂研修班 18 次及网上教学，国内外教师和学员达万人

编者名单

总编审	夏应魁　邓丙戌　艾儒棣
主　编	马振友　杨志波　张宝元
副主编	（以姓氏笔画为序）
	王　峰　乌日娜　卢勇田
	连　石　辛映继　刘汉义
	何　黎　周双印　秦　剑
编　委	（以姓氏笔画为序）
	马慧群　王　昕　王　栋　王远红
	王伯亚　王雅珍　牛晓峰　付志嫒
	皮　超　冯义国　吉兆春　吕成志
	刘　巧　刘　淮　刘红霞　闫志翻
	米宜静　米柏岳　孙占学　孙丽蕴
	苏明建　李　成　李　利　李　韬
	李小莎　李元文　李东华　李许亮
	李维凤　杨红飞　肖　敏　邱广银
	余倩颖　张东岭　陈　刚　林　景
	林志秀　罗光浦　周　锐　周宏才
	孟　阳　胡凤鸣　钟德志　侯鸿军
	施　辛　顾　葵　徐春雨　郭庆江
	陶晓苹　曹富强　彭之玉　崔立国
	崔延河　董明姣　蒋海军　韩海成
	韩世荣　焦海芳　靳伟明　龚旭伟
	靖连新　蔡友良　蔡志强　潘凤军
编　者	（以姓氏笔画为序）
	马　飞　马少康　马学武　马春彦
	马振华　王　莉　王　超　王永强

王光武　王志勇　王祖英　王家秋
尤　锋　乌日娜　方文捷　尹医研
向精华　左　莉　任新军　付　蓉
刘建东　刘　晏　闫　飞　江　华
江广春　阮允耿　阮非凡　李可明
李　鸿　李雨璇　李悦圣　杨敬信
杨富裕　肖　茜　张　妮　张洪秀
张琬璐　张桂英　张超峰　张颖龙
陈　星　陈利红　陈育华　林世庄
罗怀安　孟祥春　杨先平　赵　旭
赵贵斌　柏世怀　姜伟利　都日娜
高华德　唐仕军　郭　宇　郭玉峰
姬会才　龚富先　常云科　詹　平
詹志荣　谭　旭　潘锋华

学术秘书　马犇犇　赵　波　姜伟伟

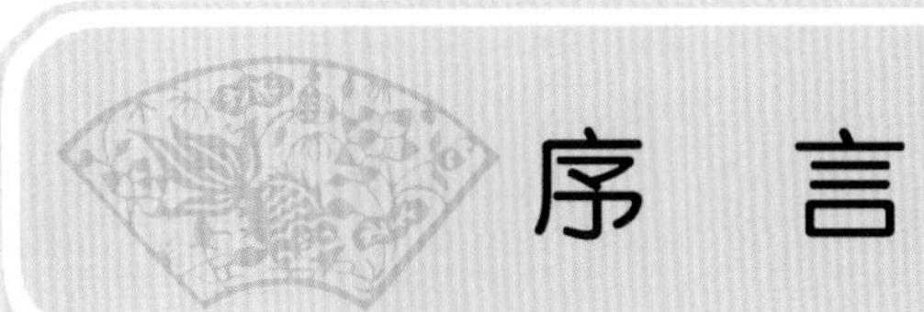

序 言

贯彻实施中医药法　发展中华皮肤药学

中华皮肤药学(Chinese skin pharmacy)系在中华民族药学发展进程中形成的以药物防治皮肤病，维护皮肤健康美容的学科。是以药学为基础，结合皮肤学形成的以中药、化学药防治皮肤病，并以现代科技发展中药和化学药相结合的现代皮肤药学。

《中华皮肤药学丛书》由世界华人皮肤科医师协会组织撰写，陈洪铎、廖万清院士，禤国维国医大师任总策划、总编审，全国及世界华人知名专家共同完成。首先出版《新编中西皮肤药物手册》《中西皮肤外用制剂手册》，还将陆续出版中、英文版《皮肤外用古代经典名方》《皮肤内用古代经典名方》《中药制剂备案指南》《桦树的药用研究与开发》，英文版《中国皮肤科学史》等，旨在全面贯彻实施《中华人民共和国中医药法》，推动外用制剂研发、医疗机构备案外用药、医美制剂和化妆品、古代经典名方传承创新，为培养医药并重，传统与创新兼备的皮肤科医师和药师提供帮助。

综观丛书，主要集中七大特点。

一、世界华人著名专家的编辑团队　参加本书撰写的有国际皮肤科学会联盟常务理事张学军、陈洪铎，理事胡俊弘、张建中；国家名中医陈彤云；赵炳南嫡传弟子邓丙戌；名老专家夏应魁、袁兆庄、王侠生、赵辨、徐汉卿、郑茂荣、吴志华；全国老中医药专家学术经验继承工作指导老师徐宜厚、王玉玺、艾儒棣、喻文球、刘红霞、杨志波、白彦萍；中华医学会皮肤性病学分会前任主委郑捷，主委陆前进，副主委何黎；中国医师协会皮肤科医师分会主委李恒进，候任主委王刚；中华中医药学会皮肤科分会主委杨志波；世界中联皮肤科分会主委陈达灿；中国中西医结合学会皮肤性病专业委员会候任主委李斌；中国中医药研究促进会皮肤性病学分会主委范瑞强；中国中药协会皮肤病药物研究专业委员会主委李元文、李邻峰；中国民族医药学会皮肤科分会副主委周冬梅、乌日娜、花日；皮肤科专家郝飞、连石、李利、张理涛、林志秀、胡凤鸣、施辛、马慧群等；新加坡王葆方，澳洲刘炽京，美国方一汉等外籍华人医师;药学专家牛晓峰、李维凤、田燕、王远红教授,王伯亚、付志媛主任药师等,保证了本书的权威性和实用性。

二、传承古代经典名方为重点　在人类发展的进程中,皮肤外用药治疗,成为医学的嚆矢,产生了药学始祖神农,医药学家葛洪、孙思邈、李时珍等,留下浩如烟海古代经典名方,是中华医药宝库中的精华。中医药法将传承、挖掘、研发古代经典名方列为国策。丛书所精选古代皮肤经典名方,为国内外皮肤科医师、药师提供了极有价值的参考资料。

三、皮肤科中西医药整合为特点　中西医药并重是本书的特点之一,丛书集中药、化学药于一体,由著名中医皮肤病专家全面介绍中成药治疗皮肤病的基础知识,既有中医皮肤病辨证分型,又有中成药的辨证论治,并将民族药汇入其中,适用于所有皮肤科医师,可作为临床规范用药工具书。

四、医学美容护肤品化妆品为亮点　皮肤科随着时代的前进,由皮肤病治疗发展到皮肤保健、皮肤美容为一体,丛书与时俱进,将治疗、美容药物纳入其中。马振友主办全国皮肤美容化妆品制剂研修班 18 期,搭起皮肤科、医学美容、化妆品融合的平台,国内外 6 000 人参加培训,促进了各科的融合和发展,教学相长,共同提高,如何黎、郑捷、乌日娜教授,张宝元工程师研制上市医学护肤品、民族药,为大众皮肤保健、美容做出重要贡献。培训将定期举办下去,丛书可选作教材。

五、培养医药并重的皮肤科医师　中国古代医药一体,医师既懂医,又懂药,尤其外科、皮肤科医师更为精到,如现代中医皮肤病学家赵炳南、朱仁康等,人人会辨证施治、临方调配,我们应乘中医药法实施的东风,回归中国医学传统,普遍建立中药临方调配室,人人掌握临方调配技术。

六、规范正确使用皮肤用药　以《中华人民共和国药典》《国家基本药物》为基础用药,同时收录国内外新特药,使用者有章可循,有法可依,与时俱进。

七、英文版《中国皮肤科学史》　由国内外华人皮肤科专家共同编写,向国际介绍历史悠久、灿烂辉煌的中国皮肤科学发展史,推动中国皮肤科学走向世界,跻身国际皮肤科学发展前列。

2018 年成立了世界华人皮肤科医师协会,廖万清教授任会长,陈洪铎教授任名誉会长,将传承、发展皮肤药学作为重点工作之一,立足全国,放眼世界,落实毛主席"中国医药学是一个伟大的宝库,应当努力发掘,加以提高"的批示,习主席"推进中医药现代化,推动中医药走向世界"的发展战略,创造具有中国特色的中华皮肤药学。

中国工程院院士　[签名]　第二届国医大师　[签名]

前 言

自 1992 年以来，本人主编的《皮肤科外用药指南》《精选皮肤科外用制剂手册》《皮肤科国家基本药物与新特药手册》《最新皮肤科药物手册》《皮肤美容化妆品制剂手册》(2 版)和《皮肤病中医方剂制剂手册》等药学专著相继出版，深得广大皮肤科学、美容科学、药学、化妆品学工作者的重视和厚爱，应读者要求，现修订整理为《中华皮肤药学丛书》，共 8 个分册陆续出版，旨在进一步推动我国皮肤药学的发展、促进外用制剂和医美制剂及化妆品、古代经典名方的传承创新。

近年来，我们先后在西安、广州、沈阳、成都、大连等地举办 18 期全国皮肤美容化妆品制剂研修班及网上教学，共有来自国内外师生万人共同研讨。在研修班搭建的交流平台上，大家既是学员，又是教员，相互研讨，教学相长，共同提高，如云南医科大学何黎教授研发的薇诺娜系列，郑捷教授团队研发的玉泽系列，内蒙古医科大学乌日娜教授研发的三子系列护肤品，张学军和杨森团队研发翡睿系列，四川大学华西医院李利教授开展的化妆品检测等，都取得了可喜的成绩。新加坡中华医学会会长王葆方教授、陈洪铎院士、廖万清院士、郑捷教授、王刚院长等都派人参加。研修班不仅开办皮肤美容化妆品教学课程，并同时进行实验教学，提高了学员的动手调配能力，初步掌握了配制技术，促进了中西医药结合、传统外用制剂的传承和开发、外用制剂基质化妆品化。

我国皮肤科和美容科分支的美容皮肤科，正在蓬勃高速发展中。在北京、沈阳召开国际美容皮肤科学术会议上，陈洪铎院士任国际美容皮肤科学会主席，在国际美容皮肤科学中占有重要地位。中华医学会皮肤性病学分会和中国医师协会皮肤科分会等学术团体相继成立皮肤美容学组，多次召开全国美容皮肤科学术大会。大连医科大学、中国医科大学等单位相继建立了美容学院、皮肤美容学系或美容医院，几乎所有皮肤科都将皮肤美容作为重点发展，皮肤科医师推荐使用护肤品成为时尚和常规手段，中医皮肤美容也得到空前发展，并正在走向世界。美容院所如雨后春笋般成立，遍及城乡，皮肤美容已进入人们的日常生活。

中医外用制剂是我国的瑰宝，近年来国家及时调整中医政策，备案制即可生产中药皮肤外用制剂，鼓励临方调配外用中药制剂。2017 年 7 月 1 日《中华人民共和国中医药法》正式实施，迎来了皮肤科发展的春天。遵照习近平主席“推动中医药现代化，推动中医药走向世界”的战略决策，国家倡导挖掘古代中医皮肤经典名方，中医皮肤科传承、开发古方，仅应用传统工艺配制的中药制剂品种，即可生产国家级外用制剂，外用中药备案即可配制，为传承和发展中医外用制剂做出了政策上的保障，使配制中医外用制剂得以正常发展。

医药结合是我国医药学发展的传统模式，从而产生了葛洪、孙思邈、李时珍等医药学家。尤其是中医人人会诊病配药，皮肤科医师既会看病，又会调配药品，如赵炳南、朱仁康、李洪迥、刘蔚同等教授。当今，我们应传承医药结合的传统，培养医药结合的皮肤科医师，按《中医医院皮肤科建设与管理指南（试行）》落实每个中医皮肤科机构均应建立临方调配室，每位皮肤科医师都掌握临方调配中药外用制剂技术。

为落实中医药法，应广大皮肤科工作者的要求，经夏应魁、艾儒棣、邓丙戌、杨志波、连石、何黎、周双印、乌日娜、李维凤等全国专家与编者的共同努力，完成了《中西皮肤外用制剂手册》编写工作，旨在推动我国皮肤外用制剂与化妆品研究、开发、生产，形成中药外用制剂普及化、科学化、现代化、产业化。

本手册适合中西医皮肤科医师、药师、化妆品工程技术人员、美容机构美容技术人员、在校医学生阅读，并可作教材使用。编者虽尽最大努力，但水平有限，错误和不足之处敬请读者批评指正，为规范皮肤科用药，传承和发展皮肤外用制剂、共建中华皮肤药学而共同努力。

最后，要特别感谢桦甸出彩白桦科技有限公司对本书出版的大力支持。

马振友

2019 年 4 月 10 日

马振友联系方式：13379033002　　微信：mzy13379033002

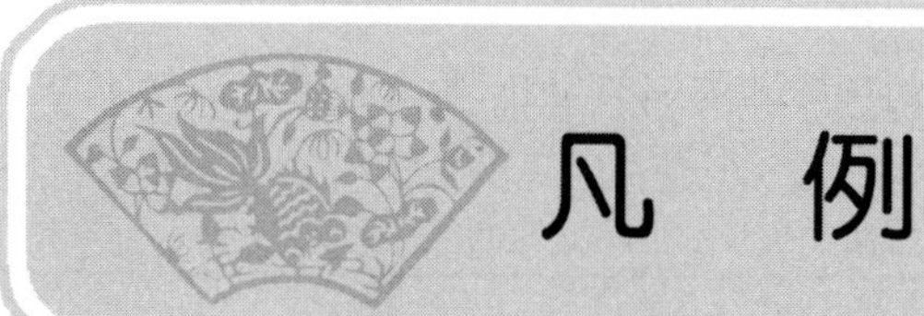

凡 例

一、药物名称标示与排列顺序

2015 年版《中华人民共和国药典》收载中文和拉丁文名称，以“[典]”标示，其他按《药品通用名称》。皮肤美容中药按笔画顺序排列，每一品种包括中文名、拉丁文名、别名、来源成分、性味归经、功效主治、制剂用法。化学药物与辅料品种按笔画顺序排列，项目为中文名、英文名、别名、性状、药理作用、剂型配比等。

二、制剂分类与列项

中药制剂按剂型分类，每一品种包括中文名、处方、制法、功效主治、用法。化学制剂按剂型排列，每一品种包括中文名、处方、制法、功效主治、制剂用法、注意事项。

三、溶解度

极易溶解	指溶质 1 g(1 ml)能在溶剂不到 1 ml 中溶解
易溶	指溶质 1 g(1 ml)能在溶剂 1～10 ml 中溶解
溶解	指溶质 1 g(1 ml)能在溶剂 10～30 ml 中溶解
略溶	指溶质 1 g(1 ml)能在溶剂 30～100 ml 中溶解
微溶	指溶质 1 g(1 ml)能在溶剂 100～1 000 ml 中溶解
极度微溶	指溶质 1 g(1 ml)能在溶剂 1 000～10 000 ml 中溶解
几乎不溶或不溶	指溶质 1 g(1 ml)在溶剂 10 000 ml 不能完全溶解

四、水温度

水浴温度	除在规定外，均指 98～100℃
热水	系指 70～80℃
微温或温水	系指 40～50℃
室温	系指 10～30℃
冷水	系指 2～10℃
冰浴	系指 0℃
放冷	系指放冷至室温

五、百分比

百分比用“%”符号表示，系指重量的比例；溶液的百分比，除另有规定外，系指溶液 100 ml 中含有溶质若干克；乙醇的百分比，系指 20℃时容量的比例。此外，根据需要可采用下列符号。

%(g/g)	表示溶液 100 g 中含有溶质若干克
%(ml/ml)	表示溶液 100 ml 中含有溶质若干毫升
%(ml/g)	表示溶液 100 g 中含有溶质若干毫升
%(g/ml)	表示溶液 100 ml 中含有溶质若干克

六、药筛

选用国家标准的 R40/3 系列，分等如下。

筛号	筛孔内径(平均值)	目号
一号筛	2000μm±70μm	10 目
二号筛	850μm±29μm	24 目
三号筛	355μm±13μm	50 目
四号筛	250μm±9.9μm	65 目
五号筛	180μm±7.6μm	80 目
六号筛	150μm±6.6μm	100 目
七号筛	125μm±5.80μm	120 目
八号筛	90μm±4.6μm	150 目
九号筛	75μm±4.1μm	200 目

七、粉末分等

最粗粉	指能全部通过一号筛，但混有能通过三号筛不超过 20%的粉末
粗粉	指能全部通过二号筛，但混有能通过四号筛不超过 40%的粉末
中粉	指能全部通过四号筛，但混有能通过五号筛不超过 60%的粉末
细粉	指能全部通过五号筛，但混有能通过六号筛不超过 95%的粉末
最细粉	指能全部通过六号筛，但混有能通过七号筛不超过 95%的粉末
极细粉	指能全部通过八号筛，但混有能通过九号筛不超过 95%的粉末

八、乙醇浓度

乙醇未指明浓度时，均系指 95%(ml/ml)的乙醇。

（凡例三至八录自 2015 年版《中华人民共和国药典》）

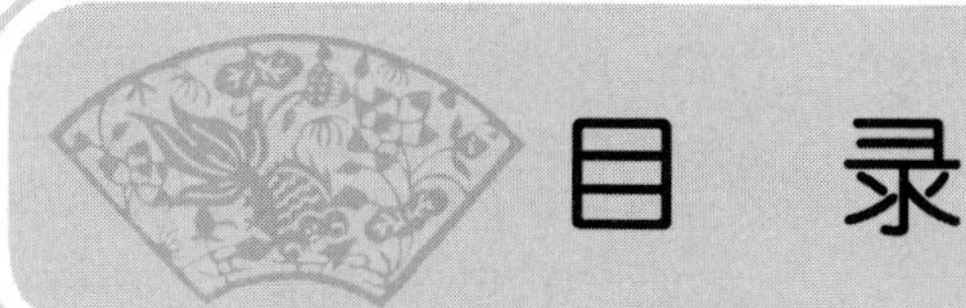

目 录

基础篇

外用中药篇

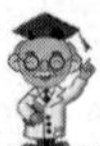

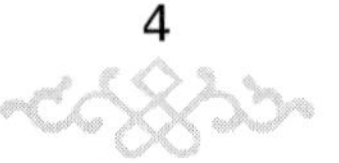

外用化学药篇

美容化妆品篇

基 础 篇

第一章　皮肤外用制剂概论

皮肤医美外用制剂，是指为皮肤疾病治疗和美容护肤所需，以化学药或中药和辅料加工制成的一类外用制剂的总称。化学药、中药饮片及提取物，具有治疗皮肤病或美容护肤的作用。皮肤美容外用制剂按作用与用途不同分为两大类，一类是用于皮肤病治疗的外用药，另一类是用于皮肤美容、保健护理的药妆品、化妆品，美容又分为医学美容（医美）和生活美容（生美），两者相辅相成，互为影响。

辅助性原料即辅料，包括基质原料和辅助原料。基质原料主要具有赋形作用，外用制剂因使用基质原料的性质、比例不同，形成液体、气体、半固体、固体 4 种基本剂型；辅助原料则具有提高调配效率和稳定制剂质量的作用，多数辅助原料也具有一定的功效性。原料药物与辅料相辅相成，使皮肤及美容外用制剂具备良好的治疗效果。外用制剂因其经皮吸收的起效方式而具备以下优势：①药物直接作用于病变局部，比内服药物进入全身血液循环后再达到病变处的药量要多，因而高效；②避免内用药物对全身性的毒副作用；③不经肝代谢，避免了药物的早期失活，使药物作用时间延长。这些特点使得外用制剂在临床皮肤科和美容科药品中的使用率达 70%以上。

第一节　近现代皮肤外用制剂简史

一、近代皮肤医美的成就[1]

1840 年前后，西医东渐，西方传教医师将西医西药传入中国，打破了中国单一使用中医中药治疗皮肤病的局面，西医西药在中国生根、开花、结果，从此中西医药并存，共同发展。

1862 年，杭州清河富绅孔传鸿创建“孔凤春”香粉号，生产鹅蛋粉、水粉、雪花粉、玳瑁粉、茉莉花粉等化妆品。1908 年香港创建广生行，为现代化妆品厂。

近代中医外科有一定发展，较著名的中医外科名医有吴尚先、马培之、余景和、高思敬、张山雷，对配制外用制剂均有丰富的经验。

吴尚先以擅用膏药见长，在扬州设立存济堂药店，专门研制膏药等药和外治疗法，他总结出敷、熨、熏、浸、洗、浴、罨、照、擦、溻、坐、嚏等 20 多种外治法。1864 年撰成《理瀹骈文》，载外用药方千首，为中国第一部外治专书，以膏药为主。

20 世纪 30 年代北京的外科名家有三大派，即太医局房星桥及其子房少桥、房幼桥，丁德恩及其弟子哈锐川、赵炳南等，段馥亭及门人段凤舞、赵永昌等。上海著名的疡医有章治康、夏墨农、顾筱岩三家。川派名医释灵溪大师及其弟子文琢之等。各地外

[1] 古代皮肤药学发展史见《皮肤外用古代经典名方》第一章

科及皮肤科医师自成学派，各怀绝技，都擅长配制外用制剂，深得患者的信赖。

西医传入中国后，中国传统中医在艰难环境下生存、发展，同时与西医结合，主张中医科学化，西医中国化，做了开辟创建之功，成为中西汇通派。皮肤外科代表人物为张山雷、丁福保、汪洋、恽铁樵、顾鸣盛、朱仁康等，著作等身，办医兴学。

张山雷 1917 年著《疡科纲要》，书中所载锌氧油膏、铅丹油膏、水杨酸油膏，既用西药锌粉、水杨酸及凡士林等，亦用中药铅丹、梅冰之属。碘酊、苯酚等西药均收载入书，将西药性质按中医理论进行归类，西药中医化，用于临床，屡验效佳。张氏中西医汇通，中西药并用，在百年前实行，令人叹服，其思维方式至今仍值得学习。

汪洋、恽铁樵分别开办中医函授学校，弟子遍及全国，推广中西医药汇通。汪洋 1920—1926 年间编纂 26 种中西医学教材，其中《中西皮肤病学讲义》《中西外科讲义》《实验处方学》《西法制药大全》《临床医药实验讲义》系统地介绍了皮肤科外用制剂百余种，中西药并用，将中药饮片按西药功能分类，做到中西医药汇通。顾鸣盛编纂《中西合纂外科全书》，1918—1936 年共出版 18 版，是外科皮肤科专著，每种疾病包括中国（中药）处方、外国（西药）处方。

美国传教医师嘉约翰与林应祥、尹端模 1872 年辑译中国第一部西医性病学教材——《花柳指迷》，书中记载用淡汞水、盐水、石炭酸水、硼酸水、汞黄膏、白药膏、汞红膏、铅霜、金鸡纳（奎宁）霜、银丹、黄连铁酒、鸦片、水银外用药治疗花柳病。

嘉约翰(John Glasgow Kerr)与东莞林湘东 1873 年辑译中国第一部皮肤病学教材——《皮肤新编》，每种皮肤病分别介绍外用疗法，书末载方 40 种，其中外用溶液、洗剂、搽剂、酒剂、软膏的剂型处方 35 种，其时以外用药为主要疗法，所用外用药有松节油、甘油、鱼肝油、金鸡纳、碘酒、红汞、苯酚、苯甲酸、硝酸、盐酸、鸦片、樟脑、橄榄油等，也有取自中医中药的熟石灰、硫黄、硼砂、蜂蜡、猪油、杏仁油、三仙丹、密陀僧、鸡蛋黄等。用蜂蜡、猪油、杏仁油做软膏基质。

1897 年美国传教医师聂会东(James Boyd Neal)著《皮肤证治》，每种皮肤病均介绍外用疗法。1928 年英国的传教医师海贝殖和宁波杨传柄著《皮肤病汇编》，皮肤病外用制剂有了进一步发展。他们将外用药分为浴剂、除污药、安抚及护肤药、止痒药、麻木（醉）药、兴奋剂、防腐药、苛性药、角质分离药、角质成形药、杀寄生虫药 11 种，并分别介绍了醇、砒、硼酸等数十种外用药物。剂型包括洗剂、湿敷剂、油剂、油膏剂或软膏剂、糊剂、硬膏剂、固定护庇敷剂、散剂，奠定了皮肤外用制剂的基本剂型。

从事西医皮肤科的刘庆绶、刁信德、陈鸿康、蹇先器、翁之龙、于光元、穆瑞五、杨国亮、胡传揆、刘蔚同等百余学者，多数在国内外接受西医教育，系统地学习了皮肤科，学习、研究皮肤外用制剂，亲力而为，对外用制剂配制技术十分熟练。特别是于光元 1924 年即为奉天医科大学药学教授，后又从事皮肤科，曾英译《本草纲目》，汉译《药物详要》《艾古二氏实验药理学》，他药学及皮肤科学兼通，对皮肤科制剂学发展起到重要作用。刘蔚同在西安医学院皮肤花柳班首开药学教育，培养大批皮肤药学兼通人才，皮肤科药物成为一大特色，出版《皮肤病方剂药物手册》，培养几代皮肤科医师、药师。

（杨志波　马振友　马慧群）

二、现代皮肤医美外用制剂的成就

1949 年中国进入现代社会，翻开医学历史的新篇章，皮肤美容外用制剂有了全面的发展。

20 世纪 50—60 年代医疗机构以自配

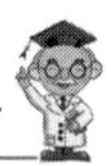

药为主，皮肤科使用的外用药多为医疗机构制剂室生产的医疗机构制剂，个别患者用药由皮肤科医师和药师在调配室配制，每位皮肤科医师都会调配外用药，成为必须掌握的基本技术。20 世纪 60 年代由于大搞中西医结合、战备、下乡，为配制外用药大开绿灯，促进了外用制剂的开发、生产、研究，是外用制剂的黄金时期，几乎所有皮肤科机构都有制剂室、调配室，据估计配制的外用制剂可能要达到万余种。后来国家中医药管理局皮肤病重点学科和专科，教育部确定的皮肤病重点学科，卫生部确定的皮肤病重点专科，都是以此时自配为基础发展起来的，当时这些单位自配药种类繁多，得到患者的信赖，门诊量在当地都处于前列，成为所在医疗机构的重点科室。其中表现突出的国家中医药管理局确定的局域中医皮肤科诊疗中心建设单位：中国中医科学院广安门医院，首都医科大学附属北京中医医院，沈阳市中西医结合医院，广东省中医院，重庆市中医院，上海中医药大学附属岳阳中西医结合医院，武汉市中西医结合医院，新疆维吾尔自治区中医医院。此外，还有天津市长征医院、杭州市第三人民医院等。西医院单位有中国医学科学院皮肤病医院、复旦大学华山医院、西安交通大学第二附属医院、第四军医大学西京皮肤医院、空军总医院等。发展良好的省市重点皮肤病学科和专科也是受益于外用药，如上海市皮肤病医院、大连市皮肤病医院、广东省皮肤病医院、陕西省中医院、成都市第二人民医院等。

20 世纪 90 年代后国家对医疗机构制剂进行整顿，制剂室达标，富有远见的医院投资进行重点建设，制剂室通过了国家验证、审批，以上提到的医疗机构都有合格的制剂室或调配室，品种延续得以保留。

随着《中华人民共和国中医药法》2017 年 7 月 1 日正式实施，国家政策上支持中药外用制剂的研发、调配：①古代经典名方，对古代经典名方的生产国家制定特殊政策，国药准字中药不需要进行临床实验即可生产；②备案制剂外用制剂，中药外用制剂采用备案制，皮肤科机构备案即可生产中药外用制剂；③临方调配中药外用制剂，药品监督管理部门允许、支持中医皮肤科机构建立临方调配室，《中医医院皮肤科建设与管理指南(试行)》(征求意见稿)明确规定中医院皮肤科设立外用中药调配室是必建科室，皮肤科医师自行调配中药外用制剂，回归中医的传统，有利于传承发展中药外用制剂，我国中药外用制剂将迎来历史上发展的辉煌时期。

伴随我国科技发展进步、国力的强盛、人民生活水平的提高、皮肤疾病谱的变迁，外用制剂也发生日新月异的变化，主要表现在：①挖掘中医宝贵文化遗产，对传统外用制剂进行总结，如王玉玺编著《实用中医外科方剂大辞典》，艾儒棣、喻文球、韩世荣传承中医炼丹等濒临失传技术，邓丙戌筛选古代外用制剂、传承赵炳南外用制剂、鲜药应用技术；②国家名老中医的经验公开得以传承，如北京中医医院著《赵炳南临床经验集》，传授黑布膏药、熏药疗法等，朱仁康著《朱仁康临床经验集》，二位大师外用制剂经验得以传向全国；③美容外用制剂成为皮肤制剂的重要组成部分，外用制剂既往是以治疗感染性、过敏性等皮肤病为主，现在以皮肤保健、护肤、美容占主导地位，皮肤科医师推荐、指导患者使用，医学专家与药学、化妆品专家共同研制开发医学护肤品，如何黎教授的薇诺娜系列、郑捷教授的玉泽系列、乌日娜教授的三子系列；④基质化妆品化，传统以猪油等为基质的软膏逐渐以现代科技进行改造，如马油、奶油等得到应用，做成清洁、舒适、美观的基质，如乳剂、洗发香波等，患者易于接受；⑤新型化学原料药的普及，如糖皮质激素、抗生素、维 A 酸、生物制品应用于外用制剂中，中药原料用纳米技术、超低温萃取技术制成，从而使配制的外用制剂疗效显著；⑥中西药结合，外用制剂中西药并用，特点是美容保健品得到高速发展；⑦剂型增加、更新、多样化，如传统的剂型制剂减少，多改用乳膏剂，凝胶剂、膜剂、气雾剂、贴剂等剂型；⑧制剂设备现代化，如使用超声乳化、胶体磨、均质乳化机、真空乳化机等，提高了药品质量；⑨特殊用途化妆品研究深入，生产规模扩大，成为皮肤病治疗补充产品；⑩外用中药制剂技术走向国际，中医皮肤科专家在国外开诊，所在行医的国家允许皮肤科医师调配外用中药制剂。

皮肤美容外用制剂的专著不断问世，丰富了外用制剂文献，促进了皮肤美容外用制剂专业的发展。马振友致力于编著《中国皮肤性病学书目提要》，其中药学著作有：综合中药专著 4 种，方剂学 63 种，外用中药制剂学 6 种，皮肤选方用药 21 种，其他皮肤药学 11 种，综合皮肤药学 19 种，皮肤化学药理学 2 种，皮肤药物制剂学 17 种，皮肤临床药学 20 种，其他化学药学 9 种，综合皮肤药物疗法 6 种，皮肤中医药疗法 23 种，西医药皮肤疗法 6 种。

重要皮肤外用制剂著作有：宋兆友 2000 年编著《皮肤病中药外用制剂》，2005 年补充再版，2016 年又再次补充修改；张作舟 2000 年编著《皮肤病中医外治法及外用药的配制》，2011 年再版，总结了他一生的外用制剂经验。

化学药皮肤病外用制剂专著：于淞 1971 年编著《皮肤科临床外用药物》；赵天恩和马世尧 1981 年编著《皮肤科外用药物手册》；杨可辅 1983 年编著《皮肤病外用药物的应用》，总结了翁之龙外用制剂经验；彭国民 1984 年编著《皮肤科外用制剂手册》；余敏等 1991 年编著《皮肤科外用制剂手册》，系统地总结了中国医学科学院皮肤病研究所的制剂经验；王继生 1994 年编著《皮肤病常用药及处方》；于秀路 1996 年编著《新编外用药物手册》；顾伟程和刘彤 1997 年编著《新编皮肤科用药手册》；顾伟程和王建琴 2011 年主编《精编皮肤科药物手册》。

中西医结合皮肤病外用制剂专著：西安医学院附属一、二医院皮肤科、药剂科编著的《皮肤病方剂药物手册》(1971、1981)，邓云山负责编辑，系统总结刘蔚同、刘辅仁、徐汉卿等教授在皮肤病外用制剂方面数十年所取得的经验。刘蔚同自 1936 年从德国留学归国，潜心研究皮肤科药学，于 20 世纪 50 年代编著《皮肤病药物学概要》，在皮肤病专科班和专修班中进行教学，影响及于全国，“文革”中配制皮肤病外用制剂百余种，成为西安交通大学第二附属医院一大特色，刘辅仁研制的复方黑豆馏油软膏开发成非处方药。

《皮肤病方剂药物手册》首次将中药、化学药熔于一炉，开创了中西药结合的先例，对我国皮肤病外用制剂产生深远影响，得到杨国亮、胡传揆等教授高度赞赏，并在香港出版。马振友 1997 年主编《精选皮肤科外用制剂手册》；马振友 2004 年、2015 年主编的《皮肤美容化妆品制剂手册》，将中药、化学药、化妆品集于一体，促进了中西药结合、皮肤美容外用制剂与化妆品结合。

皮肤病外用制剂与化妆品专著：方平、赵蕾、李铁男 1996 年主编《皮肤科外用制剂与美容化妆品配方手册》；赖维、李利等主编《美容化妆品学》(2002、2006、2011)；杨彤、杨建等主编《美容药物学》(2000、2002、2010)；杨彤和田燕 2005 年主编《美容药物的配制与应用》。

其他与皮肤美容外用制剂有关的专著：中医皮肤病方剂学著作 100 多种及所有中医皮肤病著作，均含皮肤病外用药物疗法；美容学专著均含美容外用疗法；皮肤病药学专著、药物制剂专著均含皮肤病外用制剂技术，如中华人民共和国卫生部药政司 1989 年编著的《中国医院制剂规范》、中国人民解放军总后勤部卫生部 1993 年《医疗单位制剂规范》，还有各医疗机构内部编著的《皮肤

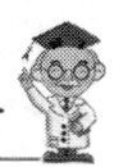

病外用制剂手册》及规范。

随着国家发展和药物管理制度的规范，国家正式生产的药品种类、数量逐渐增多，先由省区市药监部门批准生产，后由国家药品监督部门批准，在市场销售使用的外用中成药、外用化学药千余种。马振友2008年主编《最新皮肤科药物手册》，成为皮肤科成药工具书。

（邓丙戌　张理涛）

三、皮肤外用制剂展望

第一，努力挖掘，中医皮肤美容外用制剂将得到传承创新。我国中医外科皮肤科是历史悠久的专科，古代医家既精通医学，又精通药学，两者相辅相成，外科医家将配制外用制剂作为基本技术和技能，如葛洪、孙思邈、李时珍、陈实功、薛己、王洪绪、顾世澄等都是医药兼备的医药学家。近代和20世纪80年代前中医皮肤科医师也是自行配制外用制剂用于临床，取得了丰富的经验。曾经一个时期按管理西药的办法管理外用中药制剂的配制，限制了对传统医药的传承、发展。后来根据需要在政策上有所调整，2010年8月24日，卫生部、国家中医药管理局和国家食品药品监督管理局下发《关于加强医疗机构中药制剂管理的意见》，允许：①中药加工成细粉，临用时加水、酒、醋、蜜、麻油等中药传统基质调配、外用，在医疗机构内由医务人员调配使用；②鲜药榨汁。建议扩大范围，对古代专家各种行之有效的外用制剂允许调配。2017年7月1日《中华人民共和国中医药法》正式实施，特别强调传承古代经典名方，迎来外用制剂的春天。中医外科皮肤科外用制剂有浩如烟海的方剂，对防治皮肤病起到历史作用，现有待进一步传承、开发，结合现代科技进行研究，首先应进行筛选，进行科学验证，《皮肤外用古代经典名方》收载古代皮肤外用经典名方200首，提供给皮肤科同仁研究、开发、验证，上报中医药有关部门鉴定、推广使用。对丹剂、膏药的调配、临床应用，应加大研究力度，造福于患者。对我国医药文化遗产亦应加以保护、研制、开发、传承、创新。

第二，建议国家适当调整放宽皮肤美容外用制剂政策法规。西医皮肤科医师在近代根据皮肤病患者病情开方用药，多为分量处方，个体用药，所有单位都有调配室，医师精通外用药调配，取得很好疗效。一些西方国家医院制剂多不需要注册审批，或按照相关指南配制，或报医院伦理委员会即可。多实施《产品责任法》，由于产品缺陷给人的生命、身体、财产造成的伤害情况，产品的生产部门具有赔偿伤害的责任。医院药房（或注册药房）承担三项工作：①依医师处方即付商品药；②根据需要临方调配，如将商品药胶囊倾出或片剂粉碎配成糖浆方便小儿使用，或配成溶液供皮科外用；③用商品原料根据临床需要配成制剂，如肠溶液、冲洗液、麻醉剂等。

第三，相关学科与时俱进，将共同开发皮肤美容外用制剂。目前各科互相渗透，虽然分科越来越细，但各科又互相融合，如皮肤科与美容科，创造了皮肤美容科，分属皮肤科或美容科，外用药有皮肤科用药、美容科用药，还有特殊用途化妆品，外用制剂既有中药成分、又有化学药成分，共同治疗一种疾病。中药外用制剂虽然效果肯定，但古代、近代受科技条件制约，质地、颜色、气味不适用于现代人，有待改进，按毛主席“努力发掘，加以提高”的批示、习主席“中医药现代化”的指示贯彻落实。综上所述，要提高外用药质量，需要中医、西医、药学、化学、机械工程学、化妆品学等相关学科大力协作、共同攻关，调配成效果良好、质地优良、气味清新、颜色赏心悦目的外用制剂。

第四，中医、中西医结合皮肤科机构均应建立中药临方调配室，成为单位的必需配置。

第五，医疗机构研发备案外用中药制

剂，备案制外用中药制剂成为医院主要制剂，服务广大患者。

第六，中西医并重，中西医结合是我国基本医疗卫生工作方针，推进中医药现代化是习主席重要指示。早在1950年，章次公治愈林伯渠久呃，周恩来总理在病案讨论会上就提出："中医好，西医好，中西医结合更好！"

第七，中药配方颗粒将成为中药皮肤外用制剂临方调配的主流。中药配方颗粒为新型制剂，适应当今医疗市场的需求，配制方便、简单，医疗机构、家庭卫生保健都可使用，在国际中医药市场占主流地位，我国也投入巨额资金进行研制生产，中药配方颗粒外用制剂在中药外用制剂临方调配方面将会高速发展，占有重要地位。

第八，每位皮肤科医师掌握外用制剂调配。皮肤美容外用制剂、化妆品相关专业人才知识结构应得到优化。外用制剂行之有效，有些皮肤病仅用外用制剂即可治愈。外用药的调配，使用技法，关乎疗效。皮肤科教师、医师基本对调配中药外用制剂生疏，有必要重新学习，皮肤科各级人员，调配外用药制剂医学生、药学人员、美容师、皮肤科医师应熟悉其基本理论，在教科书中学习，加强外用制剂配制的技能训练、实际操作，并不断地进行继续医学教育，学习掌握新知识、新技术。

（侯鸿军　马振友）

第二节　基本名词术语

皮肤医美外用制剂　系指为皮肤疾病治疗和美容护肤所需，以原料和辅助性原料加工制成的一类外用制剂的总称。皮肤科和美容科外用制剂均由功效性原料（化学药、中药饮片、中药提取物、生物制剂）和药用辅料（赋形剂）组成。皮肤美容外用制剂因功能性原料的成分作用不同而分药品、护肤品、化妆品，因使用辅料的性质和比例、成品形态、给药途径、功效性原料来源不同而构成各种剂型。辅料除了是功能性原料的载体外，其本身也具有一定的功效和作用。

皮肤（skin）　简称皮。体表的被覆组织。《五十二病方》始用"皮"，在此之前人用"肤"，《黄帝内经》始用"皮肤"。皮肤与腔管黏膜互相移行，由表皮及真皮构成，广义的皮肤还包括皮下组织及皮肤附属器，包覆肌肉，有保护、感觉、分泌、排泄、吸收、代谢、免疫、调节体温、美容和辅助呼吸功能。

皮肤病　发生在皮肤、黏膜及皮肤附属器等组织的疾病。有部分患者由表及里，伴发内脏系统的病变；某些内脏疾病由里及表，亦可累及皮肤损害。

皮肤病学（dermatology）　简称皮肤科学，全称皮肤性病学，又称皮肤学，曾称皮肤病学与性病学。是研究皮肤病、性传播疾病及皮肤美容的基础与临床的学科。包括皮肤及皮肤附属器等组织的结构、功能等，涵盖皮肤病、性传播疾病的病因、发病机理、临床表现、诊断、防治及皮肤美容保健等相关的学科。发展形成中医、西医、中西医整合皮肤病学体系。

中医皮肤病学（dermatology of traditional Chinese medicine，TCM）　简称中医皮肤科学，全称中医皮肤性病学，又称中医皮肤学。是研究皮肤病、性传播疾病及皮肤美容的中医分支学科。是在商代疥病、周代疡医、宋代外科和现代科技传承发展而形成独立的中医皮肤病学。以中医药理论与实践经验为主体，研究皮肤病和性传播疾病的病因病机、病症诊断、辨证论治、传统外治、防治未病和皮肤美容保健等。

中西医整合皮肤病学（dermatology of

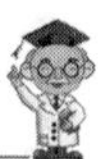

integration traditional and western medicine)　全称中西医结合皮肤性病学，又称中西医整合皮肤学，近代称中西医汇通。是取中医和西医皮肤病学之长整合形成的新学科。在挖掘传承中医皮肤病学基础上，以现代医学理论及手段进行中医与西医皮肤科学的整合，中西医并重，衷中参西，取长补短，创新发展，创造出具有中华特色的新型皮肤学科。

中华皮肤学（Chinese dermatology）又称中国皮肤学。系在中华民族医学发展进程中形成的防治民众皮肤病，维护皮肤健康美容的学科。形成了中医、西医、中西医整合皮肤学三足鼎立局面，为中国乃至世界人民服务，成为中国医学和国际皮肤学重要组成部分。

中华皮肤药学（Chinese skin pharmacy）　在中华民族医药学发展进程中形成的以药物防治民众皮肤病，维护皮肤健康美容的学科。以药学为基础，结合皮肤学形成了中药、化学药防治皮肤病，以现代科技发展中药和化学药相结合的现代皮肤药学，培养医、药兼备，传统、新型的皮肤科医师和皮肤药师。

美容皮肤科学　是一门以医学美容为指导，皮肤科学为基础，运用医学诊疗技术和美容手段，研究皮肤的结构与生理机能和实施维护、改善、修复和塑造人体皮肤的健与美及其规律的美容医学学科。

皮肤美容学　系以皮肤科学为基础，以美学为指导，以增强皮肤健康美感、延缓皮肤老化为研究方向的新学科。是皮肤科学、美学、美容学三者有机结合的产物，是皮肤科学一个有广阔前景的分支学科，对于健康美化皮肤，维护、改善、修复和再塑人体美，防治损容性皮肤病有积极重要作用。

美容化妆品学　系结合美容学的基本原理、皮肤科学的基础知识，结合化妆品调配工艺技术，以化妆品美容应用为研究方向的一门新兴的交叉综合性学科。

美容药物学　系研究和用于皮肤美容药物的学科。是运用美容化妆品与中药、化学药相结合的方式，以维护修复和再塑皮肤健康之美、增进人的生命活力与美感、提高生命质量为目的的新兴学科。

化学药学　化学原料药物调配成用于治疗、诊断、预防疾病所需药物制剂的学科。即以药物制剂为中心研究其理论、处方设计、调配工艺、质量控制和合理应用的综合性应用技术学科。

药物　凡用于预防、治疗和诊断疾病的物质称药物，包括原料药与药品。

药品　指用于预防、治疗和诊断人的疾病，有目的地调节人的生理功能并规定有适应证或者功能主治、用法和用量的物质。包括中药饮片、中药配方颗粒、中成药、化学原料及其制剂、抗生素、生化药品、放射性药品、血清、疫苗、血液制品和诊断药品等。

外用药　系指以预防、治疗和保健为目的，外用于皮肤、黏膜的药物。

辅料　系指生产药品和调配处方时所用的赋形剂和附加剂。

剂型　药物经加工制成适合于治疗或预防应用的形式。称为药物剂型，又称型剂。

制剂　全称为药物制剂，简称制剂。根据药典或药品监督管理部门批准的标准、为适应治疗或预防需要而调配药物形式（剂型）的具体品种。

制剂学　指根据制剂理论与制剂技术，设计和调配安全、有效、稳定的药物制剂的学科。

调剂学　研究药物配制技术、理论、原则和应用的学科称为调剂学。属于医疗机构化学功效药学的范畴。调剂是按医师处方在调剂室专为某一患者配制，并明确规定用途配比的化学功效药调配操作。

临方调配　系指针对病人个体化治疗，采用古代皮肤经典名方和医师处方配制的制剂。《中华人民共和国中医药法》将发展中医药定为国策,中医药政策支持使用至今仍广泛应用、疗效确切、具有明显特色与优势的古代中医典籍记载,流传数千年的古典名方和医师处方,按中药传统制法一人一方配制中药外用制剂,按病人需求临时调配。

中药化学功效药学 以中医药理论为指导,运用现代科学技术,研究中药药物的配制理论、生产技术、质量控制与合理应用等内容的一门综合应用技术学科。

美容 用修饰、护理等方法使容貌美丽。

美学 研究人对现实的审美关系和审美意识,美的创造、发展、美容及其规律的科学。

美容药物 以美容为目的,用于美容治疗、保健和维护人体健美而使用的药用物质及其制剂。

美容中药 以中医药理论为指导,临床用药实践为基础,用于美容领域的中药。其以天然药为主,主要包括植物药,还包括部分动物药和矿物药,以及提取物。

美容化学药 以药理实验研究为基础,具有美容治疗、美容保健和维护健美的化学物质。

化妆品 系指以涂搽、喷洒或其他类似的方法,施于人体表面任何部位(皮肤、毛发、指甲、口唇等),以达到清洁、消除不良气味、护肤、美容和修饰目的的日用化学工业产品。

特殊用途化妆品 用于特殊部位,具有一定特殊作用,对原料药物及制剂,具有一定特殊要求的品种,如育发、染发、烫发、脱毛、美乳、健美、除臭、祛斑、防晒产品。

护肤品 将能够应用于临床并发挥积极作用的化妆品,是介于化妆品和药品之间的产品。我国部分皮肤科专家新命名为医学护肤品,2019 年国家禁止使用医学护肤品名词。

国外的特殊用途化妆品和医学护肤品称药妆品,日本属于“医药部外品”,美国归于 OTC(非处方药)。

(马振友　何　黎　王远红)

第三节　外用制剂分类

一、《中华人民共和国药典》分类

2010 年版《中华人民共和国药典》分类,一部收载中药制剂,二部收载化学药制剂,三部附录收载生物制品。

一部共收载 29 种中药制剂,涉及皮肤美容外用制剂有散剂、锭剂、胶剂、糖浆剂、贴膏剂、酒剂、酊剂、膏药、凝胶剂、软膏剂、搽剂、洗剂、涂膜剂、气雾剂、喷雾剂,共 15 种。

二部共收载 30 种化学药制剂,其中涉及皮肤美容外用制剂有酊剂、软膏剂、乳膏剂、糊剂、气雾剂、喷雾剂、膜剂、散剂、洗剂、搽剂、涂剂、涂膜剂、凝胶剂、贴剂,共 14 种。

三部收载用于治疗用生物制品,包括血液制品、免疫血清、细胞因子、单克隆抗体、免疫调节剂、微生态制剂等。其中共收载 11 种制剂,有软膏剂、乳膏剂、喷雾剂、散剂、凝胶剂等。

2015 年版《中华人民共和国药典》分为四部,第四部将第一部、二部、三部的附录进行了整合,中药和化学药合为一处。

其中涉及皮肤美容外用制剂:颗粒剂、软膏剂、乳膏剂、糊剂、喷雾剂、凝胶剂、散剂、糖浆剂、搽剂、涂剂、涂膜剂、酊剂、贴剂、贴膏剂、膜剂、洗剂、冲洗剂、锭剂、煎膏剂(膏滋)、酒剂、膏药、露剂。

中西医部分剂型相同,编辑在“2015《中华人民共和国药典》共用制剂定义及释义”中。

外用中药特殊型编辑在“外用中药特殊制剂定义及释义”中。

外用化学药特殊型编辑在“外用化学药特殊制剂定义及释义”中。

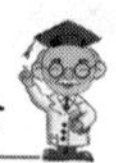

二、按药物来源分类

本书根据皮肤美容科特点分为外用中药制剂和外用化学药制剂。是根据制剂形态(固体、半固体、液体、气体)、外用技法(涂、搽、喷)、辅料(粉、液、乳化剂),以2015年版《中华人民共和国药典》分类和名称,适用于皮肤科、美容科及药学专业,读者易于掌握。

三、按给药途径分类

皮肤药物型　是将药物给予皮肤的制剂。

外用液体型　可分为溶液剂、洗剂、酊剂、搽剂、醑剂等。

外用固体型　主要指外用散剂(粉剂)、棒剂、锭剂等。

外用半固体型　系指软膏、糊剂、凝胶剂、乳膏剂等。

贴剂型　贴膏、膏药等。

喷雾剂型　系指外用气雾剂、喷雾剂等。

黏膜给药型　膜剂、散剂等。

阴道给药型　阴道栓、阴道片、阴道泡腾片、溶液剂等。

四、按分散系统分类

利用物理化学方法阐明各类制剂特征的分类方法。

溶液型　药物以分子或离子状态(质点的直径≤1 nm)分散于分散介质中所形成的均匀分散体系,亦称低分子溶液,如溶液剂、糖浆剂、酊剂、搽剂、醑剂等。

胶体型　分散质点直径在1～100 nm的分散体系。一种是高分子溶液的均匀分散体系,另一种是不溶性纳米粒的非均匀分散体系,如胶浆剂、火棉胶剂、涂膜剂等。

混悬型　固体药物以微粒状态分散介质中所形成的非均匀分散体系,如洗剂、混悬剂等。

乳剂型　油性药物或药物的油溶液以液滴状态,在分散介质中所形成的非均匀分散体系,如搽剂、精华液等。

气体分散型　液体或固体药物以微粒状态分散在气体分散介质中所形成的分散体系,如气雾剂、喷雾剂。

微粒分散型　药物以液体或固体以微粒状态分散的分散体系,如微球制剂、微囊制剂、纳米制剂等。

固体分散型　固体混合物的分散体系,如散剂、棒剂、锭剂等。

五、按形态分类

按物质形态分类的方法。

液体剂型　溶液剂、洗剂等。

气体剂型　气雾剂、喷雾剂等。

固体剂型　散剂、片剂、膜剂等。

半固体剂型　软膏剂、乳膏剂、糊剂等。

六、其他分类

浸出制剂:用浸出方法调配的各种剂型,多指中药剂型,如浸膏剂等。

(李维凤　罗光浦　马振友)

第四节　2015年《中华人民共和国药典》制剂定义及释义

颗粒剂(Granule Agent)　颗粒剂系指原料药物与适宜的辅料混合制成具有一定粒度的干燥颗粒状制剂。中药配方颗粒是由单味中药饮片经提取浓缩制成的、供中医临床配方用的颗粒。

软膏剂(Ointments)　软膏剂系指原料药物与油脂性或水溶性基质混合制成的均匀的半固体外用制剂。

因原料药物在基质中分散状态不同,分为溶液型软膏剂和混悬型软膏剂。溶液型软膏剂为原料药物溶解(或共熔)于基质或基质组分中制成的软膏剂;混悬型软膏剂为原料药物细粉均匀分散于基质中制成的软膏剂。

乳膏剂(Emulsion) 乳膏剂系指原料药物溶解或分散于乳状液型基质中形成的均匀半固体制剂。乳膏剂由于基质不同,可分为水包油型乳膏剂和油包水型乳膏剂。

水包油型乳膏剂:常简写成“油/水”或“O/W”型,其中分散相是油,分散媒为水,油在水中包裹,乳液能够润湿亲水性表面,其导电性与水相接近,也称霜剂;油包水型乳膏剂:常简写成“水/油”或“W/O”型,其中分散相是水,分散媒是油,水在油中包裹,乳液能够润湿疏水性表面,其导电性与油相接近;复合型(W/O/W、O/W/O)型乳剂:复合型乳剂是一种油/水和水/油共存的复合体系,是油滴里含有一个或多个小水滴,这种含小水滴的油滴分散在水相中形成的乳液称为水/油/水(W/O/W)复合型乳剂;含有小油滴的水滴分散在油相中形成的乳剂,则称为油/水/油(O/W/O)复合型乳剂。

糊剂(Paste) 糊剂系指大量的原料药物固体粉末(一般25%以上)均匀地分散在适宜的基质中所组成具有黏性的半固体或浆状制剂。

粉末类基质主要有淀粉、氧化锌、滑石粉及高岭土和中药粉等。可分为单相含水凝胶性糊剂和脂肪糊剂,旧称泥剂或泥膏剂。水溶性基质为茶水、植物汁液、蜂蜜、乳、醋、水、聚乙二醇等,调和药粉成糊状、稀浆糊状制剂,无油腻性,易清洗,赋形剂本身具有辅助治疗作用,是美容护肤佳品,为水凝胶性糊剂,中药又称膏糊剂;常用的油剂性基质为凡士林、石蜡、液状石蜡、硅油、羊毛脂、动物油膏脂等,为脂肪糊剂。用植物油加粉制成的糊剂中医又称油调剂,用醋加粉制成的糊剂中医又称醋调剂,中药浆液加粉制成糊膏,又称药膏剂。

喷雾剂(Spray) 喷雾剂系指原料药物或与适宜辅料填充于特制的装置中,使用时借助手动泵的压力、高压气体、超声振动或其他方法将内容物呈雾状物释出,用于肺部吸入或直接喷至腔道黏膜及皮肤等的制剂。

皮肤外用喷雾剂,通常使用带有加压装置的医用塑料瓶,还有用气化器、喷雾器、雾化器形成的气雾,用于皮肤及黏膜疾病。

气雾剂(Aerosol) 气雾剂系指原料药物或原料药物和附加剂与适宜的抛射剂共同装封于具有特制阀门系统的耐压容器中,使用时借助抛射剂的压力将内容物呈雾状喷出,用于肺部吸入或直接喷至腔道黏膜、皮肤及空间消毒的制剂。皮肤科外用于皮肤及黏膜疾病。

凝胶剂(Gel) 凝胶剂系指原料药物与能形成凝胶的辅料制成的具凝胶特性的稠厚液体或半固体制剂。按基质不同,凝胶剂可分为水溶性凝胶与油溶性凝胶。

化妆品称啫喱,较稀的称凝露、晶露或啫喱水。乳状液型凝胶剂又称乳胶剂。由天然高分子基质,如西黄蓍胶制成的凝胶剂也可称为胶浆剂。小分子无机药物(如氢氧化铝)凝胶剂是由分散的药物胶体小粒子以网状结构存在于液体中,属两相分散系统,也称混悬型凝胶剂。水性凝胶基质一般由水、甘油或丙二醇与纤维素衍生物、卡波姆和海藻酸盐、西黄蓍胶、明胶、淀粉等构成;油性凝胶基质由液状石蜡与聚乙烯醇或脂肪油与胶体硅或铝皂、锌皂构成;中药饮片应按各品种项下规定的方法进行提取、纯化,以半成品投料调配成品。

散剂(Powders) 散剂系指原料药物或与适宜的辅料经粉碎、均匀混合制成的干燥粉末状制剂。分为内服散剂和局部用散剂。

局部用散剂可供皮肤、口腔、咽喉、腔道等处应用,专供治疗、预防和润滑皮肤为目的的散剂,亦可称为撒布剂和撒粉,皮肤科习惯多称为粉剂。

中药散剂通常使用煅、炼、炙、熔、碾、

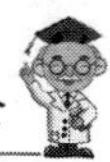

研、水飞或机械等方法制成，中医皮肤科称为粉、面、散、霜、丹，其中单味药制成的称为面或粉；复方制剂则称为散；特殊方法制取的称为霜，如西瓜霜、巴豆霜、柿霜，贵重效佳的称丹。中医外科皮肤科又称为掺药，用于掺布于膏药上、油膏上，或直接掺布于疮面，或黏附于药线上，再插于疮口内，或用水、醋、植物油调和成混悬剂、膏剂外用。

糖浆剂(Syrups)　糖浆剂系指含有原料药物的浓蔗糖水溶液。

中药饮片提取纯化，浓缩至一定体积，或将化学原料药用新煮沸的水溶解，加入单糖浆制成。鲜蚯蚓加蔗糖溶解，取汁外用。

搽剂(Liniments)　搽剂系指原料药物用乙醇、油或适宜的溶剂制成的液体制剂，供无破损皮肤揉擦用。

常用的溶剂有水、乙醇、液状石蜡、甘油、植物油等，分为油溶剂型、混悬型、乳浊型。

涂剂(Pigmentum)　涂剂系指含原料药物的水性或油性溶液、乳状液、混悬液，供临用前用消毒纱布或棉球等柔软物料蘸取涂于皮肤或口腔与喉部黏膜的液体制剂。也可为临用前用无菌溶剂制成溶液的无菌冻干制剂，供创伤面涂抹治疗用。

涂膜剂(Film)　涂膜剂系指原料药物溶解或分散于含成膜材料的溶剂中，涂搽患处后形成薄膜的外用液体制剂。

将高分子化合物溶于有机溶剂或水作为基质，加入原料药物制成，涂至皮肤黏膜，干燥后形成薄膜。

酊剂(Tincture)　酊剂系指将原料药物用规定浓度的乙醇提取或溶解而制成的澄清液体制剂，也可用流浸膏稀释制成。供口服或外用。

可用溶解法、稀释法、浸渍法或渗漉法调配。除另有规定外，含有毒性药的酊剂，每 100 ml 应相当于原饮片 10 g；其有效成分明确者，应根据半成品的含量加以调整，使符合各酊剂项下的规定，其他酊剂相当于原饮片 20 g。

贴剂(Adhesive Palster)　贴剂系指原料药物与适宜的材料制成的供粘贴在皮肤上的可产生全身性或局部作用的一种薄片状制剂。

贴膏剂(Emplastrum)　贴膏剂系指将原料药物与适宜的基质制成膏状物、涂布于背衬材料上供皮肤贴敷、可产生全身性或局部作用的一种薄片状制剂。

贴膏剂包括凝胶贴膏(原巴布膏剂或凝胶膏剂)和橡胶贴膏(原橡胶膏剂)。橡胶贴膏系指原料药物与橡胶等基质混匀后涂布于背衬材料上制成的贴膏剂。

皮肤科称为硬膏剂(Palster)是黏柔带韧性的外用制剂，将药物溶解或混入适当的基质中，涂于白布或适当的裱褙材料上而制得。基质一般由脂肪酸盐、树脂、橡胶等组成。一般将其分为两种：①氧化锌橡皮膏，主要用做粘着敷料；②药物硬膏，是在氧化锌硬膏中加入治疗性药物，如市售的肤疾宁贴膏。

膜剂(Pellicles)　膜剂系指原料药物与适宜的成膜材料经加工制成的膜状制剂。供皮肤或黏膜用。

常用的成膜材料有聚乙烯醇、丙烯酸树脂类、纤维素类及其他天然高分子材料。可分为单层膜、夹心膜和多层膜，因而有单面释药、给药等作用。采用不同的成膜材料需要制成不同释药速度的膜剂。

洗剂(Lotion)　洗剂系指含原料药物的溶液、乳状液或混悬液，供清洗无破损皮肤或腔道用的液体制剂。

皮肤科所用较多的洗剂通常指混悬型洗剂，简称混悬剂(Suspensions)，由水和粉末等制成，因粉剂不溶于水，呈微粒状态分散于介质中，用时须振荡，故又称振荡剂或悬浊剂。

冲洗剂(Irrigant)　冲洗剂系指用于冲洗开放性伤口或腔体的无菌溶液。

（刘　巧　马振友　付志媛）

第五节　外用中药特殊制剂定义及释义

外用中药制剂丰富多彩，为中医外科、皮肤科的瑰宝，有 50 余种剂型，较常用剂型有 20 余种。中医外用药剂型多数与西医一致，与西医不同的是外用中药制剂所用的是饮片、提取物，本文介绍 2015 年版《中华人民共和国药典》收载及药典之外的外用中药制剂的特殊剂型。

锭剂(Lozenge)　锭剂系指饮片细粉与适宜黏合剂(或利用饮片细粉本身的黏性)制成不同形状的固体制剂。

使用的胆汁、蟾酥、蜂蜜、糯米粉等应按规定方法进行处理。可以磨、涂、敷患处。

膏药(Plaster)　膏药系指饮片、食用植物油与铅丹(红丹)或铅粉(官粉)炼制成膏料，摊涂于裱褙材料上制成的供皮肤贴敷的外用制剂。前者称为黑膏药，后者称为白膏药。

古称薄贴。是中医药所特有外用制剂之一，是祖国医学遗产的重要组成部分。薄是用药物粉末与液体黏合剂调成的软膏，摊于布或纸上，贴薄患处，这种黏合剂非油质性的称为薄，油脂性的称为贴。赵炳南创制改良的黑色拔膏，用于治疗慢性肥厚性及结节性皮肤病。

酒剂(Vinum)　酒剂系指饮片用蒸馏酒提取制成的澄清液体制剂。所用酒以谷类酒为原料，多用于内服。外用制剂同样用蒸馏酒为原料，用浸渍法、渗漉法或其他适宜方法调配，优于乙醇为溶媒的酊剂。

胶剂(Mucilage)　胶剂系指将动物皮、骨、甲或角用水煎取胶质，浓缩成稠胶状，经干燥后制成的固体块状内服制剂。经特殊处理的称胶浆剂，也可外用。

露剂(Distillate Medicinal Water)　露剂系指含挥发性成分的饮片用水蒸气蒸馏法制成的芳香水剂。

煎膏剂(膏滋)　煎膏剂系指饮片用水煎煮，取煎煮液浓缩，加炼蜜或糖(或转化糖)制成的半流体制剂。主要内服，也可外用。

以上 6 种为 2015 年版《中华人民共和国药典》收载剂型。

汤剂(Decoction)　汤剂古称汤液或汤药，又称煎剂。指将中药饮片或颗粒用煎煮或浸泡后去渣取汁的方法制成的液体剂型。汤剂是我国应用最早、最广泛的一种剂型。相传商代尹伊创造汤液，《素问》有《汤液醪醴论》，《汉书·艺文志》有《汤液经法》三十二卷；《史记·袁盎晁错列传》："陛下居代时，太后尝病，三年，陛下不交睫，不解衣，汤药非陛下口所尝弗进。"供内服和外用，供搽洗、含漱、熏蒸、洗浴用，又分别称为含漱剂、熏蒸剂、洗浴剂等。

线剂　线剂系指用棉线或丝线做提取物承载体的线状制剂。线剂是利用所含药物的轻微腐蚀作用和药线的机械扎紧作用，去掉皮肤皮赘、疣、痔核、瘘管，使引流畅通，以利疮口愈合，用来治疗瘘管和痔疮等疾患。

丹剂(Sublimed Preparation)　简称丹。丹剂系指矿物药材经过加热升华或沉降提炼而成的一种化合制剂。是用丹砂、食盐、白矾、火硝、皂矾、水银、砒石等矿物药材，在高温条件下经烧炼制成的颗粒状或粉末状结晶的无机化合物，称为丹剂或丹药，如降丹、升丹、炼丹。丹制作过程称为炼丹术，是我国古代医学家发明的化学制药法，在世界上首次合成和分解了矿物质。广义的丹泛指多种剂型，是优秀制剂的代号。

药捻(Medicated Roll)　药捻又称药条、药线、捻子、拈子、纸捻。药捻系指丹剂等粉末黏附于赋形材料或单用药粉加浆液搓成药条的外用制剂。插入细小的疮口中或瘘管、窦道内，以引流祛腐，促其疮口愈合的方法，是透脓祛腐法的一种。

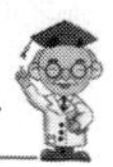

鲜药(Fresh Agent)　鲜药系指新鲜植物或动物生药的物体制成的外用液态、浆糊状制剂，或直接用的生药。包括新鲜植物生药捣成浆或自然渗出之汁液、经处理制取的汁液，动物的乳汁、胆汁、血液及其他渗出、泌出和加工之体液等。

油剂(Oil)　油剂又称药油。系指油性液体制剂。包括直接用饮片提炼的油，如大风子油、糠馏油、黑豆馏油、杏仁油、葡萄籽油等；饮片用油浸泡或煎熬去渣后的药油；动物蛋黄提炼的蛋黄油等；用油调配的各种油。广义的油还包括以油做基质调配而成的半固体或浆状制剂(油调剂)。

药膏(Ointment)　药膏系指调和、捣研、煎熬等制剂成稀、稠不等，可以涂展，不易干燥而易于粘于皮肤的制剂。相当于化学药软膏，但又有相当部分与化学软膏不同。

相当于化学药软膏：①中药粉末加入动物脂肪中捣合成膏；②中药粉末加入植物油中浸泡、煎熬、滤净，取药油，再加蜂蜡制成膏；③中药加凡士林制成膏。

与化学药不同之膏：①中药粉末加入富含油脂之植物种子中捣成膏；②不煎浓缩成膏；③醋浓缩成膏；④生药自然汁加热浓缩成膏；⑤中药粉末加蜂蜜等赋形剂调和成膏。

包括油调剂、醋调剂、蜜调剂。

药糊　药糊系以液体中药为基质，用液体中药(主要为水溶性)将不(难)溶性中药粉末调和成糊状的外用制剂。

醋剂(Acetum)　醋剂系指饮片用醋制成的外用液体制剂。饮片或饮片提取物用醋浸泡、煎煮等，滤去药渣而成的液体制剂，又称醋泡剂、药醋、醋浸剂。

沐浴剂(Bath and Shower Agents)　沐浴剂系指饮片提取物加入适宜的表面活性剂制成的液状、膏状、固体状沐浴用制剂。制成的洗发香波、浴液、硫黄皂等供沐浴时使用。沐浴剂有美容护肤、芳香、生发、去脂、健身、活血、杀虫等功效。

烟熏剂(Fumigant)　烟熏剂系指点燃饮片的烟熏外用制剂。点燃制成丸状、条状、饼状、香烟状、香状等化学功效药，在不完全燃烧过程中产生浓烟，利用烟熏病变部位以治疗皮肤病的一种外用制剂。我国使用烟熏剂由来已久，汉代出土文物宫廷香薰炉就是例证。赵炳南创制癣症熏药，用于治疗肥厚性皮肤病，回阳熏药治疗慢性疮疡；蚊香烟熏，可杀虫、灭菌、空气消毒；香薰，可消毒去异味、清新空气。

熏蒸剂(Fumigation Agent)　熏蒸剂系指饮片通过加热产生药蒸汽熏蒸治疗作用的制剂。药蒸气及热效应作用于皮损患部达到治疗目的的一种制剂，现代用特制熏蒸器械熏蒸。

纱条剂(Gauze)　纱条剂是用灭菌纱布条浸润药水、药油或药膏制剂的外用制剂。供贴敷、换药用。

煮散(Cook Powder)　系将药物制成细粉或粗粉用于煮煎的散剂。为中医古老剂型，分装或用时称取，加入水或引药煎煮，连同药沫一起或去渣服用或外用的一种剂型。简化操作，减少对药物的破坏，增加药效，使用方便。

中药配方颗粒　系由单味中药饮片经提取浓缩制成的、供中医临床配方用的颗粒。国内以前称单味中药浓缩颗粒剂，商品名及民间称呼还有免煎中药饮片、新饮片、精制饮片、饮料型饮片、科学中药等。是以传统中药饮片为原料，经过提取、分离、浓缩、干燥、制粒、包装等生产工艺，加工制成的一种统一规格、统一剂量、统一质量标准的新型配方用药。日本、韩国占据国际中药市场的就是中药配方颗粒，中国大陆处于弱势地位，亟待立起直追，赶上时代潮流。

其他外用中药制剂　将药材核仁捣烂与药材粉末混合制成的功效药；芳香挥发性药材装入囊袋中的香囊剂，还有棒剂、海绵剂、熨剂、钉剂、灸剂、药饼和药巾，以及现代技术制成的微囊、质脂体、纳米囊、纳米乳等外用制剂，还有不同剂型及不同治法结合形成新的剂型，如用药粉加油调和称为油调剂或油膏剂，醋调和药粉称醋调剂，用于面部皮肤美容的中药面膜。

（邓丙戌　马振友）

第六节　外用化学药特殊制剂定义及释义

以化学药传统剂型为依据，介绍药典之外特殊剂型的定义和释义。

溶液剂(Solution)　溶液剂简称溶液，又称药水。系指溶解于适宜溶剂中制成的澄明液体制剂。为洗剂的一种。以用法分为口服和外用溶液，以性质分为单纯性、化学性、胶体性、灭菌溶液，皮肤美容外用溶液大多以水为溶剂，为水溶液。

醑剂(Spirits)　醑剂系指挥发性药物的浓乙醇浸出液。可供内服或外用。凡用于调配芳香水剂的药物都可制成醑剂，其药物浓度一般为5%～10%，乙醇浓度一般为60%～90%。

油剂(Oils)　油剂系指溶解或混悬于植物油、矿物油或用植物油提制药材而成的外用制剂。化学药油剂除植物油外，还有液状石蜡以及其他适宜的矿物油类。以制剂形态分为油溶液、混悬剂、油膏剂。

面膜剂(Face Mask)　面膜是原料药物和辅料制成的膜状制剂，贴敷于面部的美容护肤品。

涂在面部皮肤上，随着其中水分的蒸发能形成一层薄膜，并且能将皮肤与外环境隔开，达到清洁、营养皮肤的效果，并能补水软化面部皮肤。

皮肤外用药剂型由原料药物与辅料油组分、水组分组成，制成各种剂型。主要皮肤外用药剂型关系如图1-1。

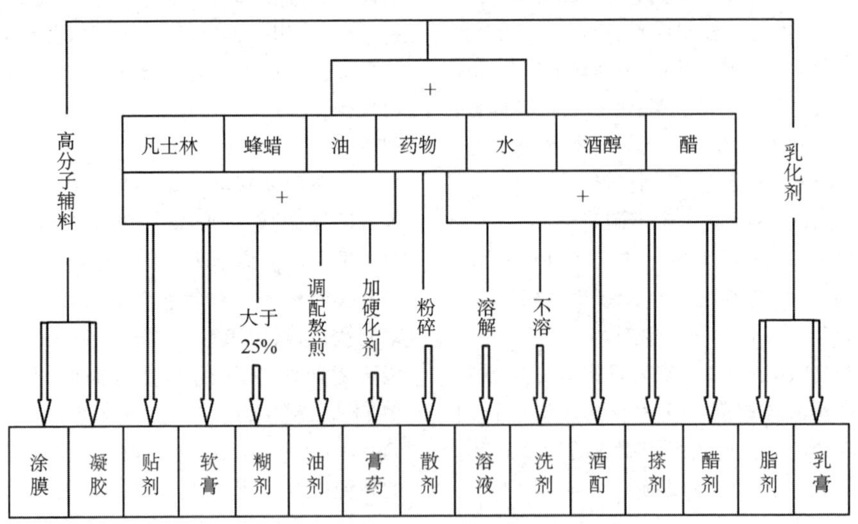

图1-1　主要皮肤外用制剂模式图

（马振友　何　黎　周双印）

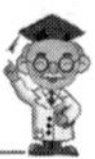

第七节　皮肤外用药物的药理学基础

药物经皮肤吸收，分布到皮肤组织中发挥药理作用称为药物的经皮吸收，这是外用药物治疗作用的主要药理学基础。如药物经过皮肤吸收后进入血循环再达到靶器官而发挥药理作用。

药物经皮吸收过程，是药物从基质中释放出来，分布到皮肤表面，直接与角质层表面接触，进而通过角质层进入皮肤组织。通过角质层吸收是一种被动扩散过程，由于角质层是有15～20层紧密排列如层板状的角质形成细胞所组成，使药物吸收会受到角质层的限速作用，因此角质层是药物进入皮肤的主要屏障。但当药物通过角质层达到其下方的颗粒层和棘层时，其通过的速率明显加快，达到真皮乳头层后，则药物分子很快被乳头层内丰富的微循环吸收，进入血循环。

药物经皮吸收的程度，即通透的药量与药物在角质层和基质中的分配度以及药物在角质层的扩散度成正比，也与药物的浓度成正比，与角质层的厚度成反比。

另外，毛囊、皮脂腺、汗腺是药物经皮吸收的另一个通道。此通路开始吸收较快，但很快达到了饱和平衡状态，因此，药物的经皮吸收仍以角质层为主要途径。

（李维凤　王　栋　吉兆春）

第八节　影响药物经皮吸收的重要因素

一、药物通过皮肤的途径

药物通过皮肤吸收进入人体循环有两条，即表皮途径和附属器途径。(图1-2)

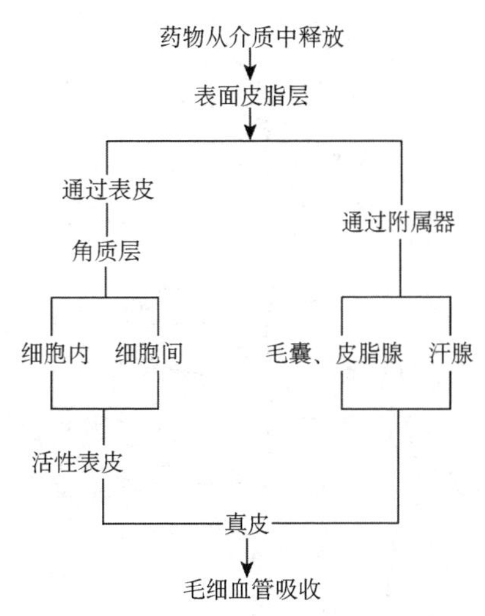

图1-2　药物通过皮肤的途径

二、药物因素

药物的化学结构　药物经皮吸收与药物的结构相关，脂溶性药物吸收较好，如维生素A、P、K，易经毛囊皮脂腺透入；脂溶性激素、雌激素、睾酮、孕酮等透入良好；兼具亲水性和亲脂性的药物经皮吸收较好。

药用辅料(赋形剂)　药物在基质与表皮间释放速度越快，经皮吸收量越多，因此制剂常采用多相成分的基质。另外，基质通过改变角质层的水合程度影响经皮吸收，所以基质不同药物的经皮吸收率亦不同。基质按经皮吸收率高低的排列，依次为硬膏＞软膏＞油包水(W/O)乳膏＞水包油(O/W)乳膏＞水溶液。辅料亦影响吸收，如凡士林做基质，吸收较植物油差，吸收缓慢，产生全身作用小，副作用亦小。

药物的电解度及药物的浓度　均与经皮吸收相关，一般说浓度越大或解离度越高的药物，则经皮吸收的量越大。

剂量 一般情况下剂量与经皮吸收相关,剂量大则吸收的多。剂量包括药物的浓度、用药次数、表面积大小,即总的用量多少。

用药方式 包扎较密闭的吸收的多,尤其是封包,增加角质层的水合度,故吸收增多。

经皮吸收促进剂 如在制剂中加入经皮吸收促进剂,如二甲基亚砜、氮酮、冰片、樟脑、薄荷脑、脂质体等,能够提高经皮吸收。

三、皮肤因素

角质层的厚度 厚度越大经皮吸收得越少。这与年龄和身体不同部位有关。如婴幼儿的角质层较薄,则经皮吸收较成人强。不同部位经皮吸收度有很大差别,主要是由于角质层的厚度差异所致,颜面部、前额及手背比躯干、前臂及小腿吸收能力强,四肢屈侧比伸侧吸收能力强,手掌及足跖吸收能力最差。(图 1-3)

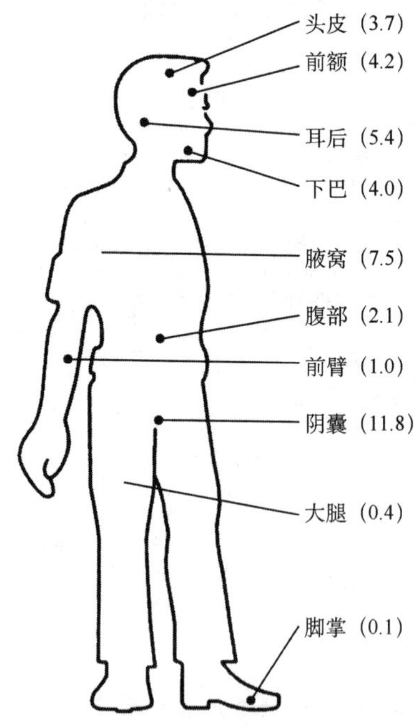

图 1-3 人体不同部位皮肤的通透性

角质层的水合程度 正常角质层含有15%～20%的水分。增加角质层的含水量,即提高角质层的水合度,可明显提高药物的经皮吸收。

角质层的完整性受损 皮肤的损伤、机械性刺激、搔抓、炎症性病变等,均可使角质层受损,使角质层屏障功能遭到破坏,增加药物的经皮吸收。银屑病和湿疹使皮肤性渗透性增加,湿疹在皮肤上药物的渗透性可能为正常皮肤的 8～10 倍。如皮损处有大面积糜烂,使角质层丧失,经皮吸收量大大增加,进入血流量的药物增多,可导致中毒,如硼酸溶液大面积湿敷可引起中毒,甚至死亡。

穴位疗法与透皮吸收 经络穴位的经皮经药系统以中医经络理论为基础,通过人体体表穴位吸收药物,再通过经络的运行起到全身治疗作用。现代医学证明脐部比其他部位更易于药物吸收,生物利用度高,特别是神阙穴属于任、督二脉,互为表里,共理人体诸经百脉,与诸经百脉相通,又为冲脉之经所行之域。任、督、冲"一源三岐 ",三脉经气相通,更有奇经纵横,串通于十二经脉、五脏六腑、四肢百骸、五官九窍和皮、肉、筋、膜。脐部表皮角质层最薄,血管丰富,吸收弥散迅速。

其他 温度、湿度也与经皮吸收有关,温度高、湿度大均可增加经皮吸收量。

综上所述,很多因素可以影响药物的经皮吸收,对此应该有充分的了解。根据患者皮损的特点、病变部位、患者的年龄等情况,选用适当的药物、剂型、浓度、剂量和用药方式,综合分析,掌握药物吸收速度快与慢,强与弱,多与少,治疗局部为病变的皮肤病,要吸收慢、少、小,避免不良反应的发生。全身为主的皮肤病,药物吸收要快、多,提高经皮吸收量,以提高疗效。要提高临床效果,但有时也会有不良反应发生,如长时间应用强效或高浓度糖

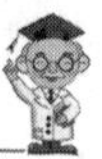

皮质激素制剂，可导致用药局部发生毛细血管扩展、皮肤萎缩等副作用发生，应该引起注意。

（李维凤 何 黎 彭之玉）

第九节 外用药物治疗原则

药物的选择 根据病因、临床表现选择合适性能的药物。如细菌感染，选用抗细菌药物；真菌感染，应选用抗真菌的药物；变应性皮肤病宜选用抗过敏性药物；瘙痒性皮肤病，除对因治疗外，应加用止痒剂；角化过度性皮肤病，选用角质剥脱剂等。

剂型的选择 如急性炎症性皮损，表现为红斑、丘疹、水疱而无糜烂渗出时，应选用粉剂、洗剂或乳剂；亚急性炎症性皮损，可选用油剂、糊剂或乳剂；慢性炎症性皮损选用软膏、硬膏、乳剂、涂膜剂、酊剂等；单纯性瘙痒可用酊剂、醑剂或乳剂等。（图 1-4）

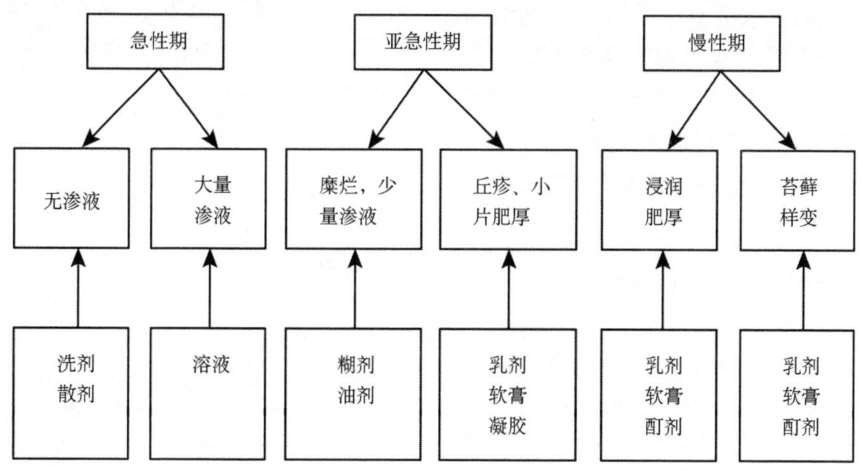

图 1-4 剂型的选择

用药方法的选择 根据病变的不同性质，选用不同的方法。软膏和乳剂的应用，对浅表性皮损可采用涂抹法；有一定程度浸润可用涂搽法，即涂药于皮损上并稍用力揉搽，使药物更深入；显著浸润肥厚、苔藓化，可用封包法，即涂药后加塑料薄膜封包，以促进药物渗透，提高疗效；对溃疡性病变可用贴敷法，即将软膏涂布于纱布上，贴敷于创面上，不阻碍分泌物排泄，并防止干燥和细菌感染。

用药量 普通的乳膏和软膏在身体各部位使用 1 周，每日用药 2 次，最大的用药量：面部 15～30 g，双手 25～50 g，头皮 50～100 g，四肢 100～200 g，躯干 400 g，腹股沟和外阴部 15～20 g。糖皮质激素除外。

药物浓度的选择 通常浓度应由低到高，对小儿、妇女、老人及皮肤敏感性强者应选用低浓度的药物。

根据病变性质和部位选择药物 炎症病变，应选择温和无刺激性药物；显著浸润肥厚、苔藓化病变可用有一定刺激性药物；对于面部以及皮肤薄嫩部位，如乳房下、腋窝、外阴部不宜用刺激性强的药物。

注意耐药性及不良反应 药物久用后，可能产生耐药性，因此，用药时间较长病情不继续好转时，即应更换品种。用药过程中注意不良反应的发生，如有刺激或过敏反应，应立即停止用药。

（连　石　刘　巧　胡凤鸣　彭之玉）

第十节　外用中药制剂临床应用

中医的外治疗法有130多种，常用的有20多种，选择适宜剂型，掌握正确的治疗方法，对提高疗效关系密切，只要辨证准确，选方适当，用法正确，多数皮肤病仅用外用中药，就可药到病除，取得满意疗效。要求正确诊断及了解病程，全面了解中药性味归经、功能、药理作用、主治与适应证，准确掌握药物的剂型、浓度及治疗进展情况，还要注意患者的个体差异，患病部位等，同时运用正确的使用方法。

一、辨证论治，标本兼顾

辨证论治是中医治疗皮肤病的精髓，中西医结合医师多采用西医辨病、中医辨证的方式。首先要明确西医诊断、中医诊断，明确病变的病因、病机、阴阳、表里、寒热、虚实等属性及证型，治疗才能有的放矢，发挥药物的最大功效。皮肤病常用八纲辨证、脏腑辨证、症状辨证等方法，因皮肤病症状见于外，多采用症状辨证，如风证瘙痒宜选用祛风止痒药，热毒证宜选用清热解毒药，湿热证宜选用清热燥湿药，血虚风燥宜选用养血润燥药，虫证宜选用杀虫止痒药，寒证宜选用温经散寒药。根据中药性味用药，中药有酸、咸、甘、苦、辛五味，寒、热、温、凉四气。运用“寒者热之，热者寒之，凉者温之，温者清之，结者散之，留者攻之，燥者濡之，坚者削之，急者缓之，散者收之，损者温之”，以及“辛散、酸收、甘缓、苦坚、咸软”的规律选药。经现代科学分析中药的有效成分，确定了外用中药的药理作用，如中药分别有抗细菌、抗真菌、抗病毒、抗衰老、杀寄生虫、收敛、角质剥脱、促进血液循环、防紫外线、光感等作用，根据中药的这些药理作用，对皮肤病有针对性地进行病因治疗，如对感染性皮肤病，如痈、疖、丹毒、毛囊炎等，选用紫花地丁、蒲公英、金银花、黄连、黄柏、黄芩、大黄等具有抗细菌作用的中药；对真菌性皮肤病，如手癣、足癣、股癣、花斑癣等，则选用土荆皮、苦参、地肤子、蛇床子等具有抗真菌作用的中药；对病毒性皮肤病，如带状疱疹、单纯疱疹、扁平疣、寻常疣、尖锐湿疣等，则选用大青叶、板蓝根等具有抗病毒作用的中药；对过敏性皮肤病，如湿疹、皮炎、荨麻疹等，则选用甘草、苦参等具有抗过敏作用的中药；对疥疮、虱病等寄生虫皮肤病，则选用百部、硫黄、花椒等杀寄生虫中药；对白癜风则选用补骨脂、白芷等光感性中药；对浸润、渗出的皮肤病，则选用五倍子、白矾、炉甘石、苍术、熟石膏、儿茶、乌贼骨、松花粉、密陀僧、松香、海螵蛸粉、石榴皮等具有收敛作用的中药。选一味君药，再加数味臣、佐、使药，有协同作用，可加强疗效。分析中药有效成分，对皮肤病治疗开辟了更加广阔的研究领域，如手部湿疹、手癣，中医统称鹅掌风，但病因、治疗迥然不同，手癣用抗真菌中药，湿疹则用抗过敏和养血润肤中药。依据中药的药理作用选药，对西医皮肤科医师尤为实用，因其多对中医辨证理解较浅显，对辨证施治较生疏，因此依据中药的药理作用选药，以西医药理作用指导临床治疗，中西医结合用药，既有中医辨证、又有西医的药理学知识，两者结合，相得益彰，使中医皮肤科外用药使用起来更加科学合理，又易于掌握。在急性期用清热收敛中药，亚急性期用清热利湿中药，慢性期用祛风润肤中药。

二、正确选择剂型

常用的剂型有与西医相同的散剂、溶

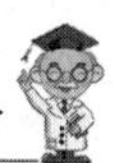

液、洗剂、酊剂、搽剂、软膏剂、乳膏剂、凝胶剂、膜剂、糊剂、油剂、硬膏剂、气雾剂等，还有中医所特有的酒剂、醋剂、膏药、丹药、搓药、药捻、线剂、条剂、熏蒸剂等。这些剂型都有其独特的治疗作用，要根据皮肤病不同病期（进展期、稳定期、消退期）及不同性质（急性、亚急性、慢性）选用不同剂型。以占皮肤病很大比例的湿疹皮炎类疾病剂型选用为例：①急性期：在红斑、丘疹、小水疱、无渗液阶段可选用散剂、洗剂、乳膏剂；在水疱、糜烂、有渗出阶段为使渗液停止，肿胀消退，应选用具有收敛、消炎、止痒药物的溶液进行湿敷或罨包。②亚急性期：在丘疹、水疱、点状糜烂、色暗红时，可用糊剂、油剂、乳膏剂。③慢性期：皮肤损害以浸润肥厚、苔藓化为主，局部耐受性强，选择范围广泛，则可选用醋剂、软膏、乳膏、酒（酊）剂、搽剂、膜剂、气雾剂、硬膏剂、膏药、熏蒸剂等。掌握了湿疹皮炎类疾病三个不同阶段治疗原则可举一反三，其他皮肤病的治疗照此原则即可。对皮肤溃疡、瘘管、痈疽等则用丹剂、膏药、搓药、药捻、线剂、条剂、熏蒸剂等。

（周双印　秦　剑　靖连新）

第十一节　皮肤美容外用药物外治技法

中西医外用制剂常用使用方法达数十种，特殊方法甚至达百余种。两者部分相同，如涂搽法、洗药法、罨包法、撒扑法、面膜法；少数是中医特有的疗法，如发疱法、香薰法、熏蒸法、脐疗法；有个别的是名称一致，但内容有所区别，如粘贴法，中医贴麻布膏药，西医贴橡皮膏。使用皮肤美容外用制剂不仅要掌握其作用、适应证、注意事项，还要熟练掌握使用技法。

技法是技术和方法之合称，是通过无数次实践总结出的用相对简单的技巧解决问题的技术方法和窍门。技法得当，操作炉火纯青，可达到提高疗效并富于艺术感的效果，反之，会降低疗效或造成不良后果。因此掌握熟练的技法，是每位医师、护师必备的基本功。

本节主要介绍常用中西医相同的外用制剂使用方法和中医特殊使用方法。

一、洗浴疗法

【定义】 用化学药液和中药汤剂，洗浴皮损局部或全身的外用疗法。

【常用药物】 化学药液或中药汤液。

【功效作用】 通过药液的洗涤作用，可祛除秽物，洁净皮损。并依主药的功效，达到软化皮肤、补水保湿、护肤润肤、清热除湿、杀虫止痒、活血通络等功效。

【适应证及技法】 淋洗疗法：用药液淋洗患病部位的外治疗法。主治感染性、渗出、痂皮较多皮肤病，如脓疱疮、脓癣、天疱疮继发感染、浸渍糜烂性足癣、手足癣继发感染。将药液装入喷壶等器具中或饱蘸于8～10层的药用纱布内，用淋洒、倾倒、拧挤等方式施药液于体表病灶。淋洗药液不能重复使用，洗后即倒掉。每次10～15 min，每日1～2次。

冲洗疗法：用药液反复冲洗患病部位的外治疗法。主治孔窍、管腔病灶，窦道、瘘管、坏疽性脓皮病等，用注射器吸取药液，针对腔体内病灶上缘进入，反复均匀、彻底地冲洗，直至无脓液为止。一般每次5～15 min，每日1～2次。

搽洗疗法：用药液搽洗患病部位的外用疗法。主治局限性瘙痒性皮肤病，如皮肤瘙痒症、慢性湿疹等。将患处浸入药液中，用麻布、毛刷或丝瓜络等浸透药液，根据皮损状态，反复轻柔搽洗、擦洗或较用力搓洗。每次15～30 min，每日1～2次。

浸浴疗法：用药液浸浴全身或局部的外治疗法。①全身浸浴：用于皮肤瘙痒症、玫瑰糠疹、银屑病、剥脱性皮炎、慢性湿疹、鱼鳞病、系统性硬皮病、慢性单纯性苔藓（神经性皮炎）等，将浴室温度调整到 20～22℃，将药液倒入浴盆、木桶或浴缸内，药液与水比例 3∶10。温水浴药液 30～37℃，热水浴药液 38～45℃，使患者躯体及四肢浸泡于药液中，用软毛巾或棉垫浸透药液，反复轻轻搽洗病灶，每次 20～30 min，每日 1～2 次。②局部浸浴：用于皮肤淀粉样变病、脂溢性皮炎、真菌性皮肤病、手足皲裂、汗疱疹、脂溢性皮炎等。药液放在容器内，将患处浸入药液中，反复轻轻搽洗病灶，每次 20～30 min 或更长时间，每日 1～2 次。全身浸浴禁用于高血压、心脏功能不全、严重的心脏病、恶性肿瘤、癫痫患者及其他严重全身性疾病、急性皮肤炎症及急性皮炎等。

熏浴疗法：先用药液蒸汽熏疗、然后浸浴患病部位的外用疗法。局限性浸润肥厚性皮肤病，如疥疮结节、慢性单纯性苔藓（神经性皮炎）等。先用药液蒸气熏患处，待药液温度降低后浸洗或浸泡患处，至药液变凉为止。每日 1～2 次。

坐浴疗法：臀部坐浴于温热药液治疗阴部或肛部的外用疗法。主治某些特殊部位疾病，如肛门湿疹、肛门瘙痒症、女阴瘙痒症、阴道炎等。将药液置于容器中，患处浸入其中，进行浸泡、洗浴。每次 15～30 min，每日 1～2 次。

熏蒸疗法：用加热药液蒸汽熏蒸全身或局部的外用疗法。主治全身性皮肤病，如老年性皮肤瘙痒症、系统性硬皮病、皮肤硬肿病、静止期银屑病等。采用中药汽疗仪进行治疗。治疗前 30 min 预热舱温，取出煎药锅，加水 1 500～2 000 ml，再置加热盘上，在控制器上再按加热键，当温度达到 33℃时，患者进入治疗舱；按医嘱配制药液；在控制器上设定治疗温度 37～42℃，每次治疗 15～20 min，患者出舱，擦干皮肤，更衣休息片刻，再到室外。每日 1～2 次。禁忌证同全身性浸浴法。

温泉浴疗法：用温泉水浸泡熏蒸患病部位的外用疗法。利用温泉所含矿物质治疗皮肤病，或再加适当中药，矿泉与药物结合治疗皮肤病。硫黄温泉浴适用于静止期银屑病、瘙痒症、脂溢性皮炎、弥漫性神经性皮炎、慢性湿疹、鱼鳞病等；盐酸温泉浴适用于慢性湿疹、鱼鳞病等；碳酸温泉浴适用于痒疹、扁平苔藓、皮肤淀粉样变病等。入池浸浴、擦洗，浸浴时间以发汗、自觉舒适为度。①低温浴：37～38℃，30 min；②中温浴：40～42℃，20 min；③高温浴：43～45℃，10 min。每日 1～2 次，30～40 次为 1 个疗程。禁忌证同全身性浸浴法。

【注意事项】 药液新鲜配制，温度适宜。中药饮片包煎，切忌药液反复使用，如因特殊情况或经济原因重复使用，用前应重煎 20 min，加热灭菌消毒。

二、湿敷疗法

【定义】 用适量水溶液和中药煎液，敷于患处的外用疗法。分为冷湿敷法和热湿敷法。

【常用药物】 化学药液或中药汤液。

【功效作用】 冷湿敷法：①冷却作用可收缩末梢血管，促使充血减轻，渗出减少；传导及放散局部炎症的蓄热，抑制末梢神经冲动，减轻局部不适感，从而发挥消炎、止痒、镇定和抑制渗出等作用；②敷贴湿布可吸收皮损表面的浆液或脓液，软化并清除皮损表面的痂皮或其他附着物；③可使表皮角质层膨胀，有利于药物透入皮肤；④保护皮面，隔离刺激，免受外界微生物的侵袭。

热湿敷法：可温热局部，改善血液循环，具有保护、清洁、消炎、镇痛、药物渗透、促进炎症吸收等作用。

【适应证】 冷湿敷适用于红肿、糜烂、

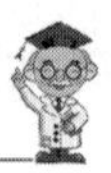

渗出及结痂的急性炎症性皮肤病，如急性皮炎、湿疹、溃疡等。热湿敷适用亚急性皮肤炎症仍有轻度糜烂、少量渗液者，如亚急性湿疹皮炎。

【外治技法】 常用的湿敷溶液：0.9%氯化钠溶液、0.1%依沙吖啶溶液、0.02%呋喃西林溶液、5% Burow 溶液（8.7%硫酸铝及 15%醋酸铅溶液）、复方硫酸铜溶液（0.025%硫酸铜及 0.1%硫酸锌溶液），中药煎液，如 5%～10%千里光、马齿苋、甘草、黄柏或金银花等煎液。

湿敷分类：①开放性湿敷：将 6～8 层纱布湿敷垫浸入药液中，取出稍扭干，以不滴水为度，又保持明显湿度，敷于患处，每次 30～40 min，间隔 5～10 min 更换 1 次，每日次数依病情而定；②封闭性湿敷：主要用于慢性肥厚角化性皮损，如慢性湿疹、慢性单纯性苔藓等。即在湿敷垫上盖以油纸或医用带孔塑料薄膜，然后用绷带包扎，每 30～40 min 更换 1 次，每日次数依病情而定；③间歇性湿敷：每湿敷 2～3 h，间隔 1～2 h，每日 3～4 次，间隔期间患处可涂氧化锌油；④持续性湿敷：日夜不停地进行湿敷。

冷湿敷：将湿敷垫浸入药液中，温度在 1～10℃为宜，每隔 10 min 更换 1 次。其上可放冰袋降温。

热湿敷：将棉花垫浸于热药液中，治疗温度以皮肤耐受为度，一般 30～40℃，病变上盖一层干纱布，取出湿敷垫扭干（以不滴水为度）置换处于纱布上，其上再放置一干棉垫或适宜温度的热水袋，以保持温度。更换时间及每日次数依病情而定。

【注意事项】 药液必须新鲜配制，湿敷的面积与皮损相当，紧贴皮损面，总面积不超过全身的 1/3，敷垫干湿适度，注意无菌操作。注意患者保暖，水勿流入眼、耳、鼻、口中及衣物、被褥。湿敷面积过大时，要防止药物吸收中毒，特别是硼酸溶液，小儿禁止使用，成人也最好不用或禁止使用。

湿敷材料可灵活掌握，如用干净毛巾、手帕、口罩等，置热水中煮沸消毒。热湿敷为保温可上覆加热袋或用电吹风加热，注意防止烫伤。

三、罨包疗法

【定义】 用适当温热化学药溶液和中药汤液，密闭包敷于患处的外用疗法。是历史悠久古代流传的中医疗法，技法独特，疗效可靠。

【常用药物】 化学药液或中药汤液。

【功效作用】 罨包法属于封闭式冷热更换湿敷范畴。热作用于皮肤，使血管扩张，促进炎症吸收，抑制末梢神经的病理冲动，可暂时止痒。所用敷料及药物具有消除渗液、消炎、收敛及止痒作用。由于热的蒸发及药棉纤维的引流作用，能迅速吸收皮损表面的渗出物。罨包经过一定时间，由热变冷，即可发挥冷敷作用，由于冷热交替，有助于改善末梢血管的舒缩异常，恢复正常舒缩作用，有助于炎症的减轻和消散。孢子丝菌在室温下生长，超过 37℃培养基中不生长，温热加 2%碘化钾溶液或 0.2%碘溶液外用，有杀菌作用。

【适应证】 ①急性湿疹或其他急性炎症性皮肤病，渗出显著，瘙痒剧烈，罨包比冷敷作用好；②亚急性皮肤炎症，局部血行不畅，且有瘀血症状，优于冷敷；③慢性溃疡，且有脓性分泌物或肉芽不新鲜者，可加速溃疡面清洁、有助愈合；④静脉注射液漏于皮下或其他刺激性炎症浸润硬结时，促使炎症吸收消散；⑤对孢子丝菌病，可抑制剂真菌，减轻炎症。

【外治技法】 常用的药物同冷湿敷，预制的整块脱脂棉垫浸入药液，加热煮沸消毒，取出稍拧干（以不滴水为度），热度以皮肤耐受为度（50～45℃），湿度以不溢流水为度。棉花面紧贴皮肤，以利痂皮、渗液、脓液黏附及吸收，其上盖以油纸或医用塑料薄膜，用针在敷盖物上刺一些小孔，以助湿热放散，外包绷带，每 2～3 h 更换 1 次。治疗孢子丝菌病外用电热器局部加温，并/或加艾灸，每日 2～3 次，每次 30 min，对孤立损害有显著疗效。

【注意事项】 基本同湿敷，还须注意以下各项：①更换时间，一般 2～3 h 更换 1 次，渗出明显时每 1～2 h 更换 1 次；②紧贴皮损，颈胸等部位绷带松紧适宜，以患者舒适为度；③脱脂棉厚度 3～4 cm，外覆 1 层纱布，挤拧去水后约 2 cm；④湿敷一定时间敷料较干时，可适量滴加热药液，过凉时可加热水袋保温，或用电热器加热，棉垫粘着皮面，可加药液湿润浸透后轻轻取下，或用 2%～5%水杨酸蓖麻油湿润涂搽后取下，切勿强行剥取，以免伤及皮损表面。

浸浴法、熏蒸法、大面积罨包及湿敷禁忌证：①有肺结核、急慢性肝炎及其他传染病的患者；②严重心脏病或合并心功能不全患者；③肝硬化中晚期及肝功能不全患者；④高热性疾病以及败血症倾向的患者；⑤精神病、癫痫等不能自我约束的患者；⑥有出血倾向的患者，处于脑血管意外危险期及不稳定期的患者；⑦妇女在月经期及妊娠期的患者。

四、湿包疗法

【定义】 应用药液湿敷和油膏封包于一体综合外治疗法。

【常用药物】 化学药液或中药汤液，药油、软膏。

【功效作用】 收敛祛湿，消炎止痒，封闭病灶，软化角质，促药吸收。

【适应证】 ①感染性皮肤病，如痈、疖、丹毒等；②结节性皮肤病，如结节性红斑、硬红斑等；③慢性、肥厚性、浸润增生性皮肤病，如慢性单纯性苔藓、皮肤淀粉样变病等；④急性、亚急性、慢性湿疹等。

【外治技法】 先按湿敷疗法湿敷，次加药油或膏封包。

【注意事项】 按病因、临床症状选药，药宜简。

五、直接撒药疗法

【定义】 药粉直接扑撒于皮损的外用疗法。

【常用药物】 散剂或化学药粉。

【功效作用】 安抚收敛，散热止痒。由于药粉撒布在皮肤上，增加了皮肤蒸发效率，使毛细血管收缩，因而具有物理性消炎作用。

【适应证】 急性皮炎、湿疹类疾病、某些瘙痒性疾病、多汗症及痱子等，做爽身护肤防护之用。

【外治技法】 直接将药粉撒于患处，用量较小或临床配制的药粉，多用棉球、棉签、纱布、粉扑、药笔蘸取药粉撒布。药量较大或固定处方的药粉，多用孔盒、纱布袋或喷瓶装药后扑撒。

【注意事项】 糜烂渗液处及毛发丛密部位禁用。古代中医与现代西医不同，古代中医主张糜烂渗出部位直接撒药，起拔干敛疮作用。

六、间接撒药疗法

【定义】 先将皮损处涂药膏、药油、蜜水，再将药粉撒于其上外用药物疗法。

【功效作用】 包护药膏，固着药粉。利用药粉颗粒的隔离及保护作用，减轻药膏对衣物的沾染；薄涂药膏，厚撒药粉，可使部分药粉掺入药膏中，起到类似糊剂的作用；利用药膏、药油或蜜水黏腻作用，加强药粉的固着性。

【适应证】 亚急性皮肤病，慢性皮肤病。

【外治技法】 先在病变处涂药膏、药油、蜜水等，其上再扑撒药粉。治疗亚急性皮损时，药膏宜薄，药粉宜厚，扑药粉时，适

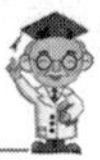

当用力，使药粉颗粒掺入药膏中，成为类似糊剂，起到吸收分泌物的作用。治疗慢性皮肤病，药粉应选用作用较强者。

【注意事项】 同直接撒药法。蜜水比例适当，一般等量配制。

七、掺药疗法

【定义】 把散剂掺布于膏药上或掺撒于创面的外用疗法。是中医的独特疗法。

【功效作用】 渗透消散，提脓祛腐，腐蚀平胬，生肌收口。

【适应证】 溃疡、化脓性皮肤病。

【外治技法】 对患处常规消毒，再把散剂掺于膏药上贴敷于患处，或直接掺撒于创面上。依病症选择掺药：①化脓性皮肤病初期，有炎性硬块、肿胀疼痛，阳证者，可用阳毒内消散；阴证者，可用阴毒内消散；②化脓感染性皮肤病溃破后，腐肉未脱、脓流不畅，可用红升丹、白降丹、七三丹、五五丹等以提脓祛腐；③化脓性皮肤病，坏死组织脱净，脓液少或慢性溃疡，疮口久不愈合，可用生肌散、九一丹等以促进生肌收口。

【注意事项】 ①提脓祛腐药多为刺激药，故眼、唇、大血管处慎用；②含汞制剂药粉，谨防中毒及过敏；③大面积创面慎用。

八、涂搽疗法

【定义】 用药物涂搽于皮损局部的外用疗法。

【常用药物】 散剂或化学药粉。

【功效作用】 依药物性质具有护肤润肤、清凉止痒、杀菌消毒、祛风止痒、软坚散结等功效。

【适应证】 皮肤病的急性期、亚急性期、慢性期均可使用。适用于多种剂型，是皮肤科及美容科最基本的疗法。

【外治技法】 溶液类药物：使用乙醇溶液、水溶液等药液，用棉签、棉球或药刷蘸取适量药液，以药液不滴落为度，视皮损部位、大小，顺序、均匀地涂搽于患处，不要涂搽或流入正常皮肤。每日1～3次。

半固体类药物：使用软膏、乳膏、糊剂等药物，药性和缓药物，可直接用干净手指或手掌蘸取药物，涂搽于患处；凡有毒性、刺激性、腐蚀性药物应避免直接用手操作，要用止血钳、镊子夹持棉球、纱布块蘸取药物均匀涂搽于患处。每日1～3次。

洗剂：先将洗剂充分摇匀，即刻用药刷蘸取药物涂搽于患处。每日2～3次。

【注意事项】 ①依据皮损形态、病期、病因、部位、年龄选择适当剂型药物；②皮损处应涂满药物，应避免涂至正常皮肤；③注意药物过敏反应，一旦产生过敏反应，立即停药，适当处理；④大面积使用剧毒药，注意吸收中毒；⑤涂搽药物后，可用洗干净手、掌按摩，促进局部血液循环加快，加强药物吸收。

九、戳药疗法

【定义】 用新鲜植物药汁或其他物体蘸取药物直戳患处的特殊外用疗法。

【常用药物】 生鲜植物药。鲜药或其他多汁植物，如鲜龙葵、马齿苋、仙人掌、鲜芦荟、鲜莴笋、鲜生姜、鲜丝瓜、鲜白菜、鲜地黄等。

【功效作用】 触碰止痒，促进吸收，依药物功效各有其作用。

【适应证】 角化肥厚性皮肤病，如慢性单纯性苔藓、结节性痒疹、皮肤淀粉样变病、慢性湿疹、扁平苔藓等。无糜烂、渗出，伴剧烈瘙痒的急性皮肤炎症早期。

【外治技法】 软戳药法：①将鲜药掰断，从远端开始，直戳病灶；②将鲜药捣烂，用纱布包裹，直戳病灶；③鲜丝瓜或丝瓜络蘸取药液或药糊直戳慢性单纯性苔藓病灶。

硬戳药法：用牙签、竹签掰掉尖端，蘸取或挑取药液、药膏直戳较小角化性病灶。取藤条顶端砸成刷状，蘸药直戳面积较大角化肥厚性病灶。每戳1次，重复蘸药1次，再戳病灶1次。

【注意事项】 糜烂渗出皮损禁用，急性皮炎禁用。

十、点药疗法

【定义】 用器具尖端蘸取药物点涂病灶的外用疗法。

【常用药物】 化学腐蚀剂或中药。

【功效作用】 腐蚀病灶，蚀肉，化疣，祛痣。

【适应证】 疣、痣、鸡眼、结节性痒疹等角化肥厚性皮肤病，病灶应小于蚕豆大小。

【外治技法】 选用液酚、三氯醋酸、鸦胆子油、甲醛等药或药膏，用牙签、竹签、玻璃棒等器具，蘸取药液或药膏少许，先完整沿病变边缘点药，后涂中间部位。操作时小心、细致，稳、准、快点涂病灶，涂到为止，点痣1次即可，待5～7 d后，病灶仍在，再复点涂药。其他可每日点药1次。

【注意事项】 取药要少，可在治疗前用橡皮膏贴敷健康皮肤加以保护，勿涂于或渗药于健康皮肤，注意保护创面，切勿沾水、污染，病灶干涸、结痂、坏死，俟其自然脱落，勿强行剥离。

十一、滴药疗法

【定义】 高热药物滴于患处的外用疗法。

【常用药物】 膏药、腐蚀性中药汁。

【功效作用】 软坚蚀肉，充血发疱。

【适应证】 寻常疣、跖疣、鸡眼、胼胝、甲癣等。

【外治技法】 用膏药熔化呈油状，趁热垂直滴于患处，或将有毒性、腐蚀性、刺激性作用的药汁垂直滴于患处。

【注意事项】 药油温度很高，刚接触病灶时可能短暂疼痛，故在治疗前向患者言明，使其配合治疗，药液不溶于水，治疗前病灶勿水洗，勿滴于健康皮肤。其他同点药法。

十二、膏药疗法

【定义】 又称薄贴疗法。把膏药贴敷患处的外用疗法。

【常用药物】 膏药。

【功效作用】 温热皮肤，封闭病灶，软化角质，药易吸收，护肤愈裂，消肿消炎。油脂在高温时，加入铅丹，则反应生成脂肪酸铅盐，使不溶性的铅氧化物成为可溶状态，产生表面活性作用，增加皮肤的通透性和药物吸收；同时也是使植物油分解、聚合的催化剂，使之生成树脂状物质，进而影响膏药的黏度和稠度。膏药牢固粘贴于皮肤表面，保护免受外界刺激，使药物作用持久，软化皮肤角质层，增加水合作用，促进药物经皮吸收；能限制局部散热，使皮温升高、血管扩张、促进微循环，使炎症浸润易于消散。

【适应证】 ①局限性、孤立性、角化性皮肤病，如鸡眼、胼胝、跖疣等；②慢性、浸润肥厚性皮肤病，如扁平苔藓，皮肤淀粉样变病、局限性神经性皮炎；③疖肿；④手足皲裂。

【外治技法】 贴敷前消毒患处，膏药烘热，掌握在46～55℃之间，膏药厚度及贴敷时间依病情而定，一般已溃的病灶选用较薄的小膏药，每1～3 d换药1次，未溃较厚病灶用大膏药，每5～7 d换药1次。

【注意事项】 糜烂渗出皮损禁用，膏药大小适宜，勿接触正常皮肤。贴后患处不适、瘙痒，应取下膏药查看，轻度发红，可在膏药上扎孔透气；若出现潮红、丘疹、水疱，则停用。

十三、敷贴疗法

【定义】 又称围敷法或箍围消散法。用糊剂贴敷于患处的外用疗法。

【常用药物】 中药糊剂。

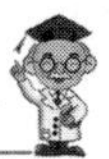

【功效作用】　封闭病灶，箍围消散。能使阳性肿疡初起得以消散，化脓时使其局限，溃破后束其根盘，截其余毒。

【适应证】　急性化脓性皮肤病，如丹毒、痈肿、毒虫咬伤等。

【外治技法】　药粉加溶剂调成糊状，凡皮肤化脓初起，或炎症明显的各种无分泌物皮肤病，敷满整个病灶并超出肿势边缘，且要有一定厚度。如毒已结聚，或溃后余毒未消，宜敷于患处四周，中央空出。均要保持适当的湿度和温度。根据病症选药：①阳证：初起红、肿、热、痛、烦渴，脉数有力，可选用药性寒凉、清热解毒、消肿止痛、散瘀化痰药物，如菊花叶、大青叶、丝瓜汁等或如意金黄散等中成药；②阴证：疮形平塌漫肿，色暗不痛或隐痛，不红不热，脉细弱者，可选用具有温经通络、散寒化痰功能的药物，如醋、酒调敷中药，如回阳玉龙膏等；③半阴半阳证：皮损部分像阳证，微有疼痛，微热、肿胀，部分又像阴证，半硬半肿疮形高，脉洪数无力者，可选用药性平和，具有行气疏风、活血化瘀、消肿定前药物，如葱、姜、韭捣汁或用蜂蜜调敷。

【注意事项】　敷药后出现糜烂、渗出、剧痒，应及时将敷药取下，按接触性皮炎适当处理。

十四、封包疗法

【定义】　又称贴敷法。病灶涂药后加以敷料覆盖密闭药物及病灶，治疗皮肤病的外用疗法。

【常用药物】　乳膏、软膏、糊剂、贴剂。

【功效作用】　封闭病灶，软化角质，作用持久，药易吸收。

【适应证】　①感染性皮肤病，如痈、疖、丹毒等；②结节性皮肤病，如结节性红斑、硬红斑、疥疮结节等；③慢性、肥厚性、浸润增生性皮肤病，如慢性单纯性苔藓、皮肤淀粉样变病等；④亚急性皮肤炎症，如亚急性湿疹等；⑤阴虱等。

【外治技法】　取软膏、乳膏、糊剂厚涂患处，盖1层纱布，选用医用塑料、油纸包扎，胶布固定。将药物厚涂于敷料上，覆盖于患处，密闭、包扎、胶布固定，用于患处有分泌物时。药液浸脱脂棉或纱布中，密闭、包扎、胶布固定，用于阴虱等。视病情而定，每日或半天1次。

【注意事项】　同薄贴法。

十五、热熨疗法

【定义】　药物加热敷于患处的外用疗法。

【常用药物】　加热中药。

【功效作用】　温经散寒，活血化瘀，透达药性。

【适应证】　风、寒、湿邪所至皮肤病，如冻疮、寒冷性多形红斑；慢性浸润性、硬化性、结节性皮肤病，如硬皮病、硬红斑、皮肤淀粉样变病、慢性皮炎等。

【外治技法】　取中药饮片粉末或捣烂，用炒、蒸或煮等方法加热，装入布袋中，趁热敷于患处。药装入布袋中，置于患处，上敷热水袋或化学加热袋等加热器具，热敷，每次30 min，每日2次。

【注意事项】　①急性炎症性皮肤病禁用；②糜烂渗出性皮肤病禁用；③温度适宜，以能耐受为度，避免烫伤。

十六、烘药疗法

【定义】　涂药物后辅助加热的外用疗法。

【常用药物】　中药或化学药。

【功效作用】　疏通气血，开疏腠理，安抚止痒。

【适应证】　慢性肥厚、浸润性皮肤病，如慢性湿疹、银屑病、皮肤淀粉样变病等。

【外治技法】　薄涂搽药膏或置药棉，用加热器具加热。每次15 min，每日1次，连用 15 d 为 1 个疗程。

【注意事项】 皮肤病急性期禁用，糜烂渗出性皮损禁用。

十七、烟药熏疗法

【定义】 用药烟熏皮损的特殊外用疗法。

【常用药物】 中药制剂。

【功效作用】 疏通气血，润肤软坚，杀虫止痒，温经散寒。

【适应证】 ①慢性肥厚浸润性皮肤病，如慢性皮炎、皮肤淀粉样变病、结节性痒疹、银屑病静止期等；②瘙痒性皮肤病，如皮肤瘙痒症等；③顽固性瘘管、窦道、慢性溃疡等。

【外治技法】 点燃药卷一端，用其产生药烟对准皮损面，距离以患者能耐受而舒适、无疼痛感为度，约 15 cm，温度在 50～70℃之间，为保持烟集中，可用厚纸做成烟筒罩住，烟从烟筒冒出熏治皮损面。用小钵装炭火，将药饼、药丸或药粉置其上，用药烟熏患处。每次 15～30 min，每日 1 次。全身烟熏可用特制熏疗床。

【注意事项】 ①急性炎症性皮肤病禁用；②严重高血压、孕妇和体质虚弱者慎用或禁用；③熏治结束，将熏药彻底熄灭。

十八、摩擦疗法

【定义】 药物加摩擦治疗皮肤病的外用疗法。

【常用药物】 植物药。

【功效作用】 活血化瘀，促进吸收，刺激再生，激惹顽癣。

【适应证】 轻度摩擦治疗白癜风、斑秃等。重度摩擦治疗扁平疣、慢性湿疹、慢性单纯性苔藓。

【外治技法】 轻摩擦法：植物断面蘸药摩擦患处，来回轻轻摩擦，或用细砂纸轻摩擦患处，以局部微充血为度，然后涂氟尿嘧啶，刺激黑色素生成。每日 2～3 次。

重摩擦法：用粗麻布、厚棉布蘸药粉或浸药液再蘸药粉后，稍用力加压摩擦，以不痒微痛、微红、微肿及微渗出为度，必要时可令发生激惹。摩擦扁平疣时，以疣体微痛不擦破皮肤、红肿疗效最佳。隔日 1 次，3 d 为 1 个疗程。

【注意事项】 急性皮肤炎症、糜烂渗出禁用。已发生激惹者停用。

十九、搓药疗法

【定义】 搓药丸置于皮损或穴位处滚动搓之的外用疗法。

【常用药物】 中药丸剂。

【功效作用】 刺激穴位，缓释药物，软坚散结，疏通经络，安抚止痒。

【适应证】 局限性、慢性、肥厚浸润性皮肤病，如慢性皮炎、局限性银屑病、皮肤淀粉样变病等。顽固瘙痒性皮肤病，如皮肤瘙痒性皮肤病、慢性单纯性苔藓等。

【外治技法】 合掌搓法：将搓药丸放于两掌心之间，然后稍用力合掌滚动搓之，至仅余药物残渣为止。每日 2～3 次，2 周为 1 个疗程。

膻中穴搓法：以手心托搓药丸对准膻中穴，然后稍用力搓之，至仅余药物残渣为止。每日 1 次，2 周为 1 个疗程。

皮损搓法：将搓药丸置于皮损上，用手掌压住，然后稍用力滚动均匀、轻柔地搓擦全部皮损，至余留药物残渣为止。每日 1 次，2 周为 1 个疗程。

【注意事项】 急性皮肤炎症、糜烂渗出禁用。搓擦时不能突用猛力伤及皮肤。对汞过敏者禁用含汞药物。

二十、发疱疗法

【定义】 用发疱药物敷贴穴位或特定皮肤使其发疱的外用疗法。

【常用药物】 发疱中药。

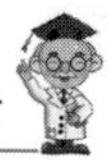

【功效作用】 通经活络，活血化瘀，剥蚀软坚，调节脏腑。

【适应证】 局限性、肥厚角化性皮肤病，如疣、鸡眼、结节性痒疹等。

【外治技法】 定准穴位或皮肤点，常规消毒，以有色溶液标记，胶布剪孔对准标记处贴紧固定，将发疱药物置孔中，外贴胶布粘牢。夏天约 2～5 h 发疱，冬天 4～8 h 发疱。保留水疱，俟其自然吸收，较大水疱可用消毒针刺破，涂消毒灭菌溶液，以无菌敷料包扎。

【注意事项】 ①颜面部不宜用发疱法；②发疱药物具腐蚀性和刺激性，置定准点，勿伤及其他皮肤；③注意消毒，防止感染；④第一次发疱后，俟其愈合后方可进行第二次发疱疗法，最多进行 3 次。

二十一、烧蚀疗法

【定义】 又称点灼法、追蚀法、腐蚀法。是将具有腐蚀作用的药物，点涂或敷于皮损处的外用疗法。

【常用药物】 中药腐蚀剂或丹药。

【功效作用】 溃脓提毒，祛疣除痣，杀虫化腐。在患处外用蚀肉药以达到溃脓、化腐及枯脱作用。痈疽脓成欲破或溃疡之初，若脓液排泄不畅，则易向内攻蚀，此时可利用峻蚀药的强烈腐蚀作用，代刀针以排脓，使毒邪外出。当溃疡形成后，若腐肉不去，则新肉难生，可用蚀肉药化腐生新。用腐蚀法祛疣除痣。

【适应证】 ①痈疽形成且皮壳不厚时；②溃疡、瘘管、窦道腐肉未尽时；③角化增生性皮肤病，如寻常疣、跖疣、鸡眼、胼胝等。

【外治技法】 ①代刀针溃脓法：当痈疽之脓成且皮壳不厚时，用水调白降丹少许涂在患处顶端，再以膏药贴之；②去溃疡腐肉：用新毛笔剪去尖，蘸少许细药粉，轻掸笔管，使药粉（如红升丹、白降丹）均匀地徐徐洒落在腐肉上；③去瘘管、窦道之腐肉，参见药捻法；④祛疣除痣，用胶布保护皮损外皮肤，病灶外敷腐蚀药，再以较大胶布覆盖紧贴固定。

【注意事项】 ①眼部、唇部皮肤损禁用，以免损伤容貌；②额、胫前等肉薄处禁用，避免伤筋损骨；③大面积创面禁用，避免吸收中毒；④腐肉清除，应及时停药，避免伤及健康肉芽；⑤对汞过敏者禁用。

二十二、药捻疗法

【定义】 将药捻插入瘘管、窦道内或细小疮口的外用疗法。

【常用药物】 特制中药药捻。

【功效作用】 提脓化腐，蚀除管壁，引脓外出。

【适应证】 瘘管、窦道、囊肿或脓肿破溃后口小者。

【外治技法】 ①内裹药物的药捻插入疮口，外粘药物的药捻则需临用时先蘸软膏或油膏，然后再蘸药粉插入疮口；②若坏死组织较多时，将药捻插入疮口底面后，稍停片刻，再往里推，达到其盘绕在底部的目的；③已无坏死组织时，将药捻插到疮口底面后，再向外抽出少许；④药捻插完后，其外口应留约 0.5 cm 长度，并向一侧压折，以便下次换药时抽出。

【注意事项】 ①应选用挺直而紧密的药捻，已松散或弯曲者不宜用；②对汞过敏者禁用。

二十三、脐疗法

【定义】 将药物敷、纳、熏、灸、蒸、熨药于脐部的外用疗法。

【常用药物】 散剂、软膏、乳膏。

【功效作用】 在脐眼（神阙穴）或脐部给药，通过药物吸收，激发经络之气，疏通气血，调理脏腑，扶正祛邪。作用于全身各系统、病变皮损，用以治未病和治疗皮肤病。

【适应证】 用于顽固性或过敏性皮肤病，如湿疹皮炎、特应性皮炎、皮肤瘙痒症、银屑病、结节性痒疹等。

【外治技法】 用药物敷脐、贴脐、填脐、熨脐、熏脐、灸脐等。一般 3～7 d 治疗 1 次。

【注意事项】 有严重心血管疾病、体质特别虚弱者，处在怀孕期、哺乳期的女性，以及过敏性皮肤者，特别是脐部皮肤有炎症、破损、溃烂者均不适合进行脐疗。除此之外，还要注意有无药物过敏史，避免在用药时引起过敏。

二十四、移毒疗法

【定义】 又称划涂法。用丹剂敷于穴位转移毒邪或使病灶消散的中医特殊疗法。

【常用药物】 丹药。

【功效作用】 蚀腐坚皮，赶移疮毒，祛除毒邪，调和气血。通过经络发挥药物的协同作用，达到祛除邪毒治疗皮肤病的目的。

【适应证】 慢性湿疹、慢性单纯性苔藓、银屑病等。

【外治技法】 ①一般将白降丹 0.3 g，与少量米饭调匀，捏成绿豆大小，置于准备移到的目标穴位上，外贴太乙膏，一般 3 h 后，贴药处出现疼痛；3 d 后，揭开太乙膏，则见贴药处皮肤坏死，有分泌物，以棉棒拭干，撒少量红升丹，外贴太乙膏，此时患处症状好转，待坏死组织脱落，伤口愈合，患处症状好转或痊愈。②用 70％乙醇常规消毒，用手术刀向上轻轻划破表皮，挑划口 0.5～1 cm，见有少量渗血，涂上适当白降丹，每隔 1～3 d 1 次，6 次为 1 个疗程。

【注意事项】 ①对汞或太乙膏过敏者禁用；②黏膜部位、头面部、明显显露部位不宜用药；③瘢痕体质、身体过度虚弱者禁用；④注意用药量、换药时间，最初伤口不宜用水洗，只宜拭干。

二十五、喷雾疗法

【定义】 用雾化器或喷剂瓶喷药雾于皮损的外用疗法。

【常用药物】 化学溶液或汤剂。

【功效作用】 均匀喷药，加强吸收。

【适应证】 用于各种皮肤病。

【外治技法】 液体制剂装于雾化器或喷剂瓶中，对准皮损喷药雾进行治疗。喷药雾的距离、时间、药量根据不同病症而定。

【注意事项】 面积不宜过大，喷面部时注意保护眼睛，某些药物避免从鼻孔、口腔吸收中毒。

二十六、佩戴疗法

【定义】 用芳香中药装入袋中佩戴而防治皮肤病的外用疗法。

【常用药物】 芳香中药。

【功效作用】 辟秽除浊，醒神开窍，引药入内，活血通络。用芳香中药，如冰片、艾叶、山柰、丁香、麝香等装入袋中，药物透达皮肤，通过局部作用或嗅吸药物散发的芳香气味后所产生全身治疗作用。

【适应证】 用于过敏性或瘙痒性皮肤病，如丘疹性荨麻疹、皮肤瘙痒等。

【外治技法】 中药饮片粗末，装入特制的纯棉或丝袋中，扎紧袋口。药袋挂于胸前、腹部、腰间等部位。无药味后或药味很小即行更换。

【注意事项】 药袋保持干燥且忌浸湿。

二十七、药巾疗法

【定义】 用适量药物经特殊方法载入特制的纸巾或布巾之中的外用疗法。

【常用药物】 中药或化学药。

【功效作用】 药物透皮，防治皮肤病。

【适应证】 湿疹、皮炎、瘙痒症、痤疮、足癣等。

【外治技法】 选择适宜药物制成药物鞋垫、衣裤、床单。浸湿药巾，密闭贮藏。

【注意事项】 干药巾保持干燥，且忌浸湿，干燥应用。湿药巾开袋即用或浸湿干药巾即时应用。

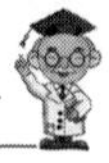

二十八、栓塞疗法

【定义】 用肛门栓剂置于肛内或阴道栓剂置于阴道的疗法。

【常用药物】 栓剂。

【功效作用】 杀虫止痒，收敛解毒，药物吸收，治疗全身疾病。

【适应证】 肛门、阴道疾病或全身性皮肤病。

【外治技法】 制成肛门栓剂、阴道栓剂。

【注意事项】 栓剂置于阴道或肛内，保持一定时间，防止栓剂滑出。

二十九、化学换肤术

【定义】 化学换肤术(Chemical Peel Treatments)，又称化学剥脱术(Chemexfoliation)，简称换肤术或剥脱术。系用剥脱剂置换皮肤，达到精准治疗皮肤病和皮肤美容的现代医术。将具有特定浓度的化学药、化学试剂、中草药及伍用化妆品制剂，施加皮肤上，引起可控范围皮肤表皮或真皮组织剥脱，重组修复，达到调整肤质、改善皮肤纹理、再生或提升皮肤的功能而达到治病和皮肤美容的目的。化学换肤术以其简便价廉、显效安全、易于操作的优点，成为现代医学美容传承创新的医术，是治疗和改善皱纹、光老化、角化过度、痤疮、酒渣鼻和色素沉着异常的科学疗法。

【外用产品】

(一)化学药

α-羟基酸(AHA，果酸)：30%～70%乙醇酸(GA)，苹果酸(苹果)，酒石酸(葡萄)，10%～90%乳酸，35%～50%苦杏仁酸(MA)，酒石酸，植酸等。

β-羟基酸：30%～70%10%枸橼酸(柠檬酸)，20%～30%水杨酸，超分子水杨酸。

10%～35%三氯醋酸(TCA)。

α-酮酸：40%～70丙酮酸。

1%～5%维A酸，维生素A。

88%苯酚溶液(液酚)。

10%～15%碳酸氢钠溶液。

30%硫代硫酸钠溶液。

10%氢氧化钠溶液。

酶类：蛋白酶，乳糖，木瓜蛋白酶等。[2]

(二)中药

五妙水仙膏。

水晶膏。

鸭胆子油。

(三)组合换肤剂

Jassner液：14%乳酸、水杨酸、间苯二酚，乙醇加至100 ml。

改良Jassner液：17%乳酸，17%水杨酸(SA)，8%枸橼酸，乙醇加至100 ml，pH 1.5～1.9。

改良Jassner液：14%乳酸，14%水杨酸(SA)，3%曲酸，乙醇加至100 ml，pH 1.5～1.9。

Unna糊：间苯二酚40 g，氯化锌10 g，塞萨白士2 g，安息香脂28 g。

10%三氯醋酸；20%乳酸，pH 0.6～1。

25%水杨酸，10%三氯醋酸。

10%乳酸，10%枸橼酸，5%曲酸，2%氢醌，2%水杨酸。用于面部和颈部色素沉着、光老化和激光治疗前的预先引发。

20%精氨酸、15%乳酸、1%芦荟、0.5%尿囊素。用于面部皮肤年轻化、减少皱纹和缩小毛孔，以及黑眼圈。

33%乙醇酸、10%枸橼酸、10%曲酸、9%乳酸、5%水杨酸，柳草提取物和熊果苷提取物。

20%水杨酸、10%苦杏仁酸凝胶。

35%乳酸，25%乙醇酸。

[2] 皮肤类型、皮肤光型、Glogau见第二章。果酸、乳酸、苦杏仁酸、丙酮酸、枸橼酸、水杨酸、三氯醋酸、苯酚、碳酸氢钠、硫代硫酸钠等外用药品详见第六章。

15%苦杏仁酸,15%乳酸或30%苦杏仁酸,40%乳酸。每2周1次的换肤术,用于黄褐斑、黑子、轻度光老化,对敏感皮肤低度的换肤术特别适用。

5% 5-氟尿嘧啶,70%乙醇酸。用于光线性角化病、播散性汗孔角化病。

15%苦杏仁酸,15%乳酸;30%苦杏仁酸,30%乳酸;30%苦杏仁酸,40%乳酸。用于敏感皮肤。

(四)药厂生产的剥脱剂

博乐达系列产品。

修丽可系列产品。

其他厂家。

(五)剂型

溶液、酊剂、乳膏、凝胶。

依据病变治疗学深度和组织学分类选外用制剂(见表1-1)。

根据皮肤病选择剥脱剂,水杨酸、甘醇酸和维A酸用于痤疮和油性皮肤;乳酸用于保湿作用的干性皮肤;杏仁酸、乳酸和水杨酸常用于酒渣性痤疮和敏感性皮肤。(表1-2)

表1-1　剥脱剂组织学分类和选择

类型	组织学水平	剥脱剂
极浅	角质层剥脱,表皮没有坏死	30%～50%甘醇酸1～2 min;10%～20TCA　1层;Jassner溶液1～3层;20%～30%间苯二酚5～10 min
浅度	部分或整个表皮坏死,不超过基底层	70%甘醇酸2～10 min;10%～30%TCA1 min;Jassner溶液4～10层;40%～50%间苯二酚30～60 min
中度	表皮、乳头状真皮至上层网状层真皮坏死	50%～70%甘醇酸3～30 min;30%～50%TCA;70%乙醇酸+35% TCA;Jassner溶液35% TCA
深度	表皮、乳头状真皮至上层网状层真皮坏死	88%苯酚;Baker-Gordona苯酚配方

表1-2　主要剥脱剂治疗部分皮肤病的选择

疾病	解剖浓度	剥脱浓度	剥脱剂	结果	预后
雀斑	至基底层	浅度	50%～70%GA,3～5min 10%～20%TCA 30%～50%SA	良好	复发在其他部位
黑子 老年性黑子	至乳头状真皮	浅度至中度	70%GA,3～5min 30%～50%TCA,Jassner+35TCA	良好	复发在其他部位
表皮黄褐斑	至基底层	浅度	35%～50%GA,1～3min 10%～30%TCA 30%～50%SA 40%MA	良好	可能复发
真皮/混合黄褐斑	至基底层	中度至深	50%～70%GA 10%～30%TCA 30%～50%SA 组合剥脱	部分或差	复发常见

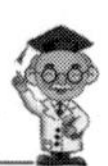

（续　表）

疾病	解剖浓度	剥脱浓度	剥脱剂	结果	预后
炎症后色素沉着	不定	浅度至中度	50%～70%GA 10%～30%TCA 30%～50%SA	可变	良好
痤疮粉刺	角质层	极浅	20%～30%SA，1～2min 30%～50%GA，1～2min 10%TCA	良好	良好
活动性痤疮	至基底层	浅度	40%MA 30%～50%SA 50%～70%GA 10%～30%TCA	良好	良好
浅表性痤疮瘢痕	至头状真皮	浅度至中度	70%GA 30%～50%TCA Jassner＋35TCA 组合剥脱	良好	良好
皮肤年轻化	至基底层	浅度	50%～70%GA 10%～30%TCA 30%～50%SA	良好	良好
轻度皱纹	至基底层	浅度	35%～70%GA，2～4 min 10%～30%TCA 30%～50%SA	良好	良好
重度皱纹	至真皮中部	中度至深度	50%～70%GA 10%～30%TCA 30%～50%SA 组合剥脱	部分	随年龄增长复发
光线脂溢性角化	至基底层	浅度至深度	70%GA，5～7 min	良好	复发
非面部	至基底层	浅度至深度	70%GA，5～10 min	良好	复发

（引自 NIiti Khunger 主编；陈泽仪译．化学剥脱美容术，上海科学技术出版社，2018.）

【功效作用】　化学换肤术是利用人体创伤后的修复机制，用化学药、化学试剂、中药将皮肤的损伤控制在一定范围内，破坏部分和全部的表皮，使之立即发生角质的分离和蛋白的凝固，而是表皮或真皮的乳头不同程度的坏死而引起剥脱，可使基底层细胞和真皮网状层以上受损，继而损害脱落，新生表皮再生而自然愈合，达到了治疗和皮肤年轻化的目的。换肤术涉及皮肤表皮及真皮浅、中层，正确应用不会导致皮肤生长异常，能促进表皮的再生能力。化学换肤疗法治疗光老化皮肤，以及敏感性肌肤，痤疮及色素沉着等其他常见的皮肤问题，浅表化学换肤治疗的并发症少，针对不同需求和条件的患者，可与皮肤磨削治疗，外用产品治疗，激光及其他医疗美容技术联合使用，刺激胶原蛋白的重组，重新生成健康的表皮和真皮，以获得最佳疗效。

【适应证】

（一）色素性疾病

黄褐斑

色素性化妆品皮炎

雀斑

黑子(雀斑样痣)

老年黑子(老年雀斑样痣)

炎症后色素沉着

老年斑

(二)痤疮

粉刺性痤疮

寻常型痤疮(丘疹脓疱型)

痤疮瘢痕

(三)酒渣鼻

(四)美学类

光老化

皮肤粗糙

细小皱纹

红血丝

皮肤暗黄、晦暗

毛孔粗大

(五)其他皮肤病

毛周角化病

鱼鳞病

脂溢性角化病

寻常疣

跖疣

扁平疣

传染性软疣

鸡眼

【禁忌证】

对化学剥脱剂成分过敏者。

对阿司匹林过敏者(针对水杨酸换肤)。

治疗区有活动性感染或开放性伤口(如单纯疱疹、脓疱疮、蜂窝组织炎)。

瘢痕疙瘩或肥厚性瘢痕。

瘢痕体质。

治疗区有皮肤病(白癜风、银屑病、特应性皮炎等)。

愈合不良(如免疫抑制导致)。

皮肤萎缩(如长期用糖质激素或遗传综合征所致)。

出血性疾病(如血小板减少症等)。

未控制的全身性疾病。

心、肝、肾病。

孕期、哺乳期妇女。

维 A 酸至毛细血管扩张、酒渣鼻。

治疗区域内 6 个月接受过深度化学换肤、皮肤磨削或放射治疗等。

6 个月内口服过维 A 酸类药物史。

皮肤过度松弛和深皱纹。

治疗前后防晒不够,包括使用美黑床。

不切实际的期望值。

躯体变形障碍。

【不良反应】

过敏反应

瘙痒

严重疼痛和烧灼感

表皮松解

色素沉着或减退

持续性红斑

细菌、病毒、真菌感染

瘢痕

粟丘疹

痤疮暴发

色素分界线

延迟愈合

皮肤纹理变化

【换肤技法】

(一)设备

头带

患者用毛巾

束发带

术者用手套

患者眼周保护用品(黏合式眼垫、护目镜或湿纱布)

小碗或玻璃杯(盛水)

盛剥脱剂的小瓷碗或玻璃杯(盛换肤剂)

换肤剂

中和剂

手持电风扇

定时器

酸度计

10cm×10cm 大无纺纱布或棉纱布块、薄纱海绵

5cm×5cm 小无纺纱布

棉签、棉球或牙签

滴管

镊子

凡士林

0.9%氯化钠溶液

充满 0.9%氯化钠溶液的注射器

乙醇

丙酮

洁面乳

磨砂膏

收敛爽肤水

糖皮质激素乳膏(弱效、中效、强效)

保湿剂

防晒霜

祛斑霜

(二)麻醉

通常换肤术不需要麻醉,苯酚大面积换肤在手术室中进行。

(三)术前准备

换肤室清洁消毒,换肤床安放,器械、换肤药摆放整齐,准备抗过敏剂,如肾上腺素注射液,以备过敏进抢救。

(四)换肤术式

1. 大面积换肤

换肤前准备:清洁皮肤,患者躺在治疗床上,头抬高 45 度,束发带束发,敏感区如眼角、鼻唇沟、外眦皱褶处涂凡士林加以保护,甲种换肤术(上至眉弓,下至睫毛缘以下 2～3 cm 和口周不做换肤,共 4 区换肤,见图 1-5),眼周区用保护用品。乙种换肤术(8 区,见图 1-6)。用温和的洁面乳、含果酸的清洁剂洁面,用磨砂膏去掉鳞屑,用收敛爽肤水或乙醇纱布片去油脂,再用丙酮脱脂。

换肤程序:取大无纺纱布放小瓷碗或玻璃杯中,用滴管吸取换肤液滴在大纱布上,均匀浸湿,以不滴水为度。甲种换肤术用换肤纱布按 4 区搽试,搽试时紧贴皮肤,并稍加压力,A 区额部,从眉弓到发际线,再重新浸湿换肤药布;B 区右侧面部,从颞区搽试至下颌缘,面颊可采用从内侧向外侧水平扫描,或者从上至下覆盖,再次浸湿换肤药布;C 区左侧面颊,与 2 区顺序相同,再浸湿换肤药布;D 区面中部,从鼻部开始,沿鼻侧壁,经上唇直到下颌(图 1-5)。乙种换肤术,搽试顺序为前额—右侧面颊—鼻子—左面颊和下巴—口周—上下眼睑(图 1-6)。边缘应羽化轻抚,与周围的皮肤融合,防止

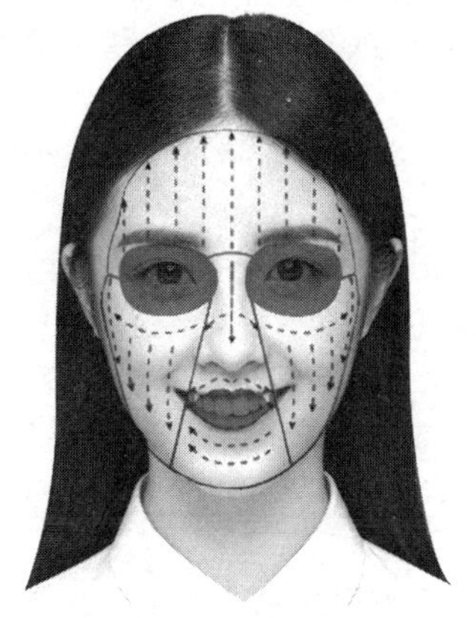

图 1-5　甲种换肤术示意图

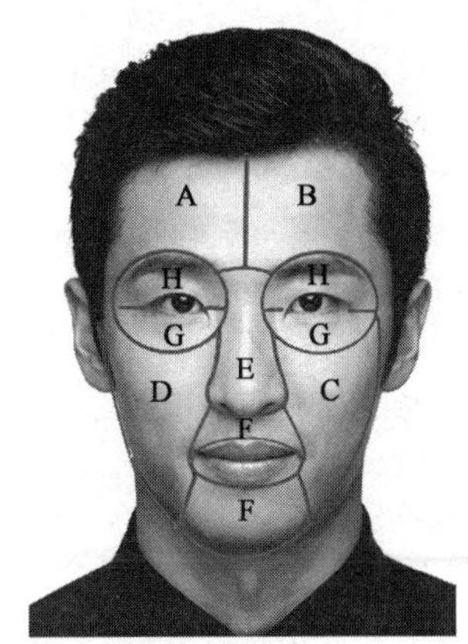

图 1-6　甲种换肤术示意图

出现分界线。亦可按此顺序取棉签、刷子蘸药刷换肤液。在施治时可扇风，以减少皮肤烧灼感。可1次至多次搽试，时间为1～7 min，观察有无反映终止换肤，仅α-羟基酸需用中和液终止治疗。（表1-3）

表1-3 浅表换肤主要特点

换肤剂	中和反应	白霜反应	不适感	结痂脱落
α-羟基酸	是	否	++	不一定
水杨酸	否	是，伪霜	++	是
三氯醋酸	否	是，白霜	+++	是
Jessner液	否	是，伪霜	++	是
组合换肤剂	否	是，伪霜	+	是
维A酸	否	否	+	是

换肤剂开瓶时不要在头上方，避免出现意外溅入眼中，如操作时溅入眼中，当即用盐水冲洗。换肤过深，用干棉纱布擦出药末，用水湿敷，减少继续损害。眼周换肤，助手持干棉签吸眼角溢泪。

2. 斑点换肤

剥脱剂用于局部病损置换皮肤。

以用牙签或拭子蘸三氯醋酸（TCA）或88%液酚点涂于病变局部，周围健康皮肤涂凡士林保护。病变组织脱落，健康组织不受影响。

三氯醋酸（TCA） 雀斑、黑子，老年黑子、固定性药疹——15%～30%。

浅表性痤疮瘢痕——15%～30%。

黑色丘疹性皮肤病、脂溢性和光线性角化病、皮肤附属物——30%～50%。

传染性软疣——50%～70%。

α-羟基酸换肤术 顺序进行，从20%—35%—50%依次进行，出现红斑反应终止，如无反应，持续3 min用10%～15%碳酸氢钠溶液中和反应终止。

水杨酸换肤术 第一遍涂药后1～2 min，局部出现白色粉末状结晶，等待2～3 min，确定药物充分渗透后，用干纱布擦去残留药物，反复涂搽2～3遍，等待2～3 min，用干纱布擦去残留粉末。

三氯醋酸换肤术 浅度换肤术一般浓度在20%以上，按顺序涂药后开始计时，等待2～3 min，观察结果，极浅度换肤出现0级，为皮肤有光泽，有最小红斑或无红斑；浅度换肤，为Ⅰ级，涉及部分表皮，结霜分散，浅白色或轻度红斑；浓度换肤为Ⅱ级，全表皮剥脱，出现斑点白霜与红斑；换肤过度，为Ⅲ级，再现白色不透明结霜，水疱/大疱，达乳头真皮，一旦发生，当用盐水纱布擦去过量酸。痤疮需要深层换肤，可涂3遍，理想治疗终点为轻至中度红斑，或出现Ⅰ级结霜。

中度换肤术用于光老化、色素沉着、痤疮、角化病变，达Ⅲ级，白色均匀结霜，有红斑背景。

三氯醋酸（亦可用88%液酚）斑点换肤。

三氯醋酸用于局部病损置换皮肤。以用牙签或拭子蘸三氯醋酸点涂于病变局部，周围健康皮肤涂凡士林保护。病变组织脱落，健康组织不受影响。

雀斑、黑子，老年黑子、固定性药疹——15%～30%。

浅表性痤疮瘢痕——15%～30%。

黑色丘疹性皮肤病、脂溢性和光线性角化病、皮肤附属物——30%～50%。

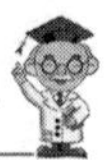

传染性软疣——50%～70%。

Jassner液换肤术　第一遍涂药1～2 min后出现白色粉末，待2～3 min后用干燥纱布蘸干多余的药物，涂药2～3遍。理想终止治疗为轻度发红。

组合换肤剂换肤术　换肤终止为轻度红斑、伪霜，含水杨酸配方会出现白色粉末。

维A酸换肤术　只换肤1次，理想结果为轻度红斑，药物导致皮肤微微发黄，共进行6次。

【注意事项】

(一)学习换肤　奠定基础

进行学习换肤术专业知识，即坚定信心，准备开展换肤术，又不感到很简单操作又掉以轻心。一是学习换肤术专业知识，掌握基本理论和换肤术操作方法，掌握换肤术适应证、禁忌证，进行操作术式学习、实践，首先在动物新鲜光皮或模型上进行实验，练习技法，其次亲友或本人进行换肤术实践；二是学习换肤原药、厂家药基础知识，操作规范、药理、病理、换肤深度。学习换肤术适应证有关皮肤病的基础知识，病理改变；三是学习换肤皮肤病的病因、病理、病状，所有换肤用药的种类，厂家信息，从中选优。

(二)术前准备　确定方案

确诊皮肤病，依据适应证、禁忌证、病状、病因、病理选择外用产品，确立换肤术具体操作术式。

术前进行换肤剂过敏试验，无过敏方能进行。检查换肤剂，进行酸度测定，建立患者就诊表、皮肤诊断表，进行术前谈话，讲清治疗换肤术式、效果、风险，且忌包治，签订皮肤美容治疗同意书，建立皮肤美容治疗表。

(三)精准治疗　保证疗效

对拟换肤术病例进行基础治疗，应用维A酸、保湿剂、护肤剂、抗氧化剂、防晒剂，以帮助患者防止色素沉着的风险，特别的深色皮肤类型(IV至VI型皮肤)。

按操作规范进行换肤，做到精准换肤。

(四)术后护理　巩固疗效

术后对皮肤美容进行治疗后护理，如防晒。正确应用护肤品、抗敏剂、糖皮质激素制剂等。

(邓丙戌　马振友　孙占学　陶晓芊　尤　锋)

(**本章编审**：夏应魁　马振友　邓丙戌)

第二章　皮肤解剖生理学

皮肤(skin,cutis)　简称皮。体表的被覆组织。皮肤由表皮及真皮构成,与腔管黏膜互相移行,与皮下组织相连接。广义的皮肤还包括皮下组织和皮肤附属器。有保护、感觉、分泌、排泄、吸收、代谢、免疫、调节体温、美学美容和辅助呼吸功能。

皮肤内含有丰富的血管、淋巴管、神经和肌肉,同时含有由皮肤结构演变而来的 4 种附属器,包括毛发、皮脂腺、汗腺和指(趾)甲。皮肤、毛发和指(趾)甲更具有重要的美容功能,常是不同年代、种族、文明审美观体现的重要载体。从美容学角度皮肤分为干性、油性、中性、混合性和敏感性五型,根据类型选择和使用调配外用制剂。皮肤解剖分层,不同人种对日光的反应也不尽相同,为换肤术的理论基础。

第一节　皮肤及其附属器的组织结构

皮肤覆盖于体表,在自然腔洞部位(口、眼、鼻、泌尿生殖器和肛门等处)移行为黏膜。成人皮肤面积约 1.2～2.0 m^2,是人体最大的器官。主要由表皮、真皮和皮下组织三大部分所组成(图 2-1)。聂会东著《皮肤证治》称:“皮分为皵和腠,腠为真皮,皵为表皮”(见图 2-1),均来自中国古文字,表皮为孙思邈“表皮作瘾疹疮方”所记载,可见传教医师对中国古文字的学习深透,后称为表皮和真皮至今。表皮、真皮的厚度(不包括皮下组织)在 0.5～4 mm 之间,随年龄、部位不同而异,掌跖最厚,而面部、眼睑、外阴、乳房和四肢屈侧则较薄,因此,对这些部位不宜用强刺激的外用药。正常发育的成人,真表皮重量约占体重的 5%。皮下组织的厚度和重量则因人体胖瘦、高矮不同差异很大。(图 2-2)

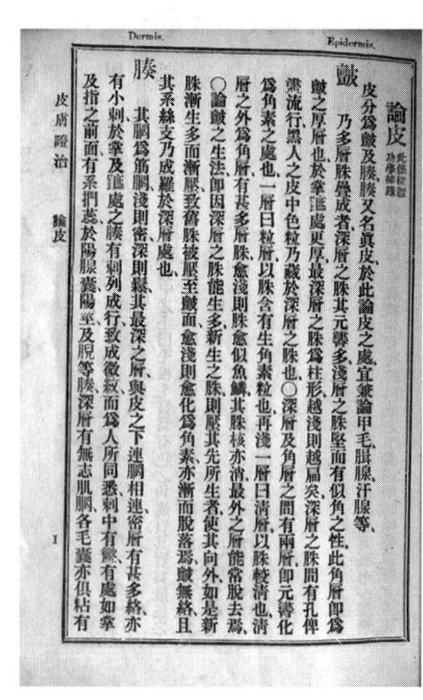

Epidermis.

Dermis.

論皮

皮分爲皵及腠、腠又名眞皮、於此論皮之處、宜兼論甲毛、脂腺、汗腺等、

皵　乃多層脒疊成者、深層之脒其元㬵多、淺層之脒堅而有似角之性、此角層即爲皵之厚層也、於掌蹠處更厚、最深層之脒爲柱形、越淺則越扁癸、深層之脒間有孔俾漿流行、黑人之皮中色粒乃藏於深層之脒也、〇深層及角層之間有兩層、即元㬵化爲角素之處也、一層曰粒層、以脒含有生角素粒也、再淺一層曰淸層、以脒較淸也、淸層之外爲角層、有甚多層脒、愈淺則脒愈似魚鱗、其脒核亦消、最外之層能常脫去焉、〇論皵之生法、即因深層之脒能生多新生之脒、則壓其先所生者使其向外、如是新脒漸生多而漸壓、致舊脒被壓至皵面、愈淺則愈化爲角素、亦漸而脫落焉、皵無絡、且其系絲支乃成羅於深層處也、

腠　其䏰爲筋䏰、淺則密、深則鬆、其最深之層、與皮之下連䏰相連、密層有甚多絡、亦有小剌、於掌及蹠處之腠有剌列成行、致成微紋、而爲人所同悉、剌中有絲、有處如拳及指之前面、有系扪蕊、於陽腺囊、陽巠及脘等腠、深層有無志肌䏰、各毛囊亦俱粘有

皮膚證治　論皮

I

图 2-1　古代皮肤名词

皮肤内含有丰富的血管、淋巴管、神经和肌肉。大部分皮肤有毛发、皮脂腺、汗腺,四肢末节背面有指(趾)甲。皮肤表面

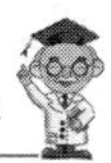

有很多不同走向的皮沟和皮嵴，皮沟将皮肤表面划分成许多三角形、菱形、多角形的皮野。指(趾)末节屈面皮嵴平行呈不同的涡纹状称指纹，其形态由遗传因素决定，因人而异，终生不变，具有法律学和人类学上的意义。

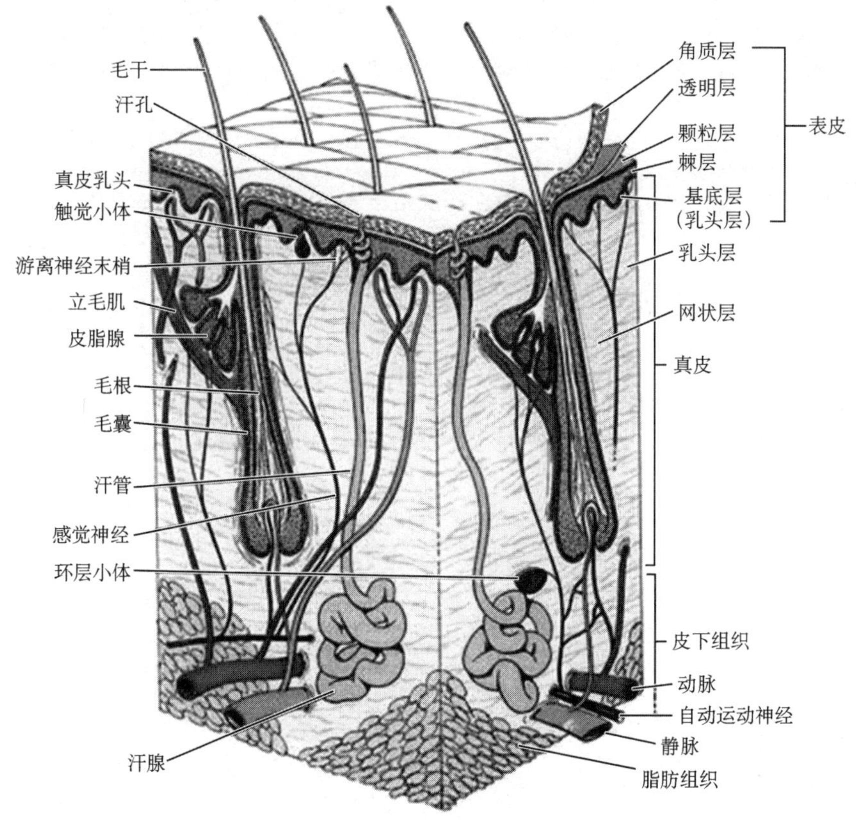

图 2-2 皮肤示意图

由于真皮结缔组织的纤维束排列方向不同，皮肤具有一定方向的张力线(或称皮肤切线、Langer 线)。此线与皮纹走向一致，它表明皮肤弹性张力的方向。在美容手术时，如按此线的方向切口，则皮肤切口宽度较小，伤口易于愈合，不留明显瘢痕，与美容效果密切相关。

一、表皮

表皮是皮肤的最外层，是主要由胚胎的外胚叶分化来的角化的复层鳞状上皮，主要由角质形成细胞和少量黑素细胞、朗格汉斯细胞、麦克尔细胞和未定型细胞等组成。由内向外依次为基底层、棘层、颗粒层、透明层(此层只见于掌跖)和角质层。表皮内没有血管，但营养物质、淋巴液及白细胞可通过基底膜进入表皮进行物质交换和参加炎症反应。

基底层 又称发生层，为一层柱状上皮，在表皮与真皮的交界处。正常情况下该层的 30%～50%的细胞进行分裂。基底细胞的分裂周期大约是 311 h，由基底层移动至颗粒层最上部约需要14 d，再移动到达角质层上部还需要14 d，共需约28 d，称作表皮通过时间或更替时间。

棘层 由4～10层多角形细胞所组成，为表皮中最厚的一层。下两层细胞有分裂能力，并含黑素颗粒，上层细胞逐渐变扁，不含黑素颗粒。细胞间主要靠桥粒连接，使得该层具有较大的张力和内聚力。

颗粒层 位于棘层上方，由2～4层多角形细胞组成，与表皮平行排列，其厚度与角层成正比。胞浆内含有大量的嗜碱性透明角质颗粒和膜被颗粒(又称板层颗粒)。

表2-1 皮肤中的细胞类型和功能

分类	细胞类型	功能
表皮层	角朊细胞	构成角质化表皮
	朗氏细胞	属抗源递呈细胞
	黑色素细胞	合成色素
	巨噬细胞、淋巴细胞	游走细胞、免疫应答
真皮层	成纤维母细胞	合成纤维
	肥大细胞	形成基质、释放组胺
	血细胞	输氧、免疫
	上皮细胞	形成血管
	神经末梢细胞	感受刺激

透明层 此层只见于表皮厚的掌跖部，为2～3层扁平、无核、由含角母蛋白细胞所构成的透明均质带，上面与角质层相接，仅见于掌跖等部位较厚表皮中。

角质层 位于表皮最浅层，由多层扁平无核的角质细胞重叠而成。内含角蛋白，浅层的角质鳞片进行生理剥脱，又称剥脱层。使皮肤成为人体体表的一道天然屏障，结构与表皮的其他各层截然不同，功能亦非常复杂。近年来，对角质层细胞的免疫性进行了大量研究，认为角质层中的角蛋白有抗原性，显现了角质层的重要性。角质层结构(表2-2)。

表2-2 角质层的组成

组织构成	成分	百分比%
细胞膜	类脂，非纤维蛋白	5
细胞间质	类脂，非纤维蛋白，多糖	10～20
细胞内容物	纤维蛋白65%，非纤维蛋白10%	75
总蛋白	水溶性10%，角蛋白65%，膜蛋白5%	70～80
总类脂	总类脂	10～20
其他		10
水(正常情况)	水	15～20
水(充分水合)	水	300

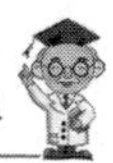

二、真皮

真皮由胚胎的中胚叶分化而来。真皮可分为乳头层和网状层，由成纤维细胞及其产生的胶原纤维、弹力纤维、网状纤维、无定形的基质（均匀的胶样物质如黏多糖、血浆蛋白以及水和电解质等）和一些细胞成分（成纤维细胞、淋巴细胞、浆细胞等）所组成。乳头层较薄，位于真皮上方形成乳头状突向表皮，真皮乳头部含有丰富的毛细血管网和毛细淋巴管网，并含有游离的神经末梢、触觉小体。真皮的下半部为较厚的网状层，两层逐渐移行无明显界限。网状层内除含有较大的血管、淋巴管和神经外，尚有肌肉和皮肤附属器等结构。基质的作用是保持水分平衡，将水分、营养成分、代谢产物等从血管扩散到组织细胞。真皮乳头层 pH 为 6，真皮网状层 pH 为 7。

三、皮下组织

皮下组织由胚胎的中胚叶分化而来。位于真皮下方，与真皮无明显界限。下方与肌膜相连。大量脂肪组织充填在疏松的结缔组织网里，故又称皮下脂肪层。此层内含有汗腺、血管、淋巴管和神经等。

四、皮肤附属器

皮肤附属器包括毛发、皮脂腺、汗腺和指（趾）甲，它们是由表皮衍生而来，各有其不同的结构和功能。

毛发 毛发由角化的上皮细胞构成。毛发有 3 种：长毛，如头发、胡须、腋毛、阴毛；短毛，如眉毛、睫毛、鼻毛、外耳道的毛；毳毛，分布于全身的其他部位，细软、色淡。但指（趾）末节的伸侧及掌跖、唇红、龟头和阴蒂等处无毛。

毛发分为 3 部分，露出皮肤以外的部分称毛干，位于皮肤以内的部分称毛根，毛根下端膨大部分称毛球。毛球下层靠近毛乳头处为毛基质，是毛发和毛囊的生长区。位于毛球向内凹陷部分的称毛乳头，由结缔组织、血管、神经组成，维持毛发的营养和生长。毛球部的黑素细胞所产生的黑素输入毛皮质细胞内构成毛发的颜色，随人种而不同。除毳毛外，毛发的横断面可分成髓质、皮质和毛小皮。

人的头发大约有 10 万根，它们在不同时期分散地脱落和生长，正常人每日可脱落 70～100 根头发，同时也有相等量的头发再生。毛发的生长周期分为生长期、退行期和休止期。头发生长期约 3 年，退行期约 3 周，休止期约 3 个月。而眉毛及睫毛生长期仅 2 个月，休止期达 8～9 个月，所以较短。毛发生长受神经和内分泌调节和控制。

毛囊 位于真皮和皮下组织中，包裹毛根。分 3 部分，自毛囊口至皮脂腺开口处，称漏斗部；自皮脂腺开口至立毛肌附着处，称峡部；立毛肌附着以下，称下部。下部参与毛囊周期。

皮脂腺 是毛发旁边的囊状无腔的产生脂质的腺体。属于全浆分泌腺。除掌跖和指（趾）屈侧外，唇红区、阴蒂和龟头等处均有皮脂腺。其中头、面及躯干上部等处皮脂腺较多，故称为皮脂溢出部位。皮脂腺多开口于毛囊上部，也可直接开口于皮肤。其主要功能是分泌皮脂，皮肤有润滑、保护作用，形成含有游离脂肪酸的保护膜，具有防水、防虫和杀菌作用（pH 3.78）。皮脂腺一生具有两次生长周期，与毛囊的生长周期是相互独立的。皮脂腺的发育和分泌受内分泌系统的控制，与解剖部位和雄激素水平均有关系。

汗腺 人体汗腺分为两种，即小汗腺和大汗腺。

小汗腺又称外泌汗腺、局泌汗腺。占人体汗腺的大部分，除唇红、包皮内侧、龟头、小阴唇、阴蒂外，小汗腺广泛分布于全身，尤以掌、跖、背部最密集。小汗腺的腺体有透明细胞和暗细胞两种，透明细胞分泌汗液，含较多钠离子、水分、少量糖原，暗细胞分泌黏蛋白。分泌受胆碱能交感神经支配，它的收缩使汗液排出。但面部、手足的汗腺也受肾上腺素能纤维支配，故情绪激动时也能出汗。

大汗腺又称顶泌汗腺。只分布于腋窝、乳头、肛周、脐窝、外生殖器等少数部位，位于真皮和皮下组织中，是大管状腺，管径约为小汗腺的10倍，导管开口于毛囊。分泌受肾上腺能性神经支配。大汗腺分泌时，腺体的分泌细胞远端破碎，排出乳状物，故名顶泌汗腺。青春期后顶泌汗腺分泌活动增加，排出无臭的乳状液，可被细菌分解，产生臭味，称为臭汗症（腋臭）。其发育受性激素影响，与体温调节无关。

指（趾）甲 位于手指、足趾末节伸侧，暴露部位是甲板，隐藏在皮下的是甲根。覆盖甲板周围的皮肤称为甲廓。甲根之下的组织称为甲床，甲根之下和周围的上皮称为甲母，是甲的生长区。甲的近端有一弧形淡色区，称为甲半月。指甲生长速度每日约0.1 mm。趾甲生长为指甲的1/2或1/3。拔甲后，指甲约6个月恢复原状，而趾甲则需12～18个月。甲除具有保护支持作用外，还可帮助完成一些精细动作，且具有美容作用。疾病、营养状况、环境及生活习惯的改变均可使甲的颜色、形状和生长速度受到影响。

五、皮肤的血管

皮肤的动脉、静脉分布在真皮和皮下组织内。皮肤的血管分支互相吻合形成血管网。皮肤的血管具有营养皮肤组织和调节体温等作用。表皮无血管。

六、皮肤的淋巴管

皮肤中的淋巴管较少，壁薄，始于真皮乳头层中下交界处，与血管并行，位于血管下方。其功能是辅助血循环，并参与免疫反应。

七、皮肤的神经

皮肤内含有丰富的神经末梢，包括自主神经末梢和感觉神经末梢。自主神经末梢均呈细小的树枝状，分布于微血管、立毛肌、汗腺以及阴部、乳头等处的真皮平滑肌，支配其活动，调节其功能。感觉神经末梢则以游离末梢和终末小体（感受器）两种形式存在，接受冷热、触、疼、压、痒等各种感觉，传向中枢，以便机体做出相应的回答和反应。

八、皮肤的肌肉

皮肤的肌肉除颜面有少数表情肌（横纹肌）外，主要是立毛肌（平滑肌）。立毛肌下端附着于毛囊中下1/3部结缔组织，在皮脂腺外侧，斜向上行，上端固定于真皮乳头部。受交感神经支配。收缩时挤压皮脂腺排泄，也可使表皮隆起“鸡皮疙瘩”。此外，血管壁、汗腺周围、阴囊的肌膜、乳晕等处也有平滑肌。

（连　石　张桂英　陈利红　吉兆春）

第二节　皮肤及其附属器的生理

皮肤及其附属器有很多复杂的生理功能和生理现象，对维持人体健康与健美有重要作用。

一、保护功能

皮肤是人体的第一道防线，保护功能体现在多方面。

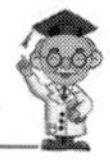

表皮各层细胞连接致密，易受摩擦的部位，角质层很厚，真皮纤维组织富于弹性和韧性，皮下柔软的脂肪组织，可防止一定程度机械性损伤，缓冲外来冲击。

皮肤角质层是热和电的不良导体，对低电流有一定阻抗能力，干燥时导电性低。透明层、颗粒层含有磷脂类物质，不利于水和电解质通过，既能防止组织液外溢，又可阻碍有害物质入侵，减少化学和物理性伤害。此外，皮肤还感受各种刺激，参与全身的各种机能活动，维持内环境稳定。

腺体分泌在皮表形成一层脂类薄膜，呈弱酸性反应，pH 平均 5.5，有中和酸、碱的能力，不利于微生物繁殖，无损伤的表皮，微生物不能侵入。

皮肤各层通过反射、折射、散射及吸收作用抵御紫外线对皮肤的损害。其中，角质层能吸收大量短波紫外线，黑素细胞所产生的黑素颗粒吸收长波紫外线。红外线也可被表皮、真皮吸收，对日晒损伤具有屏障作用。

二、体温调节功能

皮肤对保持体温恒定具有重要的调节作用，当外界环境温度变化时，皮肤表面的温度感受器就向下丘脑发送信息，皮肤通过血管的舒缩和出汗，对体温进行调节。当气温升高时，皮肤的血管扩张，血流量增加，散热加速；当气温降低时，皮肤的血管收缩，血流量减少，散热减少。外界对人最适宜的温度为 18～20℃。皮肤主要通过辐射、传导、对流、蒸发等物理方式向外放散人体 80%的热量。

三、分泌和排泄功能

皮肤的分泌和排泄功能通过汗腺和皮脂腺进行。皮脂腺排泄皮脂在体表形成很薄的一层脂膜，润泽皮肤和毛发，杀灭微生物，起保护和防御作用。汗腺分泌汗液，正常一昼夜有 400～600 ml 不显性出汗。排汗具有散热，调节体温、软化角质、排出体内水分和废物（氯化钠、尿素、尿酸、氮、氨、乳酸、肌酐等）的作用。

四、吸收功能

皮肤具有吸收功能。经皮吸收是外用药治疗皮肤病的理论基础。皮肤通过 3 种途径进行吸收：①角质层（主要途径）；②毛囊、皮脂腺；③汗管。影响皮肤吸收的因素有：全身及皮肤情况、年龄、性别；④角质层的水合程度；⑤被吸收物质的理化性质，外界环境因素。

五、感觉功能

皮肤内有各种感觉神经纤维末梢和感觉接收器，分别传导触、痛、冷、温（热）、压、痒觉等 6 种基本感觉。人体皮肤不同部位对感觉的敏感程度不同，指端、口唇、乳头和生殖器部位感觉灵敏，而臀部、足跟等处则相对迟钝。除上述几种单一感觉以外，皮肤还有干湿、软硬、平滑、粗糙等复合感觉。皮温降低可减轻感觉和痒感，皮温升高则增加痛觉和痒感。

六、代谢功能

皮肤参与了全身各种物质的新陈代谢，是机体物质新陈代谢的重要场所。皮肤含有丰富的水和电解质，对保持和调节机体水电解质代谢平衡起重要作用；皮肤还有其特有的糖、脂类、蛋白质、维生素、色素和酶代谢过程。

七、免疫功能

皮肤也是人体免疫系统的重要组成部分，皮肤组织中有多种免疫相关细胞，包括朗格汉斯细胞、淋巴细胞、肥大细胞、角质形成细胞和内皮细胞等。其中朗格汉斯细胞是皮肤内重要的抗原呈递细胞，在启动免疫应答中起核心作用。内皮细胞表面表达的多种黏附分子，可作为淋巴细胞归巢受体，这是炎症性皮肤病中细胞外渗的原因之一。

角质形成细胞还产生多种细胞因子与免疫细胞形成复杂的免疫网络，在免疫应答及免疫自稳过程中发挥重要功能。

八、辅助呼吸功能

皮肤尚有辅助呼吸作用。皮肤通过不显性出汗，吸入氧气，排出二氧化碳和水分。《黄帝内经》称汗孔为气门，发现皮肤有辅助呼吸功能，西医在1851年已证实，皮肤与外界环境间存在氧气的交换，通过皮肤发生的呼吸占人体整个呼吸量的比例存在不同，氧的吸收1%～1.9%，二氧化碳排出为2.7%。多数学者认为呼吸作用微乎其微，因此不再提及。笔者认为，皮肤呼吸作用经科学验证确实存在，尤其是当皮肤大面积受损或受压时表现尤为突出，可致人异常痛苦，甚至死亡，建议应该继续将皮肤辅助呼吸作用纳入皮肤功能之中。

九、皮肤的标志

皮肤颜色 皮肤颜色主要由黑素小体的种类、数量、大小及分布决定，也受皮肤血液循环状态及皮肤表面光线反射影响，“白里透红”是亚洲人理想及健康的皮肤颜色。有肝胆疾病者的皮肤可呈黄色或橘黄色，有血液性疾病或心血管疾病者的皮肤或苍白，或紫红，或呈充血状，有内分泌疾病者的皮肤可有色素弥漫性沉着或色斑，患有慢性及消耗性疾病者的皮肤看上去晦暗。不良的生活习惯及精神神经因素也会影响皮肤颜色。

皮肤光洁度 皮肤质地细腻有光泽为年轻有活力的表现，皮肤角质层的厚薄、表面的光滑程度、湿度及有无鳞屑都会直接影响皮肤的光洁度。

皮肤纹理 皮肤表面纹理细小、表浅，且走向柔和是青春美丽的皮肤外观。随着年龄的增加和环境因素的影响，皮肤纹理逐渐增粗增大，皱纹形成并逐渐加深。

皮肤弹性 健康皮肤真皮胶原纤维丰富，弹性纤维、网状纤维排列整齐，基质各种成分比例恰当，皮肤含水量适中，皮下脂肪厚度也适中，指压平复快。

皮肤湿润度 皮肤的代谢和分泌排泄功能正常，则皮肤滋润、舒展且有光泽。

十、美学美容功能及分型

皮肤位于体表，特别是面部，有重要的、特殊的美学美容功能。皮肤的大致成分：水70%、蛋白质25.5%、脂质2%、碳水化合物2%、矿物质和元素（铜、锌等）0.5%，由于皮脂和汗液分泌，表皮是酸性的，pH约5。这种皮肤的酸幔保护其免受细菌和真菌感染。与油性皮肤相比，干性皮肤更具酸性。与表皮相比，真皮pH较高，乳头状真皮pH为6，网状真皮pH为7。

根据皮肤色素含量，或根据皮肤含水量、皮肤分泌状况、皮肤pH以及皮肤对外界刺激的反应性等指标，对皮肤的性质和特征将人的皮肤分为5型，可从表象观察，并可用仪器测定，用以指导临床用药和皮肤护理。

干性皮肤 又称干燥型皮肤。皮肤角质层含水量低于10%，为皮脂腺分泌量少的皮肤。表现为皮肤干燥、缺乏光泽、弹性较差、毛孔不明显。易衰老起皱纹，经不起外界刺激。使用刺激性强的肥皂或日晒后易生黑斑，但不易生痤疮、粉刺。上妆后不易脱妆。此型皮肤的形成多与先天或后天的皮脂腺功能减弱、营养不良、偏食或外界因素使水分蒸发，乱用化妆品等有关。

油性皮肤 又称多脂型皮肤。由于皮脂过多而导致的外观油腻发亮的皮肤。多伴有毛孔粗大，易黏附灰尘。中青年及体胖者多见之。易患痤疮、酒渣、毛囊炎等病。一般肤色较深，不易衰老，少生皱纹，上妆后易脱妆，对外界刺激受力强。此型皮肤的形成多与先天或后天皮脂腺分泌旺盛，食高脂肪食物过多诸因素有关。

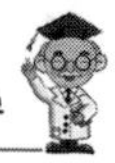

中性皮肤　又称“普通性皮肤”。角质层含水量20%左右，pH 4.5～6.5，为皮脂分泌量适中的皮肤。其表面光滑细腻，不干燥，不油腻，有弹性，对外界刺激性耐受性较好。是较为理想的皮肤，儿童皮肤多属之。

混合性皮肤　此型皮肤为在颜面的不同部位出现不同皮肤表现的一种型，前额、鼻及其周围为油性皮肤，而双颊及下颏呈中性或干性皮肤。此种类型见于绝大多数的女性。

敏感性皮肤　此型皮肤常皮脂分泌差，表皮较薄，少光泽，颊部、眼睑可见细小毛细血管。皮肤稍受刺激即易出现红斑、发痒等过敏反应。涂搽外用药及含动物蛋白成分的化妆品时应特别慎重。

Fitzpatrick皮肤分型是根据皮肤颜色和对日光照射后的可见反应，将皮肤分为Ⅰ～Ⅵ型(表2-3)。用于指导选择有创性美容治疗及预测治疗后的总体反应。Ⅰ～Ⅲ型浅色皮肤的人群可耐受强度相对较高一些的治疗，且色素改变的风险较低；Ⅳ～Ⅵ型深色皮肤的人群发生色素沉着等的风险较高，治疗时需要的强度要相对温和得多，以避免并发症的产生。

表2-3　Fitzpatrick皮肤光型

皮肤类型	对阳光曝晒的反应	颜色	人种
Ⅰ型	总是晒伤，从不晒黑	很白或有斑	白种人
Ⅱ型	经常晒伤，最低限度晒黑	白色	白种人
Ⅲ型	有时晒伤，均匀晒黑	浅棕色	白种人
Ⅳ型	很少晒伤，总是晒黑	中等棕色	地中海人
Ⅴ型	极少晒伤，晒伤其黑	深棕色	亚洲人
Ⅵ型	从不晒伤，色素沉着深	黑色	黑种人

Glogau光操作分型用于日光性老化皮肤的评估，尤其是皱纹评估，用于指导治疗。Ⅰ～Ⅲ型皮肤换肤治疗加上护肤品就可以取得令人满意的疗效，Ⅳ型多采用剥脱性激光、注射填充和肉毒素注射治疗(表2-4)。

表2-4　Glogau光操作分类

Ⅰ型　轻度	Ⅱ型　中度	Ⅲ型　较重度	Ⅳ型　重度
小皱纹，无瘢痕，无皮肤角化病	早期老年黑子，早期皱纹，轻度瘢痕，浅色与早期光线性角化病	静息时持续皱纹，中度痤疮瘢痕，脂溢性角化，毛细血管扩张	全面部皱纹，皮肤角化或皮肤癌前病变，严重痤疮瘢痕
28～35岁	35～50岁	50～60岁	60～75岁
极少或不化妆	经常化基础妆	总是化浓妆	化厚浓妆

(何　黎　连　石　张桂英)

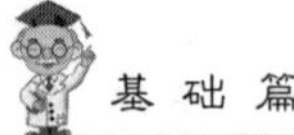

第三节　经皮渗透吸收的基本法则

化学物的经皮渗透吸收，是指化学物以经皮渗透吸收作为进入体内的途径，具体而言，是化学物穿透皮肤屏障，进入皮下组织，继而被真皮层的毛细血管-淋巴管吸收的整个过程。化妆品、美容制剂的经皮渗透吸收，对局部可产生药理作用的药物，其所含的有生理效应的护肤成分经皮吸收后，可以达到改善皮肤性状的目的。有关化妆品、美容制剂的经皮渗透吸收的研究，一般分为限速和促进两大类。一部分需将化妆品、美容制剂吸附在皮肤的表面，另外一些则允许有较多的渗透吸收。但是，关键仍然是对于化妆品、美容制剂经皮渗透吸收的调控。

一、化学物经皮渗透吸收的途径

根据皮肤的组织结构的特点，一般将化学物经皮渗透吸收的途径分为两类三种。第一类是通过角质层的途径，一是跨细胞途径，即化学物直接穿过角质层细胞和细胞间基质，在水相和脂相中扩散；二是细胞间途径，即化学物绕过角质层细胞，自始至终在细胞间基质中弯曲扩散。第二类是不通过角质层的旁路途径，化学物绕过表皮的角质层屏障，通过毛囊、皮脂腺、汗腺等皮肤附属器，直接扩散到真皮。

化学物的第一类经皮渗透吸收途径，均需通过角质层。经角质层渗透吸收需要经过两个不同的时相。一为渗透相；二为吸收相。化学物要经过皮肤吸收入血，则必须具备良好的脂溶性和水溶性。而脂溶性较好、水溶性较差的化妆品和美容制剂，仅能渗透在皮肤，难以吸收入血液，发生全身毒副反应的机会较少。

毛囊、皮脂腺、汗腺等皮肤附属器是皮肤屏障的薄弱环节，容易透过某些化学物，它们的总横断面积只占皮肤表面的0.1%～1.0%。角质层虽然扩散系数较小，但其有效面积甚大。故经角质层渗透吸收在化学物经皮渗透中占有极其重要的地位。在化学物经皮渗透吸收的初始阶段，化学物尤其是水溶性的化学物，是以通过扩散系数较大的毛囊、皮脂腺和汗腺等皮肤附属器的渗透吸收为主。随着化学物与皮肤接触时间的延长，化学物的经皮渗透吸收逐渐转为通过扩散系数较小的表皮角质层为主。脂溶性的化学物，包括化妆品和美容制剂，其通过角质层的弥散率与自身的脂溶性成正比。

二、化学物经皮渗透吸收的规律

角质层作为主要的皮肤屏障，无论其是否完整，绝大多数化学物，包括化妆品和美容制剂，都是以被动扩散的方式通过皮肤进入体内的。

这个渗透吸收的速度，符合 Fick 定律。$J=D\times dC/dX$，公式中，J 代表化学物的流动或运动速度，D 是扩散系数，dC/dX 是化学物的浓度梯度。

化学物的经皮吸收的量可表示为：$Q=Kp\times C\times(t-\delta 2/6D)/\delta$，$\tau=\delta 2/6D$。公式中，Q 是化学物的经皮吸收的量，t 是化学物与皮肤接触的时间，τ 是化学物经皮吸收的延迟时间，C 是溶质浓度（皮肤内的初始的溶质浓度为 0），δ 是表皮角质层的厚度。根据实验测定的 τ 值，就可以算出化学物的经皮吸收量。理论上，化妆品、美容制剂的经皮吸收量也可以参照这个公式计算得出。

（施　辛　王　峰　吉兆春）

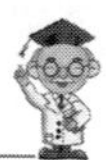

第四节　化学物经皮渗透吸收的影响因素

一、化学物的理化性质

在讨论经皮渗透吸收时，化学物的理化性质主要包括分子量、在皮肤中的溶解度（油水分配系数）、挥发性、离解性等。化学物穿透皮肤的渗透率，取决于该化学物在皮肤中的溶解度。化学物要想有良好的经皮渗透吸收，本身必须是既能溶解于水，又能溶解于脂质。化学物在油相中的溶解度和在水相中的溶解度之比，被称为该化学物的油水分配系数。实践证明，当化学物的油水分配系数趋于1时，易于经皮渗透吸收。如果分子量有显著差别，分子量越大（通常的标准为分子量大于300）的化学物越难以经皮渗透吸收。气体和挥发性化学物、处于分子状态的化学物，都容易经皮渗透吸收。

二、皮肤的性状

皮肤的性状对于化学物（特别是化妆品、美容制剂）的经皮渗透吸收也至关重要。化学物的经皮渗透吸收，与皮肤的角质层厚度、皮肤附属器的数量和密度及表皮细胞的个数等密切相关，这些因素是皮肤影响化学物经皮渗透吸收的最基本的参数，其他的因素，如种属差异、解剖部位、年龄等，实际上是通过上述的基本参数来发挥作用的。依化学物经皮渗透吸收的容易程度排列，躯体各部位的顺序是，头、面、耳部，腋窝、腹股沟、颈、背，膝、手掌、臀部、足跟呈递减趋势。此外，化学物对于胎儿、年轻人皮肤的渗透吸收，优于成年人、老人。损伤和水合度的变化，则直接改变了皮肤屏障的结构和功能。摩擦、射线、化学试剂都破坏表皮的角质层，以及高水合状态的皮肤，致使化学物的分子易于通过皮肤。

三、皮肤透皮促进剂

是一类主要作用于皮肤角质层，能可逆性降低皮肤屏障功能，使化学物更容易经皮渗透吸收，到达循环系统和靶组织的化合物。皮肤渗透促进剂的使用，极大地提高了那些本来不易经皮渗透吸收的药物的经皮渗透吸收能力。常见的皮肤渗透促进剂有氮酮、二甲基亚砜、冰片、樟脑、薄荷等。

四、外部环境因素

主要是温度和湿度的影响。温度的升高，可以在一定程度上改变脂质的流动性，使皮肤充分水合，增加化学物在皮肤表面的吸附，促使皮肤血流量的增加。所有这些，都可促进化学物的经皮渗透吸收。湿度主要是通过皮肤水合度的改变起作用的。

对于化妆品和美容制剂而言，还有一些影响其吸收的因素。如“皮肤生物钟”现象，即人体皮肤的活力和功能在一天的不同时段是不相同的，多数学者认为，大约15时是皮肤血液循环加强、吸收最丰富的时期，化妆品和美容制剂的经皮渗透吸收也因此达到高峰。也有学者强调，人体在睡眠状态下，有利于皮肤对有效物质的吸收。实际上，医师和美容师通常还采用超声波导入的方法来促进化妆品和美容制剂的渗透吸收。因为超声波对化学物、生物制品、多肽类和胶原蛋白有明显的促进其渗透吸收的作用，另外，超声波还可以使局部组织的温度和湿度升高，也有利于化学物、生物制品、多肽类和胶原蛋白的渗透吸收。

（刘　淮　王　峰　施　辛）

（**本章编审：**夏应魁　连　石　王　峰）

第三章　外用制剂的调配

化学药和中药外用制剂分类法各异，可达上百种，分类名称重叠，如软膏剂包括了乳膏剂，乳剂包括了溶液型乳剂(乳液)，溶液剂包括了乳剂型溶液，洗剂又包括了溶液性洗剂，搽剂包括了溶液型搽剂，面对纷乱的分类和名称，读者起初无所适从。仔细研究，仍有规律可循，本书对外用中药制剂和外用化学药制剂进行了综合分类，多数名称、剂型一致。其中2015年版《中华人民共和国药典》外用中药和化学药合在一处。化妆品所有剂型兼而有之，只是叫法不同而已，三者调配技术一致，辅料相同，只是化学制剂为化学药，中药制剂为中药饮片。为避免重复编辑，作者摘其要者，总结如下13种外用制剂调配技术，可基本涵盖多数常用外用制剂的调配技术。操作者只要掌握其调配要领、基本技术，便可初步掌握各种外用制剂调配技术，且避免重复学习之弊端。为继承中国医学文化遗产，抢救挖掘濒临失传的炼丹术，并发扬光大，其中专门介绍了中药特有的膏药、丹剂、薰药、中药配方颗粒的制备方法。

第一节　调配室的建立与管理

一、药事组织

皮肤科机构使用和调配外用药，应建立相应的药事组织机构，单位领导或单位领导指定1人负责，由1位皮肤科医师专门管理，药师1位，专职或兼职，护理人员参加调配。

其任务是制定处方，查询古代经典名方、现代名方，进行讨论，制定出实用处方，确定工艺流程，根据处方所涉及原料进药。经数次试验调配，临床试验，认为处方合理、工艺合适，即整理成正式处方，单位正式调配。

外用制剂处方示例：

润肌膏

【经典名方】《疡医大全》卷十九腋臂指掌部润肌膏

当归身一两五钱　粉甘草一两　白芷八钱　血竭六钱　紫草茸五钱　白蜡切片，二两。

真麻油八两，先将当归身、白芷、甘草熬成深黄色，滤去渣，再入血竭熬化，又滤净，再入紫草、白蜡片略沸数滚，即起火，滤去紫草渣，其色鲜明可爱，若熬过则紫黑矣。

【配方】 麻油240 g，当归45 g，甘草30 g，白芷24 g，血竭18 g，紫草15 g，白蜂蜡60 g。(可根据此处方换算成中药配方颗粒直接加油调配而成)。

【制法】 将当归、甘草、白芷粉碎成粗粒或制成小块，用煎药袋包裹，或将药放入不锈钢煲汤篮中，置于不锈钢容器中，加水3倍，浸12h，加精制玉米油，置加热器上文火(70～140℃)持续加热，以液面冒小气泡为加热合适标准，先预留一片白芷做煎药观察用，见白芷熬至深黄色、质脆易折、中药香味，过则色黑，伴焦煳味，提取不锈钢煲汤篮

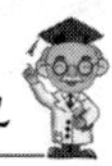

淋沥药油，80℃下加紫草油中浸2 h，色鲜，用120目药筛或真空过滤器滤过去滓，加白蜂蜡复加热至80℃，蜂蜡全溶，降至60～50℃时加入血竭细粉，搅至冷凝成膏。

【功效主治】 祛风燥湿，活血止痛，清热解毒，生肌敛疮。用于疮疡疔毒，疥癣皲裂。用于角化性手足癣、掌跖角皮症、银屑病（白疕）及其他角化过度性皮肤病。

【用法用量】 涂搽患处，每日2次。

【方源及参考文献】

[1] 清·顾世澄；叶川，夏之秋校注．疡医大全[M]北京：中国中医药出版社，1994:394.

[2] 夏应魁，乌日娜，马振友主编．皮肤病中医方剂制剂手册[M]．西安：陕西科学技术出版社，283.

[3] 王玉玺主编．实用中医外科方剂大辞典[M]．北京：中国中医药出版社，1993:699.

[4] 张奇文主编．膏敷疗法．[M]．北京：中国中医药科技出版社，2013：编后．

【注意事项】

1. 原方方剂组成为紫草茸，系紫胶虫吸取寄主树树液后分泌出的紫色天然树脂，又称虫胶、赤胶等，制法为紫草，这里系指质量高的紫草，故处方选用紫草。

2. 血竭系胶质中药，加油中加热则黏成团块，粉碎成极细粉量大用气流粉碎机，小则冰霜冷冻后用电粉碎机粉碎不超过1 min，或用真空粉碎。血竭高温时加油内不溶，且成团块，古代调配法有误，用前需粉碎成极细粉，必须在60～45℃时加入调配，是均匀混悬在软膏内，搅拌均匀，即得。

3. 蜂蜡30～60 g，随季节及治疗需要调整剂量。

4. 学习张奇文经验，先用水浸泡12 h，与油同煎，蒸尽水分存药油，这样可避免破坏药物有效成分。

5. 精制玉米油为药典规定辅料用油，质量、气味优于麻油，疗效好，患者易于接受。

6. 蜂蜡可用虫白蜡替换。

7. 不加蜂蜡、即为润肌油，可直接用，或加其他药物，制成不同外用药。

制成调配表（表3-1），按调配表操作，以避免差错，并存档，便于总结经验，备相关部门检查及报备申请备案中药制剂资料。

表3-1　润肌膏调配表

序号	品名	数量(g)	调配者1	调配者2
1	麻油	480		
2	当归	90		
3	甘草	60		
4	白芷	48		
5	紫草	30		
6	血竭	36		
7	蜂蜡	60		
调配者				
调配时间				
调配数量				
分装		20g×		

二、管理制度

建立调配室，医师、药师进行调配试验，根据调配药物的性状、质量，临床使用情况进行调整，每次做好记录，并进行临床观察。

按需要购进化学药、中药，应保证质量，从正规有资质单位购进，建账，保留购货单，以备查验。过期、变质的药物销毁，不要使用，按操作工艺调配，要保证调配药物质量。

定期讨论，交流经验，进行总结，根据调配和临床观察情况，制定基本处方。

三、调配室

建立调配室（图3-1），专用于调配，应设立准备间、缓冲间、调配间，另建贮藏室，专用于贮存药品,各室不得混用。

皮肤病医院、三级医院皮肤科或日门诊量 100 人次以上皮肤科机构建立调配室,有条件的应建立 10 万级以上净化设备,以提高药品质量。调配间内设立壁柜,用于放置药品、试验器材,专设密闭通风的操作台,用于配制药品,有毒气体直接排除室外,并减轻对操作者的污染、药物中毒。

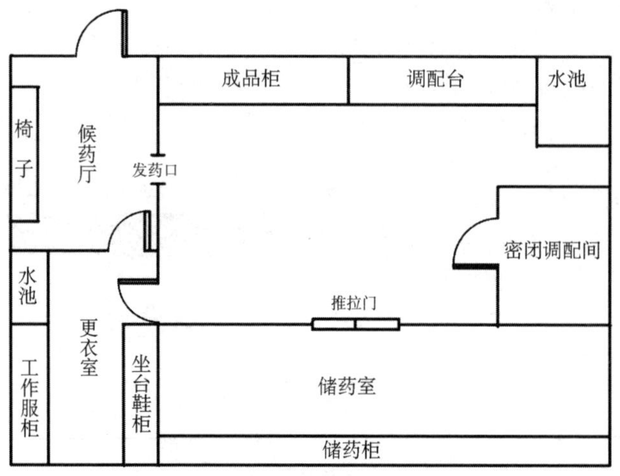

图 3-1 调配室示意图

要求环境清洁干净,臭氧机或紫外灯照射 1 h 以上,排出臭氧,实验服放在调配室内,不能穿着外出。

进入调配室应穿好已灭菌的实验服,戴口罩、手套,按照配方实验前准备称量用具、烧杯、药匙、温度计、搅拌器、均质机、电子秤、加热设备等物品,实验原料药剂辅料按配方加入顺序排列,接触物料器具清洗、消毒、灭菌。

四、调配设备

中医皮肤科机构,建立调配室是基本配置,是国家中医药管理局的要求,按调配需要购进调配设备,现已进入现代化社会,机械化程度高,古老的方法已不适应现代调配,为提高调配效率,保证质量,购进新型现代化设备。(表 3-2)。

表 3-2 调配设备

序号	设备名称	备注
1	搅拌器	德国 IKA,数显的要更好
2	均质机	德国 IKA、弗鲁克、国产
3	中试均质机	30 kg、50 kg 真空均质乳化机组
4	不锈钢锅	根据需要选用
5	电子秤	100 g,感量 0.001 g;500 g,感量 0.01 g;1 000 g,感量 0.1 g
6	架盘天平	根据需要选用
7	远红外电炉	2 000 W

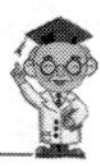

（续　表）

序号	设备名称	备注
8	燃气炉	天然气、煤气（便于掌控温度）
9	电磁炉	配专用不锈钢器具
10	水浴锅	4～6 孔
11	干燥箱	根据需要选用
12	真空干燥箱	根据需要选用
13	乳钵	大小不等，根据需要选择
14	捣钵	铜捣钵
15	调药板及刀	制式或玻璃板代替
16	粉碎机	电动粉碎机
17	药筛	根据需要选购
18	过滤装置	真空过滤机、1 000 目不锈钢筛网任选
19	升降台	大、小任选
20	酸度计、试纸	精密试纸
21	超声波清洗机	小型，用于精华液、啫喱去除气泡
22	烧杯	50ml、100ml、200ml、300ml、500ml、1 000 ml
23	量杯	2ml、10ml、50ml、100ml、500ml、1 000 ml
24	药匙	双头不锈钢药匙、牛角药匙
25	玻璃搅拌棒	长短自选
26	温度计	100℃、150℃、200℃、300℃、红外温度计
27	不锈钢容器	100 ml、150 ml、200 ml、300 ml、500 ml、1 000 ml、2 000 ml
28	不锈钢煲汤篮	根据需要确定大小
29	熬膏药设备	炭火炉具、双耳铁锅、小铁锅、木把铁勺、木把铁铲、石棉网、石棉手套等
30	塑料容器	500 ml、1 000 ml、2 000 ml
31	称量纸等	根据需要选购
32	灭火器	根据需要选购
33	灭火器材	圆锅盖，防火器材
35	劳保用品	手套，防护服，口罩，防毒面具等
36	清洁用品	清洗液，毛刷等
37	其他设备	根据需要选购

五、调配技术

严格遵守操作规范（工艺）进行操作，认真核对，从包装取出的药品，不能再放回原包装内，尤其是 60℃以下加入配方的辅料药剂。

所用搅拌器、温度计、药匙不得随意放置，应放在固定的仪器架上或烧杯中，保持清洁。

注意人身安全，备好灭火器具，如有意

外先断电源，再做处置。

实验时做好实验记录，应认真书写，实验制得的产品做编号，以便查询。尤其是失败的实验，更应注意记录，并找出失败原因，其产品应保藏，将检验方法写在实验记录上，以便总结提高，所制得产品送去检验。

试验容器 选择的容器盛物料占60%～80%为佳，不宜过大或过小。

实验原料 事先准备好，预处理，如粉碎、煎煮、过滤等程序。质量的优良与卫生条件是实验成功重要因素，了解原料特性，贮存条件，分装条件，运输要求。纯化水贮存不能超过7 d，应加热灭菌后备用。

洗涤与消毒 实验成品、半成品容器与接触物料、器具用毛刷蘸洗涤剂清洗后，自来水冲净，再用纯化水冲洗1次，最后用70%乙醇消毒，紫外灯照射或臭氧消毒仪消毒1 h以上，放入消毒柜中备用。

检查设备 配制美容化妆品预使用的光波加热炉、电磁炉、水浴锅、均质机（均质头，启动均质清洗，70%乙醇消毒）、搅拌机等设备，使用前确认是否完好，能保证正常工作为要。

称量仪器 实验室以质量分数为佳，不建议采用量杯、量筒，避免实验误差。

所要称重的量分度值越小，称量的原料量越大，实验误差越小。分度值大（如0.1 g）称量的原料小（如0.1 g）实验误差越大（相对误差100%）。500 g分度值（感量）0.01 g称0.2～300 g物料，1 000 g分度值（感量）0.1g称200～800 g物料为佳。

称量 称量前检查准备称量的药品辅料，按称量先后顺序摆放整齐，称量仪器用塑料布或加盖，称量物品不要落在仪器上，保持仪器清洁。小试称料时，将烧杯放入电子秤上，归零，物料加入其中，粉剂也可放称量纸上，将原料加至配方量，再称物料时电子秤归零后，再加入原料称量。每次加料做好记录，避免重复或遗漏。

称取药品方法：①由于实验量较小，所以尽量用减量法称取物料，以免药物挂烧杯或量筒器壁上，给实验带来误差；②质量称量法，为科学的称量法，避免称量误差，保证试验准确；③容积称量法，用量杯、量具称量，适用配制单纯液体制剂。

称量0.2 g以下小料时采用溶媒稀释后称量更准，如称0.05 g香精，将5 g香精用95 g丙二醇稀释，称取1 g此溶液即可。

如有条件，最好两人操作，一人称量，一人复合，减少错误概率。

过筛 用于粉剂，按需要选用药筛，一般过120目，太细的用电动药筛。详见散剂的调配。

溶解与分散 将某一物料加至溶媒中，通过搅拌、研磨，或适当加热，使其形成均匀相的物体。产生均匀透明的物体称溶解，不透明液体或糊状物体称分散。

加料与加温 水浴加热为最佳方式，直接加热为次选方式，盛药加热容器首选不锈钢器具，尤其是乙醇、油等易燃辅料药物，其次为玻璃器具，加原料在容器2/3以下，避免加热后液体溢出。加热器首选红外加热器，其次为电磁炉，再其次为燃气灶。加热前擦拭加热器具，清除残留物品，容器外物擦拭干净。开始300 W，逐渐加温，最高不超过1 200 W，边加边搅，避免糊化，受热不均玻璃仪器易炸裂，升至70℃时改为文火（200～300 W），保持微沸状态，即冒小气泡，注意观察，避免原料沸腾，将大沸时关火，用余温加热，或移出火源，停片刻再行加温，传统中药的三上三下。

加热时边加热边搅拌，避免物料粘加热器具底部糊化，乳膏重新加热在搅拌下进行，避免上凉下热的温差导致玻璃容器炸裂。

中药饮片用两层棉纱布中间夹薄棉包裹，事先用油、酒、醋、药汁等浸泡，加热前装于煎药袋或不锈钢煲汤篮中加热，避免药物直接接触加热容器底部。

搅拌　搅拌方式有人工搅拌和机械搅拌，两者结合进行，或单独进行，根据需要选用。

人工搅拌手持两根搅棒，顺时针搅拌，30～85 r/min。

搅拌仪器有电动搅拌机、高剪切搅拌机、均质搅拌机。

搅拌浆分为柜式、锚式、磁力搅拌、高速分散器等，搅拌匙(棒)，始终按顺时针方向搅动，转速一般情况 30～85 r/min。搅拌叶浸入液面下，避免带入空气，形成更多气泡。

搅拌速度按工艺要求，无级变速，数显的较好，进口的搅拌仪器，搅拌平稳、匀速，国产的搅拌仪器有飞速现象。

测量温度　选用 100℃红线温度计，便于观察，测温前要用 75％乙醇消毒，测温时，将温度计置于被测物料中部，平视观察，红外线测温仪用于超过 100℃或制作膏药，对经验不足者操作更为实用，避免经验不足掌握不好火候。

均质　使用均质机搅拌，将均质机均质头置于物料中下部，均质头不要紧贴器皿底部，以 2cm 距离为宜，否则产生的真空会把器皿吸起，达不到均质作用。逐步提升均质速度至 2 000～3 000 r/min，形成更加均匀相，持续搅拌 2～3 min，然后手工或搅拌机持续搅拌 36℃至凝，如加药剂，于 45℃时加入，用均质机搅拌 1 min。

过滤　加工中药，提取不锈钢煲汤篮，淋沥药汁，必要时用 120 目药筛再过滤 1 次，量大时用真空过滤器过滤。

灌装　在乳膏半凝时(42～36℃)从容器中直接倒入玻璃或塑料盒中，乳膏面平整，外观佳。或半凝时灌装于塑料袋中密封，可保持乳膏稳定，用时挤于玻璃或塑料盒中。用调刀装于玻璃或塑料盒中。

小试与大生产　小试是为大生产服务的，小试每次量为 200～1 000 g，大生产与小试的搅拌方式要一致，否则，大生产所制得产品与小试产品误差大，甚至生产的产品不合格。

注意：小试与大生产水蒸发损耗不同。

(马振友　张宝元　王伯亚)

第二节　散剂的调配

散剂系指原料药物或与适宜的辅料经粉碎、均匀混合制成的干燥粉末状制剂。

一、适用范围

适用于以散剂为辅料的化学药、中药、化妆品散剂(粉剂)的调配。

皮肤科化学药多称粉，按组分可分单方和复方，中药单味药称为面或粉，复方则称为散。按剂量型分为剂量型和非剂量型，剂量型指每次使用量，非剂量型为给予总量，患者按医嘱处方取用。

二、药物辅料

常用的粉剂基质：矿物性粉剂，如硫黄、氧化锌、滑石粉、炉甘石及高岭土等；植物性粉剂，如淀粉、松花粉、植物药饮片粉等；动物性粉剂，如贝壳粉、乌鱼骨粉、鸡蛋壳粉等中药粉。一般多以 2～3 种粉混合均匀制成。具有干燥、保护(减轻外界对皮肤的摩擦刺激)、安抚、冷却和吸附作用。撒布在皮肤上由于扩大了皮肤蒸发面积，使毛细血管收缩，因而具有物理性消炎作用。其表面积大、易分散、起效快，制法简便，外用覆盖面大，具清热解毒、燥湿收敛、清凉止痒、保护收敛等作用。粉剂中加入主药，可因主药的性质不同而有多种用途。

三、调配技术

调配工艺流程　药物或饮片粉碎、过筛、混合、分剂量、质量检查、包装(图 3-2)。

粉碎 粉碎系指利用机械力将大块固体药物制成适宜粒度的碎块或细粉的操作过程，是药物生产中的基本单元操作之一。

粉碎之前对基药预处理，清洁，切制成适宜小粒块，采用炒、酒炒、醋炒、蜜炒、药炒、麸炒、煅、焙、煨、淬、水飞等中药特殊炮制方法。

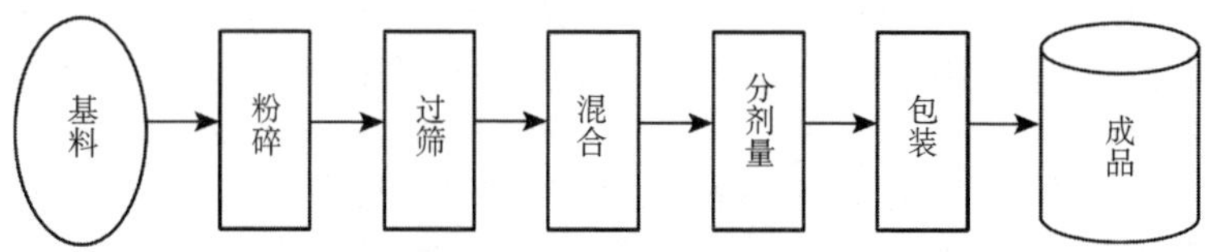

图 3-2 散剂调配工艺流程

干燥、晾晒或真空干燥机干燥。

化学药、中药粉碎方法基本相同。

以药物的性质、使用要求以及粉碎机械性能的不同，粉碎有多种不同的方法，分为人工粉碎、机械粉碎；自由粉碎和缓冲粉碎；开路粉碎和循环粉碎；单独粉碎和混合粉碎；干法粉碎和湿法粉碎；常温粉碎和低温粉碎；普通粉碎和超微粉碎；特殊粉碎，如纳米技术制成纳米粉、气流粉碎等。在实际操作中一定要根据药物性质、调配剂型、现有机械和临床需要选择合适的粉碎方法。

人工干法粉碎可分为分研法、共研法、分别配研法、掺研法。

分研法：是将配方中的各种药物，逐个分别研细的方法，此法适用于芳香气味深厚、细料以及硬差异较大的药物，以减少耗损，如麝香、熊胆、珍珠、冰片等。

共研法：配方中各种药物或部分先混合再共同研磨粉碎的方法。性质相同，软硬度基本一致，无特殊胶质、黏性、挥发性药物。

分别配研法：先将能共研药物研成细粉，随后将不宜混合的药物再研细，陆续混合再研细。

掺研法：凡油脂较多、颗粒较小或黏性较强的药物，可将其他干燥药物先研成细粉，然后取前者掺和研细。黏性较强的药物必要时 60℃以下干燥，然后再研。

湿性粉碎，水飞法：药物在水中研磨，细颗粒漂浮水面，取出放置，粗粒继续研磨，上浮细粉蒸发干燥，此法粉碎度高，又避免粉尘飞扬，适用于朱砂等矿物药的粉碎。

混合粉碎：如炉甘石在 10% 黄连煎液中七淬七煅，然后水飞粉碎干燥。

过筛 固体药物被粉碎后，粉末中的颗粒粗细不匀。过筛系指用药筛将粉末按规定的粒度要求分离开来的操作过程，是药品生产中的基本单元操作之一，其目的是获得粒度比较均匀的物料，以满足后续制剂工艺对颗粒的粒度要求。一般药物应通过 6 号（100 目）药筛，或用更小号的药筛。毒性药物应避免粉尘飞扬。

混合 混合系指使多种固体粉末相互交叉分散的过程或操作，可通过切变、对流、扩散混合，使散剂中各药物混合均匀，色泽一致。

混合方法一般有：①搅拌混合法：少量药物配制时，可以反复搅拌使之混合；量大时可用搅拌机混合；②研磨混合法：将药物的粉末在容器中研磨混合，适用于结晶性药物，不适宜具有吸湿性和爆炸性成分的药物；③过筛混合法：适用于几种组分的药物混合；④综合混合法：大量调配则多采用搅拌、过筛及先搅拌再过筛的方式混合。

散剂中常用混合方法及操作要点如下：

打底套色法 此法为中药散剂中对药粉进行混合的经验方法。系将少的、色深的药粉先放入研钵中作为基础，即为“打底”，然后将量多的、色浅的药粉逐渐分次加入到研钵中，轻研混匀，即是“套色”，直至全部药粉混匀。

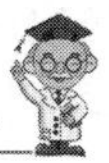

等量递增法　尤其适用调配含有毒、剧毒药或贵重药的散剂。一般而言，两种物理状态和粉末粗细均相似且数量相当的药物易混匀。而当药物量、比例相差悬殊时，则不易混合均匀，此时应采用“等量递增法”，即先将量小的组分与等量的量大组分混匀，再加入与混合物等量的量大组分再混匀，如此进行至量大的组分加完并混合均匀。

此法用工时少，效果好，是混合操作的重要技术。在研磨混合过程中应注意的问题：①一般应先在研钵中加少许量大的组分，以饱和研钵表面能（即用药粉填满研钵表面缝隙），避免因量小组分直接加入研钵而被吸附的损失；②当药物的堆密度相差较大时，应将“轻”者先置于研钵中，再加等量“重”者研匀，如此配研混匀。这样可避免轻者上浮飞扬，重者沉于底部而致使轻重粉末不能混匀。

剂量　分剂量系指将混合均匀的散剂，按照所需剂量分成相等重量份数的操作。根据散剂的性质和数量的不同可选用以下方法。

目测法　即先称取10份总量的散剂，根据眼力估量分成10等份。此法简便易行，适于药房小量配制，但误差较大，可达10%～20%。毒性药或贵重细料药散剂不宜使用此法。

重量法　按规定剂量用手秤或天平逐包称量。此法剂量准确，但效率低。含毒性药及贵重细料药散剂常用此法。

容量法　为目前应用最多的分剂量法。常用的散剂分量器是以木质、牛角、金属或塑料制成的一种容量药匙。有的在匙内装有活动楔子，用以调节所需剂量。大量生产时用散剂自动分量机及散剂定量包装机。容量法适用于一般散剂分剂量，方便，效率高，且误差较小。容量法分剂量应注意粉末特性并保持铲粉条件一致，以减少误差。

干燥　自然干燥、阴干或加热干燥，必要时真空干燥。

包装　散剂的表面比积较大，易吸湿、结块，甚至变色、分解，从而影响疗效及服用。因此应选用适宜的包装材料和贮藏条件以延缓散剂的吸湿。常用的包装材料为有光纸、玻璃纸、蜡纸、玻璃瓶、塑料瓶、硬胶囊、铝塑袋及聚乙烯塑料薄膜袋等。分剂量散剂可用各式包药纸包成四角或五角包，非分剂量散剂多用纸盒或玻璃瓶包装。

四、注意事项

外用散剂在生产与贮藏期间应符合下列有关规定。

1. 供制散剂的原料药物均应粉碎。除另有规定外，儿科用和局部用散剂应为最细粉。

2. 散剂应干燥、疏松、混合均匀、色泽一致。制备含有毒性药、贵重药或药物剂量小的散剂时，应采用配研法混匀并过筛。

3. 散剂可单剂量分装，多剂量包装者应附分剂量的用具。含有毒性药的散剂应单剂量包装，如红升丹、白降丹等。

4. 散剂中可含或不含辅料。散剂需要时亦可加矫味剂、芳香剂、着色剂等。

5. 除另有规定外，散剂应密闭贮存，含挥发性原料药物或易吸潮原料药物的散剂应密封贮存。生物制品应采用防潮材料包装。

6. 散剂用于烧伤治疗如为非无菌制剂的，应150℃高温消毒，应在标签上标明“非无菌制剂”；产品说明书中应注明“本品为非无菌制剂”，同时在适应证下应明确“用于程度较轻的烧伤（Ⅰ°或浅Ⅱ°）”；注意事项下规定“应遵医嘱使用”。

（李维凤　王伯亚　刘汉义　吉兆春）

第三节　水溶液剂的调配

一、适用范围

适用于水做溶剂制成的化学药溶液剂、化妆品溶液剂。

①单纯性溶液：是将溶质溶解在水中所得的澄明溶液；②化学性溶液，溶液中含有两种以上药物，如复方碘溶液；③胶体溶液，胶体药物加水制成；④灭菌溶液，调配的溶液经灭菌处理，如依沙吖啶溶液、氯已定溶液。

二、原料药物

水为溶剂，有常水、纯化水、去离子水或白桦树汁、蒸馏水。按2015年《中华人民共和国药典》标准，普通溶液剂用纯化水调配。纯化水可用白桦树汁完全取代，有极高的药用价值。

三、调配技术

溶解法　将药粉溶解于纯化水中，溶化，搅匀，滤过，即得。

稀释法　用一定量的浓溶液(储备液)加适量纯化水至所需浓度，搅匀，滤过，即得。

化学法　先将相互反应的药物分别溶解在适量的溶剂中，然后将其中之一慢慢地加入另一种药物溶液中，随加随搅拌，俟生成新的有效成分，滤过，自滤器上添加溶剂使成全量，搅匀，即得(图3-3)。

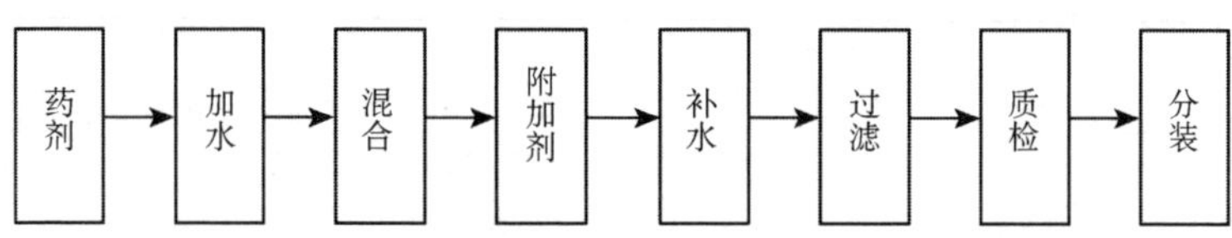

图3-3　水溶液剂的调配工艺流程

四、注意事项

保持生产制剂环境洁净，调配人员卫生意识强，按无菌操作进行。应无菌、无毒、无局部刺激性。为患者携带方便，制成粉剂，详细交代患者自行加水配制和应用。

辅助做法：①粉碎溶质，药粉越细溶解效果越佳；②搅拌，增加溶质的扩散度，加快溶解速度；③助溶和增溶，如加碘化钾助碘溶解，加PEG－40氢化蓖麻油增溶精华液等化妆品；④加热，有些溶质需要加热溶解，如尿囊素，加热可加速溶解；⑤抗氧化，如加0.01％～0.05％的硫代硫酸钠、亚硫酸氢钠等；⑥抑菌，如加羟苯酯类、苯甲酸等防腐剂；⑦加香，加入植物香精等调味；⑧着色，如加苋菜红、胭脂红、柠檬黄、靛蓝、曙红、品红、亚甲蓝，加中药色剂，如加紫草提取物等为最佳选项。以资区别药液类别，易于患者接受和辨认；⑨加水溶性氮酮助药物渗透。以上根据需要选择应用。

（李维凤　王伯亚　马学武　吉兆春）

第四节　乙醇(酒)溶液的调配

一、适用范围

适用于主要以乙醇或酒做溶剂制成的化学药酊剂、醑剂、搽剂，中药酒剂，露剂、花露水和香水等化妆品。

乙醇做溶剂，做成的化学药、中药称酊剂；蒸馏酒做溶剂调配的中药溶液剂称为酒剂；含挥发性药物的称醑剂。

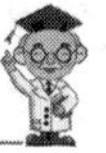

二、药物辅料

乙醇，多数用70%乙醇，未标明者系95%乙醇，按调配要求调配一定浓度应用。白酒（蒸馏酒）为古代流传下来的溶剂，为粮食酿造，取高浓度的产品应用，60度以上为佳，不低于50度。

三、调配技术

可用溶解法、稀释法、浸渍法和渗漉法调配。

溶解法 取药物粉末或流浸膏，加入按规定浓度的乙醇中溶解，搅拌，滤过，即得。必要时粉碎溶质，适当加热。

稀释法 取浓酊剂或流浸膏，加规定浓度的适量乙醇，溶解或稀释，静置，必要时滤过，即得。

浸渍法 取适量的细小饮片或酌预寸断的粗颗粒，置有盖容器中，加按规定浓度乙醇或白酒中浸泡，密盖，时加搅拌或振摇。浸泡3～5 d或按规定的时间，倾取上清液，再加一定浓度的乙醇或白酒适量，依法浸渍至有效成分充分浸出，合并浸出液，加溶剂至规定量后，静置24 h，滤过，即得。

渗漉法 取饮片酌预寸断或粗颗粒加渗漉器中，加溶剂浸泡至规定时间后，自渗漉器下部按一定速度，收集一定量浸出液，至漉液达到规定量后，静置24 h，滤过，即得。

做成的酊剂、搽剂、醑剂、酒剂。久置产生沉淀时，在乙醇（白酒）和有效成分含量应符合各项品种规定的情况下，可滤过除去沉淀（图3-4）。

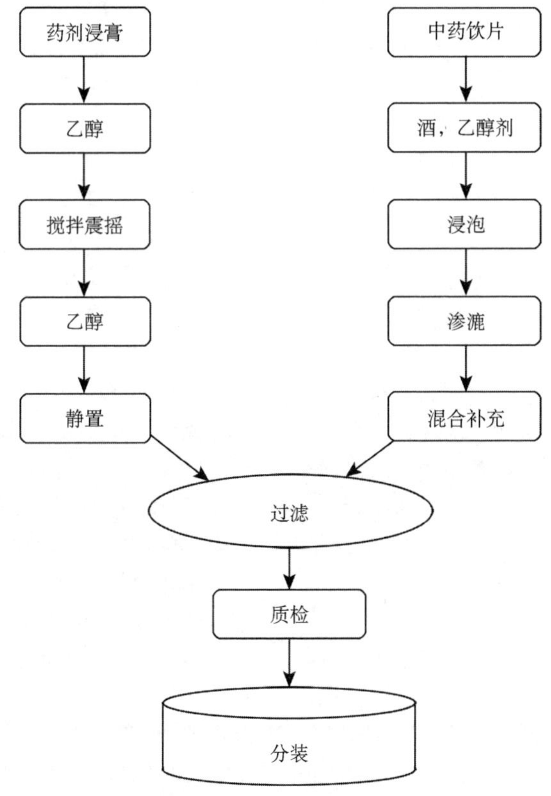

图3-4 乙醇（酒）溶液调配流程

四、注意事项

除另有规定外，每 100 ml 相当于原饮片 20 g。含有毒剧药品的中药酊剂，每 100 ml 应相当于原饮片 10 g；其有效成分明确者，应根据其半成品的含量加以调整，使符合各酊剂项下的规定。

除另有规定外，酊剂应澄清，久置允许有少量摇之易散的沉淀。

除另有规定外，酊剂应贮存在陶瓷、搪瓷或不锈钢容器中；分装在棕色玻璃或塑料瓶中，遮光，密闭，阴凉处贮存。

（马振友　付志媛　付　蓉）

第五节　乳剂的调配

一、适用范围

适用于以乳化技术调配的外用化学药、外用中药、化妆品乳膏、乳液、微乳液、纳米乳。

乳剂系指互不相溶的两种液体混合，其中一相似液滴状态分散于另一相液体中形成的非均匀相液体分散体系。形成液滴的液体称为分散相、内相或非连续相，另一相则称为分散介质、外相或连续相。由于外观上多呈乳状，因此称为乳剂，调配技术称为乳化技术。常见的乳状液是水或水溶液，简称为水相，另一种与水不相溶的有机溶液，称为油相。外用制剂和化妆品大多涉及乳化技术，辅料性质、浓度不同，稠度亦不相同，产生固体、半固体和液体乳液，如最常用的固体和半固体的有乳膏、凝胶、膏状面膜、发乳、锭剂、眉笔、口红、牙膏、香粉、粉底霜，液状的有洗涤剂、摩丝、化妆水、香水、花露水，乳剂型搽剂、香波、奶液、蜜剂、头油、指甲油、睫毛油等。从清洁、护肤、保养，到美容、美发、治疗用产品一应俱全，用于治疗皮肤病、损容性皮肤病，皮肤保健和美容。

根据分散相的不同可做如下分类：

水包油型乳剂　简写成“油/水”或“O/W”型，其中分散相是油，分散媒为水，油在水中包裹，乳液能够润湿亲水性表面，其导电性与水相接近。乳剂外观乳白色，加水稀释后不分层，并可加水溶性染料亚甲蓝着色，乳液滴在滤纸上，液体能迅速展开，仅中间留有一小油滴。

油包水型乳剂　简写成“水/油”或“W/O”型，其中分散相是水，分散媒是油，水在油中包裹，乳液能够润湿疏水性表面，其导电性与油相接近。外观多为淡黄色半透明蜡状，可用油稀释，但不能用水稀释，加水则分层，但能被油溶性染料苏丹着色，乳液滴在滤纸上，留下较大油渍。

复合(W/O/W、O/W/O)型乳剂　1925 年，德国化学家塞弗里茨(Seifriz)在研究乳状液的相转变时发现，分散相的内部存在分散粒子，这种状态的体系称为复合型乳剂，也称为多重型乳剂、多相型乳剂或多元乳剂。复合型乳剂是一种油/水和水/油共存的复合体系，是油滴里含有一个或多个小水滴，这种含小水滴的油滴分散在水相中形成的乳状液称为水/油/水(W/O/W)复合型乳剂；含有小油滴的水滴分散在油相中形成的乳剂，则称为油/水/油(O/W/O)复合型乳剂。复合型乳剂几乎没有纯粹的，也就是说，复合型乳剂都是简单乳液与复合乳剂的混合物，如 W/O/W 与 O/W 的混合物；O/W/O 和 W/O 的混合物。

微乳剂(micro-emulsion)　系指液体粒径在 10～100 nm 的液珠分散在另一不相溶的液体中形成透明或半透明的分散体系。制造微乳剂不仅需要油、水及表面活性剂，一般还要加入相当量的极性有机物，一般为醇类，为乳状液的辅助表面活性剂，极大增溶。微乳状液是由油、水、高浓度的乳化剂和辅助表面活

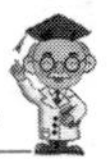

性剂组成。有 O/W 型和 W/O 型,类似溶液,但与溶液不同,微乳剂稳定性高,有导电性,可以与油和水都可相混,比普通乳液黏度低,用离心机离心不分层。

纳米乳(nanoemulsion)　当乳滴粒子小于 0.1 μm 时,乳剂粒子小于可见光波长的 1/4 时,即小于 120 nm 时,乳剂处于胶体分散范围,这时光线通过乳剂时不产生折射而是透过乳剂,肉眼乳剂为透明液体,这种乳剂称为纳米乳或胶团乳,纳米乳料径在 0.01～0.10 μm。

二、药物辅料

辅料选择及调整:乳剂常用的过去油相成分主要是硬脂酸、石蜡、单硬脂酸甘油酯、高级醇(十六十八醇)、二甲硅油和司盘、液状石蜡、凡士林等,植物油,动物油脂,随着现代科技的发展,以新型复合型乳化剂所取代,如 M68、A165、B22、340B 等。

水相成分主要是纯化水、去离子水、白桦树汁、中药液、甘油、丙二醇、十二烷基硫酸钠等(详见化学药辅料节)。

在选择辅料时应注意,配制化妆品的药用辅料,必须符合国家药品标准、化妆品标准。化妆品与药品不同,应严格执行化妆品禁用和限用药品,遵守化妆品规范,注意药用辅料的品名、生产厂、生产日期、检验标准,熟悉产品的理化性质、功能作用、用途配比、副作用、配伍禁忌,尤其是新型药用辅料,以便合理配伍,确定投料时机,选用质检合格的正式产品,对不合格产品切勿使用。

合理选用乳化剂,依据皮肤特性选择乳化剂,乳化剂在满足完成油水乳化的前提下,应考虑乳化剂给皮肤造成的刺激。乳剂用乳化剂最好两种以上联用,用量控制在油相的 10%～20%,通过离心试验、耐寒试验、耐温试验来确定乳化剂对产品稳定性的影响,同时考察温度变化对稠度的影响。

根据乳膏外观选择辅料,要考虑乳膏是否细腻、亮泽、轻盈、厚实,以及稳定性如何,不同乳化剂制造的膏体外观有很大的差异。加入功能性添加剂(药物)、营养剂,应考虑对乳化过程的影响,应依据生产厂及经销商提供的乳化剂资料来确定。乳化剂不同,乳化能力也不尽相同,应根据油脂的品种及用量选择,充分考虑油相组分的种类、比例。对于生产企业工业化生产乳膏,选用生产厂及经销商推荐的新型辅料,特别是复合乳化剂,根据其使用说明,进行实验筛选,不必再去计算 HLB 值。

辅料在乳化时决定乳膏的稠度、亮度、肤感,因其生产厂商、批次、含量不同,在配制时略有差别,因其市场流行趋势、功效存在差别,可在实践中调整。提供调整技巧供配制时参考。油相在乳化体中的类型、熔点、比值(表 3-3)。

表 3-3　乳化体的类型、油相的熔点和百分率

产品	乳化体类型	油相的熔点(℃)	油相百分率(%)
润肤霜	O/W,W/O	35～45	O/W 25～65,W/O 45～80
润肤蜜	O/W,W/O	O/W 30～55,W/O<15	O/W 10～35,W/O 45～80
手用霜	O/W	40～55	10～25
手用蜜	O/W	40～55	5～15
清洁霜	O/W,W/O	<35	30～70
清洁蜜	O/W	<35	15～30
雪花膏	O/W	>50	15～30
粉底霜	O/W	40～55	20～35
万能霜	O/W,W/O	35～45	35～45

（续　表）

产品	乳化体类型	油相的熔点(℃)	油相百分率(%)
营养霜	O/W，W/O	<37	40～80
阳晒霜	O/W，W/O	15～55	O/W 15～30，W/O 40～60
抑汗霜	O/W	>37	5～25

注：此表引自王培义．化妆品原理配方生产工艺．北京：化学工业出版社，1999：119

三、调配技术

油相的调配　按照配方依次将固体油分、半固体油分、流动油分、亲油性表面活性剂、油溶性化学功效药，以及油溶性防腐剂加入容器中，水浴加热熔化，先熔固体油分并过滤，后熔液体，加热至 81～85℃，持续 20 min 消毒灭菌。要避免过度加热和长时间加热，防止原料成分氧化变质。对热敏感的活性成分，如肽类、蛋白类药，于 45℃以下加入优化体系中。真空机械加工乳化，则将油相物料放入夹套溶解锅内，开启蒸汽加热。

水相的调配　取白桦树汁、纯化水、保湿剂、亲水性乳化剂、水溶性药物、中药溶液加入容器中，水浴加热至 80～85℃，持续 20 min 消毒灭菌，快速加入过热或超时，易造成桦树汁有效成分破坏或损失。高分子原料，如汉生胶等，需预先用丙二醇、丁二醇、甘油等，充分溶解，调和均匀后再加入水相中，搅拌均匀后，再加入其他水相成分和化学功效药；卡波姆、羟乙基纤维素、羟丙基纤维素、聚乙二醇、硅酸镁铝等，先撒入常温纯化水面，慢慢搅拌湿润，再快速搅拌，在搅拌下逐渐升温至 80℃左右，俟充分溶解后，再加入其他辅料和化学功效药。如有必要可进行均质，在乳化前加入水相。一律加热至 90℃，持续 20 min 消毒灭菌，水相温度与油相温度相同或略高于油相 1～2℃。

通用乳膏基质　马振友以皮肤外用制剂为基础，结合现代科技成果，集 30 年配制外用制剂经验，发明了新型、通用型、功效性基质半成品，是通过特殊配方制成高浓缩乳膏基质，将 340B、M68、A165 等复合乳化剂；霍霍巴油、角鲨烷化学润肤油；尿囊素、氨基酸、透明质酸钠等保湿剂，甘油、丁二醇传统保湿剂等；维生素 E、C 等 30 多种合为一种。质地细腻、亮丽、滋润，涂展性、附着性强。耐中药、耐酸、耐碱。加等量白桦树汁、水、中药煎液、化学药即可配成乳剂，简化了操作程序，由 3 h 缩至 20 min，半天即可学会操作。

制法

油中乳化剂法(emulsifier in oil method)　又称干胶法。系指将水相加至含乳化剂的油相中，用力研磨使成初乳，再稀释至全量，混匀的调配方法，此法可直接制得 O/W 型乳液；应掌握初乳中油、水、胶的比例，乳化植物油时一般为 4∶2∶1，乳化挥发油时为 2∶2∶1，乳化液状石蜡时为 3∶2∶1。

水中乳化剂法(emulsifier in water method)　又称湿胶法。系指将油相加至含乳化剂的水相中，用力研磨使成初乳，再稀释至全量，混匀的调配方法。油、水、胶的比例与干胶法相同。

两相交替加入法　将水和油轮流加到乳化剂中，在搅拌下每次只加少量的油和水直至达到预定的相比。

新生皂法(mascent soap method)　当用皂作为乳化剂时可采用此法。将脂肪酸溶于油中，而碱溶于水中，两相接触在界面生成皂得到稳定的乳液。所得乳液的类型取决于所用的碱的类型以及油与水的比例。乳化性能好，70℃即可开始乳化，可不需要机械搅拌，单纯人工搅拌即可乳化，开始可快些搅拌，但水相加完后，可放慢搅拌速度。

界面复合物生成法　此法与上述新生

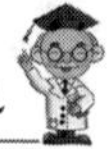

皂法类似，只是所用的乳化剂是其他类型而不是皂，如阴阳离子复合乳化剂。一般可将水溶性强的成分溶在水相、油溶性强的溶在油相中，在适当搅拌下混合即可在界面生成稳定的复合物层。

转相法　是指乳状液由 O/W 型转变成 W/O 型，或由 W/O 型转变成 O/W 型。事实上前述的几种方法中已提到变型的问题。一般说，变型所生成的乳液比最初形成乳液的稳定型要好，如用剂在油中乳化剂法调配 O/W 乳液，则将乳化剂溶于油相中并加热，在剧烈搅拌下慢慢加入温水，起初加入的水以细小水珠分散于油中，形成 W/O 型乳状液，继续加水，随着水量增多，乳状液变稠，再继续加水到一定程度，油相无法将水包住，乳状液黏度下降，表示转变成了 O/W 型，快速把余下的水加完即得；如用剂在水中法调配 W/O 乳液，可先将乳化剂溶于水中，将油相慢慢加入水相，先获得 O/W 型，再加油，直至转变成 W/O 型。利用聚氧乙烯型乳化剂调配乳状液时一个重要的方法就是转相法，例如欲调配 O/W 乳液，可用选定的乳化剂在较高温度下乳化，此时得到 W/O 乳液，将此乳液的温度降下来即可得到细腻稳定的 O/W 乳液。（图 3-5）

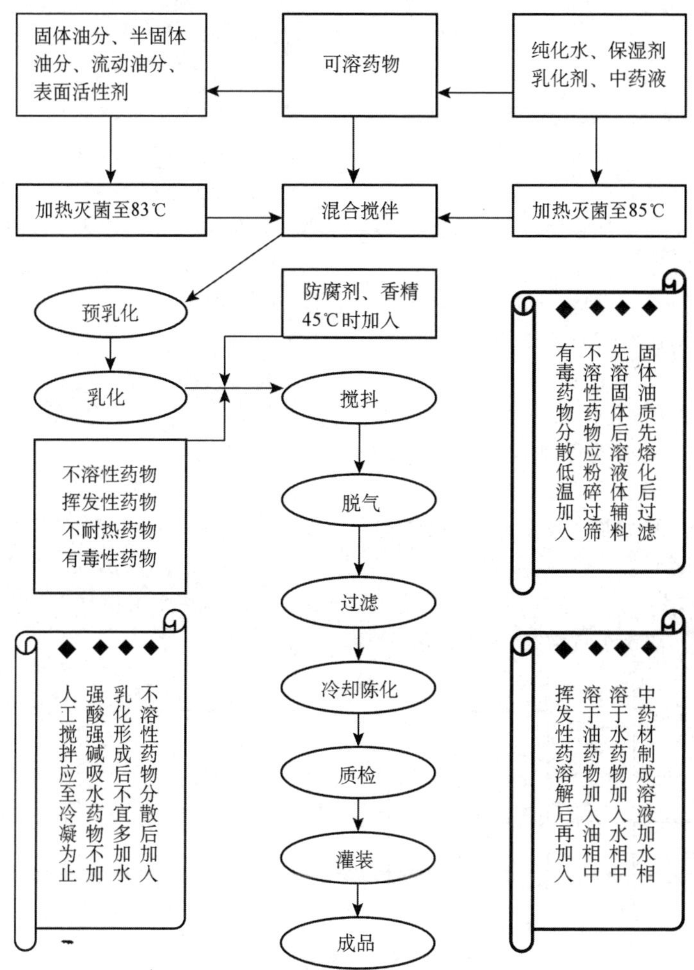

图 3-5　乳剂的调配工艺流程

复合乳剂的调配 调配复合乳剂的方法一般是先制得简单乳液，再将此简单乳液当作一相与另一相进行乳化。采用二步乳化法调配，第一步先将水、油、乳化剂制成一级乳，需在强力搅拌（5 000 r/min）下乳化，再将一级乳为分散相与含有乳化剂的水或油再乳化制成二级乳制。如调配O/W/O型复合乳剂，先选择亲水性乳化剂制成O/W型一级乳剂，再选择亲油性乳化剂分散于油中，在搅拌下加入油相中，充分分散即可得到。调配W/O/W型乳化剂，先将油相中加入水，制成一级W/O型乳液，再将此乳液加入水相中，即得到W/O/W型复合乳剂。搅拌的作用相当重要，往往要经多次试验方能成功（图3-6）。

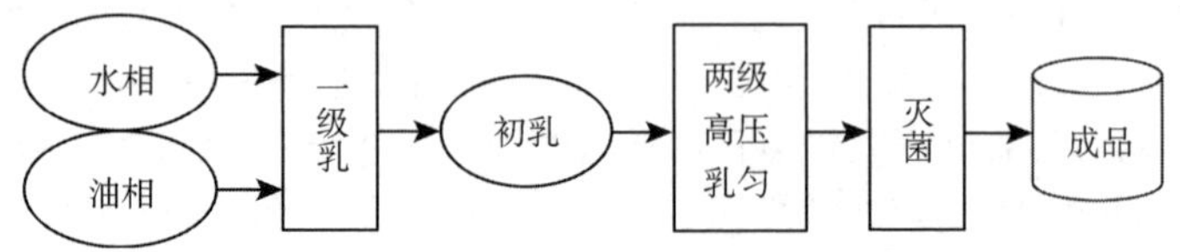

图3-6 复合乳剂调配工艺流程

微乳剂的调配 将大比例乳化剂溶于油相，在搅拌下将油相分散于水相中，添加辅助乳化剂，即得到O/W型微乳液。微乳液配制的关键在于增溶剂，将药物极大增溶，溶解于微乳液中。

纳米乳的调配 纳米乳除含有油相、水相和乳化剂外，还有辅助成分。纳米乳的乳化剂，主要是表面活性剂，其HLB值应在15～18的范围内，乳化剂和辅助成分应占乳化剂12%～25%，通常选用聚山梨酯60和聚山梨酯80等。调配时1份油加5份乳化剂混合均匀，然后加入水中，可根据情况调整乳化剂比例。

熔融调配法 适用于将现有乳膏重新加化学功效药，用于小量配制，个体化治疗。取乳膏置容器中重新加热熔化至60℃，根据化学功效药耐热情况，分别在60～45℃时加入同温分散的药物，加量比例小于5%，如在60～45℃加入薄荷液状石蜡分散物，在45℃加入氯霉素分散物，边加边搅拌，最佳调配为均质1 min，持续搅拌至35℃至凝，即得。

简易调配法 取通用乳膏基质加热至55℃熔化，以50℃为佳，等量纯化水、白桦树汁、中药液、化学药，加热至90℃，冷水浴降至60～50℃，前液加入后液中，俟降至60～45℃时加入同温药液，冷水浴搅拌至35℃，冷凝成膏，或加同一容器中，加热至50℃，搅拌，冷水浴搅拌至35℃成膏（图3-7）。

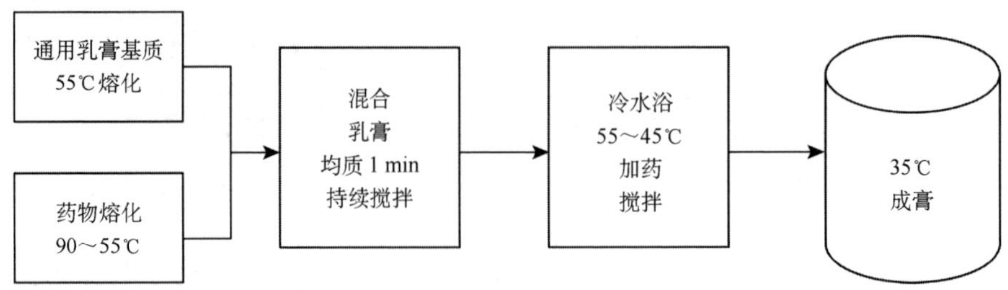

图3-7 简易调配法工艺流程

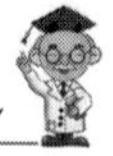

研和法 见本章第8节。

搅拌 在配制乳膏时可选择任何加工搅拌方式，从手工搅拌，到机械搅拌、涡轮式、胶体磨、均质器、超声乳化，方式不同，配制的产品质量与稳定程度均有所差别，同时产品成本亦有差别。采用手工、机械搅拌配制乳膏时，通常需用较大量的乳化剂，才能完成乳化过程，乳化后制成的产品的颗料较大，透皮渗透性差，不易将活性成分带入皮肤深层，稳定性也较低，应用原料量相对较大，成品涂展较差，加大了产品的成本。而用均质器、胶体磨配制乳膏，颗粒小，产品稳定，乳化剂用量少，产品细腻。

人工搅拌 人工搅拌时向相同方向，为顺时针，乳液一次倾倒加料，搅拌75 r/min左右为宜，10 min后应采用适当方法使其急冷，可得到细腻、稳定的乳膏；或缓慢加料搅拌至冷凝为止。人工搅拌适用于小量乳剂的调配或实验，大多数乳剂都可采用人工搅拌方式。

机械搅拌 搅拌机种类和大小各不相同，可根据需要选用，搅拌效果强于人工搅拌，可单独使用，速度同人工搅拌。也可与均质机混合使用，在乳剂乳化形成后，用机械搅拌，70～30 r/min，搅拌至冷凝，至膏体35℃，即得。

均质机搅拌 均质机有剪切、分散、混合、搅拌、压缩、冲击等功能。用均质器配制乳剂，颗粒小，产品稳定，乳化剂用量少，产品细腻。当两相同温时，将油相加入部分水相，用均质机均质2 000～3 000 r/min，持续2～3 min，或以肉眼观察物料翻上小浪花状，不溅出为标准。快搅慢加，当体系由稀变稠后，可快速加入剩余水相，70 r/min，以物料不溅出为标准，搅拌乳化10～15 min，持续10～20 min。当完全乳化时，继续以机械搅拌降温，降温初期可快些，降至60℃时，搅拌60～30 r/min，然后继续用机械搅拌至36℃，或肉眼观察结膏时为止，取出小样，检查成膏情况，如成膏不佳，则可升温至80℃重新乳化，至满意时为止。当乳膏降至50～45℃，加入溶解或加溶剂混合的香料、防腐剂、挥发性药物、不耐热药物，加入的药物最好预热至40～50℃备用，加入膏体中，可得到性质稳定、细腻的乳膏。

胶体磨搅拌 胶体磨合一般用于进一步细化已由搅拌法制得的粗乳液，但也可用它们直接调配乳液。这类设备都可连续操作。与搅拌法类似，胶体磨的狭缝及转速和均质机的压力均需仔细调节以达到所需的粒度。一般说胶体磨合均质机的能耗大于搅拌法，而生产率小于搅拌法，只有在允许的条件下采用这些设备直接调配乳液。胶体磨的适用性比均质机更广些，特别是物料中有熔点较高、在工艺条件下为半固体的物料时依然有效。此外胶体磨的转子与定子的表面可以是光面或各种纹路的粗糙面，也可处理黏度很大的体系，使其适用性更广，但能耗和噪音也是几类设备中最大的。

超声乳化 是利用超声波能使液体发生震荡而导致乳化。根据设备的能力大小，有不同的方式产生超声波。最简单的是利用压电陶瓷，施加一定频率的电压于陶瓷晶体片两侧。另一种方式是使压力下的液体冲击一个两端固定的金属箔片，类似哨子中的簧片，该片剧烈震动，产生很大的撕裂力，使乳化作用发生。这种设备已有商品化生产。

真空乳化 真空乳化是调配乳膏最好的方式，适用大生产。在真空下配制乳膏时，产品颗粒直径将会更小，同时避免了高温下空气对其中原料的氧化作用，没有气泡，产品更加细腻、亮泽，稳定性好，不易变质，保质期长，选用真空乳化是配制乳膏比较理想的方式，适应工业化生产。

生产前准备工作

制定配方及生产工艺：根据可靠、成熟实验配方，确定生产量，计算投料量，生产工艺。包括产品名称、生产日期、生产量、投料量、投料顺序、工艺控制要求、操作人员。操作人员应由双人操作，避免操作失误。

车间及设备消毒：生产车间整体灭菌、消毒，车间内可选用 30 g/L 煤酚皂（来苏水）、新洁尔灭溶液擦拭，室内空气用 2 g/L 喷洒或选用卫生防疫部门推荐的其他空气消毒剂消毒，最好用紫外线灯照射 30 min 以上灭菌。

设备消毒 储料桶、装料器具、料斗、搅拌釜、水锅、油锅及管路应使用加有消毒清洗剂的热水清洗，消毒洗涤。消毒洗涤剂应含有季铵盐或 DP-300、新洁尔灭、甲醛等配制的溶液，但不能用含氯的消毒清洗剂，因含氯的消毒清洗剂腐蚀不锈钢设备。消毒后用清水冲洗干净，最后用纯净水洗净，用热蒸汽再洗消 1 次。

包装容器消毒 对于包装容器，包括瓶、盒，用 70%乙醇浮洗、控干，最后用紫外线灯再照射 30 min 以上备用，用乙醇消毒过的纱布擦拭 1 次，消除固体附着物。

真空乳化工艺程序 首先检查导热油加热装置，补充导热油，检查过滤网、真空泵、空压机状况，保持正常工作状态，有问题则检修至正常。

调配水包油型（O/W）乳膏，称量准确的水相物料和油相物料分别投入水相锅和油相锅，高分子材料先处理后加入，搅拌下升温到 90℃灭菌消毒 20 min，其中对热敏感尚能耐热 75～80℃辅料、药物，控制在 80℃时加入。

关闭、放空袋、加小料阀门、卸料阀门，打开真空阀、启动真空泵，打开水相出料阀门，吸入 80%水相物料，关闭水相出料袋，当真空压力表为 0.05 mPa 时关闭真空袋，开始搅拌，50～60 r/min，打开油相锅出料袋，吸收油相物料，当油相抽完后，关闭油相出料袋门，打开水相锅出料，把余下的水相抽尽，关闭水相副釜出料袋门，保持真空压力表 0.05 mPa，均质 2 min，将搅拌速度调整至 50 r/min，快速通入冷却，物料降温。当体系温度降到 60～55℃时，可适当减缓搅拌降温速度，50℃以下时将预热备用的 40～50℃药物加入，继续搅拌降温，控制转速 50～30 r/min，从观察镜中看到结膏时，停止搅拌，关闭冷却水，打开放空袋排空，关闭放空袋，启动空压机压出物料，或升起搅拌浆，放出物料。

将制得产品放入容器，送入陈化间陈化 24 h，经检验合格后送入罐装间罐装。

调配油包水（W/O）乳膏及 W/硅油乳膏，基本操作同加工 O/W 生产工艺，不同处为加料方式，油相、水相经灭菌降至 80℃时，先抽入油相，同时启动搅拌器，搅拌速度尽可能大些，将水相缓慢地吸入，当水相抽完后，均质 2 min，打开冷却水快速降温，搅拌速度 50～80℃至 50℃，从小料口加预热备用的药物。继续搅拌至结膏时出料、检验、罐装。

四、注意事项

①降温速度过快，导致产品粗、不细腻、欠亮泽；②出料温度过高时，产品粗、不细腻、欠亮泽，稠度好；③出料温度过低时，产品细腻、亮泽，稠度低；④计算蒸发水量，以便下次生产时，提前在水相中补足水分；⑤生产结束后，就将整个生产装置清洗干净，防止残留物料细菌污染，给二次清洗造成困难；⑥将所有开关、设备恢复至生产前状态，检查无误后为止。

强酸、强碱、电解质、两相共溶的溶剂（如丙酮、乙醇）、吸水性药物（枯矾、氧化锌等），均能影响乳剂的稳定性，故不宜加入。

长期加热可使某些乳化剂（如明胶）水解；温度过高使蛋白质类的乳化剂变性，并使分散的小滴容易运动而过低而聚合；温度过低而冷冻时，能使水合膜破坏，造成破乳。

微生物可致乳化剂的分解及油的酸败，

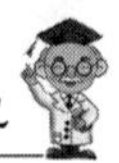

而使乳剂破乳，应加适量的防腐剂。

乳剂形成后不宜加过量的不同连续相的液体(如 W/O 型乳剂不宜加过量的水溶液)，同时在加相同相的液体时也应注意加入量，以免破乳；乳剂中分散相总量不宜超过 70%或低于 25%。

(张宝元　王伯亚　马振友)

第六节　半固体制剂的调配

一、适用范围

适用于软膏剂、糊剂、油膏剂(油调剂)、乳膏剂研和法的半固体制剂。由药物、基质和附加剂(防腐剂、保湿剂、抗氧化剂)组成。

因药物在基质中分散不同，软膏剂分为溶液型和混悬型。溶液型为药物溶解(或共溶)于基质组分调配成的软膏剂，混悬型为药物细粉均匀分散于基质中的软膏剂。糊剂固体粉末(25%以上)均匀地在适宜的基质中，可分为单相含水凝胶性糊剂和脂肪糊剂。中药油膏剂以植物油、动物油、蜂蜜蜂蜡为辅料，西药油膏剂除植物油外，还有液状石蜡以及其他适宜的矿物油类，可分植物油型和化学油型；以制剂形态分为混悬剂型、油膏剂型。

二、药物辅料

药物原料，包括化学药和中药，根据使用目的选用。

药用辅料不仅是半固体制剂的赋形剂和药物的载体，而且对药物质量和疗效有重要影响，它能影响药物的释放及在皮肤上的扩散。理想的基质应具备以下特点：无异味、柔软润滑、稠度适宜、易于涂展；性质稳定、无毒性、不刺激皮肤、pH 适宜、不影响皮肤的正常功能，有一定的吸水性，并有穿透皮肤的能力，易于渗透与吸收；与配入的主药不起变化，能使主药在其中均匀分布，并有良好的释放药物性能；不污染衣物，涂于皮肤易洗去。

常用的辅料可分 3 类：油质性辅料、水溶性辅料和乳状型辅料。外用中药辅料还有白桦树汁、醋、蜜、鲜药汁、动物体液等。

油质性辅料：无刺激性，一般与药物不发生配伍禁忌，但其释放药物性能差。

油脂类：油腻性大、不易洗除，有污染衣物等缺点。

动物脂肪：马脂、奶酥油、鸵鸟油、豚脂、牛脂、羊脂、蛇脂、鱼肝油等。豚脂易于使药物透入皮肤，其缺点易酸败，可加安息香酸防止腐败，夏季易融化，可加入适量蜂蜡，提高硬度；牛脂硬度大，可加入植物油。

蜂蜜、蜂蜡：黏附性好，润肤保湿，对皮肤无刺激，不易发生过敏。

松香：做赋形剂，调节稠度，且有药理作用。

植物油：精制玉米油、麻油、橄榄油、葵花籽油、花生油、蓖麻油、豆油、棉籽油、亚麻油等。植物油性质缓和、无刺激性，因其非凝固性油质，因此需加蜂蜡调整硬度。

烃类：凡士林、石蜡、硅油、液状石蜡等。烃类性质稳定，不与主药起反应，一般无刺激性。常用的凡士林，黏稠性及涂展性适宜，如加入 5%～10%的羊毛脂可增加其透入性和吸水性。

类脂类辅料：羊毛脂、蜂蜡、鲸蜡等。羊毛脂性质稳定，易透入皮肤，有较强的吸水性。蜂蜡类似人皮脂，药理作用显著，硬度大，可加入植物油调整软膏的硬度。

水溶性辅料：淀粉明胶、聚乙二醇、磺氢化蓖麻油、纤维素衍生物(甲基纤维素、羟乙基纤维素等)等。水溶性基质性质缓和、无刺激性、对水溶解度大；易涂展，清洁，易于洗去；有较好的亲水性，易与水溶性药物及皮肤分泌物混合；对汗液蒸发及皮肤散热作用影响较小；对药物的经皮吸收较油脂性基质快。

三、调配技术

熔和法 适用于含有固体油脂性基质或水溶性基质，或含固体药物量较多的软膏的调配。调配时先将熔点较高的基质如蜂蜡（62～67℃）、石蜡（48～58℃）、硬脂酸（55～60℃）等熔融，再加入熔点较低的基质，如有杂质趁热用纱布或筛网过滤。加入液体成分和能在基质中溶解的药物。①不溶性药物可筛入熔融或软化的基质中，也可先用液体成分研磨后加入；②水溶性药物可先用少量水溶解后再与基质混合；③脂溶性药物与油或油性基质研匀，再与基质混合；④遇热分解或挥发性药物，应俟基质降至60～45℃时加入，搅拌混合均匀，直至冷凝成膏。

研和法 适用于通过研磨基质能与药物均匀混合，或药物不宜受热的软膏的调配。调配时将药物研细过筛后，先用少量基质研匀，然后递加其余基质至全量，按顺时针方向研和均匀，即得。油脂性基质中可溶性药物可用水、甘油等适量溶剂溶解后，以无水羊毛脂吸收后加入；不溶性药物的量少于5%时，可用适量液状石蜡或植物油分散后加入。小量调配可用软膏板或乳钵（大的玻璃或瓷板）调配，大量生产可用滚筒研磨机、电动研钵进行。将药置乳钵中，递加乳膏研匀。

调和法 适用于外用中药制剂的调配，如用醋加中药粉调配醋糊膏（醋调剂）、植物油加中药粉调配油糊膏（油调剂）等，为患者进行个体化治疗。用手工在软膏板上搅拌、调和（图3-8）。

乳化法 见本章第二节乳剂的调配。

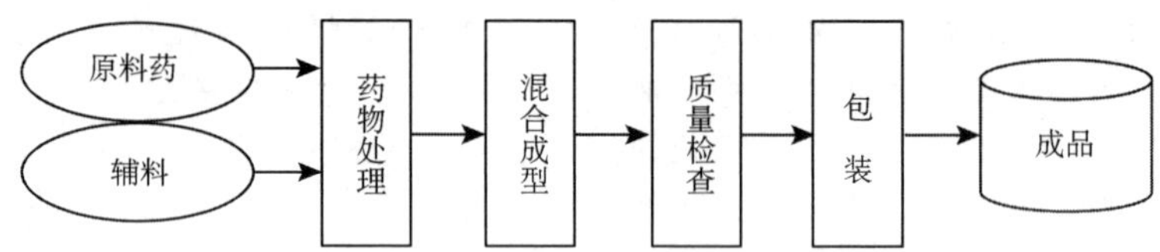

图3-8 半固体制剂调配工艺流程

四、注意事项

软膏剂、糊膏剂、油膏剂、乳膏剂膏体应均匀、细腻，涂于皮肤或黏膜上应无刺激性，膏体无酸败、异臭、变色、变硬，乳膏剂不得有油水分离。

应有适当的黏稠度，涂布于皮肤或黏膜上不融化，黏稠度随季节变化应很小。

根据需要可加入保湿剂、防腐剂、增稠剂、稀释剂、抗氧化剂及透皮促进剂。

加入防腐剂的软膏剂、乳膏剂在制剂确定处方时，该处方的抑菌效力应符合抑菌效力检查法。

除另有规定外，软膏剂应避光密封贮存。乳膏剂应避光密封置25℃以下贮存，不得冷冻。

（李维凤 马振友 刘 准）

第七节 涂膜剂的调配

一、适用范围

适用于以成膜辅料调配的中药、化学药外用制剂，化妆品膜状制剂。

由于溶剂不同，分为有机溶剂涂膜和水溶性涂膜。

二、药物辅料

溶于有机溶剂的成膜辅料　玉米朊、火棉胶。

溶于水的成膜辅料　聚乙烯醇、聚乙烯吡咯烷酮、乙基纤维素、甲基纤维素、羧甲基纤维素钠(CMC-Na)、聚乙烯醇缩甲乙醛、黄原胶、明胶等。

增塑剂　甘油、丙二醇、山梨醇、甘露醇、邻苯二甲酸二丁酯、松香等。

溶剂　乙醇、乙醚、丙酮、醋酸乙酯、二甲基亚砜、中药煎液、白桦树汁、纯化水等。

三、调配技术

先将高分子化合物置于适当溶剂中使之胶溶，再加入药物即可。若所加药物不溶于溶剂，可先与少量溶剂充分研磨分解后再加入。

水溶性成膜材料如 CMC-Na 等，应放入水中约 12～24 h，待其充分溶胀后再研磨或搅拌均匀，加入药物或药物溶液。西黄蓍胶可用少量乙醇润湿后逐渐加水研磨(搅拌)，使成胶浆。

聚乙烯醇可加入水中俟其充分溶胀后，水浴加热，使其熔化，或直接将沸水冲入其中，置水浴锅上迅速搅拌加热至熔化。避免直火加热，以防焦化。

药物如为水溶性，应与成膜材料制成具有一定黏度的溶液；如为不溶性药物，应粉碎成极细粉，并与成膜材料混合均匀。

中药做成汤剂或提取物以适当溶媒溶解后加入基质，药物细粉于灭菌后可用适当分散剂分散后加入混匀，或用细药筛筛入，搅匀(图 3-9)。

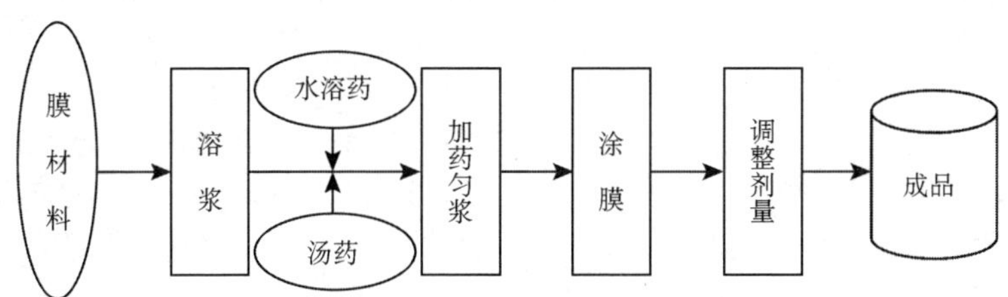

图 3-9　涂膜剂调配工艺流程

四、注意事项

涂膜剂大多为消毒或消炎药物的甘油溶液，也可用乙醇、植物油等作溶剂。以油为溶剂的应无酸败等变质现象，并应检查折光率。

如所用原料药物为生物制品原液，则其原液、半成品和成品的生产及质量控制应符合相关品种的要求。

在贮存时，乳状液若出现油相与水相分离，经振摇后应能重新形成乳状液；混悬液若出现沉淀物，经振摇应易分散，并具足够稳定性，以确保给药剂量的准确。易变质的涂剂应在临用前配制。

根据需要可加入防腐剂或抗氧化剂。除另有规定外，在制剂确定处方时，该处方的抑菌效力应符合抑菌效力检查法(通则1121)的规定。

除另有规定外，应避光、密闭贮存。对热敏感的品种，应在 2～8℃保存和运输。

除另有规定外，涂剂在启用后最多可使用 4 周。

涂剂用于烧伤治疗如为非无菌制剂的，应在标签上标明“非无菌制剂”；产品说明书中应注明“本品为非无菌制剂”，同时在适应证下应明确“用于程度较轻的烧伤(Ⅰ°或浅Ⅱ°)”；注意事项下规定“应遵医嘱使用”。

(林　景　王伯亚　马春彦)

第八节　凝胶剂的调配

一、适用范围

适用于化学药凝胶剂、中药凝胶剂，更广泛的美容护肤品、化妆品凝胶剂。

根据辅料分类，局部用于皮肤及体腔如鼻腔、阴道和直肠。乳状液型凝胶又称乳胶剂。由天然高分子基质如西黄蓍胶制成的凝胶剂也可称胶浆剂。小分子无机药物（氢氧化铝）凝胶剂是由分散的药物胶体小粒子以网状结构存在于液体中，属两相分散系统，也称混悬型凝胶剂，有接触变性，静止时为半固体，而搅拌或振摇成为液体。基质属单相分散系统，分为水性凝胶和油性凝胶。

目前已从清洁、护肤类凝胶制品扩展到其他类型凝胶，如发用定型凝胶、凝胶香波、凝胶唇膏等。护肤凝胶分为水溶性凝胶和油溶性凝胶两类。

护肤凝胶包括无水凝胶、水或水-醇凝胶、透明乳液。无水凝胶用于无水型油膏、按摩膏和卫生间用香膏。目前市场上使用水或水-醇凝胶、透明乳液，其中透明乳液最受欢迎，主要是由油质、水和复合乳化剂组成的微乳液体系，呈透明状态，与一般乳液比较，微乳液加增溶剂使油相形成微小的油滴分散于水相，比普通乳液更易吸收。

二、药物辅料

水性凝胶一般由纯化水、白桦树汁、甘油、丙二醇与纤维素衍生物、卡波姆和海藻酸盐、西黄蓍胶、明胶、淀粉等构成。油性凝胶由液状石蜡与聚乙烯或脂肪油和胶体硅或铝、锌皂构成。

常用化学原料药辅料：①纯化水、白桦树汁做溶剂，比例60%～90%；②醇类：乙醇、异丙醇做溶剂、杀菌剂，30%以下；③保湿剂：聚乙二醇、甘油、丙二醇、山梨醇、氨基酸、吡咯烷酮羧酸钠，比例3%～10%；④油质：乙氧基化酯类、杏仁油等适量；⑤pH调节剂：三乙醇胺、氢氧化钠，适量；⑥增溶剂：PEG－40氢化蓖麻油、PEG－60氢化蓖麻油等，比例0.5%～2.5%；⑦高分子基料：聚维酮、聚醋酸乙烯酯、纤维素衍生物、海藻酸钠、卡波姆等适量；⑧各种功能性原料，比例0.3%～2%；⑨防腐剂；⑩螯合剂、抗氧化剂、香精、色料适量。

透明乳液辅料：①白桦树汁，比例5%～70%；②油质辅料：液状石蜡、天然油质、棕榈酸异丙酯、肉豆蔻异丙酯、辛酸/癸酸三甘油酯、油酸癸酯、异十六醇等，比例5%～10%；③乳化剂：油醇醚-2～20、月桂醇醚-4～23、椰油醇醚-2～20、十六醇醚-2～20、聚氧乙烯醚羊毛醇衍生物等，用量20%～25%；④耦合剂：羊毛醇、聚甘油酯类、聚乙二醇-600、聚乙二醇-1500、丙二醇，比例2.5%～6%；⑤防腐剂、芳香剂、色素。

三、调配技术

取凝胶原料加于白桦树汁中熔化备用；另取水、保湿剂、醇类、酯类、防腐剂溶化，加入凝胶基质中，加碱性溶液（20%三乙醇胺或10%氢氧化钠或氢氧化钾），调节pH 5～6，加功能性药物、香精，搅匀，即得（图3-10）。

四、注意事项

混悬型凝胶剂中胶粒应分散均匀细腻，不应下沉、结块，在常温时保持胶状，不干涸或液化。

根据需要可加入保湿剂、防腐剂、抗氧化剂、乳化剂、增稠剂和透皮促进剂等。除另有规定外，在制剂确定处方时，该处方的抑菌效力应符合抑菌效力检查法（通则1121）的规定。

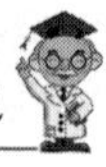

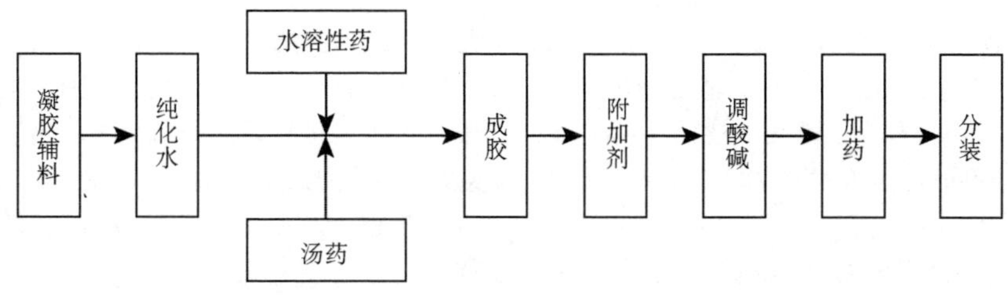

图 3-10　凝胶剂调配工艺流程

凝胶剂一般应检测 pH。

除另有规定外，凝胶剂应避光、密闭贮存，并应防冻。

凝胶剂用于烧伤治疗如为非无菌制剂的，应在标签上标明“非无菌制剂产品”说明书中应注明“本品为非无菌制剂”，同时在适应证下应明确“用于程度较轻的烧伤（Ⅰ°或浅Ⅱ°）”；注意事项下规定“应遵医嘱使用”。

（林　景　李可明　马春彦）

第九节　汤剂的调配

一、适用范围

中药煎液、颗粒剂溶解。

二、药材饮片等

中药植物、矿物、动物饮片，中药配方颗粒，中药提取物。

三、调配技术

煎药器具　在煎药时首选砂锅，依次选用不锈钢、玻璃、搪瓷锅等，忌用铁器、铝器、铜锅。因为前者理化性质比较稳定，不易与药物中的成分发生反应，以保证药物的疗效。而铁铜类成分性质较为活泼，易与药物中的成分发生反应，影响疗效。目前较大医疗机构多采用电热或蒸热自动煎药机。

浸泡方法　煎药前，应先将药物用煎药袋包装，用水冲洗后放入药锅内 2/3 以下，使用符合国家标准的饮用水浸泡药物，加水量以淹没过药面 2～5 cm，花草类药物或煎煮时间较长者及外用汤剂酌量多加水。浸泡 20～60 min 为宜（过久则药物易发霉变质），这样有利于药物有效成分的煎出。

煎熬方法　每剂药煮 2 次。第一煎先用大火将浸泡好的药煮沸后，改用中、小火，维持药物沸腾；第二煎加水适量少些（以淹没过药面），火候同第一煎。煎时最好加盖，一般情况下煎药时注意不宜频频打开锅盖，否则气味易走失，药效降低。煎药时应当防止药液溢出、煎干或熬焦。

煎熬时间　药物煮沸后开始计算时间，一般药物第一煎 20～30 min，第二煎 15～25 min；依据药物性质、功效、主治，延长或缩短煎熬时间，滋补及质地坚实的药物第一煎 40～60 min，第二煎 30 min 左右；解表、理气及质地轻松、芳香的药物第一煎 6～15 min，第二煎 5～10 min。煎药过程中要适当搅拌 2～3 次，或翻动包煎袋。

滤取药液　药液煎取量需根据病人的病情、年龄、功能、主治等具体情况决定。

特殊中药的处理　有的饮片需特殊处理，如先煎、后下、包煎、另煎、烊化等。

先煎　早于其他药先煎 20～30 min，再投入其他药同煎。适用于：①矿物类、贝壳甲骨类中药,需在煎煮其他药物之前砸碎,使有效成分易于煎出,如寒水石、牡蛎、珍珠母、水牛角等;②先煎、久煎方能去毒的有毒中药,如乌头、附子、雪上一枝蒿、商陆等;③水解后方能奏效的中药,如石斛、天竺黄等。

后下 先煎药煎至预定量时,方投入后下的中药同煎 5～10 min,适用于含挥发油较多的气味芳香的中药,如薄荷、细辛、青蒿等,以及含热敏性成分久煎疗效降低的中药,如钩藤、杏仁、大黄、番泻叶等。

包煎 即将药物装入包煎袋中煎煮,主要适用于个体小量煎药:①易浮于水面的花粉类中药,如蒲黄等;②细小种子类中药,如葶苈子、菟丝子、苏子等;③易于沉入锅底的细药粉,如六一散、黛蛤散等;④煎煮过程中易糊化、黏锅焦化的含淀粉、黏液质较多的中药,如浮小麦、车前子等;⑤附有较多绒毛的中药,如旋覆花等。也适用于无特殊处理的所有中药,统一装入包装袋中同煎,适用于电热或蒸热自动煎药机大量煎药。煎药袋放于不锈钢煲汤篮中煎,避免药物与锅底直接接触,从而减少药物沉入锅底造成糊化。

烊化 适用于胶类或糖类中药,如阿胶、饴糖等,可加适量开水溶化后冲入汤液中,或其他药煎后过滤去渣后,将其置于药汁中。

溶化 对于芒硝、玄明粉、枯矾等易溶化的药物可直接在煎好的药液中溶化;颗粒剂加水中加热熔化,必要时过滤。

另煎或另炖药 适用于贵重中药,如鹿茸、西洋参、人参等。根据具体情况调配后,与其他药汁混合(见图 3-11)。

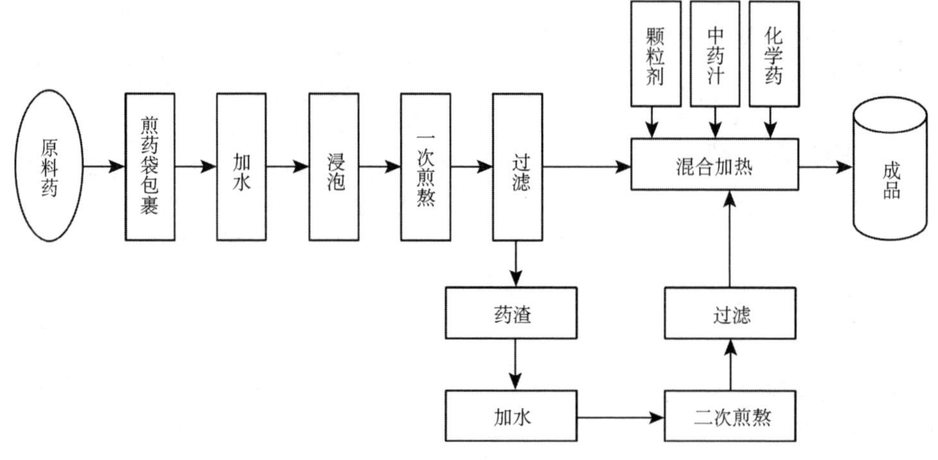

图 3-11 汤剂的调配工艺流程

四、注意事项

汤液应具有处方中药物的特殊气味,无焦煳气味,且无残渣、沉淀和结块。胶类加入药汁中应混合均匀,不聚结沉降。有粉末药物加入者,应搅拌均匀,不结块,不沉降。

包煎袋应符合药用要求,用棉布、麻类材质,避免使用化纤类材质,确保对人体无害,并有滤过功能,反复应用要事先消毒,装药要预留药膨胀空间,不应太紧。对于感染性皮肤病,外用汤剂只用 1 次,避免加温后重复第二次使用。

(孟 阳 肖 敏 罗光浦 李可明)

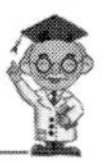

第十节　油剂的调配

一、适用范围

煎熬调配的药油、植物油、焦油、馏油。

二、药物辅料

中药植物、矿物、动物饮片或粗粒；精制玉米油、米糠油、麻油、菜籽油、葵花籽油、桐油等植物油，其中以精制玉米油为佳；蛋黄油、鱼油等。

三、调配技术

药油的调配

器具　传统多用铁锅，现多用不锈钢锅或陶瓷锅，不锈钢煲汤篮，不锈钢勺，不锈钢笊篱，红外线电炉、燃气炉等加热设备，温度计，红外温度计，玻璃搅棒，木制搅棒，金属搅棒，衡器，粉碎机，筛网，真空过滤器，灭火器等。

选料　中药的选择加工，植物、矿物、动物饮片较大，加工成较小的物体或粗颗粒。

浸泡　饮片做成小饮片或适度颗粒，用煎药袋包裹，或将放于不锈钢煲汤篮中，冲洗1次，再放植物油中。植物油或植物油加动物混合油放置容器内，饮片一般占油剂的一半以内，以油浸过为准，大约占10%～50%之间，装于容器内，避免接触容器底部，这样可避免药物接触底部糊化。位于容器2/3以下，持续浸泡天数，按照古法为春四、夏三、秋七、冬十天，为提高浸泡速度和药物有效成分的浸出，可边浸泡边适当加热，可缩短浸泡时间。

根据需要可分别按古法用水、醋、酒浸泡12～24 h，再加油中熬制药油。

熬制　武火加热至微沸，文火（110～130℃，电加热器为200～300W）持续间断加热，保持微沸状态，92℃以下适当上下翻动，避免受热不均和锅底糊化，细软饮片可不浸泡，在熬制最后直接加容器内，如紫草80℃下油中浸2 h，色鲜，事先取几片白芷饮片，做观察用，熬制的白芷焦黄，轻易折断，有药香味，而无焦煳煳味为熬制合适标准，5 kg油大约5 h完成。

过滤　提取不锈钢煲汤篮沥淋取油，可持续过滤、沥淋1周，必要时再用120目药筛或和真空过滤机过滤，一般成油率大约在50%～70%。

中药饮片的调配

植物种子、饮片经压榨法、化学法、冷萃取提取油，如杏仁油、沙棘油、葡萄籽油（图3-12）。

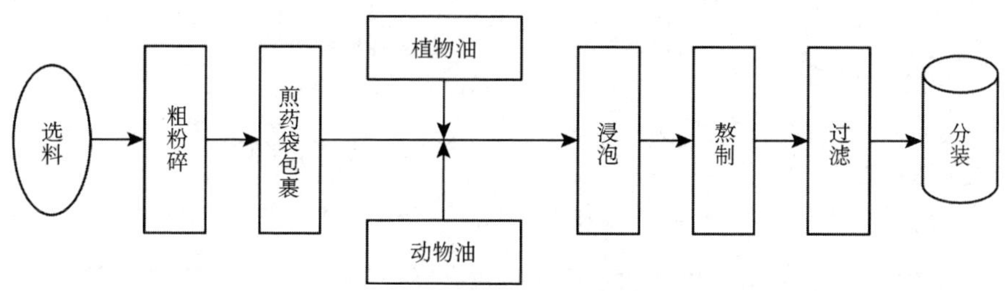

图3-12　油剂的调配工艺流程

中药颗粒剂的调配

中药颗粒剂过筛成极细粉，植物油加热至90℃，降至60～45℃，极细药粉加入油中搅拌均匀。

鸡蛋黄焦油的调配

鸡蛋煮熟去白，将蛋黄置铁锅中打碎，文火干炒至焦黑，去渣取油，每个鸡蛋可熬约3 g蛋黄焦油。

馏油的调配

草本饮片炼馏油，将米糠、黑豆、蓖麻子等放容器内，周边加热，油从下流出而得。

四、注意事项

油剂应为流动的液体，具有处方中饮片的特殊气味，无焦煳气味，有中药色，且无残渣、沉淀和结块。

用120目药筛，过滤效佳。过滤网用棉布、麻类材质，真空过滤器用标准过滤纸，中间可加脱脂棉，避免使用化纤类材质，确保对人体无害，对药物产生不良反应。

（罗光浦　肖　敏　付志媛）

第十一节　药捻的调配

一、适用范围

依据辅料分为棉纸药捻、棉花药捻、丝线药捻、药粉药捻。

二、药物辅料

棉纸、棉花、丝线、药粉、糯米汤、面糊等。

三、调配技术

①软棉纸剪成各种长短宽窄不同纸条，撒上药粉，搓成线状，或将棉纸直接搓成线状，外蘸药粉，做成棉纸药捻。赵炳南常采用河南棉纸，按纸纹长轴剪成1.5～3 cm宽、10～15 cm长纸条，将药粉撒于纸条上，然后对折，左手平持，右手持另一端，按同一方向捻成螺旋状药捻；②棉花搓成条状，蘸药粉用，做成棉花药捻；③粗细不等的丝线，用糯米汤调药粉粘于丝线上，做成丝线药捻；④药粉与面粉等赋形调成糊状，搓成细条，阴干备用。

四、注意事项

赋形材料有韧性，药粉均匀黏附于上，条螺旋状拧绞形，牵拉不易断，以利引流。

（邓丙戌）

第十二节　膏药的调配

一、适用范围

膏药是传统的中医外用药，为中华民族医药文化遗产之一。

按膏药组分分为黑膏药和白膏药两种，饮片、植物油与铅丹（又称红丹）调配成膏的为黑膏药；饮片、食用植物油与铅粉调配成膏的为白膏药。按调配型剂分为大膏药和小膏药，膏药摊涂在皮褙、布褙上的为大膏药；膏药贴在纸褙上为小膏药。以成品形状分为圆膏药和方膏药。

此外，还有无铅膏药。

二、药物辅料

植物油为基料，首选麻油。麻油又称香油、芝麻油，质地纯净，沸点低，熬制时泡沫少，成品软化度好，黏着力强，为首选用油。其次为菜籽油。精制玉米油、棉籽油、豆油、花生油亦可应用，炼制时易产生泡沫，桐子油是最易干燥的基料，控制质量较难。

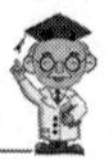

铅丹纯度要求90%以上，使用前必须经过炒丹（加热干燥），用于调配黑膏药，麻油500 g加铅丹180 g，随气温调整比例，冬季加165～180 g，夏季加195～210 g。

铅粉又称宫粉，应干燥、无吸潮结块，用于调配白膏药，与油的比例为1∶1，或1.5∶1。根据治疗和调配目的选用。

含挥发性成分的药物，如冰片、樟脑，肉桂、丁香等饮片，乳香、没药、血竭树脂类，矿物药，麝香等动物香料，以及贵重药，应研成细粉，在熬制膏药去"火毒"后，于摊涂前加入，温度应不超过60℃。

蜂蜜蜂蜡膏药基质（张奇文方）：此为无铅膏药。蜂蜜放于不锈钢容器中，加热除去水分，熬至颜色呈深红色，表面翻腾着棕色大气泡，滴入清水中呈球状不散，再加入蜂蜡熔化。蜂蜜和蜂蜡比例10∶3～4，夏季多加，冬季少加。基质与药粉比例10∶8。

三、调配技术

1. 黑膏药制法

器具　炉具1个（电磁炉、电炉、燃气炉依次选用1种），双耳铁锅1个，小铁锅1个，木把铁勺1个，木把铁铲1个，20目金属药筛1个，不锈钢桶（锅）2个，垫在锅下的铁圈1个，漏勺1个，搅棒2个，持物钳1个，石棉网1个，煎药袋或不锈钢煲汤篮1个，水淋洗器1个，量具数个，灭火器1个，大于双耳铁锅的大锅或圆形器具1个。

浸药　先将饮片（贵重、粉剂、挥发性饮片除外）置不锈钢煲汤篮中浸入药油中，浸药时间按照春四、夏三、秋七、冬十的传统规定进行。

张奇文经验，草本中药饮片可用水油混合浸泡，首先取饮片加2～3倍水，以浸过药面以上一指为度，泡12 h，然后加植物油同置锅内，文火熬至无水，按常规浸泡。加工膏药的油剂或用于药油加工。

炒丹　调配膏药前首先加工丹药，将铅丹放入小铁锅内，置于火上，小火微炒，用铁铲连续翻炒，至深红色。亦可烘炕或干燥箱干燥（图3-13）。

炸料　浸好的药油和饮片置于锅内3/5以下，选用电磁炉为佳，用电炉或燃气炉要在石棉网上加热，着热均匀。打开排烟机，置于火上文火（小火）炸药，亦可用"三上火，三下火方式"炸药，即炸至一定程度离火，待药油冷却时又移火上炸药，如此反复3次，炸料时用水洗器喷淋逸出的油烟。饮片炸至浅色饮片外呈深褐色、内呈焦黄色、焦枯状，炸好后拎取不锈钢煲汤篮，充分沥油后移出，过滤药油于不锈钢桶中。

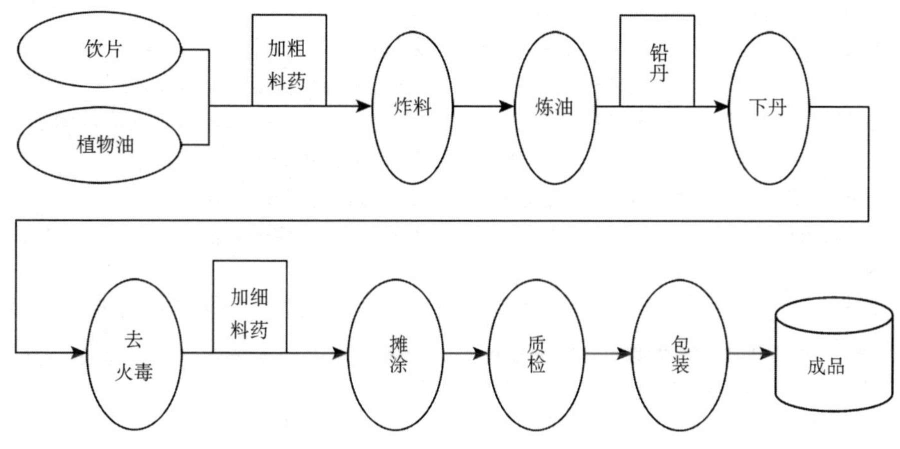

图3-13　黑膏药的调配工艺流程

炼油　重新将药油放入锅内置于火上，武火高温熬炼，炼油达到300～320℃(红外线温度计测量)。常以油烟和油花判断炼油程度，初为淡青色，渐转浓黑，进而白色浓烟，撩油时更为明显，看到白色浓烟为准；油花沸腾开始时，油花多在锅壁附近，待油花向锅内中央聚集时为准，药油炼至"滴水成珠"，即将药油滴于凉水中，药油成珠不散为度。炼油是熬制膏药过程中的关键，使油在高温条件下氧化、增稠、聚合反应，最后形成凝胶，失去原有溶解于有机溶剂的特性，并能与饮片煎膏均匀混合。炼油"过老"则膏药质脆，黏着力小，贴于皮肤易脱落；炼油"过嫩"则膏药质软，贴于皮肤易移动。

下丹炼油　280～320℃加入铅丹，可分别选用火上下丹法，离火下丹法，三上火、三下火下丹法，移火下丹法适用初学者。用20目药筛徐徐将铅丹筛入炼油内，边筛边搅，至温度下降至50℃左右，药油变成黑亮时，取少量药油滴于冷水中，用手指取出，膏药不黏手，具韧性(称"有骨力")且光滑，摊涂于纸上，试于皮肤贴之不掉，揭下时皮肤不显黏污现象，说明下丹成功。

去"火毒"　油丹化合制成的膏药若直接应用，常对局部产生不良反应，如瘙痒或红斑，甚至起疱、溃疡等。要去"火毒"，即去掉膏药中的"燥性"和调配中氧化聚合反应生成的低分子分解产物，如醛、酮、低级脂肪酸等。将炼成的膏药，以细流倒入冷水中，并不断强烈搅拌，或膏药以容具盛装放入长流水或水池中浸泡，使药膏在水中去"火毒"，待膏药冷却凝结，即可取出反复搓揉、捏压，制成团块并浸入冷水中去尽"火毒"。

摊涂　将去"火毒"的膏药团块用文火熔化，60～50℃加入细料，如挥发性药物、贵重药、树脂类药用植物物或液状石蜡分散后加入，麝香等可研成细粉，待摊涂后撒于膏药表面。大膏药摊涂在皮褙、布褙材料上，每张重9～15 g；小膏药摊涂于纸褙材料上，每张重0.6～1.5 g。膏药涂在衬褙内侧2/3，周边留1～2 cm空白，然后对折，即得到成品膏药。

2. 白膏药制法

白膏药的制法与黑膏药基本相同，唯下丹时油温要冷却到100℃左右，徐徐筛入铅粉，边加边搅拌，在将要变黑时投入冷水中，成品为黄白色。

四、注意事项

加热炉具以选用电磁炉最佳，操作时无明火、无热辐射、无烟、无灰、无污染、不升高室温，不产生CO、CO_2、SO_3等有害物质，环境得到保护。

室内调配时注意防风、通风、排风，室外操作者站上风处。调配时佩戴手套、口罩炼油或下丹，以避免因操作不当油溅出、吸入毒气、沸锅，发生烧伤、中毒和火灾。如炼油或下丹过程中，温度过高以致油溢锅时，可立即退火，小量细丝喷水，切记不可大量速喷水，若水过多，则加剧油溢锅；若已着火，可用大锅紧盖锅口灭火，或以灭火器、河沙、炭灰灭火。

膏药的膏体应油润细腻，光亮，老嫩适宜，摊涂均匀，无飞边缺口，大小基本相等。黑膏药应乌黑、无红斑；白膏药应为黄白色，无白点。涂布且差异限度检查，不得超过15%。黏度要求，用环球式软化点测定仪测定，合格膏药的软化点应为46～55℃，此法可作为膏药黏度的参考规格。加温后能贴于皮肤上不移动，耐受性好，对皮肤无刺激性。

除另有规定外，膏药应密闭，置阴凉处贮存。

(艾儒棣)

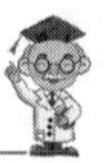

第十三节　丹剂的调配

概述　祖国的炼丹术起源于周代(公元前三、四世纪),到公元四、五世纪前后就结合防病治病实际来应用,逐渐摆脱了服用丹药会长生不老的幻想色彩,创造出许多化学药品,成为祖国医药学中宝贵部分。

丹剂历史上称之丹药,系以汞为基础之各种汞的化合物制剂。早在周代《周礼·天官篇》载"疡医掌肿疡、溃疡、金疡、折疡之祝药,凡疗疡,以五毒攻之……"已开始应用今日之红升丹类药物来治疗外科疾病了。

丹药的名称在唐宋以后被广泛应用,最初仅供外用,后来由于需要,大体分内服、外用及烧丹三大类,当时在内服丹药的范畴中也有水银、雄黄、砒石之类的剧毒药物,由于毒性反应强烈,在实践中才逐渐改变,把内服途径改变为以外用为主要途径,沿用到现在最普遍应用的是红升丹与白降丹两大类。在临床实践中,尽管组成、方法、比例上有些出入,但基础是不变的。(表 3-4,表 3-5)

表 3-4　丹剂分类

分类	组成
升丹类(氧化汞)	三仙丹、滚脓丹、小升丹、大升丹、白升丹、紫升丹
降丹类(氯化高汞)	白降丹、小降丹、大降丹、紫降丹、黄降丹、大丹、落水丹(加盐分为高汞毒大,反之为低汞毒)
其他类(烧丹)	枯痔散、小灵丹、九转灵砂、轻粉、辰砂

在中药的方剂运用中,丹的含义甚广,在概念上"丹"不是指的一种剂型,它泛指了多种剂型,是优秀制剂之代号。

据北京市中药成方选集统计,以丹字命名的 98 例中,属于含汞化合物的丹剂,仅为 3%;天津市中药成方选集以丹命名的 58 例中无一例是含汞化合物;苏州市中药成方选集中以丹命名者为 51 例,其中含汞化合物的丹剂仅为 1%,当然这些情况,又是历史上牵强附会所形成的,因此,对于丹剂的概念应当明确,才不致于含混。

我国的炼丹术的发明与应用,对人类贡献很大,其功绩是不能磨灭的,但是由于历史条件的限制,唯心主义、幻想色彩的影响很大。汉唐以前把炼丹神秘化,所谓服食丹药可以长生不老,更荒诞地说服丹可以成仙,并把一部分药品加以辞藻上的夸张,于是"效若灵丹""应若仙丹""色赤若丹"等等的虚夸,影响了药品正常功效的发挥,客观的事实是历史上若干幻想者借助"丹药"长生造成了若干中毒死亡的病例,广大劳动人民反复地批驳了统治阶级这种自欺欺人的谬论,在实践中有意识地把丹剂和炼丹术引用到外科上作为治疗顽疮怪病之用,发挥了丹剂的积极作用。

丹剂经历了漫长的临床实践阶段,在其作用上、调配方法之条理性与完整性等方面,都有相应的水平,如汉晋时就有"丹砂烧之成水银,积变又还成丹砂"的实验记录,它虽未认识到汞的还原作用,但已掌握了化学变化的规律了,在临床上掌握了丹剂外用、内服的基本规律。当前,在治疗某些疑难疾病方面,丹剂仍具有其特殊性。

历史上丹剂学药方,秘而不传,保守秘密。现丹药因系水银、有毒药物合成,在法规上未明确,基本无人炼丹,仅有艾儒棣、喻文球、韩世荣教授等几位专家炼丹，有失传之虞。

一、适用范围

丹剂与其他剂型不同，丹剂有一个基本组合，仅药味多寡不同，比例不同，方法不同而制成不同疗效之丹剂。

当前，在中医临床方面使用之丹剂约100余种，但不外升华、降华、熔炼3类。(表3-5)。

表3-5 丹剂组成

品名	药物
三仙丹	水银、火硝、白矾
大升丹	水银、火硝、白矾、雄黄、朱砂、皂矾
小升丹	水银、火硝、白矾、雄黄、朱砂、皂矾(大、小升丹组成比例不同)
红升丹	水银、火硝、白矾、雄黄、朱砂
白升丹	水银、火硝、白矾、铅粉、青盐
紫升丹	水银、火硝、白矾、雄黄、皂矾、铅粉、硫黄、青盐
大降丹	水银、火硝、白矾、雄黄、朱砂、皂矾、青盐、胆矾、白砒
小降丹	水银、火硝、白矾、雄黄、朱砂、皂矾、青盐、白砒、硇砂
白降丹	水银、火硝、白矾、雄黄、朱砂、皂矾、青盐、硼砂、食盐
紫降丹	水银、火硝、白矾、雄黄、皂矾、铅粉、青盐、白砒、硼砂、食盐
落水丹	水银、火硝、白矾、雄黄、皂矾、胆矾、硼砂
渴龙奔江丹	水银、火硝、白矾、皂矾、白砒、硇砂、食盐
大乘丹	水银、火硝、白矾、皂矾、青盐、胆矾、硇砂、食盐
三打灵药	水银、火硝、白矾、朱砂、皂矾、食盐
轻粉	水银、皂矾、青盐
辰砂	水银、硫黄

从上表可以看出，在丹剂调配中，所使用主要药物的基本组合近似，仅为比例及条件上之差异，而成品就多样了。

丹剂的调配器具

丹剂之调配，其工具现尚无固定设备，多为因地制宜，较多的为土法生产，为了便于了解，现将常用必要工具，简要介绍于下。

工作环境 丹剂生产就必然要触及汞，况且又在高温、高压条件下进行，这就不可避免地在工作环境内外，有较浓的水蒸气游离，如何保证工作人员及其附近居民防止汞中毒，就是个重要课题。所以应当有相应的特殊结构的工作室，并作好废气回收利用，作好工作人员的劳动保护，保证安全生产。

炉灶 用一般炉灶即可，其高低以适应操作为标准，内径、直径、深度，按常用炉灶口径计算，深度根据生产量设计，常用的有容纳2 kg、2.5 kg、3.5 kg、5 kg燃料的几种孔眼灶台，特殊者另筑新炉。在常规生产丹剂之厂坊，则有百眼炉(多孔)、并行炉(纵列一列或双列，以20眼为宜)。在无规定炉灶的情况下，一般常用之生火炉子亦可，但须熟悉其特性，才好应用。

此种炉灶，宜以耐火材料做成，才能保持高温，也才适应反复加热的需要。

铁锅 用生铁铸锅，升丹用40 cm口径

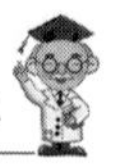

为宜，做其他烧炼，则须增大。轻粉之类，宜用生铁平底锅(类似炕饼锅)，口径按通用者即可。

降丹和一部分烧丹，均以阳城罐或四川省荥经县之无耳砂罐(荥经砂罐亦能耐高温)为宜。阳城罐分两类，降丹宜长颈，一般内径底部要求 8 cm，中腔 12cm，颈部 7 cm，口部 17 cm，罐高 23 cm、30 cm 两种。烧炼使用，为近于桶形(口稍小)之阳城罐。四川省荥经县之无耳砂罐，其形近似而形小，底宽中稍小而口小且圆。

瓷碗与瓷盘 应选择细质体厚似钟形之碗做升丹之用。细质体质之 20cm、27cm 搪瓷盘(或陶瓷盘)，做降丹之用。其他烧炼另有覆盖器械，不为此限，但亦不外盘碗两途，具体视处方而定。普通碗放淘米水内煮 2 h 即可耐高温不裂。江西景德镇瓷碗为最好。

铁盏 为熟铁盏状，较盘深，较碗浅，口径为 20～27 cm，为盖顶密闭降温之用。

釉陶盆 即一般较大饭盆，一般须全釉，口径以合平底锅为宜，为升炼轻粉之用。

铁铲刀 为取碗、刮丹、铲底之通用工具，齐头条形，头部有锋，身部厚而窄，并嵌以短柄，不是常用锅铲。

铁钳 为一般常用圆形抱钳(溜胎之用)和长柄夹钳(取罐用)，均须考虑柄长，以防传热灼手，影响操作。

铁碾与研钵 即一般药房常用者，为粉碎原料之用，大小容积均备。

软硬扫帚 硬者为小型高粱帚，为铺沙之用。软者为扇形棕丝做成，做扫丹之用，或鸡尾毛做成，为轻粉扫除之用。

衡器 需要灵敏度大、分量小者，具体衡量，视生产决定。

铁丝 为束缚盖闭物之用，一般用 20 号铁丝即可，部分产品为了密闭，防冲动，故以铁丝缚之。

沙盘 制降丹时，做装沙隔热之用。

面盆 大号搪瓷盆盛水做降温之用。

石棉手套 溜胎及取降丹时用，以免烫伤。

封口及保温材料 ①黄土：取黏性黄土火煅后研细，以马尾所做之筛或铜布筛过之，做封口材料。临用时，以 12% 的食盐水，拌和揉匀即可(赤石脂亦可)；②河沙：取二粗河沙，晒干，以细筛罗取均匀者，做壅口保温之用；③石膏：生石膏与煅石膏各 50%，研为细末，做封口之用，用时先以水将煅石膏粉调为糊状，即时铺锅碗接合处，填紧，随后铺生石膏粉 1 层，以免裂口；④纸条：取韧性大、厚实纸(桑皮纸)裁条，一般不超过 1 寸宽。用时以清水浸湿，贴布于碗、盘之接合处，防止过多水分及泥沙落入罐内。

燃料 丹剂之热源大多为直火加热，称丹为火中取宝，因此，燃料很重要。在传统上，评价较高的为杠炭(工业用白宝)，以其为横火接触面大，且调节容易，故以往除此外，一般燃料均不使用，现在常用的有：①杠炭，价高而不易购得，故当前除降丹必要此燃料外，其他丹剂之燃料不限；②焦煤，一般升丹及烧炼丹剂均可以焦煤做燃料，因焦煤火力强，持续时间久，火力之升高与降低，不如杠炭灵活，故在作用上，逊于杠炭；③无烟煤，凡采用先文后武，而后火需大者，可以利用煤炭作燃料，以保持火力持续上升，均宜以此使用；④万能电炉，用电炉烧炼，宜先以小型试制，摸清升温幅度。

二、升丹调配

升丹的调配是采用升法。升法是指将处方药物研细放入耳锅内，用瓷碗覆盖封口，密封后加河沙壅盖放于炉上。加热以先文后武法，在密闭条件下，连续加热 2 h 左右，停火去沙取碗，刮下碗内升华物。其结晶部分多为红、黄色，退去火毒，以瓷瓶密闭贮存。

（一）升丹的调配程序

配料　丹剂处方药味之比例关系极大，须仔细地调配妥善，要求品质与分量无误，药物配好后，分别进行粉碎。其粉碎及处理有以下3种常用方法：

将处方中之全部药物放入研钵（或碾槽）内，研为均匀性细末，以不见水银星点及白矾、火硝之颗粒为准，研毕，放入锅内。

将处方之药物配齐配定后，除水银外，全部研为细末，以不见颗粒为度，随之将粉末放入锅内铺平，将水银以纸包好，撕破纸角部，均匀地将水银浇注于上，即得。

将处方药物除去水银外，全部放入锅内做好热胎，用约手指粗的木棒将熔胎杵压成小孔，将水银均匀地灌入孔穴内，即得。

坐胎升华法常采用两种坐胎法。

热胎法　将铺好之粉末，放于炉上，以小火熔化，俟呈蜂窝状表面水汽逸出时，即时取下，并覆上碗。

冷胎法　①升丹之冷胎，为将研好之粉末，放入锅内铺平，大小面积略小于碗口，即时覆碗。不通过加热的初步反应，而进行封口，壅沙。②升法之冷胎，为将处方药物，以冷水调成饼状，勿太干太湿，在锅内铺河沙1层，将饼调约2指厚放于河沙上面，铺平拍紧，即时覆盆，壅沙，准备加热。此类适于轻粉。

封口　盖碗之后，及时封口，先在锅碗接合处，铺放2指宽之桑皮纸或其他纸条1～3层，接着将调和好之封口泥敷上，填约二三指厚，按平筑紧，然后壅沙，壅沙掩至碗之2/3部位，按紧。

封口材料有以下几种，任选1种。①煅赤石脂末，加10%～12%食盐水拌匀，揉合成泥，有涩味时涂布（或用灶心土亦可）；②煅石膏末与生石膏末各50%，先将煅石膏末以水拌湿，即时铺锅碗接合处，按平筑紧，随后铺生石膏1层，填紧，使两种石膏结合；③以潮湿河沙，筛去极粗部分，即以河沙堵口以竹竿插塞令紧，如发现有逸气情况，再堆沙堵塞。

装置　封口完毕即在覆碗底处，加大石或砖块镇压，并于碗底部位，放大米或棉花或纸片均可。

加火　装置完毕，即时加火，以先文火后武火，文火40 min左右，再用武火40～60 min，以碗底米粒焦煳状为度，再用文火5 min，离火候冷。

取丹　锅冷后，可除去锅内河沙（手势须轻，切勿触动丹碗，致丹药坠下），轻轻揭开丹碗，即可见丹药升于碗上，用铁铲刀轻轻刮下丹药即得，同时取出丹底（可兑治癣之药）。

退火毒　升降丹之类，在密闭条件下，伴以高温长时间的反应，其中间之杂质甚多。在临床使用上，副作用自然存在，为了矫正此点，经验上是采用退火毒方法以善后，常用方法：①将收集之反应物，用绸布包好，捆扎密封，投入沸水中，煮4 h，取出滴干水分，以日光晒干，抖下研细装瓶；②将收集之反应物，以盘碗装好，放入甑内，蒸6 h，取出晾去水分使用；③在地上喷水，将收集之反应物以油纸或塑料布包好，放于湿地上3昼夜，取起，晾祛水分使用；④将收集之反应物以布包好，放于阴暗地方，夜间摊开露布，约七昼夜后，取出使用。

以上几个方法是殊途同归的，应当根据具体时间、条件、数量、目的等灵活选择使用，一般只采用其中一法即可，亦有选用二法者。

贮存　密闭避光贮存，放于阴凉干燥处，切忌露放而变色，引起质变。

（一）升丹调配的注意事项

升丹火力控制　即文火无焰，武火全焰。其温度之掌握可通过观察放置之大米色焦黄，或棉花焦黑，用温度计沙温控制为文火不超过92℃，武火可达240℃（成都地区）。受温时间要足，注意偏向风及振动。

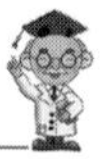

而火力在于燃料,应严格注意燃料,升丹的燃料可选择杠炭或焦煤。

升丹质量控制　除主观要求不同、技术设计有异外,升丹一般要色鲜红,橘红,有光泽,呈粉末状;丹色紫黑、黄、黑,及水银上碗者,则可以返工重做。

升丹收取量　应以水银投入量为应该收取量,只能超过水银量,不能低于水银投入量。如有量差,应检查方法、装置、火力,及时设法补救。

劳动保护　在升丹调配中应重视劳动保护,防止汞中毒及其他刺激物对人体的损害。

三、降丹调配

降丹的制作是采用降法。降法是指将药研细,放入阳城罐内,在小火上坐胎,熔融、溜胎、烤胎后,放于地下冷却,倒覆于瓷盘上,封口壅沙,置于冷水中,四周以瓦、铁片架起放燃炭于上,连续加热 4～7 h,候炭将燃尽时取下,撤去装置,刮下盘内降华物,以白色为佳。

(一)降丹的调配程序

配料　将全部药物(除水银外)先分别研细,次将研细各药物混合研匀,再将水银加入,研至不见水银星点备用。

坐热胎　将全部研细之药物,放入阳城罐内,置于炉上,以小火熔化,并不断地搅拌至全熔。

溜胎　全熔后,从炉上移下,将罐子做30度倾斜,使熔浆沿内壁(罐之下部,约占1/3部位)贴附,此称溜胎。

烤胎　将溜好胎之丹罐文火烤胎去水分,以玻璃棒压之不凹不裂为度,离火。

封口　离火稍冷后,倒覆于搪瓷盘上,及时封口,先在罐盘接合处,铺放二指宽浸湿之桑皮纸或其他纸条 1～3 层,接着将调和好之封口盐泥(封口材料与升丹之封口材料同,请参看升丹之封口材料)敷上,然后壅沙,沙铺齐盘口,按紧。

装置　封口完毕后,面盆盛水,水中放置砖一两块,搪瓷盘放砖上水淹齐盘底,勿淹过,将特制有孔铁皮沙盘套入阳城罐置搪瓷盆上,在沙盘内放置活动封口带后,装河沙于沙盘,平罐底部,再放分体活动铁板于沙上,便于炼丹时放置杠炭。

加火　装置完后,用燃烧的杠炭横放沙盘四周,逐渐加杠炭盖罐,以先文后武火,文火每 10～15 min 加炭 1 次,最后杠炭壅完全罐为武火,持续 4～6 h,以火尽为度。

取丹　撤除装置,去除河沙、石膏粉,扫净搪瓷盘,戴上石棉手套轻轻取下罐子,盘内团形白色结晶状物即白降丹,扫下。罐内丹底取下做治癣之用。

退火毒　与升丹之退火毒方法同,请参看升丹之退火毒方法。

贮存密闭避光贮存,放于阴凉干燥处,切忌露放而透光变色,引起质变。

(二)降丹调配的注意点

火力控制　降丹调配之关键在于火力,受温时间要足,注意偏向风及振动。而火力在于燃料,应严格注意燃料,降丹燃料应选择杠炭。

降丹之类,除火力外,还须特别注意坐胎、溜胎及烤胎,胎老则落,胎嫩则流,皆能影响质量。

降丹质量控制　除主观要求不同,技术设计有异外,降丹一般要求呈白色针状结晶,有光泽,不具异色;如为黄色、黑色,落胎、流胎及水银析出等情况,可以返工重做。

降丹的收取量　应以水银投入量为应该收取量,只能超过水银量,不能低于水银投入量。如有量差,应检查方法、装置、火力,及时设法补救。

劳动保护　降丹调配中应重视劳动保护,防止汞中毒及其他刺激物对人体的损害。

(艾儒棣)

第十四节 中药配方颗粒剂的调配

一、适用范围

中药配方颗粒由制药厂生产，供制剂室和调配室或患者个人调配，所使用的中药颗粒调配成汤剂（煎剂）、溶液、洗剂、乳剂、凝胶、涂膜、软膏、油膏、油剂、糊剂、酊（酒）剂、搽剂、散剂等剂型。

二、药物辅料

中药配方颗粒，水、油、乙醇、粉、软膏基质、乳剂基质、凝胶基质等辅料。

三、调配技术

（一）精选中药配方颗粒

选有生产资质生产厂的中药配方颗粒，使用国家中药通用名称，保证质量纯正。中药配方颗粒在袋上有标记，中药配方颗粒每袋重量X克，相当于中药饮片X克，是以《中华人民共和国药典》收载的中药材和饮片和其他常用中药所标定的内用常用量为依据制成。

（二）中药配方颗粒的再加工

加水加热溶解 以水做基质的中药配方颗粒加水中加热至90～100℃，搅拌30 s至1 min，俟完全溶解，备用。

调配成散剂 用于调配半固体（软膏、糊剂等）、油剂、油调剂、醋调剂，中药配方颗粒干燥、粉碎、过120目筛，制成极细粉，备用。

分散备用 超微粉碎或气流粉碎的贵重中药，如珍珠、牛黄、熊胆等；不溶于水的矿物中药，如硫黄粉、琥珀粉、龙骨粉、赤石脂粉等；植物中药，如血竭粉、乳香、没药、冰片、樟脑等，先用植物油、液状石蜡分散后，在基质60～45℃时加入，搅拌均匀。

（三）调配制剂

中药配方颗粒比例，折算饮片比例，是按袋上标明的相当于饮片X克折算的，通常占调配制剂总量5%～30%之间，最高可达50%，如调配50%百部酊，所有处方仍按相当于饮片用量，括号内为配方颗粒量（袋），调配制剂是按袋上标明的实际重量的，依据中药药性、病证、配伍而异，具体比例要通过试验结果而定。在调配前处方换成相当饮片量和配方颗粒量。

洗剂（汤药和混悬型洗剂），按外用制剂处方单味药量，以成品标定的比例折算使用量，将中药配方颗粒分别投放在水中，加热至90～100℃，达到溶解度最大化。必要时过滤（混悬型洗剂无须过滤，洗剂中成分起治疗作用，例如炉甘石洗剂）。

乳剂、水性软膏、膜剂、涂剂等凡配制中需要用纯化水的制剂，将计算比例后的溶于水的中药配方颗粒投放在白桦树汁中，加热至90～100℃完全溶解，过滤取药液，制成所需要的水相量，按各型调配技术分别制成乳液、乳膏、水性软膏、涂膜、凝胶等制剂。不溶于水或贵重中药配方颗粒极细粉加丙二醇、甘油或液状石蜡分散后加入。

软膏、糊剂制剂，先将中药配方颗粒干燥，过120目筛，混匀，制成极细粉，备用，分别加入软膏、糊剂基质中，制成相应制剂。

药油，加热90～100℃消毒灭菌，降至60～45℃时，按比例折算后的中药配方颗粒极细粉直接投放在药油中，搅拌均匀。中药配方颗粒加油中沉淀，用前摇匀。饮片做成的油剂强于颗粒油剂。

油性软膏，先制作软膏基质，或将软膏基质化开，在60～45℃时，按比例后折算的中药配方颗粒极细粉直接投放在软膏中，搅拌均匀。

醋剂，中药配方颗粒先加水加热溶解，加醋中制成醋剂，必要时过滤取药汁。

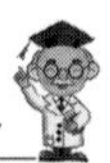

散剂，先计算处方的药味，数量，在散剂中所占比例，赋形剂（氧化锌、炉甘石、滑石粉等），中药配方颗粒先制在极细粉，与赋形剂混合均匀，干燥、粉碎、过120目筛，即得。

乙醇（酒）制剂，包括酊剂、酒剂、搽剂。先计算制剂总量，取20%～30%白桦树汁，加入折算后中药配方颗粒，加热至90～100℃溶解，加入乙醇或高度白酒至全量（100%），搅匀，充分溶解，过滤（真空过滤最佳）除去糊精等辅料，即成相应制剂。中药配方颗粒加乙醇中沉淀，取上清液外用。饮片做成的乙醇制剂强于颗粒乙醇制剂。

调配示例：百部酊，调配50%百部酊，百部颗粒每袋1 g，相当于10 g，

【配方】 百部（相当于饮片量）50 g（颗粒5袋），纯化水30 ml，乙醇加至100 ml。

【制法】 取百部（相当饮片量）50 g（配方颗粒5袋）加纯化水30 ml，加热至90～100℃溶解，搅拌1 min，俟完全溶解，加乙醇至100 ml，搅拌均匀，过滤取药液，再补加乙醇至100 ml，即得。

四、注意事项

原料药物与辅料应均匀混合。含药量小或含毒、剧毒药的颗粒剂，应根据原料药物的性质采用适宜方法使其分散均匀。

除另有规定外，中药饮片应按各品种项下规定的方法进行提取、纯化、浓缩成规定的清膏，采用适宜的方法干燥并制成细粉，加适量辅料（不超过干膏量的2倍）或饮片细粉，混匀并制成颗粒也可将清膏加适量辅料（不超过清膏量的5倍）或饮片细粉，混匀并制成颗粒。

凡属挥发性原料药物或遇热不稳定的药物在调配过程应注意控制适宜的温度条件，凡遇光不稳定的原料药物应遮光操作。

除另有规定外，挥发油应均匀喷入干燥颗粒中，密闭至规定时间或用包合等技术处理后加入。

根据需要颗粒剂可加入适宜的辅料，如稀释剂、黏合剂、分散剂、着色剂和矫味剂等。

颗粒剂应干燥，颗粒均匀，色泽一致，无吸潮、软化、结块、潮解等现象。

颗粒剂的微生物限度应符合要求。

根据原料药物和制剂的特性，除来源于动、植物多组分且难以建立测定方法的颗粒剂外，溶出度、释放度、含量均匀度等应符合要求。

除另有规定外，颗粒剂应密封，置干燥处贮存，防止受潮。生物制品原液、半成品和成品的生产及质量控制应符合相关品种要求。

（李元文　马振友　张占学　付　蓉　闫志翻）

（**本章编审**：艾儒棣　邓丙戌　马振友　李元文）

外用中药篇

第四章　常用中药与鲜药

中药是在中医理论指导下应用的药物。包括中药材、饮片、提取物和中成药。外用中药系外用中药制剂的基础。使用外用中药，医药工作者应在中医理论指导下进行，配方中体现中医辨证论治的特点，掌握中药的性味归经，按中药的君臣佐使组方。

本章扼要地介绍了140种常用外用中药的药名、来源成分、性味归经、功效主治、用法，还介绍了每味中药的化学成分。并对外用中药按现代医学药理作用进行分类，汇成一览表，以期中药外用制剂组方配药既遵循中医辨证论治，又与现代药学理论相结合，体现中西医结合特点和配制操作的科学性、便捷性、实用性。

第一节　常用外用中药

人参[典]

Radix Et Rhizoma Ginseng

【别名】　棒槌，土精，大力参，山参，园参等。

【来源成分】　五加科植物人参的干燥根。现代工艺制成人参皂苷溶液、粉剂。含人参皂苷、人参烯、人参二醇、人参三醇、有机酸和酯、挥发性成分、甾醇及其苷、维生素、微量元素、黄酮类、氨基酸和肽类、葡萄糖、果糖、麦芽糖、人参三糖等多种成分。

【性味归经】　甘、微苦，平。归脾、肺、心经。

【功效作用】　大补元气，复脉固脱，补脾益肺，生津止渴，安神增智，驻颜润肤，乌发生发，润发泽毛。有抗衰老、抗氧化、扩张血管、润泽皮肤、增强免疫功能作用。

【临床应用】　人参制成外用制剂及化妆品，可使皮肤光滑、增白、有弹性、延缓衰老，使头发乌亮光泽。用于护肤、生发，治疗雄激素性秃发、斑秃、黄褐斑、手足皲裂等。外用适量。

【剂型调配】　调配酊剂、乳膏、乳液。广泛制成各类化妆品。

儿茶[典] Catechu

【别名】　孩儿茶，黑儿茶，方儿茶。

【来源成分】　豆科植物儿茶树干的浸膏，或茜草根植物儿茶钩藤幼枝及叶所煎取的浸膏。含儿茶鞣酸、儿茶表素、儿茶素等。

【性味归经】　苦、涩，微寒。归肺经。

【功效作用】　清热收湿，生肌敛疮，止血定痛。有抑菌作用。

【临床应用】　主治口疮、溃疡、脓疱疮等。

【剂型调配】　调配散剂、汤药，散剂水调、油调外敷，或水煎药浴。

三七[典]

Radix Et Rhizoma Notoginseng

【别名】　旱三七，参三七，田七，山漆，血参，金不换等。

【来源成分】 五加科植物参三七的根茎。含三七皂苷、黄酮苷，槲皮素，槲皮苷，β-谷甾醇等。

【性味归经】 甘、微苦，微温。归肝、胃经。

【功效作用】 散瘀止血，消肿定痛，延年驻颜。有止血、活血、抗凝作用，能滋润和清洁皮肤。

【临床应用】 主治各种出血、蛇伤、毒虫咬伤、虫咬皮炎、黑变病、黄褐斑等。外用适量。

【剂型调配】 调配软膏、粉剂、乳膏、凝胶等。

土大黄 Rumex Patientia

【别名】 羊蹄根，峪黄，芋大黄。

【来源成分】 蓼科酸模属植物土大黄的根茎。含大黄素、大黄酚。

【性味归经】 苦、辛，寒。

【功效作用】 清热解毒，杀虫治癣。对革兰阳性菌、多种真菌均有抑制作用。

【临床应用】 主治湿疹、皮炎、慢性单纯性苔藓、银屑病、手足癣等。外用适量。

【剂型调配】 调配 5%～10%溶液、酊剂、软膏等，或与其他药物配伍。

土贝母[典]

Rhizoma Bolbostemmates

【别名】 假贝母。

【来源成分】 葫芦科植物土贝母的干燥地下块茎。含甲、乙、丙 3 种土贝母皂苷、蛋白质、淀粉、有机酸等。

【性味归经】 苦，寒。归脾、肺经。

【功效作用】 散结，解毒，消肿，行滞软坚，除湿敛疮。有抗病毒作用。

【临床应用】 主治尖锐湿疣、寻常疣、扁平疣。外涂、洗患处。

【剂型调配】 调配 10%酊剂、洗剂。

土荆皮[典]

Cortex Pseudolaricis

【别名】 土槿皮，木槿皮，川槿皮，金针松。

【来源成分】 松树科植物金针松的干燥根皮或近根的树皮，或锦葵科植物木荆树干燥茎皮。主含槿酸和黏液质。

【性味归经】 辛、温；有毒。归肺、脾经。

【功效作用】 杀虫解毒，利湿止痒。有抗真菌、止痒作用。

【临床应用】 主治手足癣、股癣、瘙痒症、湿疹等。外用适量。

【剂型调配】 调配 10%～50%酊剂、溶液。

大风子

Hydnocarpus Anthelmintica Pierre

【别名】 大枫子。

【来源成分】 大风子科植物的种子。大风子油含大风子酸及副枫子酸。

【性味归经】 辛、热；有毒。

【功效作用】 祛风燥湿，攻毒杀虫。有抗细菌、杀虫、止痒作用。

【临床应用】 主治麻风溃疡、酒渣鼻、银屑病、慢性单纯性苔藓等。

【剂型调配】 调配烟熏剂，烟熏患处，油涂患处。

大青叶[典] Folium Isatidis

【别名】 大青。

【来源成分】 十字花植物菘蓝的干燥叶。含黄酮类、靛苷、黄色素鞣质、靛红烷等。

【性味归经】 苦，大寒。归心、胃、肺经。

【功效作用】 清热解毒，杀虫，凉血消

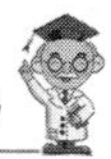

斑，既能清心胃热毒，又能泻肝胆实火；有抗细菌作用，对金黄色葡萄球菌、溶血性链球菌有抑制作用，对痢疾杆菌有杀菌作用，能降低兔的毛细血管通透性，并有抗病毒作用。

【临床应用】 可治疗湿热疫毒、喉痛、丹毒等症。有消肿止痛之效，主治急性炎性肿块，扁平疣、寻常疣等病毒性皮肤病。

【剂型调配】 调配软膏。鲜大青叶捣烂外敷患部。

大青盐[典] Hatitum

【别名】 青盐，石盐，胡盐，戎盐。

【来源成分】 卤化物类石盐结晶体，菱形结晶，直径 0.5～1.5 cm。主含氯化钠。

【性味归经】 咸、微涩苦。归心、肾、膀胱经。

【功效作用】 清热凉血，滋阴降火，消炎止血。外用适量。

【临床应用】 用于尿血，吐血，齿舌出血，目赤肿痛，风眼烂弦，牙痛，大便秘结。

【剂型调配】 调配汤药、丹药。做药浴、炼丹原料。

大黄[典] Radix et Rhizoma Rhei

【别名】 川军，锦纹大黄，黄皮，蛋吉，马蹄大黄，火参，黄良，肤如。

【来源成分】 蓼科植物掌叶大黄或唐古大黄的干燥根茎。含大黄酚、大黄素、大黄酸、芦荟大黄素、大黄素甲醚、蒽醌化合物、大黄鞣质、脂肪酸、草酸钙、葡萄糖、果糖和大量淀粉、番泻苷。

【性味归经】 苦，寒。归脾、胃、肝、心包、大肠经。

【功效作用】 清热利湿，凉血解毒。广谱抗菌，对多数皮肤细菌、真菌有抑制作用。

【临床应用】 主治急性湿疹、脓疱疮、痤疮、下肢溃疡、癣等。外用适量。

【剂型调配】 调配溶液、软膏、油膏剂、酊剂。

山豆根[典]

Radix Et Rhizoma Sophorae Tonkinensis

【别名】 广豆根，越南槐。

【来源成分】 豆科植物越南槐的干燥根茎，含苦参碱；豆科属植物木兰的干燥根。

【性味归经】 苦、寒；有毒。归心、肺、胃、大肠经。

【功效作用】 清热解毒，消炎消肿，止痛杀虫。有抗病毒、抗肿瘤作用。

【临床应用】 主治寻常疣、扁平疣、传染性软疣等。外涂患处。

【剂型调配】 调配溶液、酊剂。

山慈姑[典]

Pseudobulbus Cremastrae Seu Pleiones

【来源成分】 兰科植物杜鹃兰、独蒜兰的干燥假鳞茎。

【性味归经】 甘、微辛，寒；有小毒。归肝、胃经。

【功效作用】 消肿，散结，化痰，解毒。

【临床应用】 主治痈疽疔肿、瘰疬、喉痹肿痛，蛇、虫、狂犬咬伤。

【剂型调配】 调配散剂，磨汁涂或研末调敷。

千里光

Senecio Scandens Buchham

【别名】 千里及，千里急，千里明，黄花演，黄花草，眼明草，九里光，九里明等。

【来源成分】 菊科植物千里光的全草。全草含大量的毛茛黄素、菊黄质及少量的倍他胡萝卜素，还含有生物碱、挥发油、黄酮苷、油质、酚类等。花含类酮胡萝卜素。

【性味归经】 苦，寒。归肺、肝、大肠经。

【功效作用】 清热解毒，明目，杀虫，止痒。有抗细菌、抑菌作用。

【临床应用】 主治湿疹、脓疱疮、手足癣、尿布皮炎等。外用适量。

【剂型调配】 调配5%～10%溶液、软膏、糊剂、酊剂、浴液等。

天花粉[典] Radix Trichosanthis

【别名】 花粉，栝楼根。

【来源成分】 葫芦科植物栝楼的干燥块根。含多量淀粉、蛋白质及皂苷等。

【性味归经】 微苦、辛，温；有毒。归肺、肝、脾经。

【功效作用】 清热生津，排脓消肿。有抗细菌作用。

【临床应用】 提取物润肤、护肤、护发。主治疖、毛囊炎、脓疱疮、皮肤黑斑等。用于护肤、护发用化妆品。

【剂型调配】 调配粉剂、软膏，提取物调配乳膏。

木贼[典] Herba Equiseti Hiemalis

【别名】 节股草，节节草。

【来源成分】 木贼科植物木贼的干燥地上部分。含硅酸、木贼酸、脂肪油、树脂等。

【性味归经】 甘、苦，平。归肺、肝、胆经。

【功效作用】 收敛止血。有抗病毒作用。

【临床应用】 主治扁平疣、寻常疣、传染性软疣等。

【剂型调配】 调配汤剂，配香附、山豆根、板蓝根，煎汤熏洗。

木鳖子[典] Semen Momordicae

【别名】 木别子，土木鳖等。

【来源成分】 葫芦科植物木鳖的干燥成熟种子，含木鳖子素。

【性味归经】 苦、微甘，温；有毒。归肝、脾、胃、大肠经。

【功效作用】 散结消肿，解毒，攻毒疗疮，生肌。

【临床应用】 主治疖、瘰疬、干癣、秃疮、皮肤癌等。

【剂型调配】 调配散剂、软膏、膏药，散剂油或醋调敷，或调配软膏。

五倍子[典] Calla Chinensis

【别名】 五倍子，文蛤，分角倍，肚倍，独角倍。

【来源成分】 漆树科植物盐肤木或青麸杨叶上干燥虫瘿，即五倍子蚜虫寄生所形成的囊状赘生物。含五倍子鞣酸、没食子酸、树脂、淀粉等。

【性味归经】 酸、涩，寒。归肺、肾、大肠经。

【功效作用】 敛汗止血，收湿敛疮。有抗细菌、抗真菌、收敛、软化瘢痕作用。

【临床应用】 主治湿疹、手足癣、痈疖、慢性单纯性苔藓、瘢痕疙瘩等。

【剂型调配】 调配溶液、粉剂、软膏、黑布膏药。

水银 Mercury

【别名】 汞。

【来源成分】 是常温常压下唯一以液态存在的金属。银白色闪亮的重质液体，化学性质稳定，不溶于酸也不溶于碱。汞常温下即可蒸发，汞蒸气和汞的化合物多有剧毒。

【性味归经】 辛，寒；有大毒。

【功效作用】 攻毒杀虫，解毒敛疮。

【临床应用】 主治疥癣、梅毒、恶疮肿毒、麻风。

【剂型调配】 调配膏剂、熏药、丹剂。

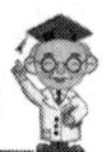

水蛭[典] Hirudo

【别名】 马蟥，马鳖，肉钻子，马蛭，马鳖。

【来源成分】 水蛭科动物医蛭、蚂蟥（宽体金线蛭）、柳叶蚂蟥（尖细金线蛭）的干燥全体。含氨基酸、微量元素。新鲜水蛭的唾液中的提取物含有水蛭素、组胺样物质、肝素、抗血栓素等。

【性味归经】 咸、苦，平；有小毒。归肝经。

【功效作用】 破血，逐瘀，通经。水蛭素有抗凝血、抑制血小板聚集、溶解血栓、扩张血管作用。

【临床应用】 主治冻疮、湿疹、皮炎、斑秃、痤疮、面部毛细血管扩张症等。提取的水蛭素在医药、化妆品中得到广泛应用。

【剂型调配】 调配溶液、乳膏剂、乳液。

牛黄[典] Calculus Bovis

【来源成分】 牛的胆囊、胆管及肝管中的结石。

【性味归经】 苦，凉。归肝、心经。

【功效作用】 清心，镇惊，利胆，化痰。

【临床应用】 治疗热病神昏，颤语，癫痫发狂，小儿惊风抽搐，牙疳，喉肿，口舌生疮，痈疽，疔毒。撒布或调敷。

【剂型调配】 调配散剂、膏药、丹剂。

升麻[典] Rhizoma Cimicifugae

【来源成分】 毛茛科植物升麻，兴安升麻，大三叶升麻的根状茎。

【性味归经】 辛、甘，微寒。归肺、脾、大肠、胃经。

【功效作用】 升阳，发表，透疹，解毒。

【临床应用】 主治疫疠、头痛、寒热、咽痛、口疮、斑疹不透、中气下陷、久泻久痢、痈肿疮毒等。研末调敷，煎水漱或淋洗。

【剂型调配】 调配汤药、散剂。

丹参[典] Radix Et Rhizoma Salviae

【别名】 赤参，紫丹参，红根，活血根，靠山红，血参根。

【来源成分】 唇形科植物丹参的干燥根及根茎。现代工艺提取有效成分，制成粉剂、浸膏、溶液。含丹参酮 I、丹参酮 II_A、丹参酮 II_B、隐丹参酮、丹参新酮、丹参醇、丹参酸、原儿茶酸、原儿茶醛、丹参素、维生素、微量元素等多种成分。

【性味归经】 苦，微寒。归心、肝经。

【功效作用】 祛瘀止痛，活血调经，养心除烦，凉血消痈，改善微循环，降低血黏稠性，抗炎润肤，生发乌发。对革兰阳性菌、痤疮棒状杆菌有抑制作用。改善微循环，促进黑色素生成，补充微量元素，止痒祛屑，促进头发生长，防止白发、黄发、头发干燥。

【临床应用】 主治痤疮、黄褐斑、斑秃、雄激素性秃发、银屑病等。

【剂型调配】 调配酊剂、乳膏、软膏、头油、发乳、香波，护肤、祛粉刺、祛斑化妆品。

乌梅[典] Fructus Mume

【别名】 酸梅，乌梅肉。

【来源成分】 蔷薇科植物梅的干燥近成熟的果实。入外治药均去核取肉，生用，或炙为炭用。含枸橼酸、苹果酸。

【性味归经】 酸、涩，平。归肝、脾、肺、大肠经。

【功效作用】 软坚消肿，敛疮蚀肉，止血杀虫。有抗细菌、抗真菌、抗过敏、腐蚀作用。

【临床应用】 主治胼胝、鸡眼、扁平疣、寻常疣等。

【剂型调配】 调配酊剂、软膏、溶液。

巴豆[典] Fructus Crotonis

【别名】 江子。

【来源成分】 大戟科植物巴豆的种子。主含巴豆油、巴豆毒蛋白、巴豆苷、巴豆树脂等。

【性味归经】 辛、热;有大毒。归胃、大肠经。

【功效作用】 蚀疮败毒。涂于皮肤发疱,腐蚀皮肤黏膜。

【临床应用】 主治疥癣、疣、痣等。

【剂型调配】 调配散剂、油剂、软膏、糊剂。

甘草[典]

Radix Et Rhizoma Glycyrrhizae

【别名】 国老,甜草,美草,蜜甘,粉草,棒草。

【来源成分】 豆科植物甘草、胀果甘草、光果甘草的干燥根及根茎。用现代工艺提取有效成分,制成溶液、浸膏、单体。含甘草甜素、甘草酸、甘草酸二钾、甘草次酸、甘草酸苷、甘草多糖、甘草黄酮、维生素、微量元素等。

【性味归经】 甘,平。归心、肺、脾、胃经。

【功效作用】 补脾益气,清热解毒,祛咳止痰,调和诸药。具有糖皮质激素样作用,抗炎、抗过敏、抗菌、抗病毒、润肤。甘草甜素对某些毒物有类似葡萄糖醛酸的解毒效用。甘草有广泛的药用功能,还有中和、解除或降低化妆品的有毒物质,防止其他添加剂的毒性和过敏反应,具有免疫抑制和免疫增强双相作用,防晒、增白、调理、抗过敏、止痒、护肤、生发。

【临床应用】 用于皮炎、湿疹、皲裂、皮肤溃疡等。

【剂型调配】 调配汤剂、酊剂、乳膏、糊剂、油剂、散剂等,提取物广泛用于膏霜、乳液、水、露、浴液各类外用药及化妆品中。

艾叶[典]

Folium Artemisiae Argyi

【别名】 蕲艾,艾蒿,香艾。

【来源成分】 菊科植物艾的干燥叶,经炮制后称艾绒。

【性味归经】 苦、辛,温;有小毒。归肝、脾、肾经。

【功效作用】 温经散寒,除湿杀虫,止痛止痒。有抗细菌、抗真菌、驱虫、杀虫作用。

【临床应用】 主治湿疹、外阴瘙痒、阴道炎等。

【剂型调配】 调配艾条,灸法治疣;调配溶液熏洗;调配烟熏剂,烟熏消毒杀虫。

石菖蒲[典]

Rhizoma Acori Tatarinowii

【别名】 菖蒲,石菖,水剑草,昌阳。

【来源成分】 天南星植物石菖蒲的干燥根茎。根中含有精油(菖蒲酮),油中主要成分为细辛脑。

【性味归经】 甘、苦,温。归心、胃经。

【功效作用】 散痈肿,杀诸虫,和血脉,泽皮肤。

【临床应用】 主治头疮、痈疽发背、阴汗湿痒、脓窠疥疮、阴虱疮。

【剂型调配】 调配溶液,洗浴患处;生菖蒲捣烂贴之;鲜菖蒲根捣烂涂搽或根磨细粉涂擦外用,亦治齿痛、齿龈出血;菖蒲末,油调敷之或煎石菖蒲汤洗患处。

石榴皮[典]

Pericarpium Granati

【别名】 石榴果皮。

【来源成分】 石榴科植物石榴的干燥果皮。含鞣质、色素及微量生物碱。

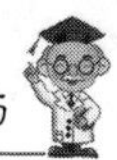

【性味归经】　味酸、涩，温。归大肠经。

【功效作用】　收敛止血。有抑制细菌、真菌作用。

【临床应用】　主治湿疹、皮炎、手足癣伴糜烂、渗出皮损。

【剂型调配】　调配汤剂，洗浴患处。

石膏[典] Gypsum Fibrosum

【别名】　软石膏，白虎，细石，细理石。

【来源成分】　含硫酸钙的矿石。含硫酸钙、无水硫酸钙、硫酸铁、硫酸镁等。

【性味归经】　辛、甘，大寒。归肺、胃经。

【功效作用】　清热，消肿毒。

【临床应用】　主治湿疹、皮炎。

【剂型调配】　调配溶液、洗剂、散剂、面膜、软膏、糊剂。

龙骨 Os Draconis

【别名】　分花龙骨，土龙骨。

【来源成分】　古代哺乳动物象类、犀类、三趾马等的骨骼化石。主含碳酸钙、磷酸钙，次含铁、钾、钠、氯、硫酸盐等。

【性味归经】　涩、甘，平。归肝、胆、心、肾经。

【功效作用】　收湿敛疮，止血生肌。有促进血凝、降低毛细血管通透性、抗过敏作用。

【临床应用】　主治湿疹、皮炎、皮肤溃疡等。

【剂型调配】　煅龙骨调配粉剂、软膏。

生姜[典] Rhizoma Zingiberis Rwxens

【别名】　姜，白姜，川姜等。

【来源成分】　姜科植物姜的新鲜根茎。不规则块状，略扁，具指状公枝，表面黄褐色，质脆，易折断。气香特异，味辛辣。挥发油中含姜醇、姜烯、沉香萜醇、右旋龙脑等。

【性味归经】　辛，温。归肺、脾、胃经。

【功效作用】　解表散寒，止痒杀虫。有抗细菌、生发、扩张局部毛细血管作用。

【临床应用】　主治伤寒头痛、鼻塞、咳逆上气，止呕吐。皮肤科用于生发，治疗脱发症、白癜风。

【剂型调配】　外用鲜姜蘸硫黄治疗白癜风，调配酊剂，主治斑秃。

白及[典] Rhizoma Bletillae

【别名】　白芨。

【来源成分】　兰科植物白及的干燥块茎。用现代工艺制成提取液、浸膏。含白及胶、葡萄糖、挥发油、黏液质等。

【性味归经】　苦、甘、涩，寒。归肝、肺、胃经。

【功效作用】　收敛，生肌，止血，祛斑。有抑菌、防治皲裂作用。

【临床应用】　主治创伤、痈肿疮疡、手足皲裂、烫伤、黑变病、黄褐斑等。

【剂型调配】　调配粉剂、软膏、涂膜剂、乳剂。

白芍[典] Radix paeoniae Alba

【别名】　芍药，白芍药，杭白芍。

【来源成分】　毛茛科植物芍药的干燥根。圆柱形，平直或稍弯曲，两端平截。含挥发油、苯甲酸、芍药苷、牡丹酚、芍药花苷、脂肪油、树脂、鞣质、糖、淀粉、黏液质、蛋白质、β-谷甾醇、三萜类等。

【性味归经】　苦、酸，微寒。归肝、脾经。

【功效作用】　养血柔肝，缓急止痛，敛阴收汗。有解痉、抗菌、解热、消炎、镇痛、镇静、润肤、祛斑、增白作用。

【临床应用】　主治黄褐斑、痤疮等。

【剂型调配】　调配酊剂、霜剂、祛斑剂。

白芷[典]

Radix Angelicae Dahuricae

【别名】 祁白芷,禹白芷,香白芷,杭白芷,川白芷。

【来源成分】 伞科植物白芷或杭白芷的干燥根。用现代工艺提取白芷液、粉、浸膏。含呋喃香豆素及其衍生物、挥发油、白芷素、白芷醚。

【性味归经】 辛,温。归肺、胃、大肠经。

【功效作用】 散风除湿,润肤祛斑,消肿排脓。呋喃香豆素有光敏作用;挥发油有抗细菌作用,对大肠杆菌、绿脓杆菌、葡萄球菌等有抑制作用;润泽皮肤,有祛斑、抗衰老作用。由于复杂的成分,为光敏祛斑双相药,低浓度水提物用于祛斑,晚上用较安全,避免光敏性,高浓度酊剂用于增色,白天用。

【临床应用】 主治痤疮、白癜风、银屑病、湿疹、雀斑、黄褐斑、脂溢性皮炎等。

【剂型调配】 调配面膜、溶液、酊剂、乳膏、洗发香波等。

白花蛇舌草

Oldenlandia Diffusa Roxb

【来源成分】 茜草科植物白花蛇舌草的干燥全草。

【性味归经】 苦,甘,寒。归胃、大肠、小肠经。

【功效作用】 清热利湿,解毒。

【临床应用】 治肺热喘咳,扁桃体炎,咽喉炎,阑尾炎,痢疾,黄疸,盆腔炎,附件炎,痈肿疔疮,毒蛇咬伤,痤疮。

【剂型调配】 调配汤剂、糊剂,捣敷或煎汤洗。

白附子[典] Rhizoma Typhonii

【别名】 禹白附,独角莲,鸡心白附,关白附。

【来源成分】 天南星植物独角莲干燥块茎。含谷甾醇、葡萄糖苷、肌醇、黏液质、皂苷等。

【性味归经】 辛、温;有毒。归胃、肝经。

【功效作用】 祛风化痰,止痉止痛,解毒,散结,止痛,润肤白面,灭瘢除黯。20%乙醇提取物对酪氨酶活性最强,抑制率可达96.35%。

【临床应用】 主治痈肿疮疖、黑斑、黄褐斑、痤疮、雀斑等。

【剂型调配】 调配粉剂、软膏、乳剂。

白矾[典] Alumen

【别名】 明矾,矾石,石涅,羽涅,理石。

【来源成分】 天然白矾石加工提炼的结晶体。不规则块状或粒状,无色或淡黄色,透明或半透明。含水硫酸铝钾,煅后则失去结晶水,称枯矾。

【性味归经】 酸、极涩,寒;有毒。归脾、肺、肝、大肠经。

【功效作用】 外用解毒杀虫,燥湿止痒;内服止血止泻,祛除风痰。有收敛、止汗、杀菌、止血、防腐作用。

【临床应用】 主治湿疹、皮炎、手足癣、臭汗症等,预防稻田皮炎。

【剂型调配】 调配2%~10%粉剂、溶液、醋剂、粉剂、软膏等。

白蔹[典] Radix Ampelopsis

【别名】 白根。

【来源成分】 葡萄科植物白蔹的干燥根。含黏液质、淀粉、苷类、甾醇类等。

【性味归经】 苦,微寒。归心、胃经。

【功效作用】 清热解毒,消痈散结,敛疮生肌,润肤泽面。对真菌、金黄色葡萄球菌有抑制作用,刺激皮脂腺分泌。

【临床应用】 主治冻疮、手足皲裂、痤

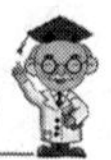

疮、下肢溃疡、老年皮肤瘙痒症、黑变病等。

【剂型调配】 调配面膜、汤药、乳剂、油膏、软膏等。

白鲜皮[典] Cortex Dictamni

【别名】 北藓皮，白藓皮，白膻，白羊鲜，八股牛。

【来源成分】 芸香科植物白鲜的干燥根皮。含白鲜碱、白鲜内酯、谷甾醇、黄柏酮、胆碱、皂苷、挥发油等。

【性味归经】 苦，寒。归胃、脾、膀胱经。

【功效作用】 清热燥湿，祛风解毒。有抗过敏、抗真菌、止痒抗炎作用。

【临床应用】 主治湿疹、手足癣、皮肤瘙痒症等。

【剂型调配】 调配溶液、粉剂、软膏、酊剂、浴液。

半边莲[典]

Herba Lobeliae Chinensis

【来源成分】 桔梗科植物半边莲的干燥全草。

【性味归经】 辛，寒。归心、小肠、肺经。

【功效作用】 利水消肿，清热解毒。

【临床应用】 主治黄疸、水肿、鼓胀、泄泻、痢疾、蛇咬伤、疔疮、肿毒、湿疹、癣疾、跌打扭伤、肿痛。

【剂型调配】 鲜品捣汁、捣敷。

半枝莲[典]

Herba Scutellariae Barbatae

【来源成分】 唇形科植物半枝莲的干燥全草。

【性味归经】 辛、苦、寒。归肺、肝、肾经。

【功效作用】 清热解毒，散瘀止血，定痛抑癌。

【临床应用】 主治吐血，衄血，血淋，赤痢，黄疸，咽喉疼痛，肺痈，疔疮，瘰疬，疮毒，癌肿，跌打刀伤，蛇咬伤。

【剂型调配】 鲜品捣汁、捣敷。

半夏[典] Rhizoma Pinelliae

【别名】 羊眼半夏，京半夏。

【来源成分】 天南星科植物半夏的干燥块茎。含辣性物、半夏蛋白、苷类、酚类，尚含有 16 种氨基酸、脂肪酸，18 种无机元素、生物碱等。

【性味归经】 辛、温；有毒。归脾、胃、肺经。

【功效作用】 燥湿化痰，散结消肿，杀虫止痒。有抗炎、抗肿瘤、扩张毛细血管、改善局部新陈代谢作用。

【临床应用】 主治鸡眼、寻常疣、跖疣、蝎蜇伤、痈、疖、毛囊炎等。

【剂型调配】 生品适量外用，调配粉剂、溶液、油剂、酊剂、软膏。

母菊 Matricaria Rectita

【别名】 欧药菊，洋甘菊。

【来源成分】 菊科植物母菊属的花或全草。分布于亚洲、欧洲以及中国大陆的新疆等地。是国内外广泛使用的植物药，欧洲列为百种植物药之一。全草含挥发油，芹菜素-7-葡萄糖苷、槲皮黄苷、蓝香油薁等多种黄酮类；花中黏液质由半乳糖醛酸、半乳糖、木糖、阿拉伯糖、葡萄糖、鼠李糖组成。

【性味归经】 甘，平。

【功效作用】 祛风解表，清热利湿。有消炎、抗氧化、抗组胺、抗过敏、局部麻醉、解痉、解毒、防晒、保湿润肤作用。改善血管破裂现象，修复血管，恢复与增强血管弹性，改善皮肤对冷热刺激的敏感度。

【临床应用】 防晒、润肤、抗过敏。

【剂型调配】 调配膏霜、乳液、浴液、露剂。

地肤子[典] Fructus Kochiae

【别名】 扫帚子，地葵，地麦，益明，落帚子。

【来源成分】 藜科植物地肤的成熟果实。含三萜皂苷、脂肪油、生物碱、黄酮、维生素 A。

【性味归经】 辛、苦，寒。归肾、膀胱经。

【功效作用】 清热利湿，祛风止痒。有抗组胺、抑菌、抑真菌作用。

【临床应用】 主治湿疹、皮炎、痱子、念珠菌性阴道炎等。

【剂型调配】 调配汤剂、沐浴剂、乳膏。

地榆[典] Radix Sanguisorbae

【别名】 白地榆，赤地榆，紫地榆，生地榆。

【来源成分】 蔷薇科植物地榆的干燥根。制成提取液、粉、浸膏。含地榆皀苷、地榆糖苷、鞣质等。

【性味归经】 苦、酸、涩，微寒。归肝、大肠经。

【功效作用】 凉血止血，清热解毒，消肿敛疮。有抗炎、抗菌作用。

【临床应用】 主治湿疹、皮炎、足癣、烧伤等。

【剂型调配】 调配汤剂、粉剂、油剂、软膏、涂膜、花露水。

芒硝[典] Natrii Sulfas

【别名】 苦硝，焰硝，火硝，地霜，生硝，北帝玄珠。

【来源成分】 硫酸盐类矿物芒硝族芒硝，经加工精制而成的结晶体。天然硫酸钠矿，水溶加热煎炼，沉于下面成块，称朴硝(上硝)。浮于上如锋芒者称芒硝；如生牙似主角呈六角形，纵横玲珑者称马牙硝；经风化干燥制成玄明粉。本品为棱柱状或不规则形块状及粒状。无色透明或类白色半透明。质脆，易碎，可溶于水、稀乙醇、甘油、无臭。

【性味归经】 性寒，味咸、辛，微苦。归胃、大肠、三焦经。

【功效作用】 软坚散结，清火消肿。

【临床应用】 外用配制散剂治疗鹅口疮和漆皮炎。水调硝末可涂丹毒。

【剂型调配】 调配散剂、溶液、油膏、硬膏、丹剂。

百部[典] Radix Stemonas

【别名】 百部根，大百部，百部草。

【来源成分】 百部科植物百部的干燥块根。含百部碱、原百部碱等。

【性味归经】 甘、苦，微温。归肺经。

【功效作用】 杀虫，灭虱，止痒。有抗细菌、抗真菌、抗病毒、杀疥虫、灭昆虫作用。

【临床应用】 主治虱病、疥疮、湿疹、足癣、皮肤瘙痒症、滴虫性阴道炎等。

【剂型调配】 调配 10%汤剂、20%～50%酊剂，软膏。

当归[典](Radix Angelicae Sinensis)

【来源成分】 伞形科植物当归的干燥根。用现代工艺制成提取液、浸膏、粉。含挥发性成分、糖类、维生素、棕榈酸、亚油酸、17 种氨基酸、20 多种微量元素等。

【性味归经】 甘、辛，温。归肝、心、脾经。

【功效作用】 补血活血，调经止痛，祛斑增白，润泽皮肤，美发固发。有抗细菌、抗炎，促进伤口愈合、扩张头皮及皮肤毛细血管、促进血液循环、滋润毛发、美白祛斑作用。抑制酪氨酸酶活性，减少黑色素形成，祛斑作用明显。

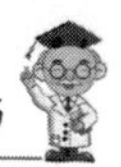

【临床应用】 主治皮肤瘙痒症、皲裂、鱼鳞病、面部黑变病、黄褐斑等。

【剂型调配】 调配溶液、软膏、油剂、乳膏剂。广泛用于化妆品，做添加剂，可制成面膜、乳液、浴液，用于美白、护肤、美发。

虫白蜡[典] Chinese Insect Wax

【别名】 白蜡，川蜡，雪蜡，中国蜡。

【来源成分】 主要产于四川，是寄生于女贞树和白蜡树上的一种雄昆虫所分泌的物质，所分泌之白蜡即将此虫之身体包，因多蜡虫相粘于一体，其所附着枝条即成白色棒状物，每年八九月间将其枝条切下，名为蜡花，在沸水中煮之，蜡即浮于水面，取出再加热融化，滤净，凝固即成，为白色或略带黄色之块状物，白色或略带黄色之块状物。其物理性质大致与蜂蜡相同，但较蜂蜡质硬且稍脆。因它是二十六羧酸与二十六碳一元醇酯化而成，含有少量的高级脂肪酸、高级一元醇和烃类物质。白色或淡黄色固体，有光泽。密度（15℃）：0.950～0.970 g/cm^3，熔点 80～85℃。不溶于水、乙醇和乙醚，易溶于苯。碘值：1.4，酸值：0.2～1.5，皂化值：70～93。

【性味归经】 甘，淡，温，无毒。

【功效作用】 生肌，润肤，止血，缓痛，杀虫。

【临床应用】 虫蜡与蜂蜡功用大致相同，蜂蜡生肌润肤较著，而溃疡久不收口时用虫蜡较佳。主治皲裂、浸润肥厚之皮损，也可用于治疗酒渣鼻、疥癣等疾病。对渗出、湿烂者忌用。

【剂型调配】 中药的原辅料。可作药物蜡皮、蜡灸，亦可作软膏、糊剂基质。

肉桂[典]

Cortrx Cinnamomi

【别名】 官桂，桂皮，牡桂，紫桂，玉桂，肉桂皮。

【来源成分】 樟科植物肉桂和大叶清化桂的干燥树皮。含桂皮醛、乙酸桂皮酯、苯甲醛、香豆素等多种成分。

【性味归经】 甘、辛，大热。归肾、脾、心、肝经。

【功效作用】 解阴寒凝结，通血脉，散瘀肿，生肌，排脓，止痛，止痒。有抑菌、扩血管、生发作用。

【临床应用】 主治冻疮、硬皮病、皮肤瘙痒症、斑秃等。

【剂型调配】 调配散剂、酊剂、溶液、油膏、硬膏。

朱砂[典] Cinnabaris

【别名】 辰砂，丹砂，朱辰砂。

【来源成分】 天然硫化汞矿石，主含硫化汞。

【性味归经】 甘，微寒；有毒。归心经。

【功效作用】 安神，定惊，解毒。有抑菌、杀虫作用。

【临床应用】 主治胼胝、鸡眼。

【剂型调配】 调配粉剂，宜用水飞法炮制。

血竭[典] Sanguis Draconis

【别名】 麒麟竭，骐竭，血结，血力花。

【来源成分】 棕榈科植物麒麟血树果实及树干提取的树脂。含血竭红素、血竭素、安息香酸、肉桂酸等。

【性味归经】 甘、咸，平。归心、肝经。

【功效作用】 祛瘀定痛，止血生肌。有止血、抗真菌作用。

【临床应用】 主治痈、皮肤溃疡、压疮、尖锐湿疣等。

【剂型调配】 调配散剂、软膏、油膏、膏药、药捻，大量气流粉碎，小量冷冻，用电动粉碎机粉碎 5 秒内，过筛，再粉碎，再过筛。高温黏附成块，做软膏时 45～60℃将下血竭细粉，边下药边搅匀。

冰片[典]

Borneolam Syntheticum

【别名】 合成龙脑，龙脑香，梅花脑，梅片，梅花冰片。

【来源成分】 龙脑科植物龙脑香树脂中析出的天然结晶性化合物，无色透明或白色半透明的片状松脆结晶，含右旋龙脑。由松节油与樟脑为原料经化学方法合成的龙脑，又称“梅片”，为透明或半透明的片状结晶，形似梅花瓣，整碎不一。色洁白，表面有如冰的裂纹。质松脆、可剥离薄片，手捻即粉碎、气清香，味辛凉。艾片为火香艾的鲜叶经水蒸气蒸馏、冷却所得的结晶，又称“艾粉”或“结片”。形味与梅片相同，唯手捻不易碎，具挥发性，燃烧有黑烟，露置日光中易氧化成樟脑。易溶于乙醇、乙醚、三氯甲烷，几不溶于水。冰片与乙醇 1∶0.7、与薄荷脑 1∶1、与液状石蜡或润肌油 1∶5共溶。

【性味归经】 辛、苦，微寒。归心、脾、肺经。

【功效作用】 消肿，搜风，杀虫，开窍，通经，止痛，止痒。有抗炎、抗菌、刺激、渗透作用。

【临床应用】 主治口疮、痈疽、湿疹、皮炎、癣、痱子。

【剂型调配】 与其他药物配伍可制成散剂、酊剂、乳膏、软膏，常用浓度 0.5%～2%。加工方法：①与薄荷脑、麝香草酚、苯酚研磨共溶，加少量滑石粉研匀，用等量递加法调配散剂；②冰片、乙醇等量溶解，即刻加入膏体中，用滑石粉等量递加法制成散剂；③冰片、液状石蜡共研溶分散，加入膏体中；④先将研钵微湿润，放冰片研细，再递加其他药粉助研，研极细为止，再递加粉剂研细，放电动粉碎机中搅拌混匀；④冷冻后放电动粉碎机中 30 秒内粉碎，时间过长与机器过热则结块。

红花[典] Flos Carthami

【别名】 草红花，红蓝。

【来源成分】 菊科植物红花的干燥花。含红花黄色素及红花苷。

【性味归经】 辛，温。归心、肝经。

【功效作用】 活血通经，散瘀止痛，散肿消斑。能通男子血脉，通妇人经水。对血管、肠管、气管平滑肌有不同程度的兴奋作用，对子宫有收缩作用，对冠状动脉有扩张作用。

【临床应用】 皮肤科临床常用红花治疗气滞血瘀，经络阻隔，凝聚肌肤血脉引起的皮肤病，可促进皮肤血液循环，预防压疮。外搽患处。

【剂型调配】 调配 1%酒剂或酊剂。调配软膏。

红粉[典]

Hydrargyri Oxydum Rubrum

【别名】 红升丹，京红粉，五灵升药，大红升，大升丹等。

【来源成分】 本品为红氧化汞(HgO)。是由以汞、火硝、白矾、雄黄等为主的矿物药，经用炼丹方法炼制而成的丹药，故称为丹，各家选用矿物药、炼制方法不同，因而药品名称各异。呈橙红色片状或粉状结晶，片状的一面光滑略具光泽，另一面粗糙。粉末橙色。质硬，性脆；气微；遇光颜色变深。

【性味归经】 辛；热；有大毒。

【功效作用】 拔毒，除脓，去腐，生肌。

【临床应用】 主治痈疽疔疮、梅毒下疳、一切恶疮、肉暗紫黑、腐肉不去、窦道瘘管、脓水淋漓、久不收口。

【剂型调配】 外用适量，研极细末，单用或与其他药味配成散剂或制成药捻插入疮口。调配膏药。

花椒[典] Periearpium Zanthoxyli

【别名】 川椒，蜀椒，秦椒，汉椒，点椒。

【来源成分】 芸香科植物青椒或花椒的干燥果实。紫红色花椒果皮称椒红，去皮种子称椒目，叶称椒叶。挥发油中含柠檬烯、植物甾醇、月桂烯、辣薄荷酮、芳樟醇、爱草脑等。

【性味归经】 辛，温。归脾、胃、肾经。

【功效作用】 杀虫止痒，温中止痛。有抗细菌、抑真菌、杀疥螨、扩血管、表面麻醉作用。

【临床应用】 主治慢性单纯性苔藓、皮肤瘙痒症、疥疮、癣、雄激素性秃发等。

【剂型调配】 调配散剂、酊剂、汤药。

苍术[典] Rhizoma Atractylodis

【别名】 茅术，山刺叶。

【来源成分】 菊科植物茅苍术或北苍术的干燥根茎。含维生素 A、D 及挥发油，油中含苍术醇、苍术酮。

【性味归经】 辛、苦，温。归脾、胃、肝经。

【功效作用】 燥湿健脾，祛风散寒，驻颜润肤，乌发黑发。

【临床应用】 主治湿疹、银屑病、脂溢性皮炎、扁平苔藓等。

【剂型调配】 调配汤药、酊剂、软膏。可作为化妆品的香料、防腐剂。

芦荟[典] Aloe

【来源成分】 百合科植物库拉索芦荟、好望角芦荟或同属近缘植物叶的液浓缩物。是多年生百合科肉质草本药食同源植物，是古老的中药，可生用，其提取物在医药、化妆品中得到开发、应用。可分别提取芦荟液、芦荟油、芦荟凝胶、芦荟素使用。①芦荟液是从其叶中由溶剂萃取而得，为半透明、灰白色至黄色液体，有特殊气味，能与甘油、丙二醇和低分子聚乙醇混合；②芦荟油是萃取其叶中的类脂部分而得，25℃时为透明绿色液体，含羽扇醇和胆甾醇、菜油甾醇和 β-谷甾醇；③芦荟凝胶是其叶内中心区的薄壁管状细胞生成的透明黏胶，含聚己糖，水解后生成等量的葡萄糖、阿拉伯糖、鼠李糖和木糖、6 种酶及多种氨基酸等，新鲜凝胶经精制即可应用；④芦荟素是其重要组成部分，是由三环蒽和芦荟大黄素-蒽酮衍生而成。

【性味归经】 苦，寒。归肝、胃、大肠经。

【功效作用】 收湿敛疮，润肤护发，防晒祛斑。有抗细菌消炎、润肤护肤、生发护发、防晒祛斑、祛痘润湿、促进皮肤新陈代谢、防止紫外线、修复皮肤作用，使皮肤滋润、毛发亮泽。

【临床应用】 主治痤疮、手足癣、皲裂、黄褐斑、雄激素性秃发、冻疮等。

【剂型调配】 可生用，亦可调配膏霜、乳液、浴液、香波、凝胶等外用药及化妆品。也用于液体载体，可容纳多种色料、蜡和树脂的掺合剂和增溶剂。

牡蛎[典] Concha Ostreae

【别名】 蚝壳。

【来源成分】 牡蛎科动物长牡蛎、大连湾牡蛎的贝壳。

【性味归经】 咸，微寒。归肝、胆、肾经。

【功效作用】 软坚散结，平肝潜阳，收敛固涩，除湿敛疮。

【临床应用】 主治瘰疬、瘿瘤、湿疹。

【剂型调配】 调配剂、软膏、油膏。研末干撒、调敷或作扑粉。

何首乌[典] Radix Polygoni Multiflori

【别名】 首乌，制首乌，地精，交藤，

夜合。

【来源成分】 蓼科植物何首乌的干燥块根。现代工艺制成粉剂、浸膏、溶液。含大黄酚、大黄泻素、大黄酸、大黄泻素甲醚、大黄酚蒽酮、卵磷脂、17 种游离氨基酸、大黄淀粉、脂肪等。

【性味归经】 苦、甘、涩，温。归肝、心、肾经。

【功效作用】 解毒消痈，乌须黑发，驻颜悦肤。增强免疫功能，抗皮肤老化，恢复皮肤细胞活力，增加皮肤弹性。营养发根，促使头发黑色素的生成。有防脱发、生发、黑发、祛屑、止痒作用。有护发、生发、乌发作用，能使头发易于梳理。

【临床应用】 养血滋阴，润肠通便，祛风解毒。主治血虚头昏目眩、心悸、失眠、肝肾阴虚之腰膝酸软、须发早白、耳鸣遗精、肠燥便秘、风疹瘙痒、疮痈瘰疬。

【剂型调配】 调配发用香波、酊剂。

皂角 Fructus Gleditsiae

【别名】 皂荚，大皂角。猪牙皂荚习称小皂角，简称牙皂。

【来源成分】 豆科植物皂角树成熟果实。含多种皂苷。

【性味归经】 辛、咸，温；有小毒。归肝、胃经。

【功效作用】 祛风止痒，拔毒消肿，去污除垢。有乳化作用，古时用于制造外用药物的乳化剂，传承至今。

【临床应用】 主治疥疮、湿疹、痈疽肿毒、面部黑变病、痤疮等。

【剂型调配】 调配散剂、汤剂、香波、软膏、酊剂。粗煤焦油加皂角，乳化，调配药用煤焦油。皂角提取物用于化妆品中。

皂矾 Melanteritum

【别名】 绿矾，黑矾，青矾等。

【来源成分】 含硫酸亚铁的矿石，并含有微量锰、镁、钙等。淡绿色棱柱状结晶体，半透明，有玻璃样光泽，无臭。易溶于水。

【性味归经】 酸，寒。归肝、脾经。

【功效作用】 燥湿，杀虫，解毒。抗真菌，稀溶液有收敛作用，高浓度有腐蚀、刺激作用。

【临床应用】 主治湿疹、皮炎、手足癣等。

【剂型调配】 调配汤药，1%～2%溶液湿敷、洗浴。

没药 Resina Myrrhae

【别名】 末药，明没药。

【来源成分】 橄榄科植物没药树的树脂干燥凝结块，呈黄棕色。含没药酸、树胶、挥发油等。与水共研则成黄色乳状液，溶于稀乙醇及碱性液中。

【性味归经】 苦，平。归肝、心经。

【功效作用】 行气散血，消肿定痛，生肌敛疮。有消毒防腐、收敛止血和抑制真菌生长的作用。

【临床应用】 主治皮肤溃疡、压疮等。

【剂型调配】 调配生肌散、软膏。常与乳香合用。炙没药打粉，将炙没药冷冻，用粉碎机打 5 秒内，过筛，再打，再过筛，现粉碎现用，否则结块。醋没药，取没药放置预热容器内，文火加热，炒至冒烟，表面微熔时，喷淋定量醋，边喷边炒至表面光亮，迅速取出，摊开晾凉。炒没药，文火炒至冒烟，表面熔化显油亮光泽时，迅速取出，摊开晾凉。调配 20%没药酊，用水或乙醇稀释后涂布，调配 1%溶液漱口，用于口腔糜烂，5%～20%软膏，用于压疮及慢性溃疡。

诃子[典] Fructus Chebulae

【别名】 诃黎勒。

【来源成分】 使君子科植物诃子的干燥成熟果实。含诃黎勒酸、原诃子酸、鞣质、氧化没食子酸等。

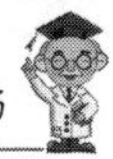

【性味归经】　苦、酸、涩，平。归肝、大肠经。

【功效作用】　收敛，解毒，生发，乌发。有抑菌、止泻作用。

【临床应用】　主治湿疹、传染性湿疹样皮炎等。

【剂型调配】　调配溶液，古时用于染发。

补骨脂[典] Fructus Psoraleae

【别名】　破故纸，破骨子，破故子，故子，黑故子。

【来源成分】　豆科植物补骨脂的干燥成熟果实。含脂肪油、挥发油、树脂、补骨脂素、异补骨脂素、甲基补骨脂黄酮、异补骨脂黄酮、查耳酮类补骨脂查耳酮、异补骨脂查耳酮等。

【性味归经】　辛、苦，温。归脾、肾、心包经。

【功效作用】　祛风止痒，祛除白斑。抗肿瘤、抗菌、杀毛滴虫。有抗细菌、止血、光敏、生色素、刺激毛发生长作用。

【临床应用】　主治白癜风、斑秃、扁平疣、银屑病等。

【剂型调配】　调配20%～30%酊剂，外用适量。

灵芝[典] Ganoderma

【别名】　仙草，三有，紫芝，森芝，灵芝草。

【来源成分】　多孔菌科真菌紫芝或赤芝的全株。含麦角甾醇、有机酸、糖类、多种氨基酸、蛋白质、多肽、挥发油、油脂、多种酶类、24种微量元素等。

【性味归经】　甘，平。归心、肺、肝、肾经。

【功效作用】　养心健脑，补肾益精，养颜润肤。有增强免疫功能、抗自由基、抗菌、抗肿瘤、抗过敏、降血脂、保湿、防皱、美白、护肤等作用，

【临床应用】　主治皮肤瘙痒症、湿疹、皮炎、面部黑变病、黄褐斑等。

【剂型调配】　用灵芝提取液调配乳膏、面膜等美容化妆品。

青龙衣 Peel Juglams Regia

【别名】　核桃外果皮，胡桃青皮。

【来源成分】　胡桃科植物胡桃属植物胡桃未成熟果实的外果皮，含胡桃醌、氧化胡桃醌-β-葡萄糖苷、鞣质、没食子酸等。

【性味归经】　甘、涩，平；有毒。

【功效作用】　消肿，止痒，染色。

【临床应用】　主治头癣、银屑病、痈肿疮疡、白癜风。鲜品适量捣烂敷患处，治中耳炎。

【剂型调配】　调配酊剂、溶液、乳膏，外用适量。鲜品涂搽治白癜风。

青黛[典] Indigo Naturalis

【别名】　青缸花，青蛤粉，靛花，淀花，螺青。

【来源成分】　爵科植物马蓝，豆科植物木蓝，蓼科植物蓼蓝茎或十字花科植物菘蓝茎叶干燥粉末或团块。含靛玉红、靛蓝、异靛蓝、色氨酮、青黛酮等。

【性味归经】　咸、苦，寒。归肝经。

【功效作用】　清热解毒，除湿消肿。有抗细菌、抗病毒作用。

【临床应用】　主治急性湿疹、脓疱疮、口疮、银屑病等。

【剂型调配】　入散剂干掺或以水、醋、麻油、米泔、鸡蛋清等调敷。或调配浴液、花露水、软膏。

苦杏仁[典] Semen Armeniacae Amarum

【别名】　杏仁，北杏仁，杏子，杏梅仁。

【来源成分】 蔷薇科植物杏仁或山杏味苦的干燥成熟种子，即核仁。含苦杏仁苷、苦杏仁酶、脂肪、蛋白质、各种游离氨基酸、杏仁油等。

【性味归经】 苦，微温；有小毒。归肺、大肠经。

【功效作用】 杀虫，散滞，消肿，润燥，美白，止痒，消瘢。对皮肤有滋养营养、抗菌杀虫、麻醉止痒作用，刺激表皮生长，加速组织新陈代谢，具护肤润肤等功效。

【临床应用】 主治痈疽肿毒、疥疮、疣、酒渣、痤疮、阴痒、阴道炎等，护肤润肤。

【剂型调配】 润泽肌肤多去皮尖，生研或捣烂成膏外敷，或调配溶液、软膏。杏仁油是高级化妆品原料。

苦参[典]

Radix Sophorae Flavescentis

【别名】 野槐，苦骨，凤凰爪，牛参。

【来源成分】 豆科植物苦参的干燥根。含苦参碱、氧化苦参碱、异苦参碱等22种生物碱，苦参醇、苦参啶醇、新苦参醇、异苦参酮等。

【性味归经】 苦，寒。归心、脾、肾、大肠、膀胱经。

【功效作用】 清热燥湿，祛风杀虫。有抗细菌、抗炎、抗麻风、抗过敏反应、杀虫、抗肿瘤作用。

【临床应用】 主治痤疮、酒渣鼻、皮肤瘙痒症、银屑病、湿疹、皮炎、扁平疣、滴虫性阴道炎等。

【剂型调配】 调配散剂、溶液、酊剂、软膏、油膏、乳膏、乳液，外用适量。合成苦参碱，调配0.5～1%乳膏、膜剂，用于痤疮，0.5%苦参素用于湿疹皮炎。

苦楝皮[典] Cortex Meliae

【来源成分】 楝科植物川楝或楝，干燥果实为苦楝子，含苦楝子酮、苦楝子醇、苦楝子内酯、儿茶精、多种脂肪酸；其树皮及根皮为苦楝皮，含川楝素、苦楝酮、苦楝萜内酯、苦楝三醇等。

【性味归经】 苦，寒；有小毒。归肝、脾、胃经。

【功效作用】 止痒，杀虫，收湿。有抗真菌、杀滴虫作用。

【临床应用】 主治癣、外阴瘙痒症、滴虫性阴道炎、疥疮等。

【剂型调配】 调配溶液、乳膏、软膏、酊剂。

板蓝根[典] Radix Isatidis

【别名】 北板蓝根，菘蓝根。

【来源成分】 十字花科植物菘蓝的干燥根。含靛苷、板蓝根乙、丙、丁素及植物蛋白质，糖类及多种氨基酸。

【性味归经】 苦，寒。归心、胃经。

【功效作用】 清热解毒，凉血利咽。抗病毒。

【临床应用】 主治脓疱疮、湿疹、带状疱疹等。

【剂型调配】 调配粉剂、溶液、软膏。

松花粉[典] Pollen Pini

【来源成分】 松科植物马尾松、油松或同属数种植物的干燥粉，为淡黄色细粉、体轻，收集花粉除去杂质，精加工而成。现代多采用破壁技术制作。

【性味归经】 甘，温。归肝、脾经。

【功效作用】 燥湿，收敛，止血。有按抚、保护、汲湿、消炎作用。

【临床应用】 主治湿疹、脓疱疮、汗疱疹、皮肤糜烂、婴儿尿布皮炎等。

【剂型调配】 调配散剂，撒敷患处，或调配软膏、洗剂。

松香 Colophonium

【别名】 松脂，松膏，松胶，沥青，黄香，

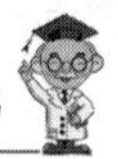

松脂香，松肪，滴青。

【来源成分】 松树流出的树脂，经蒸馏除去挥发油后而得。气味芬芳，质轻易碎，性质胶黏。淡黄至棕红色的块状物，质脆透明，表面稍有光泽，遇热则发软、发黏，点火燃烧即发生黄棕色浓烟。含松香酸、松香酸酐、树脂烃、挥发油及微量甘味物质。溶于液碱、乙醇、乙醚、丙酮、松节油、挥发油或脂肪油，不溶于水。和醇起酯化反应生成酯类，与氢氧化钾、氢氧化钠及碳酸钠起作用，生成松香酸钠或钾。暴露空气中易氧化，颜色变深褐色。

【性味归经】 苦、甘，温。

【功效作用】 祛风燥湿，排脓拔毒，生肌止痛。基质原料，具有增黏、乳化、软化、抑菌等优良性能。赋形剂。

【临床应用】 主治痈疽恶疮、瘰疬、瘘症、疥癣、白秃、湿疮、外伤出血、烧烫伤。

【剂型调配】 制松香，松香与葱比例10∶1，取葱加松香的20倍水煎汤，过滤，加入松香粉，文火煮至松香完全熔化，乘热取以湿纸巾沾松香，放入冷水中，分离松香，反复操作，既凝又蒸，如此三过，其白如玉，阴干，然后入药。研粉调敷，是熬制软膏、膏药和熏药的基质。

虎杖[典]
Rhizoma Et Radix Polygoni Cuspidati

【别名】 苦杖，酸杖，苦杖根，酸汤秆，杜牛膝，阴阳莲等。

【来源成分】 蓼科植物虎杖的干燥根和茎。含蒽醌类化合物大黄素、大黄素甲醚、黄酮苷、虎杖苷等。

【性味归经】 微苦，微寒。归肝、胆、肺经。

【功效作用】 清热解毒，燥湿消肿。有抗细菌、止血、抗炎作用。虎杖提取物蒽醌对银屑病有显著疗效。

【临床应用】 主治烧伤、天疱疮、皮肤溃疡、各种阴道炎、银屑病等。

【剂型调配】 调配汤药、油剂、酊剂、乳膏。

败酱草 Herba Patriniae

【别名】 苦菜，瓜子草。

【来源成分】 十字花科植物菥蓂或菊科植物苣荬菜全草。含黑芥子苷，酶解后可产生黑芥子油。

【性味归经】 苦，平。归胃、大肠、肝经。

【功效作用】 清热解毒，排脓消痈，活血化瘀。抗菌消炎。

【临床应用】 主治皮肤瘙痒症、丹毒、疖等。

【剂型调配】 调配溶液，洗浴。鲜品捣烂，外敷患处。

金银花[典]
Flos Lonicerae Japonicae

【别名】 银花，二花，双花，禹花等。

【来源成分】 忍冬科植物忍冬的干燥花蕾。用现代工艺制成提取液、粉。含绿原酸、环己六醇、木犀草素、肌醇、皂苷、鞣质等。

【性味归经】 甘，寒。归心、胃、肺经。

【功效作用】 清热解毒，凉散风热。有抗细菌、消炎、解热、抗病毒作用。

【临床应用】 主治湿疹、皮炎、痈、疖、丹毒、痤疮等。

【剂型调配】 调配汤药、乳膏剂。

乳香[典] Resina Olibani

【别名】 明乳香，滴乳香。

【来源成分】 漆树科植物乳香树皮渗出的树脂。含乳香树脂烃、阿拉伯胶素、乳香酸、挥发油等。

【性味归经】 辛、苦，温。归心、肝、脾经。

【功效作用】 活血止痛，消肿生肌，香口香身，祛风益颜。有较强镇痛、抗菌消炎作用。

【临床应用】 主治疮疡、天疱疮、痈、疖、烧伤等。

【剂型调配】 调配散剂、软膏，提取乳香油，与其他香料配伍，调配薰香。炙乳香打粉，将炙乳香冷冻，用粉碎机打 5 秒内，过筛，再打，再过筛，现粉碎现用，否则结块。醋乳香，取乳香放置预热容器内，文火加热，炒至冒烟，表面微熔时，喷淋定量醋，边喷边炒至表面光亮，迅速取出，摊开晾凉。炒乳香，文火炒至冒烟，表面熔化显油亮光泽时，迅速取出，摊开晾凉。

炉甘石[典] Calamina

【别名】 羊甘石，炉眼石。

【来源成分】 碳酸盐类矿物菱锌矿的矿石，块状集合体，呈不规则的块状，灰白色或淡红色。表面粉性，无光泽，凹凸不平，多孔，似蜂窝状。体轻，易碎。无臭，味微涩。主要成分为碳酸锌($ZnCO_3$)，尚含少量氧化钙 0.27%，氧化镁 0.45%，氧化铁 0.58%，氧化锰 0.01%。制成煅炉甘石，炉甘石烧红赤，放 10%黄连水中煅、淬，反复七至九次，水飞后制成粉剂。

【性味归经】 甘，平。归胃经。

【功效作用】 收湿，止痒，敛疮。中度的抑菌、收敛、保护剂。

【临床应用】 主治溃疡不敛，皮肤湿疹，皮肤炎症及表面创伤。

【剂型调配】 尿浸炉甘石半年，水飞调配散剂、洗剂，外用适量。

珍珠[典] Margarita

【别名】 真珠，蚌珠。

【来源成分】 珍珠贝科动物马氏真珠贝、蚌科动物三角帆蚌、褶纺冠蚌等双壳动物分泌物日久层叠而成，自动物体内取出，洗净，干燥制得。用现代工艺制成水解珍珠粉、水解珍珠液。主含 90%碳酸钙，还含亮氨酸、蛋氨酸、甘氨酸、谷氨酸、天氨酸等 20 多种氨基酸、微量元素等。

【性味归经】 甘、咸，寒。归心、肝经。

【功效作用】 解毒生肌，抗衰驻颜，润肤白面。有抗衰老、抗氧化、增强免疫功能、促进创面肉芽组织生长作用。

【临床应用】 主治痈、疖、皮肤溃疡、湿疹、皮炎、痤疮、黄褐斑等。亦用于护肤、祛斑、增白、抗衰老。

【剂型调配】 调配散剂、软膏、乳膏，外用适量。水解珍珠液广泛用于各类化妆品、保健品中。

荆芥[典] Heaba Schizonepetae

【来源成分】 唇形植物荆芥的干燥地上部分。含挥发油 1.8%，油中主要成分是右旋薄荷酮和消旋薄荷酮。

【性味归经】 辛，微温。归肺、肝经。

【功效作用】 散风解表，透疹。可祛皮里膜外之风，以疏散在表之风邪为主。荆芥穗效用更强，为血中之风药，可清血中风热，炒黑则可止血。其能促进汗腺分泌和皮肤血循环。皮肤科取其祛风解表之功，可达止痒之效。配防风能入肌肤，宣散风邪，止痒之效更强。

【临床应用】 主治急性荨麻疹、皮肤瘙痒症等。

【剂型调配】 用荆芥穗 30 g 研细装纱布袋内，直接揉搓皮肤瘙痒处，有止痒效果。捣敷外用，研末调敷或煎水洗。

草乌[典] Radix Aconiti Kusnezoffii

【来源成分】 毛茛科植物北乌头等的干燥块根。一般经姜或豆腐炮制后，方可药

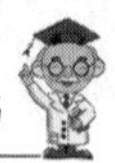

用。含乌头碱及次乌头碱。

【性味归经】 辛、苦，性热；有剧毒！归肝、心、肾、脾经。

【功效作用】 祛风除湿，散寒通痹。有定痛、麻醉作用。

【临床应用】 主治阴疽、皮肤瘙痒症、慢性单纯性苔藓等。

【剂型调配】 调配汤药、软膏、膏药。

茶叶 Folium Theae

【别名】 茗。

【来源成分】 山茶科植物茶树的干燥嫩叶或时芽。含咖啡因、茶碱、可可豆碱、黄嘌呤、鞣质、挥发油、维生素、微量元素、氨基酸、茶叶多糖、蛋白质等。

【性味归经】 苦、甘，微寒。归心、肾、胃经。

【功效作用】 收敛，消炎，抑菌。有抗氧化、抗菌、抗病毒、抗过敏作用。

【临床应用】 主治湿疹、皮炎、脓疱疮等。擦洗、湿敷、浸泡。

【剂型调配】 调配汤药，用绿茶，取 7g 加水 500g 煎汤，或茶叶调和药粉。茶叶、白矾、甘草各 60g，加水 2000ml，预防稻田皮炎。

栀子[典] Fructus Gardeniae

【别名】 山栀子，枝子。

【来源成分】 茜草科植物栀子的干燥果实。入药分别用子、仁、皮。生用或制用。含栀子苷、栀子黄色素、番红花苷、挥发油等。

【性味归经】 苦，寒。归心、肺、三焦经。

【功效作用】 清热解毒，收湿凉血，散瘀消肿。有抗细菌、抗真菌、抗炎等作用。

【临床应用】 主治痈疽疮毒、漆皮炎、传染性湿疹样皮炎等。

【剂型调配】 调配散剂、溶液、酊剂、软膏。栀子红色素用于化妆品着色。

砒石 Arsenicum

【别名】 信石，人言，砒霜，红矾，金脚石，红砒，砒石等。

【来源成分】 天然含氧化砷的矿物或砷矿石加工品。主要成分为三氧化二砷。质地纯净者银白色结晶体为白砒，可入药，易溶于油，在水中缓缓溶解。

【性味归经】 辛、酸，热；有剧毒！归肝、肺经。

【功效作用】 蚀肉，杀虫。具有强腐蚀作用。主治瘰疬、痈疽、溃疡、瘘管、疣赘等。

【临床应用】 主治痈疽疮毒、漆皮炎、传染性湿疹样皮炎等。

【剂型调配】 制丹，外用适量。

轻粉[典] Calomelas

【别名】 汞粉，腻粉，水银粉，峭粉。

【来源成分】 天然产者为水银结晶的疏松粉末，人工制成者为水银、白矾、食盐等用升华法制成的氯化亚汞结晶。含氯化亚汞。

【性味归经】 辛，寒；有毒。归大肠、小肠经。

【功效作用】 杀虫，攻毒，去腐，敛疮，止痒。有抑菌、抑真菌作用。

【临床应用】 主治痈疽、酒渣鼻、慢性单纯性苔藓、慢性湿疹等。对汞过敏者禁用。

【剂型调配】 调配散剂、软膏、油膏，外用适量。

鸦胆子[典] Fructus Bruceae

【别名】 苦参子，雅旦子，鸭胆子，苦榛子。

【来源成分】 苦木科植物鸦胆子的干

燥种子。含鸦胆子碱、鸦胆宁、鸦胆子苷、鸦胆子酚、糖苷鸦胆灵、鸦胆子酸。鸦胆子油，含量56.28%。

【性味归经】 苦，寒；有小毒。归大肠、肝经。

【功效作用】 腐蚀疣赘，杀虫，杀病毒。有抗肿瘤作用。

【临床应用】 主治扁平疣、尖锐湿疣、寻常疣、鸡眼、胼胝等。

【剂型调配】 鸦胆子仁捣烂成膏外敷，或用乙醚提取油外涂。制成膏霜、油膏、油剂，主治疣赘、鸡眼、痣。取鸦胆子仁捣烂加凡士林制成30%软膏，主治瘢痕疙瘩。

重楼[典] Rhizoma Paridis

【别名】 七叶一枝花，金钱重楼，轮叶王孙，蚤休，铁灯台。

【来源成分】 百合科植物云南重楼的干燥根茎。含甾体皂苷、生物碱、氨基酸等。

【性味归经】 苦，寒；有小毒。归肝经。

【功效作用】 清热解毒，散瘀消肿。有抗细菌、止痛、止痒作用。

【临床应用】 主治虫咬皮炎、湿疹、瘙痒症等。

【剂型调配】 鲜品捣烂成膏外敷，或调配酊剂、溶液、花露水。

食醋 Acetum

【别名】 白醋，香醋，红醋，黑醋，米醋，老陈醋(放置久者)。

【来源成分】 粮食发酵酿制而成，含20%～30%醋酸。

【功效作用】 止痒，收敛，杀虫，抑菌，破癥。有抑菌、抑真菌、抑病毒、杀虫作用。

【临床应用】 主治手足癣、慢性湿疹、慢性单纯性苔藓等皮肤病。

【剂型调配】 调配溶液、酊剂。加中药散做醋调剂。

独角莲 Rhizoma Typhonii

【别名】 禹白附，关白附，白附子，南星附子。

【来源成分】 天南星科植物独角莲除去外皮的干燥块茎。含黏液质、蔗糖、皂苷、甾醇等。

【性味归经】 辛、甘，大温；有小毒。归胃经。

【功效作用】 杀菌，抑菌，生肌。有抗细菌、消炎作用，

【临床应用】 主治疖、痈等。

【剂型调配】 调配膏药、软膏。

姜黄[典] Rhizoma Curcumae Longae

【别名】 宝鼎黄，黄姜。

【来源成分】 姜科植物姜黄的根茎。含姜黄素和挥发油，挥发油中含姜黄酮、姜黄烯及少量水芹烯。

【性味归经】 辛、苦，温。归脾、肝经。

【功效作用】 活血行气，通经止痛。有抗细菌、抗真菌作用。

【临床应用】 主治痤疮、足癣、痱子等。

【剂型调配】 调配酊剂、乳膏、乳液、浴液，姜黄提取的色素可作为着色剂。

桃仁[典] Peachseed

【别名】 毛桃仁，扁桃仁，大桃仁。

【来源成分】 桃或山桃的成熟种子。含苦杏仁苷、苦杏仁酶、挥发油、脂肪油，油中主要含有油酸甘油酯和少量亚油酸甘油酯。

【性味归经】 苦、甘，平。归心，肝，大肠，肺，脾经。

【功效作用】 活血祛瘀，润泽肌肤，祛斑增白，杀虫止痒。

【临床应用】 主治滴虫性阴道炎、皮肤

黑变病。

【剂型调配】 调配汤药。

桃叶 Folium Persicae

【来源成分】 蔷薇科植物桃或山桃的叶。含鞣质、苦杏仁苷、桃叶珊瑚苷、柚皮素等。

【性味归经】 苦，平。归脾、肾经。

【功效作用】 杀虫，杀真菌，收敛，止痒。

【临床应用】 主治湿疹、间擦疹、念珠菌性阴道炎、疖、疮疡、癣、虱病等。

【剂型调配】 溶液熏洗，鲜叶捣烂成膏外敷或桃叶煎膏外搽。

铅丹 Mminiumite

【别名】 红丹，樟丹，黄丹，陶丹，东丹，松丹，丹粉，朱粉，铅黄，京红粉等。

【来源成分】 系由纯铅炼制而成，主含四氧化三铅，其次含一氧化铅及过氧化铅。为橙黄色或橙药色非结晶性细腻粉末。不溶于水，可溶于稀酸。

【性味归经】 辛微寒，味辛、咸；有毒。入心、肝、脾经。

【功效作用】 内服，镇心安神。

【临床应用】 外用，收敛，抗菌，杀虫，解毒，生肌，止痛，止血。

【剂型调配】 赋形剂，用于配制散剂、黑膏药。

铅粉 Lead Powder

【别名】 官粉，宫粉，粉锡，定粉，铅华等。

【来源成分】 铅化合物，白色细腻而沉重的粉末或结块，加工后制成的粉末。含碱式碳酸铅[$2PbCO_3 \cdot Pb(OH)_2$]。

【性味归经】 辛，寒；有毒。

【功效作用】 为古时化妆品。清热，燥湿，敛疮，杀虫。有抑菌、收敛作用。

【临床应用】 主治溃疡、烧伤、痈肿、湿疹、皮炎、腋臭等。

【剂型调配】 赋形剂，用于配制散剂、白膏药。

积雪草[典] Herba Centellae

【来源成分】 伞形科植物积雪草的干燥全草。含积雪草苷、积雪草糖、黄酮苷、挥发油、多种微量元素、多糖、氨基酸等。

【性味归经】 辛、苦，寒。归肝、脾、肾经。

【功效作用】 清热利湿，解毒消肿。抗菌、促进皮肤生长、抑制纤维结缔组织形成。

【临床应用】 主治瘢痕疙瘩。减轻炎症反应、皮肤敏感性，用于舒缓外用药、化妆品中。

【剂型调配】 提取物积雪草苷调配软膏，外用适量。

徐长卿[典] Radix Et Rhizoma Cynanchi Panicualti

【别名】 寮刁竹，千云竹，英雄草。

【来源成分】 萝藦科植物徐长卿的干燥根及根茎。含黄酮苷、糖类、氨基酸、丹皮酚。

【性味归经】 辛，温。归肝、胃经。

【功效作用】 祛风止痒，除湿散瘀。有抗菌作用。

【临床应用】 主治湿疹、皮炎、银屑病、皮肤瘙痒症等。

【剂型调配】 调配汤药，外用适量。

狼毒[典] Radix Euphorbiae Ebracteolatae

【别名】 白狼毒，猫眼根等。

【来源成分】 大戟科植物狼毒大戟或钩腺大戟的干燥根。含狼毒素。

【性味归经】 辛、苦;有毒。归肺、心经。

【功效作用】 祛痰消积,杀虫止痛。有腐蚀作用。

【临床应用】 主治慢性单纯性苔藓、皮肤瘙痒症、银屑病等。

【剂型调配】 生品适量外敷或熬膏外敷,调配汤药、软膏、乳膏。

凌霄花[典] Flos Campsis

【别名】 藤罗花。

【来源成分】 紫葳科植物凌霄或美洲凌霄的干燥花。

【性味归经】 甘、酸,寒。归肝、心包经。

【功效作用】 凉血祛瘀,祛血中之伏火。

【临床应用】 可治血热生风之瘙痒。配羊蹄跟等量,酌加枯矾研末外搽患处,可治皮肤湿癣。

【剂型调配】 调配汤剂、散剂。

益母草[典] Herba Leonuri

【别名】 茺蔚草,鸡母草,红花艾,山芝麻,落地艾,苦草,九塔花,千层花,四楞草,月母草等。

【来源成分】 唇形科植物益母草的干燥地上部分。含益母草碱、水苏碱、芸香苷、延胡索酸等。

【性味归经】 辛、苦,微寒。归肝、心包经。

【功效作用】 活血调经,利尿消肿,清热解毒,润肤去皱,祛黚增白。有护肤、祛斑作用。

【临床应用】 主治荨麻疹、湿疹、黄褐斑等。

【剂型调配】 调配溶液、散剂、面膜。

黄芩[典] Radix Scutellariae

【别名】 腐肠,空肠,内虚,子芩,条芩,鼠尾芩。

【来源成分】 唇形科植物黄芩、滇南黄芩、丽江黄芩干燥的根。用现代工艺提取有效成分,制成黄芩溶液、浸膏、超细粉。含有黄芩素、黄芩苷、黄芩苷元、汉黄芩苷、汉黄芩素、糖类、氨基酸等。

【性味归经】 苦,寒。归肺、胆、脾、大肠、小肠。

【功效作用】 清热润燥,泻火解毒。有抗细菌、抗炎、抗氧化、抗过敏、防晒,促进上皮生长作用。

【临床应用】 主治烧伤、溃疡、天疱疮等,亦用于护肤、润肤、防晒。

【剂型调配】 调配药油、护肤、防晒膏霜、乳液、浴液、香波化妆品等。

黄芪[典] Radix Astragali

【别名】 戴糁,戴椹,独椹,蜀脂,百本,百药绵,绵黄芪。

【来源成分】 豆科植物蒙古黄芪或膜荚黄芪的干燥根。现代工艺提取黄芪粉、浸膏、溶液。含黄芪苷Ⅰ~Ⅷ、黄芪多糖Ⅰ、Ⅱ、Ⅳ,葡萄糖苷,酸性多糖,21 种氨基酸,20 多种微量元素,甜菜碱等。

【性味归经】 甘,温。归脾、肺经。

【功效作用】 补气固表,利尿托毒,排脓,敛疮生肌。驻颜,泽面,固发,轻身。

【临床应用】 可显著降低心肌脂褐素和皮肤过氧化脂质的形成、延缓皮肤衰老,扩张血管,改善皮肤营养,防治脱发。有抑菌、抑病毒作用。

【剂型调配】 提取物广泛用于化妆品制剂中,调配护肤剂、生发剂、洗浴剂等。

黄连[典] Rhizoma Coptidis

【别名】 川连,雅连,味连,云连,鸡爪

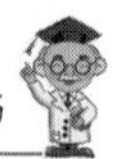

连，支连。

【来源成分】 毛茛科植物黄连、三角叶黄连或云南黄连的干燥根茎。含小檗碱（黄连素）、甲基黄连碱、表皮蘖碱等。

【性味归经】 苦，寒。归心、肝、脾、胃、大肠经。

【功效作用】 清热燥湿，泻火解毒。有抗细菌、抗真菌、抗原虫、杀滴虫作用。

【临床应用】 主治小儿湿疹、脓疱疮、传染性湿疹样皮炎、痈、疖、丹毒、痤疮等。

【剂型调配】 调配粉剂、溶液、酊剂、软膏、乳膏、浴液。

黄柏[典]

Cortex Phellodendri Chinensis

【别名】 川柏，柏皮，黄蘗，檀柜，山屠。

【来源成分】 芸香科植物黄檗、黄皮树、秃叶黄皮树的干燥树皮。含小檗碱、黄柏酮、黄柏内酯、苷类、多糖、氨基酸及微量元素等。

【性味归经】 苦，寒。归肾、膀胱经。

【功效作用】 清热解毒，燥湿疗疮。

【临床应用】 有抗细菌、抗真菌、抗滴虫作用。

【剂型调配】 常与黄连、黄芩、地榆合用，制成溶液，用于湿疹、皮炎；软膏剂、油剂、糊剂、酊剂、气雾剂、浴液、花露水，用于脓疱疮、毛囊炎、冻疮、烧伤、足癣等。

黄精[典] Rhizoma Polygonati

【别名】 太阳草，免竹，垂珠，鹿竹，黄芝，鸡头参等。

【来源成分】 百合科植物黄精、滇黄精或多花黄精的干燥根茎。含黏液质、淀粉及糖类、多种氨基酸、烟酸等。

【功效作用】 甘，平。归脾、肺、肾经。

【临床应用】 滋肾润肺，补脾益气，驻颜乌发。有抗衰老、乌发、抗菌、抗真菌作用。主治足癣、脓疱疮等。

【剂型调配】 调配醋剂、溶液、酊剂、乳膏、浴液，与枸杞子、柏叶、苍术调配乌发宝、乌发乳、发油，有使头发变黑的作用，而且变黑后不褪色，并有生发作用。可作为色素。

菊花[典] Flos Chrysanthemi

【别名】 杭菊花，白菊花，滁菊花，贡菊花，甘菊花等。

【来源成分】 菊科植物菊的干燥头状花序。含 17 种氨基酸、微量元素、挥发油、黄酮类、维生素、腺嘌呤等。

【性味归经】 甘、苦，微寒。归肺、肝经。

【功效作用】 疏风清热，清肝明目，泻火解毒。有抗细菌、抗炎、活血、美容作用。

【临床应用】 主治湿疹、皮炎、脓疱疮等。

【剂型调配】 调配溶液，外用适量。

硇砂 Sal Purpureum

【别名】 白硇砂，紫硇砂，藏硇砂，红盐，石盐，北庭砂，番硇砂，气砂，赤砂。

【来源成分】 白硇砂多产于火山熔岩的岩洞内。紫硇砂、赤砂、红砂、碱硇砂、藏硇砂，呈暗紫色或暗紫红色者，系火山喷发凝化物，主含氯化钠，尚含 0.003% 铁和 0.002% 锰等元素，呈紫红色，质量坚而脆，呈玻璃光泽，打碎断面平滑光亮。溶于水和甘油，微溶于醇，味极咸。为中国药典收载的佳品。

【性味归经】 紫硇砂味性寒，咸、辛、苦。归脾、肝、胃经；白硇砂味苦、辛，温。归肝脾、胃经，均有毒。

【功效作用】 软坚，散结，破瘀，腐蚀，消肿。紫硇砂有抑制肉瘤 S-180、瓦克氏瘤 256 和腹水癌，对食道癌和贲门癌有一定疗效。有抑制金黄色葡萄球菌和绿脓杆菌作用。

【临床应用】 主治疣痣、瘰疬、痈疽、恶

肉、烂胎。代铅丹做膏药原料。

【剂型调配】 调配硇砂膏药贴敷。

野菊花[典]

Flos Chrysanthemi Lndici

【别名】 山菊花。

【来源成分】 菊科植物菊花的干燥头状花序,全草可入药。含烃类物质、挥发油、菊花色素等。

【性味归经】 辛、苦,微寒。归肝、心经。

【功效作用】 清热解毒,消肿止痛。有抗细菌、消炎、抗病毒作用。

【临床应用】 主治各种感染性皮肤病,亦主治银屑病、皮肤瘙痒症等。

【剂型调配】 溶液煎洗或捣烂成膏外敷。

蛇床子[典] Fructus Chidii

【别名】 蛇床仁,蛇米。

【来源成分】 伞形科植物蛇床的干燥成熟果实。挥发油中含左旋蒎烯、并缬草酸、龙脑酯等。

【性味归经】 辛、苦,温;有小毒。归肾经。

【功效作用】 燥湿杀虫,祛风止痒。有抗细菌、抗真菌、局部麻醉作用。

【临床应用】 主治皮肤瘙痒症、癣、阴囊湿疹、外阴瘙痒、阴道炎等。

【剂型调配】 调配溶液、酊剂、软膏、粉剂,外用适量。

铜绿 Malachitum

【别名】 铜青。

【来源成分】 铜在空气中着湿被氧化,自然生成,或铜与醋酸互相作用而生成的一种蓝色或绿色锈衣。含碱式醋酸铜、碳酸铜。溶于水及酸。

【性味归经】 味酸、涩、苦,性寒。归肝、胆经。

【功效作用】 生发,止痒,消肿,止血,收敛。

【临床应用】 主治疣赘、毒蛇咬伤、湿疹等。

【剂型调配】 调配散剂,外用适量。

银杏 Ginkgo Biloba

【别名】 白果,鸭脚子,公孙,薄扇。

【来源成分】 银杏科植物银杏果名白果,叶名银杏叶。现代工艺提取溶液、粉剂、浸膏。含白果素、银杏素、异银杏素、异鼠李黄素、蛋白质、糖、维生素、微量元素、17 种氨基酸。果皮和果仁含鞣质、糖、白果酸、银仁酚等。叶含多种苦味素、白果内酯、银杏黄酮、银杏内酯等。

【性味归经】 甘、苦、涩,平。归心、肺经。

【功效作用】 敛肺定喘,健脑增智,养颜乌发,润肤护肤。有抗氧化、抗衰老、改善微循环、祛斑防晒、抗菌消炎、抗病毒作用。

【临床应用】 用于护肤、祛斑、生发等。多用提取物入药,制成护肤、发用、祛斑、沐浴化妆品。生白果仁切断,频搽;银杏研末掺之;生白果捣烂涂之,或与酒浮糟同捣烂,夜涂旦洗;银杏去皮,浸油,捣敷之。

【剂型调配】 调配汤剂、乳膏、软膏等。

猪脂 Lard

【别名】 猪油,猪板油,猪膏。

【来源成分】 为猪腹网膜或猪肾周围的脂肪,经提炼而成的油脂,是人民在生活成积累而发现,是膏剂和医学外用药的起源。帛书《五十二病方》即有记载,称“彘职”,即“猪脂”,是医学记载最早的外用药,《灵枢》中称“豕膏”,为秦汉、晋、唐、宋常用的软膏基质。

【性味归经】 甘,性微寒,无毒。

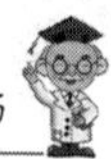

【功效作用】　杀虫,凉血,解毒,润肤,透皮性好,助于药物吸收。

【临床应用】　主治痈疽、恶疮、脱发、皲裂。

【剂型调配】　调配软膏、糊剂,加药熬制,或化药加药粉。

麻油[典] Oleum Sesami

【别名】　芝麻油,香油。

【来源成分】　胡麻科植物芝麻的成熟种子中压榨出的脂肪油。淡黄色或澄明液体;气微或带有熟芝麻的香气,味浓。约含亚油酸甘油酯35.2%,油酸甘油酯46%,软脂酸甘油酯7.3%,硬脂酸甘油酯0.4%等。还含有蛋白质、芝麻素、维生素E、卵磷脂、蔗糖、钙、磷、铁等矿物质,是一种营养极为丰富的食用油。微溶于乙醇,能与乙醚、三氯甲烷、石油醚、二硫化碳任意混合。

【性味归经】　甘,微寒。归大肠经。

【功效作用】　润燥护肤,祛痂脱屑,润肠通便,解毒生肌,止痛消肿。赋形剂,润滑剂,保护剂。

【临床应用】　主治亚急性湿疹、皮炎、疖、痈等。

【剂型调配】　调配搽剂、软膏、乳剂、氧化锌油膏剂及中药药油、糊剂、膏药等。

鹿茸[典] Cornu Cervi Pantotricharm

【别名】　花鹿茸,马鹿茸,黄毛茸,青毛茸。

【来源成分】　鹿科动物梅花鹿或马鹿的雄鹿未骨化密生茸毛的幼角。主含雄性激素、骨胶质和磷酸钙、碳酸钙。含有多种生理成分,鹿茸总脂、鹿茸磷脂化合物、鹿茸多胺、鹿脂酸、SOD、蛋白质、氨基酸(占50%)、肽类、核苷酸、胶质、核糖核酸、透明质酸、多种酶、抗氧化活性物、各种维生素、26种微量元素、无机盐等。

【性味归经】　甘、咸,温。归肾、肝经。

【功效作用】　壮肾阳,益精血,强筋骨,托冲任,托疮毒。有抗衰老、祛斑、保湿、润泽皮肤、祛皱功能。

【临床应用】　主治黄褐斑、皲裂、皮肤干燥等。

【剂型调配】　提取物调配膏霜、乳液、凝胶、浴油等外用药及化妆品。

密陀僧 Lithargyrum

【别名】　没多僧,银炉底,金陀僧,炉底,陀僧。

【来源成分】　铅矿石冶炼而成,亦可在炼银时获得。黄色及淡红黄色重质粉末或小结晶形鳞片,主含一氧化铅,易溶于硝酸,不溶于水。

【性味归经】　咸、辛,平;有毒。

【功效作用】　燥湿杀虫,清热解毒,敛疮止痒。有收敛、抗真菌、祛痰、镇惊作用。

【临床应用】　主治花斑癣、湿疹、小腿溃疡、白癜风等。

【剂型调配】　调配散剂,撒布或调敷,代铅丹做膏药辅料。

蛋黄油 Oleum Vitelli

【来源成分】　将煮熟的鸡蛋黄,炒至冒烟黑焦,去渣而得的一种黑褐色油。或用现代工艺提取的油。

【性味归经】　涩,平。归肝、胆经。

【功效作用】　生发,止痒,消肿,止血,收敛。有润肤、护肤、促进上皮组织生长作用。

【临床应用】　主治疣赘、毒蛇咬伤、湿疹、皮肤溃疡等,或用于做高档化妆品。

【剂型调配】　调配油剂、油膏。主用于化妆品,润肤、护肤。

斑蝥[典] Mylabris

【别名】　斑毛,花壳虫。

【来源成分】 芫菁科昆虫南方大斑蝥或黑小斑蝥的干燥体。含斑蝥素、脂肪、树脂、蚁酸和色素。

【性味归经】 辛，热；有大毒。归肝、胃、肾经。

【功效作用】 破血消癥，攻毒蚀疮，引赤发泡。有抗病毒、抗真菌、抗肿瘤作用。

【临床应用】 主治慢性单纯性苔藓、雄激素性秃发、斑秃、尖锐湿疣、扁平疣等。

【剂型调配】 调配10%酊制，1%斑蝥素软膏，外用适量。

棕炭

Carbonis Petioli Trachycarpi

【别名】 棕榈炭，陈棕炭。

【来源成分】 棕榈科棕榈叶柄基部和棕毛的煅炭。黑褐色或黑色的块状，有光泽。质酥脆，味苦涩。

【性味归经】 苦、涩，平。归肺、肝、大肠经。

【功效作用】 收敛，消炎。有抗过敏、消炎作用。

【临床应用】 主治漆性皮炎、湿疹等。

【剂型调配】 调配溶液湿敷、罨包。

硫黄[典] Sulfur

【来源成分】 天然硫黄矿的提炼加工品。主含硫。

【性味归经】 酸，温；有毒。归肾、大肠经。

【功效作用】 外用解毒杀虫疗疮，内服补火助阳通便。

【临床应用】 主治疥癣、秃疮、湿疹等。

【剂型调配】 外用适量，研末撒敷或香油调涂。

雄黄[典] Realgar

【别名】 石黄，腰黄，薰黄，雄精，明雄，苏雄。

【来源成分】 为四硫化四砷(As_4S_4)的俗称，是含三硫化二砷的矿石，质软，性脆，通常为粒状，紧密状块，或者粉末，条痕呈浅橘红色。加热到一定热度产生三氧化二砷，有毒。

【性味归经】 辛、苦，温；有毒。归肝、胃经。

【功效作用】 解毒，杀虫，燥湿，止痒，祛腐。有抗细菌、抗真菌作用。

【临床应用】 主治痈疽、丹毒、头癣、疥疮、带状疱疹等。

【剂型调配】 调配散剂、油膏、软膏，外用适量。

【注意事项】 孕妇禁用。切忌烧煅(煅后分解为砒霜，有剧毒!)。

紫花地丁[典] Herba Viloae

【别名】 堇堇菜，地丁草，剪刀花。

【来源成分】 堇菜科植物紫花地丁的干燥全草。含苷类、黄酮类、蜡等。

【性味归经】 苦、辛，寒。归心、肝经。

【功效作用】 清热解毒，凉血消肿。有抑菌、抑真菌作用。

【临床应用】 主治脓疱疮、疖、痈、丹毒等。

【剂型调配】 调配溶液，外用适量。

紫草[典] Radix Arnebiae

【别名】 软紫草，硬紫草，滇紫草。

【来源成分】 紫草科植物新疆紫草或内蒙紫草的干燥根。用现代工艺提取有效成分。含乙酰紫草醌、紫草醌、酰化紫草素、脂肪酸、鞣酸、脂肪酸、树脂、多糖类、无机盐、紫草烷、异丁紫草醌、紫草红等。

【性味归经】 甘、咸，寒。归心、肝经。

【功效作用】 凉血活血，清热解毒，除湿消肿，生肌敛疮，祛风止痒。有抑菌、抗炎、促进伤口愈合、收敛、抗病毒、抗肿瘤、润

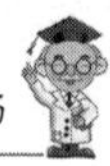

肤祛斑、祛痘作用。具有抗脂溢、祛粉刺、防治黄褐斑、生发作用。

【临床应用】 主治药疹、皮肤溃疡、脓疱疮、红臀、烧伤、口疮、湿疹等。

【剂型调配】 调配5%～10%紫草油、油膏、软膏。调配唇膏、面乳、乳膏、浴油、发油等，紫草红作为天然色素，添加于外用药及化妆品中。

黑豆馏油 Pix Sojae Nigrae

【别名】 黑豆干馏油。

【性状】 豆科植物黑豆经过隔绝空气干馏而得。黑褐色黏稠液体，有特异臭气。

【功效作用】 具有止痒、消炎、抗菌、收敛、防腐、角质形成、角质松解及促进吸收等作用，比其他焦馏油刺激性小。

【临床应用】 主治婴儿湿疹及各型湿疹、慢性单纯性苔藓、银屑病等，对慢性者可用纯品。

【剂型配比】 油膏，3%～10%；软膏、糊剂、硬膏5%～30%。

滑石[典] Talcum

【别名】 块滑石，画石，硬滑石(活石)，软滑石，厚滑石，飞滑石，滑石粉等。

【来源成分】 硅酸盐类矿物滑石族滑石。含硅酸镁、微量氧化铝等。外用入药研粉末，水飞，多煅用，煅后由滑转涩，收敛作用加强。

【性味归经】 甘，寒。归胃、肺、膀胱经。

【功效作用】 清热解毒，解暑渗湿，收敛止痒。

【临床应用】 主治痈、脓疱疮、湿疹、痱子等。

【剂型调配】 调配粉剂、洗剂、软膏，外用适量。

蒲公英[典] Herba Taraxaci

【别名】 公英，黄花地丁，婆婆丁。

【来源成分】 菊科植物蒲公英碱地蒲公英或同属数种植物的干燥全草。含蒲公英甾醇、蒲公英苦素、蒲公英素、胆碱、菊糖、果胶、维生素C、氨基酸等。

【性味归经】 苦、甘，寒。归肝、胃经。

【功效作用】 清热解毒，消痈散结，利湿通淋。有抗细菌、抗真菌、抗病毒作用。

【临床应用】 主治丹毒、疖、痈、手足癣等。亦用于止痒、祛屑、防腐、增白。

【剂型调配】 煎洗或捣烂成膏外敷。配制浴液、膏霜、乳液等外用药、化妆品。

槐花[典] Flos Sophorae

【别名】 槐树花，槐米，槐蕊等。

【来源成分】 豆科植物槐的干燥花及花蕾。含芸香苷，三萜皂苷，白桦脂醇，槐花二醇，槐花米甲、乙、丙素，槲皮素等。

【性味归经】 苦，微寒。归肝、大肠经。

【功效作用】 清热凉血，收敛止血，祛风止痒。有降低血压、抑真菌、降低毛细血管通透性作用。含芸香苷乳剂是很好的防晒、防紫外线化妆品。

【临床应用】 主治痤疮。

【剂型调配】 提取物配制乳膏、乳液等化妆品。

蜂王浆 Royal Jelly

【别名】 王浆，蜂皇浆，皇浆，蜂乳。

【来源成分】 蜜蜂科昆虫中华蜜蜂及意大利蜜蜂的工蜂咽腺分泌的乳白色胶状物。蜂王浆含蛋白质约45%、转化糖20%、脂肪14%、多种氨基酸(谷氨酸、天冬氨酸、丝氨酸、酪氨酸等)、多种维生素(维生素A、B_1、B_2、B_6、B_{12}、E、C)、多种酶、生活素，此外，尚含芦丁、激素、抗生素物质、环己烷及无机盐等。

【性味归经】 甘，平。归肺、脾、大肠经。

【功效作用】 滋补，强壮，健脾，美容，抗衰老。有增强免疫功能，加强代谢、润肤、祛斑等作用。

【临床应用】 护肤、祛斑、皮肤皲裂等。

【剂型调配】 调配乳膏、凝胶、涂膜。做面膜基质。

蜂胶[典] Propolis

【来源成分】 蜜蜂从植物芽苞和树干处采集的树胶并混入蜜蜂上腭腺分泌物和蜂蜡加工制成的胶状物。黄褐色或灰褐色，有时带青绿色的黏性物，有芳香气味，味苦，低温下变硬脆，65℃时熔化。含树脂和树香55%、蜂蜡30%、挥发油10%、花粉夹杂物5%。从蜂胶分离出20余种黄酮类化合物，以及苯甲酸、桂皮酸、香荚兰酸、维生素A、维生素B_1、烟酸等。

【性味归经】 甘、辛，寒。归肺、脾、大肠经。

【功效作用】 滋补强壮，防裂防冻，抗菌消炎，止痒止痛，抗疲劳，抗氧化，抗真菌，抗癌，抗放射损伤，促进组织再生，能提高三磷酸腺苷酶(ATP酶)的活性。天然抗氧化剂，清除体内氧自由基，减少脂质过氧化和脂褐素的生成与沉积，增强细胞活力，延缓衰老。

【临床应用】 主治黄褐斑、痤疮、银屑病、慢性单纯性苔藓、斑秃等。

【剂型调配】 调配酊剂、乳膏，外用适量。

蜂蜡[典] Cera Flava

【别名】 白蜂蜡，黄蜂蜡，蜜蜡，白蜡，黄蜡。

【来源成分】 蜜蜂科昆虫中华蜜蜂或意大利蜜蜂分泌的蜡，蜂巢置水中加热使之溶出的粗制品为黄蜡，煎炼极净，经日光曝晒数十日者，其色转白，或略呈黄色，称白蜡。含软脂酸蜂脂约80%，游离的蜡酸约15%，并含一种芳香性有色物质虫蜡素约4%，尚含有少量游离蜂醇等。天然的蜂蜡是无定形的，颜色从深棕色至浅黄色，有特殊的蜂蜜香气。白蜂蜡为白色或微黄色半透明薄片或小颗粒，有蜜样甜气味。黄蜂蜡黄色至浅棕色不透明或微透明的硬块，微有蜂蜜的臭气，冷时质脆易碎。溶于三氯甲烷、乙醚及油类；部分溶于苯和二硫化碳，但30℃以上则全部溶解；在与脂肪、油、蜡和树脂共熔时，可以与之混合；蜂蜡不溶于水和乙醇。熔点60～67℃。

【性味归经】 甘，微温。

【功效作用】 收涩敛疮，生肌止痛。

【临床应用】 主治皲裂、烧伤等。赋形剂。赋形剂，保护剂，增稠剂，稳定剂。提高对溶剂的渗透能力。

【剂型调配】 可作蜡疗、药物蜡皮。并可作软膏、乳剂、硬膏的基质。将黄蜂蜡加热水中熔化，将好棉纸放冷水浸湿，紧贴蜡上，一吸即起，仍投入冷水中，待蜡凝于纸上，即剥下。再吸再剥，以尽为度。放竹器同晒之，干则洒水，久则凝固，为白色或类白色块。配比1%～30%。15%蜂蜡与植物油制成单软膏，夏季多加5%，冬季少加5%，保持适当稠度。

蜂蜜[典] Mel

【别名】 食蜜，石蜜，蜂糖，蜜糖。

【来源成分】 蜜蜂科昆虫中华蜜蜂或意大利蜜蜂所酿的蜜，经精制而成。主含果糖、葡萄糖等。尚含有蔗糖、糊精、有机酸、多种维生素、多种酶、无机元素等。

【性味归经】 甘，平。归肺、脾、大肠经。

【功效作用】 清热解毒，润肤生肌，止痛解痒。有抗细菌、收敛、保湿、润肤，刺激

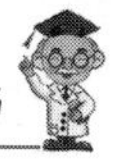

组织生长，加速愈合作用。

【临床应用】　主治痈疽、丹毒、皮肤溃疡、烧伤、湿疹、皮炎、皲裂。

【剂型调配】　直接涂敷，亦做药物辅料，配入散剂、面膜、油膏、松香膏、章丹中。做面膜基质，用于美容、护肤。做无铅膏药基质。

煅石膏[典]

Cypsum Fibrosum Praeparatum

【来源成分】　石膏的炮制品。含硫酸钙的矿石。含硫酸钙、无水硫酸钙、硫酸铁、硫酸镁等。

【性味归经】　辛、甘、涩，寒。归肺、胃经。

【功效作用】　收湿生肌，敛疮止血。有抗细菌、促进肉芽组织生长作用。

【临床应用】　主治疮疡痈疽、阴囊湿疹。

【剂型调配】　研末撒敷患处，配制粉剂。

【注意事项】　石膏在火中烧红，在10%冷黄连煎液中淬，七煅七淬。

漆大姑

Glochidion Eriocarpum

【别名】　毛漆，漆大伯，毛果蒜盘子。

【来源成分】　大戟科蒜盘子属植物漆大姑的根及全草。含鞣质、酚类。

【性味归经】　苦，微寒。

【功效作用】　解漆毒，祛湿止痒，收敛止泻。有抗过敏、消炎作用。

【临床应用】　主治漆皮炎、稻田皮炎、湿疹等。

【剂型调配】　调配溶液，洗浴。

僵蚕[典]

Bombyx Batryicatus

【别名】　天虫，僵蚕，僵虫。

【来源成分】　蚕娥科昆虫家蚕娥的幼虫感染白僵菌而僵死的干燥全虫。含蛋白质、脂肪、灰分、草酸铵等。

【性味归经】　咸、辛，平。归肝、肺。

【功效作用】　祛风解痉，化痰散结，灭䵟消瘢。在皮肤美容方面有祛斑、祛粉刺作用。

【临床应用】　主治黄褐斑、痤疮等。

【剂型调配】　调配粉剂、面膜、膏霜，外用适量。

熟石灰 Hydrated Lime

【来源成分】　石灰石烧煅而成。生石灰含氧化钙；加半倍水即成粉，称熟石灰，含氢氧化钙。陈久建筑物砖缝中之石灰称万年灰，含碳酸钙与氢氧化钙；古墓中之石灰称地龙骨。

【性味归经】　辛，温；有毒。

【功效作用】　腐蚀杀菌，止血止痛，生肌抗酸，收敛护肤。有抗病毒、抗菌作用。

【临床应用】　主治湿疹、皮炎、烧伤等。

【剂型调配】　纯品油调、醋调，或调配水晶膏，主治鸡眼、疣赘、雀斑等。生石灰加水浸泡，取上清液，配成油包水乳剂。

薏苡仁[典] Semen Coicis

【别名】　苡仁，苡米。

【来源成分】　禾本科植物薏苡仁干燥成熟种仁。含苡仁脂、淀粉、蛋白质、脂肪油、油酸、亚油酸、维生素、氨基酸、无机元素、薏苡多糖等。

【性味归经】　甘、淡，凉。归胃、脾、肺经。

【功效作用】　健脾渗湿，清热排脓，防晒增白。有抗炎、抗病毒、抑制黑素形成、增白、护肤作用。

【临床应用】　主治黄褐斑、痤疮、日晒伤、雄激素性秃发等。

【剂型调配】　调配护肤、祛斑、防晒化

妆品。

藏青果

Fructus Chebulae Immaturus

【别名】 西青果。

【来源成分】 使君子科植物诃子或绒毛诃子的干燥幼果。

【性味归经】 酸、苦、涩，微寒。归肺、大肠经。

【功效作用】 清热解毒。有抗细菌、收敛、抗真菌作用。

【临床应用】 主治皮肤真菌病、传染性湿疹样皮炎、脓疱疮等感染性皮肤病。

【剂型调配】 调配溶液、油剂，外用适量。

糠馏油 Pityrolum

【别名】 糠焦油。

【性状】 是由各种谷类糠皮经过干馏而制得。黑色黏稠液体，有焦臭气。溶于乙醇、乙醚及脂肪油，不溶于水。可代替松馏油、桦馏油、黑豆馏油等调配软膏等产品。

【功效作用】 有止痒、角质形成、轻度防腐、抗菌等作用。

【临床应用】 主治慢性单纯性苔藓、慢性湿疹、银屑病、扁平苔藓及其他慢性角化性皮肤病等。

【剂型配比】 调配软膏、糊剂、搽剂，配比5%～10%。

蟾酥[典]

Venenum Bufonis

【来源成分】 蟾蜍科动物中华大蟾蜍或黑眶蟾蜍干燥分泌物，亦可鲜用。耳后腺及皮肤腺分泌物的白色浆液，经加工而成，名蟾酥。含蟾毒灵、远华蟾毒精、日蟾毒它灵、沙蟾毒精等。

【性味归经】 辛，温；有毒。归心经。

【功效作用】 攻毒拔毒，消肿止痛。有强心、镇痛、止血、局部麻醉、抗炎、抗肿瘤作用。蟾酥有腐蚀作用。

【临床应用】 主治疖、痈、压疮、鸡眼、神经性皮炎。

【剂型调配】 蟾酥鲜品可用以箍围药，或调药末搓制药捻、药锭。干者化开后，亦可入围药、药锭、药线中。又可研散掺敷，或入膏药中。鲜蟾蜍皮可直接贴于患处。可制外敷麻药，由蟾酥12g、川乌尖、草乌尖、生南星、生半夏各15g，胡椒15g组成，研末，白酒调敷。

蟾蜍 Dried Toad

【别名】 苦蠪，蟾，虾蟆，癞蛤蟆等。

【来源成分】 蟾蜍科动物中华大蟾蜍或黑眶蟾蜍等的全体，除去内脏将体腔撑开晒干，称为干蟾，除去内脏的称干蟾皮。

【性味归经】 辛，凉；有毒。归心、脾经。

【功效作用】 解毒散结，消积利水，杀虫消疳。

【临床应用】 主治疔疮、发背、瘰疬、恶疮。

【剂型调配】 烧存性研末敷或调涂，活蟾蜍捣敷，鲜蟾皮贴敷。

麝香[典] Moschus

【别名】 当门子，脐香，麝脐香，四味臭，臭子，腊子，香脐子。

【来源成分】 鹿科动物麝马麝或原麝成熟雄体香囊中的干燥分泌物。主要有效成分为麝香酮、降麝香酮、麝香醇等，其次为脂肪、树脂、蛋白、无机盐等，香味浓郁，经久不散，对人的心理和生理系统有极其显著的影响，是一种高级香料。

【性味归经】 辛，温。归心、脾经。

【功效作用】 开窍醒神，活血通经，消肿止痛。

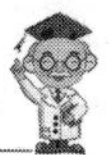

【临床应用】　主治痈肿瘰疬，咽喉肿痛，瘢痕。

【剂型调配】　加入药膏、药粉或膏药中，调配高级化妆品。

（杨志波　牛晓峰　焦海芳　邱广银　韩世荣　王祖英　郭玉峰　余倩颖）

第二节　外用鲜药

大蒜[典] Allii Sativi Bulbas

【别名】　葫，葫蒜，荤菜，独蒜，独头蒜。

【来源成分】　百合科植物大蒜的鳞茎。以独头紫皮者为佳。内含大蒜素。

【性味归经】　味辛、甘，温。

【功效主治】　杀毒气，除风湿，破冷气，伏邪恶。治虫咬成疮、冻疮、小儿白秃、妇人阴肿痒等。

【制剂用法】　将大蒜切成薄片贴敷于皮损处，治虫咬成疮等；用大蒜的断面在皮损处摩擦，治小儿白秃等；将大蒜锤打成糊状敷于皮损处，治冻疮等；将大蒜加水煎煮成大蒜汤，洗浴皮损，治妇人阴肿痒等；大蒜切片，加艾灸，治疗寻常疣。

山药[典]
Rhzoma Dioscoreae

【别名】　薯蓣等。

【来源】　薯蓣科植物薯蓣的根茎。

【性味归经】　甘，温、平；归脾、肺、肾经。

【功效主治】　除寒热邪气，长肌肉，润皮毛。主治手足冻疮、胯眼脊疡、瘰疬、肿毒初起。

【制剂用法】　鲜山药去皮磨泥，敷之；与黑砂糖同捣敷之；与蓖麻子肉各等分，捣匀摊贴之；与蓖麻子、糯米各等分，水浸研泥，敷之；鲜鲫鱼大者一尾，如鱼等长的鲜山药条，先将鱼入石臼内杵烂，次入去皮山药，再杵如泥，加适量冰片，和匀摊敷肿处，绵纸盖之，黄酒润之。

马齿苋[典] Herba Portulacae

【别名】　马齿菜，马齿草，蚂蚁草。

【来源】　马齿苋科植物马齿苋的全草，干品或鲜品入药。含挥发油、皂苷、氨基酸、有机酸、鞣质、维生素等。

【性味归经】　酸，寒。归肺、脾、心经。

【功效主治】　清热解毒，冰凉血止。主治阴肿痛极、紧唇面疱、瘰疬未破、小儿火丹、疮久不瘥积年者、毛虫蜇人、蜂虿蜇人、蜈蚣咬伤、小儿白秃、身面瘢痕。

【制剂用法】　捣烂成糊敷皮损，治阴肿痛极、小儿火丹、疮久不瘥、毛虫蜇人、蜂虿蜇人；煎汤洗患处，治紧唇面疱、身面瘢痕；取汁涂患处，治蜈蚣咬伤；煎膏涂之，治小儿白秃。

木芙蓉[典] Cotton Rose

【别名】　木莲，地芙蓉，华木。

【来源】　锦葵科、木槿属落叶灌木或小乔木。花于枝端叶腋间单生。花、叶均可入药。

【性味归经】　微辛，凉。

【功效主治】　清热解毒，消肿排脓，凉血止血。主治治痈肿疮疖、乳腺炎、淋巴结炎、烧烫伤、毒蛇咬伤等。

【制剂用法】　外用适量，以鲜叶、花捣烂敷患处或干叶、花研末用油、凡士林、酒、醋或浓茶调敷。治疮肿，芙蓉花 50 g，煎服；治痈疽肿毒，木芙蓉花、叶，煎水洗；治蛇头疔、天蛇毒，鲜木芙蓉花 100 g、冬蜜 15 g，捣烂敷，1 日换药 2～3 次。

牛蒡[典] Arctium Iappa Lim

【别名】 山牛蒡，蒡翁菜，东洋参，牛菜，牛子，大力子等。

【来源】 菊科植物二年生草本植物牛蒡的全草。果实、根、茎入药。

【性味归经】 牛蒡子辛，平；归肺、胃经。牛蒡根、茎苦，寒。

【功效主治】 去皮肤风，洗五脏恶气，消斑疹毒，出痈疽头。主治风湿瘾疹、头风白屑、疖子肿毒、石瘘出脓、反花疮、翻花起肛。

【制剂用法】 牛蒡叶捣汁，熬稠，涂之；茎叶煮汁做浴汤；牛蒡子叶贴之；牛蒡子叶为末，和鸡子白封之；牛蒡根捣，和腊月猪脂，日日封之；鲜牛蒡子草根枝叶，捣烂涂之。

龙葵 Solanumnigrum

【别名】 甜星星，乌籽菜，天茄子，牛酸浆，乌甜菜等。

【来源】 茄科茄一年生草本植物全草。

【性味归经】 苦、微甘，滑，寒；有小毒。

【功效主治】 清热消肿，散血。主治多年恶疮、痈肿无头、天疱疮、辟除蚤虱、火焰丹肿、发背痈疽。

【制剂用法】 龙葵叶贴之；龙葵茎叶捣烂敷；龙葵苗叶捣烂敷；龙葵叶铺于席下；龙葵叶入醋细研，敷之；龙葵与麝香适量研匀，涂之；用蛤蟆一个，同龙葵茎叶捣烂，敷之。

生姜 Rhizoma Zingiberis Rwxens

【别名】 姜，白姜，川姜等。

【来源成分】 姜科植物姜的新鲜根茎。不规则块状，略扁，具指状公枝，表面黄褐色，质脆，易折断。气香特异，味辛辣。挥发油中含姜醇、姜烯、沉香萜醇、右旋龙脑等。

【性味归经】 辛，温。归肺、脾、胃经。

【功效主治】 刺激，止痒，杀虫。有抗细菌、生发、扩张局部毛细血管作用。

【制剂用法】 用鲜姜断面在皮损处涂搽，治斑秃、狐臭、赤白癜风等；将鲜姜汁液涂搽于皮损处，或用鲜姜汁液漱口，治口腔溃疡等；将鲜姜糊敷贴于皮损处，治臁疮等；将鲜姜汁液浓缩成膏，再涂于皮损处，治冻疮等；将鲜姜煎煮成汤后熏洗皮损，治手足冻疮等。

白菜 Brassica Pekinensis

【别名】 菘，大白菜等。

【来源成分】 十字花科芸薹属叶用蔬菜。药食二用。

【性味归经】 甘，温。

【功效主治】 和中，治瘴气。治丹毒、小儿赤游、漆毒生疮、粉刺、燕窝疮、臁疮（静脉曲张性小腿溃疡）、蛇串疮（带状疱疹）、手足冻疮等。

【制剂用法】 取新鲜白菜帮第三、四层，冲洗干净，待加工成药。将新鲜白菜帮反复碾压呈网糊状敷于皮损处，治丹毒、小儿赤游、漆毒生疮、粉刺等；捣成糊状敷于皮损处，或将相应的中药粉剂与白菜糊混匀后，敷于皮损处，治丹毒、小儿赤游、漆毒生疮、燕窝疮、臁疮等；将汁液直接涂于皮损处，治丹毒、小儿赤游、漆毒生疮、蛇串疮、臁疮等；皮损处外敷水调药粉后，其上再覆盖新鲜白菜帮，治蛇串疮等；煎煮成汤，泡洗皮损，治手足冻疮等；白菜帮内外面敷纱布，捣压成片状面膜，口、鼻、眼处做孔，敷面部，每次 30 min，日 1 次，保湿、祛粉刺。

冬瓜 Fatmelon

【别名】 东瓜，枕瓜，白冬瓜等。

【来源成分】 被子植物门、葫芦日、葫芦科、冬瓜属一年生草本植物。药食二用。

【性味归经】 甘，微寒。

【功效主治】 消热毒痈肿，益气耐老。

治痱子、发背，面黑令白。

【制剂用法】 用新鲜冬瓜块的切面轻摩患处，或紧贴于皮损，治痱子、发背等；冬瓜用适量米酒与水煮烂滤滓后，熬成膏涂面部，使面黑令白、保湿。

丝瓜 Suakwa Vegetablesponge

【别名】 天罗，绵瓜，布瓜，天络瓜，天丝瓜，天罗瓜，天吊瓜等。

【来源】 葫芦科攀援草本植物。成熟果实、果络、叶、藤、根及种子入药。

【性味归经】 甘，平，无毒。

【功效主治】 解毒杀虫，通经络。主治痈疽、玉茎疮溃、虫癣、肉蛆、诸癣、天疱疮、汤泼火伤。

【制剂用法】 丝瓜肉捣汁，或丝瓜带子捣汁和五倍子末，或丝瓜皮捣汁，频频抹、搽于皮损处；鲜丝瓜叶可直接于患处搽之，亦可挤汁或捣烂敷患处。

地龙[典] Pheretima

【别名】 蚯蚓。

【来源】 蚯蚓科动物参环毛蚓、通俗环毛蚓、威廉环盲蚓或栉毛环毛蚓的活体。

【性味归经】 咸，寒；归肝、脾、膀胱经。

【功效主治】 解诸热疾，通经络。主治代指疼痛、龙缠疮毒、对口毒疮、小儿卵肿、袖手疳。

【制剂用法】 鲜地龙杵烂，敷之；取韭地活地龙，捣细，凉水调敷；活地龙捣烂，加入适量冰片末，混匀外用。

百合[典] Bulbus Lilii

【别名】 强瞿，番韭，山丹，倒仙等。

【来源】 百合科植物卷丹、百合或细叶百合的肉质鳞叶。

【性味归经】 甘，平；归心、肺经。

【功效主治】 杀蛊毒气，除浮肿。主治天泡湿疮、疮肿不穿、蠼螋疮。

【制剂用法】 生百合捣涂；百合捣烂，入盐少许，敷之。

苣荬菜
Compositae Sonchus Oleraceus

【别名】 苦荬，名荼，苦苣，苦荬菜，游冬，褊巨，老鹳菜，荬菜，野苦菜，野苦荬，苦葛麻，取麻菜，曲曲芽等。

【来源】 双子叶植物药菊科植物兔仔菜的全草。

【性味归经】 苦，寒；归肝、肺经。

【功效主治】 祛邪气，和血。主治中沙虱毒、壶蜂叮蜇、蝎蜇、对口恶疮。

【制剂用法】 鲜药捣汁，频频抹、搽于疣处，亦可捣烂敷疣处，半月疣体萎缩脱落。用于痈疽、虫癣，可煎汤搽洗；野苦荬擂汁，加入姜汁适量，和酒服，以渣敷，治对口恶疮。

杏 Spricot Al mind

【别名】 杏子。

【来源】 蔷薇科落叶乔木，杏仁、杏花入药。

【性味归经】 杏仁味微甜者，为甜杏仁，辛、甘，温。杏仁味微苦者，为苦杏仁，辛、苦，温；有毒。入肺、大肠经。杏花：苦，温。

【功效主治】 甜杏仁润肠、止咳、补气、润肤。苦杏仁杀虫、平喘、润肠、美白、润肤、治诸疮疥、消肿、去头面诸风气。主治头面风、小儿脐烂、肛门作痒、黄水疮、狐尿疮痛、阴疮烂痛、身面疣目、小儿头疮、头面风肿、面上皯疱、粟疮作痒、白疕、酒渣鼻、妇人阴疮、粉滓面、人卒肿满等。

【制剂用法】 以杏仁频频揩之，或去皮研杵如膏敷患处，或研烂煮水热浸之，或烧研成膏敷之，或杏仁和其他鲜药，如鸡子黄、鸡子白、猪脂、人乳、麝香等调敷；杏花与桃花水浸洗；杏树叶煮浓汁热渍。甜杏仁用现代工艺取油，做护肤美容化妆品。

李 Prunus

【别名】 李子树，李子，嘉庆子，玉皇李，山李子等。

【来源】 蔷薇科植物李树。核仁、皮、叶均可入药。

【性味归经】 核仁苦，平。根白皮大寒。花苦，香。叶甘、酸，平。

【功效主治】 核仁令人好颜色，除浮肿；根白皮治小儿暴热，解丹毒；花令人面泽；叶治小儿壮热。主治女人面黑䵟、蝎虿螫痛、小儿丹毒、面黑粉滓、恶刺疮痛。

【制剂用法】 用李核仁去皮细研，以鸡子白和如稀汤，涂之；苦李仁捣烂涂之；用李根烧为末，以田中流水和涂之；用李花、梨花、樱桃花、白蜀葵花、白莲花、红莲花、旋复花等，共为细末，用洗手面；李叶、枣叶捣汁点之。

鸡子白 Egg White

【别名】 鸡子清，鸡卵白，鸡蛋清等。

【来源】 雉科动物鸡的蛋白。药食二用。

【性味归经】 甘，微寒。

【功效主治】 除心下伏热，涂一切热毒。治汤火灼疮、毒肿、头发垢，面黑令白，面生疱疮等。

【制剂用法】 直接涂于患处，治汤火灼疮、毒肿等；鸡子白涂之，少顷洗去，治头发垢等；鸡子白和酒调洗，治汤火烧灼等；将鸡蛋用醋或酒浸泡后，取白外用；取鸡子白和蜂蜜敷面，美白嫩肤。

鸡内金[典]

Endothelium Corneum Gigeriae Galli

【别名】 鸡肫黄皮，肫内黄皮，鸡肫内皮，鸡肫皮，鸡膔胵皮等。

【来源】 雉科动物鸡砂囊内壁。

【性味归经】 甘，平；归脾、胃、小肠、膀胱经。

【功效主治】 消水杀虫，除热，消坚。治脚胫生疮、疮口不合、小儿疣目、口疮。

【制剂用法】 鸡肫内皮，洗净贴之；鸡肫黄皮擦之，用鸡内金细末掺之。

鸡蛋壳 Eggshell

【来源】 雉科动物鸡所产卵之外壳，由外蛋壳膜（表层膜）、石灰质蛋壳和壳下膜三部分组成。鸡蛋壳含有无机物 94%～97%，碳酸钙含量 93%，1%的碳酸镁及磷酸钙和磷酸镁、微量元素等；有机物主要是胶原蛋白质，还有水分和少量脂质。壳下膜又称“凤凰衣”，含有人体吸收的 18 种氨基酸及半乳糖、葡萄醛酸、透明质酸、硫酸软骨素等成分。

【性味归经】 淡，平。

【功效主治】 补钙抗敏，固涩收敛，固皮生肌，止血止痛，滋润皮肤。抗敏、收敛作用强，壳下膜渗透力强，可柔软皮肤，防止粗糙、促进老化表皮脱落，加速新表皮生成。主治皮肤溃疡、外伤出血、皮炎湿疹、烫伤、药疹红斑期等。对十二指肠溃疡和胃痛、胃酸过多的患者，有止痛、制酸的效果。

【制剂用法】 收集蛋壳，包括蛋壳及壳下膜，煮沸消毒，沥水，待自然干燥，制成细粉备用。蛋壳粉可分别制成粉剂、洗剂、糊剂，用于急性、亚急性、慢性皮炎湿疹、药疹等。新鲜壳下膜直接敷于皮肤溃疡、小面积烧烫伤处，经过 10 天左右，伤口愈合。壳下膜贴在面部或者鼻子、下巴部位，去黑头和死皮。鸡蛋壳最内一层蛋清液，为美容极品，取上一点加上一小匙奶粉和蜂蜜做成面膜，涂抹在面部，30 min 后洗干净，让肌肤焕然一新，常用可使皮肤如鸡蛋那样细腻莹润。

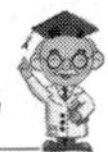

青蒿 Herba Artemisiae Annuae

【别名】 草蒿，廪蒿，茵陈，邪蒿，香蒿，苹蒿，黑蒿等。

【来源】 菊科植物黄花蒿的全草。

【性味归经】 叶、茎、根苦，寒。子甘，冷；归肝、胆经。

【功效主治】 杀风毒，止血止疼。主治毒蜂螫人、恶疮疥癣风疹、日晒疮。

【制剂用法】 嚼青蒿封之；青蒿子绞汁洗之；青蒿捣碎，以冷水冲之，取汁饮之，将渣敷疮上。

【注意事项】 诺贝尔奖获得者屠呦呦研究，仅黄花蒿叶有用，冷萃取，煎煮无效。

茄子 Solanum Melongena

【别名】 落苏，矮瓜等。

【来源成分】 茄科一年生植物。药食二用。

【性味归经】 甘，寒。

【功效主治】 散血止痛，消瘀散肿。治臁疮、干癣、热毒疮肿、肿毒、癜风、冻疮、手足皲痛、鹅掌风。

【制剂用法】 将新鲜茄子切薄片贴患处；生茄擦之；将生茄子割似罐子形，合于疮上；新鲜小茄子煎汤泡洗皮损；将新鲜茄子皮贴于患处；茄蒂生切，搽癜风；茄花带露水摘下，搽数次；用茄子根浓煎汤洗。

枣 Chinesedaten

【来源】 枣树。

【来源】 鼠李科枣属植物枣树。果实、叶均可入药。

【性味归经】 生枣甘、辛，热。枣叶甘，温；归脾、胃经。

【功效主治】 和阴阳，调荣卫，生津液。主治走马牙疳、热痱疮、小儿赤丹、发秃不生、脓窠疮。

【制剂用法】 新枣肉一枚，同黄柏烧焦为末，油和敷之；用枣叶煎汤浴之，或枣叶和葛粉共为细末，揩撒患处；枣树根煎汤频浴之；用嫩枣树皮一把，斫一尺许，满插空瓷瓶内，勿令到底，上面以火燃之，则下面必有汁滴瓶内，先以热水洗头，后将此汁刷在秃处，治发秃不生；红枣（去核）与葱（去须、叶）各适量，捣烂煎汤先熏，汤温即洗。

柏 Cypress

【别名】 侧柏，香柏，小果香柏，小果香桧等。

【来源】 柏科柏木属植物的通称，常绿乔木。叶、根入药。

【性味归经】 侧柏叶苦、涩，微寒；归肺、肝、大肠经。根白皮苦，平。

【功效主治】 去湿痹，长毛发，止痛灭瘢。主治汤火烧灼、头发黄赤、疮中生蛆、蛇虱、鼠瘘核痛。

【制剂用法】 柏叶生捣涂之；以侧柏叶，入臼中湿捣，令极烂如泥，冷水调作膏，敷伤处，以帛子系定；生柏叶末一升，猪膏一斤，和丸弹子大，每以布裹一丸，纳泔汁中化开，沐之；柏白皮，以腊猪脂煎油，涂疮上；以柏枝烧沥，取油涂之；柏叶一味煎水洗。

柳 Salix Babylonica

【别名】 水柳，垂杨柳，清明柳等。

【来源】 柳属的一种落叶乔木或灌木。

【性味归经】 苦，寒。

【功效主治】 主溃痈，逐脓血，续筋骨，长肉止痛。主治面上脓疮、恶疮、痘烂生蛆、阴猝肿痛、反花恶疮、漆疮、灸火疮、汤火疮、丹毒。

【制剂用法】 春以柳絮贴疮上；柳叶加水煮取汁，溻洗；柳树皮加水煮汁，频洗；嫩柳叶铺席上卧之；柳枝细锉，水煮极热，以故帛裹包肿处；柳枝叶以水煎汁熬如饧涂之；柳树白皮切细，同猪油熬涂。

莲 Nelumbo Nucifera

【别名】 荷，芙蕖，鞭蓉，水芙蓉，水芸，水旦，水华。

【来源】 多年生水生宿根草本植物。其地下茎称藕；子实称莲子；莲子生长部位称莲房；叶称荷叶；花称荷花。均可入药。

【性味归经】 生藕甘、寒。熟藕温、甘。莲花苦、甘，温。莲房苦、涩，温。荷叶苦，平。归心、脾、胃经。

【功效主治】 生藕凉血、散瘀、生肌；熟藕养血补益、生肌泽肤；莲花镇心益色，驻颜轻身；莲房消瘀散血；荷叶杀菌蕈毒，散瘀血，消水肿痈肿。主治冻脚裂拆、天疱湿疮、诸般痈肿、赤游火丹、漆疮、遍身风疠、唇疮、肾囊痈。

【制剂用法】 荷花贴之；以鲜荷叶包之；荷叶煎汤，少温洗之；荷叶中心蒂如钱者，不拘多少，煎汤淋洗；新生荷叶，捣烂，入盐涂之；荷叶三十枚，石灰一斗，淋汁合煮，渍之；蒸熟藕，捣烂涂之；莲蓬壳烧存性，研末，调涂。

桃 Peach

【来源成分】 蔷薇科桃属落叶小乔木。桃仁、桃花、桃叶、茎白皮均可入药。

【性味归经】 桃仁苦、甘，平；归心、肝、大肠经。桃花苦，平。桃叶苦，平。茎及白皮苦，平。

【功效主治】 桃仁行皮肤凝聚之血，除皮肤血热燥痒，杀小虫；桃花悦泽人面，消肿满，下恶气；桃叶治恶气，出疮中小虫；桃树茎及白皮解蛊毒，辟疫疠，杀诸疮虫。桃仁治妇人阴痒、小儿烂疮、唇干裂痛，令人光润；桃花治脓瘘不止、头上秃疮、雀卵面疱、令面光华；桃叶治女人阴疮、身面癣疮；桃树茎及白皮治恶疮、瘰疬、热病口疮、小儿湿癣、牙疼颊肿、小儿白秃。

【制剂用法】 桃仁研烂敷之或杵烂后绵裹塞之，捣和猪脂敷患处，或用粳米饭浆同研，绞汁令尽，温温洗面；桃花为末，以猪脂调敷，或与桑椹（赤者）等分作末，以猪脂调和，或与食盐等分杵匀，醋和敷之，或与冬瓜仁研末等分，蜜调敷之，或与鸡血调和涂面上；桃叶生捣，绵裹纳之；日午捣桃叶，取汁搽之；桃叶捣，和苦酒敷之；取桃树白皮作屑纳之；取桃树白皮贴疮上，灸二、七壮；桃枝煎浓汁含之；桃树白皮煮取浓汁如稀饧，以绵蘸药纳入疮上；桃树青皮为末和醋频敷之；桃树白皮煎汁入白面沐之。

栗 Castanea Mollissima Blume

【别名】 栗子，板栗。

【来源】 壳斗科植物栗树，种仁及树皮均可入药。

【性味归经】 栗实咸，温。栗内薄皮甘、涩，平。

【功效主治】 疗肿痛瘀血，急去皱纹。主治小儿疳疮、蛇头疔、火丹毒肿、去皱纹、沙虱、漆疮。

【制剂用法】 生嚼栗子敷之，或生栗去壳去衣，捣烂敷之；栗内薄皮捣散，和蜜涂面；栗外刺包煮汁洗；栗树皮煮汁洗。

浮萍[典] Lemnaminor

【别名】 青萍，田萍，浮萍草，水浮萍，水萍草等。

【来源】 浮萍科水面浮生植物。

【性味归经】 辛，寒；归肺、膀胱经。

【功效主治】 发表透疹，利水退肿。治热毒，下水气。主治少年面疱、头项长癣、风热丹毒、金丝疮、毒肿初起、杨梅疮癣、疥疮、痒风。

【制剂用法】 用浮萍日挼盖之；浮萍草生搽；浮萍捣汁，遍涂之；嚼浮萍草涂之；浮萍草捣敷之；浮萍煎汤浸洗；浮萍与地肤子、苍耳叶煎汤暖浴。

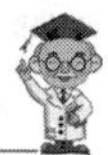

桑 Mulberry

【来源成分】 桑属落叶乔木。根皮、桑叶、桑枝、桑葚入药。

【性味归经】 桑根白皮甘,寒。桑叶苦、甘,寒。

【功效主治】 解毒杀虫、散血、长发。主治发鬓堕落、发槁不泽、小儿火丹、小儿唇肿、穿掌肿毒、汤火伤疮、白屑风、裙边疮、臁疮、蜂叮、口疮。

【制剂用法】 桑白皮以水淹浸,煮五、六沸,去滓,频频洗沐;桑根白皮、柏叶各适量,煎汁沐之;桑木汁涂之;新桑叶研烂敷患处;桑叶煎汤洗之;经霜桑叶(烧存性)为末,油和敷之;嫩长桑根白皮,刮去粗皮,用不落水猪油捣匀,敷;桑树里白嫩皮,槐树里白嫩皮,捣膏做饼,以生桐油浸之,贴敷治臁疮。桑枝火烘法:取桑木枝长九寸,劈如指粗,一头燃着,少顷吹息其焰,以火向患处烘片时,火尽再换,凡阴疽、发背、流注、附骨等证俱宜用之。

萝卜 Raphanus Sativus

【别名】 莱菔,菜头,芦葩等。

【来源】 二年或一年生草本植物。根、叶入药。

【性味归经】 根辛、甘。叶辛、苦,温。

【功效主治】 去邪热气,散瘀血,理颜色。主治满口烂疮、漆疮、手足麻裂疮、汤火伤灼、坐板疮、臁疮、火珠疮、秃疮、白癜风、脚气。

【制剂用法】 萝卜自然汁,频漱;捣萝卜汁,频涂;萝卜汁煎洗之;生萝卜捣涂之;鲜萝卜英杵烂罨之;新鲜白萝卜阴干一两日,其皮剥下贴上,干则再换;生萝卜捣烂,滴入适量醋浸敷疮上;萝卜捣烂加麝香适量,涂匀以布包之;萝卜白汁与生白矾各适量调涂之;白萝卜煎汤洗。

葱 Fistular Onion, Allium fistulosum

【别名】 青葱,大葱,叶葱,胡葱,葱仔,菜伯,水葱、和事草。

【来源】 百合科葱属多年生宿根草本植物。以叶鞘和叶片供食用。叶片管状,中空,绿色,先端尖,叶鞘圆筒状,抱合成为假茎,色白,通称葱白。药食二用。

【性味归经】 葱茎白辛,平。葱叶温。葱汁辛,温、滑。

【功效主治】 达表和里,通阳气,除风湿。主治肉刺(鸡眼)、烫伤、肿毒、丹毒、手足冻疮、疥癣。

【制剂用法】 将新鲜大葱叶洗净后,剖开,切成与皮损大小相同的块状,将葱叶有汁沫的一面紧贴于皮损,然后包扎,治肉刺(鸡眼);将新鲜葱白或整根葱锤打成糊状,然后将新鲜葱糊与糖调和后,敷于皮损处,治烫伤;将新鲜葱汁直接涂于皮损处,治肿毒;三伏时用葱煮浓汁,熏洗,治手足冻疮;取连根生葱白,与适量猪脂共捣烂,涂之,治疥癣。

楮 Broussonetia Papyrifera

【别名】 楮树,谷树。

【来源】 桑科构属的植物,落叶乔木。子、叶、树皮入药。干皮为造纸原料。

【性味归经】 楮实甘,寒。楮叶甘,凉。楮树白皮甘,平。楮树皮间白汁甘,平。

【功效主治】 健腰膝,益颜色,去风湿肿胀,主恶疮生肉。主治身面石疽、癣疮湿痒、瘾疹、头风白屑、癣。

【制剂用法】 楮实捣烂敷之;楮叶捣烂敷患处;楮枝茎煮汤洗浴;楮木可以作枕;取楮皮枝中白汁,涂癣。

蛴螬 Grub

【别名】 蟦蛴,应条,地蚕,勃齐,乳齐,土蚕,老母虫。

【来源】 鞘翅目金龟总科金龟子的幼虫,成虫通称为金龟甲或金龟子。

【性味归经】 咸、微温,有毒;归肝经。

【功效主治】 行血分,散结滞,主血止痛。主治丹毒浸淫、小儿脐疮、小儿唇紧、赤白口疮、痈瘘恶疮。

【制剂用法】 以蛴螬捣烂,涂之;蛴螬研汁,频搽;蛴螬研末敷之;蛴螬研末,猪脂和,敷之;蛴螬研烂,以鸡子白和涂,干再涂。蛴螬灸法:取蛴螬剪去两头,按疮口上,以艾灸之,七壮一易,治痈瘘恶疮。

榆 Ulmus Pumila Linn.

【别名】 白榆,榆树。

【来源】 榆科落叶乔木。皮、叶入药。

【性味归经】 白皮甘,平,滑利。叶甘,平,滑利。

【功效主治】 除邪气,渗湿热,消肿。主治小儿瘰疬、火灼烂疮、小儿秃疮、痈疽发背、丹毒、小儿虫疮、酒渣鼻。

【制剂用法】 榆白皮生捣如泥封之,或嚼涂之,或捣极烂,用麻油调敷之;榆白皮末用醋调匀涂于患处,或用猪脂调匀涂绵上覆盖于皮损,或用鸡子白调和后涂之,或用麻油调和后涂之;榆叶煎汁,洗酒渣鼻。

鲫鱼 Crucian Carp

【别名】 鲋鱼,鲫瓜子。

【来源】 属鲤形目、鲤科、鲫属,是一种主要以植物为食的杂食性鱼。

【性味归经】 甘,温。

【功效主治】 消水肿,杀虫止痛。主治小儿舌肿、小儿丹毒、浸淫毒疮、手足瘭疽。

【制剂用法】 鲜鲫鱼切片贴之,频换;用鲫鱼肉与赤小豆末各适量捣匀,入水和,敷之;生鲫鱼切片,和盐捣贴,频易之;鲫鱼与乱发、猪脂各适量,同煎膏,涂之。

薄荷[典] Herba Menthae

【别名】 野薄荷,夜息香,银丹草。

【来源】 唇形科植物薄荷的地上部分。

【性味归经】 辛,凉。归肺、肝经。

【功效主治】 辟邪毒,去皮肤风热。主治蜂虿螫伤、火毒生疮、猫咬伤、鹅口疮、发背。

【制剂用法】 薄荷叶挼贴之;蘸薄荷汁拭净;用薄荷煎汁频涂;用薄荷煎汁洗之;青薄荷叶与乳香各适量研匀,厚罨患处,以青绢盖之,如干以新汲水润之,常令湿。

(邓丙戌)

第三节 桦树汁的研究与开发

桦树汁是桦树(Betula Platyphylla)植物春季萌动时体内涌出的伤流液,其营养丰富,含有多种氨基酸、维生素、脂肪酸和矿物元素,如同人的血液,是树最丰富的营养物质,维持树的生长,发育,这些营养物质在摄入人体后经过代谢可以形成对健康有利的因子,从而达到对亚健康人群的保健效果,使其具有良好的营养保健作用。

白桦树一身是宝,可以广泛开发利用,尤其是在用于化妆品原料,2015 年国家化妆品原料目录中有白桦树原料 12 种(表 4-1),尤以白桦树汁应用广泛,部分化妆品厂开发出白桦树汁化妆品产品,具有广泛开发应用前景。

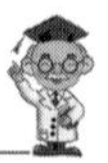

表 4-1 化妆品白桦树原料

07348	亚洲白桦(Betula Platyphylla)树皮提取物	Betula Platyphylla Japonica Bark Extract
07349	亚洲白桦(Betula Platyphylla)树汁	Betula Platyphylla Japonica Juice
01132	白桦(Betula Alba)树皮/叶提取物	Betula Alba Bark/Leaf Extract
01133	白桦(Betula Alba)树皮粉	Betula Alba Bark Powder
01134	白桦(Betula Alba)树皮提取物	Betula Alba Bark Extract
01135	白桦(Betula Alba)树汁	Betula Alba Juice
01136	白桦(Betula Alba)芽提取物	Betula Alba Bud Extract
01137	白桦(Betula Alba)叶提取物	Betula Alba Leaf Extract
01138	白桦(Betula Alba)油	Betula Alba Oil
01696	垂枝桦(Betula Pendula)木粉	Betula Pendula Wood Powder
01697	垂枝桦(Betula Pendula)木提取物	Betula Pendula Wood Extract
03010	桦木脑	Betulin

一、桦树与桦树汁

桦树，为桦木科桦木属植物，落叶乔木，树皮光滑呈薄层壮剥裂，大多数生长在北温带，少数生长在寒带地区，桦树在我国的分布较为广泛，多分布于北部和西南地区，林地面积近 500 万 hm^2，以东北、西北以及西南的高山地区居多，其中白桦树分布尤为广泛，从东北、华北到西北、西南均有生长，并以主要建群种或主要树种构成块状或带状群落，有较大的资源量。如：吉林省的长白山林区；黑龙江省的伊春地区、黑河地区；内蒙古赤峰市、牙克石市；河北的丰宁；四川省的甘孜州、阿坝等地。单叶互生，叶下通常有腺点，边缘呈锯齿状。叶脉羽状有叶柄。花单性，雌雄同株。幼年的桦树生长比较迅速，15 年左右开始结实，果实丰硕，50 年左右进入衰退期。本属约有 100 种，我国有 29 种 6 变种，其中，以长白山区桦树最为著名。我国长白山区桦树多为白桦，树高可达 26 米，树皮呈灰白色，叶片呈三角形、菱形或卵形。其对于防止水土流失，涵养水源，改善环境，防风防沙有极大作用。桦树喜好在有阳光湿润的环境中生长，不喜荫凉，对土壤的要求较低，在肥沃的棕色土地上便可生长良好。

桦树汁，为桦树春季萌动时体内涌出的伤流液，是桦树的生命之源，贮量丰富，来源广泛，采集方便。将树皮划开后或树干钻孔后会自然流出，呈无色或微有浅黄色的透明液体，无沉淀及杂质，具有桦树特有的清香，入口清凉微甜，沁人心脾。每年的 4～5 月，初春萌动时，土壤中的水分解冻，由于此时桦树还未长出叶子，水分蒸发少，营养物质能充分溶解在水中，在根部压力下将水分沿着木质部维管束向上输送，由此产生桦树汁。桦树汁的采集是用木钻在距树基 30 cm 处钻孔，孔径为 1.0～1.5 cm，孔深视桦树直径而定，一般 4～6 cm 为宜。采集时间为每年 3 月初至 4 月中旬，之所以在这段时间取汁原因有两点：其一，在此期间，树根从被积雪覆盖的土壤中吸收大量的水分与桦树冬季储存的营养物质结合形成溶液，在树根的压力作用下流入树干中，形成桦树汁，由于桦树的树叶还没有长出，致使植物的水分蒸发很少，从而营养物质流失少；其二，由于桦树汁很难保存，温度稍高极易变酸，而在东北地区，此期间温度多为10℃以下，方便桦树汁的保存。

取汁桦树在直径20 cm以上，桦树取汁后及时封堵钻孔，正常生长，对桦树没有任何影响，陕西农林科技大学承担陕西省科技立项，吉林出彩农业产品开发有限公司20多年科研成果证明取汁的桦树生长良好，纯天然的树汁利用开发呈现良好的前景。

二、桦树汁营养成分

桦树汁具有较高的营养价值，含有人体所需的多种氨基酸和生物活性物质，具有缓解疲劳、延缓衰老、消炎、止痛等作用。素有“血液的清道夫”“天然森林饮料”“人类健康保护神”等美誉。

桦树汁含有丰富的营养物质，有较高的营养价值和医疗保健作用，含有人体必需且易吸收的碳水化合物、多种人体必需氨基酸、有机酸及多种无机盐类、维生素、脂肪酸和矿物元素，含有香精油、桦芽醇、皂角苷化合物、细胞分裂素等，对人体的生命活动起着至关重要的作用。

来自我国小兴安岭境内原始森林中的野生白桦树汁，是一种无色透明液体，经研究桦树汁含有丰富的营养物质，桦树汁中的微量元素也很丰富，对人体有益的钾、钠、钙、镁、铁、锰、锌等含量较高，而铜、铅等微量元素含量很低。王云芳，许国英等对新疆布尔津平原林场的春采白桦树汁的化学成分进行了研究，其干物质含量为1.36～1.42%，pH值5.69～6.44，总氮含量为4.5～9.5 mg/100 ml，总氨基酸含量20～30 mg/100 ml，总糖含量1.1～1.4%，以果糖和葡萄糖为主，总酸含量25～55 mg/100 ml，含有维生素C、B_1、B_2、PP等。并含有丰富的微量元素铜、铁、锌、锰等，特别是富含有半金属元素硒。

H. Kallio报道芬兰桦树汁4月初～5月初葡萄糖和果糖浓度最高，达5～8 mg/ml，而新疆桦树汁3月底～4月中旬葡萄糖与果糖总浓度可达7.00～13.84 mg/ml。陈铁山对秦岭桦树汁进行了营养成分的测定分析，其总糖含量为0.813%，蛋白质含量0.03%，含有维生素B_1、B_2、C、E，16种氨基酸以及钾、钙、镁、磷、硒、锌、锶、锗、锗等15种矿质营养成分和微量元素成分，其中含有机锗0.181 mg/L。

氨基酸 氨基酸是构成人体日常营养所需蛋白质的基本物质，桦树汁中含有人体每日所需的多种氨基酸。科研人员利用氨基酸测定仪测定了各地区的新鲜桦树汁中氨基酸含量。共检测出17种氨基酸，其中谷氨酸含量最高。（表4-2）

表4-2 各地桦树汁含氨基酸种类及含量(mg/kg)

地区	长白山白桦	伊春白桦	漠河白桦	桦甸白桦	山西枫桦	山西灵邱红桦	神农架红桦
谷氨酸	105.9	337.35	134.17	180	124.0	49.0	148.0
天门冬氨酸	15.2	12.0	6.57	18	12.0	11.0	52.7
缬氨酸	6.77	13.87	6.67	34	5.0	5.0	8.8
异亮氨酸	6.4	10.30	4.81	34	4.0	5.0	51.0
蛋氨酸	5.8	—	—	—	2.0	3.0	1.0
亮氨酸	5.0	4.22	—	14	6.0	8.0	6.7

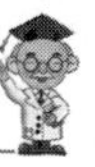

（续　表）

地区	长白山白桦	伊春白桦	漠河白桦	桦甸白桦	山西枫桦	山西灵邱红桦	神农架红桦
赖氨酸	4.7	2.94	1.46	—	64	57	8.3
苯丙氨酸	3.9	12.04	7.81	180	7.0	8.0	5.3
甘氨酸	3.8	2.18	1.40	14	4.0	6.0	6.6
丙氨酸	3.8	1.33	0.87	22	20.0	14.0	14.6
苏氨酸	3.5	6.16	3.01	24	5.0	5.0	7.4
精氨酸	3.3	—	—	66	5.0	6.0	5.1
胱氨酸	3.3	—	—	—	3.0	3.0	0.9
丝氨酸	1.8	1.3	1.04	24	3.0	5.0	10.1
组氨酸	1.1	6.68	3.61	15	63	1.0	3.9
酪氨酸	1.1	—	—	61	微	4.0	1.8
色氨酸	0	—	—	—	微	微	—
脯氨酸	2.8	—	—	10	0	0	10.6
合计	179.1	410.37	171.42	696.0	327.0	190.0	367

脂肪酸　脂肪酸是维持人类正常代谢不可缺少的物质。由于自身不能合成或合成速度慢无法满足人体需要，必须通过食物摄入脂肪酸。桦树汁中含有多种必需脂肪酸，根据资料，桦树汁中脂肪酸的种类及其占总脂肪酸比例为芥酸(41.92%)、棕榈烯酸(5.05%)、油酸(19.86%)、亚油酸(4.20%)、棕榈酸(11.15%)、亚麻酸(2.72%)、花生烯酸(10.19%)、硬脂酸(2.70%)。

矿物元素人体由50多种元素组成。其中宏量元素是人体不可缺少的元素，如氮、磷、钾、硫、钙、镁等盐类。微量元素虽然在人体内含量很少，却与人类的健康息息相关，如今，已确认18种微量元素对人体健康起着重要作用。(表4-3)

表4-3　各地桦树汁含矿物质元素种类及含量(mg/L)

地区	伊春白桦	漠河白桦	桦甸白桦	河北白桦	长白山白桦	山西枫桦	神农架红桦
钙 Ca	106	70.0	136	56.55	201.00	94.18	60.00
钾 K	103	75.3	198	75.50	8.929	142.60	34.00
镁 Mg	21.6	18.7	18.2	15.47	23.37	20.55	40.00
锰 Mn	14.3	13.7	6.12	1.768	8.444	2.00	—
钠 Na	217	258	154	29.75	0.24.3	44.25	37.00
锌 Zn	2.60	1.42	—	3.48	21.85	0.695	0.695

（续　表）

地区	伊春白桦	漠河白桦	桦甸白桦	河北白桦	长白山白桦	山西枫桦	神农架红桦
钡 Ba	—	—	—	0.403	1.268	0.32	1.12
硼 B	—	—	—	0.25	0.664	0.10	0.17
锶 Sr	—	—	—	0.20	0.449	0.18	0.50
铁 Fe	1.50	0.293	5.8	0.063	0.091	0.07	0.50
硅 Si	—	—	—	0.016	0.842	0.012	0.07
铜 Cu	0.0251	0.0168	—	0.023	0.008	0.02	0.035
钴 Co	—	—	—	0.023	0.0094	0.03	—
镍 Ni	—	—	—	0.005	0.010	0.002	—
镉 Cd	0.0027	—	—	0.007	0.0041	0.005	—
锑 Sb	—	—	—	2.070	痕量	0	—
总计	466.0278	437.4298	518.12	185.578	267.182	305.014	174.09

三、桦树汁的药用价值

桦树汁具有很高的药用价值，药理试验发现，通过对家兔和鼠饲喂桦树汁的试验分析得出：桦树汁具有抗疲劳、抗衰老的保健作用，同时对动物的生长发育有一定的促进效果。桦树汁可调节患痛风、风湿、膀胱炎、喉炎等病症，还可加快外伤的愈合。1974年，来自捷克的学者科斯特朗称桦树汁是不可多得的灵丹妙药，它可消除人体一切不适感。对医治疮病、肾结石、肠虫及水肿有较好疗效。因此，桦树汁不仅具有食用价值，也具有更高的药用价值。

新鲜桦树汁不仅能活化人体的分泌能力，还可防止草酸化合物产生的沉淀。俄罗斯学者还发现天然桦树汁中有11种对人体有益的脂肪酸。桦树汁中的香精油、桦芽醇、皂角苷化合物等活性物质具有杀菌功能。

桦树汁在我国民间应用历史悠久。

《吉林中草药》：治咳嗽气喘。

《黑龙江常用中草药》：清热，解毒。治坏血病，肾脏病，痛风。

《中药大辞典》：祛痰止咳，清热解毒。主治咳嗽，气喘，小便赤涩。桦树汁苦寒，含桦树醇、脂肪酸、鞣质、多糖类、皂甙、蛋白质等，有止咳、抗菌作用；桦树汁具有清热、解毒、止咳、化痰等功效，临床用于治疗痰喘咳嗽、痛风、肾结石、膀胱炎、关节炎、肺结核、贫血等症，很有功效。

《开宝本草》记载：桦树汁苦、平，无毒。

《本草纲目》木部第三十五卷桦木：“木皮，苦，平，无毒……煮汁冷饮，主伤寒时行毒疮……治乳痈、乳痈初发、乳痈腐烂……肺风毒疮：遍身疮疖如疠，及瘾疹瘙痒，面上风刺，妇人粉刺，并用桦皮散主之。”

其它中药专著记载了桦树汁健胃护脾、清热解毒的功效，以及养护须发、使头发乌黑的效果。

阿勒泰地区的哈萨克族人民从古时候就有在春秋两季取食白桦液的习惯，不仅靠它防病治病，还用它充饥，当地有句俗话“饥饿时，靠白桦液度日”。

桦树皮对皮肤病有很好的治疗作用，而其精华的汁液被广大人民群众在日常野外劳动中所采用，用于治疗毒虫叮咬、外伤、皮肤疮疡等皮肤病，取得极佳效果，用桦树汁

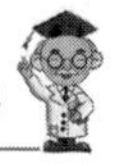

洗脸可增白祛斑。

因此，桦树汁具有很好的医疗作用，对于痛风、伤口愈合有很好的疗效，在许多国家和地区都有桦树汁入药治疗疾病的记载。

四、桦树汁的药用范围

在民间，桦树汁和桦树皮常被药用，治疗多种疾病。

止咳、化痰、平喘、消炎，桦树汁中所含有的苷类，如酚苷、桦木苷、皂苷、三萜类物质桦木素，以及桦树醇、鞣质、均具有消炎解热止咳、化痰、平喘的作用。

促进生长发育、消除自由基，桦树汁中含有人体必需的氨基酸、芳香物质、脂肪酸。这些必需氨基酸存在于人体中，参与形成人体所需的酶、激素和部分维生素，为人类的正常代谢、维持生命提供物质基础。芳香物质、脂肪酸具有活化人体分泌系统作用，调节胆固醇，预防草酸化合物沉淀，对心脑血管疾病有良好的预防效果，同时可以调节神经功能，从而达到促进生长发育、抗疲劳、耐缺氧的作用。

补充维生素、治疗缺铁性贫血，桦树汁含有丰富的维生素C和铁元素，均对人体有着至关重要的作用。铁元素在人体内参与血蛋白以及各种酶的合成，促进生长，在血液中运输氧和营养物质，如果铁元素摄入不足会导致缺铁性贫血。维生素C可以促进骨胶原的形成，骨胶原具有消除关节疼痛以及营养头发、指甲的作用，同时维生素C可以使赖氨酸羟基化生成羟基赖氨酸，促进胶原蛋白的合成，增加血管韧性，防止血管出血，促进伤口愈合，治疗坏血病。

光洁皮肤、保护头发，桦树汁中含有大量的维生素与脂肪酸，其中，维生素E具有较强的抗氧化作用，可以延缓细胞因氧化而衰老。维生素B_3易被皮肤吸收，对皮肤具有保湿作用，改善皮肤的粗糙度，二者均具有美肤效果，对于粉刺及雀斑有较好的淡化功效，同时可以使皮肤柔软光洁富有弹性。对于头皮也有良好的保护作用，减少头屑，使头发乌黑发亮。

桦树汁中含有的天然小分子单糖，可以从细胞层面，改善皮肤中水的微循环。迅速为敏感干燥的皮肤补水，恢复皮肤水油平衡。丰富的矿物质与微量元素，具有消炎、促进皮肤愈合的功效，可以修复因空气污染而受损的皮肤，强韧皮肤天然的防御体系。维生素B_1、B_2和维生素C是卓效的抗氧化剂，能够帮助皮肤轻松抵抗因空气污染而造成的氧化侵害。有机锗使细胞活性化，具有延寿的作用。有机锗既是氧的催化剂又是抗氧化剂，提高SOD活性，减少皮肤中不溶性胶原的含量，从而保持皮肤的弹性，减少皱纹的生成，祛斑效著。可清除体内垃圾，排除体内重金属，达到排毒养颜的作用。

由于其含有烟酸和桦木脑，使桦树汁具有收敛作用及光洁皮肤的效果，所以美国和苏联等国家都生产了具有医疗效果的爽肤水、化妆品及洗护用品。

五、桦树汁的安全性

根据我国食品卫生法和食品新资源卫生管理办法，以及食品安全性毒理学评价程序等有关规定，我国吉林、内蒙古、新疆等地先后进行了桦树汁的卫生、安全性毒理学检验，各项指标均符合国家有关卫生规定，不含任何毒性，作为食品资源使用安全可靠。付德润、马龙、贝仁礼等以新疆白桦树汁经急性毒性试验、Ames试验、微核试验、精子畸形试验，证实新疆白桦树汁无致死毒性和诱变性。哈尔滨医科大学进行的急性毒性试验，LD为720 mg/kg，蓄积毒性试验及致突变试验结果表明，无毒性作用。由此可见桦树汁是一种安全、营养、美容、并兼有疗效作用的最安全的天然有效添加剂。黄文哲、范宝俭将灌喂桦树汁的小鼠进行爬杆试验和常压耐氧试验，发现桦树汁具有明显的抗疲劳作用和耐缺氧功能。哈尔滨医科大学曾用小鼠进行急性毒理性试验、蓄积毒性试验、致突变试验，结果证明桦树汁无毒性作用、未见蓄积性毒性、无致突变作用。

六、国内外桦树汁产品开发现状

桦树汁在国内外作为营养保健食品、化妆品和药用原料的研究与应用已有上百年历史。1974 年以后，苏联对桦树汁的利用率逐年加大，1985 年苏联介绍桦树汁“本小利大”，具有较高的经济效益。另外，捷克、波兰、加拿大、罗马尼亚、日本、美国等国家也陆续进行不同程度的开采。

国外有关桦树汁利用在食品加工方面：桦树汁发酵酒、桦汁格瓦斯、桦汁罐头，制成食品添加剂、制作成糕点、冰淇淋、水果糖，与松针、椴树、薄荷等果汁混合制成复合饮料等，这些饮料具有一定的保健功效，符合人们现在的消费理念，在欧美等一些发达国家有着可观的销量。

日化方面：由于桦树汁中富含烟酸和桦木脑，具有光洁、润滑皮肤的作用，可制成爽肤水、洗发水等化妆品。

医药方面：用于生产维生素剂、抗硬化药剂、强化剂等。

农业方面：用于做种子促萌，做牛、羊、猪的催乳剂、增重剂等。俄国已制订了桦树汁原汁的国家标准。

在古代桦树汁就被人们作为一种天然植物饮品，近十年来，国内在桦树汁开发利用方面更有了迅速的发展，先后研制出了桦树汁系列保健食品、饮料、化妆品等产品，有些已形成了相当的生产规模，有着广阔的应用前景。在食品加工方面：主要用于制作饮料、少量制成酒、糖果、化妆品等，吉林出彩农业产品开发限公司开发生产松树汁饮料，黑龙江省商学院研发了碳酸桦汁饮料，青海省研制了桦汁沙棘复合饮料。

七、化妆品与皮肤制剂的研发

桦树汁在国内外作为饮料的民间应用已有百年历史，近几十年取得较大进展。桦树在开采过程中，因山区缺水，林业工人以桦树汁代替饮用水，可解渴解饿，精力充沛，体力增强，林区伐木工人普遍知道桦树汁是个好东西。林业工人发现早春采伐的桦树断面有汁液流出，桦树伤口也有汁流出，于是想到钻树洞取汁，20 世纪 90 年代吉林省、陕西省进行科技立项，在长白山区、秦岭山区首先进行研究开发，西北林学院（现西北农林科技大学）陈铁山组织人员开采桦树汁，第一年进山较晚，开采量很少，第二年在气温较低时进山，仍采汁不多，第三年（1993 年）在树刚发芽时进山，温度在 0～10℃之间，采集了大量桦树汁，在桦树汁开采过程中，山区缺水，采汁人员用桦树汁当水用，洗脸后看到皮肤颜色渐白皙，光泽增强，细嫩，有的痤疮青年，用桦树汁洗脸后，痘减轻、减少，皮肤碰破，用桦树汁涂抹没有感染现象，可惜放置几天后，桦树汁就酸败不能用了，经初步保鲜技术处理，解决了酸败问题，用于生产桦树汁饮料和化妆品。

陕西、吉林等研究机构对桦树汁进行检验，发现桦树汁中含氨基酸、微量元素、维生素等，特别是含桦木脑、有机锗，破解了桦树汁对人有祛斑、祛痘、抗炎作用，使皮肤颜色佳、弹性好、光泽好、湿度好，提高皮肤健康功能的科学根据，为科学合理利用天然鲜药，扶贫开发林业资源，于是加大了研究力度和研究资金的投入。

农夫山泉、雅诗兰黛化妆品公司近几年投巨资进行桦树汁化妆品研发，农夫山泉公司在黑龙江省漠河建生产基地，雅诗兰黛公司在伊春建生产基地，2019 年分别采桦树汁数千吨，欧莱雅化妆品公司也进行研究、生产，白桦树汁化妆品纷纷面市，呈现良好的发展态势。皮肤药学专家马振友近年来做了大量科研，解决了桦树汁的科学采集，保鲜技术，可在常温下贮藏、运输。桦甸出彩白桦科技有限公司于 2019 年 5 月 3 日成立，并成立与之配套的桦甸出彩白桦研究院，国家纳米研究首席专家、长江学者特聘教授崔大祥博士任研究院名誉院长，马振友任院长，共有全国知名药学专家、化妆品工程师、皮肤科专家、皮肤美容专家近百名共同参与，得到吉林省政府、吉林市政府、桦甸市政府的大力扶持，研究、开发，生产长白山区白桦树汁为主的化妆品及饮料、酒等。

白桦树汁因其对皮肤功效好，2015 年被我国编制为化妆品原料，同时又是药用原料。

第一，可用于化妆品，完全取代所用的水，广泛用于乳膏、乳液、水剂、精华液、面膜、凝胶等所有剂型。

第二，可用于皮肤美容护理，完全替代所用的水，给广大的美容院带来福音，让广大祛斑美白、祛痘美容、皮肤保健的爱美者受益。

第三，作为鲜中药汁，可广泛用于中医和西医皮肤科、皮肤美容科、中医科，作为中药外用制剂临方调配，为实施《中华人民共和国中医药法》，可成为中药临方调配的范例。

新疆王云芳等以桦树汁为基质与相应中草药复配研制出“森星 1 号”口服液，对心脑血管疾病有较好的疗效，并能提高机体免疫力、消除老年斑，效果明显。

从总体情况看，我国桦树汁的开采规模较小，且生产水平比较落后。林业部门出于保护林木目的，对桦树取汁无害并不十分了解，禁止开采桦树汁，从源头上限制了综合开发利用。医药方面没有桦树原料的国家标准和行业标准，难于全国范围内推广。小规模饮料深入研究技术较低，没有形成过硬产品，没有制定统一的国家标准，缺乏市场优势，对桦树汁的潜在价值的挖掘还有一段距离。尤其在桦树汁的医学、食品、日化、农业等领域与发达国家尚有差距，新产品的开发和生产技术的研究有待提高。

桦树在我国的分布较为广泛，资源充足，因此，桦树汁利国利民的开发利用的潜力很大，可广泛应用于食品工业、医药工业、日化工业、农业、畜牧业等领域，发展前景可观，但目前的加工设计单一，资源利用率低，未来应该加大对桦树汁的开发研究力度，与国外先进生产技术进行学习和交流，合理开采资源，从而才能提高资源利用率，拉动群众就业率，带动当地经济发展。

（马振友　马矗矗　郭庆江　崔立国　王　昕　苏明建　王雅珍）

第四节　中药配方颗粒发展历程与展望

一、定义

中药配方颗粒是由单味中药饮片经提取浓缩制成的、供中医临床配方用的颗粒。国内以前称单味中药浓缩颗粒剂，商品名及民间称呼还有免煎中药饮片、新饮片、精制饮片、饮料型饮片、科学中药等。是以传统中药饮片为原料，经过提取、分离、浓缩、干燥、制粒、包装等生产工艺，加工制成的一种统一规格、统一剂量、统一质量标准的新型配方用药。明确隶属于中药饮片管理。因使用方便、质量稳定可控，越来越受到全球和全国医药工作者的欢迎，使用范围越来越广泛，为传统中药与现代科技结合的结晶。

二、国内发展概况简介

中药配方颗粒行业目前有江阴天江药业、广东一方、北京康仁堂、华润三九、四川新绿色和广西培力 6 家试点生产企业。发展历程可大致分为三个阶段，分别是研究试制阶段（1992—2000 年）、逐步规范化管理阶段（2001—2014 年）和试点生产待放开阶段（2015— ）。

1993 年，国家科委和国家中医药管理

局将中药配方颗粒列入“星火计划”，1994年3月，国家中医药管理局批准广东一方和江阴天江药业为“全国中药饮片剂型改革试点单位”，在研究试制阶段得到了国家中医药管理局的高度重视和国家各部委的大力支持，通过与科研院所及高校的合作，在工艺、质量标准、药效、单煎共煎临床对比研究等方面取得了很大成效。

2001年4月，《中药配方颗粒管理暂行规定》颁布，之后陆续批准企业试点生产中药配方颗粒。2012年9月国家药典委员会起草了《中药配方颗粒质量标准研究制定技术要求（征求意见稿）》，按此文件要求，至2015年，试点生产企业完成了681个品种工艺标准统一。

2001年原国家药品监督管理局颁布的《中药配方颗粒管理暂行规定》明确了“中药配方颗粒将从2001年12月1日起纳入中药饮片管理范畴”；2016年8月国家药典委颁布《中药配方颗粒质量控制与标准制定技术要求（征求意见稿）》，也明确了“中药配方颗粒是对传统中药饮片的补充”。

2015年12月，原国家食品药品监督管理总局下发了《中药配方颗粒管理办法（征求意见稿）》，拟对中药配方颗粒的试点生产限制性放开；2016年2月26日，国务院又印发了《中医药发展战略规划纲要（2016—2030）》，明确将中药配方颗粒纳入国家中医药发展战略规划内容之中，中药配方颗粒成为了医药圈炙手可热的话题；2015年10月中国中药控股完成了对广东一方和天江药业的收购。自2015年起，全国已有河北、浙江、黑龙江、吉林、安徽、陕西、河南、重庆、江西、广东等多个省份批准相关企业在省内开展中药配方颗粒科研生产试点及医疗机构临床使用。这也从一个侧面反映出整个行业对中药配方颗粒放开的迫切要求。

2016年8月5日，国家药典委员会发布了《中药配方颗粒质量控制与标准制定技术要求（征求意见稿）》，全面启动中药配方颗粒国家标准研究，共有包括国家6家试点企业在内的多家企业参与了国家标准的研究，中药配方颗粒国家标准的研究与制订，对于规范中药配方颗粒生产、促进中药配方颗粒标准统一、加快全面市场化的确立，以及推进中医药的现代化进程，具有重要意义。

中药配方颗粒与中药饮片水煎汤剂药效物质一致，是对中药饮片的传承。中药配方颗粒的药效物质与中药饮片标准汤剂符合质量一致性原则，两者是不同形态的同一物质。

孙冬梅认为，中药配方颗粒是用符合炮制规范的中药饮片作为原料，经水提取、浓缩、干燥、制粒等现代制药生产技术制成，其性味归经、主治功效均与中药饮片一致。按照2016年8月药典委公布的《中药配方颗粒质量控制与标准制定技术要求（征求意见稿）》的要求，中药配方颗粒药效物质与中药饮片标准汤剂必须保持一致，符合质量一致性原则，药材、饮片、中间体、中药配方颗粒成品的药效物质指纹或特征图谱和含量测定的成分均应与中药饮片标准汤剂为基准进行合理评价，有确定的量值传递相关性和转移率范围，因此中药配方颗粒与中药饮片是不同形态的同一物质（同质不同形）。

中国中药公司中药研究院中药配方颗粒技术中心副主任魏梅说，现代人的生活质量不断提高，中药饮片煎煮过程繁琐、服用量大、不便于携带保存，已经难以适应现代人的生活节奏。中药配方颗粒恰恰解决了这一难题，广东一方和江阴天江药业联合申报的其研究成果“中药配方颗粒产业化关键技术研究与应用”项目于2011年荣获国家科技进步二等奖。

多年的临床使用结果表明：中药配方颗粒作为中药饮片的补充形式，具有安全、有效、方便、稳定可控等优点。尤其在调剂、使

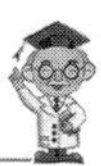

用等方面优于饮片，解决了人们长期服用中药饮片汤剂不方便的难题。

国家中医药管理局最早开展的中药配方颗粒科研项目是20首经典方单煎与合煎的比较，分别从单煎与合煎的化学成分、药理和临床疗效进行了比较，于1999年完成课题验收，研究结果表明：这20首经典方单煎与合煎的比较在化学成分、药理和临床疗效三方面均没有显著性差异。传统中医认为中药在合煎过程中产生了新的物质，而这种新的物质又对临床疗效有重要作用，比如，严永清、陈可冀、余伯阳、李连达、朱丹妮等人对生脉散（人参、麦冬、五味子）进行了一系列研究，发现生脉散合煎时产生了新成分5-羟甲基-2-糠醛，且这种化合物可能是“益气生脉”的物质基础。

孙冬梅告诉记者，将广东一方生产的人参配方颗粒、麦冬配方颗粒、五味子配方颗粒按照生脉散的剂量混合热水冲服后测定5-羟甲基-2-糠醛，也能达到合煎剂量，说明如果合煎能产生新物质，那么在单煎后再混合热水溶解也能产生同样的新物质。

单煎与合煎是否影响疗效的焦点，在于中药在合煎的过程中，成分之间是否发生物理或化学变化，使汤剂中的一些成分含量增加或减小，或产生新的化学成分，从而影响药效。合煎后产生成分变化的多集中在少数几种含单宁类、生物碱类以及部分皂苷类的药材，比如：《中国药典》2015版一部收载的一清颗粒处方为：黄连、大黄、黄芩，与《金匮要略》中的泻心汤药味相同，但一清颗粒的工艺是三味药分别水煎煮，浓缩干燥混合制粒，之所以采用分煎工艺就是由于黄连生物碱与黄芩中黄酮化合物产生沉淀，如果合煎，在大生产过程中就会将沉淀过滤掉，从而降低了黄连生物碱和黄芩中黄酮化合物等有效成分含量，影响临床效果，因此并不是所有的品种合煎都是最好的。

近几年，中药配方颗粒保持了快速增长态势，未来市场空间广大。2006—2016年，中药配方颗粒全国销售额由2.28亿元上升到118.25亿元，复核增长率为48.42%，远高于同期中药饮片26.7%的复合增速。

其中，2009年全国中药配方颗粒年试制产量超过1万吨，且出口到欧美等30多个国家和地区，逐渐形成产业化优势。2016年中药配方颗粒销售额约为118.25亿元，同比增长46.3%；2018年市场销售额150亿元。行业整体处于高速发展阶段。

三、中国台湾、香港发展概况简介

台湾：20世纪80年代发展迅速，尤其以中药配方颗粒剂为主，在当地被称为“科学中药”。约有单味药450种和常用复方300种。采用复方加减、单味浓缩中药等形式，国际市场上参与中药贸易流通的除中成药、饮片外，主要见到的是台湾各“浓缩中药厂”数百种复方、单味系列品种。现在比较大规模的“科学中药”制药企业有六家：台北顺天、中坜胜昌、平镇科达、台中明通、台南港香兰和屏东的庄松荣。

台湾的一些药厂亦有多向发展，产品有中药颗粒剂、保健品与西药。如台湾生产的紫云膏，源自明代陈实功的《外科正宗》，由紫草、当归、冰片、胡麻油等组成，是治疗湿疹等皮肤疾病的良方，现在已经是中国台湾及日本家庭的常备药。紫云膏应用在“麦粒灸”治疗时，可防止烫伤，效果很好。

香港：中药颗粒为香港中药的一种，主要以复方颗粒为主，以单味颗粒加减为辅。其中复方颗粒属于固有药类别，单方颗粒属于非固有药类别。内地进入香港中药市场，主要是传统制剂：丸、散、膏、酒，后为片、冲、胶囊及保健品；1997年起开始进入颗粒剂，单味颗粒和复方颗粒并重。目前一般剂量100 g/瓶，做到临证配方不用煎煮，容易调剂，令患者更易于接受和掌握的用法。适用与香港中药师调配使用。

四、日本中药配方颗粒概况

日本20世纪70年代便开始研制颗粒剂，在日本因掌握中医理论辨证论治的汉方医生不多，故大多生产使用复方颗粒剂，并以传统经典方命名组方。1972年，日本厚生省从张仲景的《伤寒杂病论》和《金匮要略》中选出210个经典古方作为非处方药(OTC)批准使用。1976年，又以"业已经3 000年的人体临床检验"为由，在未经通常的新药临床试验审批的情况下，破例将146个汉方药收录到国家药典，并纳入国家健康保险(NHI)作为医疗保健品应用。到目前为止，已有233种汉方制剂被纳入到NHI中。日本百姓相信汉方药能治未病，增强体质，对防治高血压、高血脂、更年期综合征、急性上呼吸道感染、慢性肝炎、慢性支气管炎等具有明显效果。最常使用的汉方药主要有葛根汤、补中益气汤、小柴胡汤、小青龙汤、加味逍遥散、当归芍药散等。

日本汉方药生产三大特点：一是品种和剂型较为集中。由不同厂家生产的汉方制剂共计900多个品种，但主要以小柴胡汤、柴朴汤等"七汤二散一丸"10个品种的产量最高，约占全部汉方制剂产量的一半以上。适用于医保的汉方制剂主要有7种剂型。二是产业集中高。目前日本拥有110多家汉方制剂生产企业，津村、钟纺、大杉、帝国、本草、内田约10家企业占汉方药总产值的98%以上，其中有百年历史的津村制药最强，约占80%。三是企业整体素质较高。尽管日本汉方药的市场规模不大，但汉方药生产企业在生产工艺、质量控制、科研投入、标准制定、营销策略、内部管理等方面匠心独运，颇具特色，达到了世界一流水平。

五、皮肤中药配方颗粒发展历程及展望

早在20世纪80年代天津市长征医院，我国著名中西医结合皮肤科专家边天羽院长率先开展颗粒剂研发生产，发明生产数十种中药颗粒复方院制剂，由此影响到全国中医、中西医结合皮肤科机构，其他医院相继生产中药颗粒剂院制剂，成为院中金牌药品，受到医患的欢迎，成为当地门诊量最高的单位，其中武汉市第一医院、杭州市第一医院年门诊量都在百万以上。近年来随着中药配方颗粒单方的上市，开启了中药配方颗粒临方调配工作，基本三甲中医医院皮肤科都在开展内服中药配方颗粒，李元文、张丰川教授2016年撰写《李元文配方颗粒治疗皮肤病经验》，2019年李元文、孙占学主编《实用配方颗粒临床调剂外治学》，将北京中医药大学东方医院应用中药配方颗粒的经验向全国介绍。与此同时，北京中医药大学东方医院、上海中医药大学岳阳医院、重庆市中医院、北京中医医院等数十家皮肤科机构开展中药配方颗粒外用制剂的临方调配，许多基层皮肤科机构、个体诊所也在进行中药配方颗粒的临方调配。2017年后马振友主办的全国皮肤美容化妆品制剂研修班将中药配方颗粒外用制剂临方调配都作为重点培训内容，李元文、孙占学等教授应邀授课。中医、中西医结合皮肤科学术团体将中药配方颗粒的应用作为重点科研项目，很多知名专家教授在全国性学术会议上讲授应用配方颗粒治疗疾病经验及心得，受到广泛好评。华润三九、江阴天江药业、北京康仁堂等企业开展应用中药配方颗粒在皮肤病内外用药方面的临床研究应用。

中药配方颗粒研发应用是国际使用中医中药的潮流，中医药传至世界，用现代科技加以传承创新，中药配方颗粒为典范，日本率先在20世纪70年代启动，中国港台地区80年代开始，中国内地90年代才开始运作，目前在国际中药市场上日本、韩国、中国港台地区占主要市场份额，中国内地不足5%，应当看到中药颗粒发展的严峻态势，日

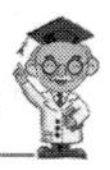

本将中药方剂列入日本药典，当今如果不立起直追，将会永远落后于国际，真要永远向日本学习中医药了。

中药配方颗粒研发使用是中国发展中医药的国策之一，是中药＋现代科技的典范，现得到国家的医药政策支持，发展中药饮片与中药配方颗粒处于同等位置。通过制定统一和完善的质量标准，建立药效学和安全性评价体系，中药配方颗粒由药厂正式生产，层层把控，去糟存精，保证了中药有效成分，具有疗效可靠，使用方便，质量保证优势。中药配方颗粒的研发是发展现代中医中药的必然趋势，目前虽然有长足的进步，还有待于我们继续奋进。中药颗粒制剂正是业界推动中医药现代化、推动中医药走向世界卓有成效的最新努力。

中药配方颗粒在临床上应用为皮肤科医师提供了更多的中药处方手段；皮肤病中医外治中可现场调配经典名方、名老中医验方等，既方便了治疗，有便于开展中医科研。我国传统上都是医药结合，医药并用，医师既会医病，又会配药，如古代葛洪、孙思邈、李时珍，现代赵炳南、朱仁康、李洪迥等。由于政策所限，近 30 多年禁止医生亲自配药，现国策鼓励支持医师自行临方调配中药外用制剂，中药配方颗粒调配方便，不受场地、时间、设备限制，可随时随地利用量杯、研钵简单设备即可临方调配各种剂型，可极大提高疗效，降低医药成本，使广大患者受益。

皮肤美容方兴未艾，医疗美容队伍不断扩大，数倍于皮肤专科医师。生活美容院遍及全国，生活美容更是广大群众的日常生活。运用中药配方颗粒配制的汤药、粉类、膏类、溶液、面膜等美容制剂达到祛斑除皱、养颜驻容、延缓肌肤老化的美容目的。与现代化妆品相比较，利用中草药提取物作为有效成分的美容护肤化妆品具有显著的优势。中药应用于皮肤美容具有药效稳定、持久、对皮肤作用温和、刺激性小、安全性高、疗效显著等特点。近年的研究结果表明中药在美白祛斑、防晒、延缓皮肤衰老、痤疮及瘢痕的治疗等方面有着显著的作用。

中药配方颗粒方便携带，有效成分浓度高，患者依从性好。不用买药锅，不用耗时煎煮，不用怕药味儿满屋，既发挥了传统中药汤剂个体化治疗、因人施治的优势，又兼顾了现代中药携带方便、使用简单快捷的特点。中药配方颗粒深受大众喜爱，尤其是年轻人、职场人士，更是中药配方颗粒的主要粉丝。

2017 年 7 月 1 日，《中华人民共和国中医药法》开始实施，迎来皮肤科外用制剂发展的春天，皮肤科机构普建中药临方调配室，人人会临方调配中药外用制剂的目标一定实现。沿着一带一路将中药临方调配传至全球，造福世界民众。

（李元文　闫志翻　孙占学　马振友）

第五节　外用中药功能分类

外用中药大致可分为植物、动物、矿物 3 种类型，以原药材炮炙后入药、中药材提取物单体和混合物或粉碎的药粉制成一定剂型。中医辨证施治，按中医性味归经用药，是中医的精髓，是有别于纯西医的要点之一，外用药按中医观点选方用药，发挥中药的整体观念，是继承和发展中医的必要方法。中药具有寒、热、温、凉四气，又具有酸、苦、甘、辛、咸五味，辛散、酸收、甘缓、苦坚、咸软。酸味归肝经，苦味归心经，甘味归脾经，辛味归肺经，咸味归肾经。中药按功能分为如下各类。

祛风止痒药　地肤子、蛇床子、苍耳子、白鲜皮、地肤子、蛇蜕、苍耳子、荆芥、防风、蒺藜等。

清热解毒药　金银花、大黄、连翘、大青叶、板蓝根、紫花地丁、蒲公英、败酱草、鱼腥草、土茯苓、马齿苋、天葵子、白蔹、青黛、重楼、黄连、黄芩、黄柏、苦参等。

清热凉血药 凌霄花、仙鹤草、槐花、大蓟、小蓟、生地、玄参、牡丹皮、紫草、地榆、白薇等。

清热泻火药 石膏、知母、栀子、夏枯草、天花粉等。

清热燥湿药 黄芩、黄连、黄柏、龙胆、苦参、白鲜皮等。

补益气血药 人参、黄芪、白术、甘草、当归、制何首乌、紫河车、肉桂、补骨脂、灵芝、阿胶等。

收敛燥湿药 炉甘石、滑石、黄柏、熟石膏、白矾、枯矾、皂矾、儿茶、乌贼骨、松花粉、苍术、密陀僧、松香、海螵蛸粉、石榴皮、五倍子等。

健脾燥湿药 苍术、藿香、粉萆薢、白矾、车前子、石榴皮、生薏苡仁、茯苓、白术等。

利水渗湿药 茯苓、薏苡仁等。

养血润肤药 当归、鸡血藤、生地黄、亚麻子、白芷、桃仁、杏仁、精制玉米油、麻油、蓖麻油、沙棘油、蜂蜜、蜂王浆、猪脂、奶酥油、蛋黄油、猪髓等。

温寒通阳药 草乌、川乌、花椒、吴茱萸、干姜、骨碎补、补骨脂、黄精等。

杀虫止痒药 藜芦、硫黄、白矾、百部、苦参、土荆皮、大风子仁、花椒等。

杀虫攻毒药 轻粉、铅丹、官粉、朱砂、雄黄、蟾酥、木鳖子、苦楝皮、鸦胆子等。

刺激发疱药 斑蝥、巴豆、红娘子、壁虎等。

蚀肤祛腐药 鸦胆子、乌梅、石灰、砒石、红升丹、白降丹等。

活血生肌药 乳香、没药、丹皮、白附子、虎杖、珍珠、蛋黄油等。

活血化瘀药 丹参、红花、桃仁、益母草、水蛭等。

止血定痛药 三七、地榆、白及、槐花、侧柏叶、蟾酥等。

软坚散结药 五倍子、食醋、三棱、莪术等。

发散风寒药 麻黄、桂枝、紫苏叶、生姜、香薷、藁本等。

除垢香身药 皂角、硼砂、芒硝、白矾、密陀僧、皂矾、木香、樟脑、薄荷、冰片、茉莉花等。

（李小莎　余倩颖　马振友　靖连新）

第六节　外用中药药理作用分类

应用现代科学技术和手段对中药成分进行分析，以现代研究为基础，确定了药物的化学成分，体现了科学性、准确性，使中西医结合医药学者在用药组方、配制操作时既实用便捷，又不失科学合理，借助现代工艺制成粉剂、浸膏、提取液，根据中药的药理作用有针对性地应用于外用中药和化妆品中。中药的药理作用取决于中药所含的化学成分，受药物的产地、采收时节、炮制方法、煎煮火候、药物配伍、提取方式的影响，每种药物有多种化学成分，故有多种药理作用，即使是提取的中药单体成分亦有多种药理作用，本节只能依主要成分做大体分类，供读者在使应用中药过程中根据其主要药理作用选方配药参考，选其要者归纳如下：

抗细菌中药 凡清热剂均有抗细菌作用，主要有白桦树汁、黄连、黄芩、黄柏、大黄、金银花、蒲公英、紫花地丁、紫草、马齿苋、连翘、大青叶、板蓝根、败酱草、土茯苓、天葵子、白蔹、青黛、重楼、牡丹皮、石膏、知母、栀子、夏枯草、菊花、野菊花、龙胆、诃子、藏青果、蜂胶、轻粉、芙蓉叶、白花蛇蛇草、轻

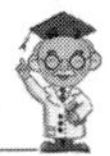

粉、红升丹等。

抗真菌中药　土荆皮、苦参、蛇床子、木香、花椒、五倍子、白鲜皮、艾叶、百部、苦楝皮、食醋、鲤鱼胆、猪胆汁、铅丹、藜芦、密陀僧、大蒜、川楝子等。

抗病毒中药　大青叶、板蓝根、青黛、雄黄、牡丹皮、贯众、黄柏、木贼、香附、夏枯草、薏苡仁、桃儿七等。

杀虫中药　百部、苦参、土荆皮、杏仁、桃仁、苦楝子、硫黄、大风子仁、轻粉、铅丹、朱砂、雄黄、蟾酥、木鳖子、苦楝皮、鸦胆子、鹤虱草、狼毒、漏芦、花椒等。

抗衰老中药　人参、黄芪、白术、甘草、当归、制何首乌、珍珠、益母草、紫河车、灵芝、杏仁等。

抗Ⅰ型变态反应中药　荆芥、细辛、麻黄、艾叶、皂荚等。

抗Ⅱ型变态反应中药　泽泻、丝瓜络等。

抗Ⅲ型变态反应中药　甘草、生地黄等。

抗Ⅳ型变态反应中药　防风、地肤子、蝉蜕、全蝎等。

抗多型变态反应中药　黄芩、苦豆子、桃仁、珍珠母等。

改善变态反应相关症状中药　甘草、石膏、牡蛎等。

止痒透皮中药　薄荷、樟脑、冰片等。

护肤润肤中药　当归、人参、珍珠、薏苡仁、木瓜、玉竹、灵芝、益母草、紫河车、灵芝、杏仁、蜂蜜、蜂王浆、黄芪、蛋黄油、月见草油、沙棘油、杏仁油等，猪脂、马脂、奶酥油等动物油脂。

保湿中药　天冬、麦冬、生地等。

收敛中药　炉甘石、滑石、黄柏、熟石膏、白矾、枯矾、皂矾、芒硝、儿茶、乌贼骨、蛤粉、松花粉、苍术、密陀僧、松香、官粉、海螵蛸粉、石榴皮、五倍子、地榆等（凡是各种煅饮片均为强收敛剂）。

腐蚀中药　鸦胆子、乌梅、石灰、浓碱水、砒石、京红粉、白降丹等。

祛斑美白中药　白芷、白僵蚕、白及、白丁香、白丑、杜蒺藜、新升麻、山奈子、白蔹、白茯苓、白附子、白扁豆、白粱米、衣中白鱼、乌鸡粪、鹰粪白、白丁香（雄麻雀屎）、蜀水花（鸬鹚屎）、公丁香、玉屑、铅粉、腻粉、英粉、钟乳粉、商陆、芦荟、当归、杏仁、灵芝、柿叶、珍珠、益母草、银杏、人参等。

增加光感中药　补骨脂、破故子、白芷、驱虫斑鸠菊、墨旱莲、荜茇、降香、黑芝麻等。

祛粉刺中药　白桦树汁、丹参、重楼、土大黄、大黄、黄连、黄芩、连翘、大风子仁、硫黄、柿叶、金银花、丹参、蒲公英、紫花地丁、水蛭、枇杷叶、芦荟、地榆、龙胆草、姜黄等。

生发护发中药　白桦树汁、人参、丹参、水蛭、川芎、天花粉、何首乌、皂角、芦荟、侧柏叶、蜂胶、补骨脂、花椒、生姜、肉桂等。

治疗皮肤角化中药　白及、甘草、蜂胶、奶酥油、猪油、马脂、羊脂、白犬脂、鹅脂、熊脂、牛脑、羊脑、狗脑、羊髓、鹿髓脂、牛髓、瓜蒌瓤、蜂蜡、皂角、猪胰、糯米、蔓菁油、麻油等。

消除瘢痕中药　五倍子、积雪草、食醋等。

防紫外线中药　黄芩、蜂胶、川芎、人参、芦荟、七叶树、桔梗等。

减肥中药　大黄、生姜、万年青、绿茶、辣椒、银杏、丹参、泽泻等。

香身除臭中药　细辛、香附、广木香、丁香、藿香、沉香、檀香、楮桃、甘松、山柰子、麝香、木香、茅香、零陵香、木瓜花、桃花、茉莉花、梨花、李花、红莲花、樱桃花、旋覆花、玫瑰花、白蜀花等。

保湿防皱中药　珍珠、灵芝、木瓜、人参、蜂王浆、紫河车、鹿茸等。

抑菌及抗氧化药　黄芩、黄柏、牛膝、白花蛇舌草、大黄、虎杖、决明子、安息香、白芍药、赤芍药、薄荷、桉叶等。

乌头发中药 诃子、当归、没食子、百药煎、醋石榴皮、五倍子、大麦面、针砂、黑豆等。

香料中药 中药精油制成品：薰衣草油、葡萄籽油、苦杏仁油、茴香油、苍术油、小豆蔻油、肉桂油、芹菜籽油、香紫苏油、丁香油、芫荽油、云木香油、桉叶油、小茴香油、松针油、香叶油、姜油、愈创木油。主要香料中药：丁香、苍术、木香。

着色中药 紫草（紫红色）、姜黄（黄色）、黄精（黄色）、茜草根（橘红色）、黄连（黄色）、首乌（黑色）、丹参（淡红色）、红花（红色）、何首乌（黑色）。

（陈 刚 蒋海军 韩海成 陈 星）

第七节 外用中药提取物功能及作用

外用中药提取物是配制皮肤美容外用制剂和化妆品的常用原料，在皮肤美容制剂和药妆品中得到广泛应用，现总结如下（见表4-4），供读者选方配药时参考。

表4-4 外用中药提取物功能及作用

名称	功能与作用	剂型与用途	用量(%)
七叶树提取液、浸膏	活化皮肤、防衰老、防紫外线	乳剂、凝胶，护肤、防晒、祛痘化妆品	0.5～8
人参皂苷、浸膏	护肤、增白、抗衰老、祛皱、生发	酊剂、乳剂，护肤、发用、祛斑化妆品	1～2
三七提取液	活血、止血、祛斑	酊剂、乳剂，祛斑、发用、化妆品	0.5～8
大黄提取液、粉	抗菌、消炎、抗脂溢、祛粉刺、减肥	乳剂、涂膜、凝胶、酊剂，祛粉刺、减肥化妆品	2～5
小麦胚芽油	护肤、润肤	乳剂、涂膜，护肤、增白化妆品	1
川芎提取液、浸膏、粉	祛风、活血、润肤、抗脂溢、护发、抗衰老、防晒	乳剂、涂膜，发用、防晒化妆品	0.5～8
马齿苋提取液	抗菌、消炎、润肤	乳剂、溶液，护肤、祛痘化妆品	3～5
天门冬提取液	抗脂溢、护肤、祛粉刺	乳剂、涂膜，护肤、祛粉刺化妆品	3～5
天花粉提取液、粉	护发、止痒、祛屑	乳剂、涂膜，护肤、发用化妆品	4～8
洋葱提取液	消瘢痕	乳剂，消瘢化妆品	1
木瓜提取液	护肤、抗衰老、祛斑	乳剂、涂膜，护肤、祛斑化妆品	3～8
五行草提取液	抗菌、消炎、抗病毒	乳剂、酊剂，祛粉刺化妆品	3～8
五倍子提取液	祛斑、消瘢痕	乳剂、酊剂、溶液，祛斑、消瘢化妆品	3～8
车前子提取液	抗辐射、生发	溶液、酊剂，发用化妆品	
丹参提取液	活血、抗菌、生发、祛屑、止痒	乳剂、酊剂，发用、祛粉刺化妆品	5～10
丹参酮Ⅱ	活血、抗菌、生发、祛屑、止痒	乳剂、酊剂，发用、祛粉刺化妆品	0.5～1
玉竹提取液	护肤、抑菌、养颜、美容、抗衰老	乳剂、酊剂，护肤化妆品	5～10
甘草提取液	抗菌、消炎、抗过敏、抗病毒	乳剂、涂膜，护肤化妆品	5～10
甘草酸二钾	抗组胺、护肤	乳剂，护肤化妆品	

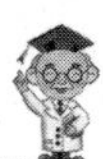

（续　表）

名称	功能与作用	剂型与用途	用量(%)
龙胆提取液	抗菌、消炎、抗脂溢	溶液、酊剂，护肤化妆品	3～5
仙人掌提取液	保湿、护肤	乳剂、精华液，护肤品	1～5
仙鹤草提取液	抗菌、消炎、止血、抗脂溢、祛粉刺	乳剂、酊剂，祛粉刺、发用化妆品	4～8
白及提取液	止血、收敛、抑菌	乳剂、涂膜、酊剂，护肤化妆品	5～8
白术提取液、粉、浸膏	健脾益气、燥湿利水、抗菌、增白	乳剂、涂膜，护肤、祛斑化妆品	0.5～10
白芷提取液、粉	抗菌、消炎、收敛、抑菌、祛斑	酊剂、乳剂、涂膜，护肤、祛斑化妆品	5～8
白僵蚕提取液	美白、祛斑、护肤	乳剂、乳液，护肤、祛斑化妆品	4～8
玄参提取液	抗菌、消炎	乳剂、涂膜，祛粉刺化妆品	3～5
半夏提取液	抗炎、抗脂溢、祛粉刺、祛斑	乳剂、涂膜、酊剂，祛粉刺、祛斑化妆品	3～5
丝肽液、粉	抗皱、护肤、护发、增白	乳剂，发用、沐浴、护肤化妆品	0.5～8
地肤子提取液	抗菌、消炎、止痒	乳剂、酊剂、溶液，护肤化妆品	3～8
地黄提取液、粉	抗菌、消炎、护发、止痒、去屑	乳剂、浴液，护肤、发用化妆品	4～8
地榆提取液	抗脂溢、祛粉刺、抗菌、收敛	溶液、酊剂、乳剂，护肤、祛粉刺化妆品	4～8
百合提取液	护肤、润肤、抗衰老	乳剂、涂膜，护肤化妆品	5～8
当归提取液、膏、粉	活血调经、镇痛消炎、润肤、增白、祛斑	乳剂、乳液，护肤、祛斑化妆品	4～8
红花子油	润肤、活血、消炎、止痛	乳剂、涂膜，护肤化妆品	0.5～1
红花提取液、粉	活血通经、散瘀止痛、护肤、抗衰老	乳剂、涂膜，护肤化妆品	4～6
赤芍提取液	活血、增白、护肤、抗衰老	酊剂、乳剂、乳液，护肤化妆品	4～8
苍耳提取液	驱湿止痛，抗菌、消炎、止痒	乳剂、涂膜、酊剂，护肤、发用化妆品	5～8
芦荟提取液、粉	清热、抑菌、抑真菌、祛头屑、增白	溶液、乳剂、涂膜，护肤、发用化妆品	0.5～5
芦根提取液	护发、止痒、祛屑	酊剂，发用化妆品	4～8
杜仲提取液、膏、粉	消炎、保湿、护肤、生发、祛斑	乳剂、涂膜、酊剂，护肤、发用化妆品	0.5～10
杏仁油	润肤、抑菌、祛斑	乳剂、涂膜，护肤、祛斑化妆品	1～5
连翘提取液	抗菌、消炎、抗脂溢、祛粉刺	乳剂、涂膜，护肤、祛粉刺化妆品	4～8
牡丹皮提取液	抗菌、消炎、抗病毒	溶液、乳剂，护肤、祛粉刺化妆品	5～8
何首乌提取液、膏、粉	养血、祛风、祛屑、生发、止痒	酊剂、溶液，发用化妆品	0.5～8
皂角液、粉	护发、去屑、止痒，乳化作用	酊剂、乳剂、涂膜，发用、沐浴化妆品	0.5～5
灵芝提取液、膏、粉	抗衰老、抗皱、增白、祛斑、护肤	乳剂、涂膜，护肤、祛斑化妆品	0.5～5

(续 表)

名称	功能与作用	剂型与用途	用量(%)
青蒿挥发油	抗菌、抗病毒、杀虫	乳剂、酊剂,祛痘化妆品	
柿叶提取液	美白、祛斑、护肤	乳剂、溶液、涂膜,护肤、祛斑化妆品	4~8
枇杷叶提取液、粉	抗脂溢、祛粉刺	乳剂、涂膜,祛粉刺化妆品	6~10
侧柏叶提取液、粉	护发、祛屑、止痒、生发	酊剂、乳剂,发用化妆品	4~8
金银花提取液、粉	抗菌、消炎、抗病毒、祛粉刺	乳剂、酊剂、溶液,护肤、祛粉刺化妆品	4~8
金缕梅提取液	收敛、抗菌	酊剂,祛痘化妆品	1~4
泽泻提取液	护肤、抗衰老	乳剂、涂膜,护肤化妆品	4~8
细辛提取液	镇痛、麻醉、抑菌、香身除臭	乳剂、酊剂、凝胶,祛臭化妆品	4~10
珍珠水解液、粉	抗皱、增白、祛斑、护肤	乳剂、涂膜,护肤、祛斑化妆品	2~5
茯苓提取液、粉	抗病毒、抗菌、抗癌	乳剂、酊剂,护肤化妆品	4~8
茶叶提取液	分解脂肪、减肥、抗炎	乳剂、乳液、酊剂,减肥化妆品	4~8
茶树油	抗菌、抗炎、抗氧化	酊剂、乳剂,祛痘化妆品	1~5
香附提取液	香身、除臭、抗菌、抗病毒	溶液,除臭化妆品	4~10
胎盘提取液	护肤、增白	乳剂,护肤、祛斑化妆品	3~5
姜黄	抗菌、消炎、抑真菌、染色、祛粉刺	酊剂、乳剂,祛粉刺化妆品	1~2
洋甘菊提取液、油	抗菌、护肤、修复血管	乳剂、酊剂,护肤化妆品	1~5
穿心莲粉	抗炎、抑菌、抗过敏	乳剂、乳液,祛粉刺化妆品	5~8
莲花提取液	美容、养颜、滋润皮肤、减肥、祛眼袋	乳剂、面膜,护肤化妆品	3~8
桔梗提取液	抗衰老、祛斑、防晒	乳剂,护肤、防晒化妆品	5~8
积雪草提取液	滋润及活化皮肤、祛瘢痕、抗炎	软膏、乳剂,护肤、祛瘢痕化妆品	4~8
益母草浸膏	润肤、祛斑、抗衰老、减肥	乳剂,护肤、减肥化妆品	1~2
益母草提取液	护肤、抗衰老	乳剂、涂膜,护肤化妆品	4~8
海藻提取液、粉	清热、消炎	乳剂、涂膜,护肤化妆品	5~8
浮萍提取液	护肤、润肤	溶液、乳剂,护肤化妆品	5~10
桑树提取液、粉	祛斑、保湿、护肤	乳剂、乳液,护肤、祛斑化妆品	1~3
黄瓜液	养颜、滋润皮肤	涂膜,护肤化妆品	5~8
黄芪提取液、膏、粉	护肤、抗衰老	乳剂、凝胶,护肤化妆品	3~5
黄连提取液	抗菌、消炎	乳剂、涂膜、酊剂,祛粉刺、护肤化妆品	4~8

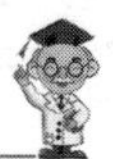

（续　表）

名称	功能与作用	剂型与用途	用量(%)
黄芩提取液、膏、粉	抗菌、抗过敏、抗衰老、止痒、防晒	乳剂、涂膜，护肤化妆品	3～8
黄柏提取液、粉	抗菌、消炎、护肤、抗衰老	液液、乳剂、涂膜，祛粉刺、护肤化妆品	4～8
菊花提取液、粉	抗菌、消炎	乳剂、涂膜，祛粉刺化妆品	3～5
常春藤提取液	活化皮肤、抗衰老、抗病毒	乳剂、乳液，减肥化妆品	3～5
野菊花提取液	抗菌、消炎、抗病毒	溶液、乳剂，祛粉刺化妆品	5～8
银杏提取液、粉	护肤、润肤、增白、祛斑	溶液、乳剂、涂膜，护肤、祛斑化妆品	5～8
绿茶提取液	抗菌、消炎、降脂、减肥	浴液、乳剂，减肥化妆品	3～8
紫草提取液、粉	抗菌、消炎、抗肿瘤、润肤	油剂、软膏，护肤化妆品	4～8
蒲公英提取液、粉	抗菌、消炎、防腐	乳剂、溶液，护肤化妆品	4～8
蜂胶提取液	抗菌、消炎、止痒、防晒、生发	酊剂、涂膜、乳剂，护肤、发用、防晒化妆品	5～8
辣椒提取物（辣素）	刺激、引赤、减肥、活血、止痛、止痒	酊剂、乳剂、涂膜，减肥化妆品	1
薏仁油	防晒、增白、去痘、润肤	乳剂、涂膜，护肤、祛斑化妆品	0.5～1

（张理涛　蒋海军　陈　星　孙丽蕴）

第八节　常用外用中药一览表

中华皮肤药学丛书，包括《皮肤外用古代精典名方》现基本完成，对古代经典名方所使用的饮片进行了统计分析，共用中药1070种，按使用次数进行排序。对《中西皮肤外用制剂手册》所用的饮片进行了统计分析，共用饮片301种，按使用次数进行排序（表4-5）。此外，对我国目前三九药厂所生产的中药配方颗粒品种名称、每袋相当于中药饮片重量。

表4-6选用《皮肤外用古代精典名方》和《中西皮肤外用制剂手册》配方5种以上饮片，三九药厂所有中药配方颗粒与饮片比值纳入表4-6。为体现中药的辨证论治，纳入性味、归经、功效主治及药理作用，目的既要中药辨证论治，又要结合药理作用选方组方，达到中药加现代科技于一体，中西药结合，发展我国皮肤药学，特别是中药配方颗粒的应用。

表 4-5　古代与现代配方位次数量

经典名方位次数量			现代配方位数数量		
位次	名称	次数	位次	名称	次数
1	白芷[典]	73	1	苦参[典]	65
2	当归[典]	41	2	冰片[典]	59
3	黄柏[典]	36	3	黄柏[典]	55
4	附子	35	4	大黄[典]	45
5	轻粉[典]	34	5	蛇床子[典]	41
6	防风[典]	33	6	白芷[典]	39
7	白及[典]	28	7	当归[典]	34
8	零陵香	27	8	红花[典]	29
9	大黄[典]	26	9	花椒[典]	28
10	麻油[典]	25	10	白矾[典]	26
10	白附子[典]	25	10	白鲜皮[典]	26
10	白蔹[典]	25	10	雄黄[典]	26
11	甘草[典]	23	11	五倍子[典]	24
11	细辛[典]	23	11	硫黄[典]	24
11	川芎	23	12	黄连[典]	22
12	黄连[典]	22	12	蜂蜡[典]	22
12	甘松[典]	22	12	轻粉[典]	22
13	乳香[典]	21	13	百部[典]	19
14	藁本[典]	20	13	地肤子[典]	19
15	丁香[典]	19	13	茯苓[典]	19
16	雄黄[典]	18	13	白及[典]	19
16	麝香[典]	18	13	甘草[典]	19
16	白茯苓	18	13	青黛[典]	19
17	苦参[典]	17	14	铅粉	17
17	白术	17	15	紫草[典]	16
18	蛇床子[典]	16	15	大风子仁	16
18	白矾[典]	16	15	煅石膏[典]	16
18	石膏[典]	16	16	防风[典]	15
19	藿香	15	16	黄芩[典]	15
20	黄芩[典]	14	16	细辛[典]	15

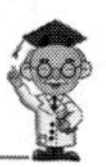

（续　表）

经典名方位次数量			现代配方位数数量		
位次	名称	次数	位次	名称	次数
21	冰片[典]	13	17	丹参[典]	14
21	生地	13	17	土荆皮[典]	14
21	杏仁	13	17	生地黄	14
22	木香	12	17	草乌[典]	14
22	白僵蚕	12	18	滑石粉[典]	13
23	血竭[典]	11	19	蜈蚣[典]	12
23	黄芪[典]	11	19	麝香[典]	12
23	升麻	11	19	荆芥[典]	12
23	花粉	11	19	麻油[典]	12
23	土瓜根	11	20	补骨脂[典]	11
24	荆芥[典]	10	20	侧柏叶[典]	11
24	桃仁[典]	10	20	川芎	11
24	苍术[典]	10	21	透骨草	10
24	铅丹	10	21	地榆[典]	10
24	瓜蒌	10	21	乌梢蛇	10
24	玉竹	10	21	野菊花[典]	10
25	硫黄[典]	9	21	薄荷[典]	10
25	铅粉	9	21	大皂角[典]	10
25	枯矾	9	21	枯矾	10
25	赤芍	9	21	狼毒[典]	10
25	龙骨	9	21	炉甘石[典]	10
25	菊花[典]	9	22	艾叶[典]	9
25	商陆[典]	9	22	赤芍	9
25	沉香	9	22	僵蚕[典]	9
26	珍珠[典]	8	22	桃仁[典]	9
26	寒水石	8	22	乌梅[典]	9
26	独活	8	22	醋没药	9
26	糯米	8	22	肉桂[典]	9
26	白丁香	8	22	白附子[典]	9
26	木兰	8	22	硼砂	9

（续　表）

经典名方位次数量			现代配方位数数量		
位次	名称	次数	位次	名称	次数
27	五倍子[典]	7	22	松香	9
27	蜂蜡[典]	7	23	马齿苋[典]	8
27	儿茶[典]	7	23	蒲公英[典]	8
27	天南星[典]	7	23	苍耳子	8
27	白蒺藜	7	23	地骨皮	8
27	滑石[典]	7	23	黄精[典]	8
27	辛夷	7	23	金银花[典]	8
27	黄蜡	7	23	连翘	8
27	木兰皮	7	23	牛蒡子	8
27	芍药	7	23	苍术[典]	8
27	辛夷仁	7	23	薄荷脑	8
28	花椒[典]	6	23	密陀僧	8
28	青黛[典]	6	23	珍珠[典]	8
28	樟脑	6	23	朱砂[典]	8
28	黄丹	6	24	鸡血藤	7
28	蔓荆子	6	24	诃子[典]	7
28	盐	6	24	姜黄[典]	7
29	草乌[典]	5	24	皂角刺[典]	7
29	肉桂[典]	5	24	血竭[典]	7
29	地骨皮	5	24	鸦胆子[典]	7
29	连翘	5	25	绿豆	6
29	密陀僧	5	25	香附[典]	6
29	朱砂[典]	5	25	木香	6
29	绿豆	5	25	白蔹[典]	6
29	琥珀	5	25	丁香[典]	6
29	芒硝[典]	5	25	干姜[典]	6
29	槟榔	5	25	儿茶[典]	6
29	赤石脂[典]	5	25	川乌[典]	6
29	羌活	5	25	铅丹	6
29	蛤粉	5	25	樟脑	6

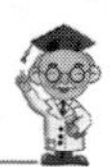

（续　表）

经典名方位次数量			现代配方位数数量		
位次	名称	次数	位次	名称	次数
29	山柰	5	26	葛根[典]	5
29	羊蹄	5	26	寒水石	5
29	牛膝	5	26	苦杏仁[典]	5
29	白蜡	5	26	威灵仙	5
29	楮桃	5	26	薏苡仁[典]	5
29	肥皂	5	26	桂枝	5
29	绿豆粉	5	26	绵马贯众	5
29	茅香	5	26	胡椒[典]	5
29	乌头	5	26	红粉[典]	5
29	白酒	5	26	露蜂房	5
29	猪胆	5	26	硇砂	5
29	猪蹄	5	26	石膏粉	5
			26	皂矾	5

表 4-6　常用中药一览表

名称	拉丁文名称	古位	古次	现位	现次	饮片	性味	归经	功能	药理
艾叶[典]	FOLIUM ARTEMISIAE ARGYI	1		9	22	10	辛,苦,温	肝、脾、肾	温经止血,散寒止痛	抗真菌,抗过敏,消毒
菝葜[典]	RHIZOMA SMILCIS CHINAE.	1	33			10	甘,平,温	肝、肾	祛风利湿,解毒消痈	抗炎镇痛,抑菌
白扁豆[典]	SEMEN LABLAB ALBUM	2	32			10	甘,微温	脾	补脾益气,和中止泻	祛斑美白
白丁香	SYRINGA OBLATA LINDL-VAR ALBA REHDER	8	26				苦,温	肝、肾	决痈疖,除癥瘕	祛斑美白,香身除臭
白矾[典]	ALUMEN	16	18	26	10	10	酸,涩,寒	肺、脾、肝、大肠	解毒杀虫,燥湿止痒	收敛,抑菌
白附子[典]	TYPHONII RHIZOMA	25	10	9	22		辛,温	胃、肝	祛风散结,杀虫止痒	祛斑美白,抗炎
白花蛇舌草	HERBA OLDENLANDIAE			1	30	15	微苦,甘,寒	胃、大肠、小肠	清热利湿,解毒消肿	抗菌消炎,调节免疫
白及[典]	BLETILLAE RHIZOMA	28	7	19	13	5	苦,甘,涩微寒	肺、肝、胃	收敛止血,消肿生肌	抑菌,抗癌,抗肿瘤
白蒺藜[典]	TRIBULI FRUCTUS	7	27	2	29		苦,温	肺、肝、肾	疏肝理郁,行气活血	抑菌,抗衰老,祛斑
白蔹[典]	AMPELOPSIS RADIX	25	10	6	25	5	苦,微寒	心、胃	清热解毒,消痈散结	抗细菌,祛斑美白
白芍[典]	PAEONIAE RADIX ALBA	2	32	2	29	10	苦,酸,微寒	肝、脾	敛阴止汗,养血调经	免疫调节,抗炎,抗过敏
冰片[典]	BORNEOLUM SYNTHETICUM	13	21	59	2	0.15	辛,苦,微寒	心、脾、肺	清热止痛,透皮止痒	抑菌透皮,抗菌抗炎

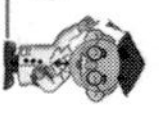

（续 表）

名称	拉丁文名称	古位	古次	现位	现次	饮片	性味	归经	功能	药理
补骨脂[典]	PSORALEAE FRUCTUS			11	20	10	辛,苦,温	肾、脾	温肾助阳,光敏生色	雌激素样作用,致光敏
苍耳子[典]	XANTHII FRUCTUS	2	32	8	23	10	辛,苦,温	肺	散寒通窍,祛湿止痛	抗炎止痒,调节免疫
苍术[典]	ATRACTYLODIS RHIZOMA	10	24	8	23	6	辛,苦,温	脾、胃、肝	燥湿健脾,祛风散寒	抗菌去湿
草果[典]	TSAOKO FRUCTUS			1	30	5	辛,温	脾、胃	燥湿温中,截疟除痰	解热镇痛,抗真菌
草乌[典]	ACONITI KUSNEZOFFII RADIX	5	29	14	17		辛,苦,热	心、肝、肾、脾	祛风除湿,温经止痛	抗炎镇静
侧柏叶[典]	PLATYCLADI CACUMEN	2	32	11	20	10	苦,涩,寒	肺、肝、脾	生发乌发,凉血止血	抗炎抗菌,育发
蝉蜕[典]	CICADAE PERIOSTRACUM			3	28	6	甘,寒	肺、肝	疏散风热,利咽透疹	镇静解热
车前子[典]	SEMEN PLANTAGINIS			1	30	15	甘,寒	肝、肾、肺、小肠	渗湿止泻,清热利尿	抑菌祛痰
沉香[典]	AQUILARIAE LIGNUM RESINATUM	9	25			1	辛,苦	脾、胃、肾	行气止痛,温中止呕	镇痛抗菌,香身除臭
陈皮[典]	CITRI RETICULATAE PERICARPIUM	3	31	3	28	6	苦,辛,温	肺、脾	理气健脾,燥湿化痰	抑菌,抗过敏,杀虫
赤芍[典]	PAEONIAE RADIX RUBRA	9	25	9	22	10	苦,微寒	肝	清热凉血,散瘀止痛	抗过敏,调节免疫,抗氧化
赤石脂[典]	HALLOYSITUM RUBRUM	5	29	2	29	10	甘,酸,涩,温	胃、大肠	生肌敛疮,涩肠止血	止泻,保护胃黏膜

（续 表）

名称	拉丁文名称	古位	古次	现位	现次	饮片	性味	归经	功能	药理
赤小豆[典]	VIGNAE SEMEN	4	30	1	30	10	甘，酸，平	心、小肠	利水消肿，解毒排脓	利尿、解毒
楮实子[典]	FRUCTUS BROUSSONETIAE	3	31	2	29	10	甘，寒	肾	补虚益气，利水消肿	抗衰老，扩血管
楮实子	BROUSSONE TIAEF-RUCTUS	5	29				甘，寒	肝、肾	香身除臭	香身除臭
川贝母粉[典]	FRITILLARIAECIRRHOSAE BULBUS			1	30	1	苦，甘，微寒	肺、心	清热润肺，散结消痈	抗炎，止痛
川楝子[典]	TOOSENDAN FRUCTUS			3	28	10	苦，寒	肝、小肠、膀胱	疏肝行气，止痛驱虫，	杀虫，抗菌抗炎
川乌[典]	ACONITI RADIX	3	31	6	25		辛，苦，热；有大毒	心、肝、肾、脾	祛风除湿，麻醉止痛	抗炎，抗过敏，免疫调节
川芎[典]	CHUANXIONG RHIZOMA	23	11	11	20	6	辛，温	肝、胆、心包	活血行气，祛风止痛	抗炎，扩血管，免疫调节
醋没药	MYRRHA			9	22	6	辛，苦，平	心、肝、脾	散瘀定痛，消肿生肌	抗菌消炎，生肌镇痛
大风子仁[典]	HYDNOCARPUS ANTHEL-MINTICA PIERRE			16	15		辛，热	肝、脾、肾	杀虫攻毒，祛风燥湿	杀虫，抗真菌
大黄[典]	RADIX ET RHIZOMA RHEI	26	9	45	4	3	苦，寒	脾、胃、大肠肝、心包	凉血解毒，泻热逐瘀	抗菌消炎，抗脂溢，祛粉刺
大青叶[典]	ISATIDIS FOLIUM			2	29	15	苦，平	心、胃	清热解毒，凉血消斑	抗真菌
大蒜[典]	ALLII SATIVI BULBAS			2	29	10	辛，温	脾胃。肺	杀虫解毒，消肿止痒	杀虫，抗菌，抗病毒，调节免疫
大枣[典]	JUJUBAE FRUCTUS	1	33			10	甘，温	脾胃、心	补中益气，补血安神	抗氧化，抗衰老，抗过敏

（续 表）

名称	拉丁文名称	古位	古次	现位	现次	饮片	性味	归经	功能	药理
大皂角[典]	GLEDITSIAE SINENSIS FRUCTUS	12	90	10	21	1	辛，咸，温	肝、胃	散结消肿，祛风止痒	止痒，乳化
丹参[典]	SALVIAE MILTIORRHIZAE RADIX ET RHIZOMA	2	32	14	17	10	苦，微寒	心、肝	祛瘀止痛，活血通经	活血，抗菌，生发，祛屑，止痒
当归[典]	ANGELICAE SINENSIS RADIX	41	2	34	7	10	甘，辛，温	肝、心、脾	补血活血，调经止痛	祛斑增色，双相调节，增强免疫
党参[典]	CODONOPSIS RADIX			3	28	10	甘，平	肺、脾	健脾益肺，养血生津	抗氧化，抗衰老，增强免疫
灯心草[典]	JUNCI MEDULLA	2	33			2	甘，淡，微寒	心、肺、小肠	利小便，清心火	镇静催眠，抗氧化
地肤子[典]	KOCHIAE FRUCTUS	2	32	19	13	10	辛，苦，寒	肾、膀胱	清热利湿，祛风止痒	抗菌，消炎，止痒
地骨皮[典]	LYCII CORTEX	5	29	8	23	10	甘，寒	肺、肝、肾	凉血除蒸，清肺降火	抗菌，抗病毒
地黄[典]	RADIX REHMANNIAE	16	21	14	17	5	甘，寒	心、肝、肾	清热凉血，养阴生津	增强免疫，抗过敏，抗炎
地龙[典]	PHERETIMA	2	32	2	29	10	咸，寒	肝、脾、膀胱	清热定惊，通络生肌	抗炎，抗过敏，抗菌生肌
地榆[典]	SANGUISORBAE RADIX	3	31	10	21	10	苦，酸，涩，微寒	肝、大肠	凉血止血，解毒敛疮	抗菌抗炎，收敛止血
丁香[典]	CARYOPHYLLI FLOS	19	15	6	25	3	辛，温	脾、胃、肺、肾	补肾助阳，芳香除臭	抗真菌，除臭
冬瓜子	SEMEN BENRNCASAE	6	31			15	甘，微寒	肺、脾、小肠	清热化痰，排脓利湿	抗菌抗炎
独活[典]	ANGELICAE PUBESCENTIS RADIX	8	26	2	29	10	辛，苦，微温	肾、膀胱	祛风除湿，通痹止痛	光敏，抗炎镇痛

（续　表）

名称	拉丁文名称	古位	古次	现位	现次	饮片	性味	归经	功能	药理
杜仲[典]	EUCOMMIAE CORTEX	1	33			10	甘，温	肝、肾	补肝肾，强筋骨，安胎	抗衰老，抗应激，抗紫外线损伤
煅龙骨	OS DSTREAE			3	28	30	甘，涩，平	心、肝、肾	镇静安神，收敛固涩	抗炎生肌，抗过敏，调节免疫
煅牡蛎	OSTREAE CONCHA			2	29	30	咸，微寒	肝、胆、肾	软坚散结，收敛固涩	抗炎生肌，调节免疫
煅石膏[典]	GYPSUM FIBROSUM PRAEPARATUM						甘、辛、涩，寒	肺、胃	收湿生肌，敛疮止血	抗菌抗过敏，收敛
煅石膏[典]	GYPSUM FIBROSUM PRAEPARATUM			16	15		甘，辛，涩，寒	肺、胃	收湿生肌，敛疮止血	抗炎生肌，抗过敏
莪术[典]	CURCUMAE RHIZOMA			2	29	10	辛，苦，温	肝、脾	破血行气，消积止痛	抗炎抑菌，抗肿瘤
儿茶[典]	CATECHU	7	27	6	25	1	苦，涩，微寒	肺	清热收湿，生肌敛疮	收敛抗菌，抗氧化
防风[典]	SAPOSHNIKOVIAE RADIX	33	6	15	16	10	辛，甘，温	膀胱、肝、脾	解表祛风，胜湿止痉	抗炎，抗过敏，免疫调节
防己[典]	STEPHANIAE TETRANDRAE RADIX			2	29	10	苦，寒	膀胱、肺	祛风止痛，利水消肿	抗过敏，免疫抑制
粉萆薢[典]	DIOSCOREAE HYPOGLAUCAE RHIZOMA			1	30	10	苦，平	肾、胃	利湿去浊，除风除痹	抑菌，抗氧化
蜂房[典]	NIDUS VESPAE	4	30			5	甘，平	胃	祛风攻毒，杀虫止痛	抑菌抗炎
蜂蜡[典]	CERA FLAVA	13	55	22	12		甘，微温	脾、胃、大肠	敛疮，生肌，赋形	保湿护肤，赋形，生肌

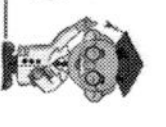

（续 表）

名称	拉丁文名称	古位	古次	现位	现次	饮片	性味	归经	功能	药理
凤尾草	PTERIS MULTIFIDA POIR			1	30	10			清热利湿，凉血止血	抗菌抗炎
茯苓[典]	PORIA	20	13	19	13	10	甘，淡，平	心、肺、脾、肾	利水渗湿，健脾宁神	增强免疫，祛斑抗炎
浮萍[典]	HERBA SPIRODELAE	1	33			10	辛，微寒	肺	辛凉解表，散热透疹	抗炎，抗过敏，抗菌
附子[典]	RADIX ACONITI LATERALIS PRAEPARATA	35	4	1	30	3	辛，甘，大热	心、肾、脾	回阳救逆，散寒止痛	抗炎，抗衰老，增强免疫力
甘草[典]	GLYCYRRHIZAE RADIX ET RHIZOMA	23	11	19	13	3	甘，平	心、肺、脾、胃	清热解毒，调和诸药	抗过敏，抗炎，免疫调节，解毒
甘松[典]	NARDOSTACHYOS RADIX ET RHIZOMA	22	12	2	29	6	辛，甘，温	脾、胃	理气止痛，收湿拔毒	抗菌，镇静
干姜[典]	ZINGIBERIS RHIZOMA	2	32	6	25	3	辛，热	脾、胃、肾、心、肺	温中散寒，燥湿消痰	抗炎，抗过敏
藁本[典]	LIGUSTICI RHIZOMA ETRADIX	20	14	2	29	10	辛，温	膀胱	祛风除湿，散寒止痛	祛斑美白，抗炎镇痛
葛根[典]	TYPHAE POLLEN	1	33	5	26	10	甘，辛，凉	脾、胃	生津透疹，解肌退热	雌激素样作用，抗氧化
钩藤[典]	UNCARIAE RAMULUS CUM UNCIS			1	30	10	甘，凉	肝、心包经	熄风定惊，清热平肝	镇静扩血管抗血栓
狗脊[典]	CIBOTII RHIZOMA			1	30	10	苦，甘，温	肝、肾	祛风湿，补肝肾	止血
枸杞子[典]	LYCII FRUCTUS	1	33			5	甘，平，	肝、肾	滋补肝肾，益精明目	抗氧化，抗衰老，提高免疫

（续 表）

名称	拉丁文名称	古位	古次	现位	现次	饮片	性味	归经	功能	药理
骨碎补[典]	DRYNARIAE RHIZOMA			2	29	10	苦，温	肾、肝	补肾壮骨，续伤止痛	抗炎抗过敏，抗菌
瓜蒌[典]	TRICHOSANTHIS FRUCTUS	10	24			10	甘，微苦，寒	肺、胃、大肠	清热涤痰，宽胸散结，润燥滑肠	抑菌，抗凝
桂枝[典]	CINNAMOMI RAMULUS	1	33	5	26	6	辛，甘，温	心、肺、膀胱	发汗解肌，温通经脉，助阳化气，平冲降逆	抗过敏，抗菌，免疫调节
蛤壳[典]	MERETRICIS CONCHA CYCLINAE CONCHA	5	29	2	29		咸，平	肺、肾	软坚散结，敛疮生肌	抗炎，抗衰老，抗肿瘤
海风藤[典]	PIPERIS KADSURAE CAULIS	1	33			15	辛，苦，微温	肝	祛风湿，通经络，止痹痛	抗血栓
海螵蛸[典]	SEPIAE ENDOCONCHA	1	33	2	29	10	咸，涩，温	脾、肾	收湿，敛疮，止血	生肌，抗肿瘤，抗放射
海桐皮	CORTEX ERYTHRINAE	1	33	3	28	10	苦，辛，平	肝	祛风湿，通络止痛，杀虫止痒	抗炎，镇痛，抑菌
海藻[典]	SARGASSUM			2	29	10	苦，咸，寒	肝、胃、肾	软坚散结，利水消肿	祛瘢护肤
寒水石	COLD STONE	8	26	5	26	10	辛，咸，寒	心、胃、肾	清热降火，利窍消肿	抗菌，抗炎，抗病毒
诃子[典]	CHEBULAE FRUCTUS	1	33	7	24	10	苦，酸，涩，平	肺、大肠	收敛解毒，涩肠止泻	抑菌，强心解痉
何首乌[典]	POLYGONI MULTIFLORIRADIX	1	33	3	28	10	苦，甘，涩，温	肝、心、肾	消痈解毒，生发护发	抗氧化，抗炎，抗菌，生发
核桃仁[典]	JUGLANDIS SEMEN			1		10	甘，温	肾、肺、大肠	润肤生肌，消肿祛毒	抑菌消炎，抗衰老

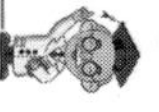

（续 表）

名称	拉丁文名称	古位	古次	现位	现次	饮片	性味	归经	功能	药理
鹤虱[典]	CARPESII FRUCTUS	1	33	4	27	5	苦，辛，平	脾、胃	杀虫解毒，祛风止痒	驱蛔，抗生育
红大戟[典]	KNOXIAE RADIX			2	29	1.5	苦，寒	肺、脾、肾	攻毒，消肿，散结	抗菌抗炎
红粉[典]	HYDRARGYRI OXYDUM RUBRUM	1	33	5	26		辛，热；有大毒	心、肝、脾	拔毒除脓，去腐生肌	杀菌，促进创面愈合
红花[典]	CARTHAMI FLOS	2	32	29	8	6	辛，温	心、肝	活血通经，散瘀止痛	扩血管，祛斑，抗氧化
厚朴[典]	MAGNOLIAE OFFICINALIS CORTEX	3	31	2	29	3	苦，辛，温	脾、胃、肺大肠	燥湿消痰，下气除满	抑菌
胡黄连[典]	PICRORHIZAE RHIZOMA			2	29	3	苦，寒	肝、胃、大肠	清湿热，消疳热	抗菌抗炎
胡椒[典]	PIPERIS FRUCTUS			5	26	0.6	辛，热	胃、大肠	温中散寒，止痒杀虫	止痒，抗菌
虎杖[典]	POLYGONI CUSPIDATI RHIZOMA ET RADIX. 0			4	27	15	微苦，微寒	肝胆、肺	祛风祛湿，散瘀定痛	抗病毒，抑菌，抗真菌，抗炎
琥珀	AMBER	5	29	4	27	3	甘，平	心、肝、小肠膀胱、脾	活血散瘀，止血生肌	生肌
花椒[典]	ZANTHOXYLI PERICARPIUM	6	28	28	9	3	辛，温	脾、胃、肾	杀虫止痒，温中止痛	镇痛消炎，抑菌杀螨
滑石[典]	TALCUM	7	27			10	甘，寒	胃、膀胱	祛湿敛疮，清热解毒	收敛抑菌，保护创面
滑石粉[典]	TALCI PULVIS			13	18		甘，寒	胃、膀胱	祛湿敛疮，止痒护肤	收敛抑菌，保护创面
槐米	FLOS SPOHORAE IMMATURUS	1	33			10	苦涩，微寒	肝、大肠	清肝泻火，凉血止血	防光，抗病毒，抑菌，抗真菌

（续 表）

名称	拉丁文名称	古位	古次	现位	现次	饮片	性味	归经	功能	药理
黄柏[典]	PHELLODENDRI CHINENSIS CORTEX	36	3	55	3	6	苦，寒	肾、膀胱	清热燥湿，解毒疗疮	抗菌，抗病毒，抗炎，抗氧化
黄丹	FLUMBUM RUBRUM	6	28	1	30		辛，微寒，有毒	心、肝	解毒止痒，收敛生肌	抑菌，抗真菌，抗过敏
黄精[典]	POLYGONATI RHIZOMA			8	23	10	甘，平	脾、肺、肾	补益养阴，杀虫止痒	抗氧化，抑菌
黄蜡	CERA FLAVA	7	27				甘，淡，平	脾、胃、大肠	解毒，生肌，治痢，止血，定痛	抗病毒，养肌，止痛，抑菌
黄连[典]	COPTIDIS RHIZOMA	22	12	22	12	3	苦，寒	心、脾、胃肝、胆、大肠	清热燥湿，泻火解毒	抗菌抗炎
黄芪[典]	ASTRAGALI RADIX	11	23	4	27	10	甘，温	肺、脾	托毒排脓，敛疮生肌	抗衰老，增强免疫
黄芩[典]	SCUTELLARIAE RADIX	14	20	15	16	10	苦，寒	肺、胆、脾大肠、小肠	清热燥湿，解毒止血	抗菌，抗病毒，抗氧化，抗过敏
黄药子	AIR POOTALO YAM RHIZOME			1	30	10	苦，辛，凉；有小毒		清热解毒	抗炎抑菌，抗病毒，抗肿瘤
藿香	AGASTACHE RUGOSAO. KTZE	15	19	1			辛，微温	脾、胃、肺	芳香化湿，发表解暑	防腐抗菌，收敛
鸡血藤[典]	SPATHOLOBI CAULIS			7	24	15	苦，甘，温	肝、肾	活血补血，调经止痛，舒经活络	抗肿瘤，抗病毒，调节免疫
急性子[典]	IMPATIENTIS SEMEN			1	30	10	苦，微温	肾	软坚化骨，消癖落牙	抗真菌，杀虫

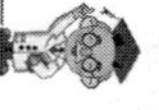

（续　表）

名称	拉丁文名称	古位	古次	现位	现次	饮片	性味	归经	功能	药理
姜黄[典]	CURCUMAE LONGAE RHIZOMA	4	30	7	24	10	辛，苦，温	脾、肝	行气止痛，消痤着色	抗炎抗菌，免疫调节
僵蚕[典]	BOMBYX BATRYTICATUS	12	22	9	22	10	咸，辛，平	肝、肺、胃	祛风散结，止痒	美白淡斑，抗肿瘤
降香[典]	DALBERGIAE ODORIFERAE LIGNUM			1	30	6	辛，温	肝、脾	行气活血，止痛止血	抗炎，抗氧化，镇痛
金银花[典]	LONICERAE JAPONICAE FLOS	1	33	8	23	10	甘，寒	心、胃、肺	清热解毒，冰散风热	抑菌，抗病毒
荆芥[典]	SCHIZONEPETAE HERBA	10	24	12	19	10	辛，微温	肺、肝	解表，散风，透疹	抗过敏，抗炎
桔梗[典]	PLATYCODONIS RADIX	1	33			10	苦，辛，平	肺	宣肺祛痰，利咽排脓	抗炎减肥，增强免疫
菊花[典]	CHRYSANTHEMI FLOS	9	25	1	30	10	甘，苦，微寒	肺、肝	清热解毒，消痈疗疮	抗菌抗炎，抗病毒
枯矾	ALUM	9	25	10	21	1	酸，涩，寒 有毒	肺、脾、胃、大肠	解毒杀虫，收敛止汗	抗炎，抗菌，收敛，抗过敏
苦参[典]	SOPHORAE FLAVESCENTIS RADIX	17	17	65	1	10	苦，寒	心、脾、肾	清热燥湿，杀虫止痒	抗真菌，抗过敏
苦杏仁[典]	ARMENIACAE SEMEN AMARUM			5	26	10	苦，微温 有小毒	肺、大肠	杀虫，护肤，润肤	保湿护肤，抗炎杀虫，增强免疫
昆布[典]	LAMINARIAE THALLUS ECKLONIAE THALLUS			2	29	10	咸，寒	肝、胃、肾	消痰软坚散结，利水消肿	增强免疫，抗肿瘤
狼毒[典]	EUPHORBIAEEBRACTEOLATAE RADIX	4	30	10	21		辛，苦，平 有大毒	肺、心	除湿杀虫，止痛止痒	抗菌杀虫，止痒

（续　表）

名称	拉丁文名称	古位	古次	现位	现次	饮片	性味	归经	功能	药理
雷公藤	T. WILFORDIC HOOK F			1	30	10	苦，辛，寒有大毒	肝、肾	祛风除湿，杀虫解毒	抑制免疫，抗炎抗菌，抑制免疫
藜芦	VERATUM NIGRUML	4	30	3	28		苦，辛，寒，有毒	肺、肝、胃	涌吐风痰，杀虫	抑菌，抗真菌
连翘[典]	FORSYTHIAE FRUCTUS	5	29	8	23	10	苦，微寒	肺、心、小肠	清热解毒，消肿散结，疏散风热	抗菌，抗氧化，抗炎止痛，抗过敏
零陵香		27	8	1	30		甘，平，无毒	肺	下气除满，香身除臭	抗菌香身
刘寄奴	SIPHONOSTEGIAE HERBA			2	29	10	苦，温	心、脾	敛疮消肿	抗缺氧，抑菌，促凝
硫黄[典]	SULFUR	9	25	24	11		辛，温；有毒	肾、大肠	解毒，杀虫，疗疮	杀虫，抗炎
龙胆[典]	GENTIANAE RADIX ETRHIZOMA			4	27	6	苦，寒	肝、胆	清热燥湿，泻肝胆火	抗菌，抗炎，免疫调节
龙骨	OS DRACONIS	9	25	4	27	30	涩，平	肝、胆、心、肾	收湿生肌，敛疮止血	调节免疫，镇静，促凝
龙葵	HERBA SOLANINIGRI			1	30	15	苦，微甘，寒		清热解毒，散结消肿	抗肿瘤，抗菌，抗病毒，解蛇毒
漏芦[典]	RADIX RHAPONTICI	4	30			10	苦，寒	胃	清热解毒，消痈退肿	抗炎，抗氧化，调节免疫
炉甘石[典]	GALAMINA	3	31	10	21		甘，平	肝、胃	收湿，止痒，敛疮	收敛护肤，消炎止痒
露蜂房	POLISTES MANDARINUS SAUSSURE	3	31	5	26		. 甘，平	胃	攻毒杀虫，祛风止痛	抗炎，止痒，抗过敏
络石藤[典]	TRACHELOSPERMI CAULIS ET FOLIUM			1	30	10	苦，微寒	心、肝、肾	祛风通络，凉血消肿	抗菌，抗痛风，扩血管
绿豆	PHASEOLUS RADIATUS L	5	29	6	25	15	甘，寒	心、胃	清热解毒，消暑利水	降脂减肥，解毒抑菌

（续 表）

名称	拉丁文名称	古位	古次	现位	现次	饮片	性味	归经	功能	药理
麻黄[典]	EPHEDRAE HERBA	4	30			6	辛，微苦，温	肺、膀胱	发汗解表，利尿消肿	抗过敏，抗炎，抗病毒
麻黄根[典]	EPHEDRAE RADIX ET RHIZOMA	1	33			10	甘，涩，平	心、肺	固表止汗	止汗，扩血管
麻油[典]	OLEUM SESAMI	25	10	12	19		甘，微寒	大肠	赋形润肤，祛痂生肌	抗角化，护肤保湿
马齿苋[典]	PORTULACAE HERBA	2	32	8	23	15	酸，寒	肝、大肠	清热解毒，凉血止血	抗菌消炎，抗氧化，润肤
麦冬[典]	OPHIOPOGONIS RADIX	2	32	2	29	10	甘，微苦，微寒	心、肺、胃	养阴润肺，清心除烦，益胃生津	增强免疫，抗过敏，祛斑
蔓荆子[典]	VITICISFRUCTUS	6	28			10	辛，苦，微寒	膀胱、肝、胃	疏散风热，清利头目	生发祛斑，抗菌抗炎
芒硝[典]	NATRII SULFAS	7	29	3	28	10	咸、苦，寒	胃、大肠	破坚散积，解毒消肿	收敛，抗炎
茅香	HIEROCHLOE ODORATA	5	29				甘，寒		凉血，止血，清热	抗菌抗炎，香身护肤
没药	RESINAMYRRHAE	1	33			6	甘，平	肝、心	活血化瘀，生肌敛疮	抗菌消炎，镇痛抗癌
玫瑰花[典]	ROSAE RUGOSAE FLOS	1	33			6	甘，微苦，温	肝、脾	活血化瘀，芳香除臭	香身除臭，促进胆汁分泌
密陀僧	LITHARGITE	5	29	8	23		咸、辛，平；有小毒	肝、脾	燥湿收敛，杀虫抑菌	收敛，抗真菌
木瓜[典]	CHAENOMELIS FRUCTUS			1	30	10	酸，温	肝、脾	舒筋活络，和胃化湿	抗炎，抗过敏，免疫调节
木兰	MAGNOLIA LILIFLORA DESR	8	26				苦，寒		去疱酒皶，除痈疽	抗菌抗炎

（续　表）

名称	拉丁文名称	古位	古次	现位	现次	饮片	性味	归经	功能	药理
木兰皮	CORTEX MAGNOLIA LILIFLORA DESR	7	27				苦，寒		除痈疽水肿	抗菌抗炎
木通[典]	AKEBIAE CAULIS	3	31	3	28	3	苦，寒	心、小肠、膀胱	利尿通淋，清心除烦，通经下乳	抗炎，抑菌
木香[典]	AUCKLANDIAE RADIX	12	22	6	25	6	辛，苦，温	脾、胃、大肠三焦、胆经	行气止痛，健脾消食	抗炎抑菌，扩血管，香身
木贼[典]	EQUISETI HIEMALISHERBA			4	27	3	甘、苦，平	肺、肝	祛风散热，清热解毒	抑菌，抗病毒，抗凝
硇砂	SAL PURPUREUM	2	32	5	26		辛、苦	脾、肝、胃	软坚消积，破瘀散结	抗菌抗炎，抗病毒
牛蒡子[典]	ARCTII FRUCTUS			8	23	10	辛，温	脾、肺	除翳生肌，攻坚破结	抗炎，抗病毒，抗过敏
牛膝[典]	ACHYRANTHIS BIDENTATAE RADIX	5	29			5	苦，甘，酸，平	肝、肾	逐瘀通经，补肝肾，强筋骨	增强免疫力，抗癌，抗凝
糯米	SEMEN ORYZAE GLUTINOSAE	8	26	1	30					保湿护肤
佩兰[典]	EUPATORII HERBA			1	30	10	辛，平	脾、胃、肺	芳香化湿，醒脾开胃	抑菌，抗病毒
硼砂	BORAX			9	22		甘、咸，凉	肺、胃	清热解毒，杀虫抑菌	抑菌防腐，收敛
蒲公英[典]	TARAXACI HERBA	2	32	8	23	15	苦、甘，寒	肝、胃	清热解毒，消肿散结	抗菌，消炎，调节免疫
蒲黄[典]	TYPHAE POLLEN			2	29	6	甘，平	肝、脾	化瘀，止血，通淋	止血活血，调脂

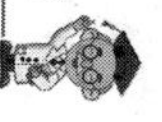

（续 表）

名称	拉丁文名称	古位	古次	现位	现次	饮片	性味	归经	功能	药理
千年健[典]	HOMALOMENAE RHIZOMA			1	30	10	苦，辛	肝、肾	祛风湿，壮筋骨	抗炎镇痛，抗组胺，抗病毒
铅丹	PLUMBUM RUBRUM	10	24	6	25		辛微寒，有毒	心、肝	解毒止痒，收敛生肌	抗真菌
铅粉	LEAD POWDER	9	25	17	14		辛，寒；有毒	肝	燥湿收敛，杀虫解毒	抑菌，止痒，抗病毒
茜草[典]	RUBIAE RADIX ET RHIZOMA			3	28	10	苦，寒	肝	凉血祛瘀，止血通经	止血抗炎，抗氧化
羌活[典]	NOTOPTERYGII RHIZOMA ET RADIX	5	29	2	29	6	辛，苦，温	膀胱、肾	解表散寒，祛风除湿	抗过敏，抗炎，免疫调节
秦艽[典]	GENTIANAE MACROPHYLLAE RADIX	2	32	4	27	10	辛，苦，平	胃、肝、胆	祛风湿，清湿热，止痹痛，退虚热	抗炎，抗组胺，免疫调节
秦皮[典]	FRAXINI CORTEX	1	33			10	苦、涩，寒	肝、胆、大肠	清热燥湿，收涩明目	抗炎，防光，抗过敏，抗氧化
青黛[典]	INDIGO NATURALIS	6	28	19	13	1	咸、苦，寒	肝	清热解毒，除湿消肿	抗肿瘤，抑菌抗炎
轻粉[典]	CALOMELAS	34	5	22	12		辛，寒	大肠、小肠	杀虫，攻毒，敛疮	抗菌杀虫
全蝎[典]	SCORPIO			1	30	3	辛，平，有毒	肝	熄风镇静，攻毒散结	抗炎，抗过敏，免疫调节
人参[典]	RADIX ET RHIZOMA GINSENG	2	32	3	28	5	甘、微苦，平	脾、肺、心	补益气血，生发护肤	抗炎护肤，抗衰老，增强免疫
肉苁蓉[典]	HERBA CISTANCHES			2	29	10	甘，咸，温	肾、大肠	补肾阳，益精血	抗氧化，增强免疫

（续　表）

名称	拉丁文名称	古位	古次	现位	现次	饮片	性味	归经	功能	药理
肉豆蔻[典]	SEMEN MYRISTICAE			1	30	6	辛，温	脾、胃、大肠	温中行气，涩肠止泻	抗炎抑菌，止痛
肉桂[典]	CORTEX CINNAMOMI	5	29	9	22	3	辛、甘，大热	肾、脾、心、肝	散寒止痛，活血通经	抗炎，免疫调节，抗氧化
乳香[典]	RESINAOLIBANI	21	13	14	17	6	辛、苦，温	心、肝、脾	活血化瘀，止痛生肌	抗炎镇痛，生肌，免疫调节
三棱[典]	RHIZOMA SPARGANII			2	29	10	辛、苦，平	肝、脾	破血行气，消积止痛	镇痛抗癌，抗血小板聚集
三七[典]	RADIX ET RHIZOMA NOTOGINSENG			4	27	1.5	甘、微苦，温	肝、胃	散瘀止血，消肿定痛	抗炎，增强免疫，抗菌
桑白皮[典]	MORI CORTEX	1	33	3	28	10	甘，寒	肺	泻肺平喘，利水消肿	抗炎，抗过敏，调节免疫
桑寄生[典]	TAXILLI HERBA	1	33			15	苦、甘，平	肝、肾	祛风湿，补肝肾，强筋骨，安胎元	扩血管，抗菌抗病毒
桑椹[典]	MORI FRUCTUS			1	30	10	甘，苦	肝、肾	滋补肝肾，明目乌发	调节免疫，抑菌
桑叶[典]	MORI FOLIUM			3	28	10	甘，苦，寒	肺、肝	疏散风热，清肺润燥	抑菌降脂
山慈菇[典]	CREMASTRAE PSEUDOBULBUS PLEIONES PSEUDOBULBUS	1	33			10	甘、微辛，凉	肝、脾	清热解毒，化痰散结	镇痛抗癌
山豆根[典]	SOPHORAE TONKINENSIS RADIX ET RHIZOMA			1	30	5	苦，寒	肺、胃	清热解毒，消肿利咽	抗病毒，抑菌抗炎，调节免疫

（续　表）

名称	拉丁文名称	古位	古次	现位	现次	饮片	性味	归经	功能	药理
山柰[典]	KAEMPFERIAE RHIZOMA	5	29	1	30		味辛;性温	胃、脾经	暖中辟恶	美白减肥,抗氧化,抗菌消炎
山药[典]	DIOSCOREAE RHIZOMA			3	28	10	甘,平	脾、肺、肾	补脾养胃,生津益肺,补肾涩精	提高免疫,抗氧化,消炎抑菌
山楂[典]	CRATAEGI FRUCTUS			2	29	10	酸,甘	脾、胃、肝	消食健胃,行气散瘀	抗氧化,增强免疫
商陆[典]	PHYTOLACCAE RADIX	9	25			10	苦,寒;有毒	肺、脾、肾、大肠	解毒散结	抑菌
芍药	PAEONIA LACTFLORA PALL	7	27				苦,酸,微寒	肝、脾	养血调经,敛阴止汗	抗炎,镇痛,抑菌
蛇床子[典]	CNIDII FRUCTUS	16	18	41	5	10	辛,苦,温	肾	燥湿止痒,杀虫解毒	抗菌,抗衰老,抗炎,抗过敏
麝香[典]	MOSCHUS	18	16	12	19	15	辛,温	心、脾	消肿止痛,活血通经	抗炎祛斑,香身,免疫抑制
伸筋草[典]	LYCOPODII HERBA			3	28	15	微苦、辛,温	肝、脾、肾	祛风除湿,舒筋活络	镇痛解热
升麻[典]	CIMICIFUGAE RHIZOMA	11	23	3	28	6	辛,微甘,微寒	肺脾、胃、大肠	发表透疹,清热解毒,升举阳气	解热镇痛,抗炎抑菌
生姜[典]	ZINGIBERIS RHIZOMA RECENS	1	33			3	辛,微温	肺、脾、胃	解表散寒,活血生发	抗炎抗菌,解热镇痛,止呕
石菖蒲[典]	ACORI TATARINOWII RHIZOMA	1	33			6	辛,苦,温	心、胃	化湿和胃,开窍宁神	抗细菌,抗真菌
石膏[典]	GYPSUM FIBROSUM	16	18	5	26	30	甘,辛,涩,寒	肺、胃	清热消肿,除烦解渴	抗菌,抗过敏,收敛

（续　表）

名称	拉丁文名称	古位	古次	现位	现次	饮片	性味	归经	功能	药理
石榴皮[典]	GRANATI PERICARPIUM			1	30	10	酸、涩，温	大肠	收涩止痒，杀虫解毒	收敛，抑菌抗病毒
首乌藤[典]	POLYGONI MULTIFLORI CAULIS			1	30	15	甘，平	心、肝	祛风通络，养血安神	抗炎降脂，促进免疫
熟地[典]	REHMANNIAE RADIX PRAEPARATA	1	33			10	甘，微温	肝、肾	补血滋阴，益精填髓	调节免疫，抗衰老，抗氧化
水蛭[典]	HIRUDO			1	30	3	咸、苦，平	肝	破血，逐瘀，通经	抗血栓，抗炎祛瘢
丝瓜络[典]	LUFFAE FRUCTUS RETINERVUS			1	30	10	甘，平	肺、胃、肝	祛风通络，活血下乳	抗菌，抗病毒
松香	COLOPHONIUM			9	22		辛、微苦，平	肺、脾	燥湿杀虫，生肌止痛	赋形剂，抗菌护肤
苏木[典]	SAPPAN LIGNUM			4	27	10	甘、咸，平	心、肝、脾	行血祛瘀，消肿止痛	抗菌，促进骨折愈合
桃仁[典]	PERSICAE SEMEN	10	24	9	22	10	苦、肝，平	心、肝、大肠	活血化瘀，杀虫润肤	杀虫，抗菌
天冬[典]	RADIX ASPARAGI	1	33			10	甘，苦，寒	肺、肾	养阴润燥，清肺生津	抗衰老，抗氧化，提高免疫
天花粉[典]	TRICHOSANTHIS RADI	11	23	3	28	10	甘、微苦，微寒	肺、胃	清热生津，消肿排脓	抗病毒，抗菌祛斑
天麻[典]	GASTRODIAE RHIZOMA	2	32			6	甘，平	肝	息风止痉，祛风通络	抗氧化，增强免疫，抗衰老
天南星[典]	ARISAEMATIS RHIZOMA	7	27	3	28		苦、辛，温	肺、肝、脾	燥湿化痰，散结消肿	镇痛，抗癌

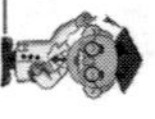

（续 表）

名称	拉丁文名称	古位	古次	现位	现次	饮片	性味	归经	功能	药理
透骨草	SCAVENGER	1	33	10	21	15	辛，温	肺、肝	祛风除湿，解毒化疹	抗过敏，抗炎
土贝母[典]	BOLBOSTEMMATIS RHIZOMA			1	30	15	苦，微寒	肺、脾	散结解毒，除湿敛疮	抗病毒
土鳖虫[典]	EUPOLYPHAGASEUSTELEOPHAGA			1	30	10	咸，寒	肝	破血化瘀，消肿止痛	抗氧化，抗凝血，镇痛
土瓜根	TRICHOSANTHES CUCUMEROIDES MAXIM	11	23				苦，微寒	肝	调经破瘀，润燥清癞	止痒，消瘀
土荆皮[典]	PSEUDOLARICIS CORTEX	4	30	14	17	10	辛，温	肺、脾	杀虫解毒，利湿止痒	抗真菌
菟丝子[典]	CUSCUTAE SEMEN	2	32	1	30	10	甘，温	肝、肾、脾	补肾壮阳，祛斑美肤	抗衰老，祛斑抗菌
王不留行[典]	SEMEN VACCARIAE			3	28	10	苦，甘，平	肝、胃	活血通经，下乳消肿，利尿通淋	抗肿瘤，镇痛
威灵仙[典]	CLEMATIDIS RADIX ET RHIZOMA	4	30	5	26	10	辛，咸，温	膀胱经	祛风湿，通经络，止痛，消骨鲠	祛斑，抗菌抗炎
乌梅[典]	MUME FRUCTUS			9	22	10	酸、涩，平	肝、脾、肺、大肠	敛肺涩肠，生津安蛔	抗过敏，抗氧化，腐蚀
乌梢蛇[典]	ZAOCYS			10	21	10	甘，平	肝	去风通络，止痉	抗炎镇痛，抗蛇毒
乌药[典]	RADIX LINDERAE	5	29				辛，温	肝、肾	散寒除湿，通络除痹	抗菌，抗病毒，抗氧化
吴茱萸[典]	EUODIAE FRUCTUS	3	31	3	28	3	辛、苦，热	肝、脾、胃、肾	散寒止痛，助阳止泻	减肥，镇痛，抗炎

（续　表）

名称	拉丁文名称	古位	古次	现位	现次	饮片	性味	归经	功能	药理
蜈蚣[典]	SCOLOPENDRA	1	33	12	19	一条	辛，温；有毒	肝	攻毒散结，通络止痛	镇痛，抑菌抗炎
五倍子[典]	GALLA CHINENSIS	7	27	24	11	5	酸、涩，寒	肺、大肠、肾	收湿敛疮，敛汗止血	收敛抗菌，抗病毒，祛瘢
五加皮[典]	ACANTHOPANACIS CORTEX	1	33	1	30	10	辛，苦，温	肝、肾	祛风除湿，补益肝肾，强筋壮骨利水消肿	抗炎镇痛，抗肿瘤
五灵脂	FAECES TROGOPTERPRI	1	33	2	29	10	苦，咸，甘，温	肝	活血止痛，化瘀止血	活血抗炎，抗菌镇痛
豨莶草[典]	SIEGESBECKIAE HERBA			1	30	10	辛、苦，寒	肝、肾	祛风湿，利关节，解毒	抗炎镇痛，抗菌，抑制免疫
细辛[典]	ASARI RADIX ET RHIZOMA	23	11	15	16	3	辛，温	心、肝	祛风散寒，止痒止痛	抗炎祛斑，抗过敏，香身
夏枯草[典]	PRUNELLAE SPICA			3	28	10	苦、辛，寒	肝、胆	清热泻火，散结消肿	抗炎，免疫抑制
香附[典]	CYPERI RHIZOMA			6	25	10	辛、微苦，微甘平	肝、脾、三焦	行气解郁，散结止痛	抗菌，抗炎，抗病毒
香橼[典]	CITRI FRUCTUS	1	33			6	辛，苦，酸，温	肝、脾、肺	疏肝理气，宽中化痰	抗炎抗病毒
辛夷[典]	MAGNO1IAE FLOS	7	27			6	辛，温	肺、胃	散风寒，通鼻窍	抗炎，抗过敏，抑菌
辛夷仁	MAGNO1IAE FLOS SEMEM	7	27				辛，温	肺、胃	散风寒，通鼻窍	抗炎，抗过敏，抑菌
杏仁	ARMENIACAE SEMEN	13	21	9	22		苦，微温有小毒	肺、大肠	降气止咳平喘，润肠通便	抗炎抑菌

（续 表）

名称	拉丁文名称	古位	古次	现位	现次	饮片	性味	归经	功能	药理
雄黄[典]	REALGAR	18	16	26	10		辛、苦，温；有毒	肝、胃	解毒杀虫，燥湿疗疮	抑菌，抗衰老
徐长卿[典]	CYNANCHI PANICULATI RADIX ET RHIZOMA			2	29	6	辛、香，温	肝、胃	祛风除湿，止痛止痒	抗菌消炎，抗过敏
续断[典]	DIPSACI RADIX	2	32	1	30	10	苦，辛，微温	肝、肾	补肝肾，强筋骨，续折伤，止崩漏	抗炎祛斑，抗衰老，抗氧化
玄参[典]	SCROPHULARIAE RADIX	3	31	4	27	10	甘，苦，咸，微寒	肺、胃、肾	清热凉血，解毒散结	抑菌，抗炎，保湿
旋覆花[典]	INULAE FLOS	2	32			6	苦，辛，咸，微温	肺、脾、胃大肠	降气消痰，行水止呕	抗过敏，抗炎，抗氧化
血竭[典]	DRACONIS SANGUIS	11	23	7	24	1	甘、咸，平	心、肝	散瘀定痛，止血生肌	抗炎镇痛抑菌，改善免疫
鸦胆子[典]	BRUCEAE FRUCTUS			7	24		苦、寒	大肠、肝	清热解毒，腐蚀赘疣	杀虫，蚀肤，抗肿瘤
盐	HALITUM	6	28	1			甘，咸，寒，无毒	肾、肺、肝	泻热平喘，和中止呕	消炎，杀虫，抗过敏止痒
羊蹄	R. JAPONICUS HOUTT	5	29			10	苦，涩，寒	心、肝、大肠	凉血止血，解毒杀虫	止血抗菌，抗氧化
野菊花[典]	CHRYSANTHEMI INDICI FLOS	3	31	10	21	10	苦、辛，微寒	肝、心	清热解毒，消痈疗疮	抗菌抗炎，抗病毒
薏苡仁[典]	COICIS SEMEN			5	26	10	甘、淡，凉	脾、胃、肺	渗湿，清热，排脓	抗癌，抗病毒，免疫调节
茵陈[典]	ARTEMISIAE SCOPARIAE HERBA	1	33			15	苦、辛，凉	肝、脾、膀胱	清热燥湿，退黄疸	抗癌抑菌，防光，抗过敏

（续　表）

名称	拉丁文名称	古位	古次	现位	现次	饮片	性味	归经	功能	药理
银柴胡[典]	STELLARIAE RADIX			1	30	6	甘，微寒	肝、胃	清虚热，除疳热	抗过敏，抗炎，免疫调节
玉竹[典]	POLYGONATIODORATIRHI-ZOMA	10	24	1		10	甘，微寒	肺、胃	养阴润燥，生津止渴	抗氧化，提高免疫，祛斑
郁金[典]	CURCUMAE RADIX	1	33			10	辛，苦，寒	肝、胆、心、肺	活血止痛，行气解郁	免疫抑制，抗炎止痛
皂矾[典]	MELANTERITUM	2	32	5	26		酸，寒	肝、脾	收敛燥湿，杀虫止痒	抗真菌，收敛
皂荚	GLEDITSIA SINENSIS LAM.	1	33			1	辛、咸，温	肺、大肠	散结消肿，祛风杀虫	抗过敏，抗炎，杀虫
皂角刺[典]	GLEDITSIAE SPINA			7	24	6	辛，温	肝、胃经	消肿托毒，排脓杀虫	杀虫，排脓
泽兰[典]	LYCOPI HERBA	1	33	2	29	10	苦、辛，温	肝、脾	活血化瘀，行水消肿	清除自由基，改善微循环
泽泻[典]	ALISMATIS RHIZOMA	2	32	2	29	10	甘，淡寒	肾、膀胱	利水渗湿，化脂降浊	抗过敏，抗炎，抗菌
樟脑	CAMPHOR	6	28	6	25		辛，热	脾、胃、心	辟秽止痒，除湿消肿	止痒镇痛，促渗
浙贝母[典]	FRITILLARIAE THUNBERGII BULBUS			1	30	10	苦，寒	肺、心	清热化痰，解毒散结消痈	抗菌抗炎，镇痛镇静
珍珠[典]	MARGARITA	8	26	8	23		甘、咸，寒	心、肝	解毒生肌，护肤增白	养颜祛斑，抗炎生肌
蒸馏酒	DEST. DESTILLATUS	5	29						活血化瘀，通经活络	杀菌，活血
栀子[典]	GARDENIAE FRUCTUS	2	32			3	苦，寒	心、肺、三焦	凉血解毒，清热利尿	抗菌抗炎，抗过敏
枳壳[典]	AURANTII FRUCTUS	1	33	2	29	5	苦，辛，酸，微寒	脾、胃	破气消积，化痰散痞	抗过敏，抗炎，抗氧化，祛斑

（续　表）

名称	拉丁文名称	古位	古次	现位	现次	饮片	性味	归经	功能	药理
重楼[典]	PARIDIS RHIZOMA			4	27	30	苦、微寒	肝	清热解毒，消肿止痛	抗炎抗菌，止血抗肿瘤
朱砂[典]	CINNABARIS	5	29	8	23		甘、凉，微寒；有毒	心	清热解毒，杀虫止痒	镇静催眠，抑菌杀虫
猪胆		5	29							
猪苓[典]	POLYPORUS	1	33	1	30	10	甘，淡，平	肾、膀胱	利水渗湿	抗菌消炎，提高免疫，抗肿瘤
猪蹄	TROTTERS	5	29							生肌，调节免疫
紫草[典]	ARNEBIAE RADIX	4	30	16	15	10	甘，咸，寒	肝、心	清热解毒，凉血活血	抑菌，抗炎，抗过敏
紫花地丁[典]	VIOLAE HERBA	1	33	3	28	15	苦、辛，寒	心、肝	清热解毒，凉血消肿	抗菌，抗病毒
紫苏梗[典]	PERILLAE CAULIS			1	30	10	辛，温	肺、脾	理气宽中，止痛安胎	降糖

本表中药字段：①“名称”按汉语拼音顺序排列；②“拉丁文名”为中药饮片名称；③“古位”为所收载的古代经典方中药所处位置；④“古次”为收载的古代经典方配方中药使用次数；⑤“现位”为《中西皮肤外用制剂手册》配方中药所处位置；⑥“现次”为《中西皮肤外用制剂手册》配方中药所用次数；⑦“饮片”为该饮片相当于中药重量（克，g）；⑧“性味”为中药寒、热、温、凉四气，酸、苦、甘、辛、咸五种不同的药味，每味中药的四气五味不同，因而有不同的治疗作用；⑨“归经”为中药所归经脉；⑩“功能”为中药的功效作用；⑪“药理”为中药主要化学成分的药理作用（见表 4-6）。

（王远红　孙丽蕴　米宜静　米柏岳　闫志翻　龚旭伟）

（**本章编审**：杨志波　邓丙戌　刘红霞　李　斌）

第五章　外用中药制剂[3]

第一节　汤　剂

加味皮炎汤

【配方】　大黄、黄芩、黄柏、金银花、连翘各 10 g，苦参、艾叶、蛇床子各 15 g，马齿苋 20 g。

【制法】　取本方诸药，纱布包裹，浸泡 1 h，加水 2 000 ml，包煎 30 min，滤过，药渣加水再煎一、二次，药液合并。

【功效主治】　清热解毒，燥湿止痒。主治脓疱疮及传染性湿疹样皮炎、天疱疮等。

【用法】　温洗患处，每次 1 剂，每日 2 次。

龙胆汤

【配方】　龙胆 500 g。

【制法】　取药加水 2 000 ml，浸泡 1 h，煎煮，沸后煮 1 h，过滤留存药液，药渣第二次加水 1 000 ml，沸后煮 40 min，两次煎液合并浓缩约至 960 ml，过滤去滓，即得。或取中药配方颗粒龙胆 10 袋（相当于饮片 60 g），加水至 120 ml 加热溶解。

【功效主治】　清热燥湿，解毒止痒。主治湿疹、急性皮炎、痱子、丘疹性荨麻疹，急性荨麻疹、毛囊炎等。

【用法】　药液涂患处，或封包，每日 1 次。

【方源】　《赵炳南临床经验集》龙胆擦剂（龙胆浸剂）。赵炳南仅用龙胆单味药，由于用药浓度大，因此效佳。

糖皮质激素依赖性皮炎汤

【配方】　蛇床子 15 g，黄柏 60 g，菊花 50 g。

【制法】　取本方诸药加水 1 500 ml，浸泡 1 h，包煎 30 min，过滤去滓，即得。

【功效主治】　养阴益气，清热利湿。主治糖皮质激素依赖性皮炎。

【用法】　搽洗，常温湿敷，每日 3 次。

【方源】　《庄国康》经验方。

皮炎熏洗汤

【配方】　白鲜皮 15 g，苦参、艾叶、蛇床子、蝉衣、川芎、红花、花椒、透骨草、槐枝、大黄各 12 g，大飞扬草 30 g。

【制法】　取本方诸药加 2 000 ml 水，浸泡 1 h，包煎，沸后持续 20 min，过滤去滓，即得。

【功效主治】　清热解毒，祛风止痒，活

[3] 所有中药制剂均可用饮片或换算成中药配方颗粒。汤剂、油剂、酊剂用纱布包煎，或煎药袋包煎，或置于煲汤篮中加工。

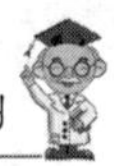

血通络。主治接触性皮炎、慢性湿疹。

【用法】 药液趁热熏洗患处，每日2次，每次20～30 min，4 d为1个疗程。浸浴时间长者，效果更佳。

夏季皮炎汤

【配方】 金银花30 g，白鲜皮、蒲公英、牛蒡子、地肤子、紫草各15 g，防风12 g，苦参、丹皮各10 g，薄荷、甘草各6 g。

【制法】 取本方诸药（薄荷后下）加水1 000～2 000 ml，浸泡1 h，包煎20 min，下薄荷，煎10 min，过滤去滓，即得。

【功效主治】 清热解毒，祛风除湿，凉血化瘀。主治夏季皮炎。

【用法】 用温热药液洗浴患处，每日1剂，每日2次。

解毒止痒汤

【配方】 马齿苋30 g，连翘30 g，白鲜皮30 g，茯苓30 g，黄柏30 g。

【制法】 上药加水800 ml，浸泡1 h，包煎30 min，浓煎取汁600 ml。

【功效主治】 解毒除湿止痒。主治急慢性湿疹、接触性皮炎、糖皮质激素依赖性皮炎、静止期银屑病、慢性单纯性苔藓、结节性痒疹等皮肤病。

【用法】 溻渍或浸浴患处。

【方源】 《刘红霞》经验方。

活血化瘀汤

【配方】 丹参30 g，当归15 g，鸡血藤30 g，桃仁15 g，茯苓30 g，枳壳15 g。

【制法】 上药加水800 ml，浸泡1 h，浓煎取汁600 ml。

【功效主治】 活血化瘀，养血润肤。主治慢性湿疹、玫瑰糠疹、寻常型银屑病、副银屑病、皮肤淀粉样变病、慢性单纯性苔藓、结节性痒疹、硬皮病等皮肤病。

【用法】 溻渍或浸浴。

【方源】 《刘红霞》经验方。

祛风止痒汤

【配方】 侧柏叶30 g，桑叶15 g，连翘30 g，茯苓30 g，防风10 g。

【制法】 上药加水800 ml，浸泡1 h，包煎30 min，取汁600 ml。

【功效主治】 疏风祛湿止痒。主治脂溢性皮炎、头部银屑病、慢性单纯性苔藓、斑秃等皮肤病。

【用法】 溻渍或浸浴。

【方源】 《刘红霞》经验方。

复方蛇床子洗汤

【配方】 蛇床子、苦参、皂矾各22 g。

【制法】 取蛇床子、苦参加水1 000 ml，浸泡1 h，包煎20 min，加皂矾溶化，过滤去滓，即得。

【功效主治】 燥湿、杀虫、止痒。主治疥癣湿疮、阴部瘙痒症。

【用法】 药液浸浴患处，每日1次。

消毒止痒汤

【配方】 地肤子80 g，黄柏60 g，蒲公英、马齿苋各120 g，白矾12 g。

【制法】 取本方诸药，前4味药加水2 000 ml，浸泡1 h，包煎25 min，过滤去滓，加白矾溶化，即得。

【功效主治】 清热解毒，燥湿止痒。主治脓疱疮、多发性疖肿、急性湿疹、接触性皮炎等。

【用法】 用消毒纱布药液温洗患处，或反复淋洗，或浸浴。每次30 min，每日2～3次。

痒症洗方

【配方】 苦参、千里光各60 g，蛇床子、地肤子、苍耳子各 30 g，白芷 9 g。

【制法】 取本方诸药，前 4 味药加水 2 000 ml，浸泡 1 h，包煎 25 min，过滤去滓，加白矾溶化，即得。

【功效主治】 消风清热，解毒止痒。主治一切瘙痒性皮肤病。痒甚者加大风子 15 g，麻柳叶 30 g；未破者加花椒 1.5 g；头部加皮硝 9 g；黄水多者加桉树叶 10 片；脓水多者加蛤粉 15 g，白芷 30 g；顽固者加白矾 15 g。

【用法】 用消毒纱布药液温洗患处，或反复淋洗，或浸浴。每次 30 min，每日 2～3 次。

【方源】 《文琢之》经验方。

止痒润肤汤

【配方】 玄参 30 g，大黄、蛇床子、苦参、当归、肉苁蓉各 15 g，黄柏、苍术、大风子、川芎各 12 g，黄芩 9 g，薄荷 10 g。

【制法】 取本方前 11 味药，加水 1 500～2 000 ml，浸泡 1 h，包煎 25 min，薄荷后下，煎 5 min，过滤去滓，即得。

【功效主治】 清热祛风，止痒滋阴，养血润肤。主治老年皮肤瘙痒症。

【用法】 温热药液洗浴患处，每晚 1 次，连用 1 周为 1 个疗程。

零陵香秀发汤

【配方】 零陵香、皂角、五倍子、王不留行各 15 g，楮实子(叶)、芒硝、桑椹子、侧柏叶各 12 g。

【制法】 取本方诸药加水 1 500 ml，浸泡 1 h，包煎 30 min，过滤去滓，即得。

【功效主治】 散风除垢，祛屑秀发。主治头部脂溢性皮炎、发干枯等。

【用法】 趁热洗头，泡洗，包头 60 min，清洗 2 次，第 2 次清洗温水加醋 10 ml，再进行清洗 1 次，春夏 3d 1 次，秋冬 5d 1 次。

【方源】 徐百厚经验方。

复方苦参汤

【配方】 苦参 90 g，白鲜皮 9 g，野菊花 15 g，苍耳子 30 g，王不留行 30 g，白矾 15 g。

【制法】 取本方前 5 味药加水 1 000 ml，浸泡 1 h，包煎 30 min，过滤去滓，加白矾溶化，即得。

【功效主治】 清热燥湿。主治脂溢性皮炎。

【用法】 用温热药液洗头，每日 1 次。

二甘汤

【配方】 甘遂、甘草各 9g。

【制法】 取甘遂、甘草加水 1 000 ml，浸泡 1 h，包煎 20 min，过滤去滓，即得。

【功效主治】 祛瘀消斑。主治寒冷性多形红斑。

【用法】 取温热药液先熏后洗患处，熏洗各 15～30 min。每日 1 剂，1 周为 1 个疗程。

【功效主治】 祛瘀消斑。主治寒冷性多形红斑。

中药足浴汤

【配方】 当归、鸡血藤、络石藤各 30 g，红花 10 g，木瓜、威灵仙、伸筋草、千年健、钻地风、粉萆薢、佩兰、夏天无、虎杖各 15 g。

【制法】 上药加水 3 000 ml，浸泡 1 h，包煎 30 min，过滤去滓，即得。

【功效主治】 活血通络，祛风止痒，清热解毒。主治寒冷性多形红斑、各种足病。上药加蛇床子 15 g，鹤虱、苦参 10 g，加老陈醋 2 000 g，浸泡 1 周，过滤取汁，主治手足癣，浸患处。

【用法】 取温热药液先熏后洗患处，熏洗各 15～30 min。每日 1 剂，1 周为 1 个疗程。

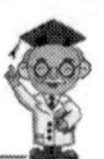

【方源】 李斌经验方。

蒿苏艾薄汤

【配方】 黄花蒿100 g,紫苏、艾叶各50 g,薄荷10 g。

【制法】 先将前3味药加水1 500 ml,浸泡1 h,包煎25 min,薄荷后下,煎5 min,过滤去滓,取药液1 000 ml,即得。

【功效主治】 清热祛风,除湿止痒。主治阴囊湿疹。

【用法】 取药液湿敷患处30 min,另每日用药液搽洗患处4～6次。

祛痘汤

【配方】 黄柏、野菊花、苦参、百部、蛇床子、土荆皮、乌梅、土茯苓各15 g。

【制法】 取本方诸药加水2 000 ml,浸泡1 h,包煎30 min,过滤去滓,即得。

【功效主治】 清热解毒,燥湿杀虫。主治酒渣鼻、痤疮。

【用法】 冷湿敷,每日1剂,早晚各1次,每次15～30 min。

消痤汤

【配方】 蒲公英、紫花地丁、野菊花、大黄、黄连、黄柏、白蔹、连翘、苦参各15 g。

【制法】 取本方诸药加水2 000 ml,浸泡1 h,包煎30 min,过滤去滓,即得。或做成面膜、乳膏。

【功效主治】 清热解毒,燥湿杀虫。主治酒渣鼻、痤疮,用于油脂多及伴有丘疹、脓疱者。

【用法】 冷湿敷或熏洗,每日1剂,早晚各1次,每次15～30 min。

燥湿活血汤

【配方】 金银花、当归各20 g,连翘、苦参、蛇床子各30 g,薄荷10 g。

【制法】 取本方前5味药加水1 500 ml,浸泡1 h,包煎25 min,薄荷后下,煎5 min,过滤去滓,即得。

【功效主治】 清热燥湿,活血止痒。主治女阴白斑病。

【用法】 早晚洗浴或湿敷1次,每次30 min。治疗后涂0.1%己烯雌酚软膏,2周为1个疗程。治疗期间,注意女阴清洁,禁用肥皂外洗。

复方土大黄汤

【配方】 蒲公英160 g,土大黄、黄柏各100 g,黄精、苦参各120 g,花椒60 g,皂矾40 g。

【制法】 取本方诸药粉碎,混匀过筛,分装成100袋,每袋70 g。

【功效主治】 清热解毒,杀虫止痒。主治各种女阴瘙痒症、念珠菌性阴道炎、浸渍糜烂性手足癣等。

【用法】 用时每袋药粉加水1 000 ml,包煎30 min,过滤去滓。外洗或浸浴患处。

三黄汤

【配方】 黄连20 g,黄柏20 g,黄芩20 g,苦参20 g。

【制法】 加清水1 500 ml,浸泡1 h,包煎至1 000 ml,过滤备用。

【功效主治】 清热解毒,收涩止痒。主治热毒蕴结型毛囊炎、带状疱疹、寻常痤疮、单纯疱疹、脓疱疮、急性湿疹等。

【用法】 湿敷患处10～15 min,每日1次。

【方源】 《艾儒棣》《刘巧》经验方。

消荨汤

【配方】 防风、白鲜皮、艾叶、荆芥、蛇床子各20 g,苦参、乌梢蛇各30 g。

【制法】 取本方诸药加水1 000～

2 000 ml，浸泡 1 h，包煎 30 min，过滤去滓，即得。

【功效主治】 清热解毒，祛风除湿。主治荨麻疹。

【用法】 用温热药液洗浴患处，每日 1 剂，每日 2 次。

荨麻疹洗汤

【配方】 白矾 50～150 g（敲碎），炒苍耳子 30～90 g。

【制法】 取白矾、炒苍耳子加水 1 000～1 500 ml，浸泡 1 h，文火煎煮 30 min，过滤去滓，即得。

【功效主治】 祛风除湿，清热止痒。主治荨麻疹。

【用法】 取药液温洗患处，轻者每日 1 次，重者 2 次。

愈银汤

【配方】 大黄、荆芥、苦参、黄柏、金银花、地肤子、白蒺藜各 30 g，白鲜皮 20 g，土茯苓 60 g，芒硝 50 g，糜子糠 250 g。加减：属血热型者加生地、丹皮、生石膏、蒲公英各 15 g；属血燥型加当归、生地、玄参、鸡血藤各 15 g。

【制法】 取本方诸药（除芒硝外），加水 1 500～2 000 ml，浸泡 1 h，煎 30 min，过滤去滓，纳入芒硝，使溶化。

【功效主治】 清热解毒，祛风止痒。主治银屑病。

【用法】 血热型凉洗，血燥型温洗。或加浴桶中加水泡洗，每日 1 次。

头部消银汤

【配方】 皂角刺、透骨草、黄柏、紫花地丁、甘草各 30 g，皂角、藁本、羌活、川芎、艾叶各 15 g，白芷 12 g，玄明粉 50 g。

【制法】 取本方前 11 味药加水 1 500～2 000 ml，浸泡 1 h，包煎 30 min，过滤去滓，加玄明粉溶化，即得。

【功效主治】 清热败毒、散结软坚、祛风止痒、祛屑润肤。主治银屑病、脂溢性皮炎、头癣、石棉状糠疹、慢性毛囊炎等患者。

【用法】 用温热药液洗浴患处，每日 1 剂，每日 2 次。

消银汤

【配方】 当归、艾叶各 15 g，蛇床子、地肤子、白鲜皮、土茯苓各 30 g，桂枝、附片、秦艽各 15 g，鹤虱 30 g，夜交藤 40 g，糜子糠 250 g。

【制法】 取本方诸药加水 1 500～2 000 ml，浸泡 1 h，包煎 30 min，过滤去滓，即得。

【功效主治】 清热解毒，祛风除湿。主治银屑病。

【用法】 用温热药液洗浴患处，每日 1 剂，或加浴桶中加水泡洗，每日 1 次。

银浴汤

【配方】 丹参、当归、赤芍、地肤子、白鲜皮、苦参各 30 g。

【制法】 取本方诸药加水 1 500～2 000 ml，浸泡 1 h，包煎 30 min，过滤去滓，即得。

【功效主治】 清热解毒，祛风除湿。主治血燥型银屑病。

【用法】 用温热药液洗浴患处，每日 1 剂，或加浴桶中加水泡洗，每日 1 次。

湿疹外洗方Ⅰ号

【配方】 蛇床子、地肤子、白鲜皮、土荆皮各 30 g，苦参 20 g，荆芥、黄柏各 10 g，皂角刺 20 g。

【制法】 本方饮片煎药袋包，加水 1 500 ml，浸泡 1 h，煎 30 min，取药液 500 ml，

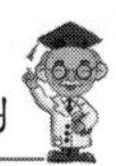

再加水 1 200 ml，再煎 30 min，取药液 500 ml，两液合并，每剂用 2 d。

【功效主治】 清热，祛湿，止痒。用于湿疹皮炎急性期。

【用法】 搽洗，常温湿敷，每日 2 次。

【方源】 《湿疹彩色图谱与李林中医疗法》。

湿疹外洗方Ⅱ号

【配方】 蛇床子、地肤子、白鲜皮各 30 g，苦参、皂角刺各 20 g，红花 10 g，丹参 10 g。

【制法】 与上方相同。

【功效主治】 活血通络，祛湿止痒。用于湿疹皮炎亚急性期、慢性期。

【用法】 搽洗，常温湿敷，每日 2 次。

【方源】 《湿疹彩色图谱与李林中医疗法》。

癣洗方Ⅰ

【配方】 丁香 15 g，黄精、藿香、萹蓄、五味子、白矾、黄柏各 30 g。

【制法】 取本方诸药(白矾后下)加水 1 500～2 000 ml，包煎 30 min，过滤去滓，加入食醋 20 ml，即得。

【功效主治】 解毒杀虫，燥湿止痒。主治手、足癣。

【用法】 药液在 15℃左右时，浸泡患处。每次 30 min，每日 2 次。

癣洗方Ⅱ

【配方】 防风、荆芥、透骨草、土荆皮、地骨皮、百部、苦参各 30 g，大风子、王不留行、白矾、皂角各 20 g。

【制法】 取本方诸药(白矾后下)加水煎煮，头煎取药液 1 500～2 000 ml，二煎取液 500 ml，两次煎液混合后，加食醋 500 ml。

【功效主治】 祛风解毒，杀虫止痒。主治手、足癣。

【用法】 将手洗净，浸泡 1 000 ml 药液中，每次 30 min，每日 1 次，3 周为 1 个疗程。

癣洗方Ⅲ

【配方】 土大黄 25 g，野菊花、苦参、蛇床子各 30 g，黄柏 15 g

【制法】 取本方诸药加水 1 500～2 000 ml，浸泡 1 h，包煎 30 min，过滤去滓，即得。

【功效主治】 清热解毒，杀虫止痒。主治手、足癣。

【用法】 温药液浸泡患处，每晚 1 剂，每次不少于 30 min，待干后，用抗真菌软膏达克宁霜或咪康唑、克霉唑软膏等涂搽，每日 2～3 次，1 周为 1 个疗程。

癣洗方Ⅳ

【配方】 蛇床子、苦参、苍耳子、地肤子、土荆皮、百部各 15 g。

【制法】 取本方诸药加水 1 500～2 000 ml，浸泡 1 h，包煎 30 min，过滤去滓，即得；或取本方诸药加醋 1 500 ml 浸泡 1 周，过滤去滓，即得。

【功效主治】 祛湿敛干，杀虫止痒。主治手足癣、手足角化症、慢性肥厚性皮炎。

【用法】 取药液涂搽患处或浸浴手足，每日 1 次。

癣洗方Ⅴ

【配方】 荆芥、红花、白矾、苦参各 15 g，皂角、大风子各 30 g。

【制法】 取本方诸药(白矾后下)加水 1 500～2 000 ml，浸泡 1 h，包煎 30 min，过滤去滓，即得；或取本方诸药加醋 1 500 ml，浸泡 1 周，过滤去滓，即得。

【功效主治】 祛湿敛干，杀虫止痒。主治手足癣、掌跖角化症、慢性肥厚性皮炎。

【用法】 涂搽患处或浸浴手足，每日1次。

癣洗方Ⅵ

【配方】 土荆皮、透骨草、血风藤各15 g，大风子20 g，石花、蛇蜕、藤黄、海桐皮、蛇床子各12 g，美登木、苦参各30 g，五加皮18 g。

【制法】 取本方诸药加醋、水各1 000 ml，浸泡3 h，煮沸后滤过去滓，即得。

【功效主治】 解毒杀虫，祛风止痒。主治手、足癣。

【用法】 药液温泡患手40 min。每日2次，每剂用3 d，5 d内禁用碱水洗浴。

癣洗方Ⅶ

【配方】 钩藤、苏木、蒲公英各30 g，花椒、白矾各10 g，防风、防己、黄连、黄芩各15 g。

【制法】 取本方诸药(白矾后下)加水2 000 ml，浸泡1 h，包煎25 min，滤过去滓，即得。

【功效主治】 解毒杀虫，祛风止痒。主治浸渍糜烂型足癣、传染性湿疹样皮炎。

【用法】 药液温泡或湿敷患处40 min。每日2次，每剂用3 d。

【方源】 朱钵方。

鹅掌风洗方

【配方】 蛇床子、白鲜皮、苦参各40 g，百部、当归各20 g。

【制法】 取本方诸药加2 000 ml水煎，制成约1 000 ml，过滤去滓，即得。

【功效主治】 解毒，杀虫，止痒。主治手足癣、慢性湿疹。

【用法】 药液以不烫手为度，浸浴患处30 min，第2次浸浴时，可加温再用，每日1剂。

冻疮洗方

【配方】 肉桂、当归、花椒各40 g，附子、干姜、儿茶各30 g，红花、海螵蛸各20 g，细辛、桂枝、赤芍各15 g，甘草10 g。

【制法】 取本方诸药加水1 500～2 000 ml，浸泡1 h，包煎30 min离火，凉至45～38℃备用。

【功效主治】 温经散寒，活血通脉。主治冻疮、冻伤。

【用法】 将冻疮、冻伤部位放入药液内浸浴，或湿敷患处。每次20～30 min，每剂药用2次，6 d为1个疗程。

复方马齿苋洗方

【配方】 马齿苋、蒲公英、如意草各120 g，白矾12 g。

【制法】 取上药粗末装纱布袋内，加水3 000 ml，浸泡1 h，煎煮30 min，过滤去滓，即得。

【功效主治】 清热解毒，敛疮止痛。主治多发性疖肿、毛囊炎等感染性皮肤病。

【用法】 浸浴、沐浴、湿敷、罨包患处，每日1～3次。

【方源】《赵炳南临床经验集》。

徐长卿大黄洗方

【配方】 徐长卿、大黄各30 g，诃子、藏青果各15 g。

【制法】 取本方诸药加水1 000 ml，浸泡1 h，包煎30 min，过滤去滓，即得。

【功效主治】 同上。

【用法】 同上。

徐长卿虎杖洗方

【配方】 徐长卿15 g，虎杖、苦参、白鲜

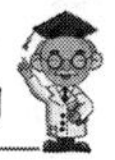

皮各 30 g，五倍子、荆芥各 20 g。

【制法】 取本方诸药加水 1 000 ml，浸泡 1 h，包煎 30 min，过滤去滓，即得。

【功效主治】 同上。

【用法】 同上。

麻醉药方

【配方】 荜茇、花椒、胡椒、细辛各 10g。

【制法】 上药加水 200 ml，浸泡 1 h，包煎至约 100 ml，过滤去滓，再煎至 50 ml，即得。

【功效主治】 麻醉止疼。用于表浅部位手术前麻醉。

【用法】 术前湿敷 10 min。

六味洗方

【配方】 五倍子、黄柏、苦参、地榆、苍术、藏青果各 20 g。

【制法】 取本方诸药粗粉加水 1 000 ml，浸泡 1 h，包煎 30 min，过滤去滓，即得。

【功效主治】 清热解毒，收敛止痒。主治急性湿疹、皮炎糜烂渗出期、传染性湿疹样皮炎、足癣合并感染等其他糜烂渗出性皮肤病、掌跖脓疱病等皮肤病。

【用法】 浸浴、沐浴、湿敷、罨包患处，每日 1～3 次。

【注意事项】 渗出重者可加白矾 15 g。

阴部洗方 Ⅰ

【配方】 蛇床子、苦参各 30 g，金银花、黄柏各 15 g，艾叶、白矾各 10 g。

【制法】 取本方诸药加水 1 500 ml，浸泡 1 h，包煎 30 min，过滤去滓，即得。

【功效主治】 祛风燥湿，杀虫止痒。主治念珠菌性及滴虫性阴道炎，阴囊湿疹。

【用法】 先用热药液热熏洗患处，然后用温热药液浸浴、沐浴、湿敷患处。

阴部洗方 Ⅱ

【配方】 蛇床子、鹤虱各 30 g，威灵仙、苦参各 15 g，艾叶、狼毒、当归各 10 g，猪胆 1 枚。

【制法】 取苦参、蛇床子、鹤虱、威灵仙、狼毒、当归加水 1 500 ml，浸泡 1 h，包煎 30 min，过滤去滓，加入猪胆汁，混匀，即得。

【功效主治】 同上。

【用法】 同上。

阴部洗方 Ⅲ

【配方】 蛇床子 30 g，淫羊藿 45 g，薄荷 10 g，苦参 15 g。

【制法】 取淫羊藿、苦参、蛇床子加水 1 500 ml，浸泡 1 h，包煎 30 min，加薄荷微煎 5 min，过滤去滓，即得。

【功效主治】 温阳，散风，止痒。主治女阴白斑、女阴瘙痒、女阴干枯症、硬化萎缩性苔藓。

【用法】 先用热药液热熏洗患处，然后用温热药液浸浴、坐浴、湿敷患处。

阴部洗方 Ⅳ

【配方】 蛇床子、威灵仙、苦参各 30 g，花椒、白矾、香附、白芷、狗脊、桂心各 10 g，细辛 5 g。

【制法】 取本方诸药加水 1 500 ml，浸泡 1 h，包煎 30 min，过滤去滓，即得。

【功效主治】 祛风燥湿，杀虫止痒。主治阴囊湿疹、外阴瘙痒、全身瘙痒症。

【用法】 先用热药液热熏洗患处，然后用温热药液浸浴、沐浴、湿敷患处。

透骨草洗方

【配方】 透骨草、侧柏叶、碳酸氢钠各 30 g，皂角、白矾、硼砂各 15 g。

【制法】 取透骨草、侧柏叶、皂角加水

1 000 ml,浸泡 1 h,包煎 30 min,滤过去渣,加入白矾、硼砂、碳酸氢钠溶解。

【功效主治】 除湿止痒,去油护发。主治脂溢性皮炎、雄激素性脱发。

【用法】 药液洗头,每 3 d 1 次。

酒渣鼻洗方

【配方】 地骨皮 15 g,黄柏 15 g,桑白皮 10 g,苦参 15 g,土大黄 15 g,百部 15 g。

【制法】 上药水煎取汁。

【功效主治】 本方有清热凉血,解毒燥湿,活血化瘀之功。用于肺胃积热,郁于血分证。

【用法】 局部搽洗、湿敷、喷雾,每日 1 次。

【方源】 《邓丙戌》经验方。

苍肤洗方

【配方】 蛇床子、苍耳子、地肤子、土荆皮、苦参、百部各 15 g,枯矾 10 g。

【制法】 取本方诸药加水 1 500 ml,浸泡 1 h,包煎 30 min,过滤去滓,即得。

【功效主治】 燥湿润肤,杀虫止痒。主治慢性湿疹、角化性手足癣、掌跖角皮症等肥厚角化性皮肤病。

【用法】 用温热药液洗浴、浸浴患处,每日 1 次。

【方源】 《简明中医皮肤病学》。

除湿洗方

【配方】 葛根 50 g,枯矾、苦参各 15 g。

【制法】 取本方诸药加水 1 500 ml,浸泡 1 h,包煎 30 min,过滤去滓,即得。

【功效主治】 祛湿,敛汗,止痒。主治手足多汗症、腋部多汗、间擦疹等。

【用法】 用温热药液浸浴、沐浴、湿敷患处,每日 1 次。

祛风洗方

【配方】 蛇床子、生草乌、皂角、牛蒡子、荆芥、防风、泽兰、赤芍、花椒、白鲜皮、鹤虱、大黄各 15 g,大风子 24 g。

【制法】 取本方诸药加水 1 500 ml,浸泡 1 h,包煎 30 min,过滤去滓,即得。也可加糜子糠 250 g,加浴桶药水中。

【功效主治】 祛风燥湿,杀虫止痒。主治皮肤瘙痒症、慢性单纯性苔藓、手足癣等皮肤真菌病。

【用法】 先用热药液熏洗,然后用温热药液沐浴、浸浴患处。

乌参洗方

【配方】 乌梅 15 g,黄柏各 10 g,芦藜、蒲公英、苦参、白鲜皮各 30 g,雄黄 10 g。

【制法】 取本方前 6 位诸药加水 1 500 ml,浸泡 1 h,包煎 30 min,过滤去滓,45℃加雄黄细粉,即得。

【功效主治】 清热燥湿,解毒敛疮。主治掌跖脓疱病。

【用法】 先用热药液熏洗,然后用温热药液沐浴、浸浴患处。

苦参洗方

【配方】 蛇床子 15 g,苦参 30 g,枯矾、芥穗各 10 g。

【制法】 取本方诸药加水 1 000 ml,包煎 30 min,过滤去滓,即得。

【功效主治】 清热燥湿,杀虫止痒。主治皮肤瘙痒症、湿疹皮炎。

【用法】 取药液熏洗、沐浴、浸浴患处。

百部洗方

【配方】 百部、苦参各 120 g,蛇床子 60 g,狼毒 75 g,花椒、苍耳子各 20 g。

【制法】 取本方诸药加水 3 000 ml,浸

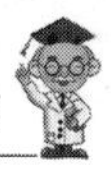

泡 1 h,包煎 30 min,过滤去滓,即得。另取麋子糠 250 g,加浴桶药水中。

【功效主治】 祛湿,杀虫,止痒。主治疥疮、全身瘙痒症、泛发性神经性皮炎、荨麻疹等。

【用法】 全身搽洗、浸浴,泡浴,每日 1 次。

【方源】 根据《赵炳南临床经验集》加味。

【注意事项】 破损皮肤慎用。

疥疮洗方

【配方】 硫黄 30 g,花椒 20 g,百部 30 g,蛇床子 20 g,黄柏 15 g,苦参 15 g,苍耳子 20 g,地肤子 20 g,大风子 20 g,薄荷 10 g。

【制法】 每剂药加水半桶,煮沸 10 min,过滤去滓,即得。

【功效主治】 解毒杀虫止痒。

【用法】 取汤趁热先熏后洗,阴囊结节处在熏洗后坐浴 20 min,每剂煎 2 次,早晚各 1 次,熏洗后用 20%的硫黄软膏外涂,衣褥用药水浸泡后曝晒消毒,同患病家人必须同时治疗。

【方源】 《欧阳恒》经验方。

紫草洗方

【配方】 紫草 30 g,茜草、白芷、赤芍、苏木、红花、厚朴、丝瓜络、木通各 15 g。

【制法】 取本方诸药加水 2 000 ml,浸泡 1 h,包煎 30 min,过滤去滓,即得。

【功效主治】 行气活血,化瘀消斑。主治黄褐斑、皮肤黑变病、面部糖皮质激素依赖性皮炎、色素沉着斑、结节性红斑、下肢静脉曲张。

【用法】 趁热熏洗、沐浴、浸浴、湿敷患处,每日 2 次。

【方源】 《赵炳南临床经验集》。

祛疣洗方 Ⅰ

【配方】 板蓝根、山豆根、木贼、香附、薏苡仁、贯众各 50 g。

【制法】 取本方诸药加水 1 500 ml,包煎 30 min,过滤去滓,即得。

【功效主治】 清热解毒,杀病毒。主治寻常疣、扁平疣、尖锐湿疣。

【用法】 先用热药液熏洗,然后用温药液揉搓、湿敷患处,治疗扁平疣可用罨包疗法,同时用电吹风加热,每次 30 min,每日 1 次。或将药液加离子喷雾机中使用。

祛疣洗方 Ⅱ

【配方】 板蓝根 30 g,马齿苋 45 g,细辛 12 g,木贼、地榆、五倍子各 15 g,白芷、桃仁、露蜂房、甘草各 10 g。

【制法】 取本方诸药加水 1 500 ml,浸泡 1 h,包煎 30 min,过滤去滓,即得。

【功效主治】 同上。

【用法】 同上。

祛疣洗方 Ⅲ

【配方】 马齿苋 60 g,蛇床子、苍术、陈皮、苦参、露蜂房各 15 g,白芷 10 g,细辛 5 g。

【制法】 取本方诸药加水 1 500 ml,浸泡 1 h,包煎 30 min,过滤去滓,趁热熏洗、湿敷揉搽患处。

【功效主治】 同上

【用法】 同上。

祛疣洗方 Ⅳ

【配方】 苍术 9 g,细辛 6 g,陈皮、白芷各 12 g,板蓝根、贯众各 30 g。

【制法】 取本方诸药加水 1 500 ml,浸泡 1 h,煎汤约至 200 ml,过滤去滓,药渣加水再煎一、二次,药液合并,浓缩 250 ml。

【功效主治】 清热解毒，疏解化湿。主治扁平疣。

【用法】 取药液外洗、揉搓疣体，每日2次。

祛疣洗方Ⅴ

【配方】 香附、木贼各50 g，乌梅30 g，大青叶30 g，板蓝根50 g，生薏苡仁50 g。

【制法】 取本方诸药水煎2次，滤过去渣，取药液约300 ml，即得。

【功效主治】 清热，疏肝，散疣。主治寻常疣，扁平疣。

【用法】 用温药液浸泡或湿敷皮损处。每日2～3次，每次20～30 min。

鸦胆子液

【配方】 鸦胆子40 g。

【制法】 ①鸦胆子连壳粉碎，置烧瓶中加水80 g，在酒精灯上煮沸10 min，滤过去渣，取药液约40 g，即得；②鸦胆子捣烂，包于纱布内；③将鸦胆子仁捣烂，浸泡于乙醚内3～5 d，乙醚挥发后即成鸦胆子油。

【功效主治】 解毒杀虫，腐蚀去疣。主治寻常疣、扁平疣、传染性软疣。

【用法】 点涂疣体，每日2次，3日后疣体干枯、脱落。

【方源】《中医外科外治法》；朱仁康、边天羽、张作舟等经验方。

四藤汤

【配方】 天仙藤50 g，钩藤、首乌藤、鸡血藤、一口盅各20 g。

【制法】 上述饮片加水1 500 ml，浸泡1 h，煎取药液。

【功效主治】 疏风散热，抑菌消炎，祛风止痒，通润相滋，增液荣肤。主治用于老年皮肤瘙痒症。

【用法】 熏洗、洗浴，每日1剂，每日3次。

伸筋草洗液

【配方】 伸筋草30 g，透骨草15 g，蕲艾30 g，刘寄奴25 g，肉桂15 g，苏木9 g，穿山甲15 g，草红花8 g。

【制法】 上述饮片加水1 500 ml，浸泡1 h，煎取药液。

【功效主治】 活血通络，温经软坚。主治硬皮病、下肢静脉曲张、象皮肿、结节性红斑等。

【用法】 熏洗、洗浴、热敷，每日1剂，每日3次。

【方源】《赵炳南临床经验集》。

黑豆方

【配方】 黑豆60 g，大风子、白及、马齿苋、黄柏、白鲜皮各30 g，大胡麻、桃仁、地骨皮、红花、甘草、硼砂各15 g。

【制法】 上述饮片加水2 000 ml，浸泡1 h，煎取药液。

【功效主治】 养血润燥，祛风杀虫，生肌止痒。主治手足慢性湿疹，手足癣，慢性单纯性苔藓等。

【用法】 熏洗、洗浴、热敷，每日1剂，每日3次。

【方源】 杜锡贤经验方。

掌跖脓疱病方

【配方】 地骨皮30 g，秦艽30 g，白矾40 g，花椒40 g，五倍子20 g，生百部40 g，黄柏40 g，雄黄20 g，地肤子30 g，土荆皮30 g，苍耳子30 g，苍术30 g，黄精30 g，木通20 g，白鲜皮30 g，苦参40 g。

【制法】 上药加水3 000 ml，浸泡1 h，煎取药液。

【功效主治】 杀虫止痒，清热解毒，收湿敛疮。主治掌跖脓疱病。

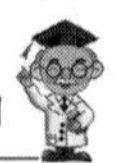

【用法】 2 d 1 剂，外洗及浸泡手、足患处。

【方源】 王玉玺经验方。

带状疱疹洗方

【配方】 I 号方：大青叶 40 g，马齿苋 40 g，野菊花 30 g，蒲公英 30 g，细辛 3 g。II 号方：川芎 30 g，丹参 30 g，细辛 3 g，肉桂 10 g，川乌 10 g，白芷 30 g。

【制法】 取以上中药配方颗粒细粉，分别加白桦树汁 200 ml，加热熔化，过滤，放温凉后备用。

【功效主治】 清热解毒，活血化瘀。主治带状疱疹。I 号方用于带状疱疹早期，见水疱者；II 号方用于带状疱疹后期，结痂。

【用法】 搽洗，湿敷，罨包。每日 2 次。

【方源】 李元文经验方。

皮炎洗方

【配方】 马齿苋 20 g，黄柏 40 g，苦参 30 g，野菊花 40 g，蒲公英 30 g，车前草 15 g。

【制法】 取以上中药配方颗粒细粉，分别加白桦树汁 200 ml，加热熔化，过滤，放温凉后备用。

【功效主治】 清热解毒，利湿消肿，祛风止痒。主治接触性皮炎、急性湿疹、激素依赖性皮炎等湿热内蕴证。

【用法】 搽洗，湿敷，罨包。每日 2 次。

【方源】 李元文经验方。

足癣洗方

【配方】 Ⅰ号方：马齿苋 60 g，苦参、白鲜皮、黄柏、野菊花、蒲公英各 30 g，地肤子 20 g。Ⅱ号方：苍术、地肤子、土荆皮、百部、皂角刺、白鲜皮、苦参各 30 g

【制法】 取以上中药配方颗粒细粉，分别加白桦树汁 2 000 ml，加热熔化，过滤，放温后备用。

【功效主治】 Ⅰ号方清热、利湿、止痒，用于湿热下注证足癣，见水疱者；Ⅱ号方养血祛风润燥，用于血虚风燥型足癣。

【用法】 泡足用。每日 1 次，每次 20 min。

【方源】 李元文经验方。

（潘凤军　阮允耿　谭　旭　马　飞　马振华　唐仕军）

第二节　洗　剂

三黄洗剂

【配方】 大黄、黄芩、黄柏、苦参各 750 g。

【制法】 取本方诸药粉碎成细粉，混匀，分装成 100 袋，每袋 30 g。

【功效主治】 清热解毒，燥湿止痒。主治湿疹皮炎、虫咬皮炎、丘疹性荨麻疹、疮疖初起。

【用法】 用时每袋药粉加甘油 5 g、苯酚液 1 g、白桦树汁共 100 ml，搅匀，涂搽患处。

癣洗剂

【配方】 皂矾、白矾、地骨皮、皂角、黄精、水杨酸钠各 150 g。

【制法】 取本方诸药粉碎，混匀，过筛，分装，每份 50 g。

【功效主治】 杀虫止痒，收敛止汗。主治手足癣。

【用法】 用时每份药粉加沸水 1 500～2 000 ml，浸浴 30 min，每日 1 次。

【注意事项】 浸渍、糜烂皮损禁用。

雄黄解毒洗剂

【配方】 雄黄、寒水石各 30 g，白矾 120 g、炉甘石 90 g、滑石粉 90 g、甘油 45 g、苯酚液 10 g，白桦树汁加至 1 000 g。

【制法】 取本方诸药粉碎，混匀，过筛，加纯化水搅匀，加入甘油、樟酚液，再搅匀。

【功效主治】 解毒止痒，收敛止汗。主治湿疹皮炎、瘙痒症、虫咬皮炎。

【用法】 用时摇匀，涂搽患处，每日数次。

【注意事项】 浸渍、糜烂皮损禁用。

复方颠倒散洗剂

【配方】 升华硫 50 g，白滑石粉（水飞）50 g，甘油 45 g，硫酸锌 30 g，复方黄连水 600 g（黄连、黄柏、大黄、黄芩、丹参、苦参各 15 g），白桦树汁加至 1 000 g。

【制法】 取黄连、黄柏、大黄、黄芩、丹参、苦参加水煎至约 600 g；次取硫酸锌加纯化水溶解、过滤；最后取升华硫、滑石粉递加甘油水混合液研成糊状，递加硫酸锌溶液，搅匀，加纯化水至 1 000 g。

【功效主治】 除湿脱脂、杀虫祛痘。主治痤疮、酒渣鼻。

【用法】 用时摇匀，涂搽患处，每日数次。

大黄痱子洗剂

【配方】 制大黄 100 g，黄柏 20 g，冰片、薄荷脑各 3 g。

【制法】 先将大黄、黄柏粗粉，加 70% 乙醇 300 ml 浸泡 5 d，然后加冰片、薄荷脑溶解，加于上清液中，再将残渣用白桦树汁 300 ml 浸泡 3 d，如此反复浸泡 2 次，最后将 3 次浸液混合，加纯化水至 1 000 ml，即得。

【功效主治】 清热解毒，消炎止痒。主治痱子。

【用法】 涂搽患处，每日 2 次。

（潘凤军　阮非凡　王　超　肖　茜）

第三节　醋　剂

矾倍醋剂

【配方】 白矾、五倍子、地肤子、蛇床子、苦参各 30 g，大风子、花椒、黄柏各 25 g。

【制法】 取本方饮片研粗末，用食醋 1 000 ml 浸泡 5 d，过滤去滓，即得。

【功效主治】 解毒杀虫，除湿止痒。主治手足癣。

【用法】 涂搽患处，每日 3 次。

复方二矾醋剂

【配方】 枯矾 30 g，皂矾 30 g，儿茶 20 g，侧柏叶 30 g，地骨皮 20 g，土荆皮 30 g，丁香 12 g，黄精 10 g，黄柏 30 g，苦参 20 g。

【制法】 取本方诸碾碎浸入食醋中（中药与食醋的比例为 1:10）。1 周后过滤，药渣再次浸入食醋中，1 周后再过滤，将 2 次过滤所得液体混匀，即得。

【功效主治】 主治手癣、体癣、足癣。

【用法】 将患处放入瓶中浸泡半小时，然后倒掉药液，每日 2 次。

【方源】 《欧阳恒》经验方。

汗斑药水

【配方】 土荆皮 30 g，百部 30 g，苦参 30 g，密陀僧 50 g，硫黄 30 g，轻粉 10 g，水杨酸 15 g。

【制法】 土荆皮 30 g，百部 30 g，苦参

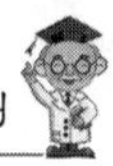

30 g密封浸泡于300 ml米醋中，将硫黄30 g，轻粉10 g，水杨酸15 g加95%乙醇200 ml内，密封浸泡，1周后分别滤渣取液，混合备用。

【功效主治】 疏风清热，杀虫止痒。汗斑、手癣、体癣、足癣等。

【用法】 每日早晚各搽1次，搽药后1 h内禁止水洗。

【方源】 《欧阳恒》经验方。

黄精醋剂

【配方】 黄精300 g，冰醋酸300 ml，纯化水适量。

【制法】 取黄精加冰醋酸浸泡1周，过滤去滓，加水至2 000 ml，即得。

【功效主治】 止痒，杀菌，抗真菌。主治慢性肥厚性手足癣、体癣等皮肤真菌病，慢性皮炎、慢性单纯性苔藓。

【用法】 涂搽患处，每日3次。

复方黄丹醋剂

【配方】 蛇床子、白附子、凤仙花各9 g，黄丹、枯矾各12 g，五倍子、百部各15 g，白芷、白鲜皮、硫黄各6 g，朱砂、轻粉各3 g，陈醋1 500 ml。

【制法】 取本方诸药加陈醋1 500 ml，包煎30 min，过滤去滓，即得。

【功效主治】 解毒，杀虫，止痒。主治疥疮、全身瘙痒症、泛发性神经性皮炎等。

【用法】 涂搽、浸浴患处，每日2次。

鹅掌风浸剂

【配方】 水杨酸粉45 g，苦参粉50 g，陈醋250 ml。

【制法】 取水杨酸粉、苦参粉混合，过筛，用塑料袋分装，每袋25 g。每袋加陈醋250 ml，加热熔化。

【功效主治】 解毒，杀虫，止痒。主治手癣、角化型足癣。

【用法】 将患病手、足浸浴于药液内约30 min，每日1次。

斑蝥醋剂

【配方】 斑蝥1 g，蜈蚣4条，白及、土荆皮、大黄、马钱子各9 g。

【制法】 取本方诸药用米醋1 000 ml浸泡5 d，过滤去滓，即得。

【功效主治】 解毒，杀虫，止痒。主治手足癣。

【用法】 用药液浸浴患处30 min，每日1次。

苦参醋剂

【配方】 苦参200 g，陈醋500 ml。

【制法】 将苦参浸泡于陈醋中5 d，过滤去滓，即得。

【功效主治】 燥湿祛风，杀虫止痒。主治慢性单纯性苔藓、角化型手足癣。

【用法】 涂搽患处，每日2～3次。

（苏明建　李许亮　王家秋　赵贵斌）

第四节　酊(酒)剂

蜂胶酊

【配方】 板蓝根、紫草各60 g，蜂胶15 g。

【制法】 先将板蓝根、紫草加入70%乙醇500 ml，浸泡1周，过滤去滓，再将蜂胶加入药液中溶解。

【功效主治】 清热解毒，凉血祛瘀。主治扁平疣。

【用法】 药棉蘸取蜂胶酊反复搽洗患处10 min，适当用力，每日2次，10 d为1个疗程。

鸦胆子酊

【配方】 鸦胆子 50 g,蛇床子、大黄、薏苡仁各 10 g。

【制法】 取本方诸药研粗粉,用 70%乙醇 250 ml,浸泡 1 周,过滤去滓,即得。

【功效主治】 清热解毒,腐蚀赘疣。主治扁平疣、寻常疣。

【用法】 涂搽患处,每日 3～5 次,连续 7～10 d。

复方乌梅酊

【配方】 乌梅、藜芦、千金子各 30 g,急性子 10 g。

【制法】 取本方诸药加 70%乙醇 500 ml,浸泡 1 周,过滤去滓,即得。

【功效主治】 解毒杀虫。主治寻常疣。

【用法】 先将疣体表面粗糙刺状物刮除,以微渗血为度。用棉签蘸药液涂搽患处,疣体大者可用棉球敷患处,外用纱布包扎。俟 3～5 d 后疣体自然脱落,1 周未除者可再用 1 个疗程。

治疣灵酊

【配方】 生香附 50 g,黄药子、龙葵、木贼各 25 g,红花 10 g。

【制法】 取本方诸药加 70%乙醇 400 ml 浸泡 1 周,过滤去滓,取上清液,滤液加 20%二甲基亚砜,搅匀,即得。

【功效主治】 活血祛瘀。主治寻常疣、扁平疣、跖疣。

【用法】 治疗扁平疣用棉签直接涂于皮肤上。主治寻常疣及跖疣,第一次用药前先用温水浸浴,待疣组织变软,用刀削去疣状增生物,以不出血为度,然后涂药,每日 2 次,2 周为 1 个疗程。

祛疣酊

【配方】 墨旱莲 200 g,冰片 20 g,二甲基亚砜 200 ml,乙醇适量,制成 1 000 ml。

【制法】 取墨旱莲粗粉,加乙醇适量,浸泡 1 周,过滤去滓,最后加二甲基亚砜、乙醇至 1 000 ml。

【功效主治】 抗病毒,止痒。主治寻常疣、扁平疣。

【用法】 涂搽患处,每日 2 次。

土贝母酊

【配方】 土贝母 100 g、二甲基亚砜 200 ml、冰片 10 g、70%乙醇适量,制成 1 000 ml。

【制法】 取土贝母粗粉,加入 70%乙醇 500 ml 中,浸泡 1 周,过滤去滓,药渣加 70%乙醇过滤,加二甲基亚砜、冰片,制成 1 000 ml,搅匀,即得。

【功效主治】 抗病毒。主治尖锐湿疣、寻常疣、扁平疣。

【注意事项】 可分别加 1%鬼臼毒素、2%肽丁胺、0.1%维 A 酸。抗病毒效果明显增强。

土荆皮酊

【配方】 土荆皮 180 g,70%乙醇 360 g。

【制法】 取土荆皮粗粉,加 70%乙醇,浸泡 1 周,过滤去滓,即得。

【功效主治】 抗真菌。主治皮肤真菌病。亦用作配制化学功效药用。

【用法】 涂搽患处,每日 2～4 次。

【方源】 赵炳南、吴绍熙经验方。

土大黄酒(酊)

【配方】 土大黄 180 g,白酒(70%乙

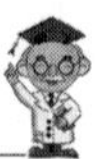

醇)360 g。

【制法】 土大黄加白酒或 70%乙醇中浸泡 7 d。

【功效主治】 杀虫止痒。主治手、落屑性足癣(脚蚓症)、体癣(钱癣)、神经性皮炎(牛皮癣)。

【用法】 涂搽患处,每日 1～2 次。

【方源】 《赵炳南临床经验集》。

夏皮酊

【配方】 千里光 50 g,大黄 30 g,70%乙醇 400 ml。

【制法】 取本方诸药加 70%乙醇浸泡 1 周,过滤去滓,即得。

【功效主治】 清热解毒。主治夏季皮炎。

【用法】 涂搽患处,每日 2～4 次。

速效足癣酊

【配方】 蛇床子、地肤子、苦参各 50 g,肉桂、白鲜皮、大风子仁、土荆皮各 30 g,硫黄、白矾各 20 g,冰片 10 g。

【制法】 取本方诸药粗末加 70%乙醇 1 000 ml 浸泡,浸泡 1 周,过滤去滓,加冰片溶化,即得。

【功效主治】 解毒杀虫,除湿止痒。主治足癣。

【用法】 涂搽患处,每日 3～4 次,1 周为 1 个疗程,连用 3～4 疗程。

癣湿药水

【配方】 土荆皮 150 g,蛇床子、透骨草、花椒各 25 g,侧柏叶 50 g,吴茱萸 25 g,蝉蜕 10 g,斑蝥 1.5 g。

【制法】 取本方诸药递加适量 70%乙醇,用渗滤法收取药液 1 000 ml,即得。

【功效主治】 抑菌,杀虫,止痒。主治股癣及其他皮肤癣病。

【用法】 涂搽患处,每日 1～2 次。

苦参酒

【配方】 苦参 60 g,百部、野菊花、凤眼草各 20 g,樟脑 25 g。

【制法】 取苦参、百部、野菊花、凤眼草装入磨口瓶中,加白酒 1 000 ml,浸泡 1 周,过滤去滓,加樟脑溶化,即得。

【功效主治】 杀虫,止痒,祛屑。主治脂溢性皮炎、皮肤瘙痒症、单纯糠疹、玫瑰糠疹。

【用法】 涂搽患处,每日 1～2 次。

【方源】 《朱仁康临床经验集》。

冰柰酊

【配方】 大黄、侧柏叶各 60 g,细辛、山柰各 14 g,花椒 7 g,冰片 2 g。

【制法】 取大黄、侧柏叶、细辛、山柰、花椒粗粉,以 70%乙醇 600 ml,浸泡 1 周,过滤取药液,药渣再加 70%乙醇 750 ml,浸泡 1 周,过滤去滓,合并 2 次滤液,加冰片溶化,即得。

【功效主治】 解毒止痒。主治脂溢性皮炎。

【用法】 用温水洗净患处油污,干后涂搽酊剂,每日 3 次。

复方斑蝥酊

【配方】 斑蝥、蜈蚣、樟脑、薄荷脑各 10 g,水杨酸 30 g。

【制法】 取斑蝥、蜈蚣加 70%乙醇 1 000 ml,浸泡 1 周后,过滤去滓,加入水杨酸、樟脑、薄荷脑溶解,即得。

【功效主治】 杀虫攻毒,祛风止痒。主治慢性单纯性苔藓。

【用法】 早晚涂搽患处 1 次。

【注意事项】 涂药时只需 1 次,涂遍即可,不可反复涂之,否则容易起泡。

复方皮炎酊

【配方】 苦参、蛇床子各150 g,黄柏、地肤子、白鲜皮、防风各100 g,皂角刺、樟脑20 g,薄荷脑10 g,液酚10 ml,乙醇1 000 ml,吐温-80 50 ml,白桦树汁加至4000 ml。

【制法】 取苦参、蛇床子、黄柏、地肤子、白鲜皮、防风、皂角刺加水煎煮3次,每次1 h,抽滤,合并滤液放置24 h,取上清液备用。另取樟脑、薄荷脑、液酚置乳钵中研磨液化,加乙醇、吐温-80摇匀、静置,与上液混合,制成4 000 ml,取上清液分装于密闭瓶中,即得。

【功效主治】 散风,清热,止痒,养血,祛风,润燥。主治慢性单纯性苔藓、慢性湿疹。

【用法】 涂搽皮损处,每日2次,20 d为1个疗程。

神皮灵酊

【配方】 细辛、草乌、马钱子各5 g,甲酚皂溶液100 ml。

【制法】 取细辛、草乌、马钱子粗粉,加80%～95%甲酚皂溶液,浸泡1周,滤过,即得。

【功效主治】 祛风,解毒,止痒。主治慢性单纯性苔藓。

【用法】 用棉签蘸药液涂搽患处。

【注意事项】 使用时注意勿伤及正常皮肤。部分病人局部用药后会出现灼痛感及棕褐色斑,一般几个月后色素可消退。

皮炎酊

【配方】 鲜楝皮50 g,重楼、龙骨、炉甘石各15 g,地肤子、土茯苓、苦参、虎杖各10 g,白鲜皮、花椒、地榆、黄芩、黄连、黄柏、大黄各10 g,赤小豆、百药煎、刘寄奴、粉丹皮各10 g,车前子、冰片各10 g。

【制法】 取本方诸药加70%乙醇1 000 ml,密封浸泡10 d,过滤去滓,药渣再加适量70%乙醇浸泡,压榨滤过2次,药液混合,制成1 000 ml,即得。

【功效主治】 清热解毒,燥湿止痒。主治慢性湿疹皮炎。

【用法】 涂搽患处,每日2次。

皮炎酒

【配方】 白及、百部、槟榔、鹤虱、白芷、红花各9 g,雄黄、蛇床子、大风子、白鲜皮各15 g,川乌、草乌各6 g,花椒3 g,地肤子15 g,土荆皮15 g,蛇蜕1大张,蜈蚣2条,白酒1 000 g。

【制法】 取本方诸药加白酒1 000 ml,密封浸泡10 d,过滤去滓,即得。

【功效主治】 消风杀虫止痒。主治慢性单纯性苔藓。

【用法】 涂搽患处,每日2次。

【方源】 《文琢之》经验方。

红花大黄酊

【配方】 红花、桂枝、牡丹皮各15 g,大黄30 g,丹参、补骨脂、何首乌各20 g,70%乙醇1 000 ml。

【制法】 取本方诸药粗粉在乙醇中浸泡1周,过滤去滓,即得。

【功效主治】 活血化瘀,通络消斑,用于白癜风。

【用法】 涂搽患处,每日2次。

消银酊

【配方】 白鲜皮、雷公藤、土大黄、苦参各30 g,黄芩20 g,70%乙醇1 000 ml。

【制法】 取本方诸药粗粉在乙醇中浸泡1周,过滤去滓,即得。

【功效主治】 清热解毒,祛屑止痒。主治银屑病。

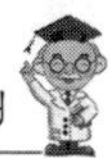

【用法】 涂搽患处,每日 2 次。

润肤止痒酊

【配方】 当归、何首乌、肉苁蓉、川芎各 50 g,蛇床子、乌梢蛇各 40 g,冰片 10 g。

【制法】 取本方诸药粗粉加 70%乙醇 1 000 ml,密封浸泡 1 周,每日搅拌 1 次,1 周后加白桦树汁 1 000 ml,浸泡 3 d,过滤去滓,即得。

【功效主治】 滋补肝肾,养血润肤,止痒。主治老年皮肤瘙痒症。

【用法】 涂搽患处,每日 2～3 次。

【注意事项】 药液内可加 5%乳酸和 5%丙二醇保湿、润肤。

轻硫酒

【配方】 轻粉、升华硫各 15 g,生大黄、百部各 50 g。

【制法】 取本方诸药粗粉溶于 60 度 1 000ml 白酒中,每日 2 次,浸泡 6～10 d,过滤去滓,加白酒至 1 000 ml,即得。

【功效主治】 清热解毒,燥湿杀虫。主治酒渣鼻、痤疮。

【用法】 每日早晚用温开水洗脸,擦干后,用药笔蘸药液少许,在皮损处涂搽 3～5 min,1 个月为 1 个疗程。

痤疮酒

【配方】 乌柏叶、黄芩、黄柏各 50 g,氮酮 20 ml,白酒适量,制成 1 000 ml。

【制法】 取本方诸药粗粉,加白酒适量,浸泡 1 周,过滤去滓,再加白酒至 1 000 ml,即得。

【功效主治】 消炎杀菌,祛脂止痒。主治寻常痤疮、脂溢性皮炎、酒渣鼻、毛囊炎。

【用法】 涂搽患处,每日 2 次。

酒渣酊 Ⅰ

【配方】 升华硫 25 g,轻粉 5 g,白矾 5 g,70%乙醇 300 ml。

【制法】 取本方诸药细粉,加 70%乙醇,浸泡 1 周,过滤去滓,即得。

【功效主治】 消炎杀菌,祛脂止痒。主治寻常痤疮、脂溢性皮炎、酒渣鼻、毛囊炎。

【用法】 涂搽患处,每日 2 次。

【方源】 干祖望经验方。

酒渣酊 Ⅱ

【配方】 全当归、川芎、槟榔各 15 g,蛇床子、地肤子、雷丸、野菊花各 20 g,百部、苦参、天花粉各 30 g,胡黄连 10 g,70%乙醇适量,制成 1 000 ml。

【制法】 取本方诸药粗粉,加 70%乙醇 2 000 ml 浸泡,约 10 d 左右,过滤去滓,加 70%乙醇至 1 000 ml,即得。

【功效主治】 活血祛瘀,杀虫祛脂。主治酒渣鼻、寻常痤疮。

【用法】 涂搽患处,每日早中晚各 1 次,2 周为 1 个疗程。

酒渣酊 Ⅲ

【配方】 丹参、苦参、蒲公英、野菊花、大黄、黄连、白蔹、连翘、百部各 15 g,70%乙醇适量,制成 1 000 ml。

【制法】 取本方诸药粗粉,加 70%乙醇 1 000 ml 浸泡,约 10 d 左右,过滤去滓,加 70%乙醇至 1 000 ml,即得。

【功效主治】 活血祛瘀,杀虫祛脂。主治酒渣鼻、寻常痤疮。

【用法】 先行净面,清粉刺,按摩,并可离子导入。涂搽患处,每日早中晚各 1 次,2 周为 1 个疗程。

【方源】 陈彤云经验方,加丹参、百部。亦可制成 13.5%洗剂剂、乳膏、面膜、凝胶。

重楼酊

【配方】 重楼 100 g,樟酚液 10 g,冰片

10 g,达克罗宁 10 g,70%乙醇适量,制成 1 000 ml。

【制法】 取重楼粗粉,加 70%乙醇适量,浸过药面,浸泡 1 周,过滤去滓,再加 70%乙醇适量至药渣中,过滤去滓,药液相加、混匀,加达克罗宁加热溶解,加冰片、樟酚液,制成 1 000 ml,即得。

【功效主治】 清热解毒,杀虫止痒,消肿止痛。主治虫咬皮炎,如毛虫皮炎、蜂蜇伤、隐翅虫皮炎等。

【用法】 涂搽患处,每日数次。

【注意事项】 可加 0.1%地塞米松或 1%氢化可的松等糖皮质激素类药。

白癜风酊

【配方】 白芷 150 g,补骨脂 60 g,紫草、硫黄、鸦胆子、硫酸铜、硇砂各 10 g,五倍子 30 g,乌梅 20 g,铜绿 3 g,70%乙醇适量,制成 1 000 ml。

【制法】 取五倍子,加适量水煎取药液,鸦胆子、乌梅砸碎,硫酸铜加水加热溶解,药液共合,与群药粗粉加适量 70%乙醇浸泡 1 周,过滤去滓,加 70%乙醇至 1 000 ml,即得。

【功效主治】 增色祛斑。主治白癜风。

【用法】 涂搽患处,每日 1～2 次,用药后最好日光照射 30 min。

白斑酊 Ⅰ

【配方】 马齿苋、白蒺藜、白芷各 100 g,70%乙醇适量,制成 1 000 ml。

【制法】 取本方诸药粗粉,加 70%乙醇 1 000 ml,浸泡 1 周,过滤取汁,再加适量 70%乙醇至药渣中,压榨滤过,两药液混合搅匀,制成 1 000 ml。

【功效主治】 温通气血,调合营卫。主治白癜风及各种白斑。

【用法】 涂搽患处,每日 2 次,并可适当晒太阳。

白斑酊 Ⅱ

【配方】 补骨脂 150 g,甘油 50 ml,二甲基亚砜 100 ml,氟尿嘧啶 15 g,70%乙醇适量,制成 1 000 ml。

【制法】 取补骨脂粗粉,加 70%乙醇 900 ml,浸泡 10 d,滤过,过滤取汁,约得滤液 800 ml,再加 70%乙醇适量至药渣中,再过滤取汁,加氟尿嘧啶溶解,两液混合至 1 000 ml,混匀,即得。

【功效主治】 温通气血,调合营卫。主治白癜风及各种白斑。

【用法】 涂搽患处,早晚各 1 次,并晒太阳 30 min,1 个月为 1 个疗程。

脱色酊

【配方】 浓过氧化氢 100 ml,白僵蚕 100 g,白茯苓 150 g,70%乙醇适量,制成 1 000 ml。

【制法】 取白僵蚕、白茯苓粉碎成粗粉,加 70%乙醇 900 ml,浸泡 1 周,过滤去滓,再加浓过氧化氢、70%乙醇至 1 000 ml。

【功效主治】 祛色退斑。主治黄褐斑、皮肤黑变病、雀斑、继发性色素沉着斑。

【用法】 涂搽患处,每日 2 次。

复方补骨脂酊

【配方】 补骨脂、红花、白芷、丹参各 50 g,70%乙醇适量,制成 1 000 ml。

【制法】 取本方诸药粗粉,加 70%乙醇适量,浸泡 1 周,过滤去滓,加 70%乙醇适量,制成 1 000 ml。

【功效主治】 温通气血,调合营卫。主治白癜风及各种白斑、斑秃及脱发症。

【用法】 涂搽患处,每日 2 次,并可适当晒太阳。

生发酊 Ⅰ

【配方】 鲜侧柏叶 150 g,洋金花、补骨

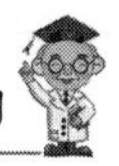

脂各 50 g,70%乙醇适量。

【制法】 取本方诸药粗粉加 70%乙醇 1 000 ml,浸泡 2 周,过滤去滓,加 70%乙醇至 1 000 ml。

【功效主治】 止痒,生发,祛油腻。主治雄激素性秃发。

【用法】 涂搽患处,每日数次,每次 1～5 min。也可在搽药前口服烟酸片 50～100m g,使毛细血管扩张,以利药液的渗透吸收。一般搽半年以上方见效。

【注意事项】 方中洋金花有毒,其配方用量不得超过鲜侧柏叶的 1/3。

人参生发酊

【配方】 人参、补骨脂、红花、洋金花、生姜各 10 g,70%乙醇适量,制成 1 000 ml。

【制法】 取本方诸药加 70%乙醇 1 000 ml 浸泡 1 周,过滤去滓,加 70%乙醇至 1 000 ml,即得。

【功效主治】 补肾活血,解毒除湿。主治斑秃。

【用法】 涂搽患处,每日 3～5 次,1 个月为 1 个疗程,间隔 5～10 周,可连续治疗几个疗程。

生发灵酊 Ⅰ

【配方】 桃仁、红花、肉桂、骨碎补、丹参各 60 g,细辛 10 g,菟丝子 40 g,花椒 30 g,樟脑、冰片各 10 g,氮酮 20 ml,70%乙醇适量,制成 1 000 ml。

【制法】 取本方诸药粗粉,加入乙醇 800 ml,浸泡 1 周,过滤去滓,加樟脑、冰片、氮酮、乙醇至 1 000 ml,即得。

【功效主治】 温通气血,调和营卫。主治白癜风及各种白斑、斑秃及脱发症、未破溃的冻疮。

【用法】 涂搽、揉搓患处,每日 2 次,治疗白癜风并可适当晒太阳。

生发灵酊 Ⅱ

【配方】 黄芪、白鲜皮各 60 g,侧柏叶 100 g,防风、红辣椒各 30 g,补骨脂、党参各 50 g,桑椹 60 g,70%乙醇适量浸泡,制成 1 000 ml。

【制法】 取本方诸药粗粉,加 70%乙醇适量,浸泡 1 周,过滤去滓,再加 70%乙醇至 1 000 ml,即得。

【功效主治】 温通气血,调合营卫,祛风生发。主治斑秃、全秃及脱发症。

【用法】 涂搽患处,每日 2 次。

生发灵酊 Ⅲ

【配方】 生地、桑白皮、补骨脂、地骨皮、墨旱莲、薄荷脑各 10 g,红参、红花、干姜、贯众、花椒各 20 g,丹参 40 g,当归、防风、黄芪、独活各 15 g,地巴唑 1 g,氮酮 20 ml,丙二醇 100 ml,70%乙醇适量,制成 1 000 ml。

【制法】 取本方诸药粗粉,加 70%乙醇适量,浸泡 1 周,加入地巴唑、氮酮、薄荷脑混匀,加入丙二醇 100 ml,过滤去滓,加 70%乙醇至 1 000 ml,即得。

【功效主治】 活血化瘀,养血生发,祛风止痒,祛屑杀虫。主治雄激素性秃发、斑秃。

【用法】 涂搽、揉搓患处,每日 2 次。

【注意事项】 无地巴唑粉时可用地巴唑片,其方法为取地巴唑片(10 mg/片)100 片,研成细粉加 70%乙醇 50 ml,浸泡 1 h,静置,取上清液备用。

生发灵酊 Ⅳ

【配方】 侧柏叶、桑叶各 125 g,氯霉素 30 g,甘油、丙二醇各 50 g,70%乙醇适量,制成 1 000 ml。

【制法】 取侧柏叶、桑叶粗粉,加入适量70%乙醇浸泡1周,加氯霉素溶解,再加入甘油、丙二醇搅匀,过滤去滓,加70%乙醇至1 000 ml。

【功效主治】 去头屑,止痒,生发。主治头皮糠疹、脂溢性皮炎、斑秃、雄激素性秃发等。

【用法】 涂搽患处,每日1~2次。

【用法】 涂搽、揉搓患处,每日2次。

生发灵酊Ⅴ

【配方】 何首乌100 g,清半夏60 g,补骨脂20 g,墨旱莲、花椒、干姜各10 g,红花5 g,加70%乙醇适量,制成1 000 ml。

【制法】 取本方诸药粗粉,加70%乙醇1 000 ml,浸泡1周,过滤去滓,70%乙醇,补足1 000 g,即得。

【功效主治】 补肾活血,解毒除湿。主治斑秃等脱发症。

【用法】 涂搽患处,每日3~5次。1个月为1个疗程,间隔2周,可连续治疗几个疗程。

黑素药水

【配方】 人发45 g,二甲基亚砜20 ml,20%氢氧化钾适量,乙醇适量,制成100 ml。

【制法】 取干净干燥人发,加20%氢氧化钾100 ml,充分溶解,取滤液30 ml,加二甲基亚砜20 ml、乙醇适量,制成100 ml。

【功效主治】 覆饰作用,用于白癜风或其他白斑暂时遮盖,长期使用无副作用。

【用法】 涂搽患处,每日2~3次。

复方苦参酊Ⅰ

【配方】 苦参80 g,狼毒、百部、白鲜皮、黄柏、大黄、蛇床子、地肤子、射干各40 g,花椒20 g,冰片10 g,乙醇适量,制成1 000 ml。

【制法】 取本方诸药粗粉,加70%乙醇适量,浸泡1周,再加冰片溶化,过滤去滓,加70%乙醇至1 000 ml。

【功效主治】 清热利湿,祛风杀虫,止痒生新。主治牛皮癣(慢性单纯性苔藓)、慢性湿疹、银屑病等角化肥厚性皮肤病。

【用法】 涂搽患处,每日2次。

【方源】 《新编医院制剂技术》。

复方苦参酊Ⅱ

【配方】 苦参、蛇床子各60 g,川乌、草乌各30 g,细辛15 g,70%乙醇适量,制成1 000 ml。

【制法】 取本方诸药粗粉,加70%乙醇适量,浸泡1周,过滤去滓,再加70%乙醇至1 000 ml。

【功效主治】 祛湿止痒。主治牛皮癣(慢性单纯性苔藓)、慢性湿疹、银屑病等角化肥厚性皮肤病。

【用法】 涂搽患处,每日2次。

复方甘草酊

【配方】 甘草100 g,白及100 g,甘油、丙二醇各50 ml,70%乙醇适量,制成1 000 ml。

【制法】 取甘草、白及粗粉,加70%乙醇适量,浸泡1周,加甘油、丙二醇,过滤去滓,加70%乙醇至1 000 ml。

【功效主治】 润肤护肤。主治慢性湿疹、皲裂、掌跖角化症。

【用法】 涂搽患处,每日2次。

香柏酊

【配方】 香附10 g,侧柏叶10 g,苦参10 g,百部10 g,皂角刺10 g,薄荷10 g,土荆皮10 g。

【制法】 将上述药物做饮片,加入95%乙醇至1 000 ml,浸渍2周,过滤去滓,即得。

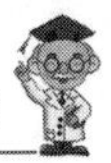

【功效主治】　清热燥湿，祛风止痒。适应于脂溢性皮炎，中医证属湿热证者，症见红斑，丘疹，皮损上覆油腻鳞屑，自觉瘙痒等。

【用法】　使用时，用棉球蘸取将香柏酊，涂于患处，每日2次。

【方源】　《李元文》经验方。

百蛇酊

【配方】　百部、蛇床子各250 g，70%乙醇适量，制成1 000 ml。

【制法】　百部、蛇床子粗粉，加70%乙醇适量，浸泡1周，过滤去滓，加70%乙醇至1 000 ml。

【功效主治】　祛风，杀虫，止痒。主治阴虱。

【用法】　包封阴毛处12小时，封后前后涂糖皮质激素乳膏，可缓解刺激，1次治愈。

【方源】　《新编医院制剂技术》。

双灵油酊

【配方】　薄荷脑25 g，樟脑20 g，水杨酸甲酯16 ml，桉叶油2 ml，香精适量，70%乙醇加至1 000 ml。

【制法】　取本方诸药混匀，过滤取汁，即得。

【功效主治】　敛疮止痒。主治冻疮。

【用法】　涂搽患处，每日2～3次。

补骨脂酊

【配方】　补骨脂30 g，白芷20 g，乌梅10 g，纯化水30 ml，乙醇加至100 ml。

【制法】　取本方中药配方颗粒，先加水30 ml加热溶解，再加乙醇至100 ml，过滤取汁，即得。

【功效主治】　补肾祛风，和血增色。主治白癜风。白斑早期加白蒺藜10 g；白斑后期，皮疹静止、色素不增加红花10 g；对补骨脂过敏者，用药后皮肤红肿者，去补骨脂，加马齿苋30 g。

【用法】　涂搽患处，每日2次。

【方源】　李元文经验方。

生发酊Ⅱ

【配方】　补骨脂20 g，细辛、红花、当归各10 g，纯化水30 ml，乙醇加至100 ml。

【制法】　取本方中药配方颗粒，先加水30 ml加热溶解，过滤去滓，再加乙醇至100 ml，

【功效主治】　活血通络，育发生发。主治斑秃、脱发症。

【用法】　涂搽患处，每日2次。

【方源】　李元文经验方。

（龚富先　李许亮　谭　旭　王　超　肖　茜）

第五节　油　剂

润肌油[4]

【配方】　麻油120 g，当归15 g，紫草3 g，黄蜡15 g。

【制法】　将当归放入麻油或精制玉米油内浸泡，熬至枯焦，深黄色，若熬过色呈紫黑，紫草喷水略润湿，加80℃以下油中浸2小时，色鲜，过滤去滓。

[4]　中药配方颗粒剂的使用，中药颗粒剂干燥、粉碎、过筛成极细粉，药油加热至90℃，降至60～45℃，极细药粉加入药油中搅拌均匀。软膏、糊剂同样调配。中药散剂加油中调配。

【功效主治】 祛腐生肌，消肿定痛；抑菌杀菌，抗菌消炎；抗敏止痒，收湿敛疮；清热解毒，调和诸药；活血化瘀，祛斑增白；润肤护肤，祛痂脱屑。主治：①皮肤溃疡、压疮、创面修复等；②银屑病、皮炎湿疹、皮肤瘙痒、药疹、天疱疮、皲裂；③各种角化性皮肤病；④手术换药。

【用法】 药油直接涂搽患处，每日2～3次。临方调配后涂搽患处、封包。

临方调配：①油纱布：药油中加3%～5%蜂蜡或虫白蜡，加热熔化，制成油纱布，敷创面；②软膏：药油中加8%～20%蜂蜡，加热熔化，取极细散剂、中药配方颗粒、化学药，在60～45℃加入，搅拌至36℃，制成软膏；③药糊：药油中加5%～10%蜂蜡，加热溶解，加极细散剂、药粉、化学药，搅拌至36℃，制成糊剂；④乳剂：2%～5%药油加入乳剂油相中，制成乳液、乳膏。

【方源】 源于《外科正宗》方，名润肌膏，原方有蜂蜡15 g，去蜂蜡，即为润肌油。马振友综合《疡医大全》和《医宗金鉴·外科心法要诀》润肌膏，制成马油抑菌液，效果更佳，被批准为消字号产品。

皲裂宁油

【配方】 忍冬藤200 g，生草乌、川芎各75 g，当归、白及、甘草各50 g，冰片、乙醇各10 g，精制玉米油1 000 g。

【制法】 取本方诸药加精制玉米油浸泡，煎熬、过滤取油，加冰片乙醇溶液，即得。

【功效主治】 解毒，养血，润肤。主治皲裂，慢性湿疹。

【用法】 涂搽患处，每日2～3次，10 d为1个疗程。

【注意事项】 做防裂润肌膏基料。

【方源】 《皮肤病中药外用制剂》改良方。

蛇盘疮油膏

【配方】 黄连30 g，重楼50 g，雄黄60 g，白矾90 g，川乌30 g，琥珀90 g，蜈蚣20 g，冰片、乙醇各5 g。

【制法】 取蜈蚣烤黄焦，与本方诸药细粉，混匀后加适量润肌油、冰片乙醇液，边加边搅至稀糊状，即得。

【功效主治】 用于带状疱疹。

【用法】 敷于皮损及疼痛区域，用薄纱布覆盖，严禁入口，每日1次。

脱痂灭癣油

【配方】 水杨酸50 g，润肌油475 g，蓖麻油475 g。

【制法】 取润肌油、蓖麻油混合加热至90℃，俟降至65℃，加入水杨酸，边加边搅，升温至65℃，俟完全溶解，即得。

【功效主治】 脱痂润肤，生肌敛疮，抗真菌。脱厚痂、药痂，主治手足癣。

【用法】 涂搽患处，每日1～2次。

【注意事项】 加热勿超过65℃，水杨酸76℃升华，调配时勿用铁或铜器，装玻璃瓶中避光保存。2%脱痂灭癣油用于小儿、擦烂型手足癣，对渗液多、起疱患处禁用。

复方紫草油

【配方】 紫草、金银花、白芷各65 g，冰片20 g，精制玉米油1 000 g。

【制法】 取金银花、白芷加精制玉米油浸泡，直火加热。先用武火将精制玉米油升温到120℃（一般不超过150℃），改用文火维持此温度，并不断搅拌，至白芷焦黄，80℃时加入用水湿润的紫草，浸泡2 h，趁热用真空乳化机滤过，俟冷至60℃，加入冰片乙醇液，搅拌至室温，即得。

【功效主治】 清热解毒、凉血止痛。主治药疹、湿疹、烧烫伤、创伤溃疡等。作油膏

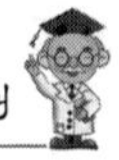

基质，可增强抗炎作用。

【用法】　涂搽患处，每日 2 次。

祛湿药油

【配方】　苦参、荆芥穗、连翘、威灵仙各 12 g，白芷、大黄、苍术、鹤虱草、薄荷各 9 g，防风 6 g，白鲜皮、五倍子(碎)各 15 g，大风子(碎)30 g，精制玉米油 1 000 g。

【制法】　将本方诸药加精制玉米油浸泡，文火炸黄焦，过滤去滓，每 500 g 药油加青黛 1.5 g。

【功效主治】　清热除湿，润肤止痒。主治急性湿疹、皮炎。调配油膏、软膏基质，可增强抗炎、抗敏作用。

【用法】　涂搽患处，每日 2 次。

【方源】　《赵炳南临床经验集》。

化坚油

【配方】　透骨草、刘寄奴各 3 g，伸筋草、木通、紫草各 7.5 g，茜草、昆布、地榆各 6 g，精制玉米油 360 g。

【制法】　将本方诸药(紫草除外)加精制玉米油浸泡，文火炸黄焦，离火，80℃加湿润紫草，浸 2 h，滤过去渣，即得。

【功效主治】　活血化瘀，通络软坚。主治烧伤后大面积瘢痕，红斑鳞屑角化性皮肤病。

【用法】　涂搽患处，每日 2 次。

【方源】　《赵炳南临床经验集》。

东方一号油

【配方】　大黄、黄连、黄柏、黄芩、苍术、蒲黄各 15 g，茯苓、蒲公英、夏枯草、白芷、生地榆、白及各 30 g，紫草 15 g，乳香 15g(去油)，煅炉甘石、煅石膏各 90 g，精制玉米油 1 000 g。

【制法】　取前 12 味饮片在精制玉米油中浸泡，文火炸枯，80℃加湿润紫草，浸 2 h，过滤去滓，加后 3 种药粉，搅拌均匀，即得。

【功效主治】　清热解毒，润泽皮肤。主治烧伤、天疱疮等。

【用法】　涂搽患处，每日 2 次。

【方源】　《皮肤病方剂药物手册》改良方。

烧伤油

【配方】　黄柏、黄芩各 180 g、大黄 120 g，生地榆、五倍子、虎杖、罂粟壳各 30 g，冰片、乙醇各 20 g，精制玉米油 1 000 g。

【制法】　取以上饮加精制玉米油中浸泡，文火炸焦枯，过滤去滓，另取冰片加等量乙醇溶解，俟温度至 50℃，加入冰片乙醇液搅匀，即得。消毒纱布浸药油中，制成油纱布敷料。

【功效主治】　收敛消炎，止痛生肌。主治 I、II 度烧伤，以及酸碱引起的灼伤样皮炎、药疹、天疱疮等糜烂渗出性皮损。作油膏基质，可增强抗炎作用。油纱布敷料贴敷患处，一日数次。

【用法】　涂搽患处，每日 2 次。

【方源】　据西安医学院第一附属医院外科烧伤小组方改进。

蛋黄油

【配方】　蛋黄油 100 g，达克罗宁 2 g，维生素 A 100 万 IU，冰片 2 g。

【制法】　取鸡蛋煮熟去白，将蛋黄置铁锅中，干炒至焦黑，过滤去滓，每个鸡蛋可炼 4～5 g 蛋黄油。按比例加达克罗宁、冰片细粉搅匀，既得。

【功效主治】　消肿止痛，固皮生肌，保护皮肤。主治烧烫伤、慢性溃疡、瘘管。

【用法】　涂搽患处，每日 2 次。

三草油

【配方】　甘草 100 g，紫草、茜草各 60

g,精制玉米油 1 000 g。

【制法】 取甘草、茜草在精制玉米油中浸泡,文火炸枯,离火滤过,80℃加湿润紫草,浸 2 h,过滤去渣,即得。

【功效主治】 清热解毒,润泽皮肤。主治湿疹面及干燥性皮病,清洁创面。

【用法】 涂搽患处,每日 2 次

【方源】 李斌经验方。

消银油

【配方】 蜈蚣 5 条,乌梢蛇、乌梅、石榴皮、红花、三棱、莪术、木香各 20 g,黄柏、金银花藤各 30 g,紫草 20 g,樟酚液 5 g,精制玉米油 500 g。

【制法】 取紫草前所有饮片加油浸泡,煎熬,80℃加湿润紫草,浸泡 2 h,过滤取油,俟降至 50℃加樟酚液,即得。

【功效主治】 软坚润肤,活血化瘀,收敛止痒。主治银屑病、角化性皮肤病等。

【用法】 涂搽患处,每日 2 次。

【方源】 《皮肤病中药外用制剂》改良方。

防冻油

【配方】 红尖辣椒、红花各 12 g,三七 25 g,肉桂、干姜各 30 g,细辛 15 g,当归 15 g,红参 60 g,樟酚液 15 g,精制玉米油 750 g。

【制法】 取饮片浸泡,煎熬取油,降至 50℃加樟酚液,即得。

【功效主治】 活血化瘀,温热止痒。主治冻疮。

【用法】 涂搽患处,每日 2 次。

【方源】 《皮肤病中药外用制剂》改良方。

鸦胆子油

【配方】 鸦胆子加工制成的油剂。

【制法】 取鸦胆子粉碎加适量乙醚浸泡 24 h,待乙醚挥发,去渣取油,即得。

【功效主治】 燥湿杀虫,腐蚀软坚。主治扁平疣、寻常疣、尖锐湿疣。

【用法】 用玻璃棒蘸药油点涂疣体,每日 3 次,连用 3 d。

及黛油膏

【配方】 白及粉 50 g,青黛 20 g。

【制法】 取白及、青黛细粉,用适量润肌油或马油抑菌液调成油膏,即得。

【功效主治】 润燥生肌。主治手足皲裂。

【用法】 涂搽患处。

复方黄柏地榆油膏

【配方】 冰片、乙醇各 10 g,青黛 50g,黄柏、地榆各 100 g,氧化锌 220 g,润肌油或马油抑菌液 800 g。

【制法】 取黄柏、地榆饮片,加润肌油或马油抑菌液浸泡,文火炸枯,离火滤过取油,至 60℃依次加冰片乙醇液、青黛、氧化锌细粉,搅匀,即得。

【功效主治】 消炎收敛,润肤止痒。主治急性湿疹、过敏性皮炎、婴儿湿疹,也用于带状疱疹、传染性湿疹样皮炎等。

【用法】 涂搽患处,每日 2 次。

复方地榆油膏

【配方】 胡黄连、地榆各 100 g,氧化锌 280 g,冰片、乙醇各 10 g,润肌油或马油抑菌液 1 000 g。

【制法】 取胡黄连、地榆,加润肌油或马油抑菌液浸泡,文火炸枯,离火滤过取油,至 60℃,取冰片、氧化锌细粉,加入药油中,搅匀,即得。

【功效主治】 消炎,收敛,止痒。主治急性湿疹、过敏性皮炎、婴儿湿疹。也用于

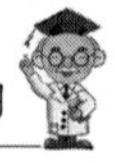

带状疱疹等。

【用法】　涂搽患处，每日 2 次。治疗带状疱疹可加入 2%达克罗宁、2%阿昔洛韦，用以抗病毒、止痛。

复方黑豆馏油冰片油膏Ⅰ、Ⅱ、Ⅲ

【配方】　黑豆馏油 30 g、50 g、100 g，青黛 20 g，氧化锌 480 g，冰片、乙醇各 10 g，润肌油或马油抑菌液加至 1 000 g。

【制法】　润肌油或马油抑菌液加热至 60℃，取冰片加乙醇溶化，加入润肌油或马油抑菌液中，再取适量黑豆馏油、青黛、氧化锌，依次加入，边加边搅匀，即得。

【功效主治】　抗菌、收敛、消炎、止痒。3%黑豆馏油用于婴儿湿疹、亚急性湿疹等；5%黑豆馏油用于亚急性湿疹、小儿湿疹、阴囊湿疹、肛门湿疹；10%黑豆馏油用于慢性湿疹、慢性单纯性苔藓、银屑病。

【用法】　涂搽患处，每日 1～2 次。

【注意事项】　根据治疗不同皮肤病，调配成 3%～5%～10%黑豆馏油冰片油膏，可酌加 0.3%～1%氢化可的松或 1%泼尼松以抗炎。

【方源】　《皮肤病方剂药物手册》改良方。

（杨富裕　吕成志　王　栋　江　华）

第六节　散　剂

玉容散Ⅰ

【配方】　甘松 15 g，天花粉、绿豆各 30 g，皂荚 6 g。

【制法】　取甘松、天花粉、绿豆、皂荚粉碎成细粉，混合，过筛，即得。

【功效主治】　洁肤祛垢。主治黄褐斑。

【用法】　患者平卧床上，医者立于患者头部一侧，取玉容散 15 g，加入酸浆或白桦树汁 30 ml，3 min 后用纱布蘸此药液洁肤 5 min。随后蒸汽喷雾，涂搽按摩膏后循经按摩，最后可涂七白膏面膜。

玉容散Ⅱ

【配方】　绿豆粉 90 g，白菊花、白附子、白芷各 30 g，食盐 15 g，皂角 20 g，冰片 1.5 g。

【制法】　取以上药材粉碎成细末，混合，过筛，即得。

【功效主治】　祛风利湿，消斑润肤。主治扁平疣、黄褐斑、寻常痤疮。

【用法】　用酸浆或白桦树汁调匀涂搽患处，代肥皂洗面，外敷 10 min 后洗去。

红香散

【配方】　红花、香附、柴胡、生地、花粉各 20 g。

【制法】　取本方诸药研细粉，混合，过筛，即得。

【功效主治】　活血化瘀，清热凉血。主治寻常痤疮。

【用法】　用布包药粉贴脐，每隔 4 d 换药 1 次，1 个月为 1 个疗程。

丁香散

【配方】　丁香 30 g，氧化锌 10 g。

【制法】　丁香粉碎成细粉与氧化锌混合，过筛，即得。

【功效主治】　消炎润肤。主治面部湿疹、婴儿湿疹、乳头皲裂。

【用法】　用人乳汁适量浸泡，粉末乳液涂搽患处，每日 1 次。

吴茱萸散

【配方】 炒吴茱萸、乌贼骨各 45 g，硫黄 10 g。

【制法】 取炒吴茱萸、乌贼骨、硫黄粉碎成细粉，混匀，过筛，即得。

【功效主治】 祛湿杀虫，敛疮止痒。主治湿疹、皮炎。

【用法】 渗液多者，撒布干药粉，无渗出者用白桦树汁调敷，每日 2 次。

青黛枯椒散

【配方】 青黛、枯矾、花椒各 30 g，雄黄 6 g，薏苡仁、黄连各 10 g，煅石膏 20 g，黄柏 18 g。

【制法】 取本方诸药粉碎成细粉，混匀，过筛，即得。

【功效主治】 清热燥湿，泻火解毒，杀虫止痒。主治湿疹。

【用法】 以 1%新洁尔灭或淡盐水清洗患处，用 70%乙醇消毒周围，再取适量药粉与马桦抑菌液调匀，涂搽患处，每日 1 次。

【注意事项】 若局部渗出较多者，可先用花椒 30 g、黄连 10 g、黄柏 18 g 煎水湿敷患处，每日 2～3 次。待渗出减少后，1～2 d 渗出控制后，再用青黛枯椒散外敷，每日 1 次，直至痊愈。

化梅散

【配方】 滑石粉 50 g，冰片 9 g，煅石膏、土茯苓、白及、猪苓各 10 g。

【制法】 本方诸药分别粉碎后研成细末，混合均匀，过筛，即得。

【功效主治】 解毒止痒。主治皮肤结核、慢性单纯性苔藓。

【用法】 用润肌油将药粉调成糊状，涂于患处，盖上油纸，易摩擦处再用纱布固定，每日换药 1 次，连用 2～3 周。

皮黏散

【配方】 煅炉甘石 60 g，朱砂、琥珀各 6 g，硼砂 4.5 g，熊胆、珍珠各 1.2 g，冰片 0.6 g，麝香 0.9 g。

【制法】 本方诸药分别粉碎后研成极细末，炉甘石要在火中烧红 7 次，置 10%冷黄连煎液煅淬 7 次，阴干后水飞法做炉甘石极细粉，否则伤口有痛感，更不能用于皮肤黏膜处；熊胆餐巾纸包扎，放石灰内 24 h，俟其自然干燥；朱砂水飞成粉，先用煅炉甘石粉饱和研钵，放冰片加煅炉甘石研细，依次放入其余细粉，研匀，递加煅炉甘石研匀，过筛混合，即得。

【功效主治】 消炎止痛，敛疮收口。适用于皮肤黏膜溃疡，如口腔溃疡、女阴溃疡、压疮、臁疮等。

【用法】 撒布疮面，膏药贴敷，或搽患处，口腔应先用凉茶漱口，然后搽药。

【方源】 《中医外科特色制剂》，引自文琢之方。

顽疡散

【配方】 煅炉甘石 30 g，密陀僧 24 g，龙骨 15 g，铜绿 15 g，煅石膏 9 g，冰片 1.5 g，血竭 15 g，麻油 500 g，蜂蜡（或川白蜡）120 g。

【制法】 上药制成极细粉备用。另可取麻油（或润肌油）加热下蜂蜡化尽，60℃加药粉，搅至成膏，或制成药纱布。

【功效主治】 消炎止痛，敛疮收口。适用于皮肤黏膜溃疡，如口腔溃疡、女阴溃疡、压疮、臁疮等。

【用法】 粉、膏两用。湿者撒布疮面，溃疡用膏药或药纱布贴敷，黏膜病撒布药面。

【方源】 《文琢之》经验方。

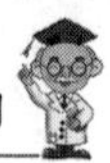

冰花散

【配方】　冰片 15 g，花椒 60 g，细辛 3 g。

【制法】　取细辛、花椒、冰片依次放入碗内，上盖玻璃板，下用火加热，则见冰花聚结在玻璃板下，取下玻璃板刮取药粉，混匀，即得。

【功效主治】　解毒止痒，杀菌敛疮。主治口腔糜烂、皮肤瘙痒。

【用法】　黏膜病损涂患处，1%冰花散加工成软膏、酊剂。

【方源】　《皮肤病方剂药物手册》。

疥药散

【配方】　雄黄、蛤蚧、白芷、花椒各 30 g，蛇床子 75 g，大风子 45 g，轻粉 15 g。

【制法】　共研细末，混匀，过筛，装瓷瓶备用。

【功效主治】　消风杀虫，解毒止痒。适用于一切皮肤瘙痒及疥疮。

【用法】　撒布或润肌油调药敷患处。杀虫止痒，功效卓著。一般可用生猪板油 1 块或核桃仁捣烂，和药粉 6 g，搅匀，用布包紧烤熨患处，熨后擦去油渍。调成油膏用于肛门瘙痒、肛门湿疹等搽之立能止痒。治疗疥疮加 10%硫黄粉，效更佳，治疗肾囊风可加 5%狼毒粉。

【方源】　《中医外科特色制剂》，引自文琢之方。

蛇黄散

【配方】　蛇床子、黄柏、赤石脂各 30 g，寒水石、铅丹各 15 g。

【制法】　共研细末，混匀，过筛，装瓷瓶备用。

【功效主治】　清热解毒，除湿止痒。适用于湿疹、银屑病、黄水疮等。

【用法】　撒布患处。主治慢性湿疹、银屑病，调蛇黄膏。急性湿疹宜先用湿敷，黄水疮无黄水时药油调敷。忌用水调或蜜调。

【方源】　《中医外科特色制剂》，引自文琢之方。

蕊石枯矾散

【配方】　枯矾、滑石粉各 10 g，花蕊石 20 g。

【制法】　取本方诸药粉碎成细粉，混匀，过筛，即得。

【功效主治】　收湿止痒。主治皮肤浸渍、渗出性疾病。

【用法】　直接将药粉撒布患处，每日 2～3 次。

龙蜂散

【配方】　龙胆、蜂房各 6 g，苦参 10 g，枯矾 3 g，黄豆炒黑 8 粒。

【制法】　取本方诸药粉碎成细粉，混匀，过筛，即得。

【功效主治】　清热解毒，燥湿止痒。主治脓疱疮。

【用法】　先将疮面用淡盐水洗净，继以药油调药末成糊状敷于患处，每日换药 2 次。

发际散

【配方】　五倍子 310 g，雄黄、枯矾各 30 g。

【制法】　先将雄黄、枯矾研细末，后加五倍子末研和，混匀，过筛，即得。

【功效主治】　清热止痒，收湿化毒。主治毛囊炎、须疮。

【用法】　取药粉用麻油或醋调敷疮面。

青蒲散

【配方】　青黛 20 g，蒲黄、滑石各 30 g。

【制法】 取本方诸药共研为细末，混匀，过筛，即得。

【功效主治】 清热止痒。主治脓疱疮、湿疹、带状疱疹等。

【用法】 有渗出者、用干粉撒布；无渗出者药油调敷患处。

白胡椒散

【配方】 白胡椒 30 g，五倍子 20 g，薄荷脑 5 g。

【制法】 取本方诸药粉碎，混匀，过筛，即得。

【功效主治】 解毒、消疣。主治寻常疣、扁平疣。

【用法】 用醋或肽丁胺软膏、阿昔洛韦软膏、维生素 B_6 软膏调敷于皮损上，每日一至数次。

青冰散

【配方】 青黛 20 g，冰片 0.5 g。

【制法】 取青黛、冰片粉碎，混匀，过筛，即得。

【功效主治】 清热解毒，消肿止痛。主治单纯疱疹。

【用法】 局部用 0.9%氯化钠溶液清洗后，将药粉撒布于疮面上，每日换药 1 次。

芒硝青黛散

【配方】 芒硝 100 g，青黛 20 g。

【制法】 取芒硝、青黛粉，加白桦树汁调和，即得。

【功效主治】 清热除湿，凉血疗疮，消肿止痛。芒硝有透皮功能，有助于淋巴生成，抗炎消肿，青黛抗菌、抗病毒、镇痛止痒。主治带状疱疹。

【用法】 涂患处，连用 5～7 日。

【方源】 《中国中医药报》2018 年 11 月 21 日。

汗斑散

【配方】 乌贼骨、滑石粉各 30 g，生硫黄、花椒各 15 g。

【制法】 取上药粉碎成细粉，混匀，过筛，即得。

【功效主治】 解毒杀虫。主治花斑癣。

【用法】 用生姜切片蘸药粉外搽至淡红色，早晚各 1 次。

加味颠倒散

【配方】 大黄 9 g，雄黄、生硫黄各 1.5 g，紫血丹 1.5 g。

【制法】 取上药粉碎成细粉，混匀，过筛，即得。

【功效主治】 解毒杀虫，清理湿热，活血解毒。主治痤疮、酒渣鼻。

【用法】 白桦树汁调敷患处。

【方源】 《文琢之》经验方。

消瘢散

【配方】 丹参、五倍子、苦参、昆布、海藻、夏枯草各 30 g，威灵仙、硫黄、海桐皮各 15 g，防风 10 g，三棱、莪术各 20 g。

【制法】 取本方诸药粉碎成细粉，混匀，过筛，即得。

【功效主治】 软坚散结，活血祛风，止痒收敛。主治瘢痕疙瘩。

【用法】 取药粉用陈醋调匀敷贴患处，每 2 d 换药 1 次，配以热烘疗法，每日 2 次、每次 30 min。若瘢痕位于关节处，用伸筋草、透骨草、阿魏各 15 g，加水煎取药液，先薰后洗患处，边洗边按摩，约 30 min，再用消斑散外敷。若疮面瘙痒难忍者，用白鲜皮、土荆皮、白蒺藜各 10 g，煎汤，先薰后洗，治法如上；若患处痛甚者，用川乌、草乌、乳香、没药各 10 g 水煎取药液熏洗患处，再用消瘢散外敷。

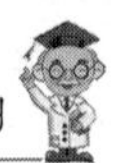

消瘤散

【配方】 红大戟、甘遂、芫花、红花、甘草、冰片各等份。

【制法】 共研极细粉。

【功效主治】 消肿散结，化瘀消瘤。主治血管瘤。

【用法】 取适量药粉，以白桦树汁、陈醋各半调成药糊，现调现用，外敷患处，2 d1次，15 次为 1 个疗程。两个疗程无效停用。

【方源】《中医外科特色制剂》，艾儒棣经验方。

腋香散

【配方】 公丁香 18 g，白芷 30 g，煅石膏 15 g，冰片 5 g，滑石粉 35 g。

【制法】 将公丁香、煅石膏粉碎，白芷研成细末，均过 7 号筛，然后将 3 味药过 7 号筛混匀，装入茶色瓶中密封保存。

【功效主治】 芳香辟秽，解毒化湿。主治腋臭。

【用法】 用脱脂棉蘸药粉涂搽腋窝部 5 遍。每日 1 次，连续 5 d。可间断用药，预防出现臭味。

狐臭散

【配方】 I 方：密陀僧 120 g，轻粉 15 g，滑石粉 9 g，公丁香、冰片各 15 g。

II 方：三仙丹、密陀僧各 15 g，冰片 3 g。

【制法】 共研极细末，混匀，过筛，装瓶备用。

【功效主治】 治臭，止汗，香体。适用于腋臭。

【用法】 撒布腋部，皮肤粗糙者用 I 方，皮肤细嫩者用 II 方，亦可两方交替撒布。

【注意事项】 对汞过敏者禁用，不能根治，可间断使用。

【方源】《中医外科特色制剂》，引自文琢之方。

龙骨散

【配方】 煅龙骨、乌贼骨、煅牡蛎、雄黄各 90 g，黄柏 500 g，滑石粉 140 g。

【制法】 取本方诸药粉碎成细粉，混匀，过筛，即得。

【功效主治】 除湿止痒，清热解毒。主治急性湿疹、接触性皮炎、虫咬皮炎等。

【用法】 撒布患处或药油调外用，每日 2 次。

【注意事项】 化脓性陈旧性肉芽肿禁用。

【方源】《赵炳南临床经验集》。

青黛散

【配方】 青黛、黄柏、滑石粉各 200 g，煅石膏 400 g。

【制法】 取本方诸药粉碎成细粉，混匀，过筛，即得。

【功效主治】 除湿解毒，安抚止痒。主治急性湿疹、接触性皮炎、虫咬皮炎。

【用法】 撒布患处，每日 2 次。

柏及散

【配方】 黄柏、白及各 50 g。

【制法】 取本方诸药粉碎成细粉，混匀，过筛，即得。

【功效主治】 除热解毒，收敛生肌。主治手足皲裂、掌跖角化症。

【用法】 温水浴足后，取药粉用润肌油调敷患处，每晚 1 次。

青柏散

【配方】 青黛 15 g，侧柏叶 20 g，黄柏 15 g，生大黄 15 g，雄黄 15 g，硼砂 12 g，芒硝 15 g。

【制法】 上药制成细药粉。

【功效主治】 清热解毒，主治带状疱疹。

【用法】 皮损未破者，开水调散成糊状，外用，轻者1日4～6次，重者可涂10余次。若水疱破后，则直接以药粉撒布患处取效。

【方源】《艾儒棣》经验方。

蛇黄散

【配方】 蛇床子30 g，黄柏60 g，赤石脂30 g，寒水石30 g，铅丹15 g。

【制法】 取本方诸药粉碎成细粉，混匀，过筛，即得。

【功效主治】 除湿止痒，清热解毒。主治急性湿疹、接触性皮炎、黄水疮等。

【用法】 黄水多者取药粉撒布患处，干者或用马桦抑菌液、润肌油调敷患处。

【方源】《文琢之》经验方。

青白散

【配方】 青黛30 g，乌贼骨90 g，煅石膏370 g，冰片10 g。

【制法】 取本方诸药粉碎成细粉，混匀，过筛，即得。

【功效主治】 除湿止痒，清热解毒。主治急性湿疹、接触性皮炎、虫咬皮炎。

【用法】 取药粉撒布患处，或用马桦抑菌液、润肌油调敷患处。

新三妙散

【配方】 黄柏300 g，青黛30 g，寒水石150 g。

【制法】 取本方诸药粉碎成细粉，混匀，过筛，即得。

【功效主治】 清热解毒，杀虫止痒。主治脓疱疮、传染性湿疹样皮炎等感染性皮肤病。

【用法】 药粉撒布患处，或配制油膏、软膏用。浸润性损害用马桦抑菌液调敷，破溃皮肤用润肌油调敷，每日2次。

【方源】《赵炳南临床经验集》。

止痒散

【配方】 松香、铅粉、枯矾、炉甘石各30 g，乳香60 g，轻粉15 g，密陀僧15 g，冰片6 g。

【制法】 取本方诸药粉碎成细粉，混匀，过筛，即得。

【功效主治】 祛湿止痒、收敛杀虫。主治湿疹、慢性单纯性苔藓、皮肤瘙痒症。

【用法】 药粉外扑或配制油膏、软膏用于患处，每日2次。

【注意事项】 制松香时必须去油。急性炎症皮肤病及对汞过敏者禁用。

【方源】《赵炳南临床经验集》。

祛湿散Ⅰ

【配方】 黄连24 g，黄柏各240 g，黄芩144 g，焦槟榔96 g。

【制法】 取本方诸药粉碎成细粉，混匀，过筛，即得。

【功效主治】 除湿止痒、清热解毒。主治脓疱疮、传染性湿疹样皮炎等感染性皮肤病。

【用法】 外扑药粉或配置油膏、软膏用于患处。

【方源】《赵炳南临床经验集》。

祛湿散Ⅱ

【配方】 黄柏末、白芷末、轻粉末各30 g，煅石膏60 g，冰片6 g。

【制法】 先将轻粉、冰片研细，然后加其他药末，研极细，混匀，过筛，即得。

【功效主治】 除湿止痒、清热解毒。主治脓疱疮、湿疹、传染性湿疹样皮炎等感染

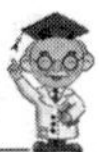

性皮肤病。

【用法】 渗水多时散剂外掺，少时常与五石膏、玉黄膏、湿毒膏调和外用，药膏涂于患处。

【方源】《朱仁康临床经验集》。

湿疹散 Ⅰ

【配方】 煅石膏末 310 g，枯矾末 150 g，白芷末 150 g，冰片 15 g。

【制法】 先将冰片、白芷研细，然后加其他药末，研极细，混匀，过筛，即得。

【功效主治】 除湿止痒。主治湿疹、脚湿气、传染性湿疹样皮炎等皮肤病。

【用法】 渗水多时用药粉外掺，渗水少时用润肌油调成药糊外用，亦可用玉黄膏、湿毒膏调和外用，药膏涂于患处。

【方源】《朱仁康临床经验集》。

湿疹散 Ⅱ

【配方】 铅粉末、松香末、白芷末各 310 g，五倍子末 150 g。

【制法】 上药研细，混匀，过筛，即得。

【功效主治】 除湿止痒。主治湿疹、传染性湿疹样皮炎等皮肤病。

【用法】 渗水多时用药粉外掺，渗水少时用润肌油调成药糊外用，亦可用玉黄膏、湿毒膏混合外用，药膏涂于患处。

【方源】《朱仁康临床经验集》。

湿疹散 Ⅲ

【配方】 黄连 3 g，黄柏、青黛、硼砂各 9 g，薄荷、冰片各 3 g，枯矾 12 g，儿茶 6 g。

【制法】 上药制为细末，混匀，过筛，即得。

【功效主治】 清热燥湿，祛湿止痒，生肌敛疮。主治湿疹、脚湿气、传染性湿疹样皮炎等皮肤病。

【用法】 外掺或加药油调成药糊外用。

【方源】 杜锡贤经验方，原名收湿散。

消肿散

【配方】 散血草、见肿消、透骨消各等份。

【制法】 取本方诸药粉碎成细粉，混匀，过筛，即得。

【功效主治】 活血化瘀，消肿止痛。主治软组织扭伤，局部红肿者，兼治风湿瘀肿、腱鞘炎，对外伤，肿不消者，效著。

【用法】 先大葱煎汤洗净患处，先温通气血，再用温白桦树汁、白酒、童便调敷。

【方源】《中医外科特色制剂》，罗禹田经验方。

紫色消肿散

【配方】 紫草、荆芥穗、紫荆皮、草红花、儿茶、红曲、羌活、防风各 15 g，赤芍、升麻各 30 g，当归、白芷各 60 g，贯众 6 g。

【制法】 取本方诸药粉碎成细粉，混匀，过筛，即得。

【功效主治】 散风活血，化瘀消肿。适用于慢性丹毒，结节性红斑等。

【用法】 单独外用或其他药粉混合使用。常用蜂蜜调和或荷叶煎水调和外用。

【方源】《赵炳南临床经验集》。

粉色干燥药粉

【配方】 铅丹 180 g，五倍子 250 g，枯矾、铅粉、轻粉各 120 g。

【制法】 取本方诸药粉碎成细粉，混匀，过筛，即得。

【功效主治】 祛湿收敛，固皮止痒。适用于慢性单纯性苔藓、慢性湿疹、头癣等。

【用法】 扑撒患处，或药粉 5%～20% 油调敷患处。

【方源】《赵炳南临床经验集》。

银屑敷脐散

【配方】 升麻、大风子、丹参、甘草、牛角粉各 9 g,葛根、生地各 30 g,赤芍 10 g。

【制法】 取本方诸药粉碎成细粉,混匀,过筛,即得。

【功效主治】 清热解毒,活血祛瘀。主治银屑病。

【用法】 患者平躺露脐,将药粉填实脐窝,用肤疾宁或胶布固定,24 h 更换 1 次,7 次为 1 个疗程。

消斑敷脐散

【配方】 乳香、没药、穿山甲、葛根、山楂、厚朴、鸡血藤各 100 g,桂枝、甘草各 30 g,白芍 50 g,细辛、冰片各 15 g。

【制法】 将山楂、葛根、白芍、甘草水煎 2 次,浓缩成膏,穿山甲、厚朴、桂枝碾成细粉;乳香、没药溶于 70%乙醇中以除去不溶成分。以上三药混合,烘干研细;细辛、鸡血藤提取挥发油,加入冰片,共混入上述细粉中,即得。

【功效主治】 活血祛风,消斑。主治妇女面部色斑。

【用法】 取药粉 0.2 g 敷脐,胶布固定,3 d 换药 1 次,连续用药数次。

灭疣散

【配方】 五倍子、冰片、花椒、大青叶各 25 g。

【制法】 取本方诸药研末,过 120 目筛,即得。

【功效主治】 杀虫消疣。主治传染性软疣。

【用法】 用醋调药粉成糊状,逐个涂在软疣上,每日 1~2 次,1 周为 1 个疗程。

斩疣丹

【配方】 血竭 1 份,鸦胆子仁 2 份,生石灰 5 份。

【制法】 按比例制药,用电动粉碎机粉碎,制成粉红色细粉,即得。

【功效主治】 蚀肉消疣。主治寻常疣。

【用法】 打孔胶布贴于疣体四周皮肤,药粉直接敷于疣体,术者用胶布或手套护手,直接搓擦,快者数秒,长不过 1 分钟,疣体脱落,创面于皮肤平行,深浅以疣体脱落为度,消毒创口,润肌油包敷,1 周愈合。

【方源】 《中华皮肤科杂志》朱钵方。

化毒散

【配方】 黄连、乳香、没药、川贝母、浙贝母、雄黄各 60 g,天花粉、大黄、赤芍各 120 g,甘草 45 g,牛黄 12 g,冰片 15 g。

【制法】 取本方诸药粉碎成细粉,混匀,过筛,即得。

【功效主治】 清热解毒,杀虫止痒。主治脓疱疮、传染性湿疹样皮炎等感染性皮肤病。

【用法】 取药粉外扑或用麻油调敷患处。亦可配制成 10%~20%油膏、软膏外用。

【方源】 《简明中医皮肤病学》《赵炳南临床经验集》。

化湿散

【配方】 五倍子、松香各 10 g,冰片 5 g,白及、苦参各 20 g,煅石膏 35 g。

【制法】 取本方诸药粉碎成细粉,混匀,过筛,即得。

【功效主治】 清热祛湿,止痒杀虫。治疗亚急性湿疹、传染性湿疹样皮炎、脓疱病等。

【用法】 取粉剂撒布或麻油调匀外用。

雄黄祛白散

【配方】 雄黄 3.5 g,密陀僧 10 g,白芷、白附子各 6 g。

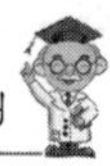

【制法】 取本方诸药粉碎成细粉，混匀，过筛，即得。

【功效主治】 祛风解毒，消白斑。主治白癜风。

【用法】 用时取鲜黄瓜1根洗净，切平面，趁湿蘸药面搽白斑。

三 黄 散

【配方】 雄黄、硫黄各、密陀僧、朱砂各6 g，雌黄1.5 g，补骨脂、蛇床子各10 g，麝香1 g，轻粉2 g。

【制法】 取本方诸药粉碎成细粉，混匀，过筛，即得。

【功效主治】 祛风杀虫，中和气血，刺激色素形成。主治白癜风。

【用法】 药粉外扑，用茄蒂或茄皮蘸药外涂，或用纯枣花蜂蜜调匀外搽白斑处。每日早、中、晚各1次。

洗 面 散

【配方】 皂角150 g，糯米110 g，绿豆80 g，楮实子15 g，三柰子1.5 g，缩砂(连皮)1.5 g，白及6 g，甘松2 g，升麻子1.5 g，白丁香1.5 g。

【制法】 制成细粉，混匀。

【功效主治】 祛斑、祛垢。

【用法】 取少许药粉，加白桦树汁涂面，做洗面剂。

加味珍珠散

【配方】 象皮、乳香、没药、龙骨、赤石各30 g，血竭、轻粉各20 g，海螵蛸、参芦各15 g，珍珠5 g，冰片3 g。

【制法】 研末混匀。

【功效主治】 提毒生肌，洗血化瘀。主治疮口溃破，疮口溃后久不愈合者。

【用法】 取药粉掺在疮口上，外贴白氏解毒膏。

【方源】 《白郡符临床经验集》白郡符家传方。

（李维凤　刘红霞　李东华　刘建东）

第七节　软膏剂

蜂蜡软膏基质

【配方】 蜂蜡60～240 g，植物油(精制玉米油、麻油、药油、润肌油)760～940 g，制成1 000 g。

【制法】 植物油加热至80℃，兑入蜂蜡或虫白蜡熔化，持续搅拌冷凝成膏。

蜂蜡比例：随季节、气候、温度变化，调整加入蜂蜡比例，夏季气候炎热、温度高，蜂蜡比例宜大；冬季气候寒冷、温度低，蜂蜡比例宜小；春秋季比例中等。赵炳南、朱仁康、张作舟加法：500 g油，蜂蜡：夏加150 g，春秋加120 g，冬加90 g。比例要做试验后确定。

加入中药粉或化学药，以调配成品软膏1 000 g为例，中药粉300 g，蜂蜡加100 g(占总量10%)，植物油600 g；中药粉比例低50 g，则多加蜂蜡10 g；中药粉比例多加50 g，则少加蜂蜡10 g。总量调整至1 000 g。

中药饮片做软膏：①麻油加中药饮片在煎药袋或不锈钢煲汤篮中浸泡，春五、夏三、秋七、冬十天，加热，中药炸焦枯，提取煎药袋，滤过，蜂蜡比例占15%～25%。

以下软膏，用蜂蜡软膏基质均可，分别用熔和法、研和法、调和法调配(详见第四章第六节半固体制剂的调配)。

【功效主治】 润肤生肌，保护创面，赋形成膏。主治剥脱性皮炎、慢性角化性皮肤病,可做软膏基质。蜂蜡系动物脂类,与皮肤相容性好,吸水性及附着性强,性能强于化学药软膏基质。这是清代、民国时期、现代所用软膏基质,晚清、民国时被凡士林取代,赵炳南晚年反思,蜂蜡软膏基质用于角化性皮肤病强于凡士林软膏基质。蜂蜡与凡士林基质各有利弊,凡士林基质吸收药物慢,可缓慢起作用,副作用亦小,蜂蜡油膏基质吸收快,有些药副作用大,应根据患者病状分别使用凡士林或蜂蜡。

【注意事项】 可加适量动物性脂肪,如奶油、鸵鸟油等,加抗氧化剂丁基羟基茴香醚(BHA)、丁羟甲苯(BHT)各 0.1 g。各地气候不同,兑入蜂蜡决定软膏稠度,要试验后确定兑入量后再大量生产。

中药饮片可先用油浸泡、煎,加蜂蜡调配成膏。角化性皮肤病用蜂蜡,疮疡用虫白蜡

醋动物油软膏基质

【配方】 中药粗颗粒 10～30 g,苦酒(米醋)20～50 g,动物脂肪(猪脂、熊脂、马脂、鹅脂、鸡脂、犬脂,牛髓、羊髓等)70～90 g。

【制法】 取中药饮片制成粗颗粒或小饮片,约占药膏总量的 10%～30%,以煎药袋包裹,加米醋 2～3 倍,以淹过药面为度,浸 12～24 h,预留一片白芷,药包再加动物脂肪,置于煎药袋或不锈钢煲汤篮中,文火(200W)加热,约 3 h,水基本驱尽,白芷色黄、焦,药煎好,取出煎药袋或不锈钢药篮过滤,搅拌至凝,膏成。

【功效主治】 醋散瘀消肿,止痒止痛,溶解提取药物。动物脂肪润肤生肌,解毒活血,利于药物吸收。《五十二病方》即用猪脂做膏,是我国一大发明,包括其他动物油脂,其与人体脂肪相尽,人体吸收最好,且利于药物吸收,强于植物油和矿物油,用至明朝渐被植物油取代,由于近代化学药传入,被凡士林取代。用于角化性皮肤病动物油脂尤为合适,近年来日本用现代科技改造马脂制成的新油脂,制成高级皮肤护肤品、药妆品,风行全球;乌日娜教授以骆驼油脂做成化妆品,获内蒙古科技成果奖;还有蛇油膏做成国药。古老的传统工艺和基质有待研究,恢复生产,做成软膏基质。醋加中药饮片煎,可提取有效成分。

【用法】 先制定处方,计算好调配饮片量、醋量、动物油量,按制作程序调配,制乳香、制没药、珍珠粉、轻粉、青黛粉等贵重、有毒药粉,冰片、樟脑等加乙醇溶解或加油分散,在 45～60℃ 时加入,搅匀,夏季可加 5%～10%蜂蜡,加热完全熔化,搅至成膏。

【注意事项】 ①猪脂基质,取猪板油为佳,炼油加饮片调配而成,此法不如先行提取药物有效成分再调配;②水提取调配法,饮片加水,以浸过药面为度,浸 12～24 h,加动物油调配;③酒提取法软膏,加米酒或蒸馏酒浸泡,同醋调配法相同,适用于以治疗活血化瘀的皮肤病,如青紫有瘀血和风寒湿痹等皮肤病。

蜂蜜蜂蜡软膏基质

【配方】 蜂蜜 600～700 g,蜂蜡 300～400 g。

【制法】 将蜂蜜放入容器中,文火加热除去水分,熬制剂到颜色呈红色,表面翻腾着棕色大气泡,滴入清水中呈球状不散,再加蜂蜡熔化,均质 3 min,搅至成膏,即得。

【功效主治】 收涩敛疮,解痒止痛,清热解毒,润肤生肌。有抗细菌、收敛、保湿、润肤,加速皮肤愈合作用。黏附性强,是良好的赋形剂。

【用法】 在制作过程中或重新加热熔化,60～45℃时按 10∶2比例加细药粉,搅至膏成。

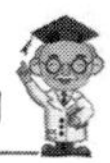

【方源】《膏敷疗法》张奇文经验方。

黄连软膏

【配方】 黄连粉 10 g，蜂蜡软膏基质或蜂蜜蜂蜡软膏基质 90 g。

【制法】 取黄连粉与蜂蜡软膏基质调匀，即得。

【功效主治】 清热解毒，消肿止痛。主治单纯疱疹、脓疱疮等感染性皮肤病。

【用法】 直接外用或摊在纱布上贴敷。

紫草膏

【配方】 当归、紫草各 12 g，白芷、红花各 60 g，蜂蜡 24 g，植物油 125 g。

【制法】 加药至植物油中浸泡，锅内炸至枯焦，滤过，加蜂蜡成膏。

【功效主治】 化腐生肌，解毒止痛。主治热毒蕴结所致的溃疡，症见疮面疼痛、疮面鲜活、脓腐将尽。

【用法】 摊于纱布上贴患处，每隔 1～2 日换药 1 次。

【注意事项】 附《中国药典》方：紫草 50 g，当归、防风、生地黄、白芷、乳香、没药各 15 g，植物油 600 g，蜂蜡 120～240 g。除紫草外，乳香、没药制成最细粉、过筛，余 4 味酌予碎断，置植物油中浸 1 d，锅内炸至焦枯，滤过，去滓；将紫草加水湿润，置锅内炸至油呈紫色，去滓，滤过，另加蜂蜡适量，待温，加入乳香、没药最细粉，搅匀，即得。

三黄一椒软膏

【配方】 大黄、雄黄、硫黄各 9 g，胡椒 12 g，蜂蜡软膏基质 120 g。

【制法】 取本方诸药研成细粉，用蜂蜡软膏基质 120 g 调配成膏。

【功效主治】 燥湿，杀虫，止痒。主治体癣，亦用于慢性湿疹、银屑病、慢性单纯性苔藓等。

【用法】 涂搽患处，每日 2 次。

密陀僧软膏

【配方】 密陀僧 150 g，煅龙骨、炉甘石各 100 g，轻粉、冰片各 15 g，蜂蜡软膏基质 500 g。

【制法】 取本方诸药研成粉，用蜂蜡软膏基质 500 g 调配成膏。

【功效主治】 燥湿解毒，杀虫止痒。主治手足癣。

【用法】 涂搽患处，每日 2～3 次。

【注意事项】 冰片在加前处理，将冰片加等量乙醇溶解或加液状石蜡分散后加入，直接加粉有颗粒。

疥疮软膏

【配方】 血竭、炉甘石、大风子、芒硝、花椒各 10 g，硫黄 50 g，水杨酸 20 g，蜂蜡软膏基质 300 g。

【制法】 取本方诸药研成细粉，与蜂蜡软膏基质 300 g 调配成膏。

【功效主治】 祛风，杀虫，止痒。主治疥疮结节、结节性痒疹。

【用法】 涂搽患处，每日 2 次。

吴柏软膏

【配方】 吴茱萸、黄柏各 80 g，苦参 60 g，枯矾 20 g，蜂蜡软膏基质 760 g。

【制法】 取本方诸药粉碎，过 120 目筛，混匀；另取蜂蜡软膏基质加热熔化，俟 50℃时加入药粉，搅匀，即得。

【功效主治】 清热解毒，祛风燥湿。主治阴囊湿疹、慢性单纯性苔藓。

【用法】 药膏外敷患处，每日 2～3 次。

青豆膏

【配方】 白降丹 3 g，巴豆油 4.5 g，青黛面 10 g，羊毛脂 30 g，凡士林 120 g。

【制法】 取凡士林、羊毛脂加热熔解，俟50℃时加入药粉，搅至冷凝成膏，即得。

【功效主治】 软坚散结，润肤止痒。主治静止期银屑病、慢性单纯性苔藓、皮肤淀粉样变病等。

【用法】 薄涂患处，每日1～2次。

【注意事项】 对汞过敏者及急性皮肤病禁用。

五倍子软膏

【配方】 五倍子末310 g，黄柏末90 g，轻粉60 g，蜂蜡软膏基质540 g。

【制法】 取轻粉研成细末，不见星为度，然后与五倍子末、黄柏末同研极细；另取蜂蜡软膏基质水浴加热熔化，60～50℃时加药粉搅至冷凝成膏，即得。

【功效主治】 薄肤止痒。主治慢性单纯性苔藓。

【用法】 薄涂患处，每日1～2次。

沃雪膏

【配方】 麻油(或润肌油、马油抑菌液)250 g，蜂蜡12 g，松香9 g。

【制法】 取油加热，待炼好后，入松香化开，加蜂蜡熔化，搅至冷凝，即得。

【功效主治】 湿经活血，润燥防裂。主治手足冻疮、皮肤皲裂及脉管炎患者之肢趾冷者。

【用法】 薄涂患处，每日1～2次。

【方源】 《文琢之》经验方。

三仙丹药膏

【配方】 狼毒187 g，枳壳93 g，烟叶、花椒各9 g，川乌、防风、草乌各25 g，川芎6 g，南星12 g，五倍子46 g，硫黄末25 g，白矾25 g，樟酚液20 g，三仙丹15 g，陈醋1 500ml。

【制法】 取本方诸药(后5种除外)加水600 ml，煎至500 ml，过滤去滓，药液加硫黄末25 g、白矾(研)25 g，陈醋1 500 ml熬成膏状，放入樟酚液20 g、三仙丹15 g，搅匀，即得。

【功效主治】 祛风，除湿，通络。主治白癜风。

【用法】 涂搽患处，每日2次。

复方当归软膏

【配方】 Ⅰ号软膏：当归浸膏、干姜粉、羊毛脂各20 g，薄荷脑0.5 g，甘油10 g，蜂蜡软膏基质29.5 g。

Ⅱ号软膏：当归浸膏、血竭各10 g，硼砂2 g，鱼肝油15 g，桉油3 g，蜂蜡软膏基质、羊毛脂各30 g。

【制法】 取本方诸药分别制成I、II号软膏，即得。

【功效主治】 温经散寒，活血通络。主治冻疮。

【用法】 红斑水疱期用Ⅰ号药膏涂搽患处，糜烂期或伴有感染者用Ⅱ号药膏涂搽患处，每日2～3次。

烧伤膏

【配方】 地榆60 g，当归30 g，紫草60 g，麻油500 g，油葱叶120 g，血竭末9 g，蜂蜡30 g。

【制法】 取地榆、当归、紫草浸1周，加热煎至枯黄，过滤去滓，再入油葱叶、黄蜡化开，60℃加血竭末，搅至冷凝，即得。或制成药纱布。

【功效主治】 清热解毒，止痛生肌，敛疮收口。主治烧伤。

【用法】 清洗创面，涂药膏，或将药纱布覆盖创面。

【用法】 《文琢之》经验方。

蛇皮灵软膏

【配方】 当归、白及、甘草各30 g，姜黄

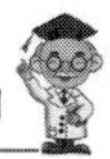

60 g，生槐花 25 g，紫草 10 g，轻粉、冰片各 6 g，蜂蜡 100 g，精制玉米油 600 g。

【制法】 先将方中前 6 味药浸于精制玉米油中 3 d，然后在炉火上熬至诸药枯黄，离火去渣，滤清，加入蜂蜡熔化，俟药油 60℃时兑入轻粉、冰片，搅至冷凝成膏。

【功效主治】 养血润肤，疏风疗痹，消鳞愈裂。主治鱼鳞病。

【用法】 涂搽患处，早晚各 1 次，每周用温盐水(每一盆温水加入食盐 1 匙匀)，洗浴 2 次，20 d 为 1 个疗程。

肤螨灵软膏

【配方】 轻粉 6.5 g，苦杏仁 8.5 g，樟脑、大风子仁、核桃仁、蓖麻子各 12 g。

【制法】 取本方诸药制共混，捣成软膏，即得。

【功效主治】 杀虫解毒。主治酒渣鼻。

【用法】 涂搽患处，每日 2 次。

酒渣软膏

【配方】 黄柏、大黄各 5 g，硫黄、青黛各 4 g，珍珠、轻粉各 1 g。

【制法】 先取本方诸药粉碎成细粉，过 120 目筛备用，另取蜂蜜蜂蜡软膏基质 81 g 熔化，至 50℃时加入药粉，搅至冷凝成膏。

【功效主治】 清热解毒，杀虫止痒。主治酒渣鼻。

【用法】 先将患部用温水洗净，将药膏敷于患处，每周 3～4 次，10 次为 1 个疗程。

蟹足肿药膏

【配方】 蜂房(炒)30 g，蜈蚣 5 条，蜘蛛 5 只，土鳖虫 15 g，轻粉、雄黄各 9 g，冰片 5 g，紫草 10 g，蜂蜡 100 g，麻油 500 g。

【制法】 先将蜂房、蜈蚣、蜘蛛、土鳖虫用麻油炸至焦枯，加入紫草浸至鲜红色，过滤去滓，加入蜂蜡熔化，俟降至 60℃时加入冰片乙醇溶液(冰片 5 g 加乙醇溶解)，雄黄、轻粉，搅至冷凝成膏，即得。

【功效主治】 活血祛瘀。主治瘢痕疙瘩。

【用法】 将药膏摊在油纸上约 0.3 cm 厚，贴患处，外用敷料固定。

冰蜈膏

【配方】 蜈蚣、骨碎补各 10 g，糯米粉 12 g，冰醋酸适量，冰片、乙醇各 2 g。

【制法】 取本方诸药共研细粉，加冰醋酸适量、冰片乙醇溶液，充分调匀成膏。

【功效主治】 活血祛瘀。主治鸡眼、胼胝。

【用法】 先将患处常规消毒，用刀片削去表面角化增厚的皮肤，用胶布保护正常的皮肤，将冰蜈膏适量涂患处，表面覆盖胶布，有明显痛感时，除去药物。隔日患药 1 次。

蓝药膏

【配方】 青黛 200 g，水杨酸 100 g，冰片、乙醇各 10 g，润肌油 580 g，蜂蜡 100 g。

【制法】 取润肌油、蜂蜡加热熔化，俟降至 60℃时，加入水杨酸，保持 60℃，边加边搅至完全熔化，加青黛粉、冰片乙醇液，搅匀，即得。

【功效主治】 消炎、解毒，止痒，软化角质。主治银屑病、角化性手足癣等。

【用法】 涂搽患处，每日 2 次；包封，每日 1 次。

湿疹软膏

【配方】 青黛、黄柏粉各 20 g，煅石膏、氧化锌各 170 g，润肌油 560 g，蜂蜡 60 g。

【制法】 取润肌油、蜂蜡加热熔化，俟降至 60～45℃时，加入青黛、黄柏、煅石膏、氧化锌细粉，搅匀，即得。

【功效主治】 祛湿止痒。主治婴儿湿

疹、亚急性湿疹、慢性湿疹。

【用法】 涂搽患处,每日2次;包封,每日1次。

玉黄膏

【配方】 当归、甘草各30 g,白芷10 g,姜黄90 g,轻粉、冰片各6 g,蜂蜡90～120 g,精制玉米油500 g。

【制法】 取当归、姜黄、白芷、甘草放精制玉米油中浸泡,用文火将药炸枯黄,过滤去滓,加蜂蜡(夏季加120 g,冬季加90 g)熔化,搅拌,俟降至60℃加入冰片液状石蜡分散物、轻粉,搅至冷凝成膏,即得。

【功效主治】 润肤止痒。主治皮肤皲裂、银屑病、掌跖脓疱病等。

【用法】 涂搽患处,1日2次;包封,每日1次。

【方源】 《朱仁康临床经验集》。

【注意事项】 常与其他药调配使用,治疗皮肤病。轻粉含汞,对汞过敏者禁用。

祛湿药膏

【配方】 祛湿药油500 g,青黛1.5 g,蜂蜡90～120 g。

【制法】 取祛湿药油加热,加入蜂蜡(春秋季120 g,冬季加90 g,夏季加150 g)加热熔化,50℃时加青黛细粉,搅至冷凝成膏。

【功效主治】 清热除湿,润肤去痂。主治鱼鳞病及角化过度性皮肤病。

【用法】 涂搽患处,每日2次;包封,每日1次。

【方源】 《赵炳南临床经验集》,改良调配方法。

化毒散软膏

【配方】 化毒散250 g,祛湿药油600 g,蜂蜡90～150 g。

【制法】 取祛湿药油加蜂蜡熔化,60℃时递加化毒散,边加边搅,搅至成膏。

【功效主治】 清热解毒,消肿止痛。主治毛囊炎、疖痈、脓疱疮等感染性疾病初期。

【用法】 涂搽患处,每日2次;包封,每日1次。

【方源】 《赵炳南临床经验集》,原方化毒散60 g,祛湿药膏或凡士林240 g,改良调配方法。

【注意事项】 根据季节、气候调整蜂蜡比例。

止痒药膏

【配方】 止痒散100 g,祛湿药油750 g,蜂蜡90～150 g。

【制法】 取祛湿药油加蜂蜡熔化,60℃时递加止痒散,边加边搅,搅至冷凝成膏。

【功效主治】 收敛除湿,杀虫止痒。主治慢性湿疹、慢性单纯性苔藓、痒疹、银屑病。

【用法】 涂搽患处,每日2次;包封,每日1次。急性炎症性皮损禁用。

【方源】 《赵炳南临床经验集》原方:止痒药粉一两(30 g),祛湿药膏九两(270 g),按原方比例改良配方、调配方法。根据季节、气候调整蜂蜡比例。

绿千锤膏

【配方】 土木鳖子(去壳)5个,嫩松香125 g,铜绿(研细)3 g,乳香、没药各6 g,蓖麻子仁21 g,巴豆仁15 g,杏仁3 g。

【制法】 上药捣千下成稠膏。用时隔水炖热,竹扦挑药膏,在油纸上摊成膏药。

【功效主治】 拔毒提脓。主治穿掘性毛囊炎。

【剂型配比】 稍热烘贴于疮上,3日1换,直至治愈。

【方源】 《朱仁康临床经验集》。

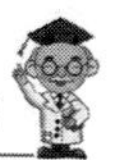

湿疹膏

【配方】　青黛 60 g,黄柏末 60 g,煅石膏 620 g,氧化锌 620 g,麻油 620 g,凡士林 930 g。

【制法】　先将青黛和黄柏研细,煅石膏、氧化锌研和,再加入凡士林、麻油调和成膏。

【功效主治】　收湿止痒。主治婴儿湿疹或亚急性湿疹,渗水不多者。

【剂型配比】　涂敷皮损上,每日一二次。

【方源】　《朱仁康临床经验集》。依朱仁康原方比例,调整为青黛 20 g,黄柏末 20 g,煅石膏 200 g,氧化锌 200 g,润肌油 500 g,蜂蜡 100 g。

五石膏

【配方】　青黛、黄柏末、枯矾各 9 g,蛤粉、炉甘石各 60 g,煅石膏 90 g,滑石 12 g,凡士林 370 g,麻油 250 g。

【制法】　上药共研细,混匀,加凡士林、麻油,调和成膏。

【功效主治】　收湿止痒。主治湿疹,渗液不多时。

【用法】　涂敷皮损上,每日一、二次。

【方源】　《朱仁康临床经验集》。依原方比例调整方:润肌油 500 g,蜂蜡 150 g代替凡士林 370 g,麻油 250 g,中药粉相同。润肌油加蜂蜡熔化,60℃时加药粉,搅拌成膏。

祛湿膏

【配方】　祛湿散 230 g,玉黄膏 770 g。

【制法】　调和成膏。

【功效主治】　收湿止痒。主治湿疹,渗液不多时。

【剂型配比】　涂敷皮损上,每日一、二次。

【方源】　《朱仁康临床经验集》。

复方二白膏

【配方】　白及、白鲜皮、三七各 10 g。

【制法】　取以上中药配方颗粒制成极细粉,软膏基质加至 100 g,制成软膏。

【功效主治】　养血,活血,祛风。主治角化性湿疹、手足皲裂,证属血虚风燥者。水疱者加滑石 10 g,角化肥厚皲裂加威灵仙 10 g、桃仁 10 g。

【剂型配比】　涂敷皮损上,保鲜膜封包,每日一、二次,每次 1 h。

【方源】　李元文经验方。

（李元文　王志勇　杨红飞　陈育华）

第八节　糊　剂

氧化锌糊

【配方】　氧化锌 250～450 g,蜂蜡 50～150 g,润肌油加至 1 000 g。

【制法】　取润肌油、蜂蜡熔化,60℃时加入氧化锌细粉,边加边搅,搅至冷凝成膏,即得。

【功效主治】　清热解毒,凉血止痛。主治药疹、湿疹、烧烫伤、创伤溃疡等。

【用法】　涂患搽处,每日 2 次。

【注意事项】　根据氧化锌比例、季节调整蜂蜡比例,如 250 g 氧化锌则加蜂蜡 150 g,润肌油 600 g,总量为 1 000 g。以此为氧化锌糊基质加入其他化学药、中药粉。

大黄油糊

【配方】　大黄细粉、氧化锌各 230 g,冰片、液状石蜡各 10 g,蜂蜡 50 g,润肌油 470 g。

【制法】 取冰片加等量液状石蜡分散备用;另取润肌油、蜂蜡加热熔化,俟降至50℃加入大黄、氧化锌细粉,边加边搅,加入冰片乙醇液,搅至冷凝成膏,即得。

【功效主治】 清热凉血,收敛止痒。主治急性湿疹、脓疱疮、传染性湿疹样皮炎等。

【用法】 涂搽患处,每日2次。

【注意事项】 治疗感染性皮肤病酌可加抗生素,真菌性疾病则酌加抗真菌剂,病毒性皮肤病则酌加抗病毒剂,带状疱疹加入2%达克罗宁。

湿疹糊

【配方】 甘草10 g,煅石膏10 g,滑石粉10 g,樟丹2.5 g,黄蜡4 g,麻油40 g。

【制法】 黄蜡、麻油加热熔化,俟降至50℃,加入细药粉,搅至冷凝成膏,即得。

【功效主治】 收敛除湿,杀早止痒。用于亚急性湿疹、皮炎。

【用法】 张作舟经验方。

复方黑豆馏油糊

【配方】 黑豆馏油25～100 g,氧化锌、淀粉各125 g,液状石蜡、冰片各30 g,醋酸铝溶液167 g,凡士林500 g。

【制法】 取凡士林加热熔化至80℃,另取醋酸铝加热同温,加入油内,边加边搅,至60℃时氧化锌、淀粉、冰片液状石蜡分散液,搅至成糊,即得。

【功效主治】 收敛止痒,角质形成,角质剥脱。主治亚急性、慢性湿疹,银屑病,慢性单纯性苔藓等。

【用法】 涂患搽处,每日2次。

【注意事项】 根据治疗目的调整黑豆馏油比例,依据药源可用糠馏油、煤焦油、松馏油、大豆馏油、蓖麻馏油等。

止痒糊

【配方】 煅石膏、枯矾、煅龙骨各40 g,五倍子、寒水石、蛤粉各75 g,樟酚液10 g,蜂蜡软膏基质645 g。

【制法】 取蜂蜡软膏基质水浴加热熔化,俟降至50℃,加本方诸药细粉、樟酚液,搅至冷凝成糊,即得。

【功效主治】 收敛,祛风,止痒。主治慢性单纯性苔藓、亚急性湿疹、慢性湿疹。

【用法】 厚涂患处,外撒滑石粉,包封,每日1次。

倍雄糊

【配方】 五倍子50 g,乌梅、枯矾、大黄各10 g,雄黄20 g。

【制法】 取本方诸药研成细粉,用麻油调成糊剂,即得。

【功效主治】 用于传染性软疣。

【用法】 单个存在的软疣,采取点涂法,即将糊剂涂于疣体,范围较疣体大,厚度较疣体大,采用铺面法,即用软膏广泛敷布于软疣存在部位。取适当大小塑料纸或油纸遮隔。3 d患药1次,俟软疣脱落为止。

黄白糊

【配方】 炉甘石、赤石脂各31 g,枯矾、白芷、铅丹、冰片各9 g,松香6 g,蜂蜡软膏基质200 g。

【制法】 取前6味药烘干制成粉后,再加入铅丹;另取蜂蜡软膏基质200 g,加热,俟熔化后,50℃加入药粉,搅拌成糊剂,即得。

【功效主治】 收湿解毒。主治脓疱疮。

【用法】 涂搽患处,每日2次。

复方松香糊

【配方】 松香10 g,滑石粉、煅石膏各4 g,铅丹0.5 g,蜂蜡软膏基质35 g。

【制法】 取本方诸药共研细末,用蜂蜡软膏基质调成糊状,即得。

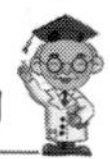

【功效主治】 解毒除湿。主治毛囊炎、脓疱疮。

【用法】 涂搽患处，每日2次。

地榆二苍糊

【配方】 黄柏、苍术、苍耳子各18 g，地榆36 g，薄荷脑3 g，冰片、轻粉各1.5 g，蜂蜡软膏基质200 g。

【制法】 取本方诸药研成细末，用蜂蜡软膏基质调制，即得。

【功效主治】 除湿散风，杀虫止痒。主治慢性湿疹。

【用法】 涂搽患处，每日2次。

乌倍糊

【配方】 乌梅50 g，五倍子、苦参各30 g，蜈蚣5条，生地40 g，麝香3 g，食醋500 ml。

【制法】 先将蜈蚣、麝香研极细粉备用；取苦参、生地加水浸泡10 h，煎煮取药液500 ml，加入食醋500 ml，浓缩收膏成糊状，俟冷却后加入蜈蚣、麝香细粉搅匀，密封装于棕色瓶内，即得。

【功效主治】 清热凉血，破瘀行滞，软坚散结。主治瘢痕疙瘩。

【用法】 将乌倍膏均匀的滩涂于多层消毒桑皮纸上，清洁患处后盖上药膏，每日1次，15 d为1个疗程。

六味糊

【配方】 煅石膏15 g，木芙蓉叶、防风、白芷、孩儿茶各10 g，冰片1 g，鸡蛋清适量。

【制法】 取本方诸药共研细粉，用鸡蛋清调成药糊，分装密封，即得。

【功效主治】 清热祛风，杀虫止痒。主治酒渣鼻、寻常痤疮。

【用法】 用无菌棉签蘸药液搽敷患处，随干随搽，每日数次。

香连糊

【配方】 黄柏、黄连、紫花地丁、炉甘石、生地榆、白鲜皮、地肤子各25 g，冰片、乳香各5 g，麻油250 g。

【制法】 取本方诸药，分别研成粉，和匀。用麻油250 g，加热至沸20 min，降至50℃左右倒入细药粉，边加边搅拌成糊状，即得。

【功效主治】 燥湿止痒。主治湿疹。

【用法】 将香连糊均匀涂在皮损部位，盖无菌敷料，包扎，固定，每日换药1次。

复方重楼糊

【配方】 重楼50 g，黄连30 g，雄黄60 g，琥珀、白矾各90 g，蜈蚣20 g。

【制法】 取本方诸药研为细粉，过100目筛，混匀用麻油调成糊状，即得。

【功效主治】 清热解毒，燥湿。主治带状疱疹。

【用法】 用0.9%氯化钠溶液清洗局部，并用灭菌棉球揩干，将药膏涂布在灭菌纱布上敷贴患处，胶布固定。每日患药1次。

红花封脐糊

【配方】 红花、桃仁、杏仁、生栀子各10 g，冰片2 g，蜂蜡软膏基质(或蜂蜜)58 g。

【制法】 取本方诸药细粉，加入适量冰片，用蜂蜡软膏基质或蜂蜜调成糊状，即得。

【功效主治】 活血化瘀，清热解毒。主治痒疹及其他瘙痒性皮肤病。

【用法】 将药膏直接填于脐上，用纱布固定，每日换药1次。

【注意事项】 可加1%盐酸多塞平、0.1%曲安缩松糖皮质激素类药，效果更佳。

痤疮糊

【配方】 黄连、苍术、黄柏各30 g，白桦树汁(蜂蜜)适量。

【制法】 取以上中药配方颗粒先制成极细粉,加适量白桦树汁或蜂蜜调成糊状,即得。

【功效主治】 清热,解毒,祛痘。主治痤疮。

【用法】 将药糊敷于病变处,每次15 min,清洁面面,每周2次。

【方源】 李元文经验方。

祛斑糊

【配方】 当归、川芎、白僵蚕各30 g,白桦树汁(蜂蜜)适量。

【制法】 取以上中药配方颗粒制成极细粉,加适量白桦树汁或蜂蜜调成糊状,即得。

【功效主治】 养颜祛斑。主治黄褐斑、面部色素沉着斑。

【用法】 将药糊敷于病变处,每次15 min,清洁面面,每周2次。

【方源】 李元文经验方。

(孙丽蕴　崔延河　柏世怀　常云科　姬会才　唐仕军)

第九节　乳膏剂

白桦汁乳膏基质

【配方】

组分	名称	份数
A组分	340B	30
	B22	15
	M68	10
	肉豆蔻酸异丙酯	30
	鲸蜡硬酯醇	40
	聚二甲基硅氧烷	15
	霍霍巴油	10
	角鲨烷	20
	液状石蜡	10
	精制玉米油(或马油抑菌液)	30
	月桂氮䓬酮	15
	维生素E	10
	丙二醇	20
	丁羟甲苯	0.15
B组分1	尿囊素	3
	海藻糖	20
	木糖醇	20
	乳糖酸	4
	葡糖酸内酯	8
	精氨酸	8
	白桦树汁	130
B组分2	甘油	40
	黄原胶	1.0
	白桦树汁	20
C组分	K350	2.5
	氯苯甘醚	1.5
	丙二醇	20

【制法】 先将B组分2混合、搅拌溶解;C组分丙二醇、氯苯甘醚混合、搅拌、加热40℃溶解,加K350备用。①取A组分,先加固体成分,后加液状成分,搅拌后加热至80℃;②取B组分1,加热至80℃,加入B组分2搅匀;③A、B组分温度相等80℃时,A组分加入B组分中,边加边搅拌2 min,均质3 min,冷水浴降温,50～45℃加入C组分,调pH 3.8,可根据需要,加适量植物香料,边加边搅拌,均质1 min,持续搅拌至36℃,即得乳膏基质。

【功效主治】 具有润肤、抗皱、保湿、护

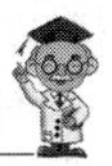

肤、抗敏、祛斑等功效。①广泛用于制备中、西药乳膏；②临方调剂皮肤科、美容科外用制剂或高级化妆品，尤其适用中药制剂；③适用所有皮肤类型，尤其适用干性皮肤、角化性皮肤病；④用于皮脂分泌异常引起的皮肤不适，皮肤干燥不适及特殊皮肤的日常护理。

【用法】 白桦汁乳膏基质：中药煎液/化学药/白桦汁或纯化水＝1∶1。白桦汁乳膏基质放置烧杯中，加热至55～60℃；中药煎液或或化学药液过滤去除杂质，放置另一烧杯中，加热至90℃、搅拌下俟降至与白桦汁乳膏基质同温。将药液缓缓加入白桦汁乳膏基质中，边加边搅，顺时针搅拌2 min，初乳形成，冷水浴降温50～45℃时，加入同温溶解或分散的药物，持续搅拌至36℃，即得。

白桦汁乳膏基质与后加等量药液同放一个烧杯中，边加热边搅拌至60℃，液化成乳，搅拌下俟降至36℃，即得。

临方调配也可直接取A组分，B组分加至乳膏全量的1030 g，多加的30 g为加工过程蒸发量，按以上操作程序调配即可。

【注意事项】 ①配制比例1∶1，总量基本不变，也可根据配制成品稠度，加中药液、化学药、白桦汁、纯化水，增减5%左右；②手工搅拌或用搅拌机搅拌均可，机械搅拌质量优于人工搅拌；③加中药按辨证施治和药物功效加中药饮片或中药配方颗粒均可，通常占药物总量的5%～15%，如加大至15%以上，要充分实验，最多可加至30%，饮片做成煎剂，中药配方颗粒袋上标明比例，加纯化水或白桦汁中加热溶解；④化学药溶于纯化水或白桦汁中，不溶于水化学药、超微粉碎或气流粉碎中药加丙二醇、丁二醇、甘油等溶剂分散后加入50～45℃膏体中；⑤加0.5%～1%冰片薄荷脑，取冰片、薄荷脑各半，放置乳钵中研磨液化，在乳剂降至50～45℃时加入，持续搅拌至36℃；⑥手工搅拌，手持两根玻璃棒，按顺时针方向搅拌，白桦汁乳膏基质人工调配加热不宜超过60℃，即可得到细腻的乳膏；⑦如用均质器，乳膏则可加热至80℃，均质1 min，持续搅拌至36℃即得。

复方苦黄乳膏

【配方】 白桦汁乳膏基质50 g，苦参10 g，黄芩10 g，马齿苋（或甘草）5 g，白桦树汁50 g。

【制法】 ①将苦参、黄芩、马齿苋中药饮片或配方颗粒[苦参1袋（10 g），黄芩1袋（10 g），马齿苋1/3袋（5 g）]，白桦树汁加入A烧杯（100 ml）中混合，边加热边搅拌至90℃，俟降至50～60℃；②将白桦汁乳膏基质加入到B烧杯（200 ml）中，边加热边搅拌至50～60℃；③两烧杯中药液温度相当，将A烧杯中溶液缓缓加入到B烧杯中，边加边搅，冷水浴降温，顺时针搅拌，俟降至50℃时，持续搅拌至32℃，即得。

【功效用途】 保湿、护肤、抗敏。用于小儿湿疹皮炎等。

【用法】 涂患处，每日2次。

【注解】 本方中药配方颗粒为相当于饮片重量，调配时以中药配方颗粒净重计算量，白桦汁乳膏基质与其他药品为1∶1，制定配方记住这个原则，因药物不同，应根据稠度适当调整比例。

颠倒乳膏

【配方】 白桦汁乳膏基质50 g，大黄配方颗粒6 g（2袋），升华硫6 g，丙二醇10 g，白桦树汁32 g。

【制法】 ①取升华硫加丙二醇至研钵中，约研磨5～10 min左右，分散极细备用；②将大黄配方颗粒、白桦树汁加入A烧杯（100ml）中混合，边加热边搅拌，至90℃，俟降至50～60℃；③将白桦汁乳膏基质放入B烧杯（150ml）中，边加热边搅拌，至50～

60℃完全熔化;④两烧杯中药液温度相等,将A烧杯中药液缓缓加入到B烧杯中,边加边搅拌,加入升华硫分散物,持续搅拌至32℃,即得。

【功效用途】 清热解毒,祛脂消痘,用于痤疮、酒渣鼻等。

【用法】 涂患处,每日1~3次。

【注解】 可加丹参配方颗粒10 g,苦参配方颗粒10 g,溶于白桦树汁中。或取以上饮片加水煎成煎液。

七白乳膏

【配方】 白桦汁乳膏基质500 g,七白药液500 g[香白芷、白蔹、白术各30 g,白茯苓(去皮)9 g,白及15 g,生白附子9 g,细辛(去叶、土)9 g。]

【制法】 取白桦汁乳膏基质加热至50℃,七白药液煎至500 g,两者温度相等,药液加通用乳膏基质中,边加边搅,冷水浴降温,搅至32℃,即得。

【功效用途】 祛斑祛黑,保湿润肤。用于黄褐斑、面部黑变病等。

【用法】 涂患处,每日1~3次。

【注解】 如用均质器,加热至80℃,均质1 min,其余操作同上。如用中药配方颗粒,折算成等量饮片。

抗白灵乳膏

【配方】 乌梅5 g,白芷10 g,甘草、补骨脂各40 g,汉防已甲素5 g,白桦汁乳膏基质500 g。

【制法】 取乌梅、白芷、甘草、补骨脂加水煎取药液约500 g,加汉防已甲素5 g备用;另取白桦汁乳膏基质加热至55℃,两相温度相当时混合,边加边搅拌,可均质1 min。搅至35℃成膏,即得。

【功效主治】 抗白消斑。主治白癜风。

【用法】 涂搽患处,每日3次,1个月为1个疗程。

【注意事项】 所有乳膏可用中药配方颗粒转换,加水至530 g,加热90℃熔化,保持20 min灭菌,余500 g,与等量白桦汁乳膏基质混合成膏。

紫草红花乳膏

【配方】 川乌、草乌各20 g,当归、红花、花椒各35 g,薄荷油10 g,白桦汁乳膏基质500 g。

【制法】 取本方诸药加10倍水煎取药液500 g,另取白桦汁乳膏基质加热至55℃,两相温度相当时混合,至45℃,加薄荷油,边加边搅拌,至35℃成膏,即得。

【功效主治】 活血祛瘀,散寒止痛。主治冻疮。

【用法】 涂搽患处,并轻揉病损,每日3次。

消痤乳膏

【配方】 桑白皮、地骨皮、黄芩、丹参、丹皮、泽泻、生山楂各12 g,野菊花、白花蛇舌草、夏枯草各30 g,生地、生大黄各18 g,红花9 g,白桦汁乳膏基质500 g。

【制法】 取本方诸药加白桦树汁煎取药液约500 g,另取白桦汁乳膏基质加热至55℃,两相温度相当时混合,边加边搅拌,至35℃成膏,即得。

【功效主治】 清热疏风,凉血散结,活血化瘀。主治痤疮、酒渣鼻。

【用法】 涂搽患处,并轻揉病损,每日2次。

柿叶增白乳膏

【配方】 柿叶、三七、白芷、僵蚕各20 g,水解珍珠50 g,白桦汁乳膏基质500 g。

【制法】 取本方诸药加白桦树汁煎取药液约500 g,取白桦汁乳膏基质加热至55℃,两相温度相当时混合,边加边搅拌,至

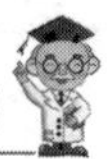

35℃成膏，即得。

【功效主治】 消斑增白。主治黄褐斑。

【用法】 清洗面部后，均匀涂搽柿叶增白霜。

维肤乳膏

【配方】 当归、杏仁 50 g，川芎 20 g，丁香 10 g，白桦汁乳膏基质 500 g。

【制法】 取本方诸药加白桦树汁煎取药液约 500 g，取白桦汁乳膏基质加热至 55℃，两相温度相当时混合，边加边搅拌，至 35℃成膏，即得。

【功效主治】 润肤养颜，祛斑脱色。主治脂溢性皮炎、黄褐斑，亦用于保护面部皮肤。

【用法】 涂搽患处或面部，每日 1～3 次。

防冻裂乳膏

【配方】 白及 50 g，桃仁、紫草各 20 g，当归、马钱子、干姜、没药各 10 g，白桦汁乳膏基质 500 g。

【制法】 取本方诸药加白桦树汁煎取药液约 500 g，取白桦汁乳膏基质加热至 55℃，两相温度相当时混合，边加边搅拌，至 35℃成膏，即得。

【功效主治】 活血祛瘀，散寒止痛。主治冻疮及皲裂。

【用法】 涂搽患处，并轻揉病损，每日 3 次。

湿疹乳膏

【配方】 黄连、黄芩、甘草各 50 g，氢化可的松 3～10 g，二甲基亚砜 10 g，薄荷油 10 g，白桦汁乳膏基质 500 g。

【制法】 取前二味中药加白桦树汁煎取药液约 500 g，氢化可的松加二甲基亚砜溶解备用，取白桦汁乳膏基质加热至 55℃，相混搅拌，45℃加入氢化可的松液、薄荷油，至 35℃成膏，即得。

【功效主治】 清热祛湿，解毒止痒。主治湿疹、接触性皮炎、化妆品皮炎、糖皮质激素依赖性皮炎。

【用法】 涂搽患处，每日 3 次。

【注意事项】 用于糖皮质激素依赖性皮炎，由强激素换成弱激素，浓度逐渐降低至无激素。

祛瘢痕乳膏

【配方】 仙人掌原液 375 g，壳聚糖 2.5 g，薄荷油、茶树油各 10 g，丙酸氯倍他索 1 g，白桦汁乳膏基质 500 g。

【制法】 取鲜仙人掌去刺，切成小块，用适当机械搅成稀泥状，过滤取药液，放置离心机中（3 000 r/min）离心，取药液去渣（原液与生药比例 1∶3），加壳聚糖、白桦树汁至约 500g，取白桦汁乳膏基质加热至 60℃，两液相混，50℃时加入薄荷油、茶树油，搅匀，即得。

【功效主治】 软坚止痒，抑制瘢痕形成。主治瘢痕疙瘩、肥厚性瘢痕。

【用法】 涂搽患处，每日 3 次。

复方甘草乳膏

【配方】 甘草 100 g，马齿苋 100g，黄芩 50 g，白桦汁乳膏基质 500 g。

【制法】 取本方诸药加白桦树汁煎取药液约 500 g，取白桦汁乳膏基质加热至 60℃，两相温度相当时混合，边加边搅拌，至 35℃成膏，即得。

【功效主治】 抗过敏。主治湿疹、皮炎、特应性皮炎、糖皮质激素依赖性皮炎。

【用法】 涂搽患处，每日 3 次。

（常云科　李　鸿　江　华　江广春）

第十节 烟熏剂

回阳熏药

【配方】 肉桂、炮姜、人参、川芎、当归各 10 g，白芥子各 30 g，白蕲艾各 30 g，白蔹、黄芪各 15 g。

【制法】 将以上诸药共研粗末，与等量艾绒混合，用草纸卷成艾条，或研细面制成药香，即得。

【功效主治】 助气养血，回阳生肌。主治慢性瘘管、顽固性溃疡、化脓性汗腺炎所致瘘管等。

【方源】 《赵炳南临床经验集》。

子油熏药

【配方】 大风子、地肤子、蓖麻子、蛇床子、蕲艾各 30 g，苏子、苦杏仁各 15 g，银杏、鸦胆子各 12 g。

【制法】 将以上诸药共研粗末，用草纸卷成艾条，或研细面制成药香，即得。

【功效主治】 软坚润肤，杀虫止痒。主治斑块状银屑病、鱼鳞病、皮肤淀粉样变病等。

【方源】 《赵炳南临床经验集》。

（邓丙戌）

第十一节 面膜剂

【概述】 面膜是药物原料和辅料制成的用于面部美容护肤的膜状制剂。已成为皮肤美容、医疗美容、生活美容的常规用品。已走向医疗美容和生活美容行业，占化妆品的 20%左右。

按理化性质分类：硬膜、软膜。

按剂型分类：粉剂面膜、撕拉（剥离）型面膜、贴剂面膜（面膜巾：蚕丝、棉丝、无纺布、水晶、果纤、生物纤维、蚕丝隐形面膜）、乳剂面膜、糊剂面膜、胶冻面膜、油剂面膜。

按成分分类：中草药面膜、化学药物面膜、植物面膜、矿物面膜、生物面膜、动物面膜；

其他分类：电热面膜、稀土磁面膜、黄金面膜、蜡面膜等。

【制法】 制成面膜基质加功能性原料，可根据需要调配。

【功效主治】 保护皮肤、清洁皮肤、改善皮肤的功能、延缓皮肤的衰老，有保健美容作用。其机理是涂于面部，即形成一层薄膜，防止水分蒸发，使角质层膨胀，保湿性加强，毛孔、汗腺扩张，皮肤表面温度升高，改善局部微循环，面膜内化学功效药易于透入皮肤，面膜干燥时收缩，对皮肤保持张力，使其绷紧，能消除细小皱纹，面膜能吸收皮肤内的分泌物和污垢。可治疗损容性面部皮肤病，如痤疮、黄褐斑、酒渣鼻、面部过敏性皮炎、化妆品皮炎、糖皮质激素依赖性皮炎、面部红血丝等面部损容性皮肤病，以及面部皮肤保健美容。

【用法】 敷面，软面膜涂 10～30 min，保持 20～30 min 除去；硬膜现场调配，即调即用；贴剂面膜浸药液，清洁面部后敷于面部。

中药倒膜面膜

痤疮面膜：含颠倒散、石膏粉。主治皮脂分泌多的寻常痤疮。

消炎面膜：含藤黄、石膏粉。主治炎症明显的丘疹性痤疮。

收敛面膜：含五倍子粉、石膏粉等。主治酒渣鼻、皮炎等。

护肤面膜：含茯苓粉、绿豆粉、石膏粉

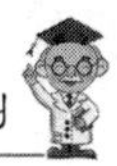

等。主治皱纹、瘢痕等。

祛斑面膜：含白及、僵蚕、硇砂、石膏粉等。主治面部色素沉着、黄褐斑、雀斑等。

中药面膜

利用有增白、防腐、祛斑及消炎等中药，以淀粉分别加水、蜂蜜、蛋清、牛奶、水果汁、蔬菜汁和白桦树汁作基质，调成糊状，涂于面部 20～30 min，每 2～3 日 1 次，以达到美容治疗的目的。

痤疮中药面膜：薄荷、车前子、白菊花各 30 g，煎成浓药汁，去渣，加入绿豆粉、调糊状，涂在面部，保留 30 min。

黄褐斑面膜：当归、丹参、桃仁、红花、泽兰、益母草、郁金、三七、毛冬青各等份共制成细粉，加绿豆粉 30%，水调糊状，外敷。

减皱面膜：柏实、菊花、桃仁、白芷、密陀僧各 10 g，共研细末加蛋清调成糊状外用。

增白面膜：白芷、白附子、僵蚕、白茯苓、天冬 20 g，白果 10 g，冬瓜皮 30 g，研细末，用蜂蜜调成糊状外用。

家庭食品面膜：利用天然食品做面膜，以达到美容保健治疗的目的，如蛋白面膜、蜂蜜面膜、水果汁面膜等。

中药倒模基方

【配方】 半水石膏 55 g，中药有效成分 8 g，白桦树汁 37 ml。

【制法】 用时临时配制，取纯化水倒入橡皮碗内，徐徐加入石膏与中药混合粉，均匀的沉入溶液内，以表面看不到浮水，并可见少许粉末为度，在 1～1.5 min 内迅速搅拌均匀，呈糊状，即可应用。

【功效主治】 倒模又称硬模，用于硬模基方。分为热膜和冷膜，热膜主要用于油性皮肤、黄褐斑及有瘢痕的皮肤；冷膜加入清凉剂，用于痤疮、敏感皮肤、混合性皮肤。根据治疗需要，可加入各种功能性中药粉。

【用法】 用护纸保护眼、鼻、口腔，将制成的倒模涂面部 0.5～1 cm 厚，迅速呈硬壳状，持续半小时，完整取下。[5]

糊状面膜基方

【配方】 白陶土 40 g，滑石粉、中药粉各 20 g，氧化锌、绿豆粉各 10 g。

【制法】 取本方粉剂混合均匀，即得。

【功效主治】 吸附油质及脱屑，有效药物通过面部皮肤吸收，达到治疗目的。

【用法】 可分别用水、化妆水、牛奶、蜂蜜、水果汁做基料，加面膜粉混匀，均匀涂在面部，保持 30 min 后，用清水清除。

撕脱型面膜基方

【配方】 聚乙烯醇 17-88 15 g，海藻酸钠、丙二醇、乳化硅油各 1 g，羧甲基纤维素 4 g，甘油 3 g，乙醇 10 g，白桦树汁 115 g，香精 0.2 g。

【制法】 取聚乙烯醇 17-88 加乙醇湿润；另取海藻酸钠、羧甲基纤维素钠、白桦树汁混匀加入，加热至 70℃ 恒温，并不断搅拌，混匀，放置 24 h，加入丙二醇、甘油、乳化硅油、香精，充分搅匀，即得。

【功效主治】 剥离型面膜基方，可加入各种功能性中药及西药。

【用法】 取面膜涂面部，30 min 后整体揭去，清水洗净。

膏状面膜基方

【配方】 白陶土 25 g，滑石粉 5 g，碳酸镁 1 g，二氧化钛、化学药各 2 g，绿豆粉或中药粉、甘油各 10 g，棕榈酸异丙酯 8 g，霍霍巴油 7 g，防腐剂适量，香精 0.2 g，白桦树汁加至 100 g。

【制法】 取白陶土、滑石粉、碳酸镁、二

[5] 面膜用溶剂辅料最佳选用白桦树汁，其次为纯化水

氧化钛、绿豆粉、中药粉加水、甘油混合，加香精、防腐剂，搅成糊状；另取棕榈酸异丙酯、霍霍巴油加热溶解，加入药糊中，搅匀，即得。

【功效主治】 膏状面膜基方，添加各种功能性中药粉，发挥其各自药理作用和功效。

【用法】 涂于面部，保持 30 min，擦去面膜，清洁皮肤。

中药贴面膜基方 Ⅰ

【配方】 A 组分：中药液 805 g，木糖醇 15 g；B 组分：甘油 20 g，黄原胶 1 g；C 组分：丁二醇 30 g，1，2-己二醇 5 g；D 组分：透明质酸钠 0.5 g，丙二醇 20 g；F 组分 K350 2 g，PEG-氢化蓖麻油 1.5 g。

【制法】 取 A 组分混合均匀，加热至 90℃，保持 20 min 消毒灭菌；B 组分、C 组分、D 组分、F 组分分别混合溶解、加温。A 组分俟降至 80℃时加入同温 B 组分、C 组分，45℃时依次加入同温 D 组分、F 组分，调整至全量，即得。

【功效主治】 加入不同性质中药液，做成贴剂面膜，按不同中药作用，主治相应皮肤病。

【用法】 取加工好的含药液面膜，敷于面，每次 30 min。

中药贴面膜基方 Ⅱ

【配方】 OW 340 B 5 g，1，3 丁二醇 80 g，50% L-乳酸钠 30 g，PDS-高效保湿剂 20 g，中药提取液 200 g，白桦树汁加至 1 000 g。**【制法】** 取本方诸药，混合，加热，搅匀备用；另取供应商提供的面膜巾，浸湿，装于消毒塑料袋中，即得。或面膜液与面膜巾分别包装，用时临时加工成面膜巾。中药根据需要选择。

【功效主治】 用于面膜，使用方便。主治寻常痤疮、酒渣鼻、护肤等。

【用法】 取加工好的含药液面膜，敷于面，每次 30 min。

痤疮面膜 Ⅰ

【配方】 大黄 60 g，硫黄、黄柏、白芷各 40 g，紫草、水蛭、生南星各 20 g。

【制法】 取本方诸药，研极细粉，混合，过筛，即得。

【功效主治】 清热解毒，消肿散结。主治寻常痤疮、酒渣鼻。

【用法】 取药粉 5 g 加入鸡蛋清 1 个，于干净器皿中搅匀即成痤疮面膜。每晚洁面后，用干毛刷蘸面膜均匀地涂于面部，干燥后取下，次日温水洗净。每日 1 次，6 次为 1 个疗程。或将粉剂加膏状面膜基方中。

痤疮面膜 Ⅱ

【配方】 丹参、苦参、大黄、薄荷、黄芩、葛根、白鲜皮、杏仁、白芷、白及各 10 g，水解珍珠 5 g。

【制法】 取本方诸药，研极细粉，混合，过筛，即得。

【功效主治】 清热解毒，消肿散结，祛斑增白。主治寻常痤疮、酒渣鼻。

【用法】 取药粉按 10%浓度用不同基质制成面膜，调敷面部。

七白膏面膜

【配方】 白芷、白蔹各 20 g，白茯苓、白附子、川芎各 5 g，白及 10 g，细辛 5 g，聚乙烯醇 17-88 70 g，海藻酸钠 20 g，白桦树汁加至 1 000 g。

【制法】 取本方诸药水煎 2 次，每次 1 h，合并煎液约 350 g。另取聚乙烯醇 17-88、海藻酸钠加白桦树汁溶解，与上述药液混合，调整质量至 1 000 g，即得。

【功效主治】 润肤，增白，祛斑。主治黄褐斑。

【用法】 于洁肤按摩后，用药笔将七白膏面膜涂于面部，保留 45 min，干后揭去，2

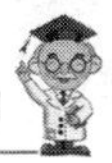

d 1 次，10 次为 1 个疗程。

祛斑面膜 Ⅰ

【配方】 白附子、白芷、白芍各 50 g，白及 30 g，茯苓 40 g，冬瓜仁 90 g，山药、浙贝各 100 g。

【制法】 取上药研细末过 100 目筛，装入罐内，即得。

【功效主治】 润肤消斑，祛皱美白。主治黄褐斑、痤疮、雀斑等。

【用法】 取药粉 50～75 g，加入氧化锌粉 15 g，用适量白桦树汁、甘油搅成稀糊状，洁面按摩后均匀涂于面部，使之形成 1 层药膜，40 min 后洗净，每周 1 次。或将药粉加各种面膜中用。

【用法】 祛斑面膜粉：①紫草、当归、厚朴、丝瓜络、木通、白茯苓、白僵蚕各 15 g；②当归、川芎、桃仁、红花、白术、白茯苓、沙参、防风各 15 g；③白芷、白茯苓、白蒺藜、当归、红花、白僵蚕各 10 g。使用方法：研细末，制成面膜外用；或煎液制成面膜，或加入乳膏、乳液水相中制成外用药。

祛斑面膜 Ⅱ

【配方】 水解珍珠粉 2 g，白芷、白附子各 10 g，白僵蚕 15 g，冬瓜仁、益母草各 20 g。

【制法】 取上药研成细末备用。

【功效主治】 润肤消斑，祛皱美白。主治黄褐斑、面部黑变病等。

【用法】 先清洁面部，负离子喷雾机喷面 30 min，加蜂蜜或牛奶等，调成糊状，敷面 30 min，或用其他面膜基质加药粉外用。

消斑面膜

【配方】 桑叶、薏苡仁各 30 g，白茯苓、山药、当归各 20 g。

【制法】 取上药加白桦树汁 1 000 g，水煎去渣，浓缩药液至 100 g，再加 95%乙醇 200 g，随加随搅，冷藏 24 h，冷藏液抽滤，滤液回收乙醇或水浴蒸发乙醇，药液备用。取聚乙烯醇 17-88 100 g，加适量白桦树汁浸泡，水浴加热溶解，加上化学药及羟苯乙酯 1.5 g（用少量 95%乙醇溶解），搅匀，再加白桦树汁至 1 000 g，搅拌至冷，分装，即得。

【功效主治】 活血祛风、祛斑润肤。主治黄褐斑、痤疮等。

【用法】 先用清水洁面，再用离子喷雾 10 min，配合穴位按摩，将少量面膜涂于患处，20～30 min 药液成膜后揭下。每周 1 次，2 个月为 1 个疗程。或粉碎成细粉，加面膜基质制成面膜外用。

珍苓面膜

【配方】 白茯苓 30 g，水解珍珠、白山药、绿豆粉各 20 g，葛根 10 g。

【制法】 取以上药材粉碎成细粉，混合，过筛，即得。

【功效主治】 润肤美白。主治面部黑斑、黄褐斑。

【用法】 取适量牛奶或人乳汁调做面膜，敷于面，3 d 1 次。或加面膜基质制成面膜外用。

（高华德　李可明　林　景　李悦圣）

第十二节　膏　药

拔膏棍

【配方】 ①群药类：鲜土大黄梗叶、大风子、百部、皂角刺各 60 g，鲜凤仙花、羊踯躅花、透骨草、马钱子、苦杏仁、银杏、蜂房、鸦胆子各 30 g，炒穿山甲、川乌、草乌、全蝎、斑蝥各 15 g，金头蜈蚣 15 条；②面药类：白及面 30 g，藤黄面、轻粉各 15 g，硇砂面 10

g;③铅丹、松香、铅粉适量。

【制法】 取麻油 4 000 g、生桐油 1 000 g,铁锅内煎药袋或不锈钢煲汤篮浸泡群药 3 d,文火炸至焦黄色,捞取煎药袋或不锈钢煲汤篮,离火沥油;再将药油置铁锅内,武火炼至滴水成珠(280℃),然后下丹,成药后去火毒,搓成小指粗药棍,药棍粗细以使用方便为宜。

黑色拔膏棍:每 500 g 药油加铅丹 300 g,药面 90 g,松香 60 g。

脱色拔膏棍:每 500 g 药油加铅粉 420 g,铅丹、药面、松香各 60 g。

稀释拔膏棍:每 500 g 药油加铅粉 210 g,铅丹、药面各 30 g,松香 60 g。

【功效主治】 杀虫止痒,除湿,通经止痛,破瘀软坚。黑色拔膏棍作用较强;脱色拔膏棍作用与之相同,因脱去黑色,外贴时较为美观;稀释拔膏棍作用较为缓和。主治多发性毛囊炎、结节性痒疹、寻常疣、甲癣、瘢痕疙瘩、局限性神经性皮炎、带状疱疹后遗神经痛等。

【用法】 先以 2 cm 宽胶布贴于皮损外正常皮肤加以保护。①热滴法:将拔膏棍烤热熔化,滴于皮损上,外贴胶布;②摊贴法:热药油依据皮损大小滴于胶布上摊平、摊匀,速贴于皮损处;③蘸烙法:将拔膏棍适当热熔,快速蘸烙患处,上贴胶布;④加药法:拔膏棍放容器中水浴加热,俟完全熔化,兑入药物。一般 3～5 d 换药 1 次,用水杨酸油清拭药膏。

【注意事项】 慎用于急性糜烂渗出性皮损及对拔膏棍不耐受者。对汞过敏者禁用。敷药面积应小于皮损,勿接触健康皮肤。

【方源】《赵炳南临床经验集》。

黑布膏药

【配方】 五倍子 344 g,金头蜈蚣 2.5 条,陈醋 1 000 g,蜂蜜 72 g,冰片 1.2 g。

【制法】 取五倍子粉碎,过 100 目筛,加陈醋 500 g,浸 24 h,持续搅拌 1 h,粗筛过滤,五倍子鞣质充分水解,取粉备用;另取蜂蜜加热,炼熟至透明有光泽,均匀不分层状,备用;将另 500 g 陈醋置砂锅中加热,微沸 1 h,俟陈醋颜色加深、气味浓烈时,缓缓加入备用五倍子细粉,边加边搅,先武火加热 40 min,后文火加热 2 h,并用玻璃棒顺时针持续搅拌,当挑起药膏时呈片状脱落,透自然光观察,膏体呈黑色光泽,加入备用蜂蜜,离火,降温至 40℃时,兑入蜈蚣细粉、冰片粉,搅拌均匀后装入瓷罐或玻璃容器内,密封贮存。

【功效主治】 破瘀软坚。老黑醋软坚解毒,五倍子收敛解毒,蜈蚣以毒攻毒,冰片镇痛止痒、解毒透皮,蜂蜜调和诸药。主治带状疱疹后遗神经痛、慢性单纯性苔藓、结节性痒疹、寻常疣、胼胝、瘢痕疙瘩、疖、痈、乳头状皮炎等角化肥厚性皮肤病。

【用法】 用竹刀或木刀涂药膏 2～3 mm 厚,上覆黑布或厚布;2～3 d 换药 1 次,对于化脓性皮肤病,常与化毒散软膏各半调和外用。

【注意事项】 调配与换药禁用金属器具,换药成层脱皮属于正常现象,有助于提高疗效。如有皮肤发红痒,甚至糜烂时可暂缓几天后再使用,疮周渗出较多者慎用。

【方源】《赵炳南临床经验集》《跟师赵炳南手记》。

白鲫鱼膏药

【配方】 白芷 20 g,蓖麻子 80 g,巴豆 10 g,蟾蜍 4 个,独活 20 g,鲫鱼 170 g,铅粉 1 200 g,麻油 1 667 g。

【制法】 取白芷、蓖麻仁、巴豆、独活破碎后加麻油浸 3 d,再将蟾蜍浸 12 h,临熬时加入鲫鱼,放入铁锅内文火炸至老黄色,去渣取油滤过,滤油再放入锅内文火炼至表面泡沫快速合并,青烟浓集时离火,极细铅粉

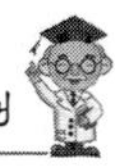

筛入锅内，边加边搅匀，使油粉充分混合；再移上火上加热，至表面泡沫状再离火；待冷时再加热1次，至发锅而表面呈致密纹时，取膏滴于水中，用手指试之不黏、不散，呈韧性柔和时离火，倾于清洁容器内。冷后放入冷水中去“火毒”1～4周，微火加热制成小膏药，每张重0.6 g。

【功效主治】 提毒，消肿，生肌。主治痈肿疮，溃疡久不愈合者。

【注意事项】 汞过敏者禁用。

【方源】 《中医外科特色制剂》徐楚江方。

阳和解凝膏药

【配方】 鲜牛蒡子叶300 g，鲜凤鲜梗、川芎各60 g，川附、桂枝、大黄、当归、肉桂、草乌、地龙、僵蚕、赤芍、白芷、白蔹、白及、乳香、没药各12 g，续断、防风、荆芥、五灵脂、木香、香橼、陈皮各12 g，苏合油24 g，麝香6 g，麻油1 000 g，铅丹适量。

【制法】 白凤仙花加油熬枯去渣，次日除乳香、没药、麝香、苏合油外，余药俱入锅煎枯，去渣滤净，熬油，下丹，每100 g药油加铅丹36～42 g，50℃时加乳香、没药、麝香、苏合油，搅匀成膏药，半月后可用。

【功效主治】 温经和阳，行气和血，祛风散寒，化痰通络。主治阴证疮疡、乳癖等。

【注意事项】 汞过敏者禁用。

【方源】 《中医外科特色制剂》。

白氏解毒膏

【配方】 群药：赤芍、白芷、玄参、当归、大黄、生地各20 g，木鳖子40 g，降香、皂角各10 g，鲜大力叶梗、鲜独角蓬叶梗各100 g。

冬季或夏季加肉桂20 g，夏季另加柳条枝30 cm长1枝。

其他药：乳香、没药、血竭各20 g，血余10 g，松香200 g。

【制法】 取群药加麻油1 000 g浸泡1个月，煎熬时加乳香、没药、血竭、血余，炸至枯褐色，过滤去药渣，将药油入锅加松香，待松香熔化后入铅丹，每100 g药油加铅丹36～42 g，出锅后去火毒。

【功效主治】 活血化瘀，解毒消肿，止痛生肌。主治痈肿疮，溃疡久不愈合者。

【注意事项】 对汞过敏者禁用。

【方源】 《白郡符临床经验集》家传方。

皲裂贴膏

【配方】 润肌油25 g，松香70 g，氧化锌15 g。

【制法】 取润肌油25 g水浴加热至80～100℃，加松香细粉使其熔化，持续搅拌3～5 min，50℃加氧化细粉搅匀，冷却至半凝固时，制成0.5 cm粗，3 cm长的圆棒，即得。

【功效主治】 活血化瘀，解毒消肿，止痛生肌。主治掌跖皲裂，取药棒加热，将熔化时，贴于患处。

【注意事项】 温度适宜，避免烫伤。

【方源】 《皮肤病方剂药物手册》。

三妙膏

【配方】 紫荆皮、大黄、黄芩、黄连、黄柏、肉桂、苏木、荆芥、防风、麻黄、细辛、生半夏、牙皂、乌药、浙贝母、黄芪、大力子、天花粉、金银花、僵蚕、生穿山甲、柴胡、胡参、青皮、白附子、生鳖甲、全蝎、巴豆、草乌、大戟、天麻、高良姜、蓖麻子、牛膝、白蔹、生甘草、海风藤、白及、连翘、血余炭、羌活、独活、白芷、千金子、当归、桃仁、红花、赤芍、石菖蒲各15 g，蛇蜕30 g，蜈蚣1条，桃枝、柏枝、槐树枝各1寸，精制玉米6 000 g。

【制法】 上药入油内浸7 d，熬至药枯，过滤去滓，文火熬至滴水成珠，大约取净油3 000 g，离火入黄丹2 400 g，杨木搅之，老嫩适宜，再入乳香、没药各24 g，血竭、雄黄、木香、沉香、檀香、降香、白胶香、丁香、藿香各15 g，麝香、珠粉、冰片各3 g，再入樟脑15 g，收膏，水中去火毒，即得。

【功效主治】 清热解毒，消肿止痛，除湿通络，软坚散结。主治一切痈疽已溃未溃，风寒湿痹疼痛及包块。

【用法】 隔水烊化，摊为膏药，贴敷患者。

【方源】《文琢之》经验方。

（孟　阳　刘汉义　焦海方　韩世荣）

第十三节　丹　剂

三 仙 丹

【配方】 水银、白矾、火硝各30 g。

【制法】 三药共研为极细粉末，以不见水银星点为度，放入生铁锅内，铺平，盖碗，壅沙，加压石，火烧2.5 h，取出，刮下红色反应物，退去火毒即得。

本方加青矾30 g，胆矾15 g，为滚脓丹，方法同上，用途亦基本相同。

本方另一组为七硝八矾一两银（华北地区），在西南地区为三药等量。

本方加朱砂15 g，雄黄15 g，硼砂15 g为红升丹，调配方法为武火阶段火力不宜太高，时间至3 h。

【规格】 以上各种，均为红色，粉状，有光泽，每盒15 g。

【包装】 以纸盒及玻璃瓶包装，密封瓶口。

【功效主治】 生肌，长肉，拔脓，解毒。主治一切疮疡溃后、疮口坚硬、肉黯紫黑、脓血淋漓、久不收口者。

【用法】 每用少许，均匀撒布于溃疡面，力求周到，外以白膏药护创，过敏者禁用。

【注意事项】 本方为升降丹剂之基础方，以三仙丹加味调配之各种升丹，功用相同，仅有作用强弱之区别。

本方在药典上为红粉，又名红升丹，即现作外科配方之红粉。系以三物等量，先以硝矾融凝为胎，后加水银于胎内，制作方法同三仙丹，以米粒观察火色。治疗范围，用法，及贮存均与上述三仙丹内容相同。

本方衍化之方，约近百种，皆在增入药味之不同，比例之不同，从而体现临床作用之不同。

【方源】 艾儒棣主编《中医外科特色制剂》，节选。

白 降 丹

【配方】 水银、火硝、白矾、食盐各30 g，皂矾15 g。

【调配】 上列各药，均匀研细，放入阳城罐中。置小火上，不停搅动，至熔完后沸腾时，离火，将罐身略呈倾斜，使熔浆沿内壁（罐之下部）贴附均匀；转动至欲凝时，上火，烤至青烟散尽，起黄烟时，直立不倒，药物表面有蜂窝状时，离火，待稍冷，倒覆于瓷盘上，桑皮纸塞缝，盐泥（1∶6）封口，放于面盆中。盆中央放砖石一二块，注水于中。淹过砖石一指以上，盘放砖上，四周以瓦片搭满，布燃红之杠炭于周围，1 h后，加燃红杠炭将罐身外露部分遮蔽；又1.5 h后，再加炽燃杠炭，将罐之外露部分，全部盖被，火力集中于罐之顶部，有灰化者即以燃炭补充。如此加热1 h，去火，稍冷后，撤除掩护及封闭物（勿震），取出罐子，露出瓷盘，反应物则紧贴于盘内，刮下，任择一法退去火毒，称量计出比例后，记录，即得。

【规格】 为白色针尖或类似石膏状结晶，色洁白，光泽良好，分装单位不定。

【包装】 以有色瓶封存，避光放置。

【药理用途】 化腐，蚀管，拔毒，消肿，提脓，生肉。主治一切痈疽发背疔毒，阴疽

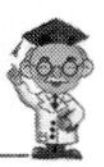

扩散，疮头平塌，疮内溃脓，久不穿孔，及杨梅结毒初起者，均可使用。本品为氯化高汞，腐蚀性很强，且无嗅无味，切忌入口。

【用法】 撒布、涂敷、调水搽、药捻插入等法，每次用 0.03 g～0.3 g，均视具体情况决定。

【方源】 《中医外科特色制剂》，节选。

红升丹

丹药自古以来秘而不传，所以，很多医生说，只见书上载，不见手中用。其炮制方法比较繁琐，临床运用的也就越来越少。红升丹系由水银、火硝、白矾、雄黄等为主的矿物药，因其炼制时“结胎”在下，丹结于上，其色鲜红，故有红升丹之名。

【配方】 水银、火硝、白矾各 31.25 g，朱砂、雄黄各 5 g。

【调配】 常用的炼制方法大致分以下几个步骤：第一步：备料。取水银，火硝、明矾各 31.25 g，先将明矾、火硝研细，再入水银研至不见水银星为度，然后全部倾入生铁锅内，上盖无裂纹且用生姜擦过的大瓷碗，并用草纸刷上浆糊密封碗锅接缝处 4～5 层，外以醋调黄泥填其边缘约 3～4 cm 厚，再用煅石膏研细末醋调封固，不令泄气，待干后再以细沙覆盖碗旁，露出碗底，将碗锅用铁丝扎紧放于三角铁架上，碗底放数粒大米，并以砖压住碗底。

第二步：观火候计时炼制。火炉 1 个，木炭数节。将木炭烧红置于锅底，第一小时宜用文火，火焰限于锅底，以防止火太大使药中水银先行飞散；第二小时的火候掌握到火焰刚好外窜到锅旁为佳；第三小时用武火，使火焰与锅口平齐，并煽风以增强火力。此时要留神锅碗接缝处有无裂纹，若见碗口绿烟喷出或见黄赤色细粒，那是丹粉外走现象，须急用醋调黄泥补之，勿使泄气。三小时后去火，待冷后轻轻除去黄泥草纸，揭开瓷碗，可见碗底粉霜状物质，其颜色为黄色或红色形似天畔朱霞，此即成品升丹。此时将升药刮下，红色者便是红升丹，色黄者为黄升丹。将其研极细末盛瓷瓶备用，以久存为良。一次炼制所得升药的重量为 19～27 g 不等。留在锅底中的为残渣，俗称红粉底。

本品上乘者为颜色鲜红之结块。兼有朱红或深红色者，质重，无异味，不溶于水，能溶于稀盐酸或稀硝酸中。其主要成分为氧化汞。此外尚有二硫化砷等。如果出现黑、黄、青、白等杂色，或结为针形，均是质量不好的残次品，为炼制过程中火候不当所致，可弃之不用。

【功效主治】 红升丹的临床应用：红升丹辛、热、燥，有大毒。功能拔毒排脓、祛腐生肌、燥湿杀虫。清《外科真诠》称其“专治一切疮毒，溃后拔毒生肌”。《谦益斋外科医案》解释道：“升者春升之气。既可祛腐，又可生新”。

《疡科心得集》谓三仙丹：“治一切疮疡，溃后拔毒去腐、生肌长肉敛口。是外科必用之药”。《疡医大全》说“三仙丹小升力单，只能施于疮疖。若痈疽大症非大升不能应手”。《疡科纲要》进一步指出三仙丹的使用范围：“一切溃疡皆可通用。拔毒拔脓最为应验。凡寻常之症得此已足。但湿疮有水无脓及顽疮恶腐不脱，或肛口或腐黑粘韧久溃败疡，则别有应用药末，非此可愈”。

【用法】 大、小升丹都具有提脓祛腐的作用，能使疮疡内蓄之脓毒，得以早日排出和腐肉迅速脱落。大凡溃疡脓栓未落，腐肉未脱，或者脓水不净，新肌未生的情况，均可选择使用升丹。

【注意事项】 ①红升、三仙二丹，功用相近，用法亦相似。在疡科外治药中以腐蚀、生肌、燥湿、杀虫为主。一般都研为极细末作掺药用，也可以配入油蜡膏中使用。

②红升、三仙二丹，都有腐蚀作用，但三仙的作用较红升为弱，红升又比白降丹的腐

蚀作用弱，因此，红升、三仙仅用于溃疡创面有腐肉者及瘘管等症，不能代替针药使用。

③大、小升丹与白降丹都有去腐作用，但是白降丹主要是蚀肉去腐，而升丹则有化阴回阳及去腐生新的作用，创面紫黯污秽者用后可变得红活；脓水清稀者使用后脓会变稠。

④二丹用于溃疡创面时也会伤及好肉，如果单用刺激性较强，因此，除用在去腐肉、化瘘管时用量略大一点外，用于治疗紫黯污秽之创面及脓水清稀之疮使其化阴回阳时，药量都应该轻一些。可根据不同情况配成九一丹、八二丹、七三丹、五五丹等使用。

⑤具体用法：疮口大者，可掺于疮口上；疮口小者，可黏附于药线上插入；亦可掺于膏药、油膏上盖贴。纯粹升丹因为药性太猛，在临床应用时必须加上赋形药使用，阳证一般用10%～20%的比例，阴证一般用30%～50%的比例。凡对升丹过敏者则须禁用，如病变部位在口唇、眼周要禁忌使用丹药，非用不可时当谨慎使用。

⑥古书记载，升丹须用陈久者则不痛，《医门补要》谓："新者性燥，用于提脓散内则有焮痛蚀肉之虞。用于长肉方中则无毒尽新生之效"。但是张山雷氏有不同体会和经验，他在《疡科纲要》一书中说；"此说殊不尽然，颐尝以新炼之丹试用亦未作痛。但研必极细，用时以新棉花蘸此药末轻轻弹上，止见薄薄黄色已足。如多用之则大痛矣"。又说："火候不佳，药力不及，功用必有所不逮。市肆中有炼成者，尝试用之，病者皆嫌作痛，而自制者则不痛，此必有故"。说明疼痛与药之新旧无关，与炼制时观察的火候正确与否有关。根据临床经验张氏之言确是经验之谈。韩老师的体会是，可能丹药没有研的极细，用量偏大是疼痛的主要原因，所以，虽是陈久丹药用后必然作痛。

⑦红升丹、三仙丹用瓷瓶保存为佳，如果受潮或者被阳光照射均会变质。即使用深棕色玻璃瓶储存的升丹，久置室中亦能逐渐变成黑颜色。

⑧不同文献中的红升丹药物组成不同，导致不同的原因是因为医家们历来视丹药如至宝，秘而不传，古有"传儿不传婿，传媳不传女"之规矩，各师各教，各承家技，各自相传，各家经验、体会不同，这是导致药方组成不尽相同的原因。但是主要成分基本一致，只是药量不同而已。

附：几种升丹衍生品使用方法

①九一丹(见《医宗金鉴》)

组成：熟石膏9份，升丹1份，共研极细末贮瓷瓶备用。

功用：提脓祛腐。治疗一切溃疡流脓未尽者。

用法：将药粉掺于疮口中，或用药线蘸药插入，外盖药膏，每日换药1～2次。

②八二丹(经验方)

组成：熟石膏8份，升丹2份，共研极细末贮瓷瓶备用。

功用：排脓提毒祛腐。治疗一切溃疡脓流不畅，腐肉不化。

用法：将药粉掺于疮口中，或黏附于药线上，插入疮口中，每日换药1～2次。

九一丹与八二丹均用于痈疡脓排不畅，腐肉未脱之阳证。二者都是治疗属于阳证疮疡、痈疽的，但是疮有大小之别，疡有轻重之分，痈疽有阴阳之异，使用时就有区别，不可混为一谈。九一丹用于痈疡脓排不畅，腐肉未脱之轻症；八二丹则用于痈疡脓排不畅，腐肉未脱之重症。

③七三丹(经验方)

组成：熟石膏7份，升丹3份，共研极细末贮瓷瓶备用。

功用：提脓祛腐。治疗流痰、附骨疽、瘰疬、有头疽等证溃后腐肉难脱，脓水不净者。

用法：将药粉掺于疮口中，或用药线蘸药插入，外盖膏药，每日换药1～2次。

④五五丹(经验方)

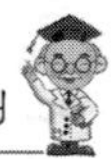

组成:熟石膏 5 份,升丹 5 份,共研极细末贮瓷瓶备用。

功用:提脓祛腐。治疗流痰、附骨疽、瘰疬等证,溃后腐肉难脱,脓水不净者。

用法:将药粉掺于疮口中,或用药线蘸药插入,外盖膏药,每日换药 1～2 次。

七三丹与五五丹均用于痈疽脓排不畅,腐肉未脱之阴证。二者都是治疗阴证的,但是病有轻重不同,使用略有区别,七三丹用于痈疡脓排不畅,腐肉未脱属阴证之轻症;五五丹则用于痈疡脓排不畅,腐肉未脱属阴证之重症。临症当分清阴阳寒热,轻重缓急,切勿盲目使用。

(刘汉义　焦海芳　韩世荣)

第十四节　其他制剂

甲字提毒药捻

【配方】 轻粉、红粉各 30 g,冰片 6 g,麝香 0.9 g,朱砂、琥珀各 9 g,血竭 12 g。

【制法】 诸药研细,混匀,用绵纸做成药捻。

【功效主治】 化腐,提毒,生肌。主治痈疽疮疡流水或成瘘管者。

【注意事项】 对汞过敏者禁用,新鲜肉芽疮面禁用。

【方源】 张志礼《中西医结合皮肤性病学》。

红血药捻

【配方】 红粉、利马锥、轻粉各 15 g,血竭 4.5 g,乳香 6 g,蟾酥适量。

【制法】 诸药研细,混匀,用绵纸做成药捻。

【功效主治】 解毒化腐,活血定畅。主治阳证或半阴半阳证,疖痈已溃,脓腐未净,引流不畅者。

【注意事项】 汞过敏者禁用,新鲜肉芽疮面禁用。

【方源】 《赵炳南临床经验集》。

回阳生肌药捻

【配方】 人参、鹿茸各 15 g,雄精 1.5 g,乳香 3 g,琥珀 7.5 g,红粉 4 g。

【制法】 诸药研细,混匀,用绵纸做成药捻。

【功效主治】 回阳生肌,补血定痛。主治阴证窦道、瘘管、脓肿久不收口者。

【注意事项】 阴证窦道、瘘管肉芽鲜红者勿用,汞过敏者禁用。

【方源】 《赵炳南临床经验集》。

收干药捻

【配方】 银粉散、甘石粉各 30 g,雄精 3 g。

【制法】 诸药研细,混匀,用绵纸做成药捻。

【功效主治】 收敛解毒,生肌长肉。主治阴证及阳证窦道、瘘管、疮面清洁肉芽组织或轻度水肿者。

【注意事项】 阴阳痈疽初起不宜用。汞过敏者禁用。

【方源】 《赵炳南临床经验集》。

地龙糖剂

【配方】 活地龙、白砂糖各等量。

【制法】 取活地龙浸清水中 24 h,吐出腹内物,取出,洗净,置消毒容器中,加等量白砂糖,初见地龙蠕动,渐有黏液样半流动液体浸出,1～2 h 后,地龙缩小而死,倾出浸出液,即得。

【功效主治】 止痛、消炎,促进创面愈合。主治表浅溃疡、褥疮、伤口久不愈合、带状疱疹等。

【用法】 涂搽皮损处，或敷于溃疡疮面，每日 3 次。

【注意事项】 最好新鲜配制，如久用可加 0.15%羟苯乙酯或凯松防腐剂，冰箱内存放。亦可加 1%硫酸锌、1%维生素 A、表皮生长因子等，促进创口愈合。

香柏香波

【配方】 香附、生侧柏叶各 40 g。

【制法】 取以上中药配方颗粒制成极细粉，加适量水加热溶解，加香波 250 g，制成香波。

【功效主治】 清热凉血，祛风止痒。主治头部脂溢性皮炎。油腻、痒重加苦参、薄荷；伴毛囊炎、脓疱加黄连；脱发加人参、何首乌。

【用法】 洗头用，每周 3 次，每次停留 10 min，清洗干净。

【方源】 李元文经验方。

（马学武　胡凤鸣　詹志荣　焦海芳）

（**本章编审：**李　斌　周双印　刘红霞）

第六章　民族药外用制剂

第一节　蒙药外用制剂

阿润洗剂

【配方】　苦参、诃子、川楝子、栀子各50 g，土木香、白花益母草各30 g，黄连10 g，萹蓄14 g。

【制法】　共研粗末，水煎，制成汤剂。

【功效主治】　止痛止痒，杀黏虫、消肿。主治关节肿痛，湿疹，痔疮。

【用法】　外用，每日1次，每次6 g。煎煮后洗患处，可坐浴熏洗。

【方源】　《内蒙古蒙药制剂规范》。

无双洗剂

【配方】　蒺藜（制）10 g，黄柏2 g。

【制法】　2味药物共研粗末，制成汤剂。

【功效主治】　清热、燥黄水、止痒、收敛。主治手足湿疹、皲裂、瘙痒性皮肤病。

【用法】　外用，每日2次，每次50 g。水煎，泡洗30 min。

【方源】　《内蒙古蒙药制剂规范》。

门布丹塔布

【配方】　蜈蚣、蟾酥、多叶棘豆各等量。

【制法】　以上3味药物共研细末，制成散剂。

【功效主治】　消肿、制核瘤。主治痈疖、瘰疬、蛇咬伤、咽喉肿痛。

【用法】　外用，每日1～3次，取适量，用醋调和，涂敷于病变部位。

【方源】　《观者之喜》。

疥疮外涂剂

【配方】　铜绿0.5 g，硫黄、草乌、黑胡椒各25 g，刺柏叶20 g，血余炭、紫铆子、酸藤果各15 g。

【制法】　以上8味药物共研细末，制成散剂。

【功效主治】　杀黏虫、燥脓黄水。主治疥疮、痒疹、黄水疮、癣。

【用法】　外用，取适量，用猪油搅拌涂于病变部位。

【方源】　《观者之喜》。

白癜风膏

【配方】　硫黄、木香、川楝子、赤盐、芹叶铁红莲、银莲花、苘麻子各10 g，松节、雄黄、蛇蜕各5 g。

【制法】　以上10味药物共研细末，制成散剂。

【功效主治】　燥黄水。主治白癜风。

【用法】　外用，每日1次，取适量，用凉开水搅拌，涂于病变部位。

【方源】　《观者之喜》。

皮肤病外涂剂

【配方】 喜马拉雅大戟、瑞香狼毒、大黄、狼毒、蓝钟花、栀子、姜黄、川楝子、酒曲各15 g,石菖蒲、草乌、黄水三药、儿茶、白芥子各10 g,黄柏、食盐、诃子、五灵脂、枇杷叶、硫黄、雌黄各5 g,麝香2.5 g。

【制法】 以上26味药物,除麝香另研细末外,其余25味药物共研细末,加麝香粉末,混匀,制成散剂。

【功效主治】 杀黏虫、燥黄水、消肿。主治血管炎、狼疮、肿物、黄水疮等皮肤黄水病。

【用法】 外用,取适量,治疗黄水病、血管炎、肿块时可用萝卜汁搅拌,治疗黄水疮可用猪油搅拌,涂覆于病变部位。

【方源】《医诀补遗》。

呼和膏

【配方】 白秦艽花、藜芦、大黄、乌梢蛇皮、草乌(制)、苘麻子、姜黄、苦参、狼毒各1025.6 g,硫黄512.8 g,文冠木浸膏、雄黄、水银(制)、白矾(制)、冰片、红粉各1709.4 g。

【制法】 以上16味药物,除冰片另研细末外,其余15味药物共研细末,加冰片粉末,混匀,制成散剂。每1 000 g药物细末,用羊毛子250 g、麻油250 g、凡士林62.5 g搅拌。

【功效主治】 杀黏虫、燥黄水、止痒。主治牛皮癣、湿疹、黄水疮、慢性单纯性苔藓等各种皮肤病。

【用法】 外用,取适量,涂于病变部位。各种皮肤病的溃疡、糜烂、孕妇、婴儿禁用。

【方源】 老蒙医李格尔布、杨拉嘎巴、关其桑布、包海日布之验方。

协日膏

【配方】 桂皮、龙骨(制)、蛇床子、黄连、文冠木浸膏各274 g,硫黄、冰片各110 g,硼砂、白矾(制)、雄黄各82.2 g,苦参164.4 g。

【制法】 以上11味药物,除冰片另研细末外,其余10味药物共研细末,加冰片粉末,混匀,制成散剂。

【功效主治】 杀黏虫、燥黄水。主治牛皮癣、湿疹、黄水疮、丘疹、慢性单纯性苔藓等各种皮肤病。

【用法】 外用,取适量,用凡士林搅拌,涂于病变部位。各种皮肤病的溃疡、糜烂、孕妇、婴儿禁用。

【方源】 名老蒙医李格尔布、杨拉嘎巴、关其桑布、包海日布之验方。

乌苏图日乐格

【配方】 白秦艽花、藜芦、大黄、乌梢蛇皮、草乌(制)、苘麻子、姜黄、苦参、狼毒各1025.6 g,硫黄512.8 g,文冠木浸膏、雄黄、水银(制)、白矾(制)、冰片、红粉各1709.4 g。

【制法】 以上16味药物,除冰片另研粗末外,其余15味药物共研粗末,加冰片粉末,水煎,制成汤剂。

【功效主治】 止痛、止痒,杀黏虫、消肿。主治牛皮癣、湿疹、黄水疮、瘙痒、丘疹、红皮病、慢性单纯性苔藓等各种皮肤病。

【用法】 外用,煎煮后药水洗头或涂于患处。各种皮肤病的溃疡、糜烂、孕妇、婴儿禁用。

【方源】 名老蒙医李格尔布、杨拉嘎巴、关其桑布、包海日布之验方。

杀虫信筒子七味散

【配方】 信筒子(或蔓荆子)、大蒜、紫铆、苘麻子、马蔺子、铁杆蒿炭各50 g,麝香5 g。

【制法】 以上7味药,除麝香另研细末外,其余6味共研为细末,加麝香末,混匀,

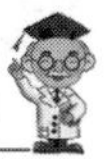

制成散、丸、栓、导泻剂等。

【功效主治】 本方性温，为治疗内外黏虫病之方。本方以具有杀黏虫功能的信筒子(或蔓荆子)为主，以大蒜、马蔺子、紫铆为辅，配以麝香、铁杆蒿、苘麻子，对各种黏虫病均有效。杀黏虫。主治胃、肠虫病，肛门、阴道、皮肤黏虫病。

【用法】 每日 2～3 次，每次 1.5～3 g，如热盛加牛黄，如寒盛加荜茇；内黏虫病内服，头黏虫病烟熏，肛门和阴道黏虫病采用栓剂或导泻。皮肤黏虫病外涂。孕妇禁用。

【方源】《诊治名医典》。

荆芥八味散

【配方】 荆芥、信筒子(或蔓荆子)、辣椒、大蒜、花椒、天南星、藁本、铁杆蒿炭各等量。

【制法】 以上 8 味药物共研细末，制成散剂、栓剂或作导泻剂。

【功效主治】 本方性热。以具有杀黏虫功能的荆芥为主，以信筒子(或蔓荆子)、辣椒、大蒜、花椒、天南星为辅，以燥肌肤黄水并杀黏虫的藁本、铁杆蒿炭为之佐使，故对皮肤黏虫病有良效。杀黏虫。主治肛门及阴道黏虫病、秃疮、疥疮等皮肤黏虫病。

【用法】 每日 2～3 次，根据病情用植物油调和外涂或导泻用。

【方源】《至高药方》。

珍珠八味散

【配方】 珍珠(制)、西红花、三七、朱砂(制)各 6 g，银珠(制)、雄黄(制)各 12 g，冰片 8 g，麝香 1 g。

【制法】 以上 8 味药物除麝香、冰片另研细末外，其余 6 味药物共研细末，加麝香、冰片粉末，混匀，制成散剂。

【功效主治】 生肌、收敛。主治皮肤、黏膜溃疡，宫颈糜烂、阴道炎。

【用法】 外用，每日 1～2 次，每次 0.3～1 g，涂于患处。

【方源】《内蒙古蒙药制剂规范》。

百草霜五味散

【配方】 百草霜、水银(制)各 50 g，锌(制)、铅(制)、朱砂(制)各 25 g。

【制法】 以上 5 味药物共研细末，制成散剂。

【功效主治】 杀黏虫、疗创伤。主治鼻疮、喉疮、疖、痈等。

【用法】 每日 1～2 次，每次 5 g，燃烟熏患处。

【方源】《观者之喜》。

阿魏二味散

【配方】 阿魏、硼砂各等量。

【制法】 以上 2 味药物共研细末，制成散剂。

【功效主治】 燥脓。主治耳脓、皮肤脓肿。

【用法】 每日 2～3 次，黄油煎，取适量滴耳或涂于患处皮肤。

【方源】《蒙医药方汇编》。

莱菔六味散

【配方】 莱菔 10 g，木香、孔雀翎灰各 5 g，磁石(制)16 g，硇砂 2.5 g，角蒿 20 g。

【制法】 以上 6 味药物共研细末，制成散剂。

【功效主治】 本方性凉。以具有燥黄水、愈伤之功能的莱菔为主药，引脓、痰功能的木香、孔雀翎灰为辅，配以角蒿、磁石、紫硇砂等，对脓血、黄水及刺痛均有功效。燥脓、止痛。主治耳内化脓及刺痛，皮肤化脓。

【用法】 每日 2～3 次，每次取适量用黄油调和滴耳或涂于患处。

【方源】《观者之喜》。

角蒿六味散

【配方】 角蒿 25 g，麝香、木香、铜灰各 16 g，独头蒜 20 g，莱菔 5 g。

【制法】 以上 6 味药物，除麝香另研细末外，其余 5 味药物共研细末，加入麝香末，混匀，制成散剂或汤剂。

【功效主治】 燥脓、止痛。主治皮肤及耳内化脓及疼痛。

【用法】 每日 1～2 次，每次 3～5 g。白开水送服，或水煎取汁滴耳或敷于化脓处。

【方源】 《观者之喜》。

瑞香狼毒八味散

【配方】 瑞香狼毒、蒙酸模、多叶棘豆、黄精、天门冬、菖蒲、姜黄、草乌各等量。

【制法】 以上 8 味药物共研细末，制成散剂。

【功效主治】 本方性凉，为外用消肿之方。以具有杀黏虫、泻邪、制痈、防腐、消肿功能的瑞香狼毒为主，配以有杀黏虫、疗伤、止痛功能的姜黄，杀黏虫、止痛、燥黄水功能的草乌，消肿杀黏虫功能的多叶棘豆，愈伤、止血功能的蒙酸模，燥黄水、滋补功能的黄精、天门冬，故杀黏虫、愈伤、燥黄水、消肿功效俱全，对丹毒、痈疖、淋巴结肿胀、痄腮等具有显著疗效。消肿、止痛。主治丹毒、淋巴结肿、痈疖、痄腮等。

【用法】 外用，取适量，视病情用水、醋、蛋清等调敷于患部。避免药物接触溃烂面。

【方源】 《手抄验方》。

砒石五味散

【配方】 砒石(制)、斑蝥(制)各 25 g，雄黄(制)20 g，硇砂 15 g，龙骨(制)5 g。

【制法】 以上 5 味药物共研细末，制成散剂。

【功效主治】 消肿、化瘤。主治核瘤、腺肿、瘰疬、毒瘤等。

【用法】 外用，每日 1～2 次，取适量，视病情用水、醋、蛋清等调敷于患部。避免药物接触溃烂面。

【方源】 《观者之喜》。

五 黄 散

【配方】 黄连、栀子、黄柏各 300 g，禹粮土 60 g，冰片 30 g。

【制法】 以上 5 味药物除冰片另研细末外，其余 4 味药物共研细末，加冰片粉末，混匀，制成散剂。

【功效主治】 清热、消肿，止痛。主治腮腺炎、乳腺炎、蜇伤、甲沟炎、牙痛。

【用法】 外用，每日 2 次，每次 2～4 g，凉开水调糊，敷于患处。

【方源】 《内蒙古蒙药制剂规范》。

硫黄三味散

【配方】 雄黄 500 g，硫黄、白矾各 250 g。

【制法】 以上 3 味药物共研细末，制成散剂。

【功效主治】 活血、止痒、杀黏虫、敛疮。主治黄水疮、疥螨、癣菌病。

【用法】 外用，每日 2～3 次，取适量，用凡士林或猪油搅拌均匀，涂于患处。

【方源】 《内蒙古蒙药制剂规范》。

胡椒三味散

【配方】 硫黄 25 g、黑胡椒、白矾各 15 g。

【制法】 以上 3 味药物共研细末，制成散剂。

【功效主治】 杀黏虫、燥黄水。主治疥疮、痒疹、黄水疮、癣。

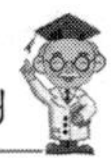

【用法】 外用，取适量，用猪油或麻油搅拌，涂于病变部位。

【方源】《观者之喜》。

瑞香狼毒九味散

【配方】 大黄 200 g，瑞香狼毒、酸模、多叶棘豆、草乌、石菖蒲、姜黄、天冬、黄精各 100 g。

【制法】 以上 9 味药物共研细末，制成散剂。

【功效主治】 消肿、化瘤。主治烈性肿物、腮肿、丹毒、淋巴结肿大、痈疽、疖、痈等症。

【用法】 外用，日 1～2 次，用醋、蛋清或芝麻油搅拌，涂覆于患处，皮肤黏膜损伤处不宜敷用。避免药物接触溃烂面。

【方源】《内蒙古地区验方》。

外用溃疡散

【配方】 煅寒水石 35 g，冰片 25 g，雄黄(制)10 g，朱砂、银珠(制)、石决明各 5 g，麝香 0.5 g。

【制法】 以上 7 味药物，除麝香另研细末外，其余 6 味药物共研细末，加麝香粉末，混匀，制成散剂。

【功效主治】 愈创伤。主治热性咽部红肿、声音嘶哑、口腔糜烂、皮肌溃烂、外伤等症。

【用法】 外用，每日 1～2 次，取适量，咽喉肿痛可用细管吹撒于红肿部位，治疗肿胀，用醋调和，敷于肿块上，疮疡可直接敷于疮疡部位。

【方源】《内蒙古地区验方》。

(乌日娜　都日娜　乌日娜)

第二节　藏药外用制剂

五味甘露

【配方】 阴甘露——藏麻黄，圆甘露——圆枝柏，土甘露——青蒿，水甘露——水柏枝，草甘露——杜鹃叶(花)。

【制法】 五味饮片按 1∶1∶2∶2∶3比例配置，经发酵处理。

【功效主治】 联合国教科文组织保护非物质文化遗产政府间委员会第 13 届常委会于 2018 年 11 月 28 日将藏药浴列入联合国教科文组织人类非物质文化遗产代表作名录。

五味甘露汤药浴的基本方，各种药浴方以此为基础加减衍生，在《四部医典》已有记载。藏麻黄甘涩凉，清热止血，解表止咳，用于药浴；圆枝柏叶清肾热、解毒、除湿，果清肝热及肺热，用于痈疖肿毒；青蒿凉血止血，用于痈疥瘙痂痒，恶疮，杀虱抗疟；水柏枝清热解毒，用于一切热病、瘟病时疫；杜鹃叶(花)解毒消肿。

【用法】 用药量大，以斤论之，以此为基药，加其他药煎药做药浴。

【方源】《中国藏药浴》。

硬皮病药浴方

【配方】 ①艾叶、花椒、红花、当归各 15 g；②透骨草 30 g；③黄芪、红花、肉桂各 15 g；③冷蒿根叶(捣碎)、天然碱、酒曲，依次加大量；④五味甘露。

【制法】 分别煎成汤药。

【功效主治】 活血化瘀，疏通经络。主治硬皮病。

【用法】 各煎汤，①方局部擦浴；②方汽雾熏浴；③方洗浴患处；④方浸浴。

【方源】《中国藏药浴》。

银屑病方

【配方】 ①五味甘露各 0.5 kg。②硫黄、白芸香、雄黄、天门冬、草决晨、黄葵子、白芝麻、孜然芹各 50 g。③麝香 0.5 g,温水 500 ml,五根散 10 g,驱黄水散 10 g、白酒少许。④乌梢蛇皮煅灰适量,毛诃子油。

【制法】 五味甘露各取 0.5 kg,加②方纱布包,置于高压蒸汽锅中加水 100 kg,高压力蒸汽加工成药液。麝香水 25 ml,加五根散、驱黄水散、白酒少许加入药液中。④乌梢蛇皮煅灰加毛诃子油调配成油膏。

【用法】 浸浴,每次 10～15 min,10 日 1 个疗程。④方外涂患处。

【方源】 《中国藏药浴》。

带状疱疹方

【配方】 ①刺芒龙胆、溪岸银莲花、酪浆制剂;②黄蜀葵籽、藏菖蒲、丁香、小米辣、酥油制剂;③毛诃子、蛇煅灰、酥油制剂;④五味甘露加刺芝龙胆、大黄、诃子、亚大黄、蔓荆子、黄水三药。

【制法】 ①、④煎汤;②、③调配成软膏。

【功效主治】 除湿解毒。用于带状疱疹。

【用法】 ③方浸浴,每次 10～15 min,10 日 1 个疗程;①、②方依次搽药,③包敷。

【方源】 《中国藏药浴》。

慢性单纯性苔藓方

【配方】 ①硫黄 150 g,天竺黄 300 g,丁香 50 g,肉豆蔻 40 g,白豆蔻 70 g,草果 40 g,藏红花 240 g,决明子 140 g,琥珀 110 g,黄葵子 100 g,诃子 400 g,阿魏 200 g,藏菖蒲 240 g,麝香 10 g,川乌 200 g,肾瓣棘豆 100 g,穆库尔没药 100 g,制成细散;②五味甘露汤加白嘎 5 g、索玛惹扎 5 g、台嘎多杰 5 g、吉尔吧 5g。

【制法】 ①制成散剂;②制成煎剂。

【功效主治】 祛风止痒。主治慢性单纯性苔藓。

【用法】 ②方药浴,①方取药粉适量醋调、油调,敷于患处,适当加热。

【方源】 《中国藏药浴》。

(乌日娜　马振友)

第三节　瑶药外用制剂

湿疹(湿疮)方

【配方】 苦参 15 g g,五色花 15 g,山银花 30 g,土茯苓 30 g,路边菊 15 g。用于湿疹皮炎、药疹等过敏性皮肤病。

【制法】 以上饮片加水 2 000 ml,制成煎剂。

【用法】 水煎服,每日 1 剂,代茶饮;药渣再煎 2 次,外洗患处。

【方源】 董明姣瑶医方。

干燥性皮肤(癞子皮)方

【配方】 生地 20 g,麦冬 15 g,鸡血藤 30 g,当归藤 20 g,土党参 20 g,知了(蝉蜕)5 g,红丝线 10 g

【制法】 以上饮片加水 2 000 ml,制成煎剂。

【功效主治】 滋阴养血,凉血止痒。用于慢性湿疹、瘙痒症、鱼鳞病、银屑病等。

【用法】 水煎,每日 1 剂,代茶饮;药渣再煎 2 次,外洗患处。

【方源】 董明姣瑶医方。

无名肿毒方

【配方】 鲜野桃花根、半边莲、大火草,食盐各 20～50 g,鲜生地 20 g,鲜麦冬 15 g。

【制法】 取鲜药各适量,加食盐捣成

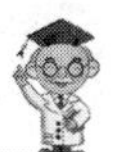

药糊。

【功效主治】　清热解毒，拔脓消肿。用于痈、疽、疖、传染性湿疹样皮炎、足癣感染等感染性皮肤病。

【用法】　外敷患处。

【方源】　董明姣瑶医方。

荨麻疹(游走风)方

【配方】　紫草 20 g，玄参 15 g，鸡血藤 30 g，当归藤 20 g，土党参 20 g，知了(蝉蜕) 5 g，红丝线 10 g，一点红 15 g。

【制法】　以上饮片加水 2 000 ml，制成煎剂。

【功效主治】　清热滋阴，凉血止痒。用于各型荨麻疹。

【用法】　水煎，每日 1 剂，代茶饮；药渣再煎 2 次，外洗患处。

【方源】　董明姣瑶医方。

水痘(毒疮)方

【配方】　水杨梅 20 g，土茯苓 30 g，金银花 30 g，三叉苦 30 g，蚂蚱刺 30 g。

【制法】　以上饮片加水 2 000 ml，制成煎剂。

【功效主治】　清热解毒，敛湿止痒。用于水痘、传染性红斑、手足口病、病毒疹等病毒感染性皮肤病。

【用法】　水煎外洗，每日 2 次。

【方源】　董明姣瑶医方。

(董明姣)

(本章编审：乌日娜　董明姣)

外用化学药篇

第七章　原料药物及辅料

外用药制剂是由原料药物及辅料组成，两者缺一不可，可以说没有原料药物和辅料就没有制剂。在制剂中使用原料药物的目的在于达到治疗皮肤病和皮肤保健、美容的作用。使用辅料的目的在于：①有利于制剂形态的形成，如在液体制剂中加入溶媒，在软膏、凝胶中加入原料药物和辅料；②使调配过程顺利进行，在液体制剂中加入助溶剂、增溶剂、助悬剂、乳化剂等，在固体和半固体制剂中加入助流剂、润滑剂可改善物料的粉体性质；③提高制剂的稳定性，如化学稳定剂（抗氧化剂、pH 调节剂）、物理稳定剂（助悬剂、乳化剂等）、生物稳定剂（防腐剂）等；④调节有效成分或改善生理要求，使制剂具有速释性、缓释性、渗透性、热敏性、靶向性、生物黏附性，加入色素、香料，使患者或美容保健者更易接受；⑤辅料的更新换代创造了新剂型，如乳化技术调配的乳化型溶液剂。

各种皮肤美容外用制剂由原料药物、基质原料、辅助原料 3 部分组成。原料药物、基质原料、辅助原料是构成皮肤美容外用制剂、化妆品的剂型，分为气体、液体、半固体和固体制剂 4 类基本类型；而辅助原料又起到成型、乳化、增溶、助溶、促渗、着色、抑菌、抗氧化、加香、调节 pH、调节透皮性等作用，加入皮肤美容原料药物、化妆品功能性原料就具有了治疗、清洁、保护、美化修饰、保健作用。在外用原料药物选用是否得当，将直接影响药物的生物利用度、毒副作用、不良反应的严重程度以及临床药效的发挥。新剂型的产生主要取决于原料药物和辅助原料。原料药物、基质原料、辅助原料三者的作用和功能相辅相成，都有不同程度的赋形、产生一定功能的作用。如植物油质的蓖麻油同时有赋形、润滑、保护、脱痂、皂化作用，氧化锌既是赋形剂，又是保护剂、收敛剂、粉剂固体色料、微量元素等。

第一节　化学原料药分类

皮肤美容外用原料药物为外用药和化妆品的主要原料，具有药理作用，主要起治疗作用。而作为化妆品原料药物与皮肤美容外用原料药物有所区别，两者基质基本相同。必须具备以下条件：①具有功效性，配伍性好，稳定性好；②对皮肤无毒、无刺激性，使用安全；③用后不影响皮肤的生理功能；④对损容性皮肤问题能起到改善作用，④受化妆品法规限制，有些品种化妆品禁用或限用。

皮肤、美容主药称为原料药物，又称功效性原料，统属于化学功效药范畴。除一般的清洁、润滑、保护、保湿功能外，还有止痒等作用，皮肤美容外用原料药物依其药理作用和功能分为：消毒防腐剂、抗生素类药、抗真菌剂、抗病毒剂、杀虫剂、糖皮质激素类药、性激素类药、抗过敏剂、维生素类药、维 A 酸类药、细胞毒素类药、生物制剂、角质促成剂、角质松解剂、腐蚀剂、收敛剂、止汗剂，保健化妆品方面有抗衰老、祛斑、防晒、除臭、丰(美)乳、健美(减肥)、脱毛、育发、抗粉刺、祛瘢痕、着色、覆饰等功效性原料，可制成皮肤美容外用药。皮肤、美容化学功效药和化妆品功效性原料具有共性，又略有差别，不能截然分开，故纳入一起叙述。特殊用途化妆品、药妆品、护肤品，如祛斑、祛粉刺、生发、抗衰老、美体、丰乳、除臭、除瘢痕等，因有其特殊性，故专门叙述，虽与皮肤美容化学功效药有重复，但有助于功效性化妆品选方配药，故作重点介绍。

一、清洁剂

用于清除皮肤表面病变作用的药物。系清除污物、浆液、脓液、鳞屑或痂皮及残留的药物，常用药物如下。

(一)水溶液

0.9%氯化钠溶液、温水肥皂、1∶5000高锰酸钾、0.1%依沙吖啶溶液、0.02%呋喃西林溶液、3%过氧化氢溶液。

(二)油类

各种植物油或液状石蜡、1%～5%水杨酸油可除去皮损上的痂皮或残留药物。

二、润肤剂

具有润泽皮肤、并有脱痂、祛屑作用的药物。常用的有凡士林、羊毛脂、精制玉米油、米糠油、麻油、菜籽油、花生油、蓖麻油、橄榄油等各种植物油及液状石蜡等，以及乳化体中油相组分。主治干燥皮肤、皲裂性损害，结痂及鳞屑性皮损。

三、保护剂

朱学骏称屏障保护剂，系指可以代替皮肤屏障作用和功能的一组制剂。

具有保护皮肤、减少摩擦和防止外来刺激作用的药物。药物作用温和，本身无刺激性。

(一)粉剂类

氧化锌、滑石粉、炉甘石、氢氧化钙、碳酸钙、次碳酸铋及淀粉、高岭土、白垩土等。多配制成粉剂、洗剂、面膜等。

(二)植物油

麻油、精制玉米油、橄榄油、麻油、米糠油、花生油、菜籽油、蓖麻油及棉籽油等。植物油并可作为清洁剂、保护剂、润滑剂及赋形剂等。并具有封闭性保湿功能。

(三)硅油

有机硅氧化物的聚合物，具有保护、润滑作用，也可作软膏基质。皮肤科外用制剂最常用二甲硅油，配比1%～5%软膏、乳剂、洗剂等，或制成乳化硅油应用。可防护酸、碱、铬、镍、油及某些有机溶剂等引起的职业性皮肤病，也用于防护日晒、润肤、保湿等。

化妆品制剂常加入乳化剂或其他成分，亦有保护作用。

四、保湿剂

具有吸湿性的水溶性物质的药物。皮肤保持适当水分，防止和减少皱纹、皲裂、衰老。在化妆品中应用大量保湿剂成为当今时尚。

(一)对皮肤保湿作用

1. 表观保湿剂　丙二醇、丁二醇、甘油、高分子保湿剂、山梨糖醇等提高产品保湿性，溶解药物，改善乳化性能，滋润皮肤，表皮湿润感强，但易脱出皮肤水分，用量过大皮肤黑。

2. 角质层保湿剂　NMF-50、8045、磷脂、神经酰胺、甾醇、尿囊素、L-乳酸、锁水能力强，防止丙二醇、甘油等脱水，增加皮肤屏障能力，柔软、光泽、滋润。

3. 深层保湿剂　肽类、胶原蛋白、小分子透明质酸钠、硫酸软骨素等深层锁水保湿，强化皮肤与血液能量交换与毒素排泄，增加细胞活力。改善皮肤弹性，嫩肤、美白，

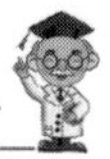

增加产品稳定性、润滑性，肤感极佳。

(二)常用保湿剂分类及使用浓度

1. 常用的有 5%～10% 甘油、5%～10%丙二醇、1,3 丁二醇、山梨醇、聚乙二醇、乳酸和乳酸钠、α-羟酸类，此外，还有 7% 尿素、0.1%～0.3%尿囊素等。

2. 近年使用氨基酸、NMF 50、NMF 26、吡咯烷酮羧酸钠、透明质酸钠、神经酰胺、貂油阳离子泛酸、阳离子泛酸、多糖润肤剂、海藻糖、海藻寡糖、丝肽、丝素、蛋黄油(磷脂)等。

3. 此外，还有几种成分合成为一种的复合保湿剂，一种原料兼有多种保湿功能，制作方便、效果可靠，如 PDS 高效保湿剂，配比 1%～8%(表 7-1)。

表 7-1 常用保湿剂一览表

品名	配比(%)	肤感	安全性	配伍特性	备注
海藻糖	1.0～10.0	清爽，保湿一般	好	耐受性好	
木糖醇	1.0～10.0	清爽，保湿一般	好	耐受性好	
NMF-50	1.0～5.0	清爽，保湿一般	好	耐受性好	
CD-58	1.0～10.0	丝滑，保湿好	好	不耐酸	稳定乳化体系
PCA-钠	1.0～10.0	清爽，保湿好	好	耐离子性强，耐酸碱	
乳酸钠	1.0～10.0	清爽，保湿好	好	耐离子性强	
甘油	1.0～5.0	湿润，黏	用量大，差	配伍性好	用量大，黏、反吸水
丙二醇	1.0～8.0	清爽，湿润	用量大，差	助渗，配伍性好，增溶，防冻，防药物水解	
丁二醇	1.0～8.0	清爽，湿润，低湿度保湿好	好	助渗，增溶，防冻，配伍性好，防药物水解	

五、止痒剂

多种药物以不同的机理而发挥止痒作用的药物。主要有：①对感觉神经末梢起麻醉作用；②使局部表面产生清凉作用而分散痒感；③抗炎作用；④对抗组胺作用等。

(一)麻醉止痒剂

0.5%～2% 苯酚、0.5%～1% 麝香草酚、5%～10% 苯甲醇、0.25%～2% 达可罗宁、5%苯唑卡因、1%利多卡因、1%丁卡因、1%普鲁卡因等。

(二)清凉止痒剂

又称刺激性止痒剂。0.5%～2% 薄荷脑、1%～10% 樟脑、1%～2% 冰片、1% 薄荷油、0.025%辣椒辣素等。

(三)抗炎止痒剂

糖皮质激素制剂是见效迅速、效果可靠的最常用止痒剂，限于短期局部应用，切忌长期大量全身使用。5%～10%焦油类药物(包括黑豆馏油、煤焦油、糠馏油等)。甘草酸二钾、甘草次酸、消炎痛、乙氧苯柳胺等。

(四)抗组胺止痒剂

有 1%盐酸苯海拉明、1%盐酸异丙嗪、1%马来酸氯苯那敏、1%～5%盐酸多塞平等。其中盐酸多塞平抗组胺 H_1、H_2 受体，为当前最常用的抗组胺止痒剂。

上述药物根据具体应用情况可配制成不同的制剂，如溶液、酊剂、洗剂、乳剂或软膏等。主治皮肤瘙痒症或瘙痒性皮肤病。

六、消毒防腐剂

系能杀灭病原微生物或抑制其生长繁殖的药物。主治细菌感染性皮肤病，预防皮肤病并发细菌感染。

(一)化学消毒防腐剂

0.5%～1%苯酚、3%硼酸、2%硼砂、0.1%苯扎溴铵、0.02%～0.05%呋喃西林、0.1%氯己啶、1%～2%苯氧乙醇溶液软膏、2.5%碘酊、1%～2%磺胺嘧啶银乳膏或软膏、3.5%～10%过氧苯甲酰乳膏或凝胶。硼酸易致吸收中毒，儿童禁用！

(二)染料杀菌剂

0.1%～0.2%依沙吖啶溶液或1%软膏。1%～2%甲紫酊剂、溶液、软膏、糊剂，是使用广泛有悠久历史的药物，用于皮肤黏膜感染，近年英国学者研究认为本品是一种潜在的致癌剂，禁止用于破损皮肤，应引起注意，因产生色素，面部皮肤最好不用。

(三)氧化杀菌剂

1:4 000～1:8 000高锰酸钾溶液，具有杀菌、消毒、防腐、除臭作用。主治阴道炎和皮肤感染，应注意水分吸收后造成局部高浓度化学功效药对皮肤灼伤。3%过氧化氢溶液，用于清洁创面、杀菌、消毒，并有褪色作用，用于染发剂。

七、抗生素类药

具有杀灭或抑制细菌作用的药物。抗细菌药外用制剂治疗皮肤浅表细菌感染具有良好的疗效，而且可预防继发感染。但外用抗生素也有其不利的一面，外用抗生素可增加耐药菌株的发生，同时外用易使机体致敏。一旦致敏，不但不能局部外用，也不能系统应用。因此，应选择不作系统应用或很少系统应用的抗生素，用做外用制剂。

常用的抗细菌剂有0.5%～1%硫酸新霉素、500 U～1 000 U/g杆菌肽、0.1%～1%多黏菌素B、2%莫匹罗星(假单胞菌酸A)、0.05%～1%黄连素、1%～2%克林霉素、1%克林霉素磷酸酯，还有0.5%～1%四环素、红霉素、氯霉素等对痤疮丙酸棒状杆菌有明显抗菌作用，故常调配0.5%～1%的软膏、乳剂或酊剂治疗痤疮和酒渣鼻。

此外，松香酸是优良的抗菌剂，用于痤疮、银屑病等，美国列入化妆品基本用药。

八、抗真菌剂

具有对致病真菌有抑制、杀灭作用的药物。分类如下。

(一)有机酸类及其衍生物

具有抗表浅真菌作用，有的并有角质溶解作用。主治手足癣、体癣等常用的有5%～10%水杨酸、6%～12%苯甲酸、10%醋酸、5%～10%乙酰水杨酸、10%水杨酸钠、10%～30%冰醋酸、5%～10%十一烯酸、5%～20%十一烯酸锌等。

(二)咪唑类抗真菌剂

具有杀灭皮肤癣菌、念珠菌和糠秕孢子菌等作用；益康唑并有抗革兰阳性细菌的作用。主治体癣、手足癣、花斑癣及念珠菌病，常用的有2%～5%的克霉唑、2%咪康唑、1%益康唑、2%酮康唑、1%联苯苄唑等。酮康唑、益康唑、联苯苄唑等与糖皮质激素复方制剂可用于治疗皮炎、湿疹、表皮真菌病。

(三)丙烯胺类抗真菌剂

有杀灭皮肤癣菌作用，并有抗炎作用，如1%特比萘芬。

(四)抗真菌抗生素

对念珠菌有抑制、杀灭作用，如10万U/g(ml)制霉菌素溶液、粉剂，3%两性霉素B溶液或软膏、2%氟康唑、5万～15万U/g曲古霉素软膏或乳剂。

(五)其他抗真菌剂

常用的有1%～2%巯氧吡啶锌洗发乳剂、2.5%二硫化硒洗发乳剂，有抗糠秕孢子菌作用。

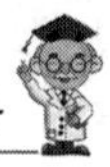

九、抗病毒剂

对病毒复制有抑制作用的药物。常用的有0.1%～0.5%碘苷、2%～3%阿昔洛韦、1%～3%肽丁胺、10万～20万U/g干扰素、0.5%～1%鬼臼毒素、10%～25%鬼臼树脂、5%～10%甲醛。

十、杀虫剂

具有杀疥螨、灭虱、杀虫作用的药物。有1%林旦、5%～10%升华硫、20%～25%苯甲酸苄酯、10%克罗米通、0.5%马拉硫磷、除虫菊酯。抗滴虫、蠕形螨药有1%～2%甲硝唑、2%替硝唑、1%伊维菌素。75%乙妥鲁胺(间甲苯酰二乙胺)气雾剂有极佳的驱蚊效果。

十一、糖皮质激素类药

具有降低毛细血管通透性、减少渗出,抗炎、止痒作用的药物。

糖皮质激素类药物是广泛应用于临床的药物之一,具有明显的抗炎和止痒作用,可配制成各种剂型。由于其卓越的临床治疗效果和明显的不良反应,给医生和患者带来应用它的矛盾,因此必须对其有充分的了解,恰当的应用,充分发挥其疗效,使不良反应减少到最低限度,是至关重要的。

糖皮质激素可用于皮肤美容化学功效药,化妆品禁止使用糖皮质激素类药,但化妆品皮炎、糖皮质激素依赖性皮炎等损容性皮肤病单纯用抗过敏剂难以奏效,需要外用糖皮质激素治疗,这属于医疗范畴。高、中效的有丙酸氯倍他索、地塞米松、曲安缩松,可引起明显的糖皮质激素副作用,而弱效的有氢化可的松,因化学结构不含氟,不引起血管扩张,不产生红血丝,可用递减疗法用于治疗糖皮质激素依赖性皮炎。

(一)作用

①抗炎作用:抑制溶酶体酶的释放;阻止伴发于炎症的白细胞趋化性;使血管收缩,降低组织的渗透性;阻止炎症介质的释放等而起抗炎作用;②免疫抑制作用:表现在对变态反应的免疫抑制作用,阻止淋巴细胞分裂,减少B淋巴细胞,抑制抗原呈递细胞活性及T淋巴细胞产生淋巴因子等;③抗增生作用:有抗合成代谢的作用,卤化类糖皮质激素有明显抑制细胞有丝分裂和DNA合成作用。

(二)适应证

接触性皮炎、尿布皮炎、特应性皮炎、急性放射性皮炎、湿疹、非感染性包皮龟头炎、脂溢性皮炎、扁平苔藓、慢性单纯性苔藓、银屑病、白癜风、斑秃、红斑狼疮、大疱性类天疱疮、瘢痕疙瘩和皮肤瘙痒症等。

(三)糖皮质激素外用制剂的分类

按药物抗炎作用的强度大小分为5级(表7-2)。

表7-2　外用糖皮质激素类药强度和浓度

强度	药物名称	剂型	浓度(%)
超强效	丙酸氯倍他索(clobetasol propionate)	乳膏、软膏、酊	0.02～0.05
	卤米松(halobetasone)	乳膏	0.05
	双醋二氟松(diflorasone diacetate)	乳膏	0.05
	戊酸倍他米松(betamethasone)	乳膏	0.1
强效	二丙酸倍氯米松(beclomethasone dipropionate)	乳膏	0.025
	哈西奈德(halcinonide)	涂膜、酊剂、乳膏、软膏	0.1

（续 表）

强度	药物名称	剂型	浓度(%)
	二丙酸倍他米松(betamethasone dipropionate)	乳膏	0.025
	安西奈德(amcinonide)	乳膏	0.1
	去羟米松(desoximetasone)	乳膏、软膏	0.05
	醋酸氟轻可的松(fludrocortisone)	乳膏	0.025
中效	曲安西龙(triamcinolone acetonide)	乳膏、酊剂	0.025～0.1
	醋酸地塞米松(dexamethasone acetate)	乳膏、酊剂	0.025～0.1
	曲安奈德(triamcinolone acetonide)	乳膏、洗剂	0.1
	糠酸莫米松(mometasone furoate)	乳膏	0.1
	丙酸倍氯米松(beclomethasone dipropionate)	乳膏	0.025
	丁酸氢化可的松(hydrocortisone butyrate)	乳膏	0.1
	氟轻松(fluocinolone acetonide)	乳膏	0.01
弱效	醋酸氢化可的松(hydrocortisone acetate)	软膏、乳膏、酊剂	0.5～1
	醋酸甲泼尼松(methylprednisolone acetate)	乳膏	0.25
	地塞米松磷酸钠(dexamethasone sodium phosphate)	乳膏	0.1
	醋酸泼尼松龙(prednisolone acetate)	乳膏	0.5

（四）外用制剂的浓度

临床实践和药代动力学证明糖皮质激素应掌握适当浓度，超过一定浓度之后，其疗效不随浓度增加而增强。氢化可的松以1%为最佳，曲安奈德0.5%浓度的疗效并不优于0.1%。而浓度减低药效学亦相对减低，如醋酸地塞米松0.1%为中效激素，0.01%则为低效激素，其他亦然。

（五）与抗生素合用

对皮炎湿疹类疾病的治疗，糖皮质激素与抗生素和抗真菌药物合用，往往可提高疗效。这可能与皮炎湿疹疾病的病灶中葡萄球菌，特别是金黄色葡萄球菌以及酵母菌等过度繁殖有关，联合用药消灭了这些菌群，提高了疗效。常用的联合应用的抗菌药物有新霉素、四环素、氯霉素、多黏菌素、杆菌肽、莫匹罗星、制霉菌素、益康唑、酮康唑及咪康唑等。合用的糖皮质激素浓度较单用低，一般为常用量1/3～1/10即可，只是起到辅助抗炎作用，协同抗真菌、抗细菌作用，绝不可本末倒置。

（六）不良反应

除氢化可的松副作用较小外，其他糖皮质激素长期应用可引起很多不良反应，如皮肤萎缩、萎缩纹、毛细血管扩张、皮肤干燥，甚至呈鱼鳞病样改变、创口愈合延迟、多毛症、紫癜、红脸综合征、诱发细菌及真菌感染、色素失调、接触性变应性皮炎、光过敏症、痤疮、粟丘疹、酒渣样皮炎、口周皮炎、糖皮质激素依赖性皮炎、青光眼、白内障、隐匿性癣菌病等，以及大面积大量应用糖皮质激素，吸收后抑制下丘脑-垂体-肾上腺轴，引起全身性不良反应。

（七）注意事项

①为避免副作用发生，特别是强效制剂不宜长期外用，以2周内为宜，皮损消退后即停药，再发再用，或先用强效制剂，短程有效后再接以弱效或非类固醇抗炎剂进行维持治疗；②用药次数：一般主张每日2次为宜；③病变部位：根据不同病变部位，选择制

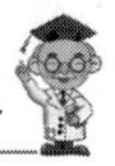

剂及用药时间，角质层薄的部位易吸收，如面部、阴囊及皱褶部位不应长时间连续应用，一般连续应用不宜超过2周为宜，这些部位不用强效制剂，更不能使用封包疗法；④婴幼儿不宜选用强效制剂；⑤赋形剂与作用有关，软膏比乳膏、洗剂更有效，但多数患者喜欢用水包油型乳膏，因乳膏比软膏清洁、舒适，赋形剂的选用应根据病变类型、部位以及年龄等因素综合考虑；⑥皮肤的水合度与经皮吸收相关，皮肤完全水化，吸收能增加4～5倍，如果病情允许，涂药前可将病变在水中浸泡，增加水合作用，采取封包提高水合度，可增加疗效。但也增加副作用，因此应根据病变程度、部位等因素酌情应用。

十二、性激素类药

是诱发和促进生殖系统的生长发育及引起第三性征出现和诱发性行为的激素之总称。

卵巢成熟滤泡分泌的主要雌激素为雌二醇，可促进女性第二性征发育和性器官的最后成熟。并可抑制雄激素分泌，对抗雄激素作用。外用雌激素可降低皮脂腺大小和减少皮脂的产生，其效果与剂量有关。常用的女性激素有0.2%～0.5%己烯雌酚乳膏、软膏、酊剂，治疗寻常性痤疮、脂溢性皮炎、女阴干枯症、女阴瘙痒症等。并有丰乳、润肤、抗衰老作用。炔雌醇是雌二醇的衍生物，疗效比己烯雌酚强25倍。

促进男性生殖器官和第二性征的发育，可抑制垂体前叶分泌促性腺激素，女性可减少雌激素的分泌，并有抗雌激素作用，及促进皮脂腺的增生和增加皮脂分泌。此外，它可促进蛋白质合成(同化作用)和抑制蛋白质的分解，减少尿素氮排出，使肌肉增长，体重增加，促进钙、磷吸收，有助于骨骼生长。常用的有甲基睾酮：0.25%～0.5%乳膏、软膏治疗老年性瘙痒症及硬化萎缩性苔藓等。

干扰皮肤雄激素受体，发挥抗雄激素作用，可减少皮脂腺分泌，此类药物有西咪替丁、螺内酯、大豆异黄酮，配制外用药，用于女性痤疮。

化妆品禁止使用性激素。

十三、抗组胺剂

通过抗组胺受体而起抗过敏作用的药物。组胺 H_1 受体拮抗剂有1%马来酸氯苯那敏、1%盐酸苯海拉明、2%盐酸赛庚啶、3%盐酸异丙嗪等，组胺 H_2 受体拮抗剂有1%西咪替丁，组胺 H_1 和 H_2 受体拮抗剂有0.5%～5%盐酸多塞平。化妆品在抗过敏剂使用方面有专长，主要表现在类激素的使用。广泛使用甘草提取物，如1%甘草黄酮、1%～3%甘草酸二钾、1%甘草次酸等。此外，还有海藻寡糖、红没药醇等。

十四、维生素类药

维生素是皮肤、美容、化妆品得到广泛应用的化学功效药。维生素A 0.5～1万IU/g用于润肤剂、促进和维护上皮生长，0.5%～1%维生素E抗衰老、祛斑、抗氧化，尚较多用维生素 B_2 作亮黄色色料，维生素 B_3(烟酰胺)、维生素 B_5(泛醇)，做头发营养剂、添加发用化妆品中。维生素C有重要生理作用，但外用药添加剂很快氧化，失去活性，无药用价值，将维生素C改性，制成油溶性、水溶性、质脂体包裹性原料，以及维生素C衍生物，如维生素C磷酸酯镁、维生素C磷酸酯钠、维生素C二棕榈酸酯等，加强其稳定性，用于祛斑、祛皱、抗衰老化妆品。

十五、维A酸类药

维A酸类是一组与维生素A在结构上类似的化合物。它包括天然的和合成的两种。维A酸分子结构由3部分组成，即环结构、多烯侧链和极性终末基团。通过化学方法，对3部分结构中的任何一个部分进行改造，均可获得一系列的维A酸类衍生物。主要有角质松解、祛斑、防衰老、抗炎、抗肿瘤作用，用于银屑病、痤疮、黄褐斑及各种角化性皮肤病，常用的有0.025%～0.1%维A酸、异维A酸，0.1%维胺酯、阿达帕林、他扎罗汀等，0.025%维A酸酯乳膏。

十六、生物制品

生物制品是化妆品的亮点，是将来发展的趋势，主要有：

(一)细胞因子类

表皮生长因子(EGF)、碱性成纤维细胞生长因子(b EGF)表皮营养因子，有加速表皮细胞代谢作用，促进再生功能，改善皮肤衰老的过程，可增白、抗皱、防晒、防衰老，营养滋润皮肤。

(二)蛋白类胶原蛋白

胶原蛋白、丝素蛋白、水解胶原蛋白、弹性蛋白、金属硫蛋白。有抗衰老、抗辐射、抗炎、消斑作用。

(三)酶类

有蛋白酶、弹性蛋白酶、谷胱甘肽过氧化酶、凝血酶、超氧化物歧化酶(SOD)等。

(四)其他生物类原料

透明质酸，人、牛、羊胎盘提取液，初乳活性营养因子、蚕丝提取物、螺旋藻、脱氧核糖核酸、核糖核酸等。有保湿、抗衰老、祛斑、减皱、营养滋润功能。

十七、化妆品脂质体

又称脂小球，或液晶胶囊。1965年剑桥大学教授发现磷脂在水溶液中可以形成一种脂质体双分子膜的封闭囊泡，即命名为脂质体。脂质体是一种囊泡，囊泡壁由两层磷脂分子构成，脂质体很小，直径一般在1 μm以下。脂质体是一种双分子结构的胶囊，结构上类似人体细胞，因此磷脂体具有细胞功能，可以导入药物到细胞内，并缓慢释放，药物不受酶、紫外线、氧的破坏，保持药物的稳定性，脂质体定向到需要治疗的部位。脂质体可包埋化学功效药于内，如包埋SOD、保湿因子、维生素E、维生素C、透明质酸、人参皂苷、貂油、表皮生长因子等，发挥包埋药物的不同作用。添加量1%～5%。1987年法国率先推出脂质体化妆品，由于有独特的疗效，上市后受到普遍重视，随后纷纷推出脂质体化妆品，1993年欧洲和美国就有100多种化妆品问世，现在是国际上比较流行的化妆品。

十八、角质促成剂

又称角质形成剂。具有促进角质正常化作用的药物。此类药物具有轻度刺激作用，经常使用可促进角质层恢复正常角化。同时它又是抗炎剂，可促进真皮炎症浸润吸收。其中不少药物与角质松解剂相同，唯其浓度较低而已。

常用的药物有焦油类是一些物质干馏的产物，一般呈黑色黏稠的液体。包括煤焦油、黑豆馏油、松馏油、糠馏油、桦馏油、蓖麻馏油、椰馏油、大豆馏油等，馏油类浓度多在5%以下。低浓度的鱼石脂、升华硫、蒽林、间苯二酚亦有角质形成作用。5%以下α-羟酸是目前最常用的角质促成剂。

十九、角质剥脱剂

又称角质松解剂、角质溶解剂。系指能够去除表皮角质层细胞的药物。上述的角质促成剂中许多药物提高浓度即有角质剥脱作用，如10%～20%焦油类药物、10%～30%冰醋酸、20%间苯二酚、5%～10%水杨酸等。此类药物可将表皮的水分吸去，使角质层干燥松弛、剥离脱落；或使液体渗入表皮，使角质层浸渍肿胀，逐渐脱离，主要用于角化过度、浸润肥厚及苔藓样变的皮肤病变。浓度过高有腐蚀作用，应慎用。

此外，另有一些药物，中等浓度即有显著的角质剥离作用。如10%～20%尿素、

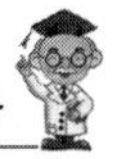

1%尿囊素、0.1%维A酸、10%过氧苯甲酰、8%α-羟酸等。

二十、腐蚀剂

能破坏和除去增生肉芽组织或赘生物的药物。腐蚀剂常为强酸或金属盐溶液。低浓度时有收敛、角质促成作用，中等浓度有角质松解作用，高浓度时则为腐蚀剂。常用的有30%以上三氯醋酸、30%以上液酚、10%以上硝酸银溶液或棒、5%～10%氢氧化钾、20%以上水杨酸、20%以上乳酸等。

二十一、细胞毒类药

具有抑制胸腺嘧啶核苷合成酶的药物。抑制DNA合成从而抑制细胞增生。常用的药物有1%～10%氟尿嘧啶、0.01%～0.7%喜树碱、10%羟基脲、0.02%～0.05%盐酸氮芥、10%～25%鬼臼树脂（足叶草脂）、0.5%鬼臼毒素等。

二十二、着色剂

着色药又称光敏剂、增色剂。具有导致皮肤色素增加的药物。光敏类药物能增加皮肤对光线的敏感性，引起光敏效应，从而发挥治疗作用。其作用机理尚未完全明了。主要有：①抑制细胞增殖，药物与DNA上的胸腺嘧啶基发生光化反应，致使DNA复制受到抑制，细胞分裂减少；②色素沉着，可能激活休眠状态的黑素细胞，使酪氨酸酶活性增强，黑素小体形成和分泌增多；③调节免疫功能，可使T细胞及皮肤朗格汉斯细胞数量减少和功能下降，以及抑制皮肤迟发变态反应等。

2015年版国家《化妆品安全技术规范》准用着色剂157项。化妆品与药品有明确的使用标准。

常用的药物有0.1% 8-甲氧补骨脂素（8-MOP）、三甲基补骨脂素（TMP）。糖皮质激素、10%竹红菌素、盐酸氮芥、环胞素、黑色素前体、α-促黑素等。

二十三、覆饰剂

暂时改变皮肤色泽的药物。覆饰剂不起治疗作用，只能暂时遮盖病损处。5%二羟基丙酮溶液或乳剂外涂白癜风病损处，反复外用。本品与角蛋白作用形成与正常皮肤相近的颜色。停药后2～3日后开始褪色，2周后着色可完全消失。此外，尚有青核桃皮、溶解的人发等。

二十四、收敛剂

具有沉淀组织内部分蛋白质，而促使组织皱缩的药物。系使组织间隙缩小，减少渗出、水肿等消炎作用的一类药物。主治急性皮炎、湿疹有明显渗出倾向者。

常用的收敛剂　0.1%～0.5%醋酸铅、1%～8%碱式醋酸铝、0.1%～0.5%硫酸铜、0.1%～0.5%硫酸锌、0.1%～0.3%硝酸银、10%氯化铝、10%戊二醛等，主要做成溶液湿敷。乌洛托品、白矾，可制成不同浓度的粉剂、溶液，鞣酸可制成3%溶液、5%～20%软膏、糊剂，5%～10%次碳酸铋，10%～20%次没食子酸铋。

二十五、止汗剂

抑制和减少汗液的药物，有15%～20%氯化铝溶液、10%乌洛托品溶液或粉剂、2%～10%戊二醛溶液、5%～10%甲醛乙醇或水溶液，以及2%～5%白矾溶液等均有抗汗作用。可用于手足及腋部等处的多汗症，亦用于腋臭的治疗。

二十六、除臭剂

针对产生汗液和臭味的原因的药物。凡是收敛剂均有止汗作用，加新霉素、苯扎溴铵等消毒抗菌剂，抑制细菌生长，加薰衣草油、茉莉香料，改变气味，均有助于腋臭与足臭的预防和治疗。应用收敛药、止汗剂、芳香剂、抗菌剂综合除臭。

二十七、脱毛剂

脱毛剂系用于软化、溶解和破坏毛干的药物。一般用于多毛症暂时性脱毛。①无机化合物，如 30%～50%硫化钡、硫化钠、硫化锶等，主要是由于释放出硫化氢而破坏毛干结构；②有机化合物，如 5%巯基乙酸钙，可使毛发角蛋白中氨基酸的双硫键断裂，从而导致毛干断裂；③合成树脂酯，如乙烯吡咯烷酮-醋酸乙酯共聚物。

物理性脱毛：①凝蜡：温热的溶蜡敷在多毛处，待凝后取下，可将毛发一并拔除。②浮石：用其摩擦可除去毛发。

二十八、育发剂

又称生发剂，育发化妆品主要是有助于生发、减少脱发和断发，提高头发质量。育发、生发原料如下。

(一)促进微循环药

又称血管扩张剂，1%～5%米诺地尔、1%西地那非、2%毛果芸香碱、5%氯化卡波洛宁、1%环腺苷酸、3%～9%卵磷脂、可乐定、乙基氯化氨、嘧啶衍生物、谷维素、维生素 E 衍生物，天然药物人参、当归、红花、鹿茸、蜂胶、丹参、银杏提取物等。扩张头皮血管，活化毛母细胞。

(二)毛根赋活剂

0.1%～0.5%尿囊素，泛酸及其衍生物、氨基酸、胎盘提取液、人表皮生长因子等。激活与毛发生长有关的酶，促进毛发生长。

(三)局部刺激剂

天然药物斑蝥、辣椒、生姜、补骨脂、肉桂、洋葱汁等所制成的酊剂，以及薄荷脑、樟脑、冰片、大蒜提取物、金鸡纳碱等，化学物质有维 A 酸类(1%贝沙罗汀凝胶)、蒽林、壬二酸、蚁酸酊、奎宁酊、赤霉素、水合氯醛等。起到刺激头皮、扩张头皮毛细血管的作用。

(四)生长促进剂

化学药物有鞣质、苯酚、二氧化锗、十五烷酸甘油酯等，中药有何首乌、侧柏叶、羌活、女贞子提取物等。

(五)营养剂

维生素和微量元素，包括维生素 B_6、L-胱氨酸、生物素、各种必需氨基酸、卵磷脂等，人参、蜂王浆、丹参、黄芪、冬虫夏草等，供应头发生长的营养素。

(六)保湿剂

透明质酸、甘油、丙二醇、山梨醇、蓖麻油等，提高头发的保湿性和柔软剂。

(七)祛屑止痒剂

主要有 0.2%～1%酮康唑、1%二硫化硒、甘宝素、吡啶硫酸锌，0.1%已脒定二(羟乙基磺酸)盐等，主要起止痒祛头屑作用。

(八)抗菌杀菌剂

包括乙醇、水杨酸、六氯酚、间苯二酚等，起消炎、杀菌、抑菌作用。

(九)雄激素受体阻断剂

雄激素性秃发，主要为雄激素增多所致，使用雌激素类药抑制雄激素，如 0.5%～1%大豆异黄酮、螺内酯、雌激素类药、西咪替丁等。

(十)免疫调节药

如糖皮质激素类药、吡美莫司、他克莫司、卡泊三醇、接触致敏剂(二苯环丙烯酮、二硝基氯苯)、地蒽酚、环孢素。

(十一)头发调理剂

添加乳化硅油、阳离子聚季铵盐、阳离子瓜尔胶、富脂剂，给头发提供滑爽、光亮和修护的调理效果，改善头发的湿梳理和干梳理的性质。

(十二)透皮促进剂

促进物质在皮肤吸收作用的药物。主要有氮酮、二甲亚砜等。二甲基亚砜，具有渗透、刺激、引赤、消炎作用。也可用 2%氮酮、1%冰片等，促进药物的透皮吸收。

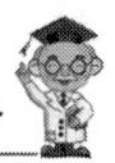

选择对育发有功效的基质，加入功能性育发原料制成酊剂、香波、生发膏等。随着中药育发剂的不断显现，可选择以中药生发剂为主，配以功效好的西药化妆品基质，中西药合璧，效果良好。育发剂涂布并按摩头皮，坚持长期用药，方能收到育发效果。

二十九、防晒剂

又称遮光剂，能吸收或阻止紫外线穿透皮肤，具有遮光和防晒作用的药物。主要作用是防止光线损伤，特别是紫外线对皮肤的损伤。其作用有：①防止曝晒引起的急性皮炎；②防止光敏性皮肤病的复发或加重，如多形日光疹、日光性荨麻疹、种痘样水疱病、光敏性光毒性药疹、卟啉症、红斑狼疮等，以及其他与光线有关的皮肤病；③防止原有皮肤病的恶变(如着色性干皮病)，以及皮肤癌的发生；④防止紫外线慢性累积性对皮肤损伤造成的皮肤老化。因此防光对健康者和患者均十分重要。防光剂分为物理遮光剂和化学遮光剂。2015 年版国家《化妆品安全技术规范》准用防晒剂 27 项。

(一)物理遮光剂

覆盖皮肤，防止光线透入。主要有二氧化钛、氧化锌、滑石粉等。粗制的物理遮光剂虽然是有效的防光剂，但由于其色白，常不被接受。近年来由于化学及机械制造业的发展，有亲水、亲油性超细二氧化钛、超细氧化锌问世，广泛地用于化妆品中，所制得化妆品细腻、无泛白现象，扩大了物理遮光剂的应用范围。化妆品广泛使用的物理防晒剂 3%～5%纳米级二氧化钛，分为油溶性和水溶性，油溶性先分散后放油相中，水溶性，与甘油、水比例为 1∶2∶7，溶解均质后加入放水相中，3%～5%超细氧化锌，超细防光剂与少量较细防光剂合用可起到增白防晒效果。

(二)化学遮光剂

从日光中吸收紫外线，其防光效果取决于在 280～320nm 波长范围的吸收能力，克分子吸收度(被吸收的辐射量)，在皮肤上的浓度及稳定性。包括：①对中波紫外线(UVB)的有对氨基苯甲酸(PABA)及其酯类：常用的有 5%～10%对氨基苯甲酸(近来受到质疑，认为可致癌，使用受到限制)、2%～3%对氨基苯甲酸甘油酯、1%～5%对氨基苯甲酸二甲基戊酯、1.4%～8%对氨基苯甲酸二甲酸二甲基辛酯、1%～5%对氨基苯甲酸二羟丙基乙酯等，他们可透入角质层，并与角质层蛋白质结合，吸收波长 280～320nm 的紫外线。4%美克西酮霜剂，帕克马酯是对氨基苯甲酸类防晒剂，是目前美国市场最畅销的防晒剂，收入美国药典。②防护中波、长波紫外线的有二苯甲酮类：2%～6%羟甲氧苯酮、3%二羟苯酮、10%磺异苯酮等吸收光谱较 PABA 宽广，包括波长 280～400nm 的紫外线。③肉桂酸酯类：1%～3%对甲氧基肉桂酸乙氧乙酯、2%～7.5%对甲氧基肉桂酸乙基乙酯，吸收光谱与二苯甲酮类相似，但更具有吸收 UVA 的功能。④其他：10%～20%的水杨酸苯酯(萨罗)、5%邻氨基苯甲酸甲酯、3%喹啉等均具有防光作用。敖酸是日本新发现的新型防晒化合物，制成 0.1%～5%乳剂。

新型防晒剂有天来可 GL、0.5%～1%谷胱甘肽、辅酶 Q_{10} 等。

中药青蒿素为潜在值得研究的防光剂。

三十、脱色剂

又称祛斑剂，是减轻色素沉着的药物。通过阻断黑色素合成途径、抑制黑素合成所需的关键酶或清除氧自由基等的作用，以减少黑素合成或预防色素沉着而使皮肤变白的原料。

增白祛斑是化妆品和皮肤美容普遍关心的问题，近年有较大进展，祛斑增白剂从不同环节阻断黑色素生成、加速祛斑药物吸收和加强其功能、增加黑色素的排泄。其增白祛斑的作用如下。

1. 防御外源性刺激黑色素细胞形成。①防晒；②抗过敏、抗炎。

2. 恢复和创造皮肤的正常结构和功能。应用保湿剂，使皮肤含水量恢复到正常水平，应用人表皮生长因子、维生素、核酸、肝素、人参皂苷等，加强皮肤营养和代谢，增强祛斑增白药的吸收和利用。

3. 抑制黑色素细胞三种酶的活性，即抑制酪氨酸酶、多巴色素互换酶、DHICA 氧化酶的活性，减少真黑色素的形成。主要有维生素 C 及其衍生物、曲酸及其衍生物、壬二酸及其衍生物、2%～5%氢醌、2%～5%熊果苷、鞣花素、3-丁基-1，3 苯二酚、1%甘草黄酮、维生素阿魏酯、内皮素拮抗剂、促黑激素拮抗剂、胎盘提取物、对-二羟硼基苯丙氨酸等。

4. 阻断形成黑色素的氧化反应，使黑色素生物合成过程中的邻醌化合物还原为邻二羟基苯化合物，使黑色素形成减少。主要是维生素 C 及其衍生物、维生素 E 等发生作用。

5. DHI 和 DHICA 捕获剂和其他美白剂合用，可以将这些黑色素的前体捕获起来，减少黑色素的合成。

6. 减少功能性黑色素细胞的数量，并减少黑色素向角质形成细胞移行的数量，使黑色素细胞退化。主要是烟酰胺。

7. 阻断和减少细胞间的信息传递。主要是促黑激素拮抗剂、内皮素拮抗剂。

8. 促进角质形成细胞的代谢或疏松溶解角质，加速含色素和色斑老化的死皮剥离，使黑色素的排泄加快。如用尿囊素、果酸、维 A 酸、木瓜酶、亚油酸、亚麻酸等。

9. 抗氧自由基。体内 SOD 不足，过氧化脂质增多，因此导致色素增多。主要使用 SOD、修饰 SOD、质脂体 SOD、海藻多糖、维生素 C 及其衍生物、维生素 E 等。

三十一、抗粉刺剂

针对痤疮形成原因，外用原料药如下。

(一)抗雄激素类药

螺内酯、己烯雌酚，配比 0.1%～0.3%，1%西咪替丁，1%大豆异黄酮、益母草提取物。

(二)抑制毛囊皮脂腺导管角化异常药

维 A 酸、异维 A 酯、维胺酯、阿达帕林，配比 0.005%～0.05%；1.5%～8%果酸。分别制成乳液、凝胶、乳膏、酊剂。

(三)抑制皮脂溢出

0.5%硫酸锌溶液湿敷，维生素 B_6、5%壬二酸衍生物。

(四)抗菌剂

1%氯霉素、1%克林霉素、0.5%丹参酮II、1%松香酸、大黄提取物。

(五)杀螨剂

2%甲硝唑、2%替硝唑、1%伊维菌素。

(六)角质松解剂

5%间苯二酚、2%水杨酸、5%～10%过氧苯甲酰、5%～10%甘醇酸、20%壬二酸。

三十二、抗衰老剂

抗衰老从多方面改善皮肤状态，从不同环节入手，主要是改变间质和细胞的功能。

1. 应用保湿剂可保持皮肤的水分。

2. 复活细胞，促进细胞分裂、增殖。有人表皮生长因子、蛋黄油(磷脂)、果酸、海藻多糖、海藻寡糖、维生素 B_3、辅酶 Q10。

3. 清除氧自由基。有 SOD、脂质体 SOD、修饰 SOD、维生素 C、维生素 E 等。

4. 重建细胞外基质，有维生素 C 磷酸酯镁、多肽、神经酰胺等。

5. 防御紫外线过度，抵御光衰老。应用各种物理防晒剂和化学防晒剂。

6. 抗过敏、抗炎症，减少对皮肤的刺激。应用抗过敏剂、甘草酸二钾等。

7. 应用具有活性的中药提取物，如人

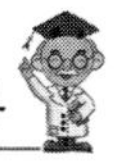

参、鹿茸、蜂王浆等。

三十三、减肥剂

减肥药分为化学和天然两种。化学减肥剂有丙醇二酸、胆甾烯酮、透明质酸酶、L-肉毒碱、乙醇酸酯、苯甲酸烟酸、α-生育酚烟酸酯、高浓度血清等。天然减肥剂有中药，如大黄、丹参、海藻、辣椒、山楂、生姜、万年青、绿茶、茶叶、银杏、泽泻提取物等，以及提取的精油，如薄荷油、桉叶油、月见草油、百里香油、薰衣草油、洋葱油等。多制成减肥香皂、沐浴露、减肥霜、减肥凝胶、减肥香水、精华素等，配合按摩、热敷、蒸气喷雾、沐浴、超声波导入，以及体能训练等。

三十四、丰乳剂

丰乳主要是营养剂和丰乳药物。营养剂提供各种营养成分，增加乳房脂肪含量。常用的有蛋白质、氨基酸、维生素和微量元素、动植物油脂(沙棘油、霍霍巴油、貂油、深海鱼子精华等)。丰乳药物是诱导和激活腺体分泌，提高体内雌激素水平。雌激素有丰乳作用，如己烯雌酚、雌二醇等，对丰乳有确实效果，但是属于化妆品禁止使用的原料。开发中药含有雌激素的丰乳药，如大豆异黄酮、益母草提取物、蜂王浆、胎盘提取物、鹿茸、花粉、人参等。多制成美乳膏霜、按摩油、凝胶、精华素等，涂药配合按摩、热敷，以及丰乳器治疗等。

三十五、祛瘢痕剂

消除瘢痕主要是抑制胶原合成。糖皮质激素类药，制成外用剂型；抗肿瘤药(氟尿嘧啶、平阳霉素)、干扰素等，制成搽剂、凝胶剂；胶原酶，制成油膏；硅凝胶膜贴敷；中药五倍子、积雪苷，制成软膏外用。

三十六、医学护肤品

朱学骏、何黎等学者研究、开发、定义的一种制剂，2019 年国家禁止使用医学护肤品名词。护肤品介于传统化妆品和药品之间，具有恢复皮肤屏障，能够辅助治疗某些皮肤病的一类新型护肤品，其功效性和安全性均需得到实验室及临床验证。根据其主要成分的不同，分为清洁类、舒敏类、保湿类、清痘类、祛斑类、抗老化类、防晒类，可用于敏感性皮肤、皮炎湿疹、银屑病、痤疮、黄褐斑等皮肤病的辅助治疗，以及光电手术、皮肤亚健康状态的皮肤护理。医学护肤品既不是药物，又有别于一般的化妆品或护肤品。主要特征：①不含香料；②不含防腐剂或使用不易致敏的防腐剂；③含刺激性小或较小的量的表面活性剂；④生产过程更为严格，上市前经过一定的临床考察。

(马振友　何　黎　连　石　秦　俭)

第二节　基质辅料

基质辅料是构成皮肤美容外用药和化妆品的主体，占较大的比例。主要包括油质原料、粉质原料、胶质原料、溶剂类辅料。

一、油质辅料

油质原料包括天然和合成两类，又分为植物、动物、矿物油质原料。油质原料是用于乳膏、乳液乳化类产品，以及构成软膏、油剂、糊剂、栓剂、锭剂、棒状、香波、浴液等化妆品的基质性辅料。主要起赋形、清洁、润滑、保护、护发、封闭性保湿作用。通常在常温下呈液态的称为油；半固态或软性固体的称为脂；呈固态的称为蜡。由油质构成的油相也是香料、某些防腐剂、油溶性原料药物(雌激素，维生素 A、D、E)的溶剂。色料也分散在油相中。对皮肤的渗透性：动物油脂＞植物油＞脂矿物油质＞合成性辅料。在乳化剂作用下，对表皮细胞膜的通透性增大，吸收量增加。

(一)天然油质辅料

主要来自自然界存在的植物加工的油、动物体所制成的油，属于天然产品。此类原料越来越受到制药和化妆品界的重视，应用范围在不断扩大。

1. *植物油质辅料* 液状油包括精制玉米油、米糠油、麻油、橄榄油、沙棘籽或果油、亚麻油、蓖麻油、霍霍巴油、杏仁油、葡萄籽油、乳木果油、薄荷油、花生油、鳄梨油、椰子油、月见草油、小麦胚芽油等；半固体的有可可脂、大豆(卵)磷脂；蜡类油质原料包括巴西棕榈蜡、小烛树蜡、木蜡等。

2. *动物油质辅料* 常用的有奶酥油、骆驼油、蜂蜡等，还有蛇油、蛋黄油、鱼肝油、虫白蜡等，在化妆品中应用范围在不断扩大，水貂油、海龟油、鹿脂、鲸蜡、虫胶蜡、牛脂、猪脂、马脂、鹅脂等，因有气味、杂质，目前则较少使用，近年研究马脂等去除杂质和不良气味后，广泛用做化妆品辅料。

(二)合成及半合成油质辅料

一类是将天然油脂经物理化学反应，分离、提纯或精制的油脂，另一类是将化学物质合成的辅料。

1. *角鲨烷* 与人体皮肤油脂相近，有保护、润滑、封闭性保湿功能，受到外用药与化妆品界的重视，是目前化妆品使用较多的油脂辅料。

2. *羊毛脂衍生物* 羊毛脂是羊皮脂腺分泌的油蜡性物质，再经过化学反应得到羊毛脂衍生物。有赋形、乳化、增溶、润滑、护肤、护发作用，有油溶性、水分散性和完全水溶性。可用于膏霜、发用化妆品。主要包括液体羊毛脂、硬质羊毛脂、羊毛脂醇、乙酰化羊毛醇、乙酰化羊毛脂、聚氧乙烯羊毛脂、聚氧乙烯羊毛醇醚、聚氧丙烯羊毛醇醚、氢化羊毛脂、乙氧基化氢化羊毛脂、羊毛脂酸异羊毛脂等。

3. *硅油及其衍生物* 是非油性合成油。对皮肤有润滑、保护作用，对头发有使其柔软、滑爽功能，赋予头发光泽、梳理性好等作用。广泛用于膏霜、乳液、香波、护发素、喷发剂、冷烫剂等化妆品中。主要有聚二甲基硅氧烷(二甲硅油)、水溶性硅油、八甲基硅油、甲基苯基聚硅氧烷、甲基含氢硅油等，为满足化妆品的需要，有多种功能、型号的乳化硅油问世。

4. *脂肪酸、脂肪醇和酯类* 改变动植物油不足之处，经化学反应合成。具有亲油性结构，又有亲水性结构，有赋形、乳化、润滑功能。有十六十八醇(鲸蜡硬脂醇)、棕榈酸异丙酯、棕榈酸异辛酯、肉豆蔻异丙酯、硬脂酸、单硬脂酸甘油酯、辛酸/癸酸三甘油酯、甘油三油酸酯等。

5. *矿物性油质辅料* 在化妆品中应用较广，主要有液状石蜡、凡士林、石蜡、地蜡、微晶蜡。

二、粉质辅料

粉质辅料是粉类外用制剂和化妆品的主要原料，对人体安全可靠，均为固体粉状物。在化妆品中主要起赋形、收敛、干燥、增稠、汲湿、遮盖、滑爽、按抚功能。主要有淀粉、氧化锌、炉甘石、高岭土、二氧化钛、滑石粉、氢氧化钙、轻质碳酸镁、重质碳酸镁、硬脂酸铝、硬脂酸镁、二氧化硅、氢氧化铝、焦磷酸钙、云母、磷酸氢钙等。

三、胶质辅料

胶质辅料是胶黏剂，又称胶合剂、黏合剂等，大多为胶质类物质，是各种外用制剂和化妆品中常用的原料之一，是制成凝胶剂的主要原料。主要功能：①稳定乳化体系；②对乳状液、蜜类半流体起增稠作用；③对膏霜类半固体起增稠、凝胶化、稳定作用；④还具有胶粘、成膜、泡沫稳定及保湿作用。

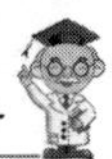

（一）天然水溶性高分子化合物

1. 植物性胶质类　是由植物成分制成的胶性原料，主要有海藻酸钠、瓜尔豆胶、角叉胶、汉生胶、玉米淀粉、阿拉伯胶、西黄耆胶、淀粉、琼脂、紫胶等。

2. 动物性胶质　动物胶原蛋白制成的明胶、胶原蛋白、酪蛋白、白蛋白，有增黏、胶化、润滑功能，用于膏霜、面膜等。

3. 生物系列　透明质酸、葡聚糖、琥珀酰葡聚糖、凝聚多糖等。

（二）合成及半合成水溶性高分子化合物

是结构中具有羟基、羧基或氨基等亲水基的高分子化合物，溶解于水后的黏性物质称为黏液质。其作用：①提高分散体系的稳定性，具有胶体保护作用；②对乳液有增黏作用；③成膜和定型；④降低乳剂产品表面张力，具有乳化和分散功能；⑤加强粉剂的黏合性；⑥对皮肤有保湿、润滑功能。广泛用于膏霜、乳液、面膜等化妆品中。

半合成水溶性高分子化合物主要有：①纤维素类：甲基纤维素、乙基纤维素、羧甲基纤维素钠、羟乙基纤维素、羟丙基纤维素、硝基纤维素、邻苯二甲酸醋酸纤纤素、微晶纤维素、阳离子聚合物；②淀粉类：可溶性淀粉、羧甲基淀粉、甲基淀粉；③海藻酸钠、海藻酸丙二醇酯；④多糖类的衍生物。

合成水溶性高分子化合物主要有聚乙烯醇、卡波姆、聚乙烯吡咯烷酮、聚丙烯酸钠、聚氧乙烯、乙烯基吡咯烷酮/乙酸乙烯酯共聚物等。

（三）其他

硅酸镁铝、膨润土等。

四、溶剂辅料

溶解药物的辅料。药物溶解的形成需要适宜的溶剂，使药物溶解在其中。用于调配外用药和液状化妆品，如酊剂、搽剂、溶液、精华液等，亦用于膏霜、乳液等化妆品。溶剂最常用的为水溶剂，非水溶剂有醇与多元醇类、醚类、酰胺类、酯类、植物油类、烃类和亚砜类。主要有白桦树汁、乙醇、丙二醇、丁二醇、甘油、二甲基亚砜、氮酮、氢化蓖麻油、醋酸乙酯、肉豆蔻酸异丙酯、邻苯二甲酸二丁酯、液状石蜡等。

（连　石　马振友　靖连新　陈利红）

第三节　附加辅料

主要包括表面活性剂、色素、香料、防腐剂、抗氧化剂、pH 调节剂、螯合剂、透皮促进剂等。

一、表面活性剂

溶质使溶剂表面张力降低的性质称之为表面活性。具有表面活性的物质称为表面活性物质。表面活性剂在外用制剂和化妆品中亦称为乳化剂，分为天然表面活性剂和合成表面活性剂。是一种能使油脂和水制成乳化体的原料，能使油、水分散体系保持均一稳定性。结构中同时存在亲油性和亲水性集团，天然水溶性高分子化合物亦是乳化剂。乳化剂有乳化、增溶、润湿、分散、洗涤作用，还有保湿、杀菌、润滑、抗静电、柔发、发泡等作用。广泛用于膏霜、乳液（蜜、奶）、香波、护发剂、化妆水、香水、面膜、香粉及粉底、牙膏、摩丝等皮肤美容外制剂与化妆品。（表 7-3）

（一）天然型表面活性剂

主要有皂角苷、阿拉伯树胶、西黄蓍胶、海藻酸钠、羊毛醇、明胶、瓜尔胶等。

（二）合成表面活性剂

属于合成乳化剂分为阴离子表面活性剂、阳离子表面活性剂、两性离子表面活性剂、非离子型表面活性剂 4 类，还有高分子表面活性剂、复合型表面活性剂（见表 7-4）。

表 7-3 表面活性剂的作用

分类	乳化	增溶	分散	洗涤	起泡	润滑	柔软	抗静电
膏霜	+	+	+	−	−	+	+	−
乳液	+	+	+	−	−	−	−	−
香波	+	+	−	+	+	−	+	+
护发剂	+	+	−	−	−	+	+	+
化妆水	+	+	−	−	−	−	−	−
香水	+	+	−	−	−	−	−	−
香粉粉底	+	−	+	−	−	−	−	−
牙膏	+	−	+	+	+	−	−	−
摩丝	+	−	−	−	+	+	+	−

注:此表引李明阳主编:化妆品化学．北京科学出版社,2002,140

表 7-4 化妆品中表面活性剂的主要品种、性能和用途

类型	名称	主要性能	用途
阴离子型	皂类	乳化、洗涤、发泡	膏霜、发乳、香波
	肌氨酸盐	乳化、洗涤、发泡	香波、奶液、牙膏
	烷基硫酸盐	乳化、洗涤、发泡	香波、牙膏
	磺化琥珀酸盐	洗涤、发泡	香波、泡沫浴
	烷基醚硫酸盐	发泡、洗涤、增溶	香波、泡沫浴、牙膏
	氨乙基磺酸盐	乳化、洗涤、发泡	香波、泡沫浴
	脂肪酰多肽缩合物	乳化、洗涤	香波及皮肤洗涤
	脂肪酸单甘油酯硫酸盐	发泡、洗涤、乳化	香波、牙膏
	磷酸酯	乳化、抗静电	香波
阳离子型	酰胺基胺	乳化、杀菌	各种化妆品
	吡啶卤化物	乳化、杀菌	各种化妆品
	季铵盐	头发调理、抗静电、杀菌	护发洗发用品
	咪唑啉	乳化、杀菌	香波
两性离子型	咪唑啉衍生物	乳化、洗涤、柔软	婴儿香波
	甜菜碱	乳化、洗涤、柔软	香波
	氨基酸	乳化、洗涤、柔软	香波
	氧化脂肪酸	增稠、润滑、乳化、柔软、抗静电	香波
非离子型	多元醇脂肪酸酯	乳化、柔软	各种化妆品
	聚合甘油脂肪酸酯	乳化、柔软	各种化妆品
	聚氧乙烯脂肪醇、甾醇及苯酚	保湿、柔软	香波、发乳

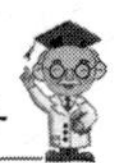

（续　表）

类型	名称	主要性能	用途
	聚氧乙烯多元醇脂肪	乳化、增溶	乳化香水、膏霜及乳液
	聚氧乙烯脂肪酸酯	增溶、乳化	膏霜及乳液
	聚氧乙烯聚氧丙烯嵌段	润湿、发泡、乳化、洗澡	膏霜及乳液
	聚氧乙烯烷基胺	乳化	各种及洗涤用品
	烷基醇酰胺	乳化、增溶、稳定泡沫	

注：引自唐冬雁，刘本才主编．化妆品配方设计与调配工艺[M]．北京：化学工业出版社，2003：125.

1. *阴离子表面活性剂*　阴离子表面活性剂溶于水时与亲油基相连的亲水基是阴离子，亲水基多为羧酸基($-COO^-$)、磺酸基($-SO_3^-$)、硫酸基($-SO_4^-$)等的钠、钾及三乙醇胺等。亲油基常是脂肪酸、高碳醇、烷基、烷基苯等，结构中也有嵌入酰胺键和酯键等。主要类型有羧酸盐类、脂肪酰-肽缩合物、磺酸盐类、硫酸盐类和磷酸盐类等。多用于去污剂、发泡剂，有的也作为乳化剂。制成浴液、香波、膏霜等。主要有C12～14脂肪醇硫酸铵、C12脂肪醇聚氧乙烯醚硫酸铵、十二烷基硫酸二乙醇胺盐、十二烷基硫酸三乙醇胺、C12～14脂肪醇聚氧乙烯醚羧酸盐、醇醚邻苯二甲酸单酯钠盐、酰化肽、月桂酸一乙醇酰胺硫酸钠、正辛醇聚氧丙烯醚琥珀酸单酯磺酸(钠)盐、十六醇琥珀酸单酯磺酸钠、磺基琥珀酸单月桂酯二钠、AESM、琥珀酸酯203、脂肪醇聚氧乙烯醚(钠)磺基琥珀酸单酯铵盐、聚玛牌氨基酸表面活性剂、吡咯烷酮羧酸钠、聚丙烯酸钠、醇醚磷酸单酯、醇醚磷酸单酯钾(钠)盐、壬基酚醚单酯胺盐、醇醚磷酸单酯胺盐、HR-S_1乳化剂、邻苯二甲酸单月桂醇酯钠盐、十一(碳)烯酸锌、N-C12～18酰基谷氨酯钠、N-月桂酰L-天(门)冬氨酸钠、JHP-1201乳化剂、JHP-E-1802乳化剂等。

2. *非离子表面活性剂*　其分子中也含有亲水基和亲油基，但溶于水或悬浮于水中不离解成离子状态，表面活性是由整个中性分子体现的，具有较高的表面活性，水溶性的表面张力低，增溶作用强，有良好的乳化能力和洗涤能力，在水中不离解，对硬水和电解质稳定性强，能在较宽的pH范围内使用，能与各类表面活性剂复配。主要有醇醚、酯醚、多元醇酯、糖脂及其乙氧基化物组成，产品主要有棕榈酸异丙酯、硬脂酸异辛酯、单硬脂酯甘油酯、三硬脂酸甘油酯、聚乙二醇系列、斯盘系列、吐温(聚山梨醇酯)系列、乳化剂VO系列产品、乳化剂OPE-15、聚氧乙烯硬脂酸酯、十四烷酸异丙酯、硬脂酸聚乙二醇酯、蔗糖硬脂酸酯、聚氧乙烯甘油醚单硬脂酸酯、N-月桂酰基谷氨酸双十二(烷)醇酯、苯甲酸脂肪酸酯、乙氧基化加氢羊毛脂、丙二醇葡萄糖苷硬脂酸酯、C8～16烷基葡萄糖苷、C8～10烷基葡萄糖苷、甘油葡萄糖苷硬脂酸酯、月桂酸甘油酯聚氧乙烯(30)醚LIA、硬脂酸甘露醇酐酯、十六烷醇乳酸酯、貂油酸异丙酯等。

3. *阳离子表面活性剂*　是在水中离解出具有表面活性的阳离子，疏水基通常是由脂肪酸或石油化学品衍生而来。表面活性剂的阳离子的正电荷一般多由氮原子携带，也可由硫和磷原子携带。主要有季铵盐型、吡啶盐型，具有乳化、润湿、洗涤和分散作用。可作为清洁剂、消毒防腐剂、杀菌剂、杀真菌剂、抗静电剂、发泡剂等，化妆品中主要是用于杀菌剂、防腐剂、头发调理剂、皮肤柔软剂和抗龋齿剂等。主要有胺盐型和季铵盐型阳离子表面活性剂，还包括高分子表面活性剂。主要有 1629 阳离子表面活性剂、TC-8 阳离子表面活性剂、聚季铵-11 调理剂、M-505 聚季铵-7 调理剂、乙基硫酸铵丙基-2,3 二羟基二甲基乙基铵、CD-4902 貂油酰胺丙基胺-壳聚糖、CD-4901 貂油酰胺丙基胺-水解蛋白、阳离子蛋白肽、阳离子瓜尔胶、阳离子聚合物 SJR-400、单油酸三乙醇胺酯、阳离子乳化剂 SPP-200。

4. *两性离子表面活性剂* 是指分子结构中同时具有两种或两种以上离子性质的表面活性剂。离子性可以随着溶液的 pH 的不同发生变化，在酸性介质中呈阳离子性，在碱性介质中呈阴离子性；另一些表面活性剂的分子结构中，没有阴离子集团，只能在阳离子和非离子之间变化；有些解离常数非常大的阳离子和解离常数非常小的阴离子集团，在通常 pH 范围内不发生离子变化，以双离子的状态存在。主要有甜菜碱型、氨基丙酸型、咪唑啉型三大类。主要有十二烷基二羟乙基甜菜碱、十八烷基二羟乙基甜菜碱、氧化椰油酰胺基丙基胺、椰油羟乙基磺酸钠、氧化十八烷基二甲基胺、大豆(卵)磷脂、GD-4501 椰油酰二乙醇胺氧化胺、十二烷基氧基羟丙基甜菜碱、十烷基氧基羟丙基甜菜碱、羟乙基癸酸咪唑啉甜菜碱、羟乙基肉豆蔻咪唑啉甜菜碱、氧化椰油酰胺基丙基胺等。

5. *高分子表面活性剂* 又称聚合物，它们是由丙烯酰胺、丙烯酸酯、异链烷烃、脂肪醇聚氧乙烯醚等组成的聚合物、多糖类、蛋白质类(详见合成和半合成水溶性高分子化合物)。许多天然和合成聚合物兼有良好的乳化与稳定的作用，在许多时候很难区分聚合物究竟是起乳化作用还是稳定作用。聚合物的乳化/稳定性能在很大程度上取决于聚合物的分子量、分子量分布以及分子链上所带电荷的类型及其多寡。分子量大者稳定作用强些，但分子量过大会使体系的外观黏度大大增加，使乳化过程变得非常困难；而分子量较小则难以形成牢固的界面膜。此外，所选聚合物的分子量还应与最终乳液的用途结合。如最终乳液为膏体、半固体则可适当选用分子量高者，反之应选分子量较低者。聚合物乳化/稳定乳液的主要机理是空间稳定作用。此外，绝大多数聚合物都有使体系黏度增高的能力，特别是对 O/W 乳液，使体系的动力学稳定性大增。

6. *复合型表面活性剂* 由几种高分子混合而成。这类乳化剂具有乳化、增稠、凝胶、稳定和吸附缓释作用，它们在常温下可完成“乳化”，这一点非常适合皮肤科、美容院等特殊治疗时，根据病情现场配制药膏。一般情况下，与非离子乳化剂配合生产出不同感观及肤感的化妆品，乳化性能好，耐酸、耐碱，兼有增稠、乳化、稳定作用，可单配和复配，与大多数药物相溶，如乳化剂 343，340B，B22，Montanov68，A165，GD 9022，GD 9122，Met 3422 乳化剂等，配比 0.5%～3%(名称详见附录 D　化妆品原料名称对照表)。

二、高分子流变剂

卡波类、SEPIPLUS 400、SEPIGEL、305、AVC 等，可增稠、助乳化，制得产品外观亮丽、高雅、涂展性好、稳定，但耐药物、耐离子性差，配制功效产品需试验选择(表 7-5)。

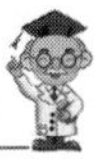

表 7-5　高分子啫喱乳化剂

品名	配比(%)	肤感	安全性	配伍特性	备注
羟乙基纤维素	1.0～5.0	滑，黏滞	温和	耐离子、药、酸	耐菌性差
黄原胶	0.1～1.0	黏滞	温和	耐离子、酸，悬浮	耐菌性差
卡波 U-20	1.0～2.0	滑，不黏	温和	不耐酸，耐药、离子一般	溶水快，耐菌
卡波 U-21	1.0～2.0	清爽，不黏	温和	不耐酸，耐离子	溶水快，耐菌
卡波姆 940	1.0～2.0	更清爽，不黏	温和	不耐酸、离子	溶水慢，耐菌
卡波 U-10	1.0～2.0	清爽，不黏	温和	不耐酸，耐离子	溶水快，耐菌
AVC	0.2～1.0	清爽	温和	不耐离子，耐少量酸	具有乳化性能，半透
SEPIPLUS 400	0.2～3.0	滑	一般	耐少量离子	具有乳化性能，乳状
SIMULGEL EG	0.2～3.0	清爽，不黏	一般	耐少量离子	具有乳化性能，乳状
透明质酸	0.1～0.5	滑，保湿	好	不耐酸，耐离子差	功能性增稠，耐菌性差，易降解
纳托胶	0.1～0.5	滑，保湿	好	不耐酸，耐离子差	功能性增稠，耐菌性差，易降解

三、增溶剂、助溶剂、潜溶剂

(一)增溶剂

系指某些难溶性药物和辅料在表面活性剂的作用下，在溶剂中增加溶解度并形成溶液的过程。具有增溶能力的表面活性剂称增溶剂。使外用制剂和化妆品中起到增溶作用，增加原料药物和辅料的溶解度，使其含量加大，增加效能。有 PEG-40 氢化蓖麻油、PEG-50 氢化蓖麻油、PEG-60 氢化蓖麻油、吐温-20、羊毛脂衍生物、超强油相增溶剂等(表 7-6)。此外所有表面活性剂都有不同程度的增溶作用，是配制乳剂的关键原料。

表 7-6　增溶剂

品名	配比(%)	安全性	配伍特性	备注
PEG-40/60 氢化蓖麻油	0.2～0.5	好	与丙二醇/乙醇配合增溶	气味好，有泡沫
辛普索尔™ TCS-100	0.5～10	好	与水、醇配合增溶	配伍良好
吐温-20/80	0.5～1.0	一般	与丙二醇/乙醇配合增溶	气味不好，有泡沫
乙氧基二甘醇	1.0～3.0	一般	辅助增溶难溶药物	
醇类	1.0～5.0	一般	可单独增溶，助溶好	用量大

(二)助溶剂

系指难溶性药物与加入的第三物质在溶剂中形成可溶性分子间的络合物、复盐或缔合物等,以增加药物在溶剂(主要是水)中的溶解度。常用的有 3 类:①无机化合物,如碘化钾、氯化钠等;②有机盐及其钠盐,如苯甲酸钠、水杨酸钠、对氯基苯甲酸钠、枸橼酸钠等;③酰胺类化合物,如乌拉坦、尿素、烟酰胺等。碘在水中溶解度为 1:2 950,加适量碘化钾增加碘在水中的溶解度,可配制成 5%的水溶液。

(三)潜溶剂

系指常常使用两种或多种溶剂混合,增加难溶性化学功效药的溶解度。与水形成的潜溶剂的有乙醇、丙二醇、甘油、聚乙二醇等。甲硝唑在水中的溶解度为 10%(W/V),如果使用水-乙醇混合溶剂,则溶解度提高 5 倍,尿囊素加木糖醇则溶解度提高数倍,且保湿性能增强。三甲基甘氨酸水溶液增加尿囊素 5 倍、水杨酸溶解度 25 倍。

四、香料及芳香剂

外用制剂和化妆品中加香调节气味,主要用天然香料、合成香料和香精。主要包括:

(一)天然香料

桉叶油、八角茴香油、薄荷油、丁香油、丁香罗勒油、冬青油、肉桂油、薰衣草油。

(二)合成香料

苯甲酸甲酯、苯甲酸乙酯、苯甲酸苄酯等。

(三)香精

有香料厂生产的皂用玫瑰香精、皂用檀香香精、皂用茉莉香精,膏霜用茉莉香精、膏霜用玫瑰檀香香精、膏霜用玫瑰香精、膏霜用白兰香精,香波用各种香精;分为水溶性、油溶性、乳化型香精,供配制外用制剂直接添加,外用制剂宜清香、淡雅,浓度宜低,配比 0.1%~0.2%。

(四)香薰用各种精油

(五)动物性高级香料

麝香、龙涎香等。

五、色素

在化妆品中使用色素,使皮肤呈现健康而有特点的效果,或使化妆品着色易于识别,有赏心悦目的外观。主要有有机色素、无机颜料、天然色素。

(一)有机合成色素

①偶氮系染料中的水溶性化妆水、乳液、香波,油溶性偶氮染料用于乳膏、头油等油溶性化妆品;②占吨系染料用于口红、香水、香料;③氮萘系染料用于香波、肥皂、香料;④三苯甲烷系染料易溶于水,有绿色、青色、紫色,用于化妆水、香波;⑤蒽醌染料有青色、绿色、紫色,水溶性的用于化妆水,油溶性的用于头油。

(二)无机颜料

不溶于水、油、溶剂的着色粉末状物,广泛用于口红、胭脂、底粉、香粉、眉黛等化妆品。白色:氧化锌、二氧化钛;红色:三氧化二铁;黄色:氢氧化亚铁;青色:氢氧化铬、群青;绿色:氧化铬;黑色:四氧化三铁、炭黑;紫色:紫群青;珠光:鱼鳞片、氧化钛、云母。

(三)天然色素

化妆品回归自然,天然色素日益得到重视,天然色素值得开发、应用。主要有胭脂红、红花苷、胡萝卜素、姜黄素、叶绿素、栀子黄、紫草素等及其他中药所提取的色素。

六、防腐剂

2015 年《中华人民共和国药典》改称抑菌剂,主要是指可以防止、减缓药物、化妆品有机质的腐败变质的物质,如抑制蛋白质的变质、糖类的发酵、脂类的酸败等。

(一)醇类

丙二醇、丁二醇、氯丁醇、布罗波尔、苄醇、苯乙醇、二氯苄醇、水桂皮酰基醇。

(二)醛类

甲醛和甲醛释放物,如杰马Ⅰ、杰马II、道维希尔-200。

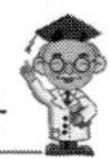

(三)酸及其盐类

亚硫酸钠、硼酸、山梨酸、苯甲酸、水杨酸、N-羟甲基甘氨酸、乙二胺四醋酸二钠。

(四)酯类

羟苯(尼泊金)甲、乙、丙、丁酯,水杨酸苄酯(定香防腐剂)。

(五)酚类

三氯生、对氯间苯二甲酚。

(六)酰胺

氯乙酰胺。

(七)脲类

3,3,4-三氯均二苯脲、二吡咯烷基脲。

(八)胍类

聚氨基丙基二胍。

(九)杂环类

脱氢乙酸、脱氢醋酸钠、尿囊素、咪唑烷基脲,双咪唑烷基脲(杰马-A),乙内酰脲。

(十)噁唑烷类

Oxaban、聚甲氧基二环噁唑烷、辛烷、7-乙基二环噁唑烷。

(十一)吡唑、咪唑

二甲基羟甲基吡唑衍生物、DMDM 乙内酰脲。

(十二)其他

Hexetidine、Dowicidil-200、羟甲基二甲基海因、二甲基醇二甲基海因。

我国《化妆品安全技术规范》2015 年版,禁用组分 1 388 项,准用防腐剂 51 项《中华人民共和国药典》称抑菌剂,并规定了最大使用浓度、限用范围和必要条件。目前化妆品常用的防腐剂:①羟苯酯类,羟苯甲、乙酯溶于热水,羟苯丙、丁酯溶于油相,或溶于乙醇、丙二醇中加入。其抗霉菌及革兰阳性菌效果好,抗革兰阴性菌效果较差,酸性环境下,作用较强,适用 pH 4～9,耐热,非离子、阳离子表面活性剂可使其减效,丙二醇使其增效,遇铁易变色,配比 0.1%～0.15%;②凯松,配比 0.02%～0.1%;③布罗波尔,配比 0.02%～0.05%;④三氯生,配比 0.02%～0.05%;⑤杰马 BP,配比 0.03～0.3%;⑥复方防腐剂,为保证效果,可采用两种以上防腐剂复配使用,如复方防腐剂:杰马Ⅱ 30%、羟苯甲酯 11%、羟苯丙酯 3%、丙二醇 56%,配比 0.25%～1.5%。或羟苯丙酯 0.05%溶于油相,羟苯甲酯 0.1%溶于水相,在乳化前与乳化体一同加热,杰马 0.2%～0.3%在乳化后加入乳化体中,直接作用于乳化体的不同环节,防腐效果明显。成品复合防腐剂有 GMB 901、GMB 902(表 7-7)。

表 7-7　常用防腐剂浓度参考表

药品名称	常用浓度(%)	适用范围
苯甲酸	0.1～0.25	偏酸性下作用较强
苯甲酸钠	0.3	偏酸性下作用较强
羟苯甲酯	0.05～0.25	性稳定,弱酸性下作用较强,用于水相
羟苯乙酯	0.025～0.05	性稳定,pH 在 6 以下作用较强,用于水相
羟苯丙酯	0.02～0.03	性稳定,pH 在 7 以下作用较强,用于油相
羟苯丁酯	0.01～0.02	性稳定,弱酸性下作用强,用于油相

（续　表）

药品名称	常用浓度(%)	适用范围
氯苯甘醚	0.1～0.3	性稳定，广谱，用于水相
丁羟甲苯	0.005～0.5	性稳定，用于油相
乙醇	25	多用于外用制剂防腐
氯己啶	0.01～0.02	同上，抑菌活力范围在 pH 5～8 范围
三氯叔丁醇	0.5	酸性下作用较强
苯酚	0.25～0.5	较强
苯氧乙醇	0.3～1	防腐能力好较安全防腐剂，化妆品限定 1%以下。
山梨酸	0.15～0.25	抑真菌力较强，适用于含吐温的液体制剂，pH 值 4～5 范围
杰马-115	0.03～0.3	性稳定，需与羟苯酯类复配
凯松	0.02～0.1	性稳定，适用于 pH 3～9 范围
布罗波尔	0.02～0.05	性稳定，适用于酸性及中性，pH 4～10 有效
辛酰甘氨酸	0.3～0.6	氨基酸类防腐
乙基己基甘油	0.1～0.3	抑制人体产生臭味菌，不影响菌群平衡，协同防腐
植物防腐剂	0.7～1	多元醇植物复合抑菌，低刺激
PHENONIP	0.2～1.0	适合营养较多体系
GMB-901	0.5～1.5	性稳定，适用 pH 4～9 范围，用于营养成分多高档化妆品
GMB-902	0.5～1.5	性稳定，适用 pH 4～9 范围，最佳 pH 5～8，用于普通化妆品
乙基已基甘油	0.1～0.3	抑制人体产生臭味菌，不影响菌群平衡，协同抑菌，润肤，温和，不刺激眼睛
K350	0.2～0.5	防细菌、真菌都好，适合营养较多体系
氯苯甘醚/苯氧乙醇	0.3～0.5	无羟苯酯，无甲醛释放，安全有效
植物防腐剂 NPS	0.5～1.0	多元醇与植物复合抑菌，可宣称无添加

七、抗氧化剂

抑制氧化反应的化妆品原料。可延缓、减少膏体及药物氧化反应。外用药和化妆品水溶性抗氧化剂亚硫酸氢钠（酸性用）；亚硫酸钠（碱性用），配比 0.1%～0.3%；焦亚硫酸钠，配比 0.1%～0.2%；硫代硫酸钠，配比 0.1%；乙二胺四乙酸钠，配比 0.3%～0.5%，兼有螯合作用，可防止膏体遇金属离子变色。水溶液在 40℃加入膏体。油溶性抗氧化剂丁羟甲苯（BHT），最大配比不超过、丁基羟基茴香醚（BHA），0.05%合用不

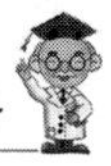

超过0.01%；维生素E，配比0.1%～1%。此外，还有没食子酸丙酯等。抗氧化剂在乳化前分别加入乳化体中，溶解后即刻乳化，抗氧效果明显(表7-8)。

黄威主译《化学换肤、微晶磨削与外用产品实用指南》介绍的外用抗氧化产品主要有：β-胡萝卜素(维生素A)、咖啡因、表没食子儿茶素没食子酸酯、阿魏酸、谷胱甘肽、L-抗坏血酸(维生素C)、硫辛酸、褪黑素、烟酰胺、泛醇、茶多酚、白藜芦醇、水飞蓟素、大豆异黄酮、SOD、维生素E、泛醌等。

表7-8　常用抗氧化剂及助剂表

类别	名称	溶解度				常用浓度(%)
		水	乙醇	花生油	液状石蜡	
水溶性抗氧化剂	亚硫酸氢钠	1:3.5	1:70	微溶		0.1～02
	焦亚硫酸钠	1:2	略溶	略溶		0.1～0.2
	亚硫酸钠	1:2	难溶			0.1～0.2
	干燥亚硫酸钠	1:4	难溶			0.05～0.2
	硫代硫酸钠	1:0.5	难溶			0.1
	维生素C	1:3.5	1:2.5			0.01～0.05
油溶性抗氧化剂	叔丁基对羟基茴香醚(BHA)	不溶	1:4	1:3	1:100	0.005～0.2
	丁羟甲苯(BHT)	不溶	1:4	1:3	1:3	0.005～0.1
	维生素E	不溶	易溶	易溶		0.5～1
助剂	乙二胺四乙酸二钠	1:11	微溶			0.001～0.05
	磷酸	任溶				0.004
	柠檬酸	1:1	1:1.5			0.005～0.01

八、pH调节剂

用于外用制剂和化妆品调整适当的pH。酸性：柠檬酸、冰醋酸、硼酸、醋酸、精氨酸、乳酸及乳酸钠、硫代硫酸钠等。碱性：三乙醇胺、氢氧化钾、氢氧化钠、氢氧化铵、硼砂、碳酸钾、碳酸钠等(表7-9)。

表7-9　pH调节剂

品名	调节体系	浓度(%)
柠檬酸	调节体系pH	0.05～0.15
L-乳酸	调节体系pH，保湿，抑杀菌	0.05～0.2
精氨酸/赖氨酸溶液	中和酸性体系，保湿	适量
乳酸/柠檬酸溶液	中和碱性体系，保湿	适量
20%氢氧化钠溶液	中和酸性体系，清爽	适量
20%氢氧化钾溶液	中和酸性体系，清爽	适量

（续　表）

品名	调节体系	浓度(%)
10%三乙醇胺溶液	中和酸性体系	适量
TAB-2	中和卡波，清爽	0.3～0.15
阳离子瓜耳胶	引导有机硅附着，悬浮洗时泡沫，调理头发	0.1～0.15

九、增黏剂

又称增稠剂。用于调节外用药和化妆品黏度的物质。有易于使用外用药和化妆品的黏度状态下，有较好的稳定性，如黄原胶等。

十、螯合剂

使外用药或化妆品中金属离子失活的原料。如乙二胺四乙酸钠(EDTA)，配比0.05%；海藻糖/木糖醇，配比1%～2%，辅助抗变色，抗氧化；柠檬酸等。

十一、舒缓剂

对皮肤起到安抚作用，有抗过敏、止痒、抗炎作用的一类添加剂(表7-10)。

表7-10　舒缓剂

品名	配比(%)	安全性	配伍特性
甘草酸二钾	0.1～0.5	好	离子特征，不耐酸，水溶卡波体系0.15%以下
植豆酵素	0.1～0.3	好	油溶，不透明
绿豆酵素	0.5～2.0	好	水溶，配伍性好
水解蜂王浆蛋白	0.25～2.0	好	水溶，低温加入抗刺痛感好
马齿苋提取物	0.5～5.0	好	水溶，低温加入
粉防己提取物	0.5～2.0	好	水溶，低温加入
氧化苦参碱	0.05～0.5	好	水溶，低温加入，呈弱碱性，注意pH
蜡菊提取物	1.0～5.0	好	水溶，低温加入

十二、透皮促进剂

又称渗透剂。药物溶于某些渗透能力较强的溶剂，或与药物载体结合而制成的具有较强渗透作用的化学功效药称渗透剂，又称透皮剂或透剂，对治疗药物有促进渗透作用。最常用的有氮酮、水溶性氮酮；配比1%～3%。二甲基亚砜也是皮肤美容外用制剂常用渗透剂，配比10%～20%；丙二醇，配比5%～10%等。此外，还有二甲基乙酰胺(DMA)、二甲基甲酰胺(DMF)、十四烷基硫酸钠、可可脂、角鲨烷、月桂酸、N-甲基-2-吡咯烷酮，许多中药及其成分亦具有助渗透作用，如1%冰片、1%薄荷油、1%薄荷脑等。二甲基亚砜因刺激性大，在化妆品中禁止使用。

（靖连新　连　石　何　黎　王光武）

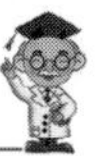

第四节 化学药各论

1,3-丁二醇 1,3-Butanediol

【别名】 1,3-二羟基丁烷,1,3-丁撑二醇。

【来源性状】 无色无臭液体,可与水、甲醇、甲乙酮、丙酮混溶。在蓖麻油中溶解18%,在乙醚中溶解7%,醋酸乙酯中溶解41%。无毒、对皮肤无刺激。

【药理用途】 溶剂,保湿剂。有良好的抑菌作用。是各种精油的良好溶剂。

【剂型配比】 调配溶液、乳膏、乳液,配比5%～10%。

2,2-溴2硝基-1,3-丙二醇

【别名】 布罗波尔。

【来源性状】 白色至黄色结晶固体,带有独特气味。溶于水。熔点128～132℃,1%水溶液23℃时pH 5.8。在酸性或中性时尤为稳定,在碱性和高温时不稳定。当在碱性条件下分解时,其生化活性更强。不可与仲胺和叔胺同时使用。

【药理用途】 防腐剂,抗菌剂。pH 4～10均有效,0.0025%浓度即能抑制大多数细菌生长,尤其是对革兰阴性菌效果更佳。可单独使用,也可与羟苯酯类混合使用。

【剂型配比】 调配溶液、浴液、香波、洗发液,配比0.01%～0.1%。

GD-9022乳化剂

【别名】 9022。

【来源性状】 由不同摩尔数聚氧乙烯脂肪醇醚为主要成分的非离子型乳化剂的复合物。白色至微黄色蜡状,片状固体。1%水溶液pH 5～7,易溶于水。对皮肤刺激低,不耐酸,可乳化<30%油相与十二烷基硫酸钠的复合物,能乳化>30%油相物系。

【药理用途】 乳化剂。用于水包油型各类软膏、乳膏和蜜类化妆品,成品细腻、亮泽,与高分子聚合物配伍,可生产出高品质化妆品。

【剂型配比】 调配乳剂,配比1.5%～2.5%;与高分子聚合物乳化剂复配,配比1.5%;普通搅拌乳化,配比2%。

GD-9122乳化剂

【别名】 复合乳化剂9122,9122。

【来源性状】 由聚氧乙烯脂肪醇醚、脂肪醇硬脂酸单甘酯和脂肪酸的组成复合物。白色至微黄色蜡片状固体。皂化值15～20,羟值140～170。

【药理用途】 自乳化、自增稠型水包油型乳化剂。能乳化<30%油相,体系乳化温度75～80℃,如乳化油相>30%体系,可选用高分子乳化剂305、343、3422等做辅助乳化剂,成品亮泽、细腻。

【剂型配比】 配制乳剂,配比7%～10%。

GMB系列液体复合防腐剂

【来源性状】 由杰马、羟苯甲酯、羟苯丙酯,以及丙二醇组成的复合物。有GMB-901、GMB-902两种型号。为无色或淡黄色透明、黏稠状液体。

杰马Ⅱ 30%、羟苯甲酯11%、羟苯丙酯3%、丙二醇56%,配比0.25%～1.5%。

【药理用途】 防腐剂。抗菌谱广,抑菌效果十分显著,配伍性能优越,对化妆品内营养物质、颜色、气味、黏度、乳化均匀度及特殊疗效均无影响，适用 pH 4～9 范围，最佳 pH 5～8，对人体安全、无刺激。

【剂型配比】 调配 GMB-901 型营养成分多的高档化妆品，GMB-902 型调配普通化妆品。软膏、乳剂 1%～1.5%；香波 0.5%～1%。

Montanov 68

【别名】 M-68，十六烷基糖苷和16醇。

【来源性状】 从植物提取的衍生物。白色蜡质片状。

【药理用途】 非离子型乳化剂。不含环氧乙烷及任何化学物质。乳化性能强，稳定性好。因为不含环氧乙烷，因而是防晒产品的理想乳化剂，可单独使用，也可与 165、GC、305 等配合使用。增稠性能好，耐酸、耐电解质，可调配不同浓度的油相产品。液晶结构，保湿性极好，调配的乳剂产品细腻、亮泽，涂展性极佳，肤感如丝绒。调配水包油乳化产品，用于干性、油性、敏感性皮肤。

【剂型配比】 调配防晒霜、乳液、眼霜、祛粉刺乳膏、染发剂、果酸乳膏，保湿美白、祛斑、婴儿用化妆品，配比 3%～7%。

PEG-60 氢化蓖麻油 60

PEG-60 Hydrogenated Castor Oil

【别名】 CO60。

【INCI 名称】 黏稠或软浆糊状，*HLB* 值 15～17，增溶能力略好于 PEG-40 氢化蓖麻油。

【药理用途】 增溶剂，乳化剂，稳定剂。作用与用途与增溶剂 PEG－40 氢化蓖麻油相同。

【剂型配比】 调配溶液、酊剂、乳膏，可加入油性物料的 50%；用于透明凝胶可另入油性物料的 2 倍。

PEG-40 氢化蓖麻油 40

PEG-40 Hydrogenated Castor Oil

【别名】 CO40。

【来源性状】 黏稠液状或软浆糊状，*HLB* 值 14～16。易溶于水乙醇，混合搅拌后，能均匀地分散在水中，成为透明液体。

【药理用途】 药用辅料，增溶剂，乳化剂，稳定剂。主治乳化香水，增溶香精或精油。加于水中或水醇体系，亦可用于配制维生素及特殊的油性活性添加剂的精华液、凝胶产品。配入适量低碳醇可增加透明度、防冻性。

【剂型配比】 调配溶液、酊剂、乳膏，可加入油性物料的 50%；用于透明凝胶可另入油性物料的 2 倍。

PEG-50 氢化蓖麻油/壬基酚聚醚-20/丙二醇

PEG-50 Hydrogenated Castor Oil-Ncooxynol-20/Proxylcol Ghcol

【别名】 辛普索尔™TCS-100。

【来源性状】 黏稠性液体或膏体，无色至淡黄色，轻微特征性气味，熔点≤20℃，黏度 50～2 500 mPa，pH 5～8，易溶于水和有机溶剂，混合搅拌后，能均匀地分散在水中，成为透明液体。

【药理用途】 药用辅料，增溶剂，乳化剂，稳定剂。广泛用于外用洗涤药品制剂、化妆品和其他广泛产品配方中。

【剂型配比】 调配溶液、酊剂、乳膏，一般可用于增溶药物 0.5～8 倍量（W/W），大多数情况下是需要增溶物或三氯生的 2～6 倍量（W/W），香精香料的需要增溶的物质 0.5～3 倍。建议添加量 2%～10%，最大添加量不超过 20%。

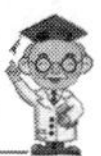

乙醇[典] Ethanol

【别名】 酒精。

【来源性状】 无色澄明液体，有酒香气，味炽烈，易挥发，易燃烧，沸点约78℃，燃烧时显淡蓝色火焰。能与水、甘油、三氯甲烷、丙酮、乙醚任意混合，微溶于脂肪油。能溶解生物碱、苷类、苦味质、挥发油、树脂、油树脂、有机酸、酯类、芳烃、叶绿素、色素等。

【药理用途】 溶剂，消毒防腐剂。有抗细菌作用，为最常用的皮肤消毒剂，作用迅速，可使细菌蛋白脱水、凝固变性，故能杀灭细菌增殖体，但不能杀灭芽孢。70%的乙醇溶液穿透力最强，杀菌作用也最强，浓度过高可使菌体表层蛋白质很快凝固而妨碍乙醇向内渗透，故杀菌作用反而减弱，且不能透入皮肤深处。用于皮肤及器械消毒，局部刺激作用较强，可使局部血管扩张，增强血液循环，为优良的溶剂，可溶解多种药物。

【剂型配比】 调配酊剂、醑剂、搽剂等，也用于提取中草药的有效成分。

【注意事项】 ①医用或工业用乙醇均不可供作饮用；②高浓度乙醇可使皮肤脱水；③能使多种无机盐、明胶、纤维素衍生物或阿拉伯胶的水溶液发生沉淀；④硝酸、硝酸汞及硝酸银与浓乙醇可生成有爆炸性的盐类！⑤可与水合氯醛生成有毒的油滴状醇合氯醛。

二甲基亚砜[典] Dimethyl Sulfoxide, DMSO

【别名】 万能溶媒。

【来源性状】 无色、几乎无味或微有苦味的透明液体。汲湿性强，在20℃时相对湿度为60%，可吸收相当于自身重量的70%的水分，在18.5℃时易结晶，在沸点温度长时间回流易分解，碱能抑制此种分解。在室温下遇氯能发生猛烈反应。能与水、乙醇、丙酮、醚、苯和三氯甲烷任意混溶，也能溶解石蜡等碳氢化合物，故俗称万能溶媒。2.16%水溶液与血液等渗。相对密度不动(20℃)1.100，折光率1.4795，闪点(开杯)95℃，沸点189℃，黏度(27℃)0.0011Pa·S。

【药理用途】 ①有消毒、止痛、镇静、利尿、抑菌、促进伤口愈合等作用。30%～70%水溶液，外用于急、慢性皮肤病及烧伤、冻疮等。②做透皮促进剂，可与皮肤美容药物配伍，通过皮肤或黏膜吸收渗入体内，促进增加其许多药物如氢化可的松、肝素、维生素类、水杨酸等的透皮吸收。但低于5%浓度无透皮作用，高于5%浓度时，其促进作用，随浓度增加而增强，常用浓度为10%～30%。③做溶剂和防冻剂，作为溶剂既能溶解水溶性药物，又能溶解脂溶性药物，故有“万能溶媒”之称。60%水溶液，能降低冰点到-80℃，故又是良好的防冻剂。

【剂型配比】 调配酊剂、乳膏，配比5%～30%。

【注意事项】 ①纯二甲基亚砜涂于皮肤，有轻微烧灼感，并可使皮肤发生暂时性红斑、瘙痒、起疱、皮炎，有时引起恶心、呕吐等全身作用；②50%水溶液，每日用量超过200ml时，可出现溶血。主治婴儿及大面积创面时，应严格控制浓度和总用量；③高锰酸钾、重铬酸钾及双氧水等氧化剂，可使二甲基亚砜迅速氧化成砜，发生爆炸反应！④与硫化氢、碘化氢、锌、醋酸作用，则还原成硫化物。

二甲硅油[典] Dimeticone

【别名】 二甲基硅油，聚二甲基硅醚，聚二甲硅氧烷。

【来源性状】 是以硅氧烷为骨架的直链状聚合物。无色透明液体或黏性液体，随分子量的增加其黏度也随之增加。无臭，无味，表面张力小，耐光耐热。不溶于水、甲醇、植物油和石蜡油，微溶于乙醇、丁醇和甘油，溶于苯、三氯甲烷、甲苯、二甲苯、乙醚、四氯化碳。常用的黏度为 20、100、200、350、500、1 000、12 500 七种型号。

【药理用途】 赋形剂，保护剂，抗黏结剂，润滑剂。能在皮肤表面形成均匀的防水、透气的保护膜，防紫外线刺激，无毒，对皮肤和黏膜无刺激性。

【剂型配比】 调配固体、半固体及液体制剂，以及浴液、护发素、防晒剂等化妆品等，配比 3%～15%。

二氧化钛[典] Titanium Dioxide

【别名】 钛酐，钛白粉。

【来源性状】 白色无定性粉末，微热即成黄色，强热成棕色，无臭，无味。不溶于水、盐酸、硝酸及稀硫酸，溶于热的浓硫酸及氢氟酸中。可与亚硫酸钾、氢氧化碱或碳酸盐熔融而使之溶解。1%水混悬液对石蕊显中性。在自然界中有金红石、锐钛矿和板钛矿是本品的 3 种变体。商品有 2 种：①金红石型二氧化钛（比重 4.26、折射率 2.72、耐光性极强）；②锐钛矿型二氧化钛（比重 3.84、折射率 2.55、耐光性较差）。

【药理用途】 药用辅料，避光剂，美白剂，色料。用作遮光剂时以锐钛矿型二氧化钛为佳。近年制成超细（粒径 10～50 nm）、亲油、亲水二氧化钛，用量小，解决“泛白”现象，基本取代传统用药，在防晒、美白化妆品方面得到广泛应用。主治日光性皮炎、日光性湿疹、红斑狼疮等。

【剂型配比】 调配美白避光软膏、乳剂、粉剂，配比 5%～10%；如用超细二氧化钛，配比 3%～5%。化妆品最大浓度 25%。

二硫化硒[典] Selenium Sulfide

【别名】 硫化硒。

【来源性状】 红色粉末，受热 100℃时软化，温度稍高即分解，也能被硝酸和硫酸分解，几乎不溶于水和有机溶剂。

【药理用途】 祛头屑剂。外用具有杀浅部真菌、寄生虫及抑制细菌作用，并抑制皮脂形成，抑制表皮及滤泡上皮细胞过度生长，能减少角质细胞的产生。止痒、消炎、减少脱屑作用显著。主治头皮屑、脂溢性皮炎。

【剂型配比】 调配洗剂、香波，配比 0.5%～1%。化妆品最大允许浓度 1%。

丁香罗勒油（Ocimi Gratissimi Oil）

【来源性状】 唇形科植物丁香罗勒的全草经水蒸气蒸馏得到的挥发油。为淡黄色的澄明液体，有类似丁香的香气，味辛辣，而有麻张感。露置空气中或贮存日久，渐变棕色，质渐浓稠。在乙醇、乙醚或冰醋酸中易溶，在水中几乎不溶。

【药理用途】 香料，防腐剂。具有镇痛、防腐作用。

【剂型配比】 调配乳剂、酊剂。

丁香油[典]（Clove Oil）

【来源性状】 桃金娘科植物丁香树的干燥花蕾经水蒸气蒸馏而得的精油。无色透明或淡黄色液体，陈放或暴露在空气后颜色变暗并发稠，具有丁香的香味和强烈的辛香味。溶于乙醇（1∶2），丙二醇、乙醚（1∶10），冰乙酸（1∶10），不溶于水、甘油和矿物油。有较强的杀菌能力和抗氧化作用。易氧化变色，忌与氧化物和含铁的药物配伍。含量以总酚的容积不低于 85%。

【药理用途】 防腐剂，杀菌剂，局部止痛剂。

【剂型配比】 调配乳剂、乙醇溶液。

丁基羟基茴香醚 Butyl Hydroxy Anisole，BHA

【别名】 丁基大茴香醚。

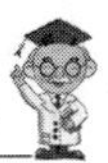

【来源性状】　白色或微黄色蜡样结晶性粉末，带有特异的酚类的臭气刺激性气味。不溶于水，溶于油脂、乙醇、甘油、丙二醇。对热相当稳定，在弱碱性的条件下不容易破坏。

【药理用途】　抗氧化剂。酚类通用型油相抗氧化剂，对酸类、氢醌、甲硫氨基酸、卵磷脂及硫化二丙酸等具有抗氧作用。

【剂型配比】　调配乳剂、油剂，加入油相中，做油抗氧化剂，配比0.005%～0.02%。

【注意事项】　在调配时不应把空气掺入油和脂肪中，BHA与BHT合用小于0.02%。

二丁基羟基甲苯[典]

Butyl Hydroxy Toluene, BHT

【别名】　丁羟甲苯，二叔丁基对甲酚，2,6-二叔丁基对甲酚，2-叔丁基-4-甲氧基苯酚，BHT。

【来源性状】　是苯酚的衍生物，具有苯酚类化合物的特殊反应。白色或无色的晶体或晶末，微具臭味，或无臭，或无味。不溶于水、甘油、丙二醇和氢氧化碱溶液，易溶于乙醇、三氯甲烷、乙醚、石油醚、不挥发油、油脂。对热相当稳定，具有单酚型特征的升华性，遇光和金属易变色和失活。

【药理用途】　抗氧化剂。酚类通用型油相抗氧化剂，可延迟或防止油、脂肪发生氧化酸败，并能防止油溶性维生素失活。一般多与BHA并用，并以柠檬酸或其他有机酸为增效剂，BHT∶BHA∶柠檬酸＝2∶2∶1。在脂肪和油相中的浓度0.005%～0.02%，与BHA合用浓度不超过0.02%，与BHA和没食子酸丙酯合用，BHA和BHT总浓度不超过0.01%，没食子酸丙酯浓度低于0.05%。

【剂型配比】　调配乳剂、油剂，加入油相中，做油抗氧化剂，配比0.005%～0.02%。

十二烷基硫酸钠[典]

Sodium Lauryl Sulfate

【别名】　月桂醇硫酸钠，硫酸十二烷基钠，硫酸月桂酯钠，发泡粉。

【来源性状】　白色或淡黄色晶状粉末，有滑润感，微有臭味。易溶于水而成半透明溶液，对碱、弱酸和硬水都很稳定。溶于乙醇，不溶于三氯甲烷、乙醚。*HLB*值约为40。

【药理用途】　阴离子表面活性剂，去污剂，发泡剂，分散剂。

【剂型配比】　调配乳剂、洗发剂，配比：O/W型乳剂0.5%～2%；皮肤清洁剂1%；洗发剂9%～45%。

【注意事项】　①由于电解质、pH的影响，能使本品乳化能力降低或完全丧失。pH在8以上乳化稍困难，在4以下就不能乳化，乳剂中加1.5%～2%的氯化钠就可丧失乳化性，与吐温-60混合作乳化剂可避免单独使用时的弊病；②本品与红汞、盐酸苯海拉明、麝香草酚、薄荷脑、利凡诺配伍，能析出水；与十一烯酸、对氨基水杨酸钠、间苯二酚、水杨酸钠配合立即软化；与鞣酸、碱式没食子酸配伍立即变成黏稠状物；与鱼石脂配伍变淡红褐色；与水杨酸配伍变为紫色；与硝酸银、鞣酸配伍变为褐色。

十六十八醇[典]

Cetostearyl Alcohol

【别名】　鲸蜡硬脂醇，C16-18正构伯醇。

【来源性状】　为混合物，主含十六醇与十八醇，少量十四醇。系白色或奶油色腻滑的团块或近白色薄片或颗粒，具微弱的特殊气味。味温和，加热后融成透明、无色或淡黄色液体。溶于乙醚、三氯甲烷、植物油，微溶于乙醇和轻质石油醚，不溶于水。

【药理用途】 药用辅料，赋形剂，滑润剂。能改善石蜡软膏等的柔软性质和润滑性。

【剂型配比】 调配乳膏、油膏、洗剂、香波、洗涤剂，配比1%～3%。

三乙醇胺[典] Triethanolamine

【别名】 三羟基三乙胺。

【来源性状】 在室温下为无色透明黏稠液体，冷时变为白色结晶固体，有轻微氨臭味。置露在空气中能吸收水分和二氧化碳，久置于后变褐色。能与水、乙醇相混溶，呈碱性。可与多种酸反应，生成酯、酰胺盐。熔点21.2℃。

【药理用途】 药用辅料，乳化剂，pH调节剂，阴离子表面活性剂，洗涤剂，稳定剂。在化妆品中用其脂肪酸中和成皂，硬脂酸与三乙醇胺(3∶1)反应生成硬脂酸胺，与硫酸化脂肪醇中和成胺盐。

【剂型配比】 调配乳剂、凝胶、香波等，用20%溶液加入基质中，调整pH。

三甲沙林 Triosalen，Trixysalen

【别名】 三甲基补骨脂素，三甲呋豆素，三甲补骨脂内酯，三甲呋苯吡酮。

【来源性状】 甲氧呋豆素的一种衍生物，白色或类白色结晶性小粒。溶于液状石蜡、异丙醇、三氯甲烷、十六烷基醇，略溶于乙醇，不溶于水等。

【药理用途】 着色剂。同补骨脂素，具有更强的局部集结紫外线作用，加速黑色素的形成。主治白癜风、银屑病，优于甲氧沙林。

【剂型配比】 调配酊剂、溶液，配比0.1%。

三甲基甘氨酸 Betaine

【别名】 氨基酸保湿剂(NMF-50)，甜菜碱，三甲基氨基乙酸。

【来源性状】 存在于水生甲壳类动物如虾和植物甜菜、菠菜、椰菜中，是甜菜加工过程中的副产物，在糖蜜中含量达8%。具有高度生物兼容性，极度易溶于水、可溶于乙醇、非常耐热、耐酸和耐碱，而且适用范围广、易操作及安全稳定。

【药理用途】 保湿剂，溶剂。水溶液增加尿囊素5倍、水杨酸溶解度25倍，促进水溶性聚合物的膨胀、增稠、提高保湿作用和降低皮肤的刺激性，可以改善湿梳效果，防止头发缠绕。有酸性缓冲能力、生物相溶性、水合能力、抗表面活性剂刺激作用、抗皱作用、良好的肤感以及特异的溶解作用，它的许多特性为配方师提供了开发创新的条件。

【剂型配比】 乳膏、乳液、香波、奶液、烫发、染发产品，配比0.5%～7%。

三氯化铁 Ferric Chloride

【别名】 氯化铁，氯化高铁。

【来源性状】 橙黄色或棕黄色结晶，无臭或微有盐酸臭，置空气中极易潮解。极易溶于水，易溶于乙醇、乙醚、甘油，其水溶液或酊剂呈酸性。忌与鞣酸配伍。

【药理用途】 收敛剂，抗病毒剂，止血剂。主治刮疣术后、皮肤小外伤止血。

【剂型配比】 调配溶液、酊剂，配比30%。

三氯醋酸 Trichloroacetic Acid，TCA

【别名】 三氯乙酸。

【来源性状】 无色结晶，微有臭味。极易溶于水(1∶0.1)，易溶于乙醇、乙醚。水溶液呈酸性。pKa值0.26，浓度越大pH越小。性质稳定，无全身毒性，换肤时分别达到0级至Ⅲ级结霜，易判断剥脱终点，无须中和，价格低廉，容易制备。

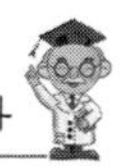

【药理用途】　剥脱剂，腐蚀剂，收敛剂，消毒剂。可引起皮肤蛋白凝结，导致结霜，蛋白质的沉淀引起表皮的坏死和破坏。凝血之后炎症和伤口修复机制的激活，导致再上皮化，形成新皮，中度换肤有胶原蛋白重塑，即在真皮中产生新的蛋白。1%溶液为收敛剂，用于多汗症；25%水溶液用于白癜风，刺激色素新生。作为换肤术，pH 2.0～3.5，从10%开始，10%～15%为极浅换肤，15%～25%为浅部换肤，35%～50%为中度换肤，超过50%为高浓度换肤。超过35%引起结构变化或形成瘢痕。

适应证：光老化：细微皱纹、色素变化，结构变化：油性皮肤、粗细不均皮肤、粗大毛孔，色素变化：表皮黄褐斑、炎症后色素沉着、雀斑、黑子，痤疮，鸡眼，寻常疣，扁平疣，跖疣，尖锐湿疣，眼睑黄斑瘤等。IV～VI型皮肤谨慎使用，较深色皮肤不超过25%。

【剂型配比】　调配溶液，配制浓度1%～70%。浓度越大pH越小。调配溶液，X+10 ml甘油，白桦树汁加至100 ml。另可与其他剥脱剂组合配方。

【注意事项】　有强腐蚀性及刺激性，健康皮肤禁涂药，皮肤有糜烂、渗液暂时不用药，等皮肤干燥后再用药。黏膜及皮损处禁用。遇碳酸盐、氢氧化物、氧化剂即分解。遇蛋白质发生沉淀。较深皮肤易至色素沉着。

大豆异黄酮
Soybean Isoflavones

【别名】　大豆黄素。

【来源性状】　纯品为无色晶体物质。是从大豆分离出的具有多酚结构的混合物的总称，目前已知的有十余种，主要有大豆苷类、染料木苷类和黄豆类3类。

【药理用途】　有类雌激素样作用，称植物雌激素。具有类雌激素活性作用和抗雌激素作用，抗半乳糖苷酶活性和解痉作用，对真菌及葡萄球菌属有相当抑制能力，对5α-还原酶也有禁阻作用，故尔有祛斑作用，并有刺激毛发生长作用。有护肤、生发、防晒、祛斑、除痘作用。

【剂型配比】　调配乳膏、乳液、香波等，配比0.02%～0.4%。

小麦胚芽油
Wheat Plumule Oil

【来源性状】　天然植物油经提纯精制而成，含油酸45%、亚油酸48%、维生素E 0.4%～0.45%、二羟-γ-阿魏酸谷甾醇酯、倍他胡萝卜素及酶、γ-谷维素等。为微黄色透明油状液体。

【药理用途】　天然抗氧化剂，营养添加剂。可作为皮肤及发用化妆品和油性原料，有润滑、保护皮肤、头发作用，并延缓其衰老。

【剂型配比】　调配乳剂、软膏。

乙烯雌酚[典]
Diethylstilbestrol

【别名】　乙烯雌酚，乙芪酚，雌性素，人造求偶素。

【来源性状】　无色结晶或白色结晶性粉末，几乎无臭。溶于乙醇、乙醚、三氯甲烷、脂肪油、稀氢氧化钠溶液，不溶于水。熔点169～172℃。

【药理用途】　女性激素。促进女性生殖器官及第二性征发育，抑制皮脂腺活动，抑制男性激素分泌，有对抗雄性激素功能。乳液用于女阴干枯症、老年性阴道炎、丰乳等。与甲硝唑等配伍，用于痤疮。

【剂型配比】　调配乳膏，配比0.1%～0.3%。

【注意事项】　化妆品禁止使用。

马来酸氯苯那敏[典]

Chlorphenmine Mamine

【别名】 扑尔敏，氯苯吡丙胺，氯屈米通，氯米吡胺，马来米酸氯苯吡胺。

【来源性状】 白色晶末，无臭，味苦。水、乙醇或氯仿中易溶，在乙醚中微溶。易溶于水(1∶4)、乙醇(1∶10)、

【药理用途】 抗敏剂。有较强的竞争性阻断变态反应靶细胞上组胺 H_1 受体的作用，通过对 H_1 受体的拮抗起到抗过敏作用外，还具有抗 M 胆碱受体作用，用于皮炎、湿疹等。

【剂型配比】 调配溶液剂、乳剂、凝胶，配比 0.1%～1%。

无水亚硫酸钠[典]

Anhydrous Sodium Sulfite

【来源性状】 白色结晶性粉末，无臭。在水中易溶，在乙醇中几乎不溶。

【药理用途】 药用辅料，抗氧化剂，防腐剂。

【剂型配比】 调配乳剂，配比 0.1%～0.2%。

木瓜蛋白酶 Palain

【别名】 木瓜酶。

【来源性状】 是采用现代生物技术从热带水果木瓜中提取的一种植物蛋白酶。溶于水和甘油，水溶液无色或淡，有时呈乳白色；几乎不溶于乙醇、氯仿和等有机溶剂。最适合 pH 5.7(一般 3～9.5 皆可)，在中性或偏酸性时亦有作用，等电点为 8.75；最适合温度 55～60℃(一般 10～85℃皆可)，耐热性强，在 90℃时也不会完全失活；受氧化剂抑制，还原性物质激活。

【药理用途】 抗衰老剂，祛斑剂，保湿剂。木瓜蛋白酶能催化蛋白质合成，提高皮肤再生能力，使皮肤光滑、细腻，参与角质层新陈代谢，促进纤维母细胞增生，使弹性蛋白、胶原蛋白及基质的产生增多，保湿性好，有抗衰老作用，加速色素分解代谢，使异常的色素逐渐淡化直至消退，有增白祛斑作用。

【剂型配比】 常与乳酸合用调配乳膏、乳液。

木糖醇[典] Xylitol

【来源性状】 由玉米芯、甘蔗等物质中提取，经水解、脱色、离子交换、加氢、蒸发、结晶等加工而成。为白色结晶或结晶性粉末，无臭；味甜；有引湿性。在水中极易溶解，在乙醇中微溶。

【药理用途】 药用辅料，增溶剂，保湿剂，甜味剂。使皮肤增白，保持皮肤的光滑滋润。

【剂型配比】 调配溶液、乳液、香波、乳膏，配比 1%～5%。

内皮素拮抗剂

Endothelin Antagonist

【来源性状】 用高新技术从天然产物中提取、分离、纯化得到的产品。为淡黄色冻干粉，极易溶于水，活性分子量低于 1 000，透皮性好，性质稳定，耐光，耐热，在 pH 3～9 范围内不发生变化。无毒性、无刺激性，不致敏。

【药理用途】 祛斑剂。20 世纪 90 年代中期生理学家发现皮肤被紫外线照射后，角质形成细胞释放出内皮素，该内皮素被黑色素细胞膜上的受体接受后，刺激了黑色素细胞的分化、增殖并激活酪氨酸酶的活性，从而黑色素急剧增加。内皮素拮抗剂对内皮素产生作用，抑制酪氨酸酶活性，从而达到祛斑、美白作用。主治美白、祛斑化妆品添加剂。

【剂型配比】 调配乳剂，配比

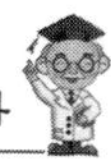

0.02%～0.1%。

水杨酸[典] Salicylic Acid

【别名】 柳酸,撒酸,邻羟基苯甲酸。

【来源性状】 白色细微的针状结晶或白色结晶性粉末,无臭或几乎无臭,味微甜,后转不适。水溶液显酸性。易溶于乙醇(1:4)、乙醚(1:3),溶于沸水(1:15),略溶于三氯甲烷(1:45)、甘油(1:60),微溶于水。熔点158～161℃,76℃升华。

【药理用途】 消毒防腐剂,杀真菌剂,角质促成剂,角质松解剂,剥脱剂。水杨酸有百年以上药用历史,其主要作用:①抗真菌及微生物作用,对毛发癣菌、念珠菌、链球菌、金黄色葡萄球菌、大肠杆菌、绿脓杆菌的抑菌浓度约为1～2 mg/ml;②对角质层作用,低于3%有角质促成作用及止痒作用,5%～10%角质松解作用,20%以上有剥脱腐蚀作用;③助渗作用,与其他药物配伍,促进药物经皮吸收;④局部应用尚能抑制汗腺分泌;⑤抗炎作用。适用于多种慢性角化性、脱屑性皮肤病及真菌性皮肤病。

用于换肤术,优点:适用于Ⅰ-Ⅳ型皮肤,剥脱是自限性,为痤疮的优良剥脱剂,形成白色假霜,表面麻醉作用,易于观察,价格低廉,容易获得。缺点:剥脱浓度有限。

【剂型配比】 调配软膏、糊剂、酊剂、搽剂等,调配浓度1%～30%。水杨酸因其刺激性,不宜过筛,用电动粉碎机粉碎。调配软膏、糊剂,采用热熔法,辅料加热至60～65℃时缓缓加入水杨酸细粉,保持60～65℃,边加边搅至完全混匀,持续搅至冷凝成膏,勿超过70℃,此为适宜温度,即不升华,又能完全混匀。

【注意事项】 ①水杨酸乙醇溶液遇铅、银、汞、锌等金属盐类,则生成不溶性沉淀;②碳酸盐遇水杨酸则放出二氧化碳;③水杨酸乙醇溶液遇碘化钾,即游离析出碘;④硼砂、碱金属的枸橼酸盐、醋酸盐及磷酸盐,可增加水杨酸在水中的溶解度;⑤水杨酸与软皂配伍,能逐渐分离出油状的脂肪酸;⑥配制和贮存时禁用铁器,并避光保存。

水杨酸苯酯 Phenyl Salicylate

【别名】 萨罗。

【来源性状】 无色半透明结晶或白色结晶性粉末,微带冬青油的气味。易燃,低毒。能吸收紫外线,特别是波长290～330nm的紫外线更易吸收。极易溶于乙醚(3:1)、三氯甲烷(3:1),溶于乙醇(1:10)、液状石蜡(1:10)、植物油,几乎不溶于水。熔点41～43.5℃。在氢氧化碱液中易水解,生成水杨酸及苯酚,最后生成水溶性盐;与樟脑、水合氯醛、石炭酸、麝香草酚、乌拉坦等共研,能液化或成软性团块;三氯化铁遇水杨酸苯酯乙醇溶液则变紫色。

【药理用途】 化学防光剂。有消毒、避光、抗菌作用,用于光感性皮肤病。

【剂型配比】 调配软膏、乳膏、乳液,配比5%～10%。在化妆品中最大允许浓度1%。

水杨酸钠 Sodium Salicylate

【别名】 柳酸钠,杨曹。

【来源性状】 白色或微显淡红色的细微鳞片,或白色、无晶形的粉末及球状颗粒,无臭或微带臭味,味甜、咸、不适。遇光易变质。易溶于水(1:1)、甘油(1:4),溶于乙醇(1:11)。水溶液遇铁即显蓝紫色,遇酸性盐类即游离出水杨酸,在常温下易变色,碱、光、氧、氧化剂、铜、铁等能加速其变化,加0.4%亚硫酸钠、0.1%焦亚硫酸钠或0.5%硫代硫酸钠等抗氧化剂,或使溶液呈酸性,或将水加热驱氧,避光,均可延缓其变化。

【药理用途】 抗真菌剂,解热剂。有解热、镇痛、抗真菌及抗风湿作用,与乙酰水杨酸各10%伍用,用于治疗皮肤真菌病。

【剂型配比】 调配溶液、酊剂,配

比 10%。

水溶性曲酸酯
Water-soluble curvature

【别名】 K-APPA。

【来源性状】 具有生物亲和性的氨基丙醇磷酸酯和曲酸通过合成结合调配的新型化合物。嵌入磷酸酯基因改进了曲酸的溶解性和稳定性，同时改善了曲酸的透皮吸收效果。为淡黄色针状晶体，无味，熔点 172～178℃，1%水溶液 pH 4.1～4.5，经人体斑贴试验证明无毒、无刺激性，易溶于水，性质稳定，3%浓度在日光直晒下一个月不变色。

【药理用途】 祛斑剂。进入皮脂层后，被细胞中的磷酸酯酶分解成曲酸和氨基丙醇磷酸，曲酸能络合酪氨酸酶中的铜离子，从而使酶失活，丧失合成黑色素功效，使皮肤变白，淡化色斑；氨基丙醇磷酸能促进皮肤胶原蛋白的生成，并对皮肤具有亲和性，具有抗衰老效果。用于美白、祛斑、护肤化妆品。

【剂型配比】 调配乳剂、溶液，配比 1%～4%。

壬二酸 Azelaic Acid

【别名】 杜鹃花酸。

【来源性状】 是一种天然直链饱和羧酸烷。无色到淡黄色晶状粉末，易溶于热水、乙醇和乙酸，微溶于水。

【药理用途】 祛斑剂，抗菌剂。在人体外是酪氨酸酶的竞争抑制物。无毒，能抑制多巴和酪氨酸酶起反应，从而对结构紊乱、功能亢进或增殖的黑色素细胞有直接抑制和细胞毒作用，但对正常细胞很少或无作用。主要用于治疗恶性雀斑样痣、黄褐斑及中毒性黑变病等。本品还是外用抗菌剂，其抗菌活性和吸收性均依赖于 pH，低时抗菌活性较高，能较快进入细胞内，渗透到异常细胞内的浓度比正常细胞高，能可逆性的抑制主要酶的活性，抑制蛋白质的合成，对痤疮有较好的疗效，对酒渣鼻及脂溢性皮炎也有效。有祛斑及显著减少粉刺、丘疹、脓疱的数目和程度的作用。

【剂型配比】 调配乳剂，配比 10%～20%。

壬二酸衍生物
Dioxic Acid Derivatives

【别名】 K-ADG，壬二酸氨基酸钾盐。

【来源性状】 最新开发的壬二酸衍生物。为无色或浅黄色透明液体，易溶于水，低浓度仍保持高活性，极好的化学稳定性和良好的配伍性，无气味，无刺激性，pH 6～7.5。

【药理用途】 祛斑剂。调节皮脂分泌，抑制发炎的自由基，抑制毛囊内角质细胞的不正常生长，提高保湿能力，从而有抑制皮脂溢出，对葡萄球菌、变形杆菌、大肠杆菌、痤疮棒状杆菌有抑制作用，治疗痤疮有效，并改善皮肤弹性；竞争性抑制酪氨酸酶的活性，有效阻断黑色素的形成，有祛斑作用。

【剂型配比】 调配美白祛斑、祛粉刺的乳膏、乳液、洗面奶，配比 2%～8%。

升华硫[典] Sublimed Sulfur

【来源性状】 黄色、细微、略带砂性的结晶性细粉，有微臭，但无不适感。溶于二硫化碳，但不完全；略溶于植物油、三氯甲烷(1∶70)；微溶于乙醚；不溶于水和乙醇。

【药理用途】 升华硫与皮肤分泌物作用生成硫化物，能使表皮软化，有脱脂、杀菌、杀虫、止痒及角质形成作用。主治痤疮、皮脂溢出、皮肤真菌、疥疮、银屑病等。

【剂型配比】 调配软膏、糊剂、乳膏、洗剂，配比 5%～20%。

【注意事项】 ①硫供药用者，由于处理方法不同，除升华硫外，还有沉降硫，作用及用法相同；②硫系强疏水性药物，不易在水

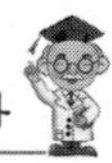

中混悬，加惰性粉末如高岭土或西黄蓍胶等，有助于混悬；③ 硫与氧化剂共研，易爆炸！

月见草油

Evebubg Prunrose Oil

【来源性状】　属亚麻酸油种，经过提纯精制而成。为脂肪油酸甘油酯，含软脂酸 5.9%、硬脂酸 1.7%、油酸 7.8%、亚油酸 74.1%、亚麻酸 0.1% 等。天然植物油为淡黄色无味透明油状液体。相对密度 0.921～0.928，折射率（25℃）1.476～1.477。无毒。

【药理用途】　赋形剂，润滑剂，减肥剂。富含 γ-亚麻酸，对人体有重要的生理活性。在人体内可转化为前列腺素 E，能抑制血小板的聚集和血栓素 A_2 前的形成，有明显的抗血栓及抗动脉粥样斑块形成的作用，能有效地降低低密度脂蛋白，达到明显的减肥效果，还可作高级化妆品原料。

【剂型配比】　调配减肥膏、乳液、护肤霜等。

月桂氮䓬酮[典] Laurocapram

【别名】　氮酮，阿佐恩，月桂伦，1-正十二烷基氮杂环庚-2-酮。

【来源性状】　无色或淡黄色透明油状液体，无臭，无味。溶于醇、醛、酮、烃类等大多数有机溶剂，不溶于水，在制剂时溶于乳剂中油相或乙醇溶液中。化学性能稳定，遇强酸易破坏。室温下避光保存可达 4 年以上。与凡士林、聚羟乙基氢化蓖麻油酯配伍，会减弱其透皮促进作用。

【药理用途】　药用辅料，透皮促进剂。为一种高效无毒、非极性新型透皮促进剂。对药物均有明显的透皮助渗作用，无论乳剂状态，还是胶体状态下都具有良好的助渗作用，对多种植物提取液、生物碱效果尤为明显，1% 氮酮是 50% 二甲基亚砜的 12 倍。可增强疗效 2～8 倍，也可降低主药用量，减轻毒副作用。此外，尚有消炎、止痛和止痒作用。

【剂型配比】　调配软膏、乳膏、乳液、搽剂、栓剂，配比 0.5%～2%，高效配比 5%。

【注意事项】　另有水溶性氮酮，用于水溶液化学功效药，或加入乳剂水相中。

乌洛托品[典] Methenamine

【别名】　环六甲基四胺，六次甲基四胺，六甲烯胺。

【来源性状】　无色有光泽结晶或白色结晶性粉末，几乎无臭，味初甜后苦。易溶于水（1∶1.5）、乙醇（1∶8），溶于三氯甲烷（1∶12），微溶于乙醚。水溶液呈弱碱性。自身无消毒、抗菌、止汗作用，作用是基于在酸性介质中水解所产生的甲醛。遇酸则徐徐分解生成甲醛；与樟脑、薄荷脑、冰片、苯酚、安替比林、安息香酸、水杨酸苯酯、水杨酸钠、阿司匹林、雷琐辛共研即成软块或湿润。

【药理用途】　消毒剂，抗菌剂，止汗剂。主治手足多汗症、足癣等。

【剂型配比】　调配酊剂、溶液、粉剂，配比 5%～10%。

双吡啶硫酮锌

Pyrithione Zinc

【别名】　吡噻旺锌，双（2-硫代-1-氧化吡啶）锌。

【来源性状】　是一种螯合剂。不溶于水，可分解于乳化体中。对皮肤无刺激性，对眼有剧烈刺激性。

【药理用途】　祛头屑剂，杀菌剂。对各种细菌、真菌、病毒有较强的杀灭作用，抗皮脂溢出。主治头皮屑、脂溢性皮炎。

【剂型配比】　调配香波，配比 0.5%～2%。

甘油[典] Glycerol

【别名】 1,2,3-丙三醇。

【来源性状】 色澄明重质的糖浆状液体,味甜,随后有温热感。能与水、乙醇、丙二醇任意混合,不溶于乙醚、三氯甲烷、脂肪油及挥发油。高浓度甘油外用对皮肤有刺激性和强吸水作用,必须稀释后应用,甘油与硼酸可生成甘油硼酸,是一种比硼酸更强的酸性复合物。

【药理用途】 药用辅料,溶剂,保湿剂,助悬剂,赋形剂,稳定剂。水杨酸、硼砂、苯酚、硼酸、鞣酸等在甘油中的溶解度比在水中大,且黏滞度大,化学活性较小,作用缓和并具有防腐性,常作为黏膜用药的溶媒。5%溶液有保湿作用,用于皮肤皲裂、护肤等,浓度过大则吸收水分。

【剂型配比】 调配溶液、乳剂、软膏、栓剂、搽剂等,配比 3%~15%。

【注意事项】 忌与强氧化剂如氯酸钾、高锰酸钾、三硝基酚等配伍,以免爆炸!

甘宝素 Ganbaosu

【来源性状】 甘宝素系咪唑类杀真菌剂。白色或灰白色结晶,熔点 95~97℃,可与各种阴离子、非离子和两性离子表面活性剂复配,不会产生沉淀或分层现象,在 pH 3~8 范围内不分解或水解,对热、光稳定,对皮肤及眼睛无刺激、无过敏。

【药理用途】 杀真菌剂,祛屑剂。通过杀灭真菌,尤其对糠皮孢子菌和发癣菌等有独特的作用,抑制脂肪酶水解和氧化作用,阻断头屑生成,因而有持久的祛屑止痒效果,广泛用于各种护发产品中。

【剂型配比】 调配香波,配比 0.5%~1%。

甘草黄酮 Glabridin

【来源性状】 从甘草中提取的天然物质,棕黄色至棕红色液体。

【药理用途】 祛斑剂,抗过敏剂。既能抑制酪氨酸酶的活性,又能抑制多巴胺色素互变酶和 DHICA 氧化酶的活性。除了有明显的抗溃疡、抗菌消炎、降血脂作用外,还有明显的清除自由基和抗氧化作用,是一种快速、高效的美白祛斑、抗菌消炎产品的添加剂。主治美白、祛斑、消炎化妆品。

【剂型配比】 调配乳剂,配比 5%~10%。

甘草提取物 Glycyrrhiza Extract

【来源性状】 从甘草中提取的有效成分与防腐剂复配的复合物。含甘草甜素、甘草甜钙-钾盐、甘草苦苷、甘露糖醇等。浅黄色凝胶,5%溶液 pH 4~6,溶于水。

【药理用途】 抗过敏剂,抗炎剂。有阻止组胺释放的效能,减少致敏性,降低或减缓果酸、烫发剂等成分对皮肤的刺激,具有抗炎、防皲裂、护肤功效。

【剂型配比】 调配乳膏、乳液、发用化妆品,配比 4%~6%。

甘草酸二钾 Dipotassium Glycyrhizinate

【来源性状】 甘草提取的单体。为纯白色粉末,略带甜味,5%溶液 pH 5~7,溶于水。

【药理用途】 祛斑剂,抗过敏剂。阻止组胺的释放,具有解毒、消炎、抗过敏作用,类似糖皮质激素作用,但长期使用亦无副作用。主治抗敏、防晒。

【剂型配比】 调配祛斑、乳膏、乳液,配比 0.5%~1%。

甘醇酸 Glycolic Acid

【来源性状】 甘醇酸由甘蔗中提取。

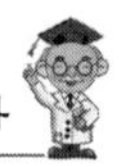

在α-羟酸中分子量最小，为白色粉状结晶，纯度可达99%。在水溶液中溶解达70%，因浓度不同，pH亦不同，5%水溶液pH 1.7、70%溶液pH 0.6。易被皮肤吸收。

【药理用途】 角质松解剂，保湿剂。可使角质层细胞粘连减弱，细胞松解，刺激角质形成细胞的核丝分裂、代谢旺盛，使真皮内透明质酸增加，起到保水作用。高浓度表皮松解、脱落，达到换肤功效。主治痤疮、色素沉着等。甘醇酸液pH 2.5～3.0用于换肤，20%、35%、50%、70%不同浓度用于不同皮肤病换肤。

【剂型配比】 调配乳剂、溶液，配比6%～70%。

【注意事项】 从低浓度开始，并测定pH，由有经验医生根据病人适应证，确定浓度及治疗方法，需要用10%～15%碳酸氢钠中和。

丙二醇[典] Propylene Glycol

【来源性状】 无色黏稠液体，微有甜味及辛辣味。能与水、乙醇、丙酮、三氯甲烷、甘油混溶，与液状石蜡及脂肪油不能混合。性质稳定。是优于甘油的溶剂，使用广泛，防腐能力与乙醇相似，抗真菌能力低于乙醇而与甘油相似。2%水溶液与血浆等渗，用于黏膜有局部刺激性。

【药理用途】 药用辅料，溶剂，保湿剂，渗透剂，润滑剂，抗冻剂，脱水剂。性质与甘油相似，但黏滞度比较小，刺激性和毒性也较小，能溶解多种药物，如盐酸氮芥、局部麻醉药、维生素A、维生素D、氯霉素及性激素、樟脑、薄荷脑等。与糖皮质激素配伍，可增加药物的溶解度及穿透性。在液体化学功效药中可代替甘油或与甘油混用。

【剂型配比】 配比：溶液3%～10%；气雾剂5%～10%；作为保湿剂8%以下。

丙酮酸 Pyruvic Acid

【别名】 乙酰甲酸，2-氧代丙酸

【来源性状】 丙酮酸属于α-羟基酸一种。无色至琥珀色黏稠液体。

【药理用途】 为允许使用得食品用香料，是杀菌剂噻菌灵得中间体，用于有机合成和生化研究。在医学美容中为保湿剂、剥脱剂。溶解于水-乙醇载体中，用于浅度至中度换肤术，以不同浓度分别用于：40%～70%用于痤疮、光线性角化病、光老化、痤疮瘢痕；70%用于疣、脂溢性角化病，持续2周；做稳定剂，可配制凝胶，25%丙酮酸和25%乳酸，用于痤疮皮脂溢出和黄褐斑；50%丙酮酸和5%乳酸，用于光老化、皱纹、黄褐斑、色素沉着。用药纱布涂搽，用10%碳酸氢钠溶液中和。有致瘢痕可能，眼周及细嫩皮肤禁用。

【剂型配比】 不同浓度溶液、凝胶。

丙酸倍氯米松[典] Beclomethasone Dipropionate

【别名】 倍氯美松，倍氯松，倍氯美松双丙酸酯，倍氯美松二丙酸酯，丙酸倍氯美松，丙酸倍美松。

【来源性状】 常用其二丙酸酯，为白色或类白色粉末，无臭。易溶于三氯甲烷、丙酮，溶于甲醇，略溶于乙醇，不溶于水。

【药理用途】 糖皮质激素类药。是人工合成强效糖皮质激素，抗炎作用较地塞米松、曲安西龙强，具有抗炎、抗过敏、止痒及抗细胞有丝分裂的作用。局部抗炎作用是曲安西龙和氟轻松的5倍。脂溶性较强，对皮肤的渗透作用较好，维持时间较长。外用主要通过毛囊皮脂腺和表皮吸收，有较强的收缩局部微血管和抗炎作用，外用不会引起因肾上腺皮质功能紊乱而产生的副作用。用于湿疹、局限性银屑病、皮肤瘙痒症、慢性单纯性苔藓等。

【剂型配比】 制作软膏、乳膏、搽剂，配比 0.025%～0.1%。

丙酸氯倍他索[典]

Clobetasol Propionate

【别名】 特美肤，氯倍米松，17-丙酸氟美松。

【来源性状】 常用其丙酸酯。为类白色或微黄色结晶性粉末。易溶于三氯甲烷，溶于醋酸乙酯，略溶于甲醇或乙醇，不溶于水。

【药理用途】 糖皮质激素类药。是一种强效的外用糖皮质激素类药，具有抑制细胞有丝分裂的作用，能有效地渗透皮肤角质层，加强药物作用。具有较强的抗炎、抗过敏作用，还能抑制表皮细胞的 DNA 合成和有丝分裂。其抗炎作用约为氢化可的松的 112 倍。无水钠潴留作用，有一定的促进钠、钾排泄的作用。适用于短期的局部治疗，治疗顽固皮肤病特别有效。主治局限性银屑病、慢性单纯性苔藓、接触性皮炎、湿疹等。

【剂型配比】 调配软膏、乳膏、搽剂等，配比 0.025%～0.1%。

卡波姆[典] Carbomer

【别名】 卡波树脂，卡波普，交联的丙烯酸聚合物。

【来源性状】 白色、松散、微酸性粉末，相对密度 1.41，堆积密度约 208 kg/m^3。树脂呈弱酸性，但弱于醋酸，1%水分散体的 pH 2.5～3，0.5%水分散体的 pH 2.7～3.5。树脂在水中的浓度越高，其羧基浓度也越高，因而 pH 更低。在干粉状态下，树脂的碳链紧密聚集，当被分散入水中后，分子发生了水合，紧密聚集的碳链随之开始疏松，这时若再加入氢氧化钠、氢氧化钾、有机胺类（如三乙醇胺）等中和剂，使该树脂沿主链产生负电荷，负电荷所产生的排斥力导致分子形成伸展结构，一旦中和至 pH 5～9 之间，其分子体积可膨胀 1 000 倍，直径增加了 10 倍，而该分散体系也达到最高的黏度。中和后若持久搅拌或高剪切搅拌将会造成黏度损失。电解质的存在会降低增稠效果。长期紫外线照射会使凝胶的黏度降低。

【药理用途】 药用辅料，增稠剂，悬浮剂，乳化剂，成膜剂。卡波姆 940 能调配出从高黏度短流变性到低黏度长流变性的范围很宽的产品。本品还能使液态物系具有特别的屈服值及流变性，只需很低的浓度就能使一些不溶性添加剂（颗粒、油滴等）达到永久性悬浮。正是由于这一很强的悬浮能力，本品被用来稳定传统的乳液与乳膏，悬浮浴液中的油滴和发胶中的气泡，祛屑香波中的祛屑剂，而其他的增稠剂往往不能提供很高的增稠悬浮力与屈服值。卡波姆 940 在 O/W 相中起着主要的乳化和稳定作用，在 W/O 乳剂中作为稳定剂。

【剂型配比】 调配乳剂、凝胶、香波、面膜，配比 0.5%～1%。

卡波 2020 Carbomer 2020

【别名】 丙烯酸烷基酯/丙烯酸 C10～30 烷基酯交联聚合物。

【来源性状】 丙烯酸酯类/C10-30 烷基丙烯酸酯交链共聚物，CAS No.：176429-87-1，长流变性、耐电解质、自润湿型卡波，适用于含一定表面活性剂的配方。为 O/W 乳霜带来盈润的肤感享受。Carbopol ETD 2020 为白色松散的粉末，它具有高效的增稠性能，高透明度，中黏度，较强的悬浮能力，容易分散，耐离子性及耐剪切性的全面型卡波。在凝胶体系中产生优异的增稠效率、悬浮能力、长黏稠流动特性以及晶莹的透明度。由于它在中和前的分散体黏度较低，因此专门用于降低结块现象对水中分散体的影响，并令其更易于抽送和处理。因

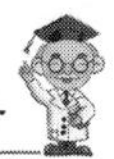

此，在聚合物固体含量较高的情况下更容易制备卡波2020的水性分散体。

【药理用途】　增稠剂，悬浮剂，乳化剂，成膜剂。高塑变性使之能用于调配含有多种悬浮成分的产品，如含有明胶颗粒或非水溶性的去头屑剂等。对于表面活性剂产品也有很宽的黏度调节范围。此外，还能提供给产品很好的透明度、耐热耐寒循环稳定性，以及比硅酸铝镁体系或羟丙基纤维素类有更好的增稠和助悬性能，并可作为含电解质和阳离子或两性表面活性剂体系的增稠剂。

【剂型配比】　调配凝胶、香波、面膜，配比0.5%～1%。在香波的调配中，根据所用表面活性剂的种类和所需的黏度。在适当搅拌下，将其撒入白桦树汁中，水温最好是室温或稍高于室温。中和时加入适量的中和剂将pH调到所需的范围。10%～20%的氢氧化钠或99%的三乙醇胺及一些有机中和剂均可以作为中和剂。

甲壳质 Chitin

【别名】　甲壳素，壳素，明角质，壳蛋白，壳多(聚)糖，几丁质，聚乙酰氨基葡糖。

【来源性状】　是一种存在于多种生物体，特别是甲壳类动物体的多糖，是天然高分子多糖。白色无定形半透明物质。溶于浓盐酸、硫酸、冰醋酸，不溶于水、稀酸、碱、醇及其他有机溶剂。

【药理用途】　增稠剂，成膜剂。在化妆品中可作为阳离子增稠剂，用于头发、皮肤，均有形成薄膜作用，具有护发、护肤、定型之功能。

【剂型配比】　调配乳膏、面膜、发胶等。

甲氧沙林 Methoxsalen

【别名】　8-MOP，甲氧补骨脂素，8-甲氧补骨脂素，甲氧呋喃香豆素，甲氧呋豆素，甲氧补骨脂内酯，花椒毒素，肤乐仙。

【来源性状】　白色或类白色晶末，无臭、无味。溶于乙醇、丙酮、三氯甲烷、丙二醇，不溶于水。

【药理用途】　光致敏剂。具有强烈的光敏活性，易被长波紫外线激活而产生光毒作用，使DNA合成及细胞分裂受到抑制。能在白斑部位集结紫外线，加速黑色素的生成。主治白癜风、银屑病。

【剂型配比】　调配酊剂，配比0.1%～0.5%。

甲基纤维素[典](Methylcellulose)

【来源性状】　系纤维素羟基中的氢被甲基取代而得的纤维素醚。为无臭、无味的白色或淡黄色颗粒、粉末。加热到200℃以上熔化并分解，230℃炭化。甲基纤维素在各种溶剂中的溶解性能，主要取决于取代度。低取代度产品只能溶解于电离常数较大的无机溶剂(稀碱液)，高取代度产品只能溶解于乙醇等有机溶剂，只有中等取代度的产品才能缓缓溶于冷水并膨胀成透明黏性胶状溶液，室温时形成十分稳定的黏性的胶体溶液。溶液在pH 3～12范围内稳定，但遇盐能析出沉淀。若pH <3，由于酸的催化水解作用导致黏度下降；当pH>11，易发生氧化降解。甲基纤维素在热水中不溶解，水溶液加热到50～55℃即形成凝胶。这种热胶凝作用是甲基纤维素水溶液的特性，即当它的水溶液被加热到某一特定温度时，发生凝胶作用，这种凝胶作用是可逆的，当冷却时又恢复变成液体。此外，甲基纤维素也能溶解于水及有机溶剂(如乙醇、乙二醇及甘油)的混合物之中。分子量依牌号不同而有所不同，其变动范围在4万～18万之间。一般含甲氧基25%～33%。

【药理用途】　分散剂，增稠剂，黏合剂，赋形剂和成膜剂。

【剂型配比】　调配凝胶、面膜等，配比5%～10%。

甲硝唑[典] Metronidazole

【别名】 灭滴灵，甲硝基羟乙唑，灭滴唑，甲硝达唑，甲硝咪乙醇，硝基羟乙唑，咪唑尼达，夫纳捷。

【来源性状】 白色或类白色晶末，微臭，稍具苦咸味。略溶于水、乙醇、氨仿，溶于热水。溶于水与乙醇混合溶剂，可增加溶解性。

【药理用途】 抗滴虫药，杀螨剂。具有抗厌氧菌作用，对滴虫、毛囊虫、阿米巴原虫、疥螨等有强大杀灭作用，为治疗滴虫病的首选药。其作用机理为药物在厌氧菌和原虫内产生细胞毒物质，抑制 DNA 合成，从而发挥抗菌和杀虫作用。主治痤疮、酒渣鼻等。

【剂型配比】 调配乳膏、酊剂，配比1%～5%。

甲醛溶液[典] Formaldehyde Solution

【别名】 福尔马林，福美林，蚁醛溶液，甲醛水。

【来源性状】 系通过催化氧化甲醇的蒸发相而制得。含约37%甲醛(HCHO)气体的水溶液(W/W)一般用含10%～15%的甲醇，以防止其聚合。无色澄明液体，有辛辣刺激性，其蒸发能强烈刺激鼻、喉黏膜，味炽烈。冷处、低温久置时，则形成云雾状三聚甲醛沉淀或混浊。为强还原剂，在微碱性时则更强，在空气中能缓慢氧化成甲酸，能与水、乙醇(1∶10)、乙醇(1∶10)、丙酮混合，pH 2.8～4。遇氨生成乌洛托品，遇碱分解，遇氧化剂氧化，遇淀粉直接化合，遇明胶、琼脂、白蛋白使其凝固。应密封，避光，在16℃以上处保存。低温处不宜久贮。

【药理用途】 收敛剂，止汗剂，除臭剂，防腐剂，杀菌剂。为广谱灭菌剂，对细菌、霉菌、病毒、孢子等有杀灭作用，有防腐、消毒、止汗、收敛等作用。加热熏蒸 30 ml/m^3 作为无菌操作室的灭菌。主治手足多汗、腋臭、扁平疣、尖锐湿疣等。用作明胶、白蛋白等微囊肠溶胶囊的凝聚剂或固化剂。

【剂型配比】 调配水溶液、乙醇溶液，配比5%～10%。

白凡士林[典] White Vaselin

【来源性状】 从石油中得到的多种烃的半固体混合物。白色至微黄色均匀的软膏状物，无臭或几乎元臭，与皮肤接触有滑腻感，具有一定的拉丝性。在约35℃的苯中易溶，在约35℃的三氯甲烷中易溶，在水或乙醇中几乎不溶。

【药理用途】 药用辅料，滑润剂，赋形剂。纯品外搽，预防皮肤皲裂。

【剂型配比】 调配乳膏、软膏、糊剂及唇膏等化妆品。

白陶土[典] Kaolin

【别名】 高岭土。

【来源性状】 是黏土的一种。一般为珍珠光泽、白色或淡灰细软粉末，含杂质多时呈黄色、褐色，或为易碎的块状物。触之有脂肪样感，加水湿润，即发生类似黏土的臭气，颜色变深。易被细菌污染。在水、有机溶剂、稀矿酸及氢氧化碱溶液中均不溶解。

【药理用途】 药用辅料，吸附剂，助悬剂，稀释剂，赋形剂。有保护皮肤、吸收渗液等作用。

【剂型配比】 粉剂、糊剂、洗剂、面膜、香粉、粉饼、胭脂等的固体基料，并可作为矿物油的乳化剂。

【注意事项】 长期吸入本品粉尘，可致矽肺。

瓜尔豆胶 Guar Gum

【来源性状】 系由豆科植物瓜尔豆的

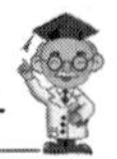

种子去皮、去胚芽后的胚乳部分进一步加工而得的水溶性、配糖键结合的半乳甘露聚糖，即由半乳糖和甘露糖(1:2)组成的高分子量水解胶体多糖。分子量约 20 万～30 万。是白色到浅黄褐色自由流动的粉末，几乎无臭、无味。能分散在热水或冷水中形成黏稠液，1%水溶液的黏度约为 4～5 Pa·s，为黏度最高的天然胶，也是目前已知的最高效的天然水溶性增稠剂之一。添加少量四硼酸钠则转变成凝胶。分散于冷水中约 2 h 后呈现很高的黏度，以后黏度逐渐增大，24 h 达到最高。黏稠力为淀粉糊的 5～8 倍。加热则迅速达到最高黏度。水溶液为中性。pH 6～8 时黏度最高；pH 10 以上则迅速降低；pH 6～3.5 范围内随 pH 降低，黏度亦降低；pH 3.5 以下黏度又增大。瓜尔豆胶溶液通常是混浊的，这是因为胶中含有由胚乳带来的不溶物引起的。瓜尔豆胶可以进行羟烷基化和季铵化反应，生成羟丙基瓜尔豆胶及瓜尔豆胶羟丙基三甲基氯化铵，即阳离子瓜尔豆胶，使其水溶解度和溶液的透明度等各种性能都有明显的提高。

【药理用途】 天然性水溶性高分子化合物，成膜剂，增稠剂，稳定剂。

【剂型配比】 用作乳状液的稳定剂及黏度调节剂。调配乳剂。

对氨基苯甲酸

A minobenoic Acid

【别名】 4-氨基苯甲酸。

【来源性状】 白色或微黄色，无臭或几乎无臭的单斜棱晶或结晶性粉末(顺序)。相对密度 1.374，熔程 187～187.5℃，pKa 4.65～4.80。露置空气中和光线中变淡黄色。易溶于沸水(1:10)和乙醇(1:8)、氢氧化碱和碳酸碱溶液，溶于乙醚(1:50)、乙醇乙酯及冰醋酸，微溶于水(1:200)、三氯甲烷、苯，不溶于石油醚。0.5%溶液的 pH 3.5。

【药理用途】 助溶剂，防晒剂。常用于增加咖啡因的溶解度，还作为调配各种酯类、叶酸及偶氮染料的原料，也可调配防晒剂等。

【剂型配比】 调配乳膏。

丝肽 Silk Peptide

【来源性状】 丝肽是蚕丝蛋白的酶水解产物，为可溶性天然纯丝蛋白。含人体必需氨基酸，可被人体所吸收。淡黄色清澈液体或粉剂，分子量 300～2000，pH 5～7。与水、40%乙醇、PVA、PVP、阴离子、阳离子、非离子以及两性表面活性剂均有很好的相溶性。

【药理用途】 保湿剂，营养添加剂。与皮肤、头发的亲和性好，能使皮肤角质层保持一定水分，透过角质层与上皮细胞结合，并被细胞吸收，参与和改善皮肤细胞的代谢，使皮肤光泽滋润，富有弹性。丝蛋白与头发中角蛋白的结构相似，对头发有较高的亲和性，低分子量的丝蛋白成分可在头发表面形成薄而透气的保护膜，增加头发的弹性、柔软性、保湿性。

【剂型配比】 调配护发、护肤的浴液、香波、护发素、发乳、乳膏等化妆品。

丝素 Silkworm

【别名】 桑蚕丝素。

【来源性状】 丝素是由桑蚕加工而成的一种白色粉末状高分子蛋白质。丝粉经不同水解工艺处理后得到丝肽粉、丝肽液，应用于化妆品的有丝粉、丝肽粉、丝肽液、丝精。

【药理用途】 营养添加剂，保湿剂，防晒剂。是天然蛋白纤维，蛋白质含量 96%以上，主要含天门冬氨酸、丝氨酸、甘氨酸等氨基酸，包括 8 种人体必需氨基酸。细腻滑爽、透气性好、附着力强，其氨基酸组成与人体皮肤毛发相近，和皮肤有很好的亲和性，具有一定的保湿性。吸收紫外线，具有防光性。也具有抗衰老、祛斑、美发、润肤功能。无毒性、无致敏性、无刺激性。

【剂型配比】 调配乳膏、乳液、浴液等护肤、防晒、祛斑、防裂、护发化妆品，也可用于调配爽身粉、痱子粉、止痒扑粉等。

地蒽酚[典] Dithranol

【别名】 蒽林，去甲基苛桠素，二羟蒽酚，蒽地酚，蒽宁，蒽三酚，羟蒽酮。

【来源性状】 人工合成的柯桠素类似物。柠檬黄色小叶状晶体或针状体。溶于三氯甲烷、丙酮、苯及吡啶，溶点 176～181℃；微溶于乙醇、醚，不溶于水。

【药理用途】 角质松解剂。角质形成细胞内的线粒体形态发生变异，功能受到影响；另方面还抑制聚胺的合成，抑制调钙蛋白活性，使表皮中 cGMP 下降，通过多种途径减缓表皮细胞分裂的增殖速率，使银屑病的病理结构趋于正常。作用强度比柯桠素大 3～5 倍。常用 0.1%～1%软膏、糊剂、乳膏或油膏，用于银屑病、白癜风。与糖皮质激素合用，可减少副作用，且有协同作用。刺激头皮可致敏，用于斑秃。

【剂型配比】 调配软膏、棒剂，配比 0.3%～1%。

亚硫酸钠 Sodium Sulfite

【别名】 无水亚硫酸钠，硫氧，沙粉。

【来源性状】 白色或无色粉末结晶，有无水物及七水物两种。无水物的相对密度 2.633，易溶于水(1∶2)，水溶液呈碱性或中性；溶于甘油(1∶28)，微溶于醇；不溶于液氮和氨。七水物的相对密度为 1.539，易溶于水，不溶于乙醇，性质不稳定。在潮湿空气和日光作用下易氧化生成硫酸钠；与二氧化硫作用生成亚硫酸氢钠；遇高温分解生成硫化钠和硫酸钠。

【药理用途】 抗氧化剂，防腐剂，染发剂。化学性质同亚硫酸氢钠，宜与乙二胺四乙酸二钠合用，适用于碱性药液，对微生物有抑制作用。

【剂型配比】 配制卷发液及深褐色染发剂，配比 0.1%～0.2%。

亚硫酸氢钠[典] Sodium Bisulfite

【别名】 酸式亚硫酸钠。

【来源性状】 白色或黄白色单斜晶系晶体或粗粉，带二氧化硫气味，在空气中极易分解，加热更甚，溶液颜色加深，铜铁等重金属盐可催化反应，遇无机盐分解产生二氧化硫。易溶于水，难溶于乙醇。1%水溶液 pH 4～5.5。

【药理用途】 抗氧化剂，防腐剂，漂白剂。水溶液呈弱酸性，宜与乙二胺四乙酸二钠配合使用，适用弱酸性药液，对细菌、真菌、酵母菌有抑制作用。

【剂型配比】 调配乳剂、香波、凝胶等，配比 0.1%～0.2%。

过氧苯甲酰[典] Benzoyl Peroxide

【别名】 过氧化苯甲酰，过氧化二苯甲酰。

【来源性状】 苯甲酸的过氧化物。白色结晶性粉末，有特殊臭味。溶于水杨酸甲酯(1∶1)、油、丙酮、苯、三氯甲烷等有机溶剂，不溶于水、乙醇。含水分 26%。

【药理用途】 强氧化剂，角质松解剂，杀菌剂。作用于皮肤后，能分解出苯甲酸和新生态氧而发挥强杀菌除臭作用；能够透入皮脂腺滤泡深部，具有对抗和杀死痤疮丙酸杆菌的作用；能刺激肉芽生长和上皮细胞，具有角质溶解和降低皮脂内游离脂肪酸的作用，连续使用 2 周后，痤疮丙酸杆菌可减少 98%，游离脂肪酸和皮脂总量明显减少；有抑制革兰阳性细菌、革兰阴性细菌、念珠菌等作用；并对创伤皮

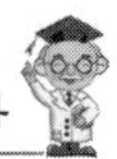

肤和溃疡伤口具有促进细胞修复和伤口愈合作用。主治痤疮、疖、皮肤溃疡、浸渍性足癣等。

【剂型配比】　调配乳膏、凝胶，配比5%～10%。

【附注】　贮存时灌20%～30%的水，避热保存。易燃烧，撞击、受热或摩擦时能爆炸！

西咪替丁[典] Cimetidine

【别名】　甲氰咪胍，甲氰咪胺，泰胃美。

【来源性状】　白色或类白色结晶性粉末，几乎无臭，味苦。溶于水，微溶于乙醇，不溶于乙醚。

【药理用途】　抗过敏剂。为组胺 H_2 受体拮抗剂，能可逆性抑制组胺对 H_2 受体的作用，故能抑制基础胃酸及各种刺激引起的胃酸分泌，预防消化道溃疡。能增强细胞免疫功能，对抑制性T细胞的活性有抑制作用，对淋巴细胞有免疫刺激作用，尚有抗雄性激素作用，能阻断二氢睾酮与毛囊受体的结合，抑制皮肤腺体分泌。此外，还有抗病毒、止痒、止痛作用。主治接触性皮炎、湿疹、痤疮等。

【剂型配比】　调配乳膏、软膏，配比5%～10%。

曲安西龙[典] Triamcinolone

【别名】　阿赛松，去炎松，氟羟氢化泼尼松，氟轻强的松龙。

【来源性状】　白色或近白色结晶性粉末，无臭，味苦。略溶于乙醇、三氯甲烷、乙醚，微溶于水。

【药理用途】　糖皮质激素类药。抗炎、抗过敏作用较氢化可的松、泼尼松作用强，副作用比泼尼松小，不良反应低，水钠潴留较轻微，几乎不产生水肿，对患者肝、肾功能无影响，不引起血压升高。过量则产生副作用，表现为患者可有体态改变、毛发增多、体重增加。主治湿疹、慢性单纯性苔藓、局限性银屑病等。

【剂型配比】　调配乳膏、酊剂等，配比0.025%～0.1%。

曲酸 Kojic Acid

【别名】　月桂醇硫酸三乙醇胺，LST。

【来源性状】　曲酸为吡喃酮衍生物，是多种曲霉菌类代谢所产生的物质。为无色棱柱形结晶，易溶于水、乙醇、丙酮，微溶于乙醚、乙酸乙酯、三氯甲烷等。

【药理用途】　祛斑剂。曲酸抑制酪氨酸酶活性，阻止DHI聚合，抑制TRP-1活性，而产生祛斑作用，治疗黄褐斑、黑色素斑等。

【剂型配比】　调配乳剂、凝胶，配比1%～2.5%。

曲酸二棕榈酸酯 Kojic Dipalmitate

【别名】　KAD-16，GD-2141，曲酸双棕榈酸酯。

【来源性状】　曲酸衍生物。为白色至微黄色针状结晶体。熔点92～96℃。溶于热乙醇、矿物油和酯类。其二个活性羟基均被酯化，化学性质稳定，改变了曲酸、熊果苷易使膏体变色的缺点，同时不易与金属离子络合而变色。几乎可以与任何防腐剂、防晒剂相溶复配。

【药理用途】　祛斑剂。抑制酪氨酸酶活性，阻断黑色素的形成，有祛斑功效。用于制作祛斑美白、防晒产品。

【剂型配比】　调配乳剂，配比1%～8%，最适比例4%。

肉豆蔻酸异丙酯 Isopropyl Myristate，IPP

【别名】　十四烷酸异丙酯。

【来源性状】 由椰子油酸分离出肉豆蔻酸，再加异丙酸进行酯化反应而制成。无色无味液体。与植物油可以任何比例混合，呈透明状。不易水解及酸败，黏度低。

【药理用途】 赋形剂，分散剂，定香剂。为乳膏、口红、发油、发膏等原料。

【剂型配比】 调配乳膏，也可作香水的定香剂。

色甘酸钠[典]

Sodium Cromoglicate

【别名】 色甘酸二钠，咳乐钠，咽泰。

【来源性状】 白色结晶性粉末，无臭，初无味，后微苦。有引湿性，遇光易变色。溶于水，不溶于乙醇、三氯甲烷。

【药理用途】 组胺阻释剂。能抑制肥大细胞的磷酸二酯酶，提高细胞内 cAMP 水平，稳定肥大细胞膜，使钙离子流入减少，从而阻止细胞脱颗粒、抑制过敏反应物质组胺、缓激肽、酸性粒细胞趋化因子、SRS-A 等介质的释放。主治湿疹、皮炎、皮肤瘙痒症等。

【剂型配比】 调配乳膏、溶液，配比 5%～10%。

冰醋酸[典]

Glacial Acetic Acid

【别名】 冰乙酸，冰酸。

【来源性状】 醋酸应不得少于 99%(g/g)。16℃以下为无色澄明液体，16℃以下为叶状结晶，10℃左右即呈结晶状。有强烈的特臭，味极酸。能与水、乙醇、甘油或多数挥发油任意混合。用多量的水稀释后，仍呈酸性。可溶解磷、硫，尚溶解脂肪油、色素、蛋白质、树脂等。碱类、水杨酸盐类、苯甲酸盐类、碳酸盐，均忌与本品配伍。

【药理用途】 药用辅料，杀菌剂，pH 调节剂，溶剂，抗真菌剂，止痒剂，角质松解剂，腐蚀剂。

【剂型配比】 0.5%溶液，用于烧伤、烫伤感染；1%溶液，用于止痒；7%水溶液，用于手足多汗症；10%～30%溶液、酊剂，用于鳞屑、角化和水疱型手足癣、甲癣、体癣等；30%以上溶液，用于腐蚀胼胝、雀斑、鸡眼、疣赘。还可作为酸化剂、溶剂、增香剂、香料等。

羊毛脂[典] Lanolin

【来源性状】 是羊毛经洗涤、回收和精制而得到的一种副产品，由多种高级醇脂肪酸脂组成的复杂混合物，是一种天然产品。商品羊毛脂含量约 94%、游离醇 4%、游离酸 1%、烃 1%。淡黄色或棕黄色软膏状物，臭味微弱。易溶于乙醚、苯、三氯甲烷、丙酮，略溶于热乙醇，难溶于冷乙醇。不溶于水，但能与 2 倍量的水均匀混合。溶于油相，可与油相基质相混匀，熔点 38～42℃。

【药理用途】 药用辅料，软膏基质，润滑剂，保护剂，稳定剂，乳化剂。有强吸水性，有附着力，其性质接近皮脂，有利于药物透入皮肤，且不易酸败，为良好的软膏、乳膏基质，有良好的色料分散性和粉体黏合性。为腮红、粉饼等压制品原料。

【剂型配比】 调配软膏、乳膏。

【注意事项】 ①由于黏稠性大，涂于局部有不适感，故常与凡士林合用，以改善凡士林的吸水性和穿透性；②与强酸、氧化剂可发生水解、氧化等反应。

米诺地尔[典] Minoxidil

【别名】 长压定，敏乐啶。

【来源性状】 白色或无色晶体，无臭。极易溶于热乙醇，溶于乙醇、丙二醇、冰醋酸，微溶于水，不溶于丙酮、三氯甲烷、乙酸乙酯。

【药理用途】 生发剂。米诺地尔是钾通道激活剂，可阻止钙的内流。因钙存在

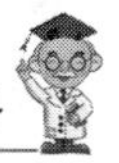

时，表皮生长因子抑制毛发生长，故米诺地尔可减轻表皮生长因子诱导的生长抑制，使毛发生长加快。扩张血管，降低外周阻力。因其有强大的对小血管扩张作用，改善皮肤局部微循环，增加皮肤供血量，延长上皮细胞存活时间，使毛囊周围淋巴细胞浸润消失，促使毛发生长，使毳毛变为终毛，是毛发生长的特效药。主治斑秃、各种脱发症。

【剂型配比】 调配搽剂、乳膏，配比1%～5%。

阳离子瓜尔胶

Guar-Hydroxypropyl Trimethyl Ammonium Chloride

【别名】 半乳甘露聚糖丙基季铵盐 C-13-S。

【来源性状】 浅黄色或黄绿色粉末，无不良气味。1%水溶液 pH 8～10。

【药理用途】 增稠剂，调理剂，悬浮剂。高黏度阳离子瓜尔胶，对头发和皮肤具有优良的调理性，很好地降低头发的湿梳阻力，防止头发的损伤，降低洗涤剂对头发的损伤，有耐久的柔软性和抗静电能力。赋予头发、皮肤光滑柔顺感。

【剂型配比】 调配珠光香波、浴液、洗面奶、乳膏、洗手液等，配比 0.3%～1%。

阳离子乳化剂

Cationic Emulsifyier SPP－200

【别名】 磷酯季铵化物阳离子乳化剂SPP－200，磷酸酯型阳离子乳化剂 SPP－200，脂肪酰胺基二甲基二羟基二丙基季铵磷酸三酯三氯化物。

【来源性状】 磷酸酯型阳离子乳化剂。乳化力强，有阴离子、非离子乳化剂不可抗衡的乳化能力，不必配其他乳化剂。对皮肤眼睛无刺激性，与一般阳离子表面活性剂不同。低 pH 值效果不减，更接近皮肤酸碱度，使酸性皮肤护肤品配制变得简单。

【药理用途】 新型阳离子乳化剂。

【剂型配比】 配制乳膏、乳液。5%用于乳膏，2%用于乳液。

阳离子蛋白肽

（Quaternised Protein，QHS）

【来源性状】 白色易流动粉末，稍有特殊蛋白味。在水中全部溶解。1%水溶液 pH 值 5.5～7.5。

【药理用途】 阳离子表面活性剂，头发保护剂。其化学成分和头发角蛋白的化学成分非常接近，使用后，对头发亲和力强，具有调理和修补损伤头发的效果，能使头发柔软，富有光泽。

【剂型配比】 调配香波。

阳离子聚合物 SJR－400

Cation Polymer JR－400

【别名】 聚纤维素醚季铵盐，阳离子纤维素醚 CHEC，氯化羟乙基纤维素季铵盐，GW－400。

【来源性状】 是一种阳离子纤维树脂。白色或微黄色的颗粒状粉末。能迅速分散并溶解在水或水－醇溶液体系中，形成一种澄清透明的溶液。阳离子聚合物具有阳离子的特性，对蛋白质有牢固的附着力，能形成透明的无黏性的薄膜。

【药理用途】 头发调理剂。易与阳离子表面活性剂混合，能牢固地附着于头发上，可以改善受损伤头发的外观，使其保持柔软，并具有光泽；能提供较好的头发湿梳理性，并可使产品在高湿度条件下保持头发的波纹，使头发定型。

【剂型配比】 应用于香波、洗面奶、浴液、液体香皂中，提高其调理性能，是二合一香波的主要原料。使用后，能使头发长时间地保持光泽、柔软。

红没药醇 Alpha-Bisabolol

【来源性状】 无色至稻草黄黏稠液体，轻微的本身气味。溶于低级醇(乙醇、异丙醇)、脂肪醇、甘油酯和石醋，几乎不溶水和甘油。

【药理用途】 护肤剂，抗过敏剂，防晒剂，抗炎剂。主要应用在皮肤保护和皮肤护理化妆品中，作为活性成分以保护和护理过敏性皮肤，适合于防晒产品、日光浴后浴液、婴儿产品和剃须后护理品。此外，还可用于口腔卫生产品中，如牙膏和漱口水中。红没药醇稳定性及很好的皮肤相容性，适用于化妆品中，长期保存不会变色，也不会渗出塑料容器，不仅具有抗炎性能，还有抑菌活性。

【剂型配比】 最佳配比 0.2%～0.5%，最大 1%。

【注意事项】 超出适宜浓度，有效性反而降低。

红霉素[典] Erythromycin

【来源性状】 由链霉菌所产生，碱性抗生素。白色或类白色的结晶或粉末，无臭，味苦，微有引湿性。易溶于甲醇、乙醇、丙酮，极微溶于水。其 0.066%水溶液的 pH 8～10.5。

【药理用途】 抗菌剂。与青霉素 G 相似，是对青霉素过敏者的安全替代药。对革兰阳性菌，如金葡菌、链球菌等均有较强的抗菌作用，对某些革兰阴性菌、立克次体、肺炎支原体、放线菌、病毒、阿米巴原虫、滴虫亦有抑制作用。主治金葡菌所引起的严重感染和化脓性皮肤病，用于梅毒、淋病、痤疮、酒渣鼻、皮肤感染、肺炎、扁桃体炎、肠道阿米巴。因毒性很小，常用于儿童。

【剂型配比】 调配软膏、乳膏、酊剂，配比 0.5%～1%。

壳聚糖[典] Chitosan

【别名】 甲壳素衍生物，CD-38，甲壳素润肤剂，聚(1,4)-2-羟乙基-2-脱氧-b-D-葡聚糖。

【来源性状】 从虾壳中提取的壳聚糖，并经化学改性而成的一种聚合物。为淡黄色黏性液体，溶于水、乙醇、甘油、丙二醇，无毒，无刺激性，可与阴离子、阳离子、非离子表面活性剂复配。

【药理用途】 药用辅料，保湿剂，增稠剂，成膜剂，天然高效皮肤调理剂。可在皮肤表面形成一种透气的仿生膜，对抗络和重金属，清洁营养皮肤，具有香味缓释作用，对肌肤具有生理调节功能，具有较强的生物活性和亲水性，其中含有的葡糖氨基有促进伤口愈合的功效，起到使皮肤光洁、细腻的功效。

【剂型配比】 调配护肤品、洗面奶、浴液、精华液等，配比 1%～5%。

花粉 Pollen

【别名】 蜜蜂花。

【来源性状】 蜜蜂所采集到的蜜源花粉。化妆品花粉用乙醇萃取，进行酶活性降解处理，分子量降至 5 000 以下。花粉是种子植物雄蕊所产生的雄性生殖细胞，是植物的遗传物质，内含繁衍后代的生殖核与营养物质，具有的高度营养价值是植物其他部位所达不到的，是高效营养成分的天然物质。含有人体所必需的 11 种氨基酸及维生素 A、B_1、C、E 等，以及 50 余种完全天然保持活力的酶、微量元素、植物激素黄酮类、核酸、抗生素等。

【药理用途】 复活剂，营养添加剂。花粉活性成分能促进血液循环和细胞的新陈代谢，改善机体内分泌状态，增强免疫功能，对人体有独特的抗衰老作用，有祛斑、生发、润泽肌肤、减少皱纹功能。可治疗黄褐斑、

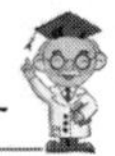

痤疮、脱发等皮肤病。

【剂型配比】 调配乳膏、乳液、香波、浴液等。

克罗米通[典] Crotamiton

【别名】 丙烯酰苯胺，优乐散，优力肤，优力斯。

【来源性状】 无色或浅黄色油状液体，低温下部分或全部固化，具鱼腥臭。溶于乙醇、乙醚，微溶于水。

【药理用途】 杀疥虫，杀菌止痒。主治疥疮、蚊虫叮咬，亦用于皮肤瘙痒症。

【剂型配比】 调配乳膏，配比 10%。

克霉唑[典] Clotrimazole

【别名】 抗真菌 1 号，氯三苯甲咪唑，氯苯甲咪唑，氯三苯咪唑，氯曲马唑。

【来源性状】 白色或微黄色晶末。溶于乙醇、三氯甲烷、丙酮，微溶于乙醚，不溶于水、苯。

【药理用途】 抗真菌剂。为合成咪唑类广谱抗真菌药物，其抑菌作用是通过与真菌细胞浆膜磷脂结合，影响细胞膜的通透性。对治疗皮肤念珠菌属，曲菌、藻菌、隐球菌、癣菌感染有良好作用。主治耳真菌病、体癣、手足癣等。阴道给药可治念珠菌性或滴虫性阴道炎。

【剂型配比】 调配软膏、乳膏、滴耳剂、酊剂等，配比 1%。

杆菌肽[典] Bacitracin

【别名】 枯草菌肽，亚枯草菌素，崔西杆菌素，杆菌肽锌。

【来源性状】 是由苔藓样杆菌产生的一种多肽类抗生素。为白色或淡黄色的粉末，无臭，无苦。有引湿性，易被氧化破坏，在溶液中能被多种重金属盐类沉淀。易溶于水(1∶10)，溶于乙醇(1∶10～30)，不溶于丙酮、三氯甲烷、乙醚。

【药理用途】 抗生素类药。能抑制细菌细胞壁的合成，与膜浆膜结合，影响其通透性。抗菌谱与青霉素 G 相似，对多数革兰阳性菌(包括金黄色葡萄球菌)有较强的抗菌作用，对革兰阴性菌中淋球菌有效。主治皮肤、黏膜感染，伤口感染，口腔、咽喉、眼部感染，或撒粉于脓疱疮、溃疡、疖、痈、脓肿面。

【剂型配比】 调配软膏、乳膏、溶液，配比 500～1 000 IU∶1 g。

杏仁油 Almond Oil

【别名】 巴旦杏仁油，扁桃仁油。

【来源性状】 从甜杏仁或苦杏仁中所得的一种脂肪油。为油酸型油，主含 60%～79%油酸、18%～32%亚油酸、少量硬脂酸、棕榈酸。浅黄色或无色透明油状物。无臭。微溶于乙醇、醚、三氯甲烷、苯或石油醚，不溶于水。

【药理用途】 天然抗氧化剂，营养添加剂。有润滑、营养作用。配制乳膏类化妆品，可延缓皮肤衰老，肤感平滑和柔嫩。常为橄榄油代用品，在化妆品中可作为按摩油、发油、乳膏中的油性成分。欧美国家特别喜用于乳液制品中。

【剂型配比】 调配乳膏、乳液。

呋喃西林 Furacillin

【别名】 呋喃新。

【来源性状】 鲜黄色结晶性粉末，无臭，味初淡，但有微苦的余味。露置日光下，色渐变深。微溶于丙二醇(1∶350)、乙醇(1∶590)，极微溶于水(1∶4200)，几乎不溶于三氯甲烷和乙醚。水溶液加热可加速溶解，加入聚乙二醇可提高溶解度。

【药理用途】 广谱抗菌剂。干扰菌体细胞生物氧化酶系统，而具有强烈杀菌作用，但对真菌无效。主治各种脓皮病、冻疮及手足癣继发感染等。

【剂型配比】 水溶液 0.01%～0.02%；软膏、油膏、泥膏 0.2%～1%。

吡咯烷酮羧酸钠溶液
Sodium Pyrrolidone Carboxylic Acid Solution, PCA-Na

【来源性状】 无色、无臭、略带碱味的透明水溶液。其汲湿性远较甘油、丙二醇、山梨醇高。

【药理用途】 保湿剂，调理剂。吡咯烷酮羧酸钠是人表皮颗粒层丝质蛋白聚集体的分解产物，在皮肤天然保湿因子中含量约12%，使角质层柔润，含量减少则皮肤粗糙、干燥。赋予头发以良好抗静电性。

【剂型配比】 调配化妆水、收缩水、乳膏、乳液、香波等。

含水羊毛脂
Adeps Lanae Hydrosus

【来源性状】 为羊毛脂熔化后加蒸馏水混合而得，含水 30%。为淡黄色或类白色膏状物。中国药典规定羊毛脂 70%，含水 30%；美国药典规定羊毛脂 70%～75%，含水 25%～30%。

【药理用途】 赋形剂，保护剂。作用同羊毛脂，其黏性比羊毛脂小，应用较方便，能促进皮肤黏膜对主药的吸收，且有吸水性及附着力，不易酸败。

【剂型配比】 适用于做吸收性软膏。

肝素钠[典]
Heparin Sodium

【来源性状】 一种黏多糖的硫酸酶。为白色或类白色粉末。最初得于肝脏，故名肝素，现由猪、牛、羊肠黏膜或猪、牛肝中提取，按干品计算，每 1 mg 效价不得少于 150 U。有引湿性，溶于水(1∶20)。在水溶液中有强负电荷，能与一些阳离子结合成分子络合物。

【药理用途】 抗过敏剂，抗凝剂。肝素钠在体内外均有抗凝血作用，可延长凝血时间、凝血酶原时间、凝血酶时间。通过激活抗凝血酶Ⅲ发挥作用，静滴治疗血栓形成和栓塞等。乳膏剂、涂膜用于皮炎、湿疹、冻疮、面部红血丝等。

【剂型配比】 调配乳膏、涂膜。

免疫多糖细胞激活剂
Immune Olysaccharide Cell Activator

【别名】 CMG，CM-Glucan，羧甲基 β-(1,3)-D-葡聚糖。

【来源性状】 主要存在于植物和微生物中，为提纯、合成的生化原料。类白色粉末，溶于水，略有黏性。

【药理用途】 赋活剂，营养添加剂。激活和产生细胞因子、表皮生长因子、血管生成因子；激活巨噬细胞，启动免疫级联，并不断产生系列白细胞介素、干扰素和细胞促进因子。有促进胶原蛋白合成，改善皮肤弹性作用；帮助受损肌肤复原，有抗过敏、消炎作用；光保护作用，有提高防晒产品功效；调动皮肤自身免疫机制，预防皮脂氧化，清除自由基。主治抗衰老、抗过敏、防晒、护肤、祛斑、祛粉刺。

【剂型配比】 调配乳膏、乳液、精华液化妆品，配比 0.05%～0.4%。用丙二醇湿润分散，再加入 25 倍的 50℃ 水溶液，于45～50℃时加入水相或成型膏体。

角鲨烷 Squalane

【别名】 鲨烷，异三十烷。

【来源性状】 是由商业级鲨鱼油(鲨烯)直接氢化而得的饱和碳氢化合物，或从植物油中取得，也可用生物工程方法取得。

无色透明油状黏稠液体，不会干也不腐败，几乎无味，凝固点-38℃，沸点350℃，黏度约0.03Pa·s。溶于三氯甲烷、乙醚、石油醚和油类，微溶于丙酮、冰醋酸、甲醇和无水乙醇，不溶于水。

【药理用途】 赋形剂，润滑剂，渗透剂。人皮脂中含10%角鲨烯、2.4%角鲨烷，角鲨烷与人皮脂相似，对皮肤无刺激性，能使皮肤柔软。因其惰性很强，其本身或与其他原料配合，稳定性好，与矿物油系烷烃相比，油腻感弱，并且有良好的渗透性、润滑性、安全性。作为油性原料。

【剂型配比】 调配乳膏、油膏、乳液、搽剂、透皮涂布剂、栓剂、贴膏剂、化妆水、口红。

卵磷脂 Soyabean Lecithin

【别名】 卵磷脂，脑磷脂，肌醇磷脂混合物。

【来源性状】 卵磷脂可从蛋黄、家禽脑干、新鲜羊脑、酵母中提取，现多从在豆中提取。大豆卵磷脂(soyabean lecithin)是从大豆副产品中精制萃取，含24%卵磷脂、25%脑磷脂、33%磷酸肌酸。为淡黄至褐色半透明的黏稠状物质，或白色至浅棕色粉末或颗粒，无臭或带坚果类气味和滋味。纯品不稳定，遇光、空气颜色变深，部分溶于水，但易成水合物形成乳浊液。无油磷脂溶于脂肪酸，部分溶于乙醇、三氯甲烷，几不溶于挥发油，难溶于丙酮、醋酸酯。精制品含90%磷脂。主用于油或油脂性制剂，配比0.01%。

【药理用途】 天然乳化剂，生发剂。参与生物膜的构成，具有表面活性剂作用，属于维生素B族，营养丰富，所含的脑磷脂具有抗氧化或金属螯合作用。用于调配乳膏、乳液。经皮吸收后分解为胆碱或乙酰胆碱而产生血管扩张作用，改善头皮营养供应，促进毛发生长。

【剂型配比】 调配发乳、香波发用化妆品。

辛酸/癸酸三甘油酯 Caprylic Triglyceride, GTCC

【来源性状】 几乎无色、无臭，低黏度的透明油状液体。中性。易于和乙醇、异丙醇、三氯甲烷、甘油等多类溶剂混合，还可溶解于化妆品中许多类脂物质中。在低温状态下稳定，凝固点低于-10℃。

【来源性状】 几乎无色、无臭，低黏度的透明油状液体。中性，易于和乙醇、异丙醇、三氯甲烷、甘油等多类溶剂混合，还可溶解于许多类脂物质中。在低温状态下稳定，凝固点低于-10℃。

【药理用途】 赋形剂，润滑剂。

【剂型配比】 5%～10%用于调配W/O、O/W型乳膏，O/W型乳液；10%～60%用于调配浴油；3%～20%用于调配富脂性胶囊浴、香波；10%～40%用于调配棒状化妆品。

间苯二酚[典] Resorcinol

【别名】 雷琐辛。

【来源性状】 白色或类白色针状或粉末，微有臭味；在日光或空气中即缓缓变成粉红色。易溶于水(1∶1)、乙醇(1∶1)、乙醚(1∶1)、甘油(1∶1)，溶于脂肪油，微溶于三氯甲烷。水溶液呈弱酸性。

【药理用途】 消毒防腐剂。有杀菌、杀真菌及止痒作用。

【剂型配比】 0.25%～0.5%水溶液湿敷、罨包，用于急性湿疹、皮炎的渗出糜烂期；0.25%～1%溶液用于角质形成；5%软膏用于角质松解；5%～10%糊剂，用于酒渣、痤疮及其他慢性皮肤炎症；20%～40%糊剂用于角质剥脱，治疗扁平疣、慢性湿疹、毛囊角化症等；40%以上糊剂，用于腐蚀疣赘。

【注意事项】 化妆品限用5%。

沙棘油 Hippophae Oil

【别名】 醋柳果油，黑刺油。

【来源性状】 胡颓子科沙棘的干燥成熟果实，经冷压法或溶剂萃取法得到的脂肪油。澄明、淡黄色油状液体，有特殊臭味。含60%棕榈酸酯、亚麻酸酯、活性成分、维生素E和K、类胡萝卜素、β-谷甾醇、萜类、20多种微量元素、挥发性物质等。易溶于乙醚、三氯甲烷中，溶于乙醇，不溶于水。

【药理用途】 沙棘果实是我国古代藏医、蒙医用来治病的常用药物，具有祛痰、利肺、养胃、健脾、活血的药理作用。现代医学研究沙棘油具有抗癌、抗衰老、增强免疫功能、抗辐射、抗炎作用，对消化和心功能有加强作用，有清除人体氧自由基作用，有护肤、祛斑、美容、防晒功效。广泛用于日化工业、皮肤美容，用于治疗伤口溃疡、褥疮及其炎症、烧伤、烫伤、冻伤、黄褐斑、皮肤皲裂、晒伤等。

【剂型配比】 调配油剂、乳膏、膜剂、气雾剂等，配比1%～7%。

尿素[典] Urea

【别名】 脲，碳酰胺。

【来源性状】 无色斜方形晶体或白色粉末，几乎无臭、味微咸。有汲湿性，易溶于水(1∶1.5)、沸乙醇(1∶1)、乙醇(1∶10)，几乎不溶于乙醚、三氯甲烷。水溶液呈中性。忌与硝酸、亚酸盐、碱类、甲醛等配伍；本品水溶液久置易水解，放出氨及二氧化碳。

【药理用途】 角质促成剂，角质松解剂，保湿剂。能使角蛋白溶解变性，吸收水分，并增加蛋白的水合作用；软化角质，促进药物的经皮吸收；浓度超过20%有角质溶解及抗菌作用。主治鱼鳞病、手足皲裂等。

【剂型配比】 调配软膏、乳膏、溶液，配比10%～25%。

尿囊素 Allantoin

【别名】 脲基海因，脲咪唑二酮，脲基醋酸内酰胺，5-脲基乙内酰脲，2,5-二氯代-4-咪唑烷基脲。

【来源性状】 白色或结晶性粉末，无臭、无味。溶于热水、热醇和稀氢氧化钠溶液，微溶于水(1∶190)，不溶于冷水、乙醇、三氯甲烷、乙醚。饱和水溶液的pH 4.5～6。在干燥空气中稳定。在水中长时间煮沸或在强碱中被破坏。

【药理用途】 保湿剂，角质促成剂。尿囊素能增加皮肤角质细胞黏合质的汲湿能力，也能直接作用于角蛋白分子，促使角质蛋白结合水的能力增加，吸收更多的水分，起到滋润皮肤、保护头发的作用。同时也使角质蛋白分散、鳞屑离解、脱落，使皮肤变得光滑柔软。有报道0.2%尿囊素的角质离解和洁化活性和10%～20%尿素相等。但没有尿素的刺激性。尿囊素兼有局部麻醉作用，能对刺激物起到缓和作用，达到止痒的效果。还有刺激上皮增生，促进肉芽组织的生长，促进伤口愈合的作用。

【剂型配比】 调配乳膏、乳液、精华液，配比0.1～0.3%。

阿司匹林[典] Aspirin

【别名】 醋柳酸，乙酰水杨酸。

【来源性状】 白色针状或板状结晶，或白色结晶性粉末或颗粒，无臭，微带醋酸味。在潮湿空气中缓慢水解成水杨酸与醋酸。易溶于乙醇(1∶5)，溶于乙醚(1∶20)、三氯甲烷(1∶17)，微溶于水(1∶300)。水溶液呈酸性，水溶液、乙醇溶液均易分解为水杨酸及醋酸，热、酸、碱都能促进其分解；遇碳酸盐易放出二氧化碳；碱金属枸橼酸盐、醋酸盐、酒石酸盐均能增强其在水中的溶解度，但易水解成水杨酸盐及醋酸盐；与安替比林、乌洛托品、醋酸钾或磷酸钠共研，即溶化或成

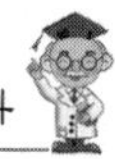

黏稠团块，并使阿司匹林分解。

【药理用途】 抗真菌剂。与水杨酸钠配制复方阿司匹林酊剂，用于皮肤真菌病。

【剂型配比】 调配溶液，配比10%。

阿昔洛韦[典] Acyclovir

【别名】 无环鸟苷，无环鸟嘌呤，无环鸟嘌呤核苷。

【来源性状】 为化学合成的一种抗病毒药，其钠盐供注射用。白色结晶性粉末，溶于水（2.5 mg/ml）。其钠盐易溶于水（1∶<100），5%溶液的pH 11，pH降低时析出沉淀。

【药理用途】 广谱抗病毒剂。抗病毒作用较强，其机理可能是抑制磷酸肌苷脱氢酶，使鸟嘌呤核苷酸不能合成，从而阻止病毒核酸的合成。对各型痘病毒、疱疹病毒、肠病毒等DNA和RNA病毒均有效。口服易吸收，无交叉耐药性，无诱导干扰素作用，有免疫抑制和致畸作用，用于治疗水痘、带状疱疹、扁平疣等。

【剂型配比】 调配乳膏、搽剂，配比1%～2%。

【注意事项】 可能发生腹泻和引起白细胞减少，可逆性贫血，停药后恢复正常，故用药1周以上者查血象，有致畸作用，孕妇禁用。

纯化水[典] Purifide Water

【来源性状】 为蒸馏法、离子交换法、反渗透或其他适宜的方法制取供医药用水，不含任何附加剂。为无色澄明液体，无臭、无味。pH 5～7，其中氯化物、硫酸盐与钙盐、硝酸盐、氨、二氧化碳、易氧化物、不挥发物和重金属应符合中国药典规定。

【药理用途】 药用辅料，新版中国药典规定医药用水。作为各种内服和外用制剂的溶剂、稀释剂，注射用水的水源，精洗用水用于直接接触药品的设备、容器内包装材料的终洗，无菌药品内包装材料的初洗，非无菌原料的精制。依据所配无菌药品的需要量而定，终洗、初洗设备、容器等操作时均不得少于3次。一般应临用前配制。

【剂型配比】 调配溶液，其他剂型溶剂辅料。

玫瑰油 Rose Oil

【别名】 玫瑰花油。

【来源性状】 蔷薇科植物玫瑰新鲜花朵经水蒸气蒸馏而得。收得率0.03%～0.05%。为无色或黄色浓稠状挥发性精油，具有玫瑰所特有的香气和滋味，低于25℃时，可逐步变成半透明的结晶体，但加温即可液化。溶于乙醇和大多数非挥发性油中，极微溶于水。无毒、安全，遇氧化剂、碱、酸等物质发生氧化、分解等反应。应密封，遮光容器中，贮于阴凉干燥处。

【药理用途】 着香剂，香薰剂，芳香剂。主治配制香精，用于搽剂、洗剂、乳剂，以矫正气味和止痒。

【剂型配比】 调配药品、食品和化妆品。

表皮细胞生长因子 Epidemal Growth Factor，EGF

【来源性状】 系应用生物工程技术生产的表达在大肠杆菌上的人表皮生长因子，由53个氨基酸构成，分子量6 200，为白色冻干品。-20℃可永久保存，避免重复冻融。

【药理用途】 生物制品，赋活剂。是人体重要生长因子之一，可促进表皮细胞、神经细胞和器官组织的上皮细胞生长，促进DNA复制和细胞分裂，有祛皱、抗衰老、护肤、修复创伤、祛斑作用，用于抗衰老、护肤、减皱化妆品。

【剂型配比】 调配乳膏、乳液、精华液等，配比0.5～1mg(3×10^{-8})∶100g，临用时加灭菌水配制，在乳化后45℃加入乳化体中。

表皮营养因子 Epidermal Nutrition Factor

【来源性状】 表皮营养因子（ENF）全称人胚胎自然营养因子，是从人胚胎皮肤细胞通过细胞工程技术提取的一种复合类脂。主要成分为磷脂和不饱和脂肪酸，以及细胞间质脂质。由神经酰胺、磷脂与角质形成细胞完全相同的脂质比例混合制成生理性皮肤脂质体，包裹了不饱和脂肪酸为主要营养成分的表皮营养因子，形成皮肤脂质体ENF复合物。

【药理用途】 生物制品。脂质体ENF的特殊作用，因而有营养、增白、抗衰老、润肤、祛皱、促进细胞代谢的功能。

【剂型配比】 调配乳膏、乳液、精华液等，配比2%～3%。

苦杏仁酸 Amygdalic Acid

【别名】 扁桃酸。

【来源性状】 源于苦杏仁、桃和杏子。常温下为无色透明斜方片状晶体，或无色片状或颗粒状固体，有微臭。易溶于热水，溶于异丙醇、乙醇。性稳定，对光不敏感。分子结构中有苯环、羟基和羧基，因此具有这些基团的一般化学通性。

【药理用途】 保湿剂，剥脱剂，消毒剂，抗菌剂。引起细胞间黏附质的分解，刺激胶原合成且促进细胞再生，其分子大于乙醇酸，因此渗透较慢，用于换肤术。2%用于面部洗涤；2%～10%家庭使用；20%、40%、50%浓度用于痤疮、黄褐斑、炎症后色素沉着、光老化，换肤术5 min，每2周1次，连用6次。对皮肤没有刺痛、烧灼感和红斑，优于乙醇酸，但不利于观察。

【剂型配比】 2%～50%溶液。

苯甲酸[典] Benzoic Acid

【别名】 安息香酸，苯蚁酸，苯酸。

【来源性状】 白色有光泽的鳞片或针状结晶或结晶性粉末，无气味或微有类似安息香或苯甲醛的气味。室温下微具挥发性，能与水蒸气同时挥发，约100℃开始升华。水溶液显酸性反应。易溶于乙醇（1∶3）、三氯甲烷（1∶5）、乙醚和丙酮，溶于苯、二氧化碳、松节油及油类，在沸水中溶解，在水中微溶。相对密度1.321，熔程121～124.5℃，沸点249.2℃。

【药理用途】 防腐剂，抗真菌剂。有较好的抑制霉菌作用，在化学功效药中用作内服和外用制剂的防腐剂，其有效浓度为0.1%～0.2%。防腐力的强弱在于未电离的酸分子的多少，pH较低时，未离解酸分子不多，抑菌力强。多与水杨酸配伍，用于皮肤癣菌病。

【剂型配比】 调配酊剂、软膏，配比6%～12%。

苯甲酸钠[典] Sodium B

【别名】 安息香酸钠。

【来源性状】 白色颗粒、粉末或结晶性粉末；无臭或微带臭气，味微甜带感。在水中易溶，在乙醇中略溶。

【药理用途】 药用辅料，防腐剂。是一种广谱抗微生物试剂，对酵母菌、霉菌、部分细菌作用效果很好，在允许最大使用范围内，在pH值4.5以下，对各种菌都有抑制作用。用于液体药剂的防腐剂，有防止变质发酸、延长保质期的效果，用量过多会对人体肝脏产生危害，甚至致癌。

【剂型配比】 调配溶液、乳膏，配比0.015%～0.025%。

苯佐卡因 Benzocaine

【别名】 麻因，氨苯甲酸乙酯，对氨基

苯甲酸乙酯，阿奈司台辛。

【来源性状】 白色晶状粉末，无臭，味微苦而发麻。易溶于乙醇（1∶5）、乙醚及三氯甲烷（1∶2），溶于稀酸、液状石蜡，略溶于脂肪油，难溶于水。在水中煮沸即水解，遇碱尤甚；与樟脑、薄荷脑、雷琐辛等共研，即成半固体团块；因本品可致敏，现已少用。

【药理用途】 麻醉剂，止痒剂。麻醉效力较普鲁卡因弱。因不溶于水，故不能作浸润麻醉等。主治瘙痒症、创伤、烧伤、皮肤皲裂。

【剂型配比】 调配软膏、酊剂，配比5%～10%。

苯酚[典] Phenol

【别名】 石炭酸，酚。

【来源性状】 苯酚作为剥脱剂是1882年德国Unna报道。无色或淡红色针状结晶或结晶性块，有特臭。遇光或在空气中颜色渐变深。有引湿性。能腐蚀皮肤与黏膜使之变白，极易溶于甘油（3∶1）、乙醚（1∶0.2）、三氯甲烷（1∶0.5）、脂肪油及挥发油，易溶于乙醇（6∶10），溶于水（1∶15），略溶于液状石蜡（1∶100）。凝点不低于39℃。加10%水即成液酚，用于配制外用制剂。水溶液呈弱酸性，与氨基比林、水合氯醛、冰片、非那西丁、间苯二酚、麝香草酚共研，即软化或液化；与某些有机化合物，如樟脑、薄荷脑、甘油等形成的液状混合物，可减轻苯酚的刺激性；浓碘溶液遇本品则生成不溶性的三碘化酚；遇碱式醋酸铅溶液，即起白色沉淀，如溶液中含甘油，可阻止沉淀发生。可水浴加热熔化倒出液体，在加热时必须开盖，避免加热液体膨胀冲出。

【药理用途】 强腐蚀剂，防腐剂，止痒剂。0.5%～2%水溶液、酊剂、软膏，用于止痒、镇痛。1%～5%水溶液，用于器械消毒。5%～10%酊剂，用于小片斑秃。加入等量樟脑研磨液化，用于足癣、汗疱疹等。20%水溶液，用于软下疳。88%酚液点涂用于腐蚀疣赘、尖锐湿疣、祛痣等，苯酚与其他试剂相反，浓度增加降低了渗透性，对皮肤破坏可产生屏障，阻止进一步渗透。

【剂型配比】 调配溶液、软膏、糊剂、酊剂、洗剂。配比1%～88%。

组合配方：

BAKER-GORDON配方：88%液酚3 ml，纯化水2 ml，六氯酚液体皂8 ml，巴豆油3滴。

STONE VENNER-KELLSON配方：88%液酚60 ml，纯化水8 ml，六氯酚液体皂10 ml，橄榄油5 ml，巴豆油3滴。

STONE II配方：88%液酚159 ml，纯化水73.5 ml，甘油4.5 ml，橄榄油3滴，巴豆油12滴。

LITTON配方：苯酚100g加纯化水和甘油各8 ml液化，118 ml液酚加巴豆油1 ml，然后加纯化水118 ml。

【注意事项】 苯酚吸收可致心脏抑制，导致死亡，还可损害肝、肾，应特别注意！绝不可大量使用、乱用；腐蚀疣痣切忌过深，可导致永久瘢痕，在治疗时不要急于求成；尿布皮炎患儿及6个月以下婴儿禁用。苯酚换肤术用组合处方，在手术室中进行。禁用于IV～VI皮肤。每次用量限于3 ml。

苹果酸 Malic Acid

【来源性状】 存在于不成熟的山楂、苹果和葡萄果实的浆汁中。其分子结构具有不对称性，有3种异构体，L-苹果酸、D苹果酸和LD苹果酸。均为白色结晶体或结晶状粉末，有较强的汲湿性，易溶于水、乙醇中。

【药理用途】 改善角质化，可加速角质细胞脱落，有效改善干燥皮肤毛囊角化；润肤除皱，本品有天然的润肤成分，能溶解黏结干燥片状坏死细胞之间的“胶黏物”，可清除皮肤表面皱纹，使皮肤变得嫩白、光洁而有弹性。用于毛囊角化病、鲆鱼鳞病、掌趾角化症等角化异常性皮肤病。

【剂型配比】 调配乳膏、乳液。

林旦 Lindan

【别名】 丙体-六六六、γ-六氯环己烷，六氯苯，林丹，γ-六六六，六氯化苯。

【来源性状】 现已知有5种异构体，其中γ异构体不少于12%。医药用丙体-六六六纯度不应少于99%。为白色结晶。室温下在水中的溶解度为10 ml/L，溶于无水乙醇、乙醚、三氯甲烷、丙酮、芳香烃和氯代烃，微溶于石油。对空气、光、热和二氧化碳稳定，抗强酸，但遇碱脱氯化氢而分解。

【药理用途】 杀虫剂，杀螨剂。作用比滴滴涕(DDT)更快，并且有效浓度低，但由于本品易挥发故残存作用较小。外用浓度在0.1%～1%时对人或高级动物毒性不大。主治阴虱、疥疮。

【剂型配比】 调配软膏、粉剂，配比1%。

松馏油 Pine Tar

【别名】 松焦油，木馏油。

【来源性状】 黑棕色或类黑色、极黏稠的液体，薄层半透明，但历时稍久，即析出结晶变为不透明，有似松节油的特异臭气，带焦性。能与乙醇、乙醚、三氯甲烷、冰醋酸、脂肪油或挥发油任意混合(溶解度均<1)，微溶于水。饱和水溶液呈酸性。

【药理用途】 杀虫剂，消毒防腐剂。有止痒、角质溶解及局部刺激作用。主治慢性单纯性苔藓、慢性湿疹、银屑病、扁平苔藓等慢性角化性皮肤病。

【剂型配比】 调配软膏、糊剂、搽剂，配比5%～20%；调配油膏，配比3%～10%。

软皂[典] Soft Soap

【别名】 钾肥皂，绿肥皂，药用软皂。

【来源性状】 黄白色、黄棕色或黄绿色透明或半透明、均匀、黏滑的软块，微有臭味。易溶于水(1∶4)、热水(1∶1)、乙醇(1∶1)。水溶液呈碱性，遇酸即分解，遇硬水、碱土金属、重金属即析出沉淀。

【药理用途】 去污剂，助悬剂，乳化剂。有溶解脂肪、膨胀角质、促进药物吸收等作用。

【剂型配比】 调配软膏、泥膏、乳剂及肥皂乙醇等。

果酸 Alpha Hydroxy Acid

【别名】 乙醇酸，水果酸。

【来源性状】 果酸广泛存在于苹果、柠檬、甘蔗等水果和酸奶中，是天然的有机酸，具有表皮解离性，广泛用于化妆品和药品中治疗某些损容性皮肤病。其品种有柠檬酸、甘醇酸、羟乙酸、杏仁酸、苹果酸、乳酸、半乳糖酸、α-羟丁酸、β-羟丁酸、α-羟异丁酸、黏液酸、酒石酸等。

【药理用途】 ①减弱角质形成细胞的粘连性，除去死亡的角质细胞，使角质层变薄；②表皮解离性，有表皮剥脱作用，但作用温和，一般不会造成色素紊乱和瘢痕形成，无全身毒副作用；③保湿作用，使角质形成细胞含有足量的水分，使皮肤细嫩、柔软；④刺激纤维母细胞增生，使胶原纤维和弹力纤维增加，皮肤充实，有弹性；⑤有毛细血管扩张作用，改善皮肤微循环，从而改善皮肤的质地。

35%～70%浓度有角质松解作用，即换肤术。用于：①医学美容：细皱纹、光老化、粗皮、毛孔粗大；②色素沉着：黄褐斑、炎症后色素沉着、雀斑、黑子；③痤疮；④角化过度：脂溢性角化、光线性角化、黑色丘疹性皮病、毛发角化病、疣、赘、鱼鳞病等。

【剂型配比】 调配溶液、乳膏、凝胶。1%～70%。

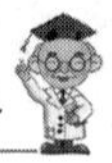

制霉菌素 Nystatin

【别名】 制霉素，制真菌素，米可定。

【来源性状】 黄色或微黄褐色粉末。略溶于乙醇。极微溶于水，不溶于乙醚、丙酮、三氯甲烷。有潮解性，遇光或热易变质，水溶液稳定，遇热、酸、碱易分解。

【药理用途】 多烯类抗真菌剂。对白念珠菌有抑制作用，但对细菌及全身真菌无效。具有亲脂性，能与细胞膜上固醇相结合，从而改变细胞膜的通透性，导致细胞内各种小分子成分，如钾离子的丢失，致菌体死亡。对滴虫也有抑制作用。口服不吸收，几乎全部保留于胃肠道，最后由粪便排出。主治念珠菌皮炎、阴道炎。

【剂型配比】 调配栓剂、软膏、粉剂，配比 10 万 U∶1 g。

依地酸二钠[典]

Disodium Edetate

【别名】 四乙酸二氨基乙烯二钠，乙二胺四乙酸二钠，EDTA 二钠，EDTA-2Na。

【来源性状】 白色结晶状粉末，无臭，味微酸。能溶于水(1∶10～30)和酸，微溶于乙醇(1∶100～1 000)、三氯甲烷，几乎不溶于乙醚。能使碳酸盐放出二氧化碳。

【药理用途】 药用辅料，螯合剂，络合剂，稳定剂。能与金属离子络合，在化学功效药中用做抗氧增效剂、稳定剂和水的软化剂。因与金属离子螯合，致使细菌不能获得生长发育所必需的微量金属离子，故有抑菌作用，也可做抗菌增效剂。

【剂型配比】 调配香皂、洗涤剂、乳剂，配比 0.001%～0.2%。

乳木果油 Cetiol SB45

【来源性状】 乳木果广泛分布于非洲几内亚等地，其果实可供食用，果仁则用来生产乳木果油。浆状物，不可皂化物高。

【药理用途】 赋形剂，润滑剂。乳木果油与人体皮脂分泌油脂的各项指标最为接近，蕴含丰富的非皂化成分，极易被人体吸收，不仅能防止干燥开裂，还能进一步恢复并保持肌肤的自然弹性，具有不可思议的深层滋润功效。具有特殊活性成分，抗紫外线、抗衰老、防晒、护肤、润泽皮肤。

【剂型配比】 配制乳膏、乳液。配比：护肤品，3%～15%；防晒产品，3%～25%；彩妆产品，2%～10%；发用产品，1%～3%；沐浴露，1%～2%；肥皂，10%～50%。

乳化剂 343

Emuisifier E-Inspire 343

【别名】 乳化剂 E-inspire 343，CTFA 名称：聚丙烯酸酯(和)支链烷烃(和)月桂基聚氧乙烯醚-10。

【来源性状】 由羧基乙烯基聚合物、支链烷基和脂肪醇醚等组成的高分子化合物。是美国开发生产的新型乳化剂。具有亲油性和亲水性。严格的刺激和毒性试验表明使用安全、无毒。几乎不受酸碱度的影响，pH 4.5～12.5 仍能保持稳定黏度。基本与所有药物都可配制，在高含量的油相中具有卓越的稳定效果，亦能和高含量硅油、液状石蜡相溶，几乎与所有极性溶剂相溶。

【药理用途】 乳化剂，具有乳化作用的高分子增稠剂，优良的赋形剂。主要用于化妆品开发生产，取得良好的效果。本品突破传统乳膏制作理论，在常温下可制成至善至美的乳膏。制作方法简单，可用最简单的手工制作工艺，无须特殊培训。可无须硬脂酸、十八醇、单硬脂酸甘油酯等传统辅料，但可与传统辅料复配，极大增强这些制剂的稳定性。所制成的制剂洁白晶莹、高贵华丽、触感柔软、滑润清爽、性质稳定。

【剂型配比】 调配乳膏、乳液、浴液、发乳、面膜等，配比 0.5%～3%。

乳化硅油

Emulsified Silicon oil

【来源性状】 系由高黏度二甲硅油乳化而成。白色至微黄色乳液。pH 5～8，能与各种表面活性剂相溶。

【药理用途】 成膜剂，润滑剂。在头发上形成一层透气薄膜，营养、滋润头发，使头发光亮、柔软、润泽、梳理性好、富有弹性。

【剂型配比】 香波、护发素等发用化妆品添加剂。

【注意事项】 有各种型号、各种商品名称。在使用时按照说明书应用。

乳酸[典] Lactic Acid

【别名】 α-羟基丙酸，丙醇酸。

【来源性状】 来源于酸牛奶、酸奶酪和西红柿汁中。系α-羟基丙酸及其缩合物的混合物。乳酸异构体有DL-型、D-型、L-型、LD型，现市售的乳酸是外消旋体DL-型、L型。无色澄清或微黄色的黏性液体，几乎无臭，味微酸。极易溶于水(1∶<1)、乙醇(1∶<1)、甘油(1∶<1)，溶于乙醚(1∶30)，不溶于三氯甲烷。水溶液呈酸性反应。

【药理用途】 保湿剂，角质促成剂，角质松解剂，腐蚀剂。乳酸具有渗透性强、不溶解细胞的特点。低浓度(5%)有角质形成作用，改善新陈代谢，角质形成细胞形成加快，真皮层含水量增加，真皮黏多糖、胶原纤维、弹力纤维增加，皮肤质地得到改善。中等浓度(12%)以上的乳酸对皮肤有如下作用：①角质剥脱作用，乳酸能降低角质形成细胞间的内聚力，使过多堆积的角质层脱落，从而使皮肤细腻、润滑、美观；②增加皮肤弹性、消除皮肤皱纹，乳酸能加速皮肤血液循环，促进皮肤新陈代谢，促进纤维母细胞增生，使弹性蛋白、胶原蛋白及黏多糖的生成增加，从而使皮肤弹性明显增加，皮肤皱纹消除；③消除皮肤异常色素沉着，增白皮肤，此作用效果虽然缓慢，但持久而不损伤皮肤；④减缓衰老，使皮肤变得细腻嫩滑、显现年轻，乳酸可使真皮乳头缩小、皮肤变得细腻嫩滑，给人以年轻数岁的感觉。以乳酸和木瓜蛋白酶为主要成分，可组成牛奶换肤乳剂，使皮肤细腻、润滑及健康红润，并有持久的美容抗衰老效果，pH 3.5以上用于化妆品，pH 3.5用于换肤术。可用于中年妇女、皮肤粗黑者、痤疮瘢痕。主治鸡眼、胼胝、寻常疣等。30%乳酸，pH 2.3，用于敏感、干性、油性、痤疮倾向或脱水皮肤；40%乳酸，pH 2.2，用于干燥和正常皮肤；50%乳酸，pH 2.0，用于皱纹及所有类型皮肤；纯乳酸专用于剥脱剂。

【剂型配比】 调配溶液、乳膏。与水杨酸等配成胼胝粉、鸡眼糊、火棉胶剂，配比5%～20%；用于嫩肤术美容，调配1.5%、3%、4.5%、6% 4种浓度，从低浓度开始用，逐渐使皮肤适应。

30%以上或复方制剂用于换肤术。

乳酸依沙吖啶

Ethacridine Lactate

【别名】 利凡诺，雷佛奴尔，吖啶黄素。

【来源性状】 常用其乳酸盐。为黄色结晶性粉末，无臭，味苦。易溶于沸水(1∶10)，溶于水(1∶15)，水溶液呈黄色，有绿色荧光，呈中性反应，性质不稳定，遇光逐渐变色。微溶于乙醇(1∶110)。不溶于乙醚。与碱性物配伍，能使依沙吖啶游离析出，效力降低。含有0.8%以上的氯化钠时，放置后发生沉淀，故不能用0.9%氯化钠溶液作溶剂。

【药理用途】 杀菌防腐剂。对革兰阳性细菌及少数革兰阴性细菌，尤其是链球菌有较强的抑菌作用。0.25%～0.5%水溶液，用于洗涤创面及黏膜感染；1%软膏、泥膏、油膏用于脓皮病；1∶500～1∶1 000水溶液湿敷罨包，用于急性湿疹、皮炎及足癣

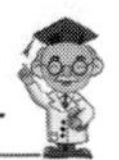

感染。

【剂型配比】　调配溶液、软膏、糊剂。

乳酸钠溶液[典]

Sodium Lactate Solution

【来源性状】　无色或微黄色透明糖浆状液体，无臭或略带特殊气味，略呈苦咸味。溶于水、乙醇和甘油。有很强的吸水能力。水溶液呈中性，20%溶液 pH 6.5～7.5。

【药理用途】　保湿剂，溶剂，吸水剂，防冻剂，可作为甘油替代品。

【剂型配比】　调配乳膏、乳液、香波、洗涤剂，用于调节 pH。

单硬脂酸甘油酯

Glycerine Monostearate

【别名】　单甘脂，硬脂酸酯单甘油酯，甘油单硬脂酸酯。

【来源性状】　纯白色至淡乳色的蜡状固体，具有刺激性和好闻的脂肪气味。无毒，可燃。在水和醇中几乎不溶，可分散于热水中。极易溶于热醇、石油和烃类中。熔点 58～59℃。

【药理用途】　赋形剂，润滑剂，乳化剂。*HLB*>3.7，是 W/O 型乳状液的乳化剂。

【剂型配比】　调配乳膏、乳液，配比 1%～2%。

炉甘石[典] Cala mina

【别名】　异极石，炉眼石，羊甘石，甘石。

【来源性状】　为菱锌矿和水锌矿，含氧化锌和碳酸锌。呈不规则块状，钟乳状，大小不一，表面凹凸不平，具众多凹窝或小孔洞。整体为白色或黄白色、灰白色，断面有淡棕或淡黄色，易碎，无臭气，味微涩。本品以块大、色白、质疏松，能浮水者为佳；黄而坚硬者为次。市售多用煅炉甘石细粉加黄连水拌匀后，烘干即得。每 100 kg 炉甘石细粉，用黄连 12.5 kg，或用三黄汤水飞炉甘石制成。化学药炉甘石多用氧化铁染色制成，为淡红色细粉。溶于盐酸并发生气泡，不溶于水。

【药理用途】　赋形剂，保护剂。具有抑菌、燥湿、止痒、收敛、防腐生肌、明目的功能，与创伤面或黏膜接触时，使表层细胞蛋白质凝固，形成保护膜，起到杀菌、收敛、保护皮损作用。主治湿疹、皮炎等。

【剂型配比】　调配洗剂、粉剂，配比 5%～15%。

茶树油

Main Camp Tea Tree Oil

【来源性状】　茶树油是由原产于澳洲的茶树种子蒸馏而得，经冷压法或溶剂萃取法得到的精制油。现在我国华南也有此茶树栽种。淡黄色油状液体。含 37%～45% 松油醇、16%～24% γ-松油烯、7.5%～10.5% α-松油烯、1%～3.5% P-异丙基甲苯、3%～5% 1,8-桉树脑。5%～10%乙醇可帮助茶树油溶解，少量吐温、两性表面活性剂、阴离子表面活性剂、聚氢氧基醇类、蓖麻油可有助溶作用。

【药理用途】　防腐剂，杀菌剂，清洁剂，着香剂。可用于皮肤科、美容科外用药品中，广泛用于日用化妆品中。

【剂型配比】　调配乳剂、酊剂，0.4%～1%用于抗痘、防止皮肤感染；0.2%～0.3%除臭；0.3%～1%用于足癣；0.2%抑制头皮屑；0.3%用于化妆品添加剂。

枸橼酸[典] Citric Acid

【别名】　柠檬酸。

【来源性状】　存在于柠檬、柑橘、菠萝等果实中。无色半透明结晶或白色颗粒或白色晶末，无臭，味极酸。在干燥空气中微有风化性，湿空气中微有潮解性。极易溶于水，易溶于乙醇、甘油，溶于乙醚。

【药理用途】 药用辅料，抗氧化增效剂，pH 调节剂，矫味剂，保湿剂，剥脱剂。参与糖类代谢，可使角质层脱落，浅层毛细血管扩张，细胞代谢加速，真皮保水性增强，起到亮肤、润肤、美肤作用。主治皮肤粗糙、鱼鳞病等，调配 5%溶液。高浓度有软化角质、剥离的作用，用于腐蚀鸡眼等。作为多价金属螯合剂和抗氧增效剂，配比 0.3%～2%。

【剂型配比】 调配溶液、乳膏。

【注意事项】 ①遇碱金属氢氧化物，生成柠檬酸盐类；②与碳酸盐、重碳酸盐作用能放出二氧化碳；③与钙盐共热，生成白色枸橼酸钙沉淀。

枸橼酸钠[典] Sodium Citrate

【别名】 柠檬酸钠。

【来源性状】 无色结晶或白色粒状粉末，无臭，有清凉感并稍带辣味。易溶于水，溶于甘油，不溶于乙醇，在热空气有风化性。水溶液 pH 约 8，能与酸性药物反应。生物碱盐类与被枸橼酸钠反应则发生沉淀，与钙盐、锶盐相遇则生成枸橼酸钙盐或锶盐。

【药理用途】 药用辅料，抗氧化增效剂，pH 调节剂，保湿剂，螯合剂。

【剂型配比】 调配溶液、乳剂，配比 0.3%～2%。

氟尿嘧啶[典] Fluorouracil

【别名】 5-氟脲嘧啶，5-FU。

【来源性状】 白色或类白色结晶或结晶性粉末，无臭。溶于稀盐酸或氢氧化钠溶液，略溶于水，微溶于乙醇，几乎不溶于三氯甲烷。

【药理用途】 抗肿瘤剂。为嘧啶拮抗剂，在体内转变为氟尿嘧啶脱氧核苷，可抑制胸腺嘧啶核苷合成酶，干扰核酸和 DNA 的生物合成，也作用于 RNA，抑制免疫反应和肿瘤生长。主治扁平疣、寻常疣、尖锐湿疣、白癜风。

【剂型配比】 调配软膏、乳膏，配比 1%～5%。

氟康唑[典] Fluconazole

【别名】 大扶康，麦道氟康。

【来源性状】 白色或类白色结晶或结晶性粉末，无臭或微带特异臭，味苦。易溶于甲醇，溶于乙醇，微溶于二氯甲烷、水或醋酸，不溶于乙醚。熔点 137～141℃。

【药理用途】 抗真菌剂。高度选择抑制真菌的细胞色素 P-450，使真菌细胞损失正常的甾醇，而 14 α-甲基甾醇则在真菌细胞中蓄积，起抑菌作用。对新型隐球菌、白色念珠菌及其他念珠菌、黄曲菌、烟曲菌、皮炎芽生菌、粗球孢子菌、荚膜组织胞浆菌等有抗细菌作用。用于敏感菌所致的深部、浅部真菌病。主治手足癣、股癣等。

【剂型配比】 调配乳膏、溶液、搽剂，配比 1%。

氢氧化钠[典] Sodium Hydroxide

【别名】 苛性钠，烧碱，火碱。

【来源性状】 白色固体，呈棒状或粒状，质坚脆，断面呈结晶状。引湿性强，易吸收空气中水分及二氧化碳。易溶于水(1:1)并放出热，溶于乙醇、甘油。水溶液呈强碱性，对皮肤有强烈的腐蚀性，配制时应注意保护措施。与各种有机酸、无机酸均可发生作用，生成盐类。

【药理用途】 药用辅料，pH 调节剂，腐蚀剂，皂化剂。用于祛除赘瘤。与硬脂酸生成钠皂，作为乳化剂。

【剂型配比】 调配溶液、乳剂、糊剂。

氢氧化钾[典] Potassium Hydroxide

【别名】 苛性钾。

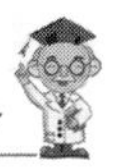

【来源性状】 白色而带淡黄色或浅绿色的半透明硬块，断面呈结晶状。在空气中极易潮解。易溶于水(1∶1)，并放出热，也易溶于乙醇(1∶3)、甘油(1∶2.5)，微溶于乙醚。水溶液呈强碱性，与各种有机酸、无机酸均可发生作用，生成盐类。

【药理用途】 药用辅料，pH调节剂，腐蚀剂，护肤剂，皂化剂。高浓度腐蚀作用，低浓度有角质促成作用。与硬脂酸生成硬脂酸钾作为乳化剂。0.25%～0.5%水溶液加入20%甘油可做皮肤护理剂，5%～10%软膏用于鸡眼、胼胝等，20%稀乙醇及适量水制成班泽氏(Berzs)搽手药水。

【剂型配比】 调配溶液、乳剂、糊剂。

【注意事项】 对皮肤有强烈的腐蚀性，配制时应注意保护。

氢醌

Hydroguinone

【别名】 对苯二酚，鸡纳酚，海得尔，几奴尼。

【来源性状】 由苯胺氧化成对苯醌，再经还原制成。为无色晶体或白色粉末。溶于水(1∶20)、乙醚(1∶16.5)，易溶于乙醇(1∶4)、甘油(1∶1)，略溶于三氯甲烷(1∶51)，难溶于苯。水溶液在空气中因氧化而呈褐色，碱性溶液更易氧化。氢醌制品极易氧化变色，可加0.1%亚硫酸钠等抗氧化剂以延缓其变化。

【药理用途】 祛斑剂。能阻断酪氨酸酶催化酪氨酸转变成二羟基苯丙氨酸，从而抑制了黑色素的生物合成，但不破坏黑素细胞及已形成的黑色素，故有脱色作用。主治黄褐斑、色素沉着等。

【剂型配比】 调配溶液、乳剂。配比2%～4%。

【注意事项】 化妆品用量不超过2%，仅用于染发剂，不能染睫毛和眉毛。另有氢醌酯，氧化性差，被某些化妆品厂称为美白剂。

修饰SOD

Modifide-SOD

【来源性状】 为冻干品，白色粉末状、无臭，无味。极易溶于水及甘油，水溶液pH为7.2～7.4。其稳定性(25℃，pH 2下测定)明显优于SOD。热稳定性好，也明显优于SOD。

【来源性状】 为冻干品，白色粉末状、无臭，无味。极易溶于水及甘油，水溶液pH7.2～7.4。25℃，pH为2热稳定性好，明显优于SOD。

【药理用途】 祛斑剂。SOD有祛斑、抗衰老作用，但易氧化，在制剂中很快失活。修饰SOD(Cu，Zn-超氧化物歧化酶)，用化学方法对SOD分子中的氨基酸残基进行修饰，含有20个赖氨酸残基，通过化学修饰，使其活性部位赖氨酸中的ε-氨基具有活性，从而增强SOD构象的稳定性、耐热性、耐酸碱性和抗蛋白水解能力。易于透皮吸收、活性高、无毒性、使用安全，稳定性强，在乳膏、奶液中常温下1年，活性可保留86%以上。透皮吸收容易，体内半衰期延长至15 h。有去皱、抗衰效果，可使色斑变淡，有美白效果，可用于调配防晒、祛斑、抗衰老化妆品。

【剂型配比】 调配乳膏、乳液。

鬼臼毒素

Podophyllotoxin

【别名】 足叶草毒素，普达非抡毒素。

【来源性状】 为鬼臼树脂中提纯的鬼臼毒素。溶于乙醇、三氯甲烷、丙酮、热苯、冰醋酸，不溶于水。

【药理用途】 抗病毒剂。为细胞毒素，能抑制细胞中期分裂的抑制剂，约束细胞微管蛋白形成至少1个结合点，防止微管结合所需要的微管蛋白进行聚合。能抑制受病毒感染细胞的生长和侵袭，防止患部受感染的细胞进行分裂。主治尖锐湿疣、扁平疣、寻常疣、跖疣和疱疹。

【剂型配比】 调配酊剂、乳膏，配比0.5%～1%。

【注意事项】 涂后可有轻度烧灼感，个别局部出现水肿、糜烂；孕妇、婴儿、糖尿病人及疣周有炎症和过敏者禁用；仅供外用，误服过量，可致中毒，表现为眩晕、腹泻、恶心、呼吸衰竭、休克等，应行全身系统治疗，对症处理。

鬼臼树脂 Podophyllin

【别名】 足叶草脂，普达非林，疣必治。

【来源性状】 从植物足叶草(桃儿七，小叶莲，鬼臼)中提取鬼臼树脂。主要鬼臼脂毒素，α-鬼臼脂毒素，β-鬼臼脂毒素及4-去甲足草毒素4种木脂体成分。为浅棕色或黄绿色非晶形粉末。在25℃以上或直接暴于日光下，色渐变淡暗。溶于乙醇，不溶于水。

【药理用途】 抗病毒剂。具有腐蚀、角质溶解等作用，可抑制疣病毒DNA合成及其有丝分裂，杀死病毒。主治各种疣病、皮肤癌及局限性角化性皮肤病。

【剂型配比】 调配液状石蜡液、软膏、酊剂，配比1%～25%。

【注意事项】 孕妇、婴儿、糖尿病、炎症、出血者禁用；患者血循环不良或使用糖皮质激素时禁用；不可入眼，误入时，当即冲洗。20%可治疗跖疣，1%软膏或酊剂可治慢性单纯性苔藓、慢性湿疹。

神经酰胺E Neuramide E

【别名】 GD-7102。

【来源性状】 神经酰胺E系细胞间质成分神经酰胺的类似物。为白色或微黄色蜡状固体，熔点72～76℃。

【药理用途】 保湿剂。通过氢键形成层状结构的分子缔合体，促进表皮的水合作用，有保湿作用；增强表皮细胞的内聚力，修复皮肤屏障功能，从而缓解角质层的脱屑症状，帮助表皮再恢复，改善皮肤外观；避免或减少因紫外线照射而引起的表皮剥落，从而抗皮肤衰老。与胆固醇、脂肪酸等配伍效果更佳。用于护肤、抗衰老化妆品。

【剂型配比】 调配乳剂，配比0.2%～1%。

珠光剂 Beaded Agent

【来源性状】 呈白色或微黄色带珠光浆状物。1%溶液pH 5～8。对皮肤无刺激、无损伤，生物降解性好。与阴离子、非离子和两性离子表面活性剂相溶好，不影响产品发泡性能。

【药理用途】 珠光剂。制成的化妆品具有出色的珠光效果，适用于各种液体洗涤用品冷配工艺，使配制香波等各种珠光型洗涤用品生产工艺简便，珠光效果保持稳定且节约能源。应用20℃以上产品黏度在2 000 cps时，具有良好的贮存稳定性。

【剂型配比】 调配香波、溶液，配比1%～4%。

盐酸丁卡因[典] Tetracaine Hydrochloride

【别名】 地卡因，潘托卡因，四卡因。

【来源性状】 白色结晶性粉末，无臭，有麻舌感，易溶于水(1∶10)、乙醇(1∶5)、三氯甲烷(1∶2)、乙醚(1∶2)，在苯中不溶。

【药理用途】 局部麻醉药，止痒剂。局麻作用比普鲁卡因强，比普鲁卡因大10倍，毒性亦较大，比普鲁卡因大10～12倍。能渗透黏膜，用于黏膜麻醉，作用迅速，1%溶液1 min即生效。

【剂型配比】 调配胶浆剂、溶液、酊剂，配比1%。

【注意事项】 大剂量可致心脏传导系

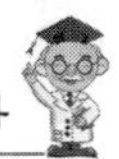

统和中枢神经系统抑制。化妆品禁用品。

盐酸达克罗宁

Dyclonine Hydrochloride

【别名】 达克浪,达可隆。

【来源性状】 盐酸达克罗宁为白色微细结晶性粉末,无臭,味微苦。易溶于热乙醇、三氯甲烷(1∶2.3),溶于乙醇(1∶24),略溶于水(1∶60),微溶于丙酮,几不溶于乙醚。

【药理用途】 芳酮型局麻药,止痒剂。麻醉力强,起效快,持续久,毒性低于普鲁卡因,对皮肤有止痛、止痒和杀菌作用。用作黏膜表面麻醉,作用迅速,2～10 min内起效,药效维持30～60 min。可用于治疗烧伤、擦伤、瘙痒症、虫咬伤、溃疡、褥疮以及喉镜、气管镜、膀胱镜检查的准备。

【剂型配比】 调配溶液剂、酊剂,配比0.5%～2%;乳膏剂、软膏剂,配比1%;洗剂、酊剂,配比0.5%

盐酸多塞平[典]

Doxepini Hydrochloride

【别名】 多虑平,凯舒。

【来源性状】 盐酸多虑平为白色粉末,微有氨味,味苦。易溶于水、乙醇及三氯甲烷,微溶于乙醚。

【药理用途】 抗过敏剂。为三环类抗抑郁药,化学机构与酚噻嗪相似,抗焦虑和镇静作用较强,并有解痉、松弛肌肉作用。同时有阻断组胺 H_1 和 H_2 受体作用。口服吸收完全,迅速,耐受性好。对特发性荨麻疹疗效优于酮替芬,对寒冷性荨麻疹优于脑益嗪、赛庚啶、安泰乐。皮肤科用于治疗慢性荨麻疹、慢性单纯性苔藓、瘙痒症等。

【剂型配比】 调配乳膏、软膏,配比0.5%～5%。

【注意事项】 不良反应轻微,偶有嗜睡、头晕、口干、视力模糊、便秘等;孕妇、儿童、青光眼病人禁用;过量可致有危及生命的心律失常,也可产生显著的呼吸抑制。肝功能不全,严重心血管病及癫痫患者慎用。

盐酸利多卡因[典]

Lidocaine Hydrochloride

【别名】 赛罗卡因,昔罗卡因,塞洛卡因。

【来源性状】 盐酸利多卡因为白色或微黄色晶状粉末,无臭、味苦继有麻感。易溶于水(1∶0.7)、乙醇(1∶1.5),溶于三氯甲烷(1∶10～30),不溶于乙醚。4.42%的溶液为等渗溶液。

【药理用途】 局部麻醉药,止痒剂。作用比普鲁卡因强2倍,作用快,穿透性和扩散性强,作用时间长,1次用药能维持1～2 h。毒性比普鲁卡因大1倍,但安全范围较大,且刺激性小,致敏性低,局部血管扩张作用不明显。1%～4%溶液用于表面麻醉,1次量不超过0.2 g。0.25%～0.5%溶液用于浸润麻醉,每小时不超过0.5 g。1%～5%软膏或2%凝胶,用于局部麻醉止痒。

【剂型配比】 调配溶液、软膏、凝胶,配比0.25%～5%。

盐酸林可霉素[典]

Clindamycin Hydrochloride

【别名】 盐酸氯洁霉素,可林达霉素,林大霉素,盐酸氯洁霉素,盐酸氯林霉素。

【来源性状】 为林可霉素7位去羟基并为氯取代的化合物。盐酸盐为白色结晶性粉末,无臭,味苦。极易溶于水(1∶2.5),易溶于甲醇或吡啶,微溶于乙醇,几乎不溶于丙酮或三氯甲烷。其10%水溶液pH 3～5.5。游离碱的PKa=7.7。

【药理用途】 抗生素类药。通过结合细菌的核糖体,以抑制细菌蛋白质合成。抗菌谱与红霉素、洁霉素相似,抗菌作用比其强4倍以上,特别是对金葡菌、厌氧菌和敏感的革兰阳性菌有高效。主治呼吸道、关节和软组织、骨组织、胆道感染及败血症、心内膜炎等，为金葡菌骨髓炎首选药物。外用对痤疮有良效。主治痤疮、酒渣鼻、皮肤感染等。

【剂型配比】 调配溶液、搽剂、乳膏，配比1%。

盐酸苯海拉明[典]

Diphenhydra mine Hydrochloride

【别名】 苯那君，可他敏，苯那唑尔，二苯甲氧乙胺。

【来源性状】 盐酸苯海拉明为白色晶末，无臭，味苦麻，露置日光下色渐变暗。易溶于水、乙醇、乙醚、三氯甲烷，略溶于丙酮，微溶于乙醚。

【药理用途】 抗过敏剂。为组胺 H_1 受体阻断剂，能对抗组胺所引起的毛细血管扩张和通透性增加，对抗组胺引起的胃肠道、支气管和子宫平滑肌过度收缩作用。此外，尚有较强的中枢神经抑制作用，轻度阿托品样解痉作用，止痒和局麻作用及镇吐作用。止痒持续时间为4～6 h。皮肤科用于治疗过敏性疾病。主治慢性单纯性苔藓、虫咬、瘙痒症、过敏性皮炎、湿疹等。

【剂型配比】 调配乳膏、糊剂、溶液，配比1%。

盐酸氮芥[典]

Chlorumethine Hydrochloride

【别名】 恩比兴。

【来源性状】 用其盐酸盐，为白色结晶性粉末或团块。极易溶于水，易溶于乙醇，有引湿性和腐蚀性。

【药理用途】 抗肿瘤药，着色剂。为最早用于临床的抗肿瘤药，影响DNA的合成，抑制细胞的有丝分裂，具有较强的细胞毒作用。另外，乙烯亚氨基能与巯基结合，激化酪氨酸酶，从而加速皮肤黑色素的形成。此外，尚有免疫抑制作用。主治蕈样肉芽肿、银屑病、白癜风、斑秃等。

【剂型配比】 调配酊剂、溶液，配比1∶2 000～4 000。加1%盐酸作稳定剂。

【注意事项】 化妆品中禁用。

盐酸普鲁卡因[典]

Procaine Hydrochloride

【别名】 奴佛卡因。

【来源性状】 盐酸普鲁卡因为白色结晶或结晶性粉末，无臭，味微苦，后有麻痹感。易溶于水(1∶1)，溶于乙醇(1∶15)，微溶于三氯甲烷，极微溶于乙醚。熔点154～157℃。干燥品稳定，水溶液遇热、碱、重金属等易水解和氧化变黄。

【药理用途】 局部麻醉药，止痒剂。效果确实，毒性小，对组织无刺激，但穿透性差，不宜作黏膜麻醉。主治鸡眼。

【剂型配比】 调配糊剂。

【注意事项】 用量过大或浓溶液，可能引起恶心、出汗、脉快、呼吸困难，颜面潮红、谵妄、兴奋、惊厥。应用时，先做皮内试验(0.25%液0.1ml皮内注射)。

盐酸赛庚啶[典]

Cyproheptadine Hydrochloride

【别名】 偏痛定，乙苯环庚啶，安替根。

【来源性状】 白色或浅黄色晶末，无臭，味微苦。溶于水、乙醇、甲醇、三氯甲烷，几乎不溶于乙醚。

【药理用途】 六氢吡啶类抗组胺药。具有较强的 H_1 受体拮抗作用，抗组胺作用比扑尔敏、异丙嗪强。有轻、中度的抗5-羟色胺作用及抗胆碱作用。主治皮肤瘙痒症及湿疹等。

【剂型配比】 调配乳膏，配比0.5%～1%。

氧化锌[典] Zinc Oxide

【别名】 锌氧粉，亚铅粉，锌白。

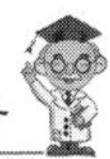

【来源性状】 白色或淡黄色无晶形柔软的细微粉末。无臭,无砂性。在空气中能缓慢吸收二氧化碳。溶于稀酸及氢氧化钠溶液,不溶于水、乙醇、三氯甲烷、乙醚。氧化锌是碳酸锌在400℃高温下煅烧至二氧化碳和水分完全除去而制得。熔点1975℃,于1720℃升华。易从空气中吸收二氧化碳生成碳酸锌。遇水杨酸,迅速生成变硬水杨酸锌;遇油脂、豚脂中的脂肪酸生成油酸锌;遇植物油中油酸共热生成油酸锌,均为良好的油包水型乳化剂;遇其他酸、碱可生成盐;无毒、无刺激性,应用安全。超细氧化锌粒径30～100nm,呈中性。

【药理用途】 药用辅料,保护剂,防晒剂,填充剂,防腐剂,助悬剂。有保护、干燥、收敛、避光作用。调配做防腐剂、填充剂和稀释剂,用于硬膏剂、贴布剂,以及牙科制剂。作为粉剂、氧化锌油膏、洗剂,泥膏等剂型的基药。15%氧化锌软膏为较有效的避光剂。超细氧化锌用于防晒化妆品。

【剂型配比】 调配粉剂、洗剂、油膏、软膏、糊剂。配比3%～50%。

透明质酸钠
Sodium Hyaluronate, HA

【别名】 玻璃酸,玻尿酸。

【来源性状】 透明质酸广泛存在于生物体中,如哺乳动物的眼球玻璃体、角膜、关节液、鸡冠、脐带及结缔组织中。提取、分离得到白色颗粒或粉末状固体。极易溶于水,易于与水分子结合形成凝胶,不溶于有机溶剂。对皮肤无刺激性和不良反应。分为大、中、小分子。

【药理用途】 ①保湿作用,HA分子链相互交织成网状,加之与水的氢键结合,有很强的保水作用;②赋予皮肤湿润弹性,外源性是对内源性HA的补充,因而具有抗皱、祛皱作用;③在表皮中消除紫外线照射所产生的活性自由基,保护皮肤免受其害,因而防晒作用;④促进表皮细胞的增殖和分化,促进受伤皮肤部位的再生,对皮肤损伤有修复和预防作用;⑤HA是皮肤固有物质,对皮肤有营养作用;⑥在皮肤或头发表面形成一层透气薄膜,产生良好的光滑感和湿润感,因而有润滑作用;⑦增稠作用。

【剂型配比】 调配乳膏、乳液、面膜、香波、凝胶剂等,配比0.05%～0.5%。将水加热到60～80℃,在快速搅拌下缓缓将HA加入,使其完全分散,充分溶胀,持续搅拌20～60 min即可完全溶解;HA加入50倍甘油中,振荡或搅拌使HA完全浸润,边加边搅拌,慢慢加入60～80℃水中;加入50倍丙二醇、甘油、丁二醇混合液中,缓慢加热、搅拌溶解后加入温水中,或直接加入乳化罐水相中,升温过程即溶解。

【注意事项】 使用纯化水配制,配制后1次用完,免生细菌,或加防腐剂保存。

倍他胡萝卜素 β-Carolene

【别名】 叶红素,胡萝卜色烯,前维生素A。

【来源性状】 红色或暗红色到紫色的结晶性粉末,稍有异味,无旋光性。熔点181～182℃。最大吸收在511 nm和478 nm处。溶于二硫化碳、苯、三氯甲烷、乙烷及植物油有机溶剂,不溶于水、酸、碱、丙二醇、甲醇和甘油中。高浓度时为橙红色,低浓度时为黄色。在碱中比较稳定,在氧化剂、光、氧、热不稳定,重金属离子特别是铁离子可使其褪色。

【药理用途】 着色剂,防晒剂。从淡黄色到黄橙色,外用化学功效药和化妆品着色剂,加入防晒剂化妆品中,有防光作用。

【剂型配比】 调配乳膏。

脂肪酸山梨坦
Fatty acid sorbitan

【别名】 司盘(Spans)。

【来源性状】 脂肪酸山梨坦是失水山梨醇脂肪酸酯，是由山梨糖醇及其单酐和二酐与脂肪酸反应而成的酯类化合物，商品名为司盘。亲油性乳化剂，呈淡黄到浅红棕色、黏滞油状液体或白色、淡黄色或褐色蜡状固体，味苦。均为中性，耐热不挥发，化学性质安定。不溶于水，易溶于乙醇，在酸、碱和酶的作用下水解，*HLB* 值 1.8～8.6。

按其结合的脂肪酸种类不同，在其名称后附以号数，以资区别，如司盘 20、司盘 40、司盘 60、司盘 65、司盘 80、司盘 85(见表 7-11)。

表 7-11 脂肪酸山梨坦(司盘)分类

化学名	商品名	*HLB* 值
脱水山梨醇单月桂酸酯	司盘 20	8.6
脱水山梨醇单棕榈酸酯	司盘 40	6.7
脱水山梨醇单硬脂酸酯	司盘 60	4.7
脱水山梨醇三硬脂酸酯	司盘 65	2.1
脱水山梨醇单油酸酯	司盘 80	4.3
脱水山梨醇三油酸酯	司盘 85	1.8

【药理用途】 药用辅料，非离子型表面活性剂，为 W/O 型乳化剂，水泡剂，湿润剂，助悬剂，稳定剂，柔软剂，增稠剂，抗静电剂。

【剂型配比】 调配乳剂，在水包油型乳化剂中，司盘 20 和司盘 40 常与吐温配伍用做混合型乳化剂；而司盘 60、司盘 65 适合 W/O 乳化剂中与吐温配合使用。在用于调配乳剂、软膏、洗剂。常与其他种乳化剂混合使用，能适应不同 *HLB* 值的需要。

脂肪醇聚醚 340B

【别名】 自乳化蜡，340B。

【来源性状】 由脂肪醇聚氧乙烯醚、甘油脂肪酸酯和植物蜡组成的复合物，白色软蜡状，含量≥99%，超过 50～60℃时可流动。2%水溶液 pH 5～7，*HLB* 值 9～12。具有耐热、耐盐、耐酸、耐碱作用。可与高分子聚合物、其他乳化剂配合使用。

【药理用途】 非离子性乳化剂。具有乳化能力强、药物缓释和加脂调理作用。稳定性好，降低药物、活性物对皮肤的刺激和致敏性。具有乳化、保湿、调理、增稠和调节流变性功效，用于调配中药和酸性乳剂。

【剂型配比】 调配乳膏、乳液、发用化妆品、中药外用制剂及化妆品，配比 1%～40%。

烟酰胺[典] Nicotinamide

【别名】 吡啶-3-酰胺，维生素 PP，烟碱酰胺，菸酰胺，维生素 B_3。

【来源性状】 白色结晶性粉末，几乎无臭，味咸微苦。相对密度 1.400，沸程 150～160℃，在 20℃ 环境相对湿度(RH)达到 90%时易于汲湿。易溶于水(1∶1)、乙醇(1∶1.5)、甘油，微溶于三氯甲烷和乙醚。5%水溶液的 pH 5.5～7.5，4.49%水溶液与血清等渗。性质较稳定，可耐酸碱和高温。

【药理用途】 维生素类药。为辅酶 I、辅酶 II 的组成部分。是许多脱氢酶的辅酶。缺乏时可致陪拉格、口炎、舌炎。烟酰胺刺激微循环，有助于皮肤的新陈代谢，使细胞或皮肤恢复活力。在化妆品中作为营养添加剂。在化学功效药中用作助溶剂和稳定剂，能提高难溶药物的水溶性和增强药物的稳定性。

【剂型配比】 调配乳膏。

海洋多糖保湿剂 Marine polysaccharide moisturizer

【别名】 NMF-26。

【来源性状】 从海洋虾、蟹等生物贝壳中提取的贝壳素多糖，经化学改性而得到的产品，具有与透明质酸相似结构的甲壳素衍生物。为淡黄色、清亮、黏性液体。pH 5～8，溶于水、乙醇、甘油。分子量小，渗透力强，

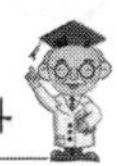

无毒、无刺激，制成的产品具有良好的耐寒性，可与阴离子、阳离子、非离子表面活性剂复配。

【药理用途】 保湿剂。具有很强的持久性深层平衡保湿能力，能给皮肤足够的水分滋养和调理，加强活化肌肤的自我免疫系统，对头发有保湿、营养、滋润、修复、亮泽、柔顺、祛屑、止痒作用。

【剂型配比】 调配护肤品、摩丝等乳膏、香波等，配比 1.5%～5%。

海洋多糖润肤剂 Ocean polysaccharide moisturizer

【别名】 CD-39，(1，4)-2-乙酰胺-2-脱氧-β-D-葡聚糖。

【来源性状】 从虾等贝类海洋动物中提取物，经化学改性而成的一种具有生理活性的功能性多糖。为无色透明黏性液体。pH 5.5～7.5，溶于水、乙醇、甘油等。无毒，无刺激，可与阴离子、阳离子、非离子表面活性剂复配。

【药理用途】 润滑剂，保湿剂，增稠剂。是高效、安全的皮肤亲和调理剂，对重金属有极强的络合力，可以有效地清除进入皮肤的毒素，在皮肤表面成膜透气，作为精华液基质有增稠作用，对皮肤有滋润、抗菌、消炎、清洁、营养作用。

【剂型配比】 调配乳膏、乳液、精华液、香水等，配比 1%～5%。

海藻多糖 Algae Extract

【来源性状】 从海洋植物中提取的海洋多糖，含有与透明质酸相同的糖醛分子。为浅黄色透明黏性液体。pH 5.5～7.5，溶于水、乙醇、甘油。无毒、无刺激，可与阴离子、阳离子、非离子表面活性剂复配。

【药理用途】 成膜剂，保湿剂，润滑剂。具有软化角质作用，对皮肤有光洁、细腻、保湿、滋润功效。

【剂型配比】 调配乳膏、蜜类、洗面奶、浴液、香波、护发素，配比 2%～6%。

海藻酸钠[典] Sodium Alginate

【别名】 藻朊酸钠，藻酸钠，褐藻胶。

【来源性状】 是从海藻中得到的多聚物，由 D-甘露糖醛酸和葡萄糖醛酸组成。白色或淡黄色粉末，几乎无臭，无味。有汲湿性，溶于水成黏稠状胶状液体，1%水溶液 pH 为 6～8。黏性在 pH 6～9 时稳定，加热至 80℃以上时则黏性降低，水溶液与钙离子接触时成海藻酸钙而形成凝胶，但添加草酸盐、氟化物、磷酸盐等可抑制凝固的发生。由于大分子刚性及较高的氢键缔合能力，海藻酸钠水溶液具有很高的黏度。其溶液的流变性取决于溶液的浓度、相对分子量、温度、pH、多价螯合剂及一价盐的存在。1%海藻酸钠水溶液在 20℃时的黏度可达 300～500 Pa·s，属低浓度高黏度类型。影响海藻酸钠水溶液黏度的主要因素有温度、pH。温度升高黏度降低，温度在 20～60℃黏度变化较大，温度在 80℃以上黏度变化比较缓和。海藻酸钠溶液 pH 在 5～11 范围内黏度比较稳定，基本不受 pH 影响；当低于或高于该范围时，黏度就会随 pH 升降发生比较显著的变化。

【药理用途】 药用辅料，胶黏剂，成膜剂，悬浮剂，稳泡剂，增稠剂，乳化剂，稳定剂。

【剂型配比】 调配液体、半固体、固体等多种剂型的制剂，以及香波、浴剂等日化产品，配比 0.5%～1%。

【注意事项】 海藻酸钾、海藻酸铵、海藻酸钙作用与用途与本品类同。系用稀碱从海藻中提得碳水化合物，经精制而得。

海藻糖[典] Trehalose

【来源性状】 本品为白色或类白色结

晶性粉末，味甜。在水中易溶，在甲醇、乙醇中几乎不溶。

【药理用途】 药用辅料，矫味剂，甜味剂，增稠剂，保湿剂等。进入细胞内发挥其独特的水替代应激因子，保护细胞膜的功能，提高细胞的抗干燥，抗冷冻能力，从而提高皮肤适应环境的能力。对皮肤有光洁、细腻、保湿、滋润功效。

【剂型配比】 调配护肤乳膏、蜜类、洗面奶、浴液、香波、护发素，配比1%～5%。

黄凡士林[典] Yellow Vaselin

【别名】 黄石脂，软石蜡。

【来源性状】 淡黄色或黄色均匀的软膏状物，无臭或几乎无臭。与皮肤接触有滑腻的感觉，具一定的拉丝性，涂在玻璃板上成不滑落、不裂开的薄膜。易溶于苯、二硫化碳、三氯甲烷或松节油，溶于乙醚或多数脂油或挥发油中，不溶睛乙醇、水。熔点38～60℃。

【药理用途】 药用辅料，黏合剂，助悬剂，滑润剂，赋形剂。

【剂型配比】 调配乳膏、软膏、糊剂及唇膏、护肤霜等化妆品的基质。

黄连素 Berberine

【别名】 小檗碱。

【来源性状】 常用其盐酸盐，为黄色结晶性粉末。无臭，味极苦。溶于热水(1∶30)，微溶于水(1∶500)，不溶于乙醇、乙醚和三氯甲烷。

【药理用途】 抗感染药。对细菌有抑菌作用，认为黄连素能使菌体表面的菌毛数量减少，使细菌不能依附在人体细胞上，而起到治疗作用。主治脓疱疮、传染性湿疹样皮炎等皮肤病。

【剂型配比】 调配溶液、乳膏、软膏，配比1%。

黄原胶[典] Xanthan Gum

【别名】 汉生胶。

【来源性状】 主要成分是由D-葡萄糖，D-甘露糖及葡萄糖醛酸所组成的多糖类高分子化合物。分子量在100万以上。由于在其结构上具有支链的屏蔽作用，使汉生胶能特别抵抗酶的作用，蛋白酶、纤维素酶、果胶酶、和淀粉酶对汉生胶没有影响。与其他天然胶类相比较，汉生胶结构的坚牢性及理化性能的均匀性是其突出的特点。外观为浅黄色至浅棕色粉末，稍带臭。易溶于冷水和热水中，溶液中性；不溶于有机溶剂。遇水分散、乳化变成稳定的亲水性黏稠胶体。低浓度的黏度也很高，0.5%的溶液约0.4 Pa·s，1%的溶液1 Pa·s，2%的溶液3～4 Pa·s。黏度不受温度的影响，0～100℃范围。黏度为1.0～0.9 Pa·s，温度不变时受单纯机械性冲击会出现溶胶与凝胶的可逆性变化，搅拌则黏度下降，静置则黏度升高。中性附近黏度稳定，pH 4以下或者10以上，黏度上升。对酸和盐稳定，添加氯化钠则黏度上升。耐冻结和解冻。不溶于乙醇。与角叉胶等合用有相乘效应，可提高弹性。与瓜尔豆胶合用可提高黏性。

【药理用途】 高分子聚合物，成膜剂。主治不溶性添加剂的悬浮剂，具有优秀的瞬时和可逆的假塑性。可作为乳液的稳定剂、增稠剂、泡沫增强剂、分散剂。

【剂型配比】 调配乳剂、凝胶、膜剂，配比0.1%～0.3%。

酞丁安[典] Ftibamzone

【别名】 增光素-6133，V-6133。

【来源性状】 淡黄色粉末，无臭，略有苦味，遇光色变深。溶于稀碱，溶丁二甲基亚砜，不溶于水、乙醇、乙醚。溶液室温放置稳定。

【药理用途】 抗病毒剂。对病毒疾病有效，用于治疗单纯疱疹，带状疱疹、水痘、

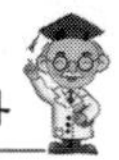

尖锐湿疣、扁平疣、寻常疣、传染性软疣等。

【剂型配比】 调配软膏、乳膏、搽剂，配比2%。

【注意事项】 黏膜用药有灼痛感。

硅酸镁铝[典]

Magnesium Aluminum Silicate

【来源性状】 复合的胶态物，化学组成：二氧化硅61.1%、氧化镁13.7%、氧化铝9.3%、二氧化钛0.1%、氧化铁0.9%，以及少量的氧化钙、氧化钾、二氧化碳等。类白至乳白色软而光滑的小薄片或细粒粉末，无味无臭，质软而滑爽。不溶于水或乙醇，几乎不溶于有机溶剂。1%～2%的水分散体呈稀混悬液，3%以上时黏度迅速增加，4%～5%时呈黏稠白色胶体溶液，10%时形成凝胶。

【药理用途】 药用辅料，助悬剂，增稠剂，吸附剂，稳定剂。0.5%～2.5%为稳定剂，1%～10%为助悬剂和增稠剂，2%～5%为乳化稳定剂。

【剂型配比】 调配乳膏剂、混悬剂及化妆品，配比0.5%～10%。

【注意事项】 ①不宜与pH低于3.5的酸性药物配伍；②对某些糖皮质激素、生物碱之类药物有吸附作用，可降低生物利用度；③对皮肤黏膜无刺激性。

辅酶 Q_{10}[典] Coenzyme Q_{10}

【别名】 泛癸利酮，癸烯醌。

【来源性状】 黄色或淡黄色结晶性粉末，无臭，无味。易溶于三氯甲烷，难溶于乙醇，不溶于水。遇光分解。

【药理用途】 祛斑剂，抗衰老剂。辅酶 Q_{10} 在动物、植物、微生物的生化过程中起重要的作用。在细胞内与线粒体内膜结合，是呼吸链中的重要的递氢体，是细胞自身的天然抗氧化剂，细胞代谢的激活剂，能提高机体的免疫力。外用的辅酶 Q_{10} 能渗透到皮肤各层，有效地对抗长波紫外线，抑制磷酸酪氨酶的氧化应激反应，清除氧自由基，防止脂质过氧化，还可抑制弹性蛋白酶作用。预防和治疗皮肤光老化，因而有祛斑、祛皱、抗衰老作用。

【剂型配比】 调配乳膏、乳液、精华液等。

羟苯酯类[典]

Hydroxyphenyl esters

【别名】 对羟苯甲酸酯类，尼泊金酯类。

【来源性状】 羟苯酯类分为羟苯甲、乙、丙、丁酯，随分子量大，水溶性越小，冷水溶解度500～6 500，加热溶解度增加，脂溶性(有机溶媒溶解性)越大。羟苯甲、乙、丙酯溶于乙醇、丙二醇。羟苯丙、丁酯溶于油相，或制成5%～10%乙醇、丙二醇溶液后加入。羟苯甲、乙酯溶于水相加入(见表7-12)。

表7-12　羟苯酯类性能

分类	乙醇	丙二醇	沸水	油	水/油	浓度%
羟苯甲酯	1∶3.5	1∶5	1∶20	1∶40	水	0.05～0.25
羟苯乙酯	1∶2	1∶4	1∶70	1∶40	水	0.025～0.05
羟苯丙酯	1∶3.5	1∶6			油	0.02～0.03
羟苯丁酯					油	0.01～0.02

【药理用途】 药用辅料，防腐剂。抗霉性及革兰阳性菌效果好，抗革兰阴性效果差，酸性环境下作用较强，适用于 pH 4～9 外用制剂。非离子、阳离子表面活性剂相使其效果减效，丙二醇可使其增效，遇铁易变色。可与杰马复配，增加防腐性，分别加入水相和油相中加热溶解，防腐性加强。

【剂型配比】 调配乳膏、溶液，配比 0.01%～0.015%。

液体羊毛脂 Liquid Lanolin

【来源性状】 为低分子脂肪酸和羊毛醇的酯类。无水精制羊毛脂通过溶剂分馏法制得。淡黄色液体。对液态的油脂、矿物油、蓖麻油溶解度很高。

【药理用途】 赋形剂，润滑剂。可以改善外用药的释放和渗透作用，对颜料的分散、防止蜡类的结晶有优良作用。

【剂型配比】 调配有色雪花膏、蜜、口红、美容粉底、浴油、香波等。

液状石蜡[典] Liquid Paraffin

【别名】 石蜡油，白油，矿油，液体石蜡，流动石蜡。

【来源性状】 由石蜡烃与环烷的饱和成分所组成，有的含有极微量的芳香烃。无色透明的油状液体，在日光下观察，不显或几乎不显荧光，冷时无臭，加热后微有石油臭，无味。溶于乙醚(1∶10～30)、三氯甲烷(1∶10～30)，不溶于水、乙醇。除二硫化碳、酯、苯、石油醚、蓖麻油外，能与多数油脂和蜡任意混合。樟脑、薄荷脑，麝香草酚及其他类似物质均能在本品中溶解。

【药理用途】 药用辅料，润滑剂，软膏基质，赋形剂，清洁剂，溶剂。清除皮肤残留的软膏、泥膏。也可作石蜡软膏和乳剂的基质。所用液状石蜡的黏度低，则洗净及湿润效果强，而柔软性差；反之如黏度高，则洗净、湿润效果差，而柔软性好。按照这些特性，被广泛应用于调配皮肤美容外用药及化妆品中。

【剂型配比】 调配乳膏、乳液、搽剂、软膏、栓剂。

淀粉[典] Starch

【来源性状】 系自禾本科植物玉蜀薯的颖果或大豆科植物木薯的块根中制得的多糖类颗粒，为中国药典规定的淀粉。其他由稻米制成为米淀粉，还有马铃薯淀粉，红薯淀粉，葛根淀粉。为白色粉末，无臭、无味。在水中加热，颗粒则吸水而膨胀成糊状。在冷水或乙醇中均不溶解。

【药理用途】 稀释剂，填充剂，黏合剂，赋形剂，保护剂。5%～10%的淀粉与水、甘油调配甘油软膏作为保护剂。

【剂型配比】 调配软膏、糊剂、面膜、干性香波、睫毛膏、眼线膏。

【注意事项】 其制剂易霉败，宜新鲜配制并加防腐剂。糊化的淀粉易干缩，可加适量甘油或丙二醇。

蛋黄油 Egg Oil

【来源性状】 近几年用化学方法提取，与传统方法不同，是用溶剂从新鲜鸡蛋中取得的脂肪油，含脂肪油 62.3%、磷脂 32.8%，以及卵磷脂，维生素 A、D、E 等。

【药理用途】 赋活剂，润滑剂。现代医学认为其维持人体细胞新陈代谢，使细胞复活，促进皮肤对维生素的吸收。有生发、止痒、消肿、止血、收敛、润肤、促进上皮组织生长作用。主治湿疹、皮肤溃疡、皲裂等。

【剂型配比】 调配油剂、软膏、乳膏、乳液、发乳，不仅有生物活性，而且使制品亮泽、细腻，提高商品外观价值。

蛋膜素 Egg Membrance Element

【来源性状】 蛋膜素是从蛋壳内膜提

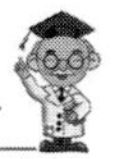

取的物质。为白色粉末,溶于水。含有人体吸收的18种氨基酸及在人体中发挥重要作用的*N*-乙酰氨基葡萄糖、半乳糖、葡萄糖醛酸、透明质酸、硫酸软骨素等成分。

【药理用途】 营养添加剂。由于是半透明膜,具有空气、水分的流通性。渗透力强,可柔软皮肤,防止粗糙、促进老化表皮脱落,加速新表皮生成。防止皱纹、粉刺、黄褐斑及黑斑。有润泽头发、祛屑、止痒等作用。同时还有消炎、促进伤口愈合的功能。可用于护肤、护发用品以及香皂中作为营养添加剂。也可用于食品、饮料中,有滋补和强化营养的功效。在医药方面可用作内服药及外用药;可作蛋膜布代替纱布、绷带,可促进肉芽组织生成;制成药物面膜纸,用于黄褐斑、痤疮;防止伤口干燥,减轻伤痛,防止细菌感染。

【剂型配比】 调配乳膏、香波,配比0.1%~0.5%。

维A酸[典] Tretinoin

【别名】 维甲酸,维生素A酸,维生素甲酸,视黄酸,全反式维生素A酸,全反式维A酸,维生素甲酯。

【来源性状】 黄色至亮橘黄色晶状粉末。溶于二甲基亚砜,微溶于乙醇、三氯甲烷,不溶于水。

【药理用途】 维A酸类药。维A酸是维生素A在体内代谢的中间产物。①抗皮肤老化作用,是强有力的细胞增殖、分化基因表达的生物调节剂,对表皮、真皮的老化性损伤有较长远的影响,具有氧化、脱色、溶解角质作用,因而有抗衰老功效;②祛斑作用,抑制酪氨酸酶的活性,减少黑色素的形成;③抑制皮脂分泌作用,强力抑制皮脂细胞增殖和脂类合成,以影响皮肤腺的活性;④免疫调节作用,作用于免疫系统的B、T淋巴细胞因子和巨噬细胞等,从而产生免疫效应;⑤抗癌作用,阻止体内某些致癌物质的活化,而有防癌作用。主治痤疮、毛囊角化症、鱼鳞病、银屑病等。1%~5%维A酸做换肤剂,用于:①各型痤疮;②色素沉着:表皮黄褐斑、炎症后色素沉着、雀斑、黑子;③光老化。

【剂型配比】 调配软膏、乳膏、搽剂,配比0.025%~0.1%。

维生素A[典] Vitamin A

【别名】 维生素甲,抗干眼醇。

【来源性状】 纯品为黄色结晶,不纯品为无色或淡黄色油状液,无酸败臭。易溶于脂肪油及有机溶剂,微溶于乙醇,不溶于水、甘油。性质较稳定,空气中易氧化,光和热可加速其分解。

【药理用途】 维生素类药。能促进和维持皮肤、结膜、角膜等上皮组织的正常结构和机能,促进机体生长,参与视紫红质的合成,增加视网膜感光力。参与体内许多氧化过程,尤其不饱和脂肪酸的氧化。肠道易吸收,储存于肝,供长期应用。如维生素A缺乏,则造成生长停滞、骨骼发育不良、生殖功能减退、皮肤干燥粗糙、眼球干燥、角膜软化、夜盲。主治皮肤溃疡、皲裂、皮肤粗糙。

【剂型配比】 调配软膏、W/O型乳膏,配比1万IU:1g。

维生素B_5 Vitamin B_5

【别名】 泛醇,泛酰醇。

【来源性状】 有D型和DL型。白色粉末。易溶于水、乙醇、甲醇、丙二醇,溶于三氯甲烷、乙醚,难溶于甘油,不溶于脂肪和油。

【药理用途】 维生素类药,头发调理剂。泛醇以泛酸的形式存于细胞内,是辅酶A的成分之一,在蛋白质、糖和脂肪代谢中起乙酰化的重要作用,是合成脂类和蛋白质所必需的。泛醇在皮肤和头发中转变为泛酸,在皮肤美容方面可加速表皮形成,促进皮肤再生和伤口愈合，有优良的抗炎作用和保湿性能，使皮肤柔软、细嫩；作为头发营养剂，泛醇进入毛干，使头发易梳理，有益于保持毛发中的水分，防止头发干燥断裂，祛头皮屑，从而增强头发的质量。

【剂型配比】 调配护肤霜、婴儿霜、香波、护发素，配比1%～5%。

维生素 B_6[典] Vitamin B_6

【别名】 吡多辛，吡多醇，吡多胺，抗皮炎素，抗炎素，维他命 B_6，羟基吡啶。

【来源性状】 白色针状结晶。易溶于水，微溶于乙醇、丙酮，不溶于乙醚、三氯甲烷。

【药理用途】 维生素类药。维生素 B_6 包括吡多醇、吡多醛、吡多胺，三者可互相转化。进入体内，在体内迅速变成辅酶，参与氨基酸与脂肪代谢，刺激白细胞和血红蛋白的合成。促进上皮细胞生长，抑制皮脂腺分泌。主治湿疹、慢性单纯性苔藓、脂溢性皮炎、痤疮等。

【剂型配比】 调配软膏、乳膏，配比1%。

维生素 C[典] Vitamin C

【别名】 抗坏血酸，维生素丙，丙种维生素。

【来源性状】 白色或淡黄色结晶性粉末，无臭，味酸，久置色变黄，遇日光颜色加深。干燥状态下稳定，吸潮后或在水溶液中能缓慢氧化分解。水溶液呈酸性反应，不稳定，有还原性。遇空气或加热都易变质，在酸性溶液中较稳定，在碱性溶液中易于氧化失效，氧化剂、光、热、核黄素及微量的铜、铁加速失效。易溶于水，微溶于乙醇，在三氯甲烷或乙醚中不溶。

【药理用途】 维生素类药。维生素 C 参与氨基酸代谢、神经介质的合成、胶原蛋白和组织细胞间质的合成，降低毛细血管的通透性，加速血液的凝固，促进铁在肠内吸收，促进血脂下降，有解毒、抗组胺功能。抗氧化，是水溶性抗氧化剂。清除氧自由基，阻断黑色素的生物合成，促进黑色素排泄，因此具有美白、抗衰老作用。调配化学功效药，做水溶性抗氧化剂。

【剂型配比】 调配溶液。

【注意事项】 维生素 C 不稳定，难以直接配入外用化学功效药和化妆品中，近年研究其稳定性，改变其性质，制成左旋维生素 C、包裹维生素 C、脂质体维生素 C、维生素 C 衍生物，如维生素 C 磷酸酯类、脂肪酸酯、葡萄糖苷等，可加入外用化学功效药中而不氧化，充分发挥其药理作用。

维生素 C 二棕榈酸酯 Ascorbyl Dipalmitate

【别名】 VCD-16，L-维生素 C-2，6-二棕榈酸酯。

【来源性状】 维生素 C 衍生物。白色结晶。熔点 109～115℃，溶于矿物油、酯类和乙醇。

【药理用途】 祛斑剂。在表皮和真皮内均易吸收，克服了维生素 C 不溶于油、易变色等缺点，具有稳定、高效、无刺激特点，用于祛斑、美白、护肤产品，与曲酸衍生物、维生素 C 磷酸酯镁配合使用具有更好的祛斑、美白效果。

【剂型配比】 调配乳剂，配比2%～7%。

维生素 C 磷酸酯钠 Sodium Ascorbyl Phosphate

【别名】 VCD-18。

【来源性状】 维生素 C 衍生物。白色或类白色粉末。极易溶于水。由于是阳离子盐，与卡波姆有极好的配伍性，在正常浓度下，配制的产品可保持良好的稳定性。

【药理用途】 祛斑剂。能穿透皮肤并通过皮肤中酶的作用转变成游离的维生素

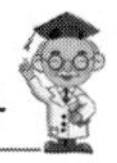

C，清除由于环境因素所产生的自由基，抑制色斑形成和分解黑色素，促进胶原蛋白的形成，具有保护细胞、抗衰老、美白、祛斑、祛除细小皱纹作用。

【剂型配比】　调配祛斑、护肤、祛皱乳膏、乳液、凝胶，配比1％～5％。

维生素C磷酸酯镁
Magnesium Ascorbyl Phosphate

【别名】　VCD-17，GD-2198，L-抗坏血酸-2-磷酸酯镁盐。

【来源性状】　维生素C衍生物。能被皮肤上丰富的磷酸酯酶迅速分解成维生素C，白色、浅白色、微黄色粉末。3％水溶液pH 7～8.5，对光、热稳定，溶于水。无毒、无刺激。

【药理用途】　祛斑剂。抗自由基作用，促进皮肤弹性蛋白和胶原蛋白的恢复，具有祛除皱纹和抗衰老、美白祛斑作用。与曲酸衍生物配合有协同美白增效作用。主用于美白、祛斑、护肤产品。

【剂型配比】　调配乳剂，配比1％～5％。

维生素E[典] Vitamin E

【别名】　生育酚，产妊酚。

【来源性状】　淡黄色黏稠液，几乎无臭，遇光色易变深。易溶于脂肪油、乙醚、三氯甲烷、丙酮，溶于乙醇，不溶于水。

【药理用途】　维生素类药，脂溶性抗氧化剂。参与机体多种代谢过程。在体内能保护维生素A免于氧化破坏，增强维生素A的功能，增加皮肤毛细血管的血流量，增加血管对寒冷的抵抗力，维持毛细血管的正常通透性。可影响生殖功能，使垂体前叶促性腺细胞分泌增加，促进精子生成，增强卵巢机能和孕酮的作用。缺乏维生素E能引起肌肉萎缩和营养不良。在外用制剂中有润肤、防护紫外线损伤和减缓色素或脂褐质沉积等作用，有祛斑作用，常做软膏基质的油溶性抗氧化剂、护肤剂。主治冻疮、下肢溃疡、硬皮病、皲裂等。

【剂型配比】　调配乳膏、乳液、搽剂，配比1％～2％。

【注意事项】　改性水溶性维生素E可加入乳剂水相中。

维生素E烟酸酯
Vitamin E Nicotinate

【来源性状】　白色或微黄色蜡状结晶。极易溶于丙酮、乙醚、三氯甲烷，易溶于乙醇，在水中几乎不溶。熔点39～48℃。

【药理用途】　直接作用于血管壁，直接扩张血管，改善微循环，对激肽酶引起的毛细血管渗透性增加有特异性拮抗作用，适用于因末梢血液循环障碍引起的缺血性贫血疾病，有较好疗效，局部微血循环改善而促进毛发生长。主治脱发、冻疮等。

【剂型配比】　调配乳膏、香波、搽剂，配比0.1％～1％，加入油相、乙醇中。

维胺酯 Viaminate

【别名】　乙氧碳基苯维生素甲酰胺。

【来源性状】　黄色结晶或晶末，无臭，在空气中易氧化，遇光易变质。易溶于三氯甲烷，微溶于乙醚、乙醇，不溶于水。

【药理用途】　维A酸类药。维胺酯为国产的维A酸类衍生物，有调节和控制上皮细胞正常生长和分化作用，能提高细胞免疫和游离巨噬细胞的功能；能减少皮脂分泌达80％～95％，停药后逐渐恢复到原水平；还能抑制角质形成细胞的角化过程，能使角化异常恢复正常及角质脱落；有抗炎、抑制癌症及抑制痤疮丙酸杆菌的作用。主治痤疮、鱼鳞病。

【剂型配比】　调配乳剂、软膏，配比0.1％～0.3％。

超氧化物歧化酶

Superoxide Dismutase, SOD

【别名】 奥古蛋白。

【来源性状】 是由红细胞、肝和其他哺乳动物组织分离的一种肽链大分子金属酶，大约由310个氨基酸组成，其中30%是极性氨基酸，加上分子排列紧密，因此溶解性和渗透性良好。

【药理用途】 祛斑剂。清除超氧自由基，有除皱，预防、减轻和消除皮肤色素沉着，消除粉刺，抗炎作用。配制美容化妆品，用于防皱、祛皱、护肤、祛斑、祛粉刺。

【剂型配比】 调配乳剂。

【注意事项】 用特殊工艺将SOD包埋于磷脂脂质体中，形成脂质体-SOD，有效地保护SOD活性，比纯SOD活性高4倍。

联苯苄唑[典] Bifonazole

【别名】 苯苄咪唑，比佛拉唑，白呋唑。

【来源性状】 白色或类白色晶末，无臭、无味。易溶于冰醋酸、三氯甲烷，略溶于乙醇、丙酮，不溶于水。

【药理用途】 抗真菌剂。为一新型咪唑类抗真菌药，有广谱、高效、安全、无毒、无刺激性等优点。皮肤涂抹后很容易渗透，保留时间较长，见效快。对皮肤真菌的感染、表皮癣菌属、毛癣菌属、小孢子菌属、酵母样菌、白色念珠菌、短小棒杆菌都具有杀灭或抑制作用。对革兰阳性葡萄球菌和链球菌感染也有很强的抗菌力。低浓度时通过抑制真菌的麦角固醇合成，使真菌细胞膜的合成受阻；高浓度时通过与细胞膜磷脂质发生特异性结合，使细胞结构及功能受损，最终杀灭真菌。经皮肤吸收迅速，血药浓度持续时间长。部分从尿及粪便排出，无蓄积作用。主治手癣、足癣、股癣、花斑癣及皮肤念珠菌感染。

【剂型配比】 调配乳膏、酊剂、凝胶剂、粉剂，配比1%。

椰油酰胺丙基甜菜碱

Cocamidopropyl Betaine

【别名】 椰油酰胺丙基二甲胺乙内酯。

【来源性状】 微黄色透明液体。5%溶液pH 4～6。与阴离子表面活性剂重量比为1∶3至1∶4。

【药理用途】 两性离子表面活性剂。与阴离子、阳离子和两性离子表面活性剂相溶，并可作为浊点抑制剂，对阴离子表面活性剂有明显的增稠效果，能有效地降低产品中脂肪醇硫酸盐或脂肪醇醚硫酸盐的刺激性。具有优良的发泡、增稠、调理、抗静电功能。

【剂型配比】 调配香波、浴液、洗面奶和婴儿用品，配比5%～10%。

棕榈酸异丙酸

Isopropyl Palmitate, IPP

【别名】 十六烷酸异丙酯。

【来源性状】 棕榈酸和异丙醇，在加热条件下进行酯化反应后，经水洗、蒸馏、脱色而制得。无色至淡黄色油状液体。具有良好的渗透性，溶于乙醇、乙醚，不溶于甘油、水。化学稳定性和热稳定性好，不氧化、不变色、不变味，无刺激性、无致敏性，是油脂类物质的良好溶剂。

【药理用途】 赋形剂，润滑剂。易被皮肤吸收，并有助于营养成分向皮肤深处的渗透，有良好的润肤性、延展性，产品无油腻感。

【剂型配比】 调配乳膏、乳剂，配比2%～5%，加入油相中。

棕榈酸异辛酯

2-Ethylhexyl Palmitate

【别名】 十六酸-2-乙基己酯。

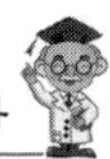

【来源性状】 以棕榈酸、2-乙基己醇为原料经酯化反应而制得。无色至微黄色油状液体。化学稳定性和热稳定性好，不氧化、不变色、不变味，无刺激性、无致敏性。

【药理用途】 赋形剂，润滑剂。有良好的润肤性、延展性，产品无油腻感。

【剂型配比】 配制乳膏、乳剂、发油、睫毛膏、眼影膏等，配比2%～5%，加入油相中。

硬脂酸[典] Stearic Acid

【别名】 十八烷酸，脂蜡酸，硬蜡酸。

【来源性状】 系从动、植物油脂中得到的固体脂肪酸的混合物，以硬脂酸为主，其次为棕榈酸。白色或黄白色有滑腻感的粉末或结晶性硬块，有类似油脂的微臭。易溶于乙醚(1∶3)和三氯甲烷(1∶2)，溶于乙醇(1∶20)和丙酮，不溶于水。熔点69.4℃。商品硬脂酸是棕榈酸与硬脂酸的混合物，以三压硬脂酸质量为优。

【药理用途】 药用辅料，软膏基质，增稠剂，润滑剂。常与无机碱或有机碱相作用以调配新生皂，还做表面活性剂、润滑剂的原料，以及香料合成酯类的原料。

【剂型配比】 调配软膏、乳膏、栓剂、香波、发乳、唇膏等，配比10%～20%。

【注意事项】 ①与多种多价金属碱反应可生成不溶性盐类；②无毒，但粉末有一定刺激性，应注意劳动保护。

硝酸咪康唑[典]

Miconazole Nitrate

【别名】 硝酸咪康唑，霉康唑，氯益康唑，达可宁，克霉灵。

【来源性状】 硝酸双氯苯咪唑为白色结晶性粉末，无臭。溶于乙醇，微溶于三氯甲烷，极微溶于水及乙醚。

【药理用途】 抗真菌剂。为咪唑类高效、安全、广谱抗真菌药物，通过抑制麦角甾醇合成，增加细胞通透性而发挥抗真菌作用。乳膏、栓剂治疗阴道、皮肤、龟头部真菌感染，酊剂甲癣，散剂、洗剂治疗皮肤真菌或革兰阳性菌感染。

【剂型配比】 配比1%～2%。

硝酸益康唑[典]

Econazole Nitrate

【别名】 氯苯咪硝酸盐，氯苯甲氧咪唑。

【来源性状】 硝酸盐为白色晶末。溶于多种有机溶剂，微溶于三氯甲烷，几乎不溶于水。

【药理用途】 抗细菌剂，抗真菌剂。为高效广谱抗真菌药物，对皮肤癣菌、酵母菌、双相型真菌、曲菌等均有抑制和杀灭作用。能干扰真菌细胞膜的合成并破坏真菌细胞膜系统。此外，对革兰阳性菌也有抑制作用。主要供外用治疗皮肤及黏膜真菌感染，也可用于治疗双相型真菌所致皮肤病变。主治念珠菌阴道炎、体癣、股癣、足癣、耳霉菌病、脂溢性皮炎。

【剂型配比】 调配阴道栓剂、酊剂、乳膏剂、气雾剂，配比1%。

【注意事项】 皮肤或阴道局部应用耐受性好，局部反应少见，常见不良反应是局部刺激症状，如瘙痒、烧灼感，偶见红斑和水疱、多短暂轻微。

硫代硫酸钠[典]

Sodium Thiosulfate

【别名】 次亚硫酸钠，大苏打，海波。

【来源性状】 由亚硫酸钠法与硫化钠法合成的产品。无色、透明结晶，或结晶性细料，无臭，味咸。在33℃以上的干燥空气中或潮湿空气中有潮解性。加热48℃时熔融，100℃时失去结晶水，灼烧分解成硫化钠和硫酸。溶程40～45℃，48℃分解。极易溶于水(1∶0.5)和松节油，乙醇遇硫代硫酸钠水溶液,形成一种油状液体析出。水溶液pH 6.5～8。常温加热分解,在酸性溶液中易分解,具有强烈的还原性,植物性色素遇本品的酸性溶液可被漂白,亦可使碘褪色。水溶液能溶解卤化银及其他银盐。遇强酸则分解,不宜与重金属盐配伍,配制时需用新鲜煮沸放冷的白桦树汁,以驱除二氧化碳,减少硫的沉淀,溶液在 pH 8～9.5 之间较稳定。

【药理用途】 解毒剂,抗过敏剂,抗真菌剂,抗氧化剂,pH 调节剂。水溶液呈弱碱性与酸产生沉淀,用于偏碱性药物的抗氧化剂,配制浓度 0.1%;40%水溶液配合 4%稀盐酸溶液治疗疥疮、花斑癣;三氯醋酸治疗后涂 40%水溶液,分解成硫、亚硫酸,可起到中和药液,减轻腐蚀性作用。

【剂型配比】 调配溶液、乳剂,配比 1%～40%。

硫酸软骨素钠 Sodlium Chondroitin Sulfate

【来源性状】 白色至灰白色粉末,无味,无臭。有汲湿性,可吸收 16%～17%水分。易溶于水,难溶于丙酮、乙醇等有机溶剂。水溶液黏稠状,添加酸或碱则黏度降低。有离子交换性,可与阳离子形成各种金属盐而发生沉淀。用 5 N 盐酸于 37℃经 3 h 水解,失去硫酸或软骨酸素。

【药理用途】 保湿剂,乳化剂。保持皮肤、头皮的水分,增加光泽,还能防止皮肤皲裂及皱纹的产生。

【剂型配比】 调配乳膏、蜜、奶液、香波等。

硫酸铜 Cupri Sulfate

【别名】 胆矾,蓝矾。

【来源性状】 深蓝色的三斜系结晶或蓝色结晶性颗粒、粉末,味涩。干燥空气中可缓慢风化。极易溶于沸水(1∶0.5),易溶于水(1∶3),微溶于乙醇(1∶500),缓慢溶于甘油(1∶3)。水溶液呈弱酸性。遇碱即被沉淀,如有蔗糖、可溶性枸橼酸盐、酒石酸钠或氨水存在时可阻止发生沉淀。

【药理用途】 收敛剂,杀菌剂。有收敛、杀菌及抑制真菌作用,用于湿敷、罨包。

【剂型配比】 调配溶液,配比 0.025%～0.1%。

硫酸铝[典] Aluminium Sulfate

【来源性状】 白色或灰白色块状结晶、颗粒或粉末。无臭,味初甜而后酸涩。相对密度$[d]_{2}^{24}$值 1.6,熔点 86.5℃。在空气中稳定,当相对湿度约低于 25%时风化。易溶于水(1∶1),溶液混浊,水解后生成 $Al(OH)_3$,溶于酸和碱液,不溶于醇。2%水溶液呈酸性,pH 3～4。

【药理用途】 药用辅料,助悬剂,收敛剂。主治急性皮炎、湿疹的渗出期治疗。

【剂型配比】 调配碱式醋酸铝溶液、糊剂,配比 0.001%～0.02%。

硫酸锌[典] Zinc Sulfate

【别名】 皓矾,锌矾,七水硫酸锌。

【来源性状】 无色、透明的棱柱状或细针状结晶,或颗粒状的结晶性粉末,无臭,味涩。有风化性。极易溶于水(1∶0.6)、沸水(1∶0.2),易溶于甘油(1∶2.5),不溶于乙醇。水溶液呈弱酸性。忌与碱性碳酸盐、氢氧化碱、硼砂、鞣酸等配伍;在中性或微碱性溶液中,易生成氢氧化锌沉淀,可加硼酸防止。

【药理用途】 微量元素,收敛剂,抑菌杀菌剂。锌是人体所必需的微量元素,是构成很多重要酶,为碳酸酐酶、碱性磷酸酶等的成分。它能维持上皮细胞的正常生理机能,控制上皮细胞过度角化,促进上皮组织的修复,对成纤维细胞的增生、上皮形成、胶原合成都很重要。锌又能刺激 T 细胞增多,活性增强,对人体起免疫调节作用,还能

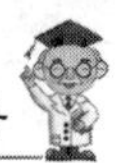

维持男性性腺发育，预防感染，促进儿童生长发育。缺锌可发生儿童生长停滞、智力低下、性机能减退，皮肤黏膜发生改变，伤口愈合迟缓，嗅觉障碍等。0.1%～0.5%水溶液湿敷、罨包，用于急性皮炎、湿疹的糜烂渗出期。25%软膏，用于褥疮、下肢溃烂等。配成白色洗剂，用于酒渣鼻。化妆品中用于收敛性化妆水，作为阳离子收敛剂。

【剂型配比】 调配软膏、溶液，配比 0.1%～5%。

硫酸新霉素 Neomycin

【别名】 新霉素 B，新霉素。

【来源性状】 为新霉素 B、C 的混合物，主要成分是新霉素 B。为白色或微黄色结晶性粉末、几乎无臭、无味。易溶于水（1∶1），微溶于乙醇，不溶于丙酮、三氯甲烷、乙醚。性颇稳定，水溶液在室温中可保存1年。

【药理用途】 抗生素类药。可通过抑制细菌蛋白质的合成、对遗传基因的错译而达到杀灭作用。抗菌谱广，对大部分革兰阴性和部分阳性菌都有杀灭作用，也用于放线菌、阿米巴及螺旋体等感染。主治皮肤黏膜感染、毛囊炎、脓疱疮、脂溢性皮炎等和已破溃的冻疮。供冲洗或湿敷。

【剂型配比】 软膏剂、乳剂 0.5%～2%；溶液剂 0.1%～0.5%（0.1g＝10 万U）。

【注意事项】 稀水溶液在室温可保持2年，加入焦亚硫酸钠等抗氧化剂和缓冲剂（pH 6～7），可防止变化。高价金属离子，特别二价铁离子，对活性有抑制作用。遇1%水溶液、1%海藻酸钠、羟甲基纤维素钠、鞣酸等量混合能发生沉淀。本品毒性大。

氯霉素[典] Choramphenicol

【别名】 左霉素，氯胺苯醇。

【来源性状】 系由委内瑞拉链霉菌产生，现用合成法制造。白色或微带黄绿色针状结晶或结晶末，味极苦。熔点为 149～153℃。易溶于乙醇、丙酮、丙二醇、甘油，微溶于水（1∶400）、乙醚、三氯甲烷，不溶于苯。在干燥时稳定，2.5%水溶液的 pH 4.5～7.5，在弱酸性和中性溶液中较安定，煮沸也不见分解，遇碱类易失效。

【药理用途】 抗生素类药。为广谱抗生素，能干扰细菌核糖体的蛋白合成。主要为抑菌作用，对某些菌种或在较高浓度时可有杀菌作用，对衣原体、支原体和立克次体也十分有效。主治痤疮、酒渣鼻、脂溢性皮炎、皮肤感染等。

【剂型配比】 调配乳膏、酊剂，配比 1%～2%。

焦亚硫酸钠[典]
Sodium Pyrosulfite

【别名】 偏重亚硫酸钠，重硫氧。

【来源性状】 白色粒状粉末、无色晶体或白色至黄色结晶性粉末，带二氧化硫气味。易溶于水（30℃），难溶于乙醇。1%水溶液的 pH 4～5.5。亚硫酸钠与焦亚硫酸钠呈可逆反应，一般系两者的混合物。

【药理用途】 药用辅料，抗氧化剂，防腐剂，漂白剂。与亚硫酸钠相同，宜与乙二胺四乙酸二钠合用，适用于碱性药液，对微生物有抑制作用。

【剂型配比】 调配溶液、乳剂，配比 0.05%～0.2%。

貂油阳离子泛醇
Cationic Alcohol

【来源性状】 泛醇系通过貂油酰基丙基二甲基胺制得的阳离子化产品，浅黄色透明黏稠液体。10%溶液 pH 6～8，与各种表面活性剂相溶。

【药理用途】 阳离子表面活性剂。主治清洁用品和护肤品的新型原料，通过季铵化合物的化学键合作用，对皮肤和头发的吸附性比泛醇和貂油更佳，改善头发梳理性，使头发亮泽，皮肤柔滑。

【剂型配比】 调配溶液、乳剂，清洁用品 1%～4%；护肤品 0.2%～0.5%。

貂油酰胺丙基甜菜碱

Ermine amide propyl betaine

【来源性状】 水溶性貂油衍生物。黄色黏稠液体。1%溶液 pH 4～6，与阴离子、阳离子和两性离子表面活性剂相溶。

【药理用途】 甜菜碱型两性离子表面活性剂。具护肤、亮发、润肤功效。

【剂型配比】 调配香波、护发素、摩丝、浴液、洗面奶，配比：发用品 2%～10%；护肤品 4%～6%。

滑石粉[典] Talcum

【别名】 精制滑石粉。

【来源性状】 主要成分为含水硅酸镁。白色或类白色细微粉末，无臭，无味。与皮肤接触有滑腻感，并易黏附在皮肤上。不溶于水、乙醇、稀矿酸或稀氢氧化碱溶液。化妆品用特级滑石粉。

【药理用途】 药用辅料，赋形剂，保护剂，着色剂。能使皮肤滑润干燥，可做皮肤保护药。一般常与氧化锌、硼酸、淀粉等合用。

【剂型配比】 调配粉剂、洗剂、糊剂、面膜、香粉、粉饼、胭脂。

【注意事项】 ①本品不被吸收，不宜撒布于创面，以免引起异物性肉芽肿；②与季铵化合物有配伍禁忌；③持久地吸入滑石粉尘会致尘肺。

葡糖酸内酯

Gluconolactone

【别名】 内酯，GDL，豆腐王。

【来源性状】 是由葡萄糖氧化成葡萄糖酸或其盐类，经纯化脱盐、脱色、浓缩、结晶而制得。白色结晶或结晶性粉末，无臭，味先甜后苦，呈酸味。熔点 150～152℃（分解）。易溶于水（室温，60 g/100 mL），微溶于乙醇（1 g/100 mL）。在水溶液中水解为葡萄糖酸和内酯的平衡溶液，新配制的 1%的水溶液 pH 3.5，2 h 后变为 2.5。

【药理用途】 食品添加剂，化妆品原料（05123）。凝固剂、抗氧化剂、紧致剂、抗衰老剂、稳定剂、酸味剂、乳化剂、螯合剂、保鲜剂和防腐剂。

【剂型配比】 调配乳膏、乳液、溶液。配比：0.025% ～ 14%。

巯氧吡啶锌

Zinc Omadinc

【别名】 吡啶锌。

【来源性状】 灰白色粉末，有轻微臭味。溶于二甲基亚砜，略溶于乙醇，不溶于水。

【药理用途】 抗真菌剂，祛屑剂。具有减少皮脂溢出，祛头屑，抗真菌，抑制痤疮丙酸杆菌作用，用于脂溢性皮炎、痤疮、头皮屑等。

【剂型配比】 调配酊剂、香波。

巯基乙酸钙

Calcium Thioglycollate

【别名】 硫代乙酸钙。

【来源性状】 稳定的白色粉末。100℃失去结晶水，250℃时分解，溶于水，不溶于乙醇。

【药理用途】 脱毛剂。巯基乙酸盐在较强碱下，涂在皮肤上能进行快速脱毛，最适 pH 11.5～12。主用于美容、术前脱毛。

【剂型配比】 调配乳膏、软膏、糊剂、溶液，配比 5%。

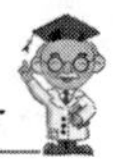

蓖麻油[典]

Caslor Ricinus Oil

【来源性状】 系大戟科植物蓖麻的种子用冷压法(不超过 60℃)或浸出法除去有毒的蓖碱的一种脂肪油。主含 80%以上蓖麻酸的甘油酯,还含少量的异蓖麻油酸和硬脂酸的甘油酯。为几乎无色或淡黄色透明的黏稠状液体,微臭,味淡,其后有轻微的辣和作呕味。冷至 0℃仍澄明,在-18℃凝固成黄色的团块。溶于乙醇(1∶2.5),与无水乙醇、三氯甲烷(1∶<1)、乙醚、二硫化碳、冰乙酸(1∶<1)混溶。可与酸、氧化剂以及多价碱配伍。也可加入抗氧化剂,但必须注明。

【药理用途】 溶剂,增塑剂,润滑剂,赋形剂。外用有润滑、脱痂皮作用,安全无毒,无刺激性。高温裂解后生成十一烯酸,外用具有抗霉菌作用。

【剂型配比】 调配乳膏、唇膏、软膏、油剂、搽剂、乳剂。

酮康唑[典] Ketoconazole

【别名】 尼唑拉,霉康灵,里素劳,里素芬。

【来源性状】 白色结晶性粉末,溶于二甲基亚砜、三氯甲烷、酸性溶剂,不溶于水和乙醇。

【药理用途】 抗真菌剂。为咪唑类高效广谱抗真菌药,能抑制真菌麦角固醇生物合成,影响细胞膜的通透性,抑制真菌的生长,并阻碍孢子转变为菌丝体,从而达到治疗作用。对表浅和深部真菌均有效,如皮肤癣菌、白念珠菌、芽生菌、着色真菌、球孢子菌、组织胞浆菌、孢子丝菌、糠皮孢子菌均有抗细菌作用,用于手足癣、股癣等表浅真菌病、糠皮孢子菌性毛囊炎、头部皮脂溢出、头皮屑等。

【剂型配比】 调配酊剂、洗剂、乳膏、香波,配比 0.5%～2%。

碘[典] Iodine

【别名】 碘片。

【来源性状】 由天然海藻类植物中提得。为灰黑色有金属光泽的片状结晶或颗粒,有特臭,质重而脆,常温中能挥发。易溶于乙醚(1∶5)、二硫化碳(1∶6)及碘化物水溶液,溶于乙醇(1∶13)、三氯甲烷(1∶30),略溶于甘油(1∶80),极微溶于水。

【药理用途】 消毒防腐剂,氧化剂。有杀灭细菌、真菌、病毒及芽孢等作用。1%碘酊用于黏膜消毒;2%～10%碘酊、碘软膏用于皮肤消毒及治疗皮肤真菌病、放线菌病、孢子丝菌病、头癣、甲癣、毛囊炎等。

【剂型配比】 调配酊剂、溶液,配比 1%～10%。

【注意事项】 ①可引起急性皮炎,对碘过敏者禁用;②在碘化钾或碘化钠的水溶液中,生成碘的络合物,可增加碘在水中的溶解度;③遇氢氧化碱、氨溶液、硫代硫酸盐,可褪成无色或微带黄色;④碘与许多挥发油(如松节油等)结合,有时反应剧烈,可发生爆炸或燃烧;⑤口服 0.1 g 碘可产生不适,口服 2～3 g 可引起死亡;⑥长期大量涂抹碘酊可引起皮肤“碘烧伤”导致脱皮等。

碘化钾[典] Potassium Iodide

【来源性状】 碘与氢氧化钾之热溶液作用,经还原而制得。为无色无臭,透明或半透明的结晶或白色颗粒状粉末,味微苦咸。微有汲湿性,极易溶于水(1∶0.7)及沸水(1∶0.5),易溶于甘油(1∶2),溶于乙醇(1∶23),略溶于丙酮(1∶75)。2.59%水溶液等渗溶液,呈中性或弱碱性时会渐变黄,析出游离碘,碘易生成复盐三碘化钾,溶液可高压灭菌和过滤除去。

【药理用途】 有驱梅、溶甲、抗霉菌等作用,为梅毒治疗的辅助药物。用于放线菌病、孢子丝菌病、甲癣脱甲。配制复方碘溶液即是助溶剂,亦是稳定剂。

【剂型配比】 调配软膏、溶液,配比10%。

【注意事项】 ①与氧化剂如氯化钾、高锰酸钾等,在酸性溶液中被分解析出碘,蔗糖或葡萄糖对碘化物的溶液有安定作用;②本品可增加碘在水中的溶解度,因能生成络合物之故;③亚汞盐能在本品水溶液中溶解,变成汞盐及金属汞。

硼砂[典] Borax

【别名】 硼酸钠,十四硼酸钠,焦硼酸钠,石砂。

【来源性状】 无色半透明结晶或白色结晶性粉末,无臭,味咸,有风化性。加热到60℃时失去8个结晶水,350~400℃时失去全部结晶水,878℃时熔化成玻璃状物,能溶解各种金属氧化物,而且因金属不同而出现不同的颜色,相对密度1.73,易溶于水(1:16)、沸水(1:1)和甘油(1:1),不溶于乙醇,水溶液显碱性反应,pH 9.5左右,2.6%水溶液与血清等渗溶液可用高压灭菌或过滤除菌。

【药理用途】 药用辅料,pH调节剂,防腐剂,缓冲剂,碱化剂,皂化剂,等渗调节剂。具有碱化、pH缓冲作用,在化学功效药中主要用与脂肪酸成皂而起乳化剂的作用。

【剂型配比】 调配香波、乳膏、洗涤剂等日化产品。

硼酸[典] Boric Acid

【别名】 正硼酸,焦硼酸。

【来源性状】 无色微带珍珠光泽的结晶或白色疏松粉末。有一定的吸潮性,重压后结成硬块,接触有滑腻感,无臭,味微酸、微苦,后微甜。在空气中稳定,可随蒸气挥发。当加热至70~100℃时脱水,逐渐转变成偏硼酸,在150~160℃时生成焦酸,300℃时形成硼酸酐。相对密度1.435。碱金属盐为一种碱,极易溶于沸水(1:0.5),易溶于沸乙醇(1:6)、甘油(1:4),溶于水(1:18)、乙醇(1:18)、乙醚,微溶于挥发油。水溶液显弱酸性反应,1.9%水溶液与血清等渗。水溶液可高压灭菌或过滤除菌。不易研细,可加少量甘油助研;水杨酸、苯甲酸、枸橼酸及其碱金属盐,可增加在水中的溶解度;硼酸在甘油中的溶解度比在水中高,其化学活性也同时增强。

【药理用途】 药用辅料,防腐剂,pH调节剂,缓冲剂。2%~3%水溶液湿敷,用于急性湿疹及皮炎;10%软膏,用于创伤、烫伤及皮肤皲裂等。

【剂型配比】 调配溶液、软膏。

【注意事项】 本品大量吸收后,可出现恶心、呕吐、腹泻,严重者可至循环衰竭、休克而死亡,致死量成人15~20 g,小儿1~6 g。禁止内服,婴、幼儿禁用,不宜大面积应用,不可用于乳母乳头,不可用于化学功效药和食品防腐剂。有业内专家建议尽量少用或淘汰此药。

羧甲纤维素钠[典] Carboxymethylcellulose Sodium, CMC

【来源性状】 阴离子型线性聚合物。白色纤维状或颗粒状粉末,无臭,无味。有汲湿性。有良好的分散力,对油和蜡均具有一定的乳化能力。易溶于水及碱性溶液形成透明黏性胶体,其水溶性取决于聚合度、取代度及取代基团的分布。市售的羧甲基纤维钠按黏度分级出售,分为低黏度、中黏度、高黏度和特高黏度。水溶液的黏度在室温下很稳定,但其黏度随温度升高而明显降低。水溶液的黏度还随pH、聚合度而有所不同。pH 5~9时,其水溶液的黏度较稳定;pH<3时,出现沉淀;pH>10,黏度略有降低。水溶液随着搅拌时间的延长,黏度也逐渐下降。这是由于羧甲基纤维素钠是线

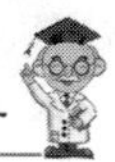

型高聚物，其溶液呈现线型的流变特性，属切力变稀的非牛顿液体。水溶液遇多价金属盐类如铝离子与铁离子等会形成沉淀和变为固体凝胶。不溶于乙醇、乙醚、丙酮等有机溶剂。

【药理用途】 药用辅料，胶黏剂，增稠剂，悬浮剂，乳化剂，稳定剂。广泛用于化妆品中，可代替或和天然水溶性胶料混合使用。

【剂型配比】 调配涂膜、面膜、乳膏、乳液等，配比1%～12%。

煤焦油 Coal Tar

【别名】 煤馏油。

【来源性状】 系烟煤干馏时产生的副产品。为黑色黏稠的液体，有臭味。含苯酚、煤酚、愈创木酚、吡啶等成分，溶于丙酮(1∶10～30)、三氯甲烷(1∶10～30)、乙醇(1∶10～30)、苯等，难溶于水。配制时应用95%乙醇。

【药理用途】 角质促成剂，角质松解剂。局部外用，能穿透完整皮肤，使感觉神经末梢麻痹，达到止痒、镇痛之目的，同时还具有轻度的兴奋作用和刺激作用。刺激基底细胞增殖，加速形成正常的角质层。有角质形成、角质松解、止痒、杀菌等作用。3%～5%用于角质形成，10%～20%用于角质松解。主治慢性角化性疾病，如慢性湿疹、慢性单纯性苔藓、扁平苔藓、银屑病等。

【剂型配比】 调配软膏、糊剂、酊剂、搽剂，配比：3%～20%。

聚乙二醇[典] Macrogol

【来源性状】 聚乙二醇是由环氧乙烷与水或乙二醇逐步加成而制得。为平均分子量在200～2万的乙二醇高聚物的总称。其产品可以其平均分子量进行分类。如PEG-400其聚合度为8～9；PEG-1 000，聚合度为22～23，PEG-2000，聚合度为45；PEG-6 000，聚合度为136等。其物理性质依不同的分子量而有所变动。液态聚乙二醇可以任何比例与水混溶，而固体的聚乙二醇则只有有限的溶解度。但即使是分子量最大的级分，在水中的溶解度仍大于50%。聚乙二醇溶于乙腈、苯甲醚、三氯甲烷、二氯乙烷等溶剂以及热的苯及甲苯中，不溶于菜籽油、矿物油类。在正常情况下是稳定的，但在120℃或更高的温度下能与空气中的氧发生氧化作用。在氮或二氧化碳等惰性气体的保护下，即使把聚乙二醇加热到200～240℃也不发生变化，只有当温度达到300℃左右，它的链节才会发生断裂。

【药理用途】 赋形剂，润滑剂，助悬剂，保湿剂。有润肤、保湿等特性，任何分解产物都是挥发性的，不会生成硬壳状或黏泥状的沉淀物。故在化妆品方面有广泛的用途，除单独使用之外，更多的是把它与其他基料配合使用。用于皮肤清洁剂、除臭剂等。

【剂型配比】 调配栓剂、油膏、乳剂、软膏、洗剂、洗净剂、香波、染发剂、发乳。

聚乙烯吡咯烷酮 Polyvinyl Pyrrolidone，PVP

【来源性状】 水溶性的聚酰胺。为无臭、无味的白色粉末或透明溶液。溶于水、含氯溶剂、乙醇、胺、硝基烷烃以及低分子脂肪酸，与大多数无机盐和多种树脂相溶；不溶于丙酮、乙醚等。聚乙烯吡咯烷酮具有汲湿性。加入某些天然的或合成的高分子聚合物或有机化合物可有效地调节PVP的汲湿性和柔软性。PVP具有很强的黏接能力，极易被吸附在胶体粒子表面起到保护胶体的作用，可广泛用于乳液、悬浮液的稳定剂。聚乙烯吡咯烷酮不易发生化学反应，在正常条件下贮存，干燥的PVP是很稳定的。

PVP 的内酰胺结构使其与许多极性官能团发生络合作用。PVP 具有优良的生理惰性和生物相溶性，对皮肤、眼睛无刺激，无过敏、无毒。

【药理用途】 乳化剂，成膜剂，定型剂，稳定剂，分散剂。在头发上形成的薄膜富有弹性和光泽，梳理性优良，不沾灰尘，对于不同的相对湿度气候条件，可采用不同规格的树脂，因此，是定型发乳、发胶、摩丝所不可缺少的原料。还能用于化妆品中作为泡沫稳定剂，染发分散剂。

【剂型配比】 调配洗剂、凝胶等。

聚乙烯醇[典]

Polyvinyl Alcohol

【来源性状】 聚乙烯醇是一种有机化合物，白色片状、絮状或粉末状固体，无味。溶于热水，微溶于二甲基亚砜，不溶于汽油、煤油、植物油、丙酮、醋酸乙酯、甲醇、乙二醇等。

聚乙烯醇根据黏度分为高黏度、中黏度、低黏度三种，即聚乙烯醇 17-92、聚乙烯醇 17-99、聚乙烯醇 17-88。

聚乙烯醇 17-92，简称 PVA 17-92，白色颗粒或粉末状，易溶于水，溶解温度 75～80℃。

聚乙烯醇 17-99，又称浆砂树脂(Sizing resin)，简称 PVA 17-99，白色或微黄色粉末或絮状物固体。溶于 90～95℃ 的热水，几乎不溶于冷水。浓度大于 10% 的水溶液，在室温下就会凝胶成冻，高温下会变稀恢复流动性。PVA17-99 溶液对硼酸/硼砂引起凝胶比 PVA17-88 更敏感，而且是不可逆的凝胶化。

聚乙烯醇 17-88，简称 PVA 17-88，白色颗粒或粉末。与 PVA 17-99 同样溶于热水，几乎不溶于冷水。

【药理用途】 药用辅料，成膜剂。聚乙烯醇耐光性好，不受光照的影响。具有长链多元醇的酯化、醚化、缩醛化等化学反应性。无毒，对人体皮肤无刺激性。是重要的化工原料，在医疗中用于做成水性凝胶，在眼科、伤口敷料和人工关节方面得到广泛用途。以上三个型号在外用制剂、化妆品中的面膜、洁面膏、化妆水及乳液中，得到广泛应用，是一种常用的安全性成膜剂。聚乙烯醇 17-92，用作乳液聚合的乳化稳定剂，用量在 0.2%～1% 之间；聚乙烯醇 17-88 涂膜剂用量 10%～18% 之间，根据空气适度和温度可适当调整，在配制中可以将 PVA 17-88 与水混合泡 2～3 d 后加入反应釜中加热至 90℃，保温 20 min 高温灭菌；若直接将 PVA 17-88 直接加入热水中配制，需提前与甘油分散后加入反应釜，充分搅拌，均匀受热，应防止受热不均发生糊化。

【剂型配比】 调配膜剂、凝胶。

聚山梨酯类[典]

Polysorbate

【别名】 吐温(Tween)。

【来源性状】 聚山梨酯是和氧乙烯失水山梨醇脂肪酸酯，是由失水山梨醇脂肪酸酯与环氧乙烷反应生成的亲水性化合物。属于非离子型表面活性剂，化学性质安定。商品名为吐温，名称后常附以号数，以资区别，美国药典品名为 Polysorbate。与司盘的命名相对应，根据脂肪酸不同，有聚山梨酯 20(吐温 20)、聚山梨酯 40(吐温 40)、聚山梨酯 60(吐温 60)、聚山梨酯 65(吐温 65)、聚山梨酯 80(吐温 80)、聚山梨酯 85(吐温 85)多种型号(表 7-13)。

聚山梨酯是黏稠的黄色液体，对热稳定，但在酸、碱和酶作用下也会水解。在水和乙醇以及多种有机溶剂中易溶，不溶于油，低浓度时在水中形成胶束，其增溶作用不受溶液 pH 影响。

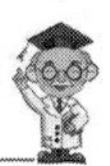

表 7-13　聚山梨酯分类

化学名	商品名	*HLB* 值
聚氧乙烯脱水山梨醇单月桂酸酯	聚山梨酯 20	16.7
聚氧乙烯脱水山梨醇单棕榈酸酯	聚山梨酯 40	15.6
聚氧乙烯脱水山梨醇单硬脂酸酯	聚山梨酯 60	14.9
聚氧乙烯脱水山梨醇三硬脂酸酯	聚山梨酯 65	10.5
聚氧乙烯脱水山梨醇单油酸酯	聚山梨酯 80	15.0
聚氧乙烯脱水山梨醇三油酸酯	聚山梨酯 85	11.0

【药理用途】 药用辅料，非离子型表面活性剂，O/W 型乳化剂，增溶剂，分散剂，稳定剂，润滑剂，抗静电剂。通常与司盘类、十二烷基硫酸钠合用。有增溶作用，可增加某些药物的溶解度。本品有特臭，且能与水杨酸、鞣酸、间苯二酚、麝香草酚等发生作用，致使乳剂破裂，故常与其他乳化剂合用。改变与其合用的乳化剂类型和用量，可制得 W/O 或 O/W 型的不同质地、不同稠度的乳液、乳膏剂。

【剂型配比】 调配乳剂、软膏。

聚氧乙烯[典]

Polyethylene Oxide

【来源性状】 环氧乙烷经多相催化开环聚合而成的高分子量均聚物，呈线型有规则的螺旋结构。结构式为$(\text{-}CH_2\text{-}CH_2\text{-}O\text{-})n$，分子量在 10^4 以上。当 $n=1$ 时，称为环氧乙烷。当 $n=200\sim300$ 时，称为聚乙二醇。当 $n>300$ 时，方命名为聚氧乙烯。为白色粉末。软化点 65～67℃，脆化点-50℃。聚氧乙烯为水溶性，可完全溶于水，溶液的 pH 呈中性或弱碱性。聚氧乙烯可耐细菌侵蚀，不会腐败。毒性很低，对皮肤也无刺激。聚氧乙烯的性质与聚乙二醇很不相同。其最显著的特点是兼有热可塑性、水溶性及可溶于某些有机溶剂的溶解性。溶于乙腈、氯乙烯、三氯甲烷、三氯乙烯、二氯甲烷、苯甲醚等溶剂中。在室温下难溶于芳烃及脂肪族一元醇，但稍加热即可溶解。

【药理用途】 药用辅料，胶黏剂，增稠剂，成膜剂。

【剂型配比】 调配剃须膏、洗发剂、皮肤清洁剂。

碱性成纤维细胞生长因子

Basic Fibroblast Growth Factor, bFGF

【来源性状】 bFGF 存在于人脑垂体中，经提纯而得。粉状。遇高热变质，带阴电荷，PI＝9.3～9.6，pH 6～8 之间，活性稳定。

【药理用途】 生物制品。促进细胞分裂、分化、增殖，促进细胞间质网状纤维、弹性纤维、胶原蛋白、黏多糖的形成，促进血管内皮细胞的新陈代谢，加强皮肤组织的微循环。抗衰老、润泽皮肤、祛斑、去皱作用的化妆品。

【剂型配比】 调配乳膏、乳液。

碳酸钙[典] Calcium Carbonate

【别名】 沉降白垩，沉降碳酸钙。

【来源性状】 白色极细微的晶体或粉末，无臭、无味。溶于稀酸，并放出二氧化碳；微溶于含有铵盐或二氧化碳的水中；几乎不溶于水；不溶于乙醇。

【药理用途】 制酸剂，收敛剂，护肤剂。

外用有保护、缓和作用。配制碱式醋酸溶液,用于渗出性皮肤病。碱性碳酸钙软膏,用于外耳道湿疹。也可配制缓和性保护性粉剂,用于吸收汗液和皮脂。为无光泽性细粉,可去除滑石粉闪光。用于香料混合剂。

【剂型配比】 调配香粉、粉饼、水粉、胭脂。

碳酸氢钠[典] Sodium Carbonate

【别名】 重碳酸钠,酸式碳酸钠,重曹,小苏打。

【来源性状】 白色结晶性粉末,无臭,味咸。在潮湿空气中缓慢分解。水溶液放置稍久、振摇或加热,碱性即增强。溶于水(1:12),不溶于乙醇。

【药理用途】 医用辅料,碱化剂,制酸剂,pH 调节剂。有抑菌、去脂作用,0.5%~2%水溶液,用于皮肤黏膜疾病的冲洗,念珠菌性阴道炎的坐浴,亦可用于含磷农药中毒皮炎或接触性皮炎的湿敷。与硼砂配制洗头液,用于头部皮脂溢出。

【剂型配比】 调配溶液。

辣椒素 Capsaicin

【别名】 辣素。

【来源性状】 白色半透明晶体。为8-甲基-N-[4-羟基-3-甲氧基苯基]-甲基-(反)-6-壬烯基酰胺,是从辣椒叶子和果实中提取的天然物质。

【药理用途】 止痒剂,减肥剂,抗炎症,止痛剂。具有软化表皮硬度、促进局部微循环、拮抗组胺或p物质引起的炎症反应和抗细菌、抗炎、抗角化、促进脂质分解代谢等作用。主治带状疱疹、慢性单纯性苔藓、皮肤瘙痒症、未溃冻疮、慢性湿疹、痤疮,也用于减肥、生发

【剂型配比】 调配酊剂、乳膏,配比0.025%。

精制玉米油[典] Refined Corn Oil

【来源性状】 玉米中含混合油3%~6.5%,玉米胚芽中含混合油近50%,含植物甾醇968 mg/1 000 g,为植物油之最。为澄明、淡黄色,具有微弱特殊臭味液体。遇强酸、强氧化剂发生分解、氧化等反应。

【药理用途】 溶剂,乳剂基料,油溶性药物载体。在日化和食品工业广泛使用,强于其他植物油。

【剂型配比】 调配乳剂、油剂,配比5%~70%。

【注解】 2015年《中华人民共和国药典》将精制玉米油列为药用辅料。

熊果苷 Arbutin

【别名】 对-羟基苯-β-D-吡喃葡糖苷。

【来源性状】 源于绿色植物中的天然活性物质,具有生物活力的是β-异构体。为白色针状结晶。溶点196~200℃,1%水溶液pH 5~7,溶于水。加入含油酸、亚油酸的天然植物油,可促进熊果苷协同增效作用。

【药理用途】 祛斑剂。能迅速渗入肌肤,在不影响细胞增殖浓度的同时,能有效地抑制酪氨酸酶活性,阻断黑色素的形成,通过自身与酪氨酸酶直接结合,加速黑色素的分解与排泄,从而减少皮肤色素沉积,祛除色斑,对黑色素细胞不产生毒害性、刺激性、致敏性等副作用,同时还有杀菌、消炎作用。作美白剂、祛斑产品。

【剂型配比】 调配乳剂,配比1%~5%。

【注意事项】 乳剂体系pH控制在6以上,乳化后加入0.3%~0.4%亚硫酸氢钠溶液,将熊果苷在45℃水中溶解,乳膏降至45℃时加入。

樟脑[典] Camphor

【别名】 精制樟脑,樟冰,树脑,油脑,

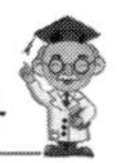

樟脑精，2-莰酮。

【来源性状】 从东亚各地樟科植物樟树而来的挥发性油中的固体成分，在我国福建、台湾等地都产樟脑。现在使用的是以松节油中的蒎烯制得 *d*、*l*-体（无旋光体）的合成樟脑为主。为白色晶末或无色半透明晶块，有窜透性特异芳香，味苦辛后凉。常温下易挥发，遇火发生多烟有光的火焰，极易溶于三氯甲烷（1∶0.25）、石油醚、脂肪油及挥发油，易溶于乙醇 1∶1、松节油 1∶1.5、橄榄油 1∶3，液状石蜡或润肌油 1∶5，与苯酚 1∶1，难溶于水。

【药理用途】 止痒剂，刺激剂，渗透剂。有透皮促进作用，能刺激冷觉感受器，对皮肤有清凉感，用力涂搽能促进局部血液循环而使皮肤发红。此外，还兼有微弱的防腐作用和局麻作用。主治冻疮、皮肤瘙痒症、痱子、足癣、疥疮等，与等量苯酚研磨液化而成溶液，用治疗汗疱及足癣。

【剂型配比】 软膏 10%～20%；酊剂 2%～1%。

【注意事项】 ①如欲粉碎，可加少量乙醇后研磨；②遇水合氯醛、薄荷脑、苯酚、水杨酸等会液化；③增加升汞在乙醇中的溶解度；④婴幼儿禁用。

橄榄油[典] Oilve Oil

【来源性状】 系从油橄榄成熟的果实经压榨、精制而得。为淡黄色的液体脂肪油，具有微特殊臭气，味微辛辣。在低温下可成固态或部分固化。可与丙酮、二硫化碳、三氯甲烷、乙醚、石油醚任意混合，微溶于乙醇，不溶于水。

【药理用途】 药用辅料，溶剂，分散剂。具有润滑、成乳、溶解和兼溶作用。

【剂型配比】 调配软膏、乳膏、搽剂、糊剂及药皂。

醋酸[典] Acetic Acid

【别名】 乙酸。

【来源性状】 含醋酸应为 36%～37%（g/g）。为无色澄明液体，有强烈的刺激臭，味极酸。能与水、乙醇、甘油任意混合。用多量水稀释后，仍呈酸性。碱类、水杨酸盐类、苯甲酸盐类、碳酸盐类，均忌与本品配伍。

【药理用途】 药用辅料，pH 调节剂，缓冲剂，防腐剂，腐蚀剂。有杀菌、止痒、角质溶解作用。0.5%溶液用于烧烫伤感染；7%水溶液用于手足多汗症。

【剂型配比】 调配溶液，配比 0.5%～7%。

醋酸地塞米松[典] Dexamethasone Acetate

【来源性状】 醋酸地塞米松为白色或类白色结晶或结晶性粉末，无臭，味微苦。易溶于丙酮，溶于甲醇、无水乙醇，略溶于乙醇（1∶42），微溶于三氯甲烷（1∶165），几乎不溶于水。地塞米松磷酸钠为白色粉末，易溶于水（1∶2）。

【药理用途】 糖皮质激素类药。为合成的长效糖皮质激素，具有抗炎、抗过敏作用，效力比强的松约强 10 倍。能抑制结缔组织的增生，降低毛细血管壁和细胞膜的通透性，减少炎性渗出，并能抑制组胺及其他毒性物质的形成和释放。抗炎作用约为氢化可的松的 25 倍，对糖代谢作用约强 30 倍，抗风湿作用约强 29 倍。主治湿疹、慢性单纯性苔藓、银屑病等。

【剂型配比】 调配酊剂、搽剂、乳膏、软膏等，配比 0.05%～0.1%。

醋酸曲安奈德[典] Triamcinolone Acetonide Acetate

【别名】 曲安缩松，去炎舒松，去炎松-

A,曲安舒松,丙酮去炎松,确炎舒松-A,康纳可-A,康钠乐,丙酮特安质醇,氟羟氢化泼尼松缩丙酮,丙酮缩去炎松,丙炎松,羟氟西龙。

【来源性状】 为白色结晶性粉末,无味。溶于三氯甲烷,略溶于丙酮,不溶于水。

【药理用途】 糖皮质激素类药。具有抗炎、抗过敏作用,较强且持久。作用较氢化可的松、泼尼松均强。局部使用时耐受性极佳。主治湿疹、慢性单纯性苔藓、瘙痒症等。

【剂型配比】 调配乳膏、酊剂等,配比0.05%～0.1%。

醋酸氢化可的松[典] Hydrocortisone Acetate

【别名】 氢可的松,考的索,可的索,皮质醇,氢化皮质醇,氢化考的松,氢化皮质素,醋酸氢化可的松。

【来源性状】 白色或近白色结晶性粉末,无臭,无味。溶于二甲亚砜(1∶5),溶后即速加入膏体中,否则久放析出,略溶于乙醇(1∶40)、丙酮(1∶80)、丙二醇(1∶100),微溶于三氯甲烷,不溶于水,几乎不溶于乙醚。

【药理用途】 短效糖皮质激素类药。有影响糖代谢作用。具有抗炎、抗休克、抗毒素、抗纤维化、抑制免疫等作用。与其他糖皮质激素类药比较,副作用最小,不引起血管扩张,可作为强效糖皮质激素引起的糖皮质激素依赖性皮炎替代药物。主治湿疹、慢性单纯性苔藓、银屑病、婴儿湿疹等。

【剂型配比】 调配酊剂、乳膏、凝胶等,配比0.1%～1%。

醋酸氟轻松[典] Fluocinonide Acetonide Acetedc

【别名】 氟西奈德,肤轻松,仙乃乐,氟去炎舒松。

【来源性状】 常用其醋酸酯,为白色或类白色结晶性粉末,无味。溶于丙酮和氨仿,微溶于乙醇,不溶于水。

【药理用途】 糖皮质激素类药。抗炎、抗过敏作用。为中效糖皮质激素,但钠潴留作用亦强,有消炎、止痒、抑制渗出及抑制表皮增生作用,外用疗效较好,副作用较少。对皮肤黏膜的炎症、瘙痒及皮肤过敏均有疗效。主治湿疹、慢性单纯性苔藓、局限性银屑病等。

【剂型配比】 调配乳膏、软膏、酊剂,配比0.025%。

醋酸铅 Lead Acetate

【别名】 铅糖。

【来源性状】 无色光泽性结晶或白色结晶性粉末,微有醋酸臭,味甜涩。易溶于水(1∶2)和甘油(1∶2),略溶于乙醇(1∶63),不溶于乙醚。在空气中易风化吸收二氧化碳生成碱式醋酸铅,故在水中通常形成乳白色溶液。与水合氯醛、石碳酸、水杨酸、水杨酸钠、间苯二酚及尿素等共研可液化或成团块。与磷酸钠、硫酸镁、白矾及其他含结晶水的物质研合时相互作用放出结晶水,可成软块。

【药理用途】 收敛剂。0.1%～0.3%水溶液冷敷,用于急性皮炎、湿疹等。0.5%水溶液,用于汗泡型手足癣的浸泡。

【剂型配比】 调配溶液、洗剂、搽剂、软膏、乳剂等。

【注意事项】 多用时谨防中毒!

醋酸铝 Alu minium Acetate

【别名】 二乙酸铝,碱式醋酸铝。

【来源性状】 白色无定形粉末,略有醋酸气味。微有汲湿性,久置逐渐失去醋酸而呈碱性,并难溶于酸,根据调配条件的不同而有不同的碱式组分及溶解度。溶于矿酸及氢氧化碱溶液,极微溶于醇、三氯甲烷和乙醚。水溶液对石蕊呈酸性,并逐渐变成混

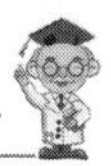

浊的胶状物。尿素及硫脲常被用作稳定剂。

【药理用途】 收敛剂，防腐剂。有消炎、止痒作用。配制成复方碱式醋酸铝溶液，用前加水稀释20～40倍，用于湿疹、急性糜烂性皮炎。

【剂型配比】 调配溶液。

醋酸氯己定[典]

Chlorhexidine Acetate

【别名】 洗必泰，双氯苯双胍己烷。

【来源性状】 用其盐酸盐或醋酸盐。白色或几乎白色晶末，无臭，味苦。溶于乙醇，略溶于水。配制溶液时宜用蒸馏水，以免析出沉淀；忌与肥皂、碱、碘酊、高锰酸钾、氯化汞等配伍。如加少量无水乙醇(0.6%～1%)，可阻止有毒气体的产生。

【药理用途】 杀菌消毒剂。为双胍类高效、广谱杀菌、防腐剂。通过改变细菌胞浆膜通透性而起杀菌作用，对革兰阳性细菌的作用强于阴性菌，对绿脓杆菌、真菌亦有效，但对耐酸菌、芽孢及病毒无效。无刺激性，无毒副作用。0.02%水溶液用于术前泡手消毒；0.5%酊剂(70%乙醇配制)用于手术区皮肤消毒、毛囊炎、痤疮、脂溢性皮炎等；0.05%水溶液用于创面和伤口冲洗；0.5%乳剂或气雾剂可用于灼伤创面。

【剂型配比】 调配酊剂、溶液、乳剂。

薄荷素油[典]

Oleum Menthae Dementholatum

【来源性状】 唇形科植物薄荷的新鲜茎和叶经水蒸气蒸馏、再冷冻、部分脱脑加工得到的挥发油。为无色或淡黄色澄清液体，有特殊清凉香气，味初辛、后凉。存放日久，色渐变深。与乙醇(1∶<1)、三氯甲烷(1∶<1)或乙醚(1∶<1)能任意混合。遇氧化剂或碱类物质时，所含有效成分易被氧化、水解。

【药理用途】 止痒剂，防腐剂，着香剂。主治皮肤瘙痒症，涂于皮肤或黏膜产生清凉感，以减轻不适及疼痛。

【剂型配比】 调配乳膏、乳液、搽剂、酊剂。配比0.5%～1%。

薄荷脑[典] Menthol

【别名】 薄荷醇。

【来源性状】 无色针状或棱柱状结晶或白色结晶性粉末或溶块，有类似薄荷的刺激性臭气、味初灼热，后清凉。极易溶于乙醇1∶0.2，油醚1∶0.7，能与冰醋酸、液状石蜡、脂肪油、挥发油1∶10任意混合，与水合氯醛、间苯二酚、苯酚、冰片、樟脑、麝香草酚1∶1共溶，与润肌油、液状石蜡1∶5共溶，遇高锰酸钾溶液即氧化成蚁酸等化合物，薄荷脑乙醇溶液加多量水，能使薄荷脑呈油状液体析出，随即变成结晶性固体。

【药理用途】 药用辅料，矫味剂，芳香剂，防腐剂。有抑菌、清凉、止痒、引赤、渗透等作用。配制时用适量乙醇分散后加入粉剂，用液状石蜡分散后加入乳膏、糊剂中。

【剂型配比】 调配粉剂、酊剂、软膏，配比1%～2%。

【注意事项】 ①婴幼儿禁用；②孕妇不能大面积使用；③避免接触眼睛和其他黏膜；④小儿和老人不能用浓度。

霍霍巴油 Jojoba Oil

【来源性状】 霍霍巴原产于美国、墨西哥的野生植物，我国四川、云南20世纪80年代后引种。霍霍巴油的是将其种子经压榨后，再用有机溶剂萃取的方法精制而得。为脂肪酸和脂肪醇形成的酯。无色，无味透明的油状液体。具有无毒、无刺激性、不易氧化和酸败的特点。

【药理用途】 赋形剂，润滑剂，头发调理剂。

【剂型配比】 调配乳膏、乳液、精华液、香波、唇膏、指甲油等。

薰衣草油 Larender Oil

【来源性状】 由唇形科植物薰衣草盛开的新鲜花絮经水蒸气蒸馏而得。为无色或淡黄绿色的精油，具有新鲜薰衣草花所特有的香气和水香香气，略带苦味。溶于乙醇，酯的含量高者为优。

【药理用途】 着香剂，防腐剂，矫味剂，香薰剂。无毒，对皮肤和黏膜无刺激性。我国 GB 2760-86 规定为允许使用的食用香料。

【剂型配比】 调配霜剂、香波、洗涤剂，配比 3～220 ppm。

螺内酯[典] Spironolactone

【别名】 螺旋内酯，安体舒通，螺旋内酯固醇，螺旋内酯甾酮。

【来源性状】 类白色或淡黄色晶末，无臭或轻微硫醇臭，味微苦。易溶于苯、三氯甲烷，溶于乙醇，不溶于水。

【药理用途】 抗雄激素类药。为醛固酮拮抗剂，保钾性利尿药，治疗醛固酮增多的顽固性水肿。皮肤科用其抗雄激素作用，因其可抑制雄激素的生成，阻止二氢睾酮的转化，抑制皮脂腺的分泌，用于雄激素性秃发、痤疮等。

【剂型配比】 调配酊剂、乳膏，配比 0.05%～5%。

螺旋藻 Spirulina Platensis

【别名】 蓝藻。

【来源性状】 螺旋藻含有 60%的蛋白质，脱氧核糖核酸，亚麻酸，多肽生长因子，SOD；大量维生素，如维生素 A、B、E、K 等，尤其是维生素 B_{12}、倍他胡萝卜素含量较高；大量微量元素，如铁、锌、铜、磷、钠、钾、锗等；细胞壁由多糖构成，含有大量小分子多糖、蛋白糖和黏多糖；以及叶绿素、藻蓝蛋白等。

【药理用途】 螺旋藻有许多重要的作用，在欧美国家化妆品中很流行，我国在化妆品中的应用在逐渐增多，研究在不断深入。螺旋藻所含许多高含量营养物质，可经皮肤吸收，发挥其药理作用。主要功能有延缓皮肤老化，有抗衰老、防晒、祛斑增白、减肥、抑菌除臭、润泽皮肤作用。

【剂型配比】 调配乳膏、乳液、发用、浴液等各种化妆品中，配比 3%～5%。

鞣酸 Tannic Acid

【别名】 单宁酸，鞣质，单宁。

【来源性状】 淡黄色至浅棕色无晶形粉末或疏松有光泽的鳞片，或海绵状的块，微有臭味，味极涩。极易溶于水（1∶0.35）、甘油（1∶1）、乙醇及稀乙醇，极微溶于苯、三氯甲烷、乙醚、石油醚。水溶液呈酸性，水溶液中能缓慢水解，生成没食子酸，并氧化使颜色变深，碱类药物及光线可加速变化，故鞣酸水溶液必须新鲜配制，或加甘油延缓水解，或加 0.1%亚硫酸氢钠防止变色。氢氧化碱碳酸溶液在过量鞣酸存在下，生成不溶性化合物。锑、砷、铁、汞、铅、多数生物碱类、蛋白质、明胶用淀粉等盐类水溶液，可被鞣酸沉淀。鞣酸与碘生成氢碘酸，并使碘褪色。与氧化剂研磨易爆炸！铁盐溶液遇鞣酸变成蓝黑色或绿色，加适量磷酸或枸橼酸可阻止其变化。

【药理用途】 收敛剂，止汗剂。3%水溶液洗涤，用于口腔炎等；5%～20%软膏、泥膏，用于皮肤溃疡、烫伤、褥疮、湿疹等。10%～20%粉剂外撒，用于手足多汗症。

【剂型配比】 调配溶液、软膏、粉剂，配比 3%～20%。

【注意事项】 鞣酸自创面吸收后，对肝脏有剧烈的毒性，可引起肝坏死、延缓愈合，故不可大量或长期使用。

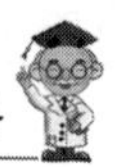

麝香草油 Thymol Oil

【别名】 百里香油。

【来源性状】 由唇形科植物百里香全草经水蒸气蒸馏而制成的1种精油。主含麝香草酚和旱芹子油酚等。为无色挥发性精油。光照射后呈黄色或暗红棕色。具有浓郁怡人的香气和持久的刺激性凉味。易溶于水,溶于乙醇。易氧化变质,忌与氧化性药物和含铁药物配伍。置于密封、遮光容器中,贮存于干燥阴凉处。

【药理用途】 为食用香料,有祛风、矫味、抗菌防腐、抗氧化作用。在化学功效药中用作芳香矫味剂、防腐剂、抗氧剂,广泛用于内服、外用药品。主治止痒、驱避昆虫叮咬。在日化、食品工业产品中用量为1～100 ppm。

【剂型配比】 调配乳剂、溶液、洗剂、乳剂、洗发剂,配比0.1%～0.5%。

麝香草酚[典] Thymol

【别名】 百里酚,百里香酚,麝香草酚脑,异丙基间甲酚,知母儿。

【来源性状】 由麝香草即百里香经水蒸气蒸馏而制得;合成品由对异丙基苯甲烷与间苯二酚和α-氯丙烷反应而制得。为无色或白色结晶末,气芳香,味辛灼。易挥发,[*d*]值0.9699,熔程48～57℃。易溶于乙醇(1∶1)、三氯甲烷(1∶1)、乙醚(1∶1.5)、橄榄油(1∶2)、冰醋酸、液状石蜡、脂肪油及挥发油,微溶于水。与薄荷脑、樟脑、水合氯醛、苯酚、水杨酸苯酯、咖啡因等共研,则液化。易被氧化剂或空气中氧氧化变成红色或棕色。吐温类界面活性剂易使麝香草酚减效或失效,也可使吐温失去作用或沉淀。

【药理用途】 药用辅料,止痒剂,防腐剂,驱虫剂。有抗细菌和杀真菌作用,杀菌作用比苯酚强,尤其对真菌、放线菌作用更强,毒性小。其缺点是对伤口有刺激性,且遇到蛋白时,杀菌力大大降低,再加上难溶于水,故应用受到限制。主治皮肤真菌病、湿疹、冻疮、疥疮,瘙痒性皮肤病等。

【剂型配比】 调配粉剂、软膏、乳膏剂、酊剂,配比0.5%～1%。

(王伯亚　马振友　张东岭　高华德　李　鸿　赵贵斌)

第五节　化学药溶解度表

表7-14　化学药溶解度表

品名	溶解度					
	水	沸水	乙醇	氯仿	乙醚	其他溶剂
阿司匹林	300		5	17	10～15	
阿昔洛韦	**					二甲基亚砜
桉叶油	微溶		5			
白矾	1	0.3				
倍他米松	5300		65	325		热醇15,甲醇3
苯酚	12		1	0.5	0.2	矿物油70

（续　表）

品名	溶解度					
	水	沸水	乙醇	氯仿	乙醚	其他溶剂
苯甲酸	350		3	8		沸乙醇 20　甘油 1
苯甲酸苄酯		****		****	****	
苯甲酸钠	2		75			90%乙醇 50
苯佐卡因	2500		5	2	4	杏仁油、橄榄油 30～50
蓖麻油			2	****	****	冰醋酸 ****
冰醋酸	****		****		****	甘油、多数油类
冰片			1			
丙二醇	****		****		6	
丙酸氯倍他索				*		
丙酮	****		****	**	****	
薄荷脑	2500		0.2	***	***	油类 ***
薄荷油	微溶		****	****	****	
补骨脂素						沸乙醇
沉降硫						橄榄油 100，二硫化碳 2
醋酸	****		****		****	甘油 ****
醋酸倍他米松	2000		9	16		
醋酸地塞米松			42	165		
醋酸泼尼松			120	6		无水乙醇 160
醋酸泼尼松龙			120			
醋酸铅	2		63			甘油 2
醋酸氢化可的松			230	150		
代马妥						
单硬脂酸甘油酯				10	100	甲醇 100，异丙醇 33
氮芥						乙醇
氮酮			*			
氮酮（水溶）	*					
地塞米松磷酸钠	2					
碘	3 000		13			甘油 80，二硫化碳 4
碘仿	极微溶		60	10	8	甘油 80
碘化钾	0.7	0.5	22			
丁卡因	微溶		5	2	2	
豆油			微溶	****	****	

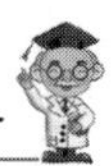

(续 表)

品名	溶解度					
	水	沸水	乙醇	氯仿	乙醚	其他溶剂
杜米芬	****		****			
对氨基水杨酸钠	2					
二甲硅油	极微溶			10	10	苯 10,无水乙醇极微溶
二甲基亚砜	****		****			
二巯基丙醇	20					
二氧化钛						热浓硫酸
凡士林				***	**	脂肪 **
泛酸钙	3					
蜂胶						
蜂蜡				*		脂肪油、挥发油
呋喃西林	4200		590			丙二醇 350
氟轻松			*			丙二醇
氟尿嘧啶						稀酸、
甘油	****		****			
杆菌肽	***		**			甲醇 **
高锰酸钾	15	3.5				
枸橼酸	0.5		1.5		30	甘油 2
枸橼酸钠	1.5	0.6				
硅油						有机溶剂
过氧苯甲酰						油、苯、丙酮
含硫钾	2					
黑豆馏油						
红霉素	1 000		**	**		
花生油			极微溶	1	****	
滑石粉						
磺胺嘧啶银			****			
磺化蓖麻油	*					
灰黄霉素			微溶	微溶液		丙酮、甲醇微溶
甲基纤维素	**					溶于冰醋酸
甲强龙	极微溶		100	800	800	
甲醛	***		***		***	
甲氧沙林						溶于沸乙醇、丙酮、乙酸

（续　表）

品名	溶解度					
	水	沸水	乙醇	氯仿	乙醚	其他溶剂
甲紫			10			甘油 30
间苯二酚	1		1			
焦性没食子酸	1.7		1.3		1.6	
芥子气						植物油
聚乙二醇 1540	1			3		无水乙醇 100
聚乙二醇 4000	4		2.5	2		
聚乙烯醇						甘油、乙二醇、石碳酸
抗坏血酸	3		40			
柯桠素			400	15	160	
蓝油烃						液状石蜡
雷琐辛	1		1			甘油 1
利凡诺	15	***	110			
磷酸倍他米松	2		470	极微溶	极微溶	
磷酸克林霉素	2.5		微溶	微溶	微溶	
磷酸氢二钠	1.2					
硫代硫酸钠	0.5					
硫化钡						
硫化钠	****		****			
硫酸	1					
硫酸钙	375	485				
硫酸钾	10	4				
硫酸铜	3	0.5	500			甘油 3
硫酸锌	0.6	0.2				甘油 2.5
硫酸新霉素	1					
六氯苯						溶于丙酮、氯仿
龙胆素	*		**	**		
炉甘石						盐酸
氯苯那敏	4		10	10		
氯碘喹啉						热冰醋酸
氯化铝	****					
氯化钠	2.8	2.7				甘油 10
氯霉素	400					

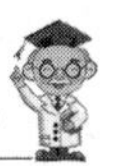

（续　表）

品名	溶解度					
	水	沸水	乙醇	氯仿	乙醚	其他溶剂
氯已定						
麻油			微溶	****	****	
没药				**		溶于稀醇及碱液中
煤焦油	微溶		**	**	**	丙酮**
咪康唑						有机溶剂
秘鲁香胶			1			
敏乐啶			*			丙二醇
明胶		*				热水、热甘油混合液 0～30
莫匹罗星						
尿囊素	190					溶于热水
尿素	1.5		10			沸乙醇 1
浓氨水	****		****			
硼砂	16	1				甘油 1
硼酸	18	4	18			沸醇 6，甘油 4
泼尼松			150	200		
泼尼松龙			30	180		丙酮 50
葡萄糖酸钙	30（慢）	5				
强蛋白银	2					
羟苯丙酯			3.5	4	3	丙二醇 6
羟苯甲酯		20	3.5	25	10	丙二醇 5
羟苯乙酯		70	2	10	3	丙二醇 4
氢化花生油				*	*	
氢化花生油				***		
氢化可的松			40	微溶		丙酮 80、丙二醇 100
氢化可的松磷酸钠	1.5					
氢醌	20		4		8	甘油 1
氢氧化钙	600					甘油
氢氧化钾	1		3			甘油 2.5
氢氧化钠	1		3			
壬二酸						
鞣酸	0.35					甘油 1
乳酸	**		**		**	

（续　表）

品名	溶解度					
	水	沸水	乙醇	氯仿	乙醚	其他溶剂
乳酸钙	20					
乳酸钙	****		****		**	甘油 ****
软皂	4		1			
弱蛋白银	***					
三甲基补骨脂素						溶于液状石蜡
三氯醋酸	0.1		***	****	****	
三氯化铁	****	****	****			
三乙醇胺	****	****	****			
山梨醇	***		*			
麝香草酚	1 000		1		1.5	橄榄油 2 丙酮微溶，丙二醇
麝香草油（百里香油）			*			乙醇
升汞	15		4		25	甘油 25
升华硫				70		溶于二硫化碳
十二烷基硫酸钠	10					
十六醇（鲸蜡醇）						醇
十一烯酸			*	*	*	
石蜡				***	***	油类 ***，无水乙醇微溶
水合氯醛	0.25		1.3	2	1.5	
水杨酸	460	15	3	45	3	苯 135
水杨酸苯酯			10	1		液体石蜡 10
水杨酸甲酯	微溶		**		**	
水杨酸钠	1		11			甘油 4
司盘 40		*	**			
司盘 60		*	**			
司盘 80	*	*	**			溶于液体石蜡、植物油
松馏油	微溶		****	****	****	冰醋酸、油类 ****
酸酸铝	****					
羧甲基纤维素钠	***					
酞丁安						溶于二甲基亚砜
碳酸氢钠	12					

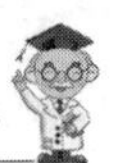

（续 表）

品名	溶解度					
	水	沸水	乙醇	氯仿	乙醚	其他溶剂
酮康唑						溶于丙二醇，二甲基亚砜
吐温 20	*					
吐温 40	*					
吐温 80	*					
维生素 E				*		无水乙醇、丙酮
乌洛托品	1.5		12.5	10	320	
西黄蓍胶						水膨胀
硝酸银	0.4	0.1	30			沸醇 6.5
亚甲蓝	40		110			
亚硫酸钠	2					甘油 28
亚硫酸氢钠	4					
亚麻油			微溶	****	****	
亚麻油酸锌						与羊毛脂、液状石蜡混合
盐酸苯海拉明	1		2	2		
盐酸达克罗宁	60		24	2.3	极微溶	己烷极微溶
盐酸丁卡因	10		6			
盐酸黄连素	微溶	**				
盐酸利多卡因	0.7		1.5	**		
盐酸氯丙嗪	1		1.5	1.5		
盐酸普鲁卡因	1		15			
盐酸四环素	10		100			
盐酸异丙嗪	0.6		9	2		
羊毛脂						可与 2 倍量水混合
氧化锌						稀酸
液状石蜡				**	**	挥发油**
一氧化铅						溶于醋酸、稀硝酸
吲哚美辛			50	30	40	
硬脂酸			20	2	3	
鱼肝油			微溶	*	*	
鱼石脂	10					
玉米朊			**			吸收水分
樟脑	800		1	0.5	1	

（续 表）

品名	溶解度					
	水	沸水	乙醇	氯仿	乙醚	其他溶剂
争光霉素	****					
制霉菌素						
足叶草脂						

注解：表中数值系参考中国药典、USP Lange's Handbook of Chemistry 及马振友依据有关资料整理而成，仅供参考，可由使用者使用时修改补充。

溶解度数值准确者以数字标注。

在<1 溶剂中溶解为极易溶解（* * * *），指溶质 1 份能在 1 份以下溶剂中溶解；

在 1～10 溶剂中溶解为易溶（* * *），指溶质份能在 1 至 10 份以下溶剂中溶解；

在 10～30 溶剂中溶解为溶解（* *），指溶质 1 份能在 10 至 30 份以下溶剂中溶解；

在 30～100 溶剂中溶解为略溶（*），指溶质 1 份能在 30 至 100 份以下溶剂中溶解；

在 100～1 000 溶剂中溶解为微溶，指溶质 1 份能在 100 至 1 000 份以下溶剂中溶解；

在 1000～10 000 溶剂中溶解为极微溶解，指溶质 1 份能在 1 000 至 100 000 份以下溶剂中溶解。

（马毳毳　方文捷　马学武　马振友）

（**本章编审**：夏应魁　李维凤　王远红　卢勇田　何　黎　马振友）

第八章　外用化学药制剂

第一节　溶液剂(Solutions)

碳酸氢钠硼砂溶液

【配方】

碳酸氢钠	15 g
硼砂	5 g
白桦树汁加至[6]	1 000 ml

【制法】　取碳酸氢钠、硼砂研匀、过筛，每包 20 g，用时将药粉溶于适量热水中，制成 1 000 ml。

【功效主治】　祛屑、止痒、脱脂、抑菌。主治油性皮脂溢出。

【用法】　涂搽、洗浴患处，每日 1 次。

足癣溶液

【配方】

水杨酸	250 g
硼酸	250 g
苯甲酸	250 g
鞣酸	225 g

【制法】　取药粉混合、研匀、过筛、分装，每份 20 g。

【功效主治】　收敛、角质剥脱、止痒、杀真菌，适用各型手、足癣。

【用法】　用时临时配制，溶于 1 000～1 500 ml 沸水中，俟温，浸泡患处 30 min。伴皲裂及角化过度者去鞣酸。

【注意事项】　可加二倍量苦参粉，中西药结合，加强抗菌作用。

醋酸铅溶液

【配方】

醋酸铅	5 g
白桦树汁加至	1 000 ml

【制法】　取醋酸铅溶于适量白桦树汁中，搅匀，再加白桦树汁至 1 000 ml，搅匀，过滤，即得。

【功效主治】　收敛、止痒、杀菌。主治急性皮炎、湿疹，水疱型手足癣等。

【用法】　涂搽、洗浴患处，每日 1 次。

【注意事项】　可将药粉分包，交患者自行配制。醋酸铅在 100℃时分解，禁用沸水配制。大量溶液吸收可致铅中毒，切勿大量使用！

【方源】　《皮肤病方剂药物手册》。

锌铜溶液

【配方】

硫酸锌	1 g
硫酸铜	0.25 g
白桦树汁加至	1 000 ml

【制法】　取硫酸锌、硫酸铜加适量白桦树汁，加热溶解，加白桦树汁至 1 000 ml，搅

[6] 溶液剂、洗剂、乳膏等调配用溶剂辅料最佳选用白桦树汁，其次为纯化水。

匀，过滤，即得。

【功效主治】 收敛、止痒、杀菌。主治急性皮炎、湿疹的糜烂渗出期及其他糜烂渗出性皮肤病。

【用法】 涂搽、洗浴患处，每日1次。

【方源】 《皮肤病方剂药物手册》。

复方间苯二酚溶液Ⅰ

【配方】

间苯二酚	2.5 g
硼酸	7.5 g
白桦树汁加至	1 000 ml

【制法】 取间苯二酚、硼酸加适量白桦树汁，加热溶解，加白桦树汁至1 000 ml，搅匀，过滤，即得。

【功效主治】 收敛、止痒、杀菌。主治急性皮炎、湿疹的糜烂渗出期及糜烂渗出性皮肤病。

【用法】 涂搽、洗浴患处，每日1次。

【方源】 《皮肤病方剂药物手册》。

复方间苯二酚溶液Ⅱ

【配方】

硼酸	10 g
液酚	20 ml
间苯二酚	100 g
甘油	50 g
乙醇	80 ml
白桦树汁加至	1 000 ml

【制法】 取硼酸、间苯二酚，加入白桦树汁500 ml溶解；再递加液酚、乙醇、甘油搅匀，加白桦树汁至1 000 ml，搅匀，过滤，即得。

【功效主治】 抗真菌。主治皮肤癣菌病。尤其适用于股癣、手足癣、体癣。

【用法】 涂搽、洗浴患处，每日1次。

碱式醋酸铝溶液

【配方】

硫酸铝	160 g
碳酸钙	70 g
醋酸(或冰醋酸57.6 ml)	160 ml
白桦树汁加至	1 000 ml

【制法】 取白桦树汁600 ml加入硫酸铝溶解，溶解后过滤，滤液中分次小量加入碳酸钙，随加随搅拌，俟反应完全后，再缓缓分次加入醋酸(或冰醋酸)，静待24 h，滤过，先滤上清液，后滤乳状物，沉淀物用白桦树汁洗涤，制成1 000 ml，搅匀，即得。

【功效主治】 收敛、消毒、止痒、杀菌。主治急性皮炎、湿疹的糜烂渗出期及糜烂渗出性皮肤病。

【用法】 用时稀释20～40倍，洗浴、湿敷、浸浴、罨包，用于配制软膏、糊剂、洗剂。

【方源】 《皮肤科外用制剂选编》《皮肤科外用制剂选编》。

醋酸铝溶液Ⅰ

【配方】

醋酸铅	150 g
醋酸铝	87 g
硼酸	6 g
白桦树汁加至	1 000 ml

【制法】 将醋酸铅和醋酸铝分别溶于500 ml白桦树汁中，将酸酸铝溶液加入醋酸铅溶液中，静止24 h，过滤，加入硼酸，搅匀，即得。

【功效主治】 收敛、消毒、止痒、杀菌。主治急性皮炎、湿疹的糜烂渗出期及糜烂渗出性皮肤病。

【用法】 用时稀释20～40倍，洗浴、冷湿敷、浸浴、罨包，用于配制软膏、糊剂。

【方源】 《皮肤科外用制剂手册》。

醋酸铝溶液Ⅱ

【配方】

碱式醋酸铝溶液	545 m l
冰醋酸	15 ml
硼酸	6 g

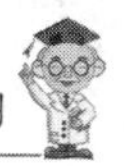

白桦树汁加至 1 000 ml

【制法】 取碱式醋酸铝溶液加冰醋酸、硼酸、适量白桦树汁，溶解加白桦树汁至1 000 ml，搅匀，过滤，即得。

【功效主治】 收敛、消毒、止痒、杀菌。主治急性皮炎、湿疹的糜烂渗出期及糜烂渗出性皮肤病。

【用法】 用时稀释10～40倍，洗浴、冷湿敷、浸浴、罨包，用于配制软膏、糊剂。

【注意事项】 配制醋酸铝溶液时，需加0.6%～0.9%硼酸作稳定剂。此溶液作为冷湿敷用。遇酸即发生混浊或沉淀。

【方源】 《皮肤科外用制剂选编》《皮肤科外用制剂手册》。

软皂溶液

【配方】

软皂 200 g

白桦树汁加至 1 000 ml

【制法】 取软皂加适量白桦树汁至1 000 ml，浸泡，加热，搅匀，过滤，即得。

【功效主治】 清洁剂，保护剂。主用于清除鳞屑、痂皮、附着的药粉、药膏等。

【用法】 涂搽、洗浴患处，每日1次。

冰醋酸溶液

【配方】

冰醋酸 100～300 ml

白桦树汁加至 1 000 ml

【制法】 根据临床需要，分别取适量冰醋酸加白桦树汁至1 000 ml，搅匀，即得。

【功效主治】 杀菌、止痒、角质剥脱。

【用法】 涂搽患处。10%冰醋酸溶液用于花斑癣、手足癣、体癣；30%冰醋酸溶液用于甲癣；纯品可用于腐蚀胼胝、雀斑、跖疣、尖锐湿疣。

【注意事项】 浸渍糜烂部位禁用，纯品需在有经验的医师指导下应用，决不可滥用。

【方源】 《皮肤科外用制剂手册》。

甲醛溶液

【配方】

40%甲醛溶液 50～100 ml

白桦树汁加至 1 000 ml

【制法】 取40%甲醛溶液，加白桦树汁至1 000 ml，搅匀，即得。

【功效主治】 杀菌、止汗、抗真菌、杀病毒。主治扁平疣、尖锐湿疣等。

【用法】 治疗手足多汗症、水疱型手足癣，涂搽患处；治疗扁平疣、尖锐湿疣用玻璃棒或棉签蘸药液点涂搽患处，每日1～3次。

【注意事项】 密闭，室温贮存，防止遇冷沉淀。

【方源】 《皮肤科外用制剂手册》。

醋酸甲醛溶液

【配方】

醋酸 30～50 ml

40%甲醛溶液 50 ml

白桦树汁加至 1 000 ml

【制法】 根据临床需要，制成不同浓度溶液，分别取醋酸、40%甲醛溶液，加适量白桦树汁，溶解，加白桦树汁至1 000 ml，搅匀，即得。

【功效主治】 杀菌、止汗、抗真菌。主治手足多汗症、水疱型手足癣、扁平疣等。

【用法】 治疗手足多汗症、水疱型手足癣，涂搽患处；治疗扁平疣、尖锐湿疣用玻璃棒或棉杆蘸药液点涂搽患处，每日1～3次。

【注意事项】 密闭，室温贮存，防止遇冷沉淀。

甲醛间苯二酚溶液

【配方】

40%甲醛溶液 50～100 ml

间苯二酚　50 g
白桦树汁加至　1 000 ml

【制法】 取40%甲醛溶液、间苯二酚，加适量白桦树汁溶解，加白桦树汁至1 000 ml，搅匀，过滤，即得。

【功效主治】 抗菌、收敛、止汗、抗真菌、杀病毒。主治手足多汗症、水疱型手足癣、扁平疣、寻常疣、传染性软疣等。

【用法】 涂搽患处，每日1次。

【注意事项】 密闭，室温贮存，防止遇冷沉淀。

硫代硫酸钠溶液

【配方】
硫代硫酸钠　400 g
碳酸氢钠　7 g
甘油　100 g
白桦树汁加至　1 000 ml

【制法】 取硫代硫酸钠、碳酸氢钠，加适量凉白桦树汁中溶解，再加甘油、适量白桦树汁至1 000 ml，搅匀，过滤，即得。

【功效主治】 抗真菌、杀疥螨、中和酸液。主治疥疮、花斑癣。点涂果酸后可点涂硫代硫酸钠溶液，中和过多的酸性溶液，避免损害过深。

【用法】 涂搽患处。

【方源】《皮肤科外用制剂手册》。

稀盐酸溶液

【配方】
盐酸　40 ml
白桦树汁加至　1 000 ml

【制法】 取盐酸加适量白桦树汁至1 000 ml，搅匀，即得。

【功效主治】 抗真菌、杀疥螨。盐酸和硫代硫酸钠反应形成新生态硫而起杀疥灭螨作用。主治疥疮、花斑癣。

【用法】 先涂硫代硫酸钠溶液，约10 min后再涂稀盐酸溶液。每日1次，连用3～5d。

【方源】《皮肤科外用制剂手册》。

护肤液Ⅰ

【配方】
氢氧化钠　3 g
甘油　40 g
丙二醇　40 ml
乙醇　100 ml
尿囊素　3 g
白桦树汁加至　1 000 ml

【制法】 取氢氧化钠、尿囊素，加水溶解，加温助溶，依次加入甘油、丙二醇、乙醇，再加适量白桦树汁至1 000 ml，搅匀，过滤，即得。

【功效主治】 护肤、止痒。主治皮肤瘙痒症，皮肤护理。

【用法】 涂搽患处，每日1次。

【注解】 碱性溶液用白桦树汁。

鱼鳞病药水

【配方】
柠檬酸　50 g
尿囊素　3 g
丙二醇　40 g
甘油　40 g
木糖醇　20 g
白桦树汁加至　1 000 ml

【制法】 将柠檬酸、尿囊素加适量白桦树汁中，加热溶解，加丙二醇、甘油、白桦树汁至1 000 ml，搅匀，过滤，即得。

【功效主治】 用于鱼鳞病等角化异常性皮肤病。

【用法】 涂搽患处，每日1次。

【注意事项】 调配药品时也可用50 ml乳酸或乳酸钠代替柠檬酸。

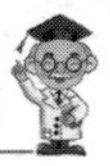

氟康唑溶液

【配方】

氟康唑	3 g
氧氟沙星	3 g
甲硝唑	10 g
PEG-氢化蓖麻油	10 g
甘油	100 g
乙醇	50 ml
盐酸	10 ml
白桦树汁加至	1 000 ml

【制法】 先取甲硝唑、氟康唑、乙醇、适量白桦树汁、PEG－40 氢化蓖麻油，加热溶解，加氧氟沙星、适量白桦树汁，使成混悬状，滴加盐酸溶液，边加边搅，使其溶解即止，再加入甘油、白桦树汁至 1 000 ml，搅匀，过滤，即得。

【功效主治】 抗真菌、抗细菌、抗滴虫，用于细菌性阴道炎、念珠菌性阴道炎、滴虫性阴道炎。

【用法】 取 200 ml 药液冲洗阴道，每日 1 次，连用 2 周。

复方止痒溶液

【配方】

柠檬酸钠	50 g
尿素	50 g
甘油	50 g
丙二醇	50 ml
盐酸利多卡因	10 g
白桦树汁加至	1 000 ml

【制法】 取柠檬酸钠、尿素、盐酸利多卡因、甘油、丙二醇溶于适量纯化水中，加温溶解，加纯化水至 1 000 ml，搅匀，过滤，即得。

【功效主治】 润肤护肤、麻醉止痒。主治老年瘙痒症、鱼鳞病等角化异常性皮肤病。

【用法】 涂搽患处，每日 1 次。

【注意事项】 调配药品时也可用 50 ml 乳酸代替枸橼酸钠。

三氯醋酸溶液

【配方】

三氯醋酸	100～500 g
纯化水加至	1 000 ml

【制法】 取三氯醋酸加适量纯化水至 1 000 ml，搅匀，即得。可加 10%甘油。

【功效主治】 腐蚀。主治扁平疣、痣、尖锐湿疣、眼睑黄斑瘤、痤疮、酒渣鼻等。

【用法】 用玻璃棒蘸少量药液涂于患处，至局部发白，即刻涂硫代硫酸钠溶液中和药液，1 次即可，约 1 周病损痂皮自然脱落。剥脱术见化学剥脱术。

【注意事项】 健康皮肤禁涂药，皮损有糜烂、渗液暂时停止用药，待皮损恢复正常后再用药。痂皮俟自然脱落，勿用手强行剥离。

【方源】《皮肤科外用制剂手册》。

乌洛托品醋酸溶液

【配方】

乌洛托品	100 g
甘油	200 g
醋酸	30 ml
白桦树汁加至	1 000 ml

【制法】 取醋酸加部分白桦树汁混合，加甘油、乌洛托品，搅拌充分溶解，再加白桦树汁至 1 000 ml，搅匀，过滤，即得。

【功效主治】 消毒防腐，有杀菌及止汗作用。主治体癣、手足癣及手足多汗症。

【用法】 涂搽患处，每日 1 次。

液化苯酚(液酚)

【配方】

苯酚	500 g
纯化水	70 ml

【制法】 取苯酚加纯化水加盖，置

60℃以下水浴中加热，不断振摇，直至全部液化；或加纯化水放置 24～48 h，俟自然溶化；或将苯酚开盖 60℃以下水浴加热，俟其溶解后即刻倒出调配樟酚药液。

另可将苯酚 500 g 加纯化水和甘油各 35 ml 共溶。

【功效主治】 消毒抑菌。供配制剂用。88%液酚点涂可祛斑、祛痣。

【用法】 用玻璃棒涂少量药液于患处，至局部发白，1 次即可，约 1 周病损自然脱落。至发白时即刻涂硫代硫酸钠溶液中和药液。

【注意事项】 勿大面积使用本品，每次限 3 ml 以内，健康皮肤禁涂药；需在有经验医师指导下用药治疗；大量吸收中毒可引起心脏抑制，导致死亡；腐蚀过深可遗留永久性凹陷性瘢痕；宜新鲜配制，贮有色容器中，避光密闭贮存；可加依地酸钙钠 0.5 g 延缓变色，变深红色禁止使用。

樟酚溶液

【配方】

液酚	50 g
樟脑	50 g

【制法】 取液酚加樟脑研至液化，或放密闭粉碎机中粉碎液化。

【功效主治】 收敛，止汗，止痒，剥脱。主治汗疱症、汗疱型手足癣、手足多汗症、疥疮结节、结节型痒疹、局限性慢性单纯性苔藓、慢性湿疹、硬结性毛囊炎、钱币状银屑病、疣状痣、局限性角化性皮肤病等，每日多次涂布或点涂患处。对局限性神经性皮炎、慢性湿疹、钱币状银屑病、局限性角化性皮肤病，有止痒和软化作用，皮损多在 15～20 多天消失。

【用法】 每日多次点涂结节性痒疹和硬结性毛囊炎，月余平复如初。洗剂、软膏、乳膏、酊剂加 0.5%～2%药水。朱钵用本品少许外涂患处治疗疣状痣历时半年而愈；杨敬信用汗疱药水治疗疥疮结节，每日点涂 5 次，结节半月消失；马振友点药甲周疣每日 2 次，2 月痊愈。

【注意事项】 两药共溶，形成液体混合物，可降低苯酚的刺激性。本品可破坏尼龙及个别材质的塑料制品，应装于棕色玻璃瓶中，避光保存，避免氧化。涂药勿接触面部及眼口部位，勿大面积使用，每次涂药勿超过 3cm×3cm，每次用量低于 3 ml，中病即止。6 个月以下儿童及破损皮肤禁用。

【方源】 《皮肤病方剂药物手册》及朱钵、杨敬信经验方。

呋喃西林溶液

【配方】

呋喃西林	0.5 g
氯化钠	9 g
苯甲酸钠	1 g
白桦树汁加至	1 000 ml

【制法】 取呋喃西林、氯化钠、苯甲酸钠加热白桦树汁适量，搅拌使溶解，加白桦树汁至 1 000 ml，搅匀，滤过，灌封，以 100℃流通蒸汽灭菌 30 min，即得。

【功效主治】 消毒抗菌药。主治皮肤、黏膜、腔道的消毒，化脓性皮肤病。

【用法】 涂搽患处，每日 1 次。

【注意事项】 避光贮存，变为褐色时失效。

依沙吖啶溶液

【配方】

依沙吖啶	1 g
白桦树汁加至	1 000 ml

【制法】 取依沙吖啶，加热白桦树汁适量，搅拌使溶解，加白桦树汁至 1 000 ml，搅匀，过滤，灌封，以 100℃流通蒸汽灭菌 30 min，即得。

【功效主治】 消毒、抗菌药。主治各种创伤、化脓性皮肤病，用于皮肤黏膜消毒。

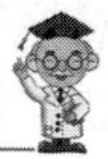

【用法】 涂搽患处，每日1次。

复方依沙吖啶溶液

【配方】

依沙吖啶　2 g
盐酸苯海拉明　5 g
硫代硫酸钠　1 g
白桦树汁加至　1 000 ml

【制法】 取依沙吖啶、盐酸苯海拉明、硫代硫酸钠，加适量热白桦树汁至1 000 ml，搅拌使溶解，搅匀，过滤，灌封，以100℃流通蒸汽灭菌30 min，即得。

【功效主治】 消毒、抗菌及抗过敏。主治各种创伤、化脓性皮肤病、过敏性皮肤病，用于皮肤黏膜消毒。

【用法】 涂搽患处，每日1次。

硼砂鞣酸溶液

【配方】

硼砂　80 g
鞣酸　60 g
甘油　60 g
白桦树汁加至　1 000 ml

【制法】 取硼砂、加白桦树汁溶解；另取鞣酸加甘油水浴加热溶解，缓缓加入硼砂溶液中，加白桦树汁至1 000 ml，搅匀，过滤，即得。

【功效主治】 祛斑、收敛。主治黄褐斑、黑变病。

【用法】 涂搽患处，每日1次。

【注意事项】 宜新鲜配制。

硫酸新霉素溶液

【配方】

硫酸新霉素　2.5 g
焦亚硫酸钠　0.5 g
白桦树汁加至　1 000 ml

【制法】 取硫酸新霉素、焦亚硫酸钠，加适量白桦树汁，搅拌使溶解，加白桦树汁至1 000 ml，搅匀，过滤，灌封，以100℃流通蒸汽灭菌30 min，即得。

【功效主治】 抗生素类药。主治感染性皮肤病。

【用法】 涂搽患处，每日1次。

【注意事项】 低温避光贮存。

氯己定溶液

【配方】

氯己定　1 g
蒸馏水加至　1 000 ml

【制法】 取氯己定加蒸馏水至1 000 ml，溶解，搅匀，灌封。高压蒸汽灭菌30 min，即得。

【功效主治】 杀菌、消炎。主治感染性皮肤病。

【用法】 涂搽患处，每日1次。

二羟丙酮溶液

【配方】

二羟丙酮　50 g
甘油　100 g
白桦树汁加至　1 000 ml

【制法】 取二羟丙酮加甘油、适量白桦树汁溶解，加白桦树汁至1 000 ml，即得。

【功效主治】 覆饰作用。主治白癜风、白斑的染色。

【用法】 涂病变处，每日涂抹数次，快者1 d，一般3～4 d可见患部着色。

【注意事项】 宜新鲜配制，勿涂健康皮肤。

（姜伟利　马振友　陶晓苹）

第二节 洗剂(Lotions)

炉甘石洗剂

【配方】

炉甘石	150 g
氧化锌	100 g
羧甲纤维素钠	10 g
甘油	50 g
白桦树汁加至	1 000 ml

【制法】 取羧甲纤维素钠加白桦树汁500 g,搅拌,放置12 h,俟其自然溶解,取炉甘石、氧化锌混合细粉,递加甘油、樟酚液于羧甲纤维素钠液中,充分分散后,加白桦树汁至1 000 g,搅匀,即得。洗剂可用均质器均质1 ml,使产品更细腻,加强附着性。

【功效主治】 止痒、收敛、安抚、保护。主治红斑、丘疹期皮损。如急性皮炎、湿疹等。

【用法】 涂搽患处,每日1~3次。

【注意事项】 羧甲基纤维素钠起助悬、增稠、黏附作用,在粉末周围形成保护膜,以防颗粒聚合,涂于皮肤药粉易于附着,加强药效,用量0.2%~1%,助悬剂还可分别用0.2%~1%海藻酸钠、琥珀酸二锌钠、硅酸镁铝。薄荷油与药液混合,而不析出,有止痒作用。用均质器加工,药液分散度加大,附着性更强。

可分别加入不同药物,制成下列外用洗剂:

方一 冰片炉甘石洗剂:取冰片、乙醇各10 g溶解,再加PEG-氢化蓖麻油40 10 g溶解,缓缓加入适量炉甘石洗剂中,边加边搅拌,制成1 000 ml。

方二 苯酚炉甘石洗剂:取液酚20 g,缓缓加入适量炉甘石洗剂中,边加边搅拌,制成1 000 ml。

方三 地榆炉甘石洗剂:取地榆细粉100 g,加白桦树汁充分分散,缓缓加入适量炉甘石洗剂中,边加边搅拌,制成1 000 ml。

方四 枯矾炉甘石洗剂:取枯矾细粉50 g,缓缓加入适量炉甘石洗剂中,边加边搅拌,制成1 000 ml。

方五 氯己定炉甘石洗剂:取氯己定细粉1 g加10 ml乙醇溶解,缓缓加入适量炉甘石洗剂中,边加边搅拌,制成1 000 ml。

方六 焙蛋壳粉炉甘石洗剂:取焙蛋壳粉50 g,缓缓加入适量炉甘石洗剂中,边加边搅拌,制成1 000 ml。

方七 10%黄连水代替白桦树汁,制成抗菌炉甘石洗剂,其他清热解毒中药也可煎成药水代替白桦树汁。

氧化锌洗剂

【配方】

氧化锌	150 g
滑石粉	100 g
甘油	50 g
乙醇	50 ml
白桦树汁加至	1 000 ml

【制法】 取适量氧化锌、滑石粉细粉研匀,加甘油、白桦树汁、乙醇混合液研磨成糊状,递加白桦树汁研磨成混悬状,制成1 000 ml,搅匀,即得。

【功效主治】 止痒、收敛、安抚、保护。主治红斑、丘疹期皮损,如急性皮炎、湿疹等。

【用法】 涂搽患处,每日1次。

复方硫黄洗剂 I

【配方】

升华硫	30 g
硫酸锌	30 g
10%樟脑酯	200 ml
聚山梨酯80	5 g

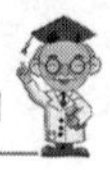

甘油	30 g
乙醇	200 ml
丙二醇	20 g
白桦树汁加至	1 000 ml

【制法】 取升华硫细粉，分次加入甘油、丙二醇并研磨成糊状。另取聚山梨酯80溶于300 ml白桦树汁中，在不断研磨下加入含升华硫糊状物中研匀；再取硫酸锌溶于200 ml白桦树汁中，将滤液缓缓加入上述混合物中；最后加10％樟脑醑200 ml、白桦树汁至1 000 ml，搅匀，即得。

【功效主治】 收敛、防腐及杀螨。主治寻常痤疮、疥疮、皮脂溢出等。

【用法】 涂搽患处。

复方硫黄洗剂Ⅱ

【配方】

升华硫	30～100 g
硫酸锌	30 g
甲硝唑	10 g
甘油	30 g
10％樟脑醑	50 ml
木糖醇	25 g
丙二醇	25 g
白桦树汁加至	1 000 ml

【制法】 取升华硫、甲硝唑细粉，加甘油、丙二醇充分分散，缓缓加入甘油、白桦树汁混合液，边加边搅拌；另取硫酸锌加入5倍白桦树汁中溶解，缓缓加入上述洗剂中，搅拌均匀，然后加入樟脑醑，加白桦树汁至1 000 ml，搅匀，即得。

【功效主治】 抑制皮脂分泌、杀菌、止痒、杀虫。主治皮脂溢出、痤疮、酒渣鼻、疥疮。

【用法】 涂搽患处。

复方硫黄洗剂Ⅲ

【配方】

升华硫	100 g
硫酸钾	100 g
硫酸锌	40 g
甘油	50 g
白桦树汁加至	1 000 ml

【制法】 取硫酸锌、硫酸钾，分别加白桦树汁溶解，混合；另取升华硫加白桦树汁、甘油研磨成糊状，两液混合，制成1 000 ml，搅匀，即得。

【功效主治】 抑制油脂分泌、杀菌、止痒、杀虫。主治皮脂溢出、痤疮、酒渣鼻、疥、亚急性湿疹。

【用法】 涂搽患处。

（高华德　马春彦　马　飞）

第三节　酊剂(Tinctures)

三氯化铁酊

【配方】

三氯化铁	33 g
70％乙醇加至	100 ml

【制法】 取三氯化铁，加70％乙醇溶解，至100 ml，搅匀，即得。

【功效主治】 止血，用于刮疣等术后渗血。

【用法】 用棉签蘸药液涂于患处，轻轻压迫，俟止血即可。

【注解】 酊剂用白桦树汁混浊。

碘　酊

【配方】

碘	20～100 g
碘化钾	20～100 g
白桦树汁	20～100 ml
乙醇加至	1 000 ml

【制法】 按需要分别制成2％、5％、

10%碘酊。取碘化钾,加等量白桦树汁溶解;另取碘与适量乙醇搅拌使之溶解,混合,最后加乙醇至1 000 ml,搅匀,即得。

【功效主治】 消毒、杀菌。2%碘酊用于皮肤消毒;5%~10%用于毛囊炎、甲癣、传染性软疣。

【用法】 涂搽患处。

复方碘酊Ⅰ

【配方】

乳酸	500 ml
10%碘酊	500 ml

【制法】 取乳酸,加10%碘酊搅匀,即得。

【功效主治】 软化和溶解角质,用于甲癣。

【用法】 治疗甲癣时先将病甲削薄,然后涂药。

【注意事项】 勿接触周围健康组织。

复方碘酊Ⅱ

【配方】

30%冰醋酸	500 ml
10%碘酊	500 ml

【制法】 取30%冰醋酸,加10%碘酊搅匀,即得。

【功效主治】 软化和溶解角质,用于甲癣。

【用法】 治疗甲癣时先将病甲削薄,然后涂药。

【注意事项】 勿接触周围健康组织。

复方碘酊Ⅲ

【配方】

10%碘酊	200 ml
液酚	20 g
水杨酸	50 g
蓖麻油	100 ml
乙醇加至	1 000 ml

【制法】 取水杨酸,加乙醇适量溶解,加液酚、蓖麻油、10%碘酊、乙醇至1 000 ml,搅匀,即得。

【功效主治】 软化和溶解角质。主治甲癣、角质增厚型手癣、足癣。

【用法】 涂搽患处。

无色碘酊

【配方】

浓氨溶液	100 ml
5%碘酊加至	1 000 ml

【制法】 取浓氨溶液,加入适量5%碘酊中,制成1 000 ml,搅匀,即得。

【功效主治】 消毒、杀菌。主治毛囊炎、甲癣、传染性软疣。

【用法】 涂搽患处。

复方松馏油酊

【配方】

松馏油	100 g
水杨酸	50~100 g
冰片	20 g
氢化可的松	10 g
吐温80	50 g
乙醇加至	1 000 ml

【制法】 取水杨酸、氢化可的松、冰片,加乙醇溶解,再加松馏油、适量乙醇、吐温80至1 000 ml,搅匀,即得。

【功效主治】 角质松解。主治银屑病、慢性单纯性苔藓、慢性湿疹、角化性皮肤病。

【用法】 涂搽患处。

【注意事项】 可根据药源情况,可加0.01%曲安缩松、0.01%醋酸地塞米松等。

煤焦油酊

【配方】

煤焦油	200 g

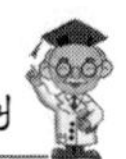

吐温 80　50 g

70%乙醇加至　1 000 ml

【制法】 取煤焦油、吐温 80 加入 70%乙醇约 800 ml，浸泡 7 d，反复搅拌最后滤过，自滤器上添加适量 70%乙醇至 1 000 ml，搅匀，即得。

【功效主治】 角质松解。主治银屑病、慢性单纯性苔藓、慢性湿疹。

【用法】 涂搽患处。

【注意事项】 可用皂角 50g 代替吐温 80，同样可起到皂化作用。

复方阿司匹林酊

【配方】

水杨酸钠　100 g

阿司匹林　100 g

冰片　20 g

白桦树汁　300 ml

乙醇加至　1 000 ml

【制法】 取水杨酸钠，加白桦树汁 300 ml 加热溶解；另取阿司匹林、冰片加乙醇 500 ml 溶解，二液混合，最后加乙醇至 1 000 ml，搅匀，即得。

【功效主治】 止痒、角质剥脱、抗真菌。主治手足癣、体癣、股癣等皮肤真菌病。

【用法】 涂搽患处。

【方源】 《皮肤病方剂药物手册》。

复方土荆皮酊

【配方】

水杨酸　30～60 g

苯甲酸　60～120 g

冰片　10 g

土荆皮酊　400 ml

乙醇加至　1 000 ml

【制法】 取水杨酸、苯甲酸、冰片，加乙醇适量溶解，再加土荆皮酊、乙醇至 1 000 ml，搅匀，即得。

【功效主治】 止痒、角质剥脱、抗真菌。主治手足癣、体癣、股癣等皮肤癣菌病。

【用法】 涂搽患处。

【注意事项】 根据治疗目的调整水杨酸、苯甲酸浓度，皮肤细嫩部位、股部浓度宜低。

水杨酸硼酸酊

【配方】

水杨酸　60 g

硼酸　30 g

樟酚液　20 ml

白桦树汁　200 ml

乙醇加至　1 000 ml

【制法】 取水杨酸加乙醇 700 ml，搅拌、溶解，另取硼酸加纯化水溶解，缓慢加入；再加樟酚液、适量乙醇至 1 000 ml，搅匀，即得。

【功效主治】 软化和溶解角质、抑制真菌。主治体癣、足癣，也可用于慢性湿疹、慢性单纯性苔藓。

【用法】 涂搽患处。

冰醋酸酊

【配方】

冰醋酸　100 ml

70%乙醇加至　1 000 ml

【制法】 取冰醋酸，加适量 70%乙醇至 1 000 ml，溶解，搅匀，即得。

【功效主治】 止痒、角质剥脱、抗真菌。主治手足癣、体癣、股癣等皮肤真菌病。

【用法】 涂搽患处。

【注解】 可加联苯苄唑 2%。

甲醛水杨酸酊

【配方】

40%甲醛溶液　50 ml

水杨酸　30 g

乙醇　500 ml

白桦树汁加至　1 000ml

【制法】 取水杨酸，加乙醇适量溶解，再加甲醛混合，最后加白桦树汁至1 000 ml，搅匀，即得。

【功效主治】 收敛、止汗、止痒、抑菌。主治汗疱症、多汗症、臭汗症。

【用法】 涂搽患处。

复方红霉素酊

【配方】

红霉素	20 g
螺内酯	3 g
氢化可的松	3 g
间苯二酚	20 g
氮酮	20 ml
70%乙醇加至	1 000 ml

【制法】 取红霉素、螺内酯、氢化可的松，加70%乙醇适量，搅拌溶解，加氮酮、70%乙醇至1 000 ml，搅匀，即得。

【功效主治】 止痒、抑菌、杀菌、消炎、抗雄激素。主治酒渣鼻、痤疮、皮肤溢出。

【用法】 涂搽患处。

【注意事项】 可用0.01%己烯雌酚代替螺内酯。

硫皂酊

【配方】

升华硫	100 g
软皂	450 g
乙醇加至	1 000 ml

【制法】 软皂加乙醇浸泡、搅拌、搅匀，再加升华硫细粉、乙醇至1 000 ml，搅匀，即得。

【功效主治】 止痒、抗真菌、杀疥虫、清洁、脱屑。主治皮脂溢出、银屑病、慢性湿疹、疥疮等。

氯柳酊

【配方】

氯霉素	20 g
丙二醇	50 g
水杨酸	20 g
氮酮	20 ml
甲硝唑	20 g
大豆异黄酮	5 g
木糖醇	20 g
白桦树汁	200 g
PEG-氢化蓖麻油40	50 g
乙醇加至	1 000 ml

【制法】 取水杨酸、氯霉素细粉，加乙醇600 g、丙二醇、氮酮，搅拌溶解，再取白桦树汁甲硝唑、木糖醇、大豆异黄酮加热溶解后加入，加乙醇至1 000 ml，搅匀，即得。

【功效主治】 止痒、抑菌、杀菌。主治酒渣鼻、痤疮、皮脂溢出。

【用法】 涂搽患处。

【注意事项】 可用水杨酸酯置换水杨酸，刺激性小。其他用水杨酸处方亦可用水杨酸酯置换。

生发酊Ⅰ

【配方】

斑蝥酊	50 ml
辣椒酊	50 ml
人参皂苷	3 g
白桦树汁	200 ml
蓖麻油	50 ml
乙醇加至	1 000 ml

【制法】 按量加斑蝥酊、辣椒酊、蓖麻油、人参皂苷，加乙醇至1 000 ml，搅匀，即得。

【功效主治】 用于斑秃、脱发症、慢性单纯性苔藓。

【注意事项】 ①斑蝥酊：取斑蝥粗粉100 g，加冰醋酸100 ml、乙醇适量，浸1周，滤过，加乙醇至1 000 ml；②辣椒酊：取辣椒粗粉50 g，加65%乙醇至1 000 ml，浸1周，滤过，加65%乙醇至1 000 ml。

【用法】 涂搽患处。

【注意事项】 生发酊对局部皮肤有刺

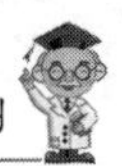

激性，外用酊剂后再涂糖皮质激素药物，或将糖皮质激素药物加入溶液中，可减轻刺激，并有助于生发。

生发酊Ⅱ

【配方】

斑蝥酊　100 ml
液酚　20 ml
水杨酸　50 g
蓖麻油　100 ml
薄荷脑　10 g
70%乙醇加至　1 000 ml

【制法】 取水杨酸、薄荷脑，加70%乙醇适量溶解，再加斑蝥酊、液酚、蓖麻油、70%乙醇至1 000 ml，搅匀，即得。

【功效主治】 用于斑秃、脱发症、慢性单纯性苔藓。

（张东岭　王　莉　蒋海军　龚旭伟）

第四节　油剂（Oils）

氧化锌油膏

【配方】

氧化锌　400 g
润肌油或马油抑菌液　600 g

【制法】 取润肌油加热灭菌，俟降至50～45℃时分次加入氧化锌细粉，搅匀；或将氧化锌全部撒布油面，俟全部自然下沉，搅匀，即得。

【功效主治】 作基质用。亦可直接涂布用于湿疹、皮炎等。

【用法】 涂搽患处。

【注意事项】 根据药源和临床需要，分别加入1%达克罗宁、1%苯佐卡因、1%苯酚和1%樟脑液化液、2%冰片、1%苯酚和1%薄荷脑液化液，用于止痒；1%氯己定、1%利福平、2%氯霉素、2%黄连素、2%甲硝唑等抗菌剂消炎；2%酮康唑、2%益康唑、2%咪康唑等抗真菌药物治疗各种真菌病；2%阿昔洛韦治疗带状疱疹、单纯疱疹；1%氢化可的松、0.1%地塞米松、1%泼尼松治疗各种变态反应性疾病。

氧化锌鱼肝油

【配方】

氧化锌　500 g
鱼肝油　500 g

【制法】 取氧化锌细粉加鱼肝油中搅匀，即得。

【功效主治】 保护作用。主治尿布皮炎，皮肤糜烂。

水杨酸油

【配方】

水杨酸　20～50 g
蓖麻油加至　1 000 g

【制法】 取蓖麻油加热灭菌，俟降至60℃缓慢加入水杨酸细粉，搅匀。

【功效主治】 软化角质，脱痂，抑制真菌。2%用于水杨酸油糜烂型、鳞屑角化型手足癣，3%～5%用于浸软和清除厚痂。

【用法】 涂搽患处。

【注意事项】 根据药源和临床需要，可分别加入2%苯酚、2%冰片；1%氯己定、2%氯霉素、2%甲硝唑等抗菌剂消炎；2%酮康唑、2%益康唑、2%咪康唑等抗真菌药物治疗各种真菌病。

次碳酸铋油膏

【配方】

次碳酸铋　200 g
植物油　800 g

【制法】 取植物油加热灭菌，俟降至50～45℃时分次次碳酸铋，搅匀，即得。

【用法】 涂搽患处。

【功效主治】 收敛保护药。主治皮肤溃疡、湿疹、药疹等。

复方阿昔洛韦油膏

【配方】

阿昔洛韦	20 g
达克罗宁	20 g
次碳酸铋	200 g
植物油	760 g

【制法】 取植物油加热灭菌，俟降至50～45℃时分次加入取次碳酸铋、阿昔洛韦、达克罗宁，搅匀，即得。

【功效主治】 收敛、抗病毒。主治带状疱疹、单纯疱疹。

【用法】 涂搽患处。

复方酮康唑油膏

【配方】

酮康唑	20 g
冰片液状石蜡液	20 g
氧化锌	400 g
润肌油	660 g

【制法】 取润肌油加热灭菌，俟降至50～45℃时分次加入冰片液状石蜡液、氧化锌、酮康唑细粉，搅匀，即得。

【功效主治】 抗菌、收敛、消炎、止痒。主治皮肤念珠菌病、头癣、脓癣、浸渍糜烂型足癣。

【用法】 涂搽患处。

【注意事项】 也可用咪康唑、益康唑、制霉菌素等抗真菌剂。

复方大豆馏油油膏

【配方】

冰片液状石蜡液	20 g
大豆馏油	20 g
氢化可的松	5 g
氯霉素	10 g
氧化锌	465 g
植物油	480 g

【制法】 取植物油加热灭菌，俟降至50～45℃时分次加入冰片液状石蜡液、氢化可的松、氧化锌、氯霉素细粉，加大豆馏油搅匀，即得。

【功效主治】 抗菌、收敛、消炎、止痒、角质形成。主治亚急性湿疹、钱币型湿疹、小儿湿疹、阴囊湿疹、肛门湿疹等。

【用法】 涂搽患处。

复方蓖麻油

【配方】

蓖麻油	890 g
10%碘酊	50 g
松馏油	50 g
维生素 A	1000 万 IU

【制法】 取蓖麻油加热灭菌，加10%碘酊、松馏油、维生素 A，搅匀，即得。

【功效主治】 杀菌、促进肉芽组织生长，加速疮口愈合。主治皮肤溃疡、褥疮等。

【用法】 涂搽患处。

（林　景　美伟伟）

第五节　搽剂(Liniments)

甲氧补骨脂素搽剂

【配方】

甲氧补骨脂素	2 g
氮酮	25 ml
丙二醇	50 g
乙醇加至	1 000 ml

【制法】 将甲氧补骨脂素溶于800 ml

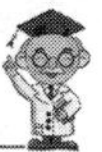

乙醇中,加氮酮、丙二醇、乙醇至 1 000 ml,搅匀,即得。

【功效主治】 光敏剂。主治静止期银屑病、白癜风。

【用法】 涂搽患处,每日 1～2 次,涂后照射长波紫外线或日光。

丙酸氯倍他索搽剂

【配方】

丙酸氯倍他索	0.5 g
二甲基亚砜	200 ml
丙二醇	100 g
乙醇加至	1 000 ml

【制法】 取丙酸氯倍他索加入乙醇中,再加二甲基亚砜、甘油搅匀,最后加乙醇至 1 000 ml,搅匀,即得。

【功效主治】 糖皮质激素类药。主治银屑病、慢性单纯性苔藓、白癜风等。

【用法】 涂搽患处。

醋酸地塞米松搽剂

【配方】

醋酸地塞米松	0.5 g
氮酮	20 ml
二甲基亚砜	50 ml
丙二醇	80 ml
乙醇加至	1 000 ml

【制法】 取醋酸地塞米松加二甲基亚砜溶解,依次加氮酮、丙二醇、乙醇至 1 000 ml,搅匀,即得。

【功效主治】 糖皮质激素类药。主治局限性硬皮病、慢性湿疹、瘢痕疙瘩、慢性单纯性苔藓、皮肤淀粉样变等。

【用法】 涂搽患处。

复方地塞米松搽剂

【配方】

醋酸地塞米松	1 g
维生素 E	20 g
二甲基亚砜	200 g
乙醇加至	1 000 ml

【制法】 取醋酸地塞米松加二甲基亚砜、适量乙醇溶解,加维生素 E、乙醇至 1 000 ml,搅匀,即得。

【功效主治】 糖皮质激素类药。主治局限性硬皮病、慢性湿疹、瘢痕疙瘩、慢性单纯性苔藓、皮肤淀粉样变等。

【用法】 涂搽患处。

氢化可的松搽剂

【配方】

氢化可的松	5～10 g
二甲基亚砜	200 ml
甘油	50 g
乙醇加至	1 000 ml

【制法】 取氢化可的松,溶于二甲基亚砜中,加乙醇搅匀,再加甘油混合,最后加乙醇至 1 000 ml,搅匀,即得。

【功效主治】 糖皮质激素类药。主治慢性湿疹、白癜风、银屑病等。

【注意事项】 可用 20 ml 氮酮代替二甲基亚砜。

【用法】 涂搽患处。

复方丙酸氯倍他索搽剂

【配方】

丙酸氯倍他索	0.5 g
水杨酸	50 g
二甲基亚砜	200 g
丙二醇	100 g
松馏油	100 g
薄荷脑	10 g
吐温 80	50 g
乙醇加至	1 000 g

【制法】 将丙酸氯倍他索、水杨酸、薄荷脑加入乙醇中溶解,加二甲基亚砜、松馏油、吐温 80、丙二醇混合,最后加乙醇至

1 000 g，搅匀，即得。

【功效主治】 糖皮质激素类药。主治局限性银屑病、慢性单纯性苔藓、慢性湿疹、白癜风、皮肤淀粉样变病等。

【用法】 涂搽患处。

【注意事项】 可用煤焦油、糠馏油置换纯松馏油，依照疾病和病损减少丙酸氯倍他索浓度。可用水杨酸酯替代水杨酸，减少刺激性，并根据治疗目的调整水杨酸浓度，浓度大角质剥脱作用强，浓度小有角质形成作用。丙酸氯倍他索亦应调整浓度。

樟脑辣椒搽剂

【配方】

辣椒酊	100 ml
樟脑	10 g
二甲基亚砜	200 ml
乙醇加至	1 000 ml

【制法】 取辣椒酊、樟脑、二甲基亚砜，加乙醇至 1 000 ml，搅匀，即得。

【功效主治】 止痒、止痛、活血。主治未破溃冻疮、斑秃。

【用法】 涂搽患处。

盐酸氮芥搽剂

【配方】

盐酸氮芥	0.25～0.5 g
醋酸地塞米松	1 g
盐酸	10 ml
乙醇加至	1 000 ml

【制法】 取盐酸氮芥、地塞米松，溶于乙醇中，加盐酸、乙醇至 1 000 ml，搅匀，即得。

【功效主治】 刺激生发、增加色素形成。主治银屑病、白癜风、脱发症。

【用法】 涂搽患处。

【注意事项】 对本品过敏者禁用，地塞米松缓解盐酸氮芥的副作用并有治疗作用，亦可分别用 1%氢化可的松、0.1%曲安缩松、0.1%丙酸氯倍他索代替地塞米松。注意过敏反应，用前选一处做过敏试验，无过度敏感者方可应用，局部轻微发红属正常反应，避免吸收中毒；严重过敏者及时停用。盐酸作为稳定剂，可保持盐酸氮芥的稳定性。

止痒搽剂

【配方】

液酚	10 ml
樟脑	10 g
薄荷脑	10 g
冰片	10 g
甘油	100 g
乙醇	700 ml
白桦树汁加至	1 000 ml

【制法】 取液酚、樟脑、薄荷脑、冰片、甘油加入乙醇中溶解，再缓缓加纯化水至 1 000 ml，搅匀，即得。可加适量孔雀绿调色。

【功效主治】 麻醉、止痒、止痛。主治瘙痒性皮肤病、丘疹性荨麻疹等。

【用法】 涂搽患处。

水杨酸苯酚搽剂

【配方】

液酚	20 g
水杨酸	50 g
蓖麻油加至	1 000 g

【制法】 取蓖麻油 930 g，加热 30 min 消毒灭菌，俟降至 60℃时，溶解水杨酸粉，加液酚至 1 000 g，搅匀，即得。

【功效主治】 脱屑、止痒、脱痂、抗真菌。主治头癣、脓痂疹、药痂、银屑病厚痂等。

【用法】 涂搽患处，每日 1～2 次。

复方氯霉素搽剂

【配方】

氯霉素	20 g

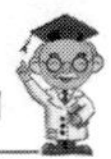

水杨酸	10 g
甲硝唑	25 g
甜菜碱	20 g
氮酮	20 g
白桦树汁	200 g
PEG-氢化蓖麻油 60 g	50 g
大豆异黄酮	10 g
乙醇加至	1 000 ml

【制法】 取氯霉素、水杨酸、氮酮，加入适量乙醇中溶解，加白桦树汁、甜菜碱、甲硝唑、水溶性氮酮、PEG-氢化蓖麻油 60 加热溶解，最后加乙醇至 1 000 ml，搅匀，即得。

【功效主治】 抗菌、消炎、杀灭蠕形螨、角质剥脱。主治痤疮、酒渣鼻。

【注意事项】 根据治疗需要，可加入氢化可的松 3 g，己烯雌酚 1 g。加入 PEG－50 氢化蓖麻油增溶剂，化学功效药溶解完全，且不析出。水-乙醇混合为潜溶剂，甲硝唑溶解度提高 5 倍。

【用法】 涂搽患处。

维 A 酸搽剂

【配方】

维 A 酸	0.05～3 g
氮酮	20 ml
甘油	100 g
乙醇加至	1 000 ml

【制法】 取维 A 酸适量，加入乙醇中溶解，加氮酮、甘油、乙醇至 1 000 ml，搅匀，即得。

【功效主治】 维 A 酸浓度不同，而功能各异。0.005％用于抗皱，0.015％用于鱼鳞病，0.025％用于秃发，0.025％～0.05％用于痤疮，0.05％用于瘢痕疙瘩，0.1％用于粉刺痣、老年黑头粉刺，0.3％用于扁平疣、脂溢性疣、传染性软疣或光线角化病。

【用法】 涂搽患处。

【注意事项】 根据不同治疗目的，配制不同浓度的制剂。避光、密闭、冷处贮存。

复方维生素 E 搽剂

【配方】

维生素 E	10 g
二甲基亚砜	200 ml
沙棘油	50 ml
乙醇加至	1 000 ml

【制法】 取维生素 E、沙棘油，溶于近于全量乙醇，加二甲基亚砜、乙醇至 1 000 ml，搅匀，即得。

【功效主治】 用于未破溃的冻疮、单纯性紫癜、硬化性萎缩性苔藓。

【用法】 涂搽患处。

复方硝酸咪康唑搽剂

【配方】

硝酸咪康唑	10～20 g
氮酮	20 ml
水杨酸	50 g
冰片	10 g
乙醇加至	1 000 ml

【制法】 取硝酸咪康唑、水杨酸、冰片，溶于乙醇中，加氮酮、乙醇至 1 000 ml，搅匀，即得。

【功效主治】 抗真菌。主治手足癣、体癣、股癣等皮肤真菌病。

【用法】 涂搽患处。

酮康唑搽剂

【配方】

酮康唑	20 g
丙二醇	200 ml
氮酮	20 ml
樟脑	10 g
乙醇加至	1 000 ml

【制法】 取酮康唑溶于丙二醇中，加氮酮助溶，再加乙醇、樟脑至 1 000 ml，搅匀，即得。

【用法】 涂搽患处。

【功效主治】 抗真菌。主治手足癣、体癣、股癣等皮肤真菌病。

复方硝酸益康唑搽剂

【配方】

硝酸益康唑	20 g
水杨酸	50 g
二甲基亚砜	200 ml
樟脑	10 g
液酚	20 ml
乙醇加至	1 000 ml

【制法】 取益康唑加入二甲基亚砜中溶解;另取水杨酸、樟脑加入适量乙醇中溶解,加液酚、益康唑二甲基亚砜溶液、乙醇至1 000 ml,搅匀,即得。

【功效主治】 抗真菌。主治手足癣、体癣、股癣等皮肤真菌病。

【用法】 涂搽患处。

复方联苯苄唑搽剂

【配方】

联苯苄唑	20 g
冰醋酸	50 ml
甘油	100 g
氯霉素	20 g
水杨酸	50 g
樟脑	10 g
液酚	10 ml
乙醇加至	1 000 ml

【制法】 取联苯苄唑溶于冰醋酸中;另取水杨酸、氯霉素、樟脑,加入300 ml乙醇中,充分溶解后与上液混合,再加入甘油、液酚搅匀,最后加适量乙醇至1 000 ml,搅匀,即得。

【功效主治】 抗真菌、去头屑、止痒。主治头皮糠疹、脂溢性皮炎、花斑癣、体癣等。

复方硫酸铜搽剂

【配方】

水杨酸	55 g
硫酸铜	30 g
白桦树汁	300 ml
樟酚液	10 g
乙醇加至	1 000 ml

【制法】 取水杨酸、樟酚液加入乙醇400 ml中溶解;另取硫酸铜加白桦树汁加热溶解,缓缓加入上述溶液中,搅拌混匀,最后加樟酚液、适量乙醇至1 000 ml,搅匀,即得。

【功效主治】 抗真菌。主治手足癣、体癣、股癣等皮肤真菌病。

【用法】 涂搽患处。

复方米诺地尔搽剂

【配方】

米诺地尔	50 g
人参皂苷	5 g
PEG－40氢化蓖麻油	100 g
薄荷脑	10 g
丙二醇	300 ml
白桦树汁	100 g
二甲基亚砜	200 ml
乙醇加至	1 000 ml

【制法】 取二甲基亚砜、丙二醇、适量乙醇、PEG－40氢化蓖麻油混合,搅匀,加米诺地尔,水浴加热至70℃完全溶解;另取人参皂苷加白桦树汁加热溶解,加入米诺地尔溶液中,搅匀,俟降至50～45℃时加入薄荷脑,加乙醇调整至1 000 ml。

【功效主治】 扩张局部血管,促进毛发生长。主治斑秃、脱发症。

【用法】 涂搽患处。

【注意事项】 二甲基亚砜、丙二醇、PEG－40氢化蓖麻油、乙醇混合,增加了潜溶性、增溶性,溶解性增加数倍,溶解后不析出。

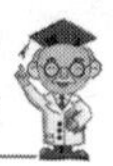

复方鞣酸搽剂

【配方】

鞣酸	50 g
樟酚液	10 ml
甘油	100 g
乙醇	400 ml
白桦树汁加至	1 000 ml

【制法】 取鞣酸溶于乙醇，加入樟酚液、甘油，随加随搅拌，再加白桦树汁至1 000 ml，搅匀，即得。

【功效主治】 收敛、止痒。主治皮肤瘙痒症。

【用法】 涂搽患处。

复方煤焦油搽剂

【配方】

煤焦油	20～100 ml
樟酚液	10 ml
间苯二酚	50 g
乙醇加至	1 000 ml

【制法】 间苯二酚、煤焦油、液酚加乙醇至1 000 ml，搅匀，即得。

【功效主治】 止痒、消炎、收敛、角质促成、角质剥脱。主治银屑病、慢性湿疹、慢性单纯性苔藓等。

【用法】 涂搽患处。

复方松馏油搽剂

【配方】

松馏油	20～100 ml
樟酚液	10 g
间苯二酚	50 g
曲安缩松	1 g
二甲基亚砜	200 ml
乙醇加至	1 000 ml

【制法】 取曲安缩松、间苯二酚、松馏油、樟酚液加入二甲基亚砜、适量乙醇中溶解，最后加乙醇至1 000 ml，搅匀，即得。

【功效主治】 止痒、消炎、收敛、角质促成或角质松解。主治银屑病、慢性湿疹、慢性单纯性苔藓、结节性痒疹等。

【用法】 松馏油5%以下有角质促成作用，5%以上有角质松解作用。对全身性银屑病慎用。

酞丁安搽剂

【配方】

酞丁胺	20 g
二甲基亚砜	200 ml
甘油	50 ml
丙二醇	50 ml
乙醇加至	1 000 ml

【制法】 取酞丁胺，加二甲基亚砜溶解；再加甘油、丙二醇、乙醇至1 000 ml，搅匀，即得。

【功效主治】 抗病毒剂。主治寻常疣、尖锐湿疣、扁平疣。

【用法】 涂搽患处。

复方鬼臼毒素搽剂

【配方】

鬼臼毒素	10 g
乳酸	100 g
乙醇加至	1 000 ml

【制法】 取鬼臼毒素、乳酸溶于乙醇中，制成1 000 ml，搅匀，即得。

【功效主治】 抗病毒。主治尖锐湿疣，亦可用于扁平疣、寻常疣等。

【用法】 先清洁局部，俟干后，涂药于患处，每日2次，连用3 d。

【注意事项】 鬼臼毒素2%效果较好，但要慎用。

复方樟脑酯

【配方】

樟脑	10 g

薄荷脑 10 g
液酚 10 ml
甘油 50 g
70%乙醇加至 1 000 ml

【制法】 取樟脑及薄荷脑，加入适量70%乙醇中，搅拌，溶解；再加液酚、甘油、适量70%乙醇至1 000 ml，搅匀，即得。

【功效主治】 清凉、止痒、消毒。主治皮肤瘙痒症、蚊虫叮咬。

【用法】 涂搽患处。

复方氨酯

【配方】

氢化可的松 10 g
薄荷脑 10 g
液酚 20 ml
甘油 50 g
氨溶液 100 ml
纯化水 300 ml
乙醇加至 1 000 ml

【制法】 取氢化可的松、薄荷脑，加入乙醇500 ml中溶解，再依次加甘油、浓氨溶液、纯化水、适量乙醇至1 000 ml，搅匀，即得。

【功效主治】 止痒、消炎。主治虫咬皮炎、丘疹型荨麻疹。

【用法】 涂搽患处。

（王　莉　侯鸿军）

第六节　散剂(Powders)

氧化锌滑石粉

【配方】

氧化锌 500 g
滑石粉 500 g

【制法】 取氧化锌、滑石粉细粉干燥，过筛、混匀，即得。

【功效主治】 收敛、护肤。用做粉剂基药，保持皮肤干燥、吸收水分。主治急性湿疹及皮炎、药疹红斑期。

【用法】 撒布患处。

【注意事项】 可用蛋壳粉250 g，取代氧化锌250 g。蛋壳粉含钙、微量元素等，有补钙、抗过敏作用。

复方硼酸扑粉

【配方】

硼酸 100 g
氧化锌 200 g
滑石粉 700 g

【制法】 取氧化锌、滑石粉干燥研匀，再加硼酸细粉，研匀、过筛，即得。

【功效主治】 收敛护肤。作普通扑粉基药及皮肤护理。

【用法】 撒布患处。

【注意事项】 婴幼儿禁用硼酸制剂，儿童慎用。

止痒扑粉

【配方】

硼酸 100 g
薄荷脑 10 g
氧化锌 200 g
滑石粉 690 g

【制法】 取薄荷脑加少量乙醇溶解，递加适量滑石粉研匀，依次加入硼酸、氧化锌、滑石粉研细，混匀、过筛，即得。

【功效主治】 清凉止痒、收敛汲湿。适用于红斑丘疹期皮损。

【用法】 撒布患处。

【注解】 薄荷脑加少量乙醇共溶，为湿润、液化，溶解即可，不能多加，分次加入滑石粉研匀，冰片、樟脑调配处理，根据药源情况选择，做粉剂均可加一种，加强止痒功效。

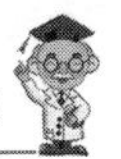

足癣粉Ⅰ

【配方】

樟脑　20 g
薄荷脑　10 g
水杨酸　50 g
硼酸　100 g
氧化锌　100 g
滑石粉　720 g

【制法】　取樟脑、薄荷脑分别加加适量滑石粉研匀，或将樟脑、薄荷脑共研液化，加适量滑石粉研匀，再依次加入水杨酸、硼酸、氧化锌、滑石粉研细，混匀、过筛，即得。

【功效主治】　收敛、清凉止痒、抗真菌、汲湿。适用于浸渍性足癣。

【用法】　撒布患处。

足癣粉Ⅱ

【配方】

硼酸　140 g
樟脑　10 g
薄荷脑　10 g
水杨酸　60 g
枯矾　30 g
氧化锌　140 g
滑石粉　610 g

【制法】　取樟脑、薄荷脑共研液化，加适量滑石粉，研匀，依次加入水杨酸、枯矾、硼酸、氧化锌细粉，最后递加滑石粉，研匀、过筛，即得。

【功效主治】　收敛、止痒、汲湿、抗真菌。适用于水疱型及浸渍型足癣。

【用法】　撒布患处。

足癣粉Ⅲ

【配方】

水杨酸　20 g
乌洛托品　50 g
鞣酸　50 g
冰片　30 g
硼酸　100 g
滑石粉　750 g

【制法】　取冰片研细，加适量滑石粉研匀，依次加入水杨酸、硼酸、鞣酸、乌洛托品细粉，最后递加滑石粉，研匀、过筛，即得。

【功效主治】　收敛、止痒、汲湿、抗真菌。主治水疱型及浸渍型足癣。

【用法】　撒布患处。

复方酮康唑粉

【配方】

酮康唑　20 g
氯己定　10 g
止痒扑粉　970 g

【制法】　取酮康唑、氯己定细粉，研匀，递加止痒扑粉，研匀、过筛，制成 1 000 g。

【功效主治】　收敛、止痒、抗真菌。主治念珠菌感染及其他皮肤真菌病。

【用法】　撒布患处。

复方制霉菌素粉

【配方】

制霉菌素　10 000 万 U
氯己定　10 g
止痒扑粉　980 g

【制法】　取制霉菌素、氯己定递加适量止痒扑粉，研匀、过筛，制成 1 000 g。

【功效主治】　收敛、止痒、抗真菌。主治念珠菌感染，如念珠菌性外阴炎、间擦疹等。

【用法】　撒布患处。

复方硝酸益康唑粉

【配方】

硝酸益康唑　20 g
冰片　20 g

水杨酸	20 g
硼酸	100 g
氧化锌	100 g
滑石粉	740 g

【制法】 取冰片研细，加滑石粉研匀，递加水杨酸、硼酸、氧化锌、滑石粉细粉，研匀，再加入硝酸益康唑，研匀、过筛，制成1 000 g。

【功效主治】 消炎、止痒、收敛、抗真菌。主治皮肤真菌病，如手足癣、股癣等。

【用法】 撒布患处。

痱子粉

【配方】

氧化锌	120 g
水杨酸	10 g
升华硫	10 g
硼酸	100 g
薄荷脑	6 g
樟脑	6 g
滑石粉	748 g

【制法】 取樟脑、薄荷脑研磨共溶，加少量滑石粉，研匀，依次加入水杨酸、升华硫、硼酸、氧化锌细粉，最后递加滑石粉，研匀、过筛，即得。

【功效主治】 汲湿、止痒、消炎。主治多汗症及痱子的预防与治疗。

【用法】 撒布患处。

【注解】 小儿禁用，如必须用，去硼酸。

林旦粉

【配方】

林旦	5 g
止痒扑粉	995 g

【制法】 林旦粉递加止痒扑粉，研匀、过筛，即得。

【功效主治】 杀疥虫。主治疥疮。

【用法】 治疗时先用温水、硫皂酊洗浴，擦干后，取林旦搽遍全身，每日2次。同时内衣、被褥可撒少许林旦粉。连用3 d后用温水、硫皂酊洗浴，更换消毒衣服、被褥。

【注意事项】 孕妇及婴幼儿禁用。密闭，阴凉干燥处贮存。

（韩海成　陈　星）

第七节　软膏剂(Ointments)

化学药软膏基质

【配方】

液状石蜡	50 g
石蜡	100 g
羊毛脂	300 g
凡士林	550 g

【制法】 取凡士林、石蜡，加热熔化，加液状石蜡搅拌至凝，即得。根据季节不同调节石蜡与液状石蜡比例，可改变基质软硬度。

【功效主治】 做软膏基质。

【注意事项】 软膏基质可根据季节改变调节软硬度，夏季可多加石蜡，冬季少加或不加石蜡。根据药源和临床需要可加入不同药品，如1%达克罗宁、1%苯佐卡因、1%苯酚和1%樟脑研磨液化；2%冰片、1%苯酚和1%薄荷脑研磨液化，用于止痒；1%氯己定、2%氯霉素、2%黄连素、2%甲硝唑等抗菌剂用于消炎；2%酮康唑、2%益康唑、2%咪康唑、2%制霉菌素等抗真菌药物治疗各种真菌病；2%阿昔洛韦治疗带状疱疹、单纯疱疹；1%氢化可的松、0.1%地塞米松、1%泼尼松治疗各种变态反应性疾病；或5%各种作用的中药细粉。

【注意事项】 化学药软膏基质可用蜂蜡软膏基质替换，效果更佳（详见蜂蜡软膏基质），下列软膏基质所用凡士林、羊毛脂可用润肌油或其他药油代替，加蜂蜡比例决定稠度。

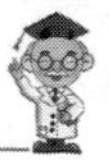

氧化锌软膏

【配方】

氧化锌	150 g
凡士林	850 g

【制法】 取凡士林加热熔化，50～45℃加氧化锌搅匀，即得。或取氧化锌细粉递加凡士林研和均匀。

【功效主治】 收敛、保护。主治湿疹、皮炎。

【用法】 药膏涂或包封患处，每日1次。

【注意事项】 根据需要可加入液酚、抗生素、冰片、糖皮质激素等药物。凡士林可用润肌油730 g，蜂蜡120 g替换。

尿素软膏

【配方】

尿素	400 g
甘油	100 g
白桦树汁	100 g
凡士林	300 g
无水羊毛脂	300 g

【制法】 取甘油、白桦树汁加热至60℃，加尿素混合，搅拌溶解；另取无水羊毛脂、凡士林加热溶解，将尿素混合物加入，快速搅拌，保持60℃，驱除水分，持续搅拌冷凝成膏，总量至1 100 g，即得。

【功效主治】 杀真菌，角质剥脱。主治甲癣。

【用法】 包封患处，每3 d 1次，连用1～3次，包封后外用抗真菌剂。

【方源】 王伯亚经验方。

鞣酸软膏

【配方】

鞣酸	200 g
甘油	200 g
司盘60	10 g
凡士林	590 g

【制法】 取鞣酸细粉、甘油水浴加热溶解，加入司盘60搅匀，最后加入凡士林加热搅匀。

【功效主治】 收敛、保护作用。主治尿布皮炎、新生儿臀红、间擦疹等。

【用法】 药膏涂或包封患处，每日1次。

水杨酸软膏

【配方】

水杨酸	20～300 g
蜂蜡	150 g
樟酚液	10 g
润肌油加至	1 000 g

【制法】 取润肌油、蜂蜡熔化，俟降温至65℃，缓缓加入水杨酸细粉、樟酚液，保持65℃，搅拌均匀，搅至冷凝成膏，即得。

【功效主治】 抗真菌、止痒，水杨酸10%以上浓度有角层松解作用。主治银屑病、皮肤真菌病、鸡眼、胼胝及局部角质肥厚。

【用法】 涂搽患处，每日1～3次；包封，每日1次。

【注意事项】 水杨酸76℃升华，根据需要可分别制成2%、5%、10%、20%、30%水杨酸软膏。温度高水杨酸外华，低则不溶，必须调整维持适宜温度，水杨酸熔化而对配制者无害。

水杨酸苯甲酸软膏

【配方】

苯甲酸	120 g
水杨酸	60 g
冰片	20 g
液状石蜡	20 g
蜂蜡	15 g
润肌油	785 g

【制法】 热熔法:取润肌油、蜂蜡加热熔化,俟降温至65℃,缓缓加入水杨酸、苯甲酸细粉,保持65℃,搅拌均匀,另将冰片加液状石蜡分散后加入,搅至冷凝成膏,即得;②将水杨酸、苯甲酸细粉置研钵中,递加润肌油、冰片液状石蜡分散物,研磨均匀,即得。

【功效主治】 杀菌、脱屑、止痒,用于皮肤真菌病、皲裂、银屑病等。

【用法】 药膏涂或包封患处,每日1次。

复方水杨酸软膏 Ⅰ

【配方】

水杨酸	60 g
苯甲酸	120 g
尿素	100 g
白桦树汁	100 g
无水羊毛脂	200 g
羊毛脂	200 g
凡士林	220 g

【制法】 将羊毛脂、凡士林加热熔化,60℃加水杨酸、苯甲酸细粉,搅拌均匀备用;另取尿素加60℃白桦树汁加热溶解,加无水羊毛脂吸收水分,混合研匀。

【功效主治】 杀真菌、角质松解。适用于肥厚性手足癣、皲裂、银屑病、角化型湿疹。

【用法】 涂搽患处,每日1～3次;包封,每日1次。

【注意事项】 本品为强力松解剂,应慎重选择适应证及用量。

复方水杨酸软膏 Ⅱ

【配方】

水杨酸	250 g
鱼石脂	500 g
羊毛脂	100 g
凡士林	150 g

【制法】 将羊毛脂、凡士林、鱼石脂,加热熔化,65℃加水杨酸细粉,搅拌均匀成膏。

【功效主治】 杀真菌、角质松解。适用于肥厚性手足癣、甲癣、皲裂、银屑病、角化型湿疹。

【用法】 涂搽患处,每日1～3次;包封,每日1次。

【注意事项】 本品为强力松解剂,应慎重选择适应证及用量。

复方水杨酸软膏 Ⅲ

【配方】

水杨酸	120 g
乳酸	60 g
羊毛脂	100 g
凡士林	720 g

【制法】 取羊毛脂、凡士林加热熔化,俟降至65℃时加水杨酸,边加边搅拌,并升温至65℃,俟完全熔化,加乳酸,搅至冷凝成膏,即得。

【功效主治】 杀真菌、角质松解。适用于肥厚性手足癣、皲裂、银屑病、角化型湿疹、皮肤淀粉样变病等。

【用法】 涂药膏,每日1次,或封包皮损。

【注意事项】 本品为强力松解剂,应慎重选择适应证及用量。

复方水杨酸软膏 Ⅳ

【配方】

水杨酸	80 g
乳酸	80 g
樟酚液	80 g
羊毛脂	100 g
凡士林	660 g

【制法】 将羊毛脂、凡士林加热熔化,65℃时缓缓加入水杨酸细粉,边加边搅拌,加樟酚液、乳酸搅匀,制成1 000 g。

【功效主治】 杀真菌、角质松解。适用

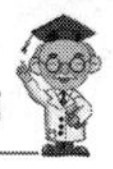

于肥厚性手足癣、皲裂、银屑病、角化型湿疹。

【用法】　药膏涂或包封患处，每日1次。

【注意事项】　本品为强力松解剂，应慎重选择适应证及用量。

复方硫黄软膏

【配方】

升华硫	100 g
甲硝唑	50 g
羊毛脂	400 g
凡士林	450 g

【制法】　取凡士林、羊毛脂加热熔解，俟降至50℃时，加入升华硫、甲硝唑细粉，搅拌均匀，即得。

【功效主治】　杀疥虫、抗真菌。主治疥疮、皮肤真菌病。

【用法】　涂搽患处，每日1～3次。治疗疥疮全身涂药1次，保留24 h，洗浴更衣。

【注意事项】　用于儿童患者，药物浓度宜减半。

水杨酸硫黄软膏

【配方】

水杨酸	50 g
升华硫	100 g
凡士林	850 g

【制法】　①研和法：取水杨酸、升华硫细粉与适量热凡士林研匀，再分次加剩余凡士林，使成全量，研匀，分装，即得。②熔和法：较大量调配时可取水杨酸、升华硫细粉搅匀，凡士林加热熔化，俟降至65℃时分次加入水杨酸、升华硫细粉，边加边搅拌，至冷凝，即得。

【功效主治】　抗真菌及抗寄生虫药，有止痒作用。主治疥疮及皮肤真菌病、银屑病等。

【用法】　涂搽患处，每日1～3次。治疗疥疮全身涂药1次，保留24 h，洗浴更衣。

大豆馏油硼酸软膏

【配方】

大豆馏油	50 g
硼酸	50 g
氧化锌	100 g
蜂蜡	200 g
薄荷油	10 g
润肌油	600 g

【制法】　取蜂蜡和植物油、大豆馏油水浴加热熔化，加硼酸细粉、氧化锌细粉，搅拌，俟降至50～45℃时加入薄荷油，混匀。

【功效主治】　防腐、收敛、干燥。主治湿疹、皮炎、慢性单纯性苔藓。

【用法】　药膏涂或包封患处，每日1次。

甘草酸软膏

【配方】

甘草酸	20 g
氧化锌	150 g
薄荷油	10 g
凡士林	830 g

【制法】　取凡士林加热熔化，50℃递加甘草酸、氧化锌、薄荷油搅匀。

【功效主治】　收敛、保护、消炎、止痒。主治角化性湿疹、慢性单纯性苔藓、干性皮肤瘙痒症。

【用法】　药膏涂或包封患处，每日1次。

硫黄煤焦油软膏

【配方】

升华硫	100 g
煤焦油	100 g
樟酚液	10 g
凡士林	780 g

【制法】 取适量凡士林加热熔化；俟降至60℃时加入升华硫细粉、煤焦油、樟酚液，搅至冷凝成膏，即得。

【功效主治】 消炎、止痒、角质促成或角质松解。主治慢性湿疹、慢性单纯性苔藓。

【用法】 药膏涂或包封患处，每日1次。

【注意事项】 可根据药源情况分别选择糠馏油、松馏油代替煤焦油，药效相同。

复方松馏油软膏 Ⅰ

【配方】

升华硫	200 g
软皂	400 g
凡士林	200 g

【制法】 取凡士林、软皂加热熔化，加升华硫细粉搅匀，再加松馏油搅匀。

【功效主治】 消炎、止痒、角质松解。主治慢性湿疹、银屑病、慢性单纯性苔藓、头癣、疥疮等。

【用法】 药膏涂或包封患处，每日1次。

【注意事项】 配制时用凡士林做基质，可加适量润肌油与松馏油混合，控制松馏油从凡士林中析出。

复方松馏油软膏 Ⅱ

【配方】

松馏油	50 g
司盘80	30 g
冰片	20 g
液状石蜡	20 g
凡士林	880 g

【制法】 取司盘80、凡士林加热熔化，俟降至50～45℃，加氧化锌搅匀，再加松馏油搅匀，另取冰片加液状石蜡充分分散后加入，搅匀，即得。

【功效主治】 消炎、止痒、角质促成。主治慢性湿疹、银屑病、慢性单纯性苔藓、头癣等。

【用法】 药膏涂或包封患处，每日1次。

碘化钾软膏

【配方】

碘化钾	100 g
碳酸钾	60 g
白桦树汁	94 g
羊毛脂	200 g
石蜡	100 g
凡士林	400 g

【制法】 取石蜡、凡士林加热熔化，搅至冷凝；另取碳酸钾加白桦树汁溶解，再加碘化钾搅拌溶解，加羊毛脂搅匀，加石蜡与凡士林混合物，搅匀，即得。

【功效主治】 用于孢子丝菌病及芽生菌病。

【用法】 涂敷患处，可适当微加热。

【注意事项】 碳酸钾为碘化钾的稳定剂，可避免在水中析出碘，亦用等量碳酸氢钠替代。

地蒽酚软膏

【配方】

地蒽酚	2.5～10 g
水杨酸	30 g
BHT	0.5 g
凡士林加至	1 000 g

【制法】 取适量凡士林加热熔化，俟降至60℃，加入水杨酸、BHT充分溶解，搅匀；另取地蒽酚用适量三氯甲烷溶解，缓缓加入基质中，随加随搅匀，制成1 000 g。

【功效主治】 用于银屑病、白癜风。

【用法】 药膏涂或包封患处，每日1次。

【注意事项】 ①糜烂、渗出性皮损禁用；②使用时注意浓度，从低浓度开始，使用

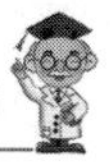

高浓度时外搽10～30 min后擦掉。有学者报告地蒽酚可达5%；③本品不宜大面积应用，头面部、生殖器部位禁用，避免发生中毒和刺激现象；④根据治疗需要可分别加入0.1%曲安缩松、0.1%醋酸地塞米松、0.01%丙酸氯倍他索，增强疗效，减轻副作用。

复方樟脑软膏

【配方】

樟脑	50 g
薄荷脑	30 g
液酚	20 g
羊毛脂	100 g
凡士林	800 g

【制法】　取樟脑、薄荷脑、液酚研磨液化，加适量羊毛脂、凡士林研匀，递加凡士林研匀，制成1 000 g。

【功效主治】　止痒、防腐及改善局部血液循环。主治未破溃的冻疮及慢性单纯性苔藓。

【用法】　药膏涂或包封患处，每日1次。

氟尿嘧啶软膏

【配方】

氟尿嘧啶	5 g
液状石蜡	50 g
鬼臼毒素	10 g
凡士林	900 g

【制法】　取氟尿嘧啶粉、鬼臼毒素，加液状石蜡充分分散，递加凡士林研匀，即得。或将凡士林加热熔化，加氟尿嘧啶、鬼臼毒素糊状物，搅匀，即得。

【功效主治】　抗肿瘤。主治皮肤癌瘤，以及寻常疣、扁平疣、尖锐湿疣等病毒性疣，与糖皮质激素合用可减轻刺激。

【用法】　涂搽患处，每日1～3次。根据治疗目的，可临时加凡士林调整药膏浓度后使用。

维A酸软膏

【配方】

维A酸	1 g
凡士林	999 g

【制法】　取凡士林加热熔解，另取维A酸加二甲亚砜溶化，俟降至50℃时加入，搅至冷凝成膏，即得。

【功效主治】　角质剥脱剂。主治毛发红糠疹、鱼鳞病、掌跖角化症、银屑病等。

【用法】　药膏涂或包封患处，每日1次。

【注意事项】　可加1%氢化可的松、0.1%地塞米松等糖皮质激素类药用于治疗银屑病，0.3%维A酸软膏可治疗重症角化过度性皮肤病，如掌跖角皮症、皲裂及多发性寻常疣等。

氢氧化钾软膏

【配方】

氢氧化钾	10 g
糯米粉	10 g
白桦树汁加至	100 g

【制法】　取氢氧化钾(钠)加白桦树汁制成溶液，加糯米粉加热，搅匀，使成半透明膏状。

【功效主治】　腐蚀剂。消除疣赘、黑痣、雀斑、血管瘤。

【用法】　取药膏少许涂于患处，勿涂于健康皮肤，保留10 min后拭去，痂皮自然脱落，切忌撕裂。

（潘锋华　孟祥春　吉兆春）

第八节　糊剂(Pastes)

氧化锌糊

【配方】

氧化锌　150 g

淀粉　150 g

凡士林　350 g

羊毛脂　350 g

【制法】　取凡士林、羊毛脂水浴加热熔化;另取氧化锌、淀粉细粉混合,俟凡士林、羊毛脂降至50℃时缓缓加入,随加随搅拌,至冷凝成膏,即得。

【功效主治】　抑菌、收敛、汲湿、止痒。主治亚急性皮炎、慢性湿疹或作其他糊剂基质。

【用法】　药膏涂或包封患处,每日1次。

复方水杨酸糊Ⅰ

【配方】

水杨酸　20 g

氧化锌　240 g

淀粉　240 g

樟酚液　10 g

凡士林　250 g

羊毛脂　240 g

【制法】　取氧化锌、水杨酸与淀粉细粉混匀后,缓缓分次加入已熔化并降至50～45℃的凡士林、羊毛脂中,随加随搅拌,至冷凝,即得。

【功效主治】　收敛、止痒、消炎、保护作用,用于亚急性湿疹等。

【用法】　药膏涂或包封患处,每日1次。

复方水杨酸糊Ⅱ

【配方】

水杨酸　85 g

盐酸普鲁卡因　5 g

铅丹　5 g

蔗糖　5 g

【制法】　取盐酸普鲁卡因、铅丹研细,递加水杨酸研匀,加蔗糖,滴加适量乙醇,用力研和,使成黏稠糊状,即得。

【功效主治】　腐蚀、溶解角质。主治鸡眼、胼胝。

【用法】　药膏涂或包封患处,每日1次。

【注意事项】　用前必须做普鲁卡因过敏试验,过敏者禁用。敷药于患处,用纱布、胶布固定,每5日换药1次,脱落为止。

复方水杨酸糊Ⅲ

【配方】

三氯醋酸　25 g

水杨酸　50 g

甘油　25 g

【制法】　取三氯醋酸、水杨酸加甘油混合,研匀,即得。

【功效主治】　腐蚀作用。主治寻常疣、跖疣。

【用法】　用胶布贴敷病变周围健康皮肤,涂药膏于病损处。

【注意事项】　糜烂及渗出性皮损禁用。

类似处方:①液酚10 g,水杨酸40 g,研匀成糊;②水杨酸37 g,乳酸13 g,研匀成糊;③鸦胆子仁10 g,水杨酸40 g,乙醇32 ml,研匀成糊。

【方源】　《皮肤科外用制剂手册》《中医外科特色制剂手册》。

复方地蒽酚糊

【配方】

地蒽酚　5 g

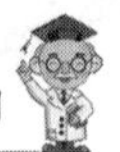

水杨酸	50 g
氧化锌	240 g
淀粉	240 g
羊毛脂	240 g
凡士林	250 g

【制法】 取地蒽酚，以少量三氯甲烷溶解后备用；另取氧化锌、水杨酸与淀粉细粉混匀后，缓缓分次加入已熔化并降至50～45℃的凡士林、羊毛脂中，随加随搅拌，再加地蒽酚溶液搅拌，至冷凝，即得。

【用法】 药膏涂或包封患处，每日1次。

【功效主治】 角质松解剂。主治银屑病。

复方醋酸铝糊

【配方】

羊毛脂	133 g
润肌油	370 g
氧化锌	125 g
醋酸铝溶液	167 g
冰片	10 g
液状石蜡	10 g
淀粉	125 g
蜂蜡	60 g

【制法】 取润肌油、蜂蜡、羊毛脂加热熔化，控制温度在70～80℃之间；另取醋酸铝溶液加热至70℃加入，随加随搅拌，俟温度俟降至50℃时加入氧化锌、淀粉、冰片液状石蜡分散糊，随加随搅拌，至冷凝，即得。

【功效主治】 收敛、止痒、消炎、保护。主治亚急性湿疹、婴儿湿疹等。

【用法】 药膏涂或包封患处，每日1次。

黑豆馏油糊

【配方】

冰片	20 g
液状石蜡	20 g
黑豆馏油	25～100 g
氧化锌	125 g
淀粉	125 g
醋酸铝溶液	167 g
蜂蜡	60 g
润肌油加至	1 000 g

【制法】 取适量凡士林、羊毛脂、润肌油水浴加热熔化，控制温度在70～80℃之间；另取醋酸铝溶液加热至70℃时加入，随加随搅拌，俟温度降至50～45℃时加入氧化锌、淀粉，随加随搅拌；再取冰片加液状石蜡充分分散加入，搅至冷凝，即得。

【功效主治】 消炎、收敛、止痒、角质形成或角质松解。主治亚急性及慢性皮炎、湿疹、慢性单纯性苔藓、银屑病等。

【用法】 药膏涂或包封患处，每日1次。

【注意事项】 根据临床需要调整浓度，低浓度黑豆馏油有角质形成作用，高浓度黑豆馏油有角质松解作用。可用糠馏油、松馏油、大豆馏油代替黑豆馏油。亦可加入抗菌剂、抗真菌剂、糖皮质激素等。

复方松馏油糊

【配方】

松馏油	50～100 g
氧化锌	250 g
淀粉	150 g
羊毛脂	250 g
凡士林加至	1 000 g

【制法】 取适量凡士林、羊毛脂水浴加热熔化；另取氧化锌、淀粉细粉混合，俟凡士林、羊毛脂降至50～45℃时缓缓加入，随加随搅拌；再取松馏油加入，搅拌至冷凝，即得。

【功效主治】 有收敛、防腐、止痒、角质生成或角质松解作用。主治湿疹、银屑病等。

【用法】 药膏涂或包封患处，每日1次。

复方硫黄糊Ⅰ

【配方】

升华硫	100 g
鱼石脂	50 g
氧化锌	125 g
淀粉	125 g
醋酸铝溶液	167 g
羊毛脂	200 g
凡士林	233 g

【制法】 取凡士林、羊毛脂水浴加热熔化，控制温度在70～80℃之间；另取醋酸铝溶液加热至70℃时加入，随加随搅拌，俟温度降至50～45℃时缓缓加入氧化锌、淀粉、升华硫细粉，随加随搅拌；再取鱼石脂缓缓加入糊状物中，搅至冷凝，即得。

【功效主治】 消炎、收敛、止痒。主治水疱型足癣、脂溢性皮炎、慢性湿疹。

【用法】 药膏涂或包封患处，每日1次。

复方硫黄糊Ⅱ

【配方】

水杨酸	50 g
升华硫	100 g
氧化锌	125 g
淀粉	125 g
醋酸铝溶液	167 g
羊毛脂	200 g
凡士林	233 g

【制法】 取凡士林、羊毛脂水浴加热熔化，控制温度在70～80℃；另取醋酸铝溶液加热至70℃加入，随加随搅拌，俟降至50～45℃时缓缓加入氧化锌、淀粉、水杨酸细粉，搅至冷凝，即得。

【功效主治】 消炎、收敛、止痒、抗真菌。主治水疱型足癣、脂溢性皮炎、慢性湿疹。

【用法】 药膏涂或包封患处，每日1次。

复方氯霉素糊

【配方】

氯霉素	10 g
达克罗宁	10 g
氧化锌	125 g
淀粉	125 g
醋酸铝溶液	167 g
羊毛脂	250 g
凡士林	313 g

【制法】 取凡士林、羊毛脂水浴加热熔化，控制温度在70～80℃之间；另取醋酸铝溶液加热至70℃时加入，随加随搅拌，俟降至50～45℃时缓缓加入氧化锌、淀粉、氯霉素、达克罗宁细粉，随加随搅拌，搅至冷凝，即得。

【功效主治】 消炎、收敛、止痒。主治合并细菌感染的亚急性湿疹、皮炎、脂溢性皮炎。

【用法】 药膏涂或包封患处，每日1次。

【注意事项】 根据药源状况可分别选用新霉素、利福平、依沙吖啶，利多卡因、苯佐卡因等。

脱毛糊

【配方】

硫化钡	50 g
氧化锌	25 g
淀粉	25 g
白桦树汁	适量

【制法】 临用时配制，取硫化钡、氧化锌、淀粉加水调成糊状。

【功效主治】 脱毛剂。主治躯干及手术部位脱毛。

【用法】 取以上药粉加适量白桦树汁，用木制或竹制调刀调成稀糊状，涂于多毛部位，保留4～15 min后，与溶解的毛发一同刮出，洗净，涂糖皮质激素乳膏。

（向精华　姜伟伟）

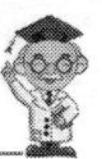

第九节　乳膏剂(Creams)

乳膏基质 Ⅰ

【配方】

油相	硬脂酸	60 g
	鲸蜡硬脂醇	25 g
	辛酸癸酸三甘油酯	30 g
	液状石蜡	50 g
	单硬脂酸甘油酯	35 g
	二甲硅油(200＃)	20 g
	氮酮	20 g
	丙二醇	40 g
水相	硼砂	4 g
	尿囊素	3 g
	甘油	40 g
	羟苯乙酯	1.5 g
	十二烷基硫酸钠	4 g
	三乙醇胺	10 g
	木糖醇	20 g
	白桦树汁[7]	640 g

【制法】 取油相各组分加热至 80℃；另取水相各组分混合，加热至 90℃，俟降至 80℃加入三乙醇胺，调整 pH 5～6，继续加热至 81℃，将油相加入水相中，边加边顺时针搅拌，形成初乳，均质 2 000～3 000 r/min，2～3 min，冷水浴搅拌至 35℃，冷凝，即得。或将油相、水相中物质(三乙醇胺除外)共同加热至 80℃，加入三乙醇胺，调整 pH 6.5，迅速搅拌至乳化，冷水浴搅拌至 35℃，即得。

【功效主治】 O/W 型乳膏，作基质用。有护肤作用，可用于单纯糠疹、手足皲裂、鱼鳞病及其他角化性疾病。

【注意事项】 Ⅰ号基质为常用基质，可根据药源情况进行调整，油相：单硬脂酸甘油脂 35 g、硬脂酸 120 g、白凡士林 70 g，丙二醇 40 g，BHT 0.2 g；水相：硼砂 4 g、尿囊素 3 g、甘油 40 g、羟苯乙酯 1 g、十二烷基硫酸钠 4 g、三乙醇胺 10 g、白桦树汁 673 g。

可调配成各种药物乳膏，溶于油的化学功效药可加入油相，溶入水的可加入水相，不溶的化学药加液状石蜡等分散成糊，在形成初乳后加入，冷水浴搅拌至 35℃，即得。中药煎剂可做水相用。

透皮剂的使用，可根据加入的主药性质，分别选用不同类型的氮酮，油溶性氮酮加入油相中，水溶性氮酮则加入水相中。

防腐剂的使用，羟苯丙酯 0.06%加入油相中，羟苯甲酯 0.12%加入水相中，分别在乳化前加入。所有乳膏基质都可用此种方法加入防腐剂。

可用白桦树汁代替纯化水，可增加抗炎、抗敏、祛斑、保湿功效，以下同，不另赘述。

制成总量 1 000 g，乳化前在 1 000 g 基础上多加白桦树汁 3%～5%，为蒸发量，基本可保证总量，以下同。

乳膏基质 Ⅱ

【配方】

油相	脂肪醇聚醚 340 B	30 g
	单硬脂酸甘油酯	20 g
	硬脂酸	80 g
	鲸蜡硬脂醇	40 g
	液状石蜡	50 g
	丙二醇	40 g
	二甲硅油	30 g
	氮酮	20 g

[7] 乳膏用溶剂辅料最佳选用白桦树汁，其次为纯化水。

	羟苯丙酯	0.6 g
	维生素 E	5 g
水相	尿囊素	3 g
	甘油	40 g
	羟苯乙酯	1.2 g
	木糖醇	20 g
	三乙醇胺	15 g
	白桦树汁	605 g

【制法】 取水相、油相(三乙醇胺除外)各组分分别加热至 81～83℃,将油相加入水相中,加入三乙醇胺,调整 pH 5～6,边加边搅,形成初乳,均质 2 000～3 000 r/min,2～3 min,冷水浴搅拌至 35℃,即得。

【功效主治】 O/W 乳膏基质,尤其适用于中药乳膏剂。

【注意事项】 脂肪醇聚醚 340 B 为新型复合乳化剂,耐酸、碱、金属离子,pH 3～12 可配入药品,依照药物酸碱性强弱及含量大小,适当调整比例。

三乙醇胺可与二倍量硬脂酸皂化,形成硬脂酸胺,具有乳化作用,其余硬脂酸分散在膏体中,呈珠光,涂于皮肤上形成酸罩,可抑菌,并有强润滑感。

酸性药物不可直接加入含三乙醇胺的水相中,因其与胺中和,而不能形成硬脂酸胺,影响乳化,可在乳化完成后,以适当方法加入乳膏中。

乳膏基质Ⅲ

【配方】

油相	液状石蜡	50 g
	辛酸癸酸三甘油酯	30 g
	丙二醇	40 g
	二甲硅油	20 g
	乳化剂 343	25 g
	羟苯丙酯	0.6 g
水相	尿囊素	3 g
	甘油	40 g
	羟苯甲酯	1.2 g
	白桦树汁	800 g

【制法】 取油相加热至 60℃,另取水相加热至 90℃,保持 20 min,俟降至 60℃,将油相加入水相中,边加边搅,形成初乳,均质 2 000～3 000 r/min,持续 2～3 min,冷水浴搅拌至 35℃,即得。可人工搅拌,亦可机械搅拌。

【用途】 作乳膏基质用,可加入各种药物,配制成药物乳膏。

【注意事项】 乳化剂 343 为一种具有较好乳化作用的新型高分子乳化剂,单独使用或与其他辅料复配即可配成乳膏、乳液、浴液、发乳等剂型。对大多数药物都无禁忌,配制方法简单,无须特殊设备,特别适用于个体化治疗用药量少的患者,全部为液体原料,可在常温下配制。OW343 调节稠度,1%～3%,少加为乳液,多加为乳膏。

氢化可的松乳膏

【配方】

氢化可的松	10 g
丙二醇	25 g
二甲基亚砜	25 g
白桦汁乳膏基质	500 g
冰片液状石蜡等量	10 g
白桦树汁	430 g

【制法】 先取氢化可的松加丙二醇、二甲基亚砜加热溶解;白桦汁乳膏基质加热至 55℃熔化,白桦树汁加热至 90℃,俟降至 60℃与白桦汁乳膏基质混合,顺时针搅拌,初乳形成,冷水浴搅拌至 45℃,加入等温的氢化可的松药液、冰片液状石蜡分散液,搅拌至 35℃,即得。

【功效主治】 糖皮质激素类药。主治过敏性和瘙痒性皮肤病,如瘙痒症、慢性单纯性苔藓、接触性皮炎、脂溢性皮炎、慢性湿疹、银屑病等。对于丙酸氯倍他索等强效糖皮质激素所引起的糖皮质激素依赖性皮炎,可用氢化可的松乳膏治疗,强效糖皮质激素

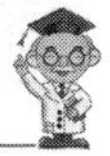

变成弱效糖皮质激素，递减氢化可的松浓度，最后变成无糖皮质激素的乳膏维持治疗，疗程约1～3月。

【注意事项】 初乳形成后，可均质1 min，然后持续搅拌至凝。单纯糖皮质激素禁用于感染性及真菌性皮肤病。勿长期大面积应用，应防止糖皮质激素依赖性皮炎及全身不良反应。可用白桦树汁代替纯化水，可增加抗炎、抗敏、祛斑、保湿功效，以下同，不另赘述。

氢化可的松临调配前加热熔化，等温即刻加入乳膏中，否则药液变凉后药物析出。

也可用乳膏基质Ⅰ或Ⅱ，成乳45℃时加入，所有药物乳膏相同调配。

醋酸地塞米松乳膏

【配方】

醋酸地塞米松	0.5 g
二甲基亚砜	5 g
白桦树汁	495 g
白桦汁乳膏基质	500 g

【制法】 先取醋酸地塞米松、二甲基亚砜溶解备用；白桦汁乳膏基质加热至55℃熔化，白桦树汁加热至90℃，俟降至60℃时与抑菌膏混合，顺时针搅拌，冷水浴搅拌下降温至45℃，加入醋酸地塞米松药液，冷水浴搅拌至35℃，即得。

【功效主治】 糖皮质激素类药。主治过敏性和瘙痒性皮肤病，如瘙痒症、慢性单纯性苔藓、接触性皮炎、脂溢性皮炎、慢性湿疹、银屑病等。

【注意事项】 可按此调配成曲安缩松乳膏或丙酸氯倍他索乳膏，浓度、制法和功效主治相同。糖皮质激素类药加二甲基亚砜1～5倍即溶化，即时加45℃乳膏中。

尿素乳膏

【配方】

油相	硬脂酸	100 g
	鲸蜡硬脂醇	40 g
	液状石蜡	80 g
	单硬脂酸甘油酯	10 g
	脂肪醇聚醚340B	20 g
	丙二醇	50 g
水相	十二烷基硫酸钠	10 g
	三乙醇胺	10 g
	甘油	50 g
	乳酸	5 g
	尿素	100～200 g
	羟苯乙酯	1.5 g
	纯化水或白桦树汁加至	1 000 g

【制法】 取油相组分加热熔化至80℃，另取三乙醇胺、十二烷基硫酸钠、甘油、白桦树汁、羟苯乙酯加热至80℃，加入尿素，当两相温度相同时，油相即刻加入水相中，搅拌至乳化，俟降至45℃时加入乳酸，冷水浴搅拌至35℃，即得。

【功效主治】 润肤、护肤、软化角质。主治皲裂、角化型湿疹、鱼鳞病、毛周角化症、掌跖角化症、皮肤干燥等。

【注意事项】 尿素对皮肤有一定刺激性，故加入乳酸以中和其碱性，但要在乳化后加入，避免影响乳化。

【注意事项】 或改处方：白桦汁乳膏基质500 g，尿素100～200 g，乳酸5 g，白桦树汁加至1 000 g。白桦汁乳膏基质加热至55℃，尿素加水55℃加热熔化，搅至成膏，45℃加入乳酸，搅至35℃。

曲安缩松尿素乳膏

【配方】

曲安缩松	0.5 g
二甲基亚砜	5 g
乳酸	5 g
尿素	100 g
白桦汁乳膏基质	500 g
白桦树汁	390 g

【制法】 先取曲安缩松、二甲基亚砜溶

解备用；白桦汁乳膏基质加热至55℃熔化，白桦树汁加热至90℃，俟降至60℃，加入尿素溶化，俟降至55℃与抑菌膏混合，顺时针搅拌，水浴降温至45℃，加入曲安缩松二甲亚砜药液、乳酸，冷水浴搅拌至35℃，即得。

【功效主治】 止痒、抗炎、抗过敏。主治湿疹、皮炎、慢性单纯性苔藓、银屑病、鱼鳞病等。

【注意事项】 尿素加热时间过长，易分解、变色，故应在乳化前加入水相中，勿超过60℃，但要注意控制好水相温度与油相相同，以免影响乳化。

复方多塞平乳膏

【配方】

盐酸多塞平	25 g
地塞米松磷酸钠	0.5 g
白桦树汁	435 g
白桦汁乳膏基质	500 g

【制法】 取白桦汁乳膏基质加热至60℃；另取盐酸多塞平和地塞米松磷酸钠加白桦树汁加热溶解至90℃，俟降至60℃时加同温抑菌膏混合，冷水浴搅拌至35℃，即得。

【功效主治】 止痒、抗过敏。主治急、慢性湿疹及皮炎、皮肤瘙痒症、慢性单纯性苔藓等。尤其婴儿变应性皮肤病更为适用。

【用法】 每次取乳膏1 g，封于脐中(神阙穴)，3日换药1次。涂搽患处，每日1～3次。

【注意事项】 如用醋酸地塞米松，则加二甲基亚砜溶解，在45℃加入乳膏中。婴幼儿禁用。

复方丙酸氯倍他索乳膏

【配方】

维A酸	0.25～1 g
丙酸氯倍他索	0.25～0.5 g
白桦树汁	500 g
白桦汁乳膏基质	500 g

【制法】 取维A酸、丙酸氯倍他索加二甲基亚砜5 g溶化备用，白桦汁乳膏基质加热至55℃熔化，白桦树汁加热至90℃，俟降至55℃，与同温抑菌膏混合，加入维A酸、丙酸氯倍他索药液，冷水浴搅拌至35℃，即得。

【功效主治】 抑制皮脂分泌，维持上皮正常功能，消炎、止痒、溶解角质。主治银屑病、毛发红糠疹、扁平苔藓、皲裂、鱼鳞病、毛囊角化症、老年角化症、掌跖角化症、黏膜白斑等。

【注意事项】 根据药源情况可选0.025%～0.5%醋酸地塞米松、曲安缩松、倍他米松，1%氢化可的松与维A酸配伍。亦可用0.3%维胺酯替换维A酸，制成复方维胺酯乳膏。

复方酮康唑乳膏

【配方】

酮康唑	20 g
丙酸氯倍他索	0.5 g
硫代硫酸钠	10 g
二甲亚砜	40 g
丙二醇	40 g
白桦汁乳膏基质	500 g
白桦树汁	400 g

【制法】 ①取硫代硫酸钠溶于适量温白桦树汁中制成溶液；②丙酸氯倍他索加入二甲基亚砜溶解；③酮康唑加入丙二醇、二甲基亚砜60℃以下加热熔化；④白桦汁乳膏基质加热至55℃熔化，白桦树汁加热至90℃，俟降至60℃时与同温抑菌膏混合；⑤搅拌至45℃时依次加入硫代硫酸钠药液、丙酸氯培他索药液、酮康唑药液，冷水浴搅拌至35℃，即得。

【功效主治】 抗真菌及抗过敏。主治体癣、股癣、手足癣、皮肤念珠菌病、阴囊皮炎、接触性皮炎、湿疹、虫咬皮炎、银屑病、慢

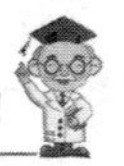

性单纯性苔藓等。

盐酸苯海拉明乳膏

【配方】

盐酸苯海拉明 20 g
白桦树汁 480 g
乳膏基质Ⅱ 500 g

【制法】 乳膏基质Ⅱ加热至55℃熔化，白桦树汁、盐酸苯海拉明加热至90℃，俟降至55℃时与抑菌膏混合，冷水浴顺时针搅拌至35℃，即得。

【功效主治】 抗过敏、止痒。主治瘙痒症、湿疹。

【注意事项】 亦可按此法调配盐酸氯苯那敏乳膏、盐酸多塞平乳膏。

盐酸达克罗宁乳膏

【配方】

盐酸达克罗宁 10 g
白桦树汁 480 g
樟酚液 10 g
白桦汁乳膏基质 500 g

【制法】 白桦汁乳膏基质加热至55℃熔化，白桦树汁、盐酸达克罗宁加热至90℃，俟降至55℃时与抑菌膏混合，加入樟酚液，冷水浴顺时针搅拌至35℃，即得。

【功效主治】 止痒、止痛，用于瘙痒性皮肤病、虫咬皮炎、荨麻疹、带状疱疹等。

【注意事项】 可根据需要加1%氢化可的松，加强抗炎作用。

【注意事项】 按此操作程序可加1%～5%盐酸苯佐卡因，制成盐酸苯佐卡因乳膏。

复方月见草油乳膏

【配方】

月见草油 50 g
白桦树汁 450 g
白桦汁乳膏基质 500 g

【制法】 白桦汁乳膏基质加热至55℃熔化，白桦树汁加热至90℃，俟降至55℃时与抑菌膏混合，冷水浴顺时针搅拌至45℃，加入月见草油，搅拌至35℃，即得。

【功效主治】 润肤、护肤、延缓皮肤衰老。主治单纯糠疹、手足皲裂、鱼鳞病、掌跖角化症等。

复方甲硝唑乳膏Ⅰ

【配方】

甲硝唑 30 g
苦参碱 5 g
木糖醇 20 g
小分子水杨酸 10 g
白桦树汁 435 g
白桦汁乳膏基质 500 g

【制法】 取白桦汁乳膏基质加热至55℃熔化，木糖醇、甲硝唑、白桦树汁、苦参碱加热至80℃熔化，俟降至55℃时，加小分子水杨酸溶化，与抑菌膏混合，冷水浴顺时针搅拌至35℃，即得。

【功效主治】 消炎、抗菌、角质松解。主治皮脂溢出、寻常痤疮、酒渣鼻等。

复方甲硝唑乳膏Ⅱ

【配方】

甲硝唑 20 g
克林霉素 10 g
升华硫 30 g
维A酸 0.25 g
大豆异黄酮 5 g
二甲亚砜 5 g
苦参碱 5 g
丙二醇 30 g
木糖醇 20 g
小分子水杨酸 10 g
白桦树汁 375 g
白桦汁乳膏基质 500 g

【制法】 ①取升华硫,加丙二醇研磨分散;②维A酸加二甲基亚砜溶解;③白桦汁乳膏基质加热至55℃熔化;④白桦树汁、苦参碱、克林霉素、大豆异黄酮加热至90℃熔化灭菌,俟降至60℃加小分子水杨酸溶化;⑤先将②和③混合,再加入①和④,冷水浴搅拌至35℃,即得。

【功效主治】 消炎、抗菌、杀螨、角质松解。主治寻常痤疮、酒渣鼻、蠕形螨皮炎。

【注意事项】 可用等量替硝唑替换甲硝唑,制成复方替硝唑乳膏。如用氯霉素加丙二醇分散后加入乳膏中。

复方过氧苯甲酰乳膏

【配方】

过氧苯甲酰	50 g
甲硝唑	10 g
水杨酯甲酯	40 g
苦参碱	5 g
木糖醇	20 g
白桦汁乳膏基质	500 g
白桦树汁	375 g

【制法】 ①取甲硝唑、木糖醇、苦参碱加白桦树汁加热至90℃熔化灭菌,降至60℃备用;②白桦汁乳膏基质加热至60℃;③过氧苯甲酰、水杨酯甲酯加热60℃熔化;④先将①和②混合,加入③,冷水浴搅拌至35℃,即得。

【功效主治】 抗菌消炎,杀虫止痒,抑制皮脂分泌。主治痤疮、酒渣鼻。

【注意事项】 可根据需要加入0.3%氢化可的松、4%大豆异黄酮。

氟尿嘧啶乳膏

【配方】

油相	硬脂酸	100 g
	单硬脂酸甘油酯	50 g
水相	氟尿嘧啶	15 g
	羟苯乙酯	1.5 g
	氢氧化钠	40 g
	甘油	40 g
	白桦树汁	755 g

【制法】 取油相和水相分别加热至70℃,水相缓缓加入油中,冷水浴搅拌至35℃,即得。

【功效主治】 抗肿瘤剂。皮肤科用于扁平疣、尖锐湿疣、白癜风、银屑病等。

【注意事项】 氟尿嘧啶溶于氢氧化钠溶液,故用氢氧化钠兼取其乳化及溶剂作用。

复方西咪替丁乳膏

【配方】

西咪替丁	20 g
盐酸多塞平	20 g
白桦汁乳膏基质	500 g
白桦树汁	460 g

【制法】 取白桦汁乳膏基质加热至60℃;另取西咪替丁、盐酸多塞平加白桦树汁加热熔化至90℃,俟降至60℃,加同温白桦汁乳膏基质混合,冷水浴搅拌至35℃,即得。

【功效主治】 止痒、止痛、抗过敏、抗病毒。主治带状疱疹、湿疹、荨麻疹、瘙痒症等。

复方苯甲酸乳膏

【配方】

单硬脂酸甘油酯	100 g
蓖麻油	100 g
凡士林	360 g
司盘60	24 g
乳化剂OP	5 g
苯甲酸	120 g
水杨酸	60 g
白桦树汁	250 g

【制法】 ①取司盘60、单硬脂酸甘油酯、凡士林、蓖麻油加热熔化,至80℃;②另取乳化剂OP、白桦树汁、苯甲酸加热至沸,

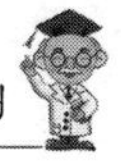

俟苯甲酸熔化；③将同温水相缓缓加入油相中，乳化后俟降至60℃加入水杨酸细粉，边加搅拌至冷凝，即得。

【功效主治】 抗真菌、角质松解。主治角化型手足癣、头癣，1/2浓度复方苯甲酸乳膏用于股癣及儿童真菌病。

氢醌乳膏

【配方】

氢醌	30 g
依地酸二钠	0.5 g
葡糖酸内酯	10 g
亚硫酸氢钠	1 g
维生素C	0.5 g
氨甲环酸	20 g
白桦汁乳膏基质	500 g
白桦树汁	440 g

【制法】 ①首取白桦汁乳膏基质加热至60℃；②另取白桦树汁370 g，加热至90℃，俟降至60℃依次加入依地酸二钠、葡糖酸内酯、氨甲环酸溶化；③再取白桦树汁70 g煮沸，俟降至60℃，依次加入亚硫酸氢钠、维生素C、氢醌；④等温①加②中，再加③，冷水浴搅拌至35℃，即得。

【功效主治】 祛斑美白。主治色素沉着斑、黄褐斑等。

【注意事项】 配制时先将白桦树汁煮沸，加蒸发量白桦树汁，以驱氧；尽量新鲜配制，避光保存；维生素C与葡糖酸内酯是氢醌的抗氧化剂，亚硫酸氢钠辅助抗氧化。葡糖酸内酯同时亦有美白，亮肤作用。

无水氢醌乳膏

【配方】

鲸蜡硬脂醇	100 g
十二烷基硫酸钠	20 g
亚硫酸氢钠	1 g
乙二胺四乙酸二钠	1 g
柠檬酸	5 g
氮酮	10 g
氢醌	30 g
红没药醇	5 g
甘油加至	1 000 g

【制法】 ①取甘油，加热至120℃以下30 min，蒸发除尽水分，使成无水甘油，称取200 g，俟降至60℃备用；②取80℃无水甘油607.3 g，加入十二烷基硫酸钠，溶解，搅匀；③取鲸蜡硬脂醇水浴加热至80℃，加入氮酮、红没药醇，溶解，搅匀；④，取③组分加入②组分中；⑤，取60℃备用无水甘油，依次加入亚硫酸氢钠、乙二胺四乙酸二钠、柠檬酸充分溶解后，加入氢醌溶解，搅匀，加入膏体中，冷水浴搅拌至35℃，即得。

【功效主治】 抑制黑色素形成，祛斑。主治色素沉着、黄褐斑、黑变病等。

【用法】 涂搽患处，临用前取3份乳膏1份水搅匀，涂搽患处，每日1～3次，日间可涂防晒剂。

【注意事项】 ①此乳膏不含水分，可放置2年不变色；②甘油加热必须低于120℃，既可蒸发水分，又可避免过热生成丙烯醛，而增强对皮肤的刺激性；③加枸橼酸使乳膏呈酸性，使氢醌更加稳定；④避光包装、贮存。

【方源】 王伯亚经验方。

壬二酸乳膏

【配方】

壬二酸衍生物	60 g
白桦汁乳膏基质	500 g
氨甲环酸	20 g
白桦树汁	420 g

【制法】 ①白桦汁乳膏基质加热至55℃熔化；②壬二酸衍生物、氨甲环酸加白桦树汁加热至90℃，俟降至55℃时与同温白桦汁乳膏基质混合，冷水浴搅拌至35℃，即得。

【功效主治】 抑制黑色素形成、祛斑、抗炎、抑制痤疮棒状杆菌。主治色素沉着、黄褐斑、皮肤黑变病、寻常痤疮等。

【注意事项】 可用等量有机锗[^{132}Ge]替换壬二酸衍生物，制成有机锗[^{132}Ge]乳膏。

复方曲酸乳膏

【配方】

维A酸	0.25 g
曲酸棕榈酸酯	40 g
二甲基亚砜	5 g
亚硫酸氢钠	1 g
维生素C	0.5 g
白桦汁乳膏基质	500 g
白桦树汁	455 g

【制法】 ①首取维A酸加二甲基亚砜溶解；②白桦汁乳膏基质加热至55℃；③白桦树汁加热至90℃，俟降至55℃，加入其他药溶解；④同温60℃时，②加③中混合，45℃时加入维A酸药液，冷水浴搅拌至35℃，即得。

【功效主治】 角质松解、祛斑。主治色素沉着、黄褐斑、黑变病等。

【注意事项】 ①依据药源情况，可加20 g胎盘提取物，加强护肤效果；②可用桂皮提取物10 g置换方中维A酸；③可用曲酸置换曲酸棕榈酸酯。

【功效主治】 具有清除自由基、抗脂质过氧化、诱生干扰素、抗癌、抗病毒作用。主治色素沉着斑、黄褐斑、黑变病、扁平疣、尖锐湿疣、湿疹、过敏性皮炎、糖皮质激素依赖性皮炎、寻常痤疮、银屑病等；并可作为护肤品长期使用。

复方二氧化钛乳膏

【配方】

纳米级二氧化钛	50 g
丙二醇	50 g
氨甲环酸	20 g
白桦树汁	380 g
白桦汁乳膏基质	500 g

【制法】 ①取纳米级二氧化钛加丙二醇分散成糊状备用；②白桦汁乳膏基质加热至55℃熔化；③另取白桦树汁、氨甲环酸加热至90℃，俟降至55℃时与同温白桦汁乳膏基质混合，降至45℃，加入纳米级二氧化钛丙二醇分散物，边加边搅，冷水浴搅拌至35℃成膏。白天涂于面部。

【功效主治】 遮光剂。有保护皮肤，防止日光曝晒的作用。主治日光性皮炎、晒斑、日光性湿疹、红斑狼疮、黄褐斑等色素性皮肤病，复方二氧化钛乳膏作日霜用，氢醌乳膏、无水氢醌乳膏、壬二酸乳膏、复方曲酸乳膏作晚霜用。

【注意事项】 由于现代科学的发展，超细二氧化钛易得，其有亲水性和亲油性之分，亲水性二氧化钛可用丙二醇分散后加入水相中乳化，亲油性二氧化钛加入油相中乳化，或以液状石蜡分散后加乳膏基质用递加研和法调配。粗制二氧化钛所调配防光剂泛白，外观差，最好不用。

林旦乳膏

【配方】

林旦	10 g
白桦汁乳膏基质	500 g
白桦树汁	490 g

【制法】 白桦汁乳膏基质加热至55℃熔化，白桦树汁、林旦加热至90℃，俟降至55℃，混合，冷水浴搅拌至35℃，即得。

【功效主治】 杀疥螨、虱。主治疥疮、阴虱。

【用法】 治疗时先用温水、硫皂酊洗浴，取药膏搽遍颈以下部位，有皮疹部位重点搽药，1次即可，保留24 h，用温水、硫皂酊洗浴，更换消毒衣服、被褥。1周后未愈，再治疗1次。

【注意事项】 儿童孕妇禁用，忌与碱性或铁器接触。

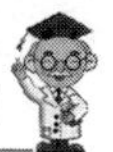

硫黄乳膏

【配方】

升华硫	30～100 g
丙二醇	30～100 g
白桦树汁	300～370 g
白桦汁乳膏基质	500 g

【制法】 ①取升华硫加丙二醇研磨分散备用;②白桦汁乳膏基质加热至 55℃熔化;③白桦树汁加热至 90℃,俟降至 55℃时与同温白桦汁乳膏基质混合;④加升华硫分散糊剂,冷水浴搅拌至 35℃,即得。

【功效主治】 杀疥螨、抗真菌、角质松解。主治玫瑰糠疹、脂溢性皮炎、单纯糠疹、疥疮、寻常痤疮、酒渣鼻等。

【用法】 治疗疥疮搽遍颈以下部位,每日 2 次,连用 3 d。小儿用 3%～5%硫黄乳膏。

复方硫黄乳膏

【配方】

氯己定	1 g
达克罗宁	10 g
升华硫	30～100 g
丙二醇	30～100 g
白桦树汁	300～370 g
白桦汁乳膏基质	500 g

【制法】 ①取氯己定、达克罗宁、升华硫,加丙二醇充分分散;②白桦汁乳膏基质加热至 55℃熔化;③白桦树汁加热至 90℃,俟降至 60℃时与同温白桦汁乳膏基质混合;④加升华硫等分散糊剂,冷水浴搅拌至 35℃,即得。

【功效主治】 灭疥、杀螨、抗过敏、止痒。主治疥疮、体癣、股癣、酒渣鼻、慢性湿疹、皮肤瘙痒症等。

【用法】 治疗疥疮搽遍颈以下部位,每日 2 次,连续 3 日。其他疾病每日 1～3 次。

复方己烯雌酚乳膏

【配方】

己烯雌酚	1 g
大豆异黄酮	10 g
丙二醇	40 g
沙棘油	10 g
白桦树汁	440 g
白桦汁乳膏基质	500 g

【制法】 ①取己烯雌酚、大豆异黄酮加丙二醇、沙棘油充分分散;②白桦汁乳膏基质加热至 55℃熔化;③白桦树汁加热至 90℃,俟降至 60℃时时与同温白桦汁乳膏基质混合,加己烯雌酚、大豆异黄酮分散糊剂,冷水浴搅拌至 35℃,即得。

【功效主治】 用于老年性阴道炎、女阴瘙痒症、扁平苔藓、女阴干枯症等、家族性良性慢性天疱疮。

制霉菌素乳膏

【配方】

制霉菌素	1 000 万 IU
乳膏基质Ⅰ加至	1 000 g

【制法】 取制霉菌素细粉,加乳膏基质Ⅰ号研匀,最后加适量乳膏基质Ⅰ研匀,制成 1 000 g。

【功效主治】 抗真菌。主治念珠菌性皮炎、念珠菌性阴道炎、念珠菌性甲沟炎等。

联苯苄唑乳膏

【配方】

联苯苄唑	20 g
二甲基亚砜	40 g
丙二醇	40 g
冰片	10 g
乙醇	10 g
白桦汁乳膏基质	500 g
白桦树汁	380 g

【制法】 ①取联苯苄唑，加入二甲基亚砜、丙二醇中加热60℃下熔化；②冰片加乙醇溶化；③白桦汁乳膏基质加热至55℃熔化，白桦树汁加热至90℃，俟降至55℃时与同温白桦汁乳膏基质混合；④依次加入联苯苄唑溶液、冰片溶液，冷水浴搅拌至35℃，即得。

【功效主治】 抗真菌。主治手足癣、体癣等皮肤真菌病。

【注意事项】 可按联苯苄唑调配程序，联苯苄唑转换等量酮康唑、硝酸咪康唑、益康唑，分别制成酮康唑乳膏、硝酸咪康唑乳膏、益康唑乳膏，或3%克霉唑乳膏、1%氟康唑乳膏。

联苯苄唑溶液保温或熔化后即刻加入乳膏中，药液凉时，药物重新结晶。冰片粉加入乳膏中不溶，有颗粒，加乙醇溶解后即刻加入乳膏中。

阿昔洛韦乳膏

【配方】

阿昔洛韦	20 g
白桦树汁	480 g
白桦汁乳膏基质	500 g

【制法】 白桦汁乳膏基质加热至55℃熔化；白桦树汁、阿昔洛韦加热至90℃，俟降至60℃时与同温白桦汁乳膏基质混合，冷水浴搅拌至35℃，即得。

【功效主治】 抗病毒。主治单纯疱疹、带状疱疹等病毒性皮肤病。

酞丁安乳膏

【配方】

酞丁安	20 g
二甲基亚砜	50 g
白桦树汁	430 g
白桦汁乳膏基质	500 g

【制法】 ①取酞丁安加二甲基亚砜熔化；②白桦汁乳膏基质加热至55℃熔化③白桦树汁加热至90℃，俟降至60℃时与同温白桦汁乳膏基质混合，搅拌至45℃，加入同温酞丁安溶液，冷水浴搅拌至35℃，即得。

【功效主治】 抗病毒。主治单纯疱疹、带状疱疹、尖锐湿疣、扁平疣、寻常疣等病毒性皮肤病。

硅油乳膏

【配方】

二甲硅油	150 g
尿素	80 g
白桦树汁	270 g
白桦汁乳膏基质	500 g

【制法】 取白桦汁乳膏基质、二甲硅油加热至55℃熔化；白桦树汁加热至90℃，俟降至70℃时加尿素溶化，调整至60℃时与上液混合，冷水浴搅拌至35℃，即得。

【功效主治】 护肤、防晒。可用于皮肤皲裂、鱼鳞病、掌跖角化症。

复方羟苯甲酮乳膏

【配方】

羟苯甲酮	40 g
硅油乳膏加至	1 000 g

【制法】 先调配硅油乳膏，45℃时加入羟苯甲酮，或递加适量硅油乳膏研匀，制成1 000 g。

【功效主治】 遮光，有保护皮肤防止日光曝晒的作用。主治日光性皮炎、晒斑、日光性湿疹、红斑狼疮等。

维A酸乳膏

【配方】

维A酸	0.25～1 g
二甲基亚砜	5 g
白桦树汁	494 g
白桦汁乳膏基质	500 g

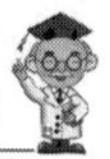

【制法】 ①取维 A 酸加二甲基亚砜溶化备用；②白桦汁乳膏基质加热至 55℃熔化；③白桦树汁加热至 90℃，俟降至 60℃时与白桦汁乳膏基质混合，45℃时加入维 A 酸药液，冷水浴搅拌至 35℃，即得。

【功效主治】 角质溶解剂。主治痤疮、扁平苔藓、鱼鳞病、掌跖角皮症、银屑病、扁平疣等。

脱毛乳膏

【配方】

巯基乙酸钙	50 g
纯化水	450 g
通用乳膏基质	500 g

【制法】 取白桦汁乳膏基质加热至 55℃熔化，纯化水、巯基乙酸钙加热至 90℃，俟降至 60℃时两液混合，冷水浴搅拌至 35℃，即得。

【功效主治】 脱毛剂。主治多毛症。

【用法】 涂于多毛部位，保留 4～12 min 后，与溶解的毛发一同刮去，洗净，涂糖皮质激素乳膏。

洗必泰碘乳膏

【配方】

油相	十六醇	75 g
	硬脂酸	130 g
	凡士林	100 g
	司盘 40	10 g
	洗必泰碘	10 g
	丙二醇	40 g
水相	聚山梨酯 80	40 g
	甘油	40 g
	碘化钾	10 g
	白桦树汁	575 g

【制法】 ①取油相组分加热至 80℃，加入洗必泰碘，搅拌熔化；②另取水相组分加热至 80℃，加入碘化钾溶化；③将油相加入水相中，搅拌至乳化，冷凝，即得。

【功效主治】 消毒防腐。主治各种浅表伤口的换药及皮肤感染的创口。

【注意事项】 洗必泰碘的调配：取碘化钾 60 g，溶于 50 g 白桦树汁中，加碘 45 g，迅速搅溶，加入 90℃的 10%醋酸洗必泰水溶液 300 g 中，不断搅拌，放置 12 h，倾出上清液，将棕黑色沉淀溶于乙醚，滤过，蒸去乙醚，即得洗必泰碘，其杀菌力强于洗必泰。

二羟丙酮乳膏

【配方】

油相	鲸蜡硬脂酸醚-2	30 g
	鲸蜡硬脂酸醚-21	20 g
	硬脂酸	15 g
	十六醇	15 g
	液状石蜡	50 g
	二甲硅油	15 g
	霍霍巴油	20 g
	肉豆蔻酸异丙酯	30 g
	角鲨烷	40 g
	生育酚乙酸酯	5 g
	丙二醇	200 g
水相	甲壳素多糖	40 g
	尿囊素	2 g
	K350	5 g
	二羟丙酮	30～50 g
	稀盐酸	15 g
	白桦树汁加至	1 000 g

【制法】 将油相和水相组分分别加热至 80℃，将油相加入水相中，搅拌至乳化；45℃时加入二羟丙酮水溶液，搅匀，滴加稀盐酸调 pH 3 左右，即得。

【功效主治】 暂时覆饰作用。主治白癜风及各种白斑。

【用法】 涂患处，每日 1～3 次。涂乳膏后几小时变色，停药 2～3 日开始褪色，约 2 周退完。可根据色泽情况自行调整涂药次数。

【注意事项】 配制后即用，勿涂健康皮肤,二羟丙酮水溶液有效期仅 1 月,乳膏可保持 3 月,方中丙二醇可加强其稳定性,改用甘油则变色稳定性差,加稀盐酸可保持其稳定性。

(马振友　孟　阳　周宏才　杨红卫)

第十节　涂膜剂(Paints)

涂膜基方 Ⅰ

【配方】

聚乙烯醇 17-88	150 g
丙二醇	40 g
甘油	40 g
聚山梨酯 80	10 g
K350	2 g
白桦树汁加至	1 000 g

【制法】 取聚乙烯醇 17-88 加丙二醇、甘油分散。加白桦树汁或中药液浸泡、溶胀,约 24～48 h,水浴缓缓加热搅拌溶解,另取羟苯乙酯加乙醇溶解,90℃时保持 20 min 消毒灭菌,60℃时加入 K350,搅匀,即得。

【功效主治】 作涂膜基质,也可直接外涂作防护剂。

涂膜基方 Ⅱ

【配方】

聚乙烯醇 17-88	100 g
甘油	50 g
丙二醇	50 g
羟苯乙酯	1.5 g
白桦树汁加至	1 000 g

【制法】 ①取聚乙烯醇 17-88 加丙二醇、甘油分散。加白桦树汁或中药液浸泡、溶胀,约 24～48 h,水浴缓缓加热搅拌溶解,另取羟苯乙酯加乙醇溶解,60℃时加入,90℃时保持 20 min,消毒灭菌,搅匀,即得。②聚乙烯醇 17-88,加丙二醇、甘油在乳钵中充分分散,加白桦树汁至全量,水浴加热溶解,调匀,即得。

【功效主治】 作涂膜基质,可加入水溶性药物,也可直接外涂作防护剂。

【注意事项】 可加入少量乙醇,使成膜更快。

涂膜基方 Ⅲ

【配方】

羧甲基纤维素钠	50 g
山梨糖醇	50 g
K350	2 g
白桦树汁加至	1 000 g

【制法】 按各组分比例混匀,水浴加热,溶解,即得。或将羧甲基纤维素钠放水中溶胀后搅拌或研磨。

【功效主治】 做涂膜基质用。

复方水杨酸涂膜

【配方】

水杨酸	60 g
煤焦油	100 g
甘油	50 g
玉米朊	50 g
邻苯二甲酸二丁酯	10 g
乙醇加至	1 000 g

【制法】 加适量乙醇将玉米朊溶解,另将水杨酸加乙醇溶解,混合后加煤焦油、甘油、邻苯二甲酸二丁酯、乙醇至 1 000 g,搅匀,即得。

【功效主治】 止痒、杀菌、角质剥脱。主治银屑病、慢性单纯性苔藓、慢性湿疹、角化型手足癣、皮肤淀粉样变病等。

复方苯佐卡因涂膜

【配方】

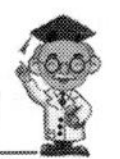

苯佐卡因	50 g
玉米朊	70 g
丙酸氯倍他索	0.25 g
二甲亚砜	10 g
丙二醇	50 g
甘油	50 g
邻苯二甲酸二丁酯	10 g
复合防腐剂	10 g
乙醇加至	1 000 g

【制法】 加适量乙醇将玉米朊溶解；另取丙酸氯倍他索加二甲亚砜溶液解后加入，再加入丙二醇、甘油、苯佐卡因、邻苯二甲酸二丁酯、复合防腐剂、乙醇至 1 000 g，搅匀，即得。

【功效主治】 止痒止痛。主治慢性单纯性苔藓、痒疹、慢性湿疹、局限性银屑病等。

过氧苯甲酰涂膜

【配方】

过氧苯甲酰	50 g
水杨酸甲酯	80 g
羧甲纤维素钠	50 g
羟苯乙酯	1.5 g
乙醇	5 g
白桦树汁加至	1 000 g

【制法】 取羧甲基纤维素钠，加白桦树汁溶胀备用；另取过氧苯甲酰，加水杨酸甲酯调匀后加入胶浆中，加羟苯乙酯、乙醇溶液、白桦树汁至 1 000 g，搅匀，即得。

【功效主治】 抑菌、杀菌、角质剥脱。主治寻常型痤疮。

复方氟尿嘧啶涂膜

【配方】

氟尿嘧啶	100 g
水杨酸	150 g
弹性火棉胶加至	1 000 g

【制法】 取氟尿嘧啶、水杨酸、弹性火棉胶置于干燥玻塞瓶中，加弹性火棉胶至足量，塞严振摇至溶，即得。

【功效主治】 杀病毒、抗肿瘤、角质剥脱。主治寻常疣、尖锐湿疣、皮肤癌等。

盐酸苯海拉明涂膜

【配方】

盐酸苯海拉明	10 g
聚乙烯醇 17-88	100 g
丙二醇	50 g
甘油	50 g
白桦树汁加至	1 000 g

【制法】 取盐酸苯海拉明加白桦树汁溶解备用；另取聚乙烯醇 17-88 加丙二醇、甘油分散，加白桦树汁约 500 g，水浴加热溶解，加入盐酸苯海拉明溶液、白桦树汁至全量，搅匀，即得。

【功效主治】 抗过敏、止痒。主治湿疹及皮炎、慢性单纯性苔藓等瘙痒性皮肤病。

复方新霉素涂膜

【配方】

新霉素	750 万 U
曲安缩松	0.5 g
聚乙烯醇 17-88	100 g
羧甲纤维素钠	30 g
K350	2 g
丙二醇	50 g
甘油	50 g
乙醇	300 g
二甲亚砜	10 g
白桦树汁加至	1 000 g

【制法】 取聚乙烯醇 17-88 加 4 倍量白桦树汁浸泡、溶胀，水浴加热熔解，同时加入预先研匀混合的丙二醇、甘油、羧甲基纤维素钠分散物，俟降至 50～45℃时，再加入二甲亚砜溶解的曲安缩松及乙醇、新霉素、白桦树汁混合液，制成 1 000 g，搅匀，即得。

【功效主治】 抗菌、消炎、抗过敏。主治湿疹、过敏性皮炎、银屑病、慢性单纯性苔藓等。

复方鞣酸涂膜

【配方】

鞣酸	50 g
间苯二酚	50 g
水杨酸	30 g
苯甲酸	30 g
液酚	20 g
聚乙烯醇 17-88	40 g
丙二醇	50 g
甘油	50 g
白桦树汁	400 g
乙醇加至	1 000 g

【制法】 取聚乙烯醇 17-88 加入白桦树汁、丙二醇、甘油中，静置，俟充分膨胀后，水溶加热使其全溶；另取鞣酸、间苯二酚、水杨酸、苯甲酸依次溶于适量乙醇中，加入液酚；再添加乙醇使成 500 g，搅匀后缓缓加入到聚乙烯醇 17-88 溶液中，随加随搅拌，搅匀后加剩余乙醇，制成 1 000 g，搅匀，即得。

【功效主治】 消毒抑菌，抑制真菌生长，剥脱止痒。主治手足癣、体癣、股癣、慢性单纯性苔藓、银屑病等。

（王伯亚　孟　阳　李　鸿　杨敬信）

第十一节　凝胶剂(Gels)

凝胶基质 Ⅰ

【配方】

卡波 U20	15 g
丙二醇	50 g
甘油	50 g
三乙醇胺	12 g
木糖醇	20 g
尿囊素	3 g
复合防腐剂	5 g
白桦树汁加至	885 g

【制法】 ①取白桦树汁、甘油、丙二醇混合，加尿囊素、木糖醇加热溶解，再加复合防腐剂至混合均匀，将卡波 U20 准确撒布于液面，俟自然下沉，约 24 h，使其充分溶胀，可稍搅拌，加三乙醇胺，调 pH 5.5～6.5，即可得到透明凝胶；②取卡波 20 撒于液面，边加边搅拌，用搅拌机在升温下搅拌至完全溶解，加三乙醇胺，调 pH 5～6；③取卡波 U20 加甘油、丙二醇在乳钵中研匀分散，加药液制成凝胶，可人工搅拌或机械搅拌。

【功效主治】 有保湿功效，做基质用。

【注解】 卡波姆 940 可代替卡波 U20。

凝胶基质 Ⅱ

【配方】

单硬脂酯甘油酯	40 g
液状石蜡	30 g
辛酸/癸酸三甘油酯	40 g
硬脂酸	20 g
氢化植物油	15 g
月桂醇醚-23	8 g
卡波 2020	3 g
山梨醇	20 g
丙二醇	30 g
三乙醇胺	6 g
复合防腐剂	5 g
香精	1 g
甜菜碱	20 g
白桦树汁	792 g

【制法】 取水相山梨醇、甜菜碱、丙二醇、白桦树汁混合，加热熔化，将卡波 2020 撒于液体面，使充分溶胀，搅拌，逐渐加热至 80℃；另取油相单硬脂酯甘油酯、液状石蜡、辛酸/癸酸三甘油酯、硬脂酸、氢化植物油、

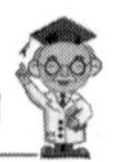

月桂醇醚-23 加热至 80℃，两相温度相同时，油相加入水相，加三乙醇胺，搅拌，调 pH 6～6.5，加香精、复合防腐剂，搅匀，即得。

【功效主治】 做微乳液基质用。有润肤、保湿功能，用于干性皮肤和冬季使用。

凝胶基质 Ⅲ

【配方】

卡波 U20	15 g
乙醇	50 g
甘油	50 g
丙二醇	50 g
聚山梨酯 80	2 g
氢氧化钠	4 g
羟苯乙酯	1 g
白桦树汁	858 g

【制法】 取乙醇、甘油、丙二醇、聚山梨酯 80、羟苯乙酯、适量白桦树汁置容器充分分散，将卡波 U20 准确撒于液面，俟自然下沉，约 24 h，使其充分溶胀，可稍加搅拌备用；另取氢氧化钠溶于 100 g 白桦树汁中加入卡波姆液中，慢加快搅拌，制成透明状凝胶。

【功效主治】 做基质用。

凝胶基质 Ⅳ

【配方】

海藻酸钠	30 g
枸橼酸钙	5 g
复合防腐剂	5 g
甘油	450 g
白桦树汁	540 g

【制法】 取枸橼酸钙及复合防腐剂加白桦树汁中，将甘油与海藻酸钠混合成糊状，再将水溶液加入其中，搅拌均匀，放置 24 h 成稠厚的凝胶。

【功效主治】 做基质用，能与鱼石脂、苯酚、硼酸混合。

凝胶基质 Ⅴ

【配方】

羧甲基纤维素钠	60 g
丙二醇	50 g
甘油	50 g
羟苯乙酯	1 g
甜菜碱	20 g
白桦树汁	849 g

【制法】 取羧甲基纤维素钠与丙二醇、甘油混匀，另取羟苯乙酯、甜菜碱溶于热白桦树汁中，加入羧甲基纤维素钠胶浆中，搅拌成凝胶，加热药液至全量，搅匀，即得。

【功效主治】 做基质用，能与鱼石脂、苯酚、硼酸混合。

丙酸氯倍他索凝胶

【配方】

丙酸氯倍他索	0.25～1 g
二甲亚砜	5 g
凝胶基质Ⅰ加至	1000 g

【制法】 取丙酸氯倍他索加二甲亚砜溶解，加入凝胶剂基质Ⅰ搅拌均匀，制成 1 000 g。

【功效主治】 糖皮质激素类药。主治湿疹、皮炎、瘙痒症、银屑病、白癜风等。

【注意事项】 可按此程序调配 0.025～0.1%盐酸地塞米松、倍氯米松，0.3%～1%氢化可的松凝胶。

过氧苯甲酰凝胶

【配方】

过氧苯甲酰	50 g
水杨酸甲酯	50 g
克林霉素	10 g
卡波 2020	15 g
甘油	50 g
丙二醇	50 g

三乙醇胺	15 g
聚山梨酯 80	10 g
甜菜碱	20 g
白桦树汁	760 g

【制法】 取克林霉素、甜菜碱加白桦树汁加热溶解，再加甘油、丙二醇混匀，将卡波2020准确撒布于液面，俟自然下沉，约24 h后充分溶胀，稍做搅拌，加入三乙醇胺，边加边搅拌，调pH至6.5～7.5，得到透明状凝胶；另取过氧苯甲酰，加水杨酸苯酯溶解，加聚山梨酯混合，加入上述凝胶中，搅匀，即得。

【功效主治】 消炎、抗菌、角质松解。主治寻常痤疮、酒渣鼻、蠕形螨皮炎等。

盐酸萘替酚凝胶

【配方】

盐酸萘替酚	20 g
卡波 2020	15 g
甘油	50 g
丙二醇	50 g
三乙醇胺	15 g
聚山梨酯 80	10 g
乙醇	200 g
复合防腐剂	5 g
白桦树汁	665 g

【制法】 取白桦树汁、甘油、丙二醇混合均匀，将卡波2020准确撒布于液面，俟自然下沉，约24 h后充分溶胀，稍做搅拌，加入三乙醇胺，边加边搅拌，至透明状凝胶；另取盐酸萘替酸、聚山梨酯80、乙醇使其溶解，加入上述溶液中，搅匀，即得。

【功效主治】 具有广谱抗真菌作用，药效优于克霉唑、咪康唑、益康唑，且毒性低。主治手足癣、体癣等。

甲硝唑凝胶

【配方】

甲硝唑	50 g
卡波 2020	15 g
甘油	40 g
丙二醇	40 g
三乙醇胺	15 g
复合防腐剂	5 g
木糖醇	30 g
白桦树汁	835 g

【制法】 取白桦树汁、甘油、丙二醇、木糖醇混合均匀，加热溶解，将卡波2020准确撒布于液面，俟自然下沉，约24 h后充分溶胀，稍做搅拌，加入三乙醇胺，边加边搅拌，至透明状凝胶；复合防腐剂，另取甲硝唑用甘油充分分散与凝胶基质混匀，加入上述凝胶中，搅匀即可。

【功效主治】 消炎、抗菌、杀螨虫。主治寻常痤疮、酒渣鼻、蠕形螨皮炎等。

复方替硝唑凝胶

【配方】

替硝唑	10 g
克林霉素	10 g
乙醇	240 g
丙二醇	50 g
甘油	50 g
卡波 2020	15 g
木糖醇	30 g
三乙醇胺	15 g
复合防腐剂	5 g
白桦树汁	605 g

【制法】 取白桦树汁、甘油、克林霉素、替硝唑、木糖醇、丙二醇、乙醇混合均匀，将卡波2020准确撒布于液面，俟自然下沉，约24 h后充分溶胀，稍做搅拌，加入三乙醇胺，边加边搅拌，调pH 5～6成透明状凝胶，加入复合防腐剂，搅匀，即得。

【功效主治】 消炎、抗菌、抗毛囊虫。主治寻常痤疮、酒渣鼻、蠕形螨皮炎、疥疮等。

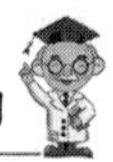

替硝唑凝胶

【配方】

替硝唑	10 g
卡波 2020	10 g
甘油	50 g
丙二醇	50 g
三乙醇胺	10 g
乙醇	200 g
木糖醇	30 g
复合防腐剂	5 g
乙二胺四醋酸二钠	0.5 g
白桦树汁	665 g

【制法】 取白桦树汁、甘油、丙二醇、替硝唑、木糖醇、乙醇混合均匀，将卡波姆 940 准确撒布于液面，俟自然下沉，约 24 h 后充分溶胀，稍做搅拌备用；另取已溶的乙二胺四醋酸二钠溶液、复合防腐剂，边加边搅，最后缓缓加入三乙醇胺，调 pH 6.5，边加边搅，即得。

【功效主治】 消炎、抗菌、角质松解。主治寻常痤疮、酒渣鼻、蠕形螨皮炎等。

联苯苄唑凝胶

【配方】

联苯苄唑	10 g
卡波 2020	10 g
乙醇	70 g
白桦树汁	190 g
丙二醇	200 g
聚乙二醇 400	550 g

【制法】 取卡波 2020 分散于聚乙二醇中，微热搅拌使其分散于均匀分散体，加入三乙醇胺的水溶液搅拌制得透明的凝胶基质备用；另取乙醇及丙二醇加入联苯苄唑溶解成澄明溶液，将澄明溶液加入凝胶基质中，边加边搅拌，使形成均匀透明的凝胶。

【功效主治】 抗真菌剂，用于手足癣、体癣等。

酮康唑凝胶

【配方】

酮康唑	20 g
亚硫酸钠	2 g
卡波 2020	10 g
乙醇	350 g
羟苯乙酯	1 g
丙二醇	100 g
三乙醇胺	18 g
白桦树汁	529 g

【制法】 取卡波 2020 撒入半量白桦树汁、乙醇中，搅拌使溶胀，另将亚硫酸钠加适量水溶解后加入，酮康唑、羟苯乙酯加丙二醇、乙醇中溶解，搅拌下加入三乙醇胺，调 pH5～6，制成凝胶，搅匀，即得。

【功效主治】 抗真菌剂，用于手足癣、体癣等。

复方尿囊素凝胶

【配方】

尿囊素	3 g
卡波 2020	10 g
二甲硅油	30 g
水溶性维生素 E	10 g
甘油	50 g
丙二醇	50 g
木糖醇	30 g
复合防腐剂	5 g
三乙醇胺	15 g
白桦树汁	827 g

【制法】 取尿囊素、木糖醇加白桦树汁中加热溶解，再加甘油、丙二醇、水溶性维生素 E、二甲硅油混合均匀，将卡波 2020 撒布其上，俟自然下沉，约 24 h 后充分溶胀，稍做搅拌，加三乙醇胺，边加边搅成凝胶，即得。

【功效主治】 角质溶解、抗菌，护肤。主治皲裂、鱼鳞病、各种角化性皮肤病、瘙痒性皮肤病及日常护肤。

甘草酸铵凝胶

【配方】

甘草酸铵	20 g
卡波 2020	10 g
氨溶液	10 g
水溶氮酮	20 g
丙二醇	40 g
甘油	40 g
复合防腐剂	5 g
白桦树汁	885 g

【制法】 取大部分白桦树汁、甘油、丙二醇、复合防腐剂，混匀，将卡波 2020 准确撒布于液面，俟自然下沉，约 24 h 后充分溶胀，稍做搅拌，滴加氨溶液调 pH 7～8 备用；另取甘草酸铵加所余白桦树汁、水溶氮酮加热溶解，加入上述凝胶中，边加边搅拌，使形成凝胶，即得。

【功效主治】 抗炎、抗过敏，用于湿疹、荨麻疹、皮炎等，也可用于带状疱疹、痤疮等。

硫凝胶

【配方】

升华硫	100 g
液状石蜡	100 g
凝胶剂基质 I	800 g

【制法】 取升华硫加液状石蜡充分分散，递加适量凝胶剂基质 I 研匀，制成 1 000 g。

【功效主治】 抗真菌，杀虫。主治痤疮、酒渣鼻、疥疮。

（王伯亚　张　妮　马学武）

（本章编审：马振友　王伯亚　卢勇田）

美容化妆品篇

第九章 化妆品及美容制剂概述

化妆品学是一门以化学为基础的交叉学科，涉及面很广。由于原料制备、精制与提纯、组分的结构与性能、质量分析，各种化妆品配方、制备、产品质量及化妆品的作用机制、应用等涉及的有关问题与相关学科关系密切，如与有机化学、分析化学、生物化学、香料化学及药物化学有关，还与医学美容、皮肤美容密切相关。

医学美容制剂简称医美制剂。“医美”是医疗美容的简称，是一种运用药物、手术、医疗器械以及其他具有创伤性或者不可逆性的医学技术方法。美容制剂就是以护肤品、美容药妆品、美容化妆品用于人体的制剂。

化妆品、医美制剂与皮肤外用药基质相似，功能性原料多数相同，制备方法相同，发展日新月异。新原料、新技术、新工艺、新设备、新包装不断问世，与皮肤科学、美容科学和广大人民日常生活、美容保健密切相关，日益受到人们的青睐和重视。

第一节 化妆品定义及作用

一、定义

化妆品广义上是指化妆用的物品。在希腊语中“化妆”的词义是“装饰的技巧”，意思是把人体自身的优美多加发扬而将存在的缺点加以弥补。

化妆品定义反映化妆品的历史、成就、导向、品种、功效、施用部位、用法，为化妆品的基础。

目前国际上对化妆品的概念尚没有统一定义。欧盟现行的《化妆品规程》中定义：化妆品是接触于人体外部器官（表皮、毛发、指趾甲、口唇和外生殖器），或者口腔内的牙齿和口腔黏膜，以清洁、发出香味、改善外观、改善身体气味或保护身体使之保持良好状态为主要目的的物质和制剂。

美国食品和药品管理局对化妆品的定义：用涂抹、散布、喷雾或者其他方法使用于人体的物品，能够起到清洁、美化，促使有魅力或改变外观的作用。

日本对化妆品的定义：为了清洁和美化人体、增加魅力、改变容貌、保持皮肤及头发健美而涂抹、散布于身体或用类似方法使用的物品，是对人体作用缓和的物质。

我国关于化妆品定义，第六版《辞海》：“化妆品：以涂擦、喷洒或者其他类似方法施用于人体表面（皮肤、毛发、指甲、口唇、牙齿、口腔黏膜等），以达到清洁、消除不良气味、护肤、美容和修饰目的的日用化学品。”

我国化妆品主管部门几次修改化妆品定义。2007 年出台《化妆品卫生规范》定义：“化妆品是指以涂抹、喷晒或者其他类似的方法，散布于人体表面任何部位（皮肤、毛发、指甲、口唇等），以达到清洁、消除不良气味、护肤、美容和修饰目的的日用化学工业产品”，2008 年施行的《化妆品标识管理规定》所称:"化妆品是指以涂抹、喷晒或者其他类似方法,施于人体(皮肤、毛发、指趾甲、口唇齿等),以达到清洁、保养、美化、修饰和改变外观,或者修正人体气味,保持良好状态为目的的产品。"2015 年版《化妆品安全技术规范》,2015 年 11 份通过,2016 年 12 月 1 日起施行。目前依国家化妆品安全技术规范(报送稿,待讨论通过)摘录如下:

定义:"化妆品:是指以涂擦、喷洒或者其他类似方法,散布于人体表面任何部位(皮肤、毛发、指甲、口唇等),以达到清洁、消除不良气味、护肤、美容和修饰目的的日用化学工业产品。"

特别应指出的是化妆品为日用化学工业产品,将中药化妆品排除在外,我国古代即生产化妆品,皇室成员、王公贵族一至都生产和使用化妆品,长沙马王堆战国辛追墓即出土精制的化妆品盒,说明当时即有高级化妆品。唐代尚药局专设合口脂匠 2 人,后增至 4 人,是专门为后宫嫔妃、达官显贵的太太们制作胭脂水粉专门的匠人。唐朝药王孙思邈首先将化妆品写入《千金方》,将化妆品传入民间,使广大民众受益,各朝各代都有延续和发展。将中药化妆品排除在外是不合适的,不利于中药化妆品的传承和发展,与实施《中华人民共和国中医药法》相悖。

二、主要作用和功能

(一)清洁作用

化妆品能够清除皮肤、毛发、牙齿表面的脏物,以及人体分泌与代谢过程中产生的污物等。如洗面奶、洗发香波及牙膏等。

(二)保护作用

化妆品能够使皮肤及毛发滋润、柔软、光滑、富有弹性等,起到保护肌肤,抵御风寒、紫外线等刺激,防止皮肤受损以及毛发枯断等作用。如润肤乳液、防晒霜、护发素等。

(三)营养作用

配方中添加的营养原料,能够补充皮肤及毛发所需的营养物质,增加组织细胞活力,维系皮肤水分平衡,减少皮肤细小皱纹产生,从而起到延缓皮肤衰老及促进毛发生理功能等作用。如营养面霜、营养面膜等。

(四)美容修饰作用

人们通过使用化妆品进行护肤和化妆,能够增加个人魅力或散发香气,达到美容修饰的目的。如粉底霜、唇膏、发胶、摩丝、香水及指甲油等。

(五)特殊功能作用

一些化妆品具有以下特殊功能,如育发、染发、烫发、脱毛、美乳、健美、除臭、祛斑及防晒作用。

(马振友　张宝元　崔立国　顾　葵)

第二节　化妆品分类和管理

一、化妆品分类

报送稿分为特殊用途化妆品和非特殊用途化妆品两类。

(一)特殊用途化妆品

是指用于育发、染发、烫发、脱毛、美乳、健美、除臭、祛斑、防晒的化妆品。

育发化妆品　有助于毛发生长、减少脱发和断发的化妆品。

染发化妆品　具有改变头发颜色作用的化妆品。

烫发化妆品　具有改变头发弯曲度,并维持相对稳定的化妆品。

脱毛化妆品　具有减少、消除体毛作用的化妆品。

美乳化妆品　有助于乳房健美的化

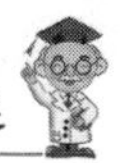

妆品。

健美化妆品 有助于使体形健美的化妆品。

除臭化妆品 有助于消除体臭的化妆品。

祛斑化妆品 用于减轻皮肤表皮色素沉着或有助于皮肤美白增白的化妆品。

防晒化妆品 具有吸收紫外作用、减轻因日晒引起皮肤损伤功能的化妆品。

(二)非特殊用途化妆品

是指育发、染发、烫发、脱毛、美乳、健美、除臭、祛斑、防晒化妆品以外的化妆品。

(三)按功能和部位分类

淋洗类化妆品 在人体表面(皮肤、毛发、指甲、口唇等)使用后立即清洗的化妆品。

驻留类化妆品 除淋洗类产品外的化妆品。

眼部化妆品 宣称用于眼周皮肤、睫毛部位的化妆品。

口唇化妆品 宣称用于嘴唇部的化妆品。

体用化妆品 宣称用于身体皮肤(不含头部皮肤)的化妆品。

肤用化妆品 宣称用于皮肤上的化妆品。

儿童用化妆品 宣称适用于儿童(含婴幼儿)使用的化妆品。

专业使用 在专门场所由经过专业培训的人员操作使用。

二、化妆品管理

2015年版《化妆品安全技术规范》对化妆品禁限用组分和准用组分表进行修订。本版规范与《卫生规范》比较,禁用组分共1 388项,限用组分47项,准用防腐剂51项,准用防晒剂27项,准用着色剂157项,准用染发剂75项。2015年化妆品原料目录8 735种。

化妆品要求安全、无毒、无副作用。规定禁用,如禁用二甲亚砜、丁卡因、氮芥、雄激素效应的物质、糖皮质激素、螺内酯、雌激素、孕激素、汞及汞化合物、砷及砷化合物、铅及铅化合物、疫苗、毒素及血清、除虫菊酯及其草药制剂、麻醉药等,凡是中华人民共和国药政法规定管制的医疗用西药毒药品种和毒性中药品种及其制剂及毒性提取物均在禁用之列;规定47种限用品种,规定最高用量,如二氯甲烷杂质为0.2%、硝酸银4%,硼酸、硼酸盐和四硼酸盐(禁用物质表所列成分除外)总量不高于5%(以硼酸计)另外,不得用于3岁以下儿童使用的产品,产品中游离可溶性硼酸盐浓度超过1.5%(以硼酸计)时,不得用于剥脱的或受刺激的皮肤,同时,标签上必须标印的使用条件和注意事项:3岁以下儿童勿用,皮肤剥脱或受刺激时勿用。

化妆品安全通用要求(报送稿要求)

包装材料:直接接触化妆品原料或化妆品的包装容器的材料。

安全性风险物质:由化妆品原料、包装材料、生产、运输和存储过程中产生或带入的,可能对人体健康造成潜在危害的物质。

1. 一般要求

(1)化妆品应经安全性风险评估,确保在正常、合理的及可预见的使用条件下,不得对人体健康产生危害。

(2)化妆品生产应符合化妆品生产企业卫生规范的要求。化妆品的生产过程应科学合理,保证产品安全。

(3)化妆品上市前应进行必要的检验,检验方法包括相关理化检验方法、微生物检验方法、毒理学试验方法和人体安全试验方法等。

(4)化妆品应符合产品质量安全有关要求,经检验合格后方可出厂。

2. 配方要求

(1)化妆品配方不得使用本规范附录一中表1和表2所列的化妆品禁用组分。若技术上无法避免禁用物质作为杂质带入化妆品时,国家有限量规定的应符合规定;未规定限量的,应进行安全性风险评估,确保在正常、合理及可预见的适用条件下不得对人体健康产生危害。

(2)化妆品配方中所用防腐剂、防晒剂、着色剂、染发剂,必须是对应的本规范附录二表3至表6中所列的物质,使用要求应符合表中规定。

(3)化妆品配方中的原料如属于本规范附录二中表7其他限用组分中所列的物质,使用要求应符合表中规定。

3. 微生物学指标要求

化妆品中微生物指标应符合表1中规定的限值。

表1 化妆品中微生物指标限值

微生物指标	限值	备注
菌落总数(CFU/g或CFU/ml)	≤500	眼部化妆品、口唇化妆品和儿童用化妆品
	≤1000	其他化妆品
霉菌和酵母菌总数(CFU/g或CFU/ml)	≤100	
耐热大肠菌群/g(或ml)	不得检出	
金黄色葡萄球菌/g(或ml)	不得检出	
铜绿假单胞菌/g(或ml)	不得检出	

4. 有害物质限值要求

化妆品中有害物质不得超过表2中规定的限值。

表2 化妆品中有害物质限值

有害物质	限值(mg/kg)	备注
汞	1	含有机汞防腐剂的眼部化妆品除外
铅	10	
砷	2	
镉	5	
甲醇	2000	
二噁烷	30	
石棉	不得检出*	

注:石棉的限值是指在本技术要求中对应的检测方法检出限下不得检出。

5. 包装材料要求 直接接触化妆品的容器材料应当使用安全,不得与化妆品发生化学反应,不得含有或释放可能对使用者造成伤害的有毒物质。

6. 标签要求

(1)凡化妆品中所用原料按照本技术要求要求需在标签上标印使用条件和注意事项的,应按相应要求标注。

(2)其他要求应符合国家有关法律法规和规章标准要求。

7. 儿童用化妆品要求

(1)儿童用化妆品在原料、配方、生产过程、标签、使用方式和质量安全控制等方面除满足正常的化妆品安全性要求外,还应满足相关特定的要求,以保证产品的安全性。

(2)儿童用化妆品应在标签中明确适用对象。

8. 原料要求

(1)化妆品原料应经安全性风险评估,确保在正常、合理及可预见的使用条件下,不得对人体健康产生危害。

(2)化妆品原料质量安全要求应符合国家相应规定,并与生产工艺和检测技术所达到的水平相适应。

(3)原料技术要求内容包括化妆品原料名称、登记号(CAS号和/或EINECS号、INCI名称、拉丁学名等)、使用目的、适用范

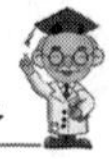

围、规格、检测方法、可能存在的安全性风险物质及其控制措施等内容。

(4)化妆品原料的包装、储运、使用等过程，均不得对化妆品原料造成污染。

直接接触化妆品原料的容器材料应当安全，不得与原料发生化学反应，不得迁移或释放对人体产生危害的有毒有害物质。

对有温度、相对湿度或其他特殊要求的化妆品原料应按规定条件储存。

(5)化妆品原料应能通过标签追溯到原料的基本信息(包括但不限于原料标准中文名称、INCI 名称、CAS 号和/或 EINECS 号)、生产商名称、纯度或含量、生产批号或生产日期、保质期等中文标识。

属于危险化学品的化妆品原料，其标识应符合国家有关部门的规定。

(6)动植物来源的化妆品原料应明确其来源、使用部位等信息。

动物脏器组织及血液制品或提取物的化妆品原料，应明确其来源、质量规格，不得使用未在原产国获准使用的此类原料。

(7)使用化妆品新原料应符合国家有关规定。

(顾　葵　马振友　张宝元　王　昕)

第三节　美容制剂与化妆品现状和发展趋势

一、总体状况和发展趋势

美容分为医疗美学和生活美容，简称医美和生美，统称美容。中国美容行业蓬勃发展的 30 多年里，因需求不同催生出两大主要业态，即医学美容与生活美容。其中，医学美容是运用药物、手术和医疗器械等医疗手段，对人体进行侵入性的治疗，从而达到对机体形态、皮肤等进行重塑和修复等美容性治疗目的，由医疗机构的数万美容皮肤科医师、美容医师、皮肤科医师承担，医美强调和针对功能，对品牌和医师的专业程度特别重视。生活美容是运用化妆品、保健品和非医疗器械等非医疗性手段，对人体所进行的诸如皮肤护理、按摩等带有保养或保健性非侵入的美容护理。生活美容更加强调日常的便利性，因此注重渠道的广泛分布，由广大美容院的美容师承担或民众自我美容；两者基于不同体验属性从而满足差异化消费矩阵。

2018 年医学美容方面正规的医疗美容机构 9 500 家，其中民营机构占整个医美市场的 90%，是医美市场的主要力量。但无资质的非法诊所、美容院、“工作室”的数量却是正规美容机构的 6 倍，非法执业者充斥美容市场。医美分为整形美容、器械美容、药物美容、中药美容等，本书涉及药物美容和中药美容。

根据国家商务部的权威统计，2017 年我国美容美发行业营业额达到 7 603 亿元，占 GDP 的比重为 0.96%，全国美容相关企业数量超过 33 万家，各类美容机构高达 357 万家，从业人员近 200 万人。国家发改委规划，到 2020 年美容产业产值预计超过 1 万亿元，就业人口达到 3 000 万人，美容产业园区超过 10 个，将出现年销售额超过 500 亿元规模的领军企业。

而经过多年的发展，中国已经成为全球第三大医美市场。据新氧《2018 年医美行业白皮书》显示，2018 年中国医美市场规模或达 2 245 亿元。在过去 3 年中，中国医美市场一直处于高速发展期，平均年增速达到 31.83%。而根据白皮书的预测，未来 5 年中国医美市场将继续保持高速增长，平均年增速预计将达到 25.67%。

生活美容和医疗美容行业共同带动了中国美容经济的发展和美容化妆品消费的提升。从 2012－2017 年间，我国化妆品零售整体保持平稳增长趋势。

2012—2016年全国化妆品零售额增速不断下降，到2017年增速明显提高。据国家统计局最新数据显示，2018年11月我国化妆品零售额为2 375亿元，同比增加10.5%，2018年11月，中国美容化妆品及护肤品进口量为187 597吨，同比增长79%。从人均消费额来看，一线城市的人均消费额最高，比全国高20%；从城市增速上看，四线城市增长最快。另据唯品会数据显示，2018年，70后美妆消费增长55%，80后的美妆消费增长90%，90后为202%，95后增幅高达347%。

消费者对美容化妆品的安全性、功能性需求越来越强烈，极大地推动了化妆品制剂及产品的研发进步，四类美容化妆品呈现出良好的发展态势。

二、天然化妆品

人类在几千年生活过程中，总结出使用天然的植物、动物、矿物进行护肤美容，尤其我国使用中医药护肤美容产品，积累了丰富的经验，是我国中医药重要组成部分，这是天然化妆品的起始。现代化学合成物质的发展，推动化妆品的发展，同时也带来环境污染、毒性作用，受到广大科技工作者和群众的质疑和关注，从而，“返璞归真”“回归大自然”的倾向波及化妆品的原料和生产。化妆品的原料、生产和产品经历从天然产品向化学合成产品转变，继而又由合成向天然产品的二次转变这样一个轮回过程。但必须应该指出的是，天然化妆品并不是简单的复旧，并不完全同于原始的化妆品，已进行脱胎换骨的改造，应用现代先进的科学技术，通过对天然物质的合理选择，对其中有效成分进行分离、提纯、改性，再与其他原料合理调配，使天然化妆品大为改观，其性能、外观、稳定性、安全性、营养性、疗效等方面都有质的飞跃，在世界范围内进入一个崭新的发展阶段。开发了从水果或草本中药中提取的果酸系列、芦荟系列、人参系列等化妆品，应用中药作为防腐剂、着色剂、香料，避免了化学物质的毒性和副作用。在先进发达国家天然化妆品已占市场的40%以上。

开发天然化妆品在我国有得天独厚的条件，我国有几千年中医药的历史积淀，留下大量珍贵的医学典籍，以丰富的科学底蕴为基础，为研究、开发、生产天然化妆品创造良好的条件。中药由天然的植物、动物、矿物组成，是最好的天然产品，对其有效成分提纯、分析，依照中医基本理论配方，加入化学药的辅料，其中也开发出中药辅料，应用现代技术、生产设备配制，因此中药化妆品具有科学性、实用性、安全性，集天然化、疗效化、营养化等多种功能于一体，符合当今世界化妆品潮流，必将对我国和世界化妆品发展做出贡献。天然化妆品原料日益受到重视，不断开发上市，我国仅桦树化妆品原料竟达12种，受到业界青睐，如农夫山泉、雅诗兰黛、欧莱雅化妆品公司就投入巨额资金进行研究、开发、生产，化妆品不用水，用以祛斑、祛痘、保湿性能良好的白桦树汁代替，受到使用者的欢迎，我国长白山区是白桦树主要产地，质量最优，含矿物质、微量元素最高，其中桦木脑、有机锗祛斑作用显著，桦甸市成立了桦甸出彩科技有限公司及桦甸白桦研究院，进行以白桦树汁为主的科研、开发、生产、销售，同时在广州成立了聚创医美科技有限公司，生产白桦树汁为主的化妆品，将投放国内外美容化妆品市场。

此外，海洋生物、热带雨林植物等添加成分的化妆品正在中国流行。

三、生物技术应用于化妆品

生物技术的发展对化妆品的发展起到极大的促进作用，以分子生物学为基础的现代皮肤生理学，逐步揭示了皮肤受损伤和衰老的生物化学过程，色素形成过程，光毒性机制，毛发形成和损伤过程，营养成分对皮肤的代谢等。并从理论上进行科学阐述，在

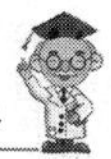

此基础上,依据皮肤的内在作用机制,并通过适当的体外模型,有针对性选择化妆品原料,设计新配方,制得疗效显著的化妆品,达到保护皮肤、延迟衰老、防治损容性皮肤病的目的。应用生物技术制得的有生物活性的制品,如用九肽-1、谷胱甘肽防治色素沉着,甘油葡糖苷、透明质酸等添加到化妆品中用于护肤、保湿,用蛇毒肽、胶原肽和棕榈酰五肽-4 等添加到化妆品中抗衰老。用生物工程学和仿生技术对天然作物的开发使之成为功能性物质作为化妆品原料,更是今后市场发展的趋势。

四、高新技术注入化妆品

高新技术应用于化妆品主要是新材料、新技术、新设备方面。化妆品辅料不断更新,性能好,生产一般都不经过化学反应过程,而是将几种原料混合、乳化,产生制品的性能,如新型乳化型 343,可非常方便的配制成水溶性乳膏,OW 340 B 可加入各种中药及提取物,新复配的辅料不断问世,名称多为商品名,五花八门,数量难以统计,给人眼花缭乱之感,但为化妆品更新创造良好的条件。中药提纯得到空前发展,几百种中药可提取溶液、浸膏,用低温、超微粉碎、气流粉碎成超细粉,低温提取中药油等项技术开展,充分保持药物的有效成分。中药发酵产品不断问世,加强了化妆品的功效性。中药有效成分加辅料制成新的材料,目前提取植物提取物常用的方法有溶剂提取法、超声波提取法、微波提取法和酶提取法,而超临界流体萃取法、微波辅助提取法等则作为新的提取技术被广泛使用。为了使化妆品制作方法简便,磁力搅拌器,顶置式搅拌器,分散均质机,混匀器,恒温摇床,恒温循环器,研磨机,旋转蒸发仪,加热板,量热仪,实验室反应釜等实验室操作仪器大量应用,而工业技术主要包括用于规模生产的混合设备,分散乳化设备,捏合设备等机器用于化妆品生产。脂质体化妆品,具有单层至 1 000 层脂质包裹技术的运用,充分保持药效,有定向性、缓释性。纳米技术也用于化妆品,纳米技术制造的原料粒径不超过数百个纳米的细小微粒,其宽度只有几十个原子聚集在一起的宽度,制成特殊用途的化妆品处理成纳米级的微小结构,使之尽量成为超细粒子,顺利地渗透到皮肤内层,有效地发挥护肤、祛斑、生发、祛痘等疗效。使用纳米技术处理化妆品原料及生产技术使化妆品产生突破性的进展,特别是人们关注的祛斑美白,使其有效成分较易渗透、吸收,极大地提高疗效。

五、化妆品与皮肤美容的关系

化妆品系指以涂敷、揉搽、喷洒等不同方式施于人体皮肤、面部、毛发和指甲等部位,起到清洁、保护、美化(修饰)等作用的日常生活用品。化妆品是生活用品,而不是药品,而特殊用途的化妆品,依然是化妆品,不是药品。除美化人体外,尚具调理人体机能的功效,兼有美化、保护、养护或缓和地调理人体机能的作用,其功能越来越强,有的甚至预防和辅助治疗某些损容性皮肤病,如市场上祛斑、祛粉刺、减肥、祛臭、丰乳、防晒等药物化妆品。惟其无毒、无害、无副作用而已,比皮肤美容药物更加安全可靠。

我国美容皮肤科专业始于 20 世纪 80 年代,是一门以医学美学为指导,皮肤科学为基础,运用医学诊疗技术和美容手段,研究人体皮肤的结构与生理机能,维护、改善、修复和塑造人体皮肤健康与美的规律的美容医学分支学科。它以美学、美容学、皮肤科学三者有机结合的产物,目的是为提高人的生命活力美感,提高人的质量、生存质量和生活的质量。皮肤科学是研究、防治发生皮肤黏膜疾病的学科,侧重研究皮肤及与皮肤有关疾病的病因、病理变化及其发生、发展的规律,并以皮肤内科诊疗技术为主。皮肤美容是其中一部分，日益受到学科医师的重视，并不断拓宽研究、防治领域，而美容医学和医学美容学的一个重要分支也包括美容皮肤科学。因此皮肤美容是两个学科的交叉学科。美容皮肤科学包括美体和损容性皮肤病，医学美容重要的组成部分是美容皮肤内科学，而药物美容学又是重要内容之一，皮肤科学外用药物疗法也是最受重视的疗法，在治疗中占首位。两者外用药物治疗都是重要的治疗手段是共同的特性。

外用药物疗法包括药学化学药、中药制剂，在皮肤科、美容皮肤科、医学美容中都占有重要地位，多数疾病仅用外用药即可达到治愈目的。近年来皮肤科提出辅助治疗，即对皮肤应用有保护作用外用制剂，选用屏障霜(barrier cream)，让水在保湿剂(屏障霜)封闭下进入表皮内，只要外用保湿性护肤品就能对特应性皮炎、鱼鳞病、银屑病、角化干燥性皮肤病等有治疗效果，改善皮肤的外观，起对症治疗作用，故称为辅助性治疗。有专家做过实验，例如用于特应性皮炎，每周使用 426 g，皮损严重程度下降 89%，某化妆品公司对 90 例 10 个月至 10 岁的特应性皮炎进行了一项研究，在外用糖皮质激素强度和用量不变的情况下，受试者每日大量使用润肤霜，3 周后 98%患者皮肤干燥症状缓解，85%红斑减退。临床实践证明使用润肤剂可减轻、预防变态反应性皮肤病、干燥性皮肤病、脱屑性皮肤病、痤疮、色素沉着斑、腋臭、日晒伤等，有些皮肤病仅用功能性化妆品就可达到防治目的。优良的皮肤保湿剂是皮肤病基础治疗。化妆品和皮肤科外用药联合治疗起到相辅相成的作用，皮肤科基础护理多用护肤化妆品做辅助治疗。

皮肤美容外用制剂和化妆品有千丝万缕的关系，基质基本相同，限于药品要求，皮肤美容基质较于传统，新型辅料应用较少，化妆品用新的辅料多，如三乙醇胺皮肤美容外用制剂还大量应用，对皮肤有刺激，而化妆品很少使用，因此化妆品制剂外观细腻、手感好、涂展性强、无副作用；在药品方面皮肤美容制剂多使用化学合成药、少部分中药及中药提取物，而化妆品限量使用化学合成药，广泛使用中药提取物。皮肤美容外用制剂与化妆品应两者结合，互相取长补短，借鉴优点，可共同提高。皮肤美容外用制剂基质应化妆品化，多开发中药外用制剂，或中西医结合外用制剂，而化妆品应加强特殊用途化妆品的研制、开发、生产。

表 9-1 医学美容外用制剂与化妆品区别

分类	医学美容外用制剂	化妆品
管理法规	中华人民共和国药品管理法	化妆品安全技术规范
审批机构	国家药品食品监督管理局及各省药品监督管理局	国家药品食品监督管理局及各省食品药品监督管理局
生产	药厂及医院制剂室	化妆品厂
辅料	较简单、传统、品种少、多为正名	使用化妆品原料名称目录(2015 版)
合成药	使用多	禁用或限用
中药	使用少	使用较少
中药提取物	使用少	使用比较普遍
防腐剂	抑菌浓度	《化妆品安全技术规范》(2015 年版)规定化妆品可使用 51 项准用防腐剂

（续　表）

分类	医学美容外用制剂	化妆品
香料	用或不用，低级	用量根据需要
副作用	有	无
功效	治疗	美化防护
包装	普通	根据需要，多数较为华丽

（蔡友良　钟德志　马振友　顾　葵）

第四节　收集信息与配方设计

化妆品和外用制剂配方难以计数，而且不断地发生变化。随着新辅料、新技术、新设备的不断问世，新配方层出不穷。尽管如此，作为化妆品工程师、科研工作者、生产厂家来说，选择较合适的配方仍然不是很容易的事。它涉及产品的质量和功效，必须十分认真地对待。

化妆品和外用制剂的配方，在设计之前，各种不同类型的信息的收集和整理是最为重要的基础性调研工作。如图 9-1 所示，信息收集是一个十分繁杂的工程，千头万绪，牵涉面很广。在信息收集的过程中，宜注意以下几个问题。第一，要注意信息收集工作是贯穿配方设计整个过程的子系统，不仅在配方设计之初要收集各种不同类型的信息，而且要善于采集各种不同类型的信息来调整配方的设计；第二，要全面收集尽可能多的信息，尽量不要遗漏。遗漏了信息，很可能走弯路，重复别人早已走过的老路；第三，在非纸质文献大量出现的信息化时代，除了重视传统的纸质型信息的收集之外，还必须对非纸质型信息（主要指电子信息）给予足够的关注；第四，收集信息既要有目的又要不唯目的，完全按照目的收集的信息，在很大程度上是不完善的，有极大的偏颇；第五，要注意对信息进行甄别。信息时代的信息量的发展速度是惊人的，几乎是呈几何级数样“爆炸”，其中难免有一些经过一段时间实践的检验后被证明是无益的“垃圾”信息，如果对所收集的信息不进行甄别，那么极有可能被这些“垃圾”信息误导。不是被浪费时间、精力、财力，就是被引入歧途。对信息的初步分类可参考图 9-1 和表 9-2。

根据需要确定配方，普通化妆品和外用制剂选用传统配方，原料易得，价格低廉。新化妆品则参考国际和全国流行趋势，选择最新辅料及功能性原料和配方。在配制前制定统一、规范的表格，包括配方名称、辅料及功能性原料的成分、制作工艺、检验、功能作用、用法、参考文献、实验分析、实验人员、操作时期、制作量。每次实验用一张表格，作为配制时的依据，避免盲目操作，认真、准确、真实地填写，便于统计分析，总结成功经验与失败教训。日积月累，配方逐渐得到完善，配制技术日臻提高，最后制定成正规的化妆品和外用制剂的操作规范。

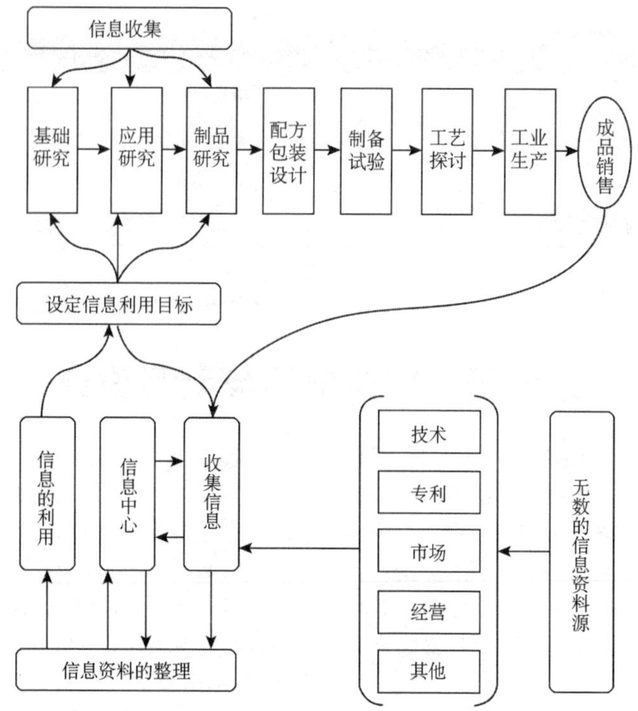

图 9-1 信息资料收集和整理

表 9-2 信息的分类和内容

信息	分类	内容形式
外部信息	技术图书期刊	皮肤病外用药制剂学、药学、医学美容、生活美容、化妆品、日化等
	政府、企业、大学报告	同上
	专利,实用新方案	公开公报,专利局资料
	学会、协会信息	会议论文集,内部资料,学习班教材
	法规信息	发表各种载体的政府文件
	原材料厂商信息	产品目录、说明书、配方及制备工艺
	药品、化妆品生产厂	成品说明书,OET 加工状况
	因特网资料	有目的查询和下载各种需要的信息资料
内部信息	研究报告(基础、生产、市场、应用的研究)	
	试验报告(分析产品质量、实际使用效果、安全性、抑菌、材料、稳定性等)	
	配方和制备工艺的研究	
其他信息	来自于市场,特别是经营者、消费者的反馈信息	

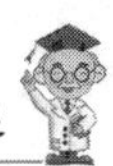

（续 表）

信息	分类	内容形式
	来自于其他实验室的信息，特别是制作工艺方面的信息	
	来自于其他学科的信息，特别是植物化学、生理学的信息	
	来自于专利文献的信息	
	来自于化工方面的信息	

表9-3 主要参考书目

图书名称	出版社	作者	出版年
中药经皮给药制剂技术	化学工业出版社	梁秉文，刘淑芝，梁文权	2017
皮肤美容化妆品制剂手册(2版)	中医古籍出版社	马振友，辛映继，张宝元	2015
皮肤病中医方剂制剂手册	陕西科学技术出版社	夏应魁，乌日娜，马振友	2015
美容皮肤科学	人民卫生出版社	高天文，刘玮	2012
皮肤病中医外治法及外用药的配制	人民卫生出版社	张作舟	2011
精编皮肤科药物手册	广东科技出版社	顾伟程	2011
美容化妆品学(2版)	人民卫生出版社	李利	2011
美容中医学(3版)	人民卫生出版社	黄菲莉，佘靖	2011
美容化学原料药学	人民卫生出版社	杨建	2010
美容药物学(2版)	人民卫生出版社	王建	2010
皮肤科学与化妆品功效评价	中国化学工业出版社	刘玮	2005
美容药物的配制和应用	人民军医出版社	杨彤，田燕	2005
皮肤病中医外治学	中国中医药出版社	邓丙戌	2005
皮肤病中药外用制剂	人民卫生出版社	宋兆友	2005
新编医院制剂技术(第2版)	人民卫生出版社	雍德卿	2004
皮肤病药物治疗学	人民卫生出版社	靳培英	2004
中国古代妆容配方	中国中医药出版社	李芽	2002
美容化妆品洗涤用的配方及原料制备集萃	中国日用化学工业信息中心	信息中心	2002
化妆品化学	科学出版社	李明阳	2001
药物新制剂	河南科学技术出版社	张辉	2001
实用医院外用制剂手册	山东科学技术出版社	刘丽娟	2000
实用化妆品配方手册	化学工业出版社	李东光	2000
中医美容学	中医科学技术出版社	高学敏	2000
中药美容保健品的研究与开发	中国医药科技出版社	陈勤	1999
天然活性化妆品	中国轻工出版社	王建新	1997
新编实用日用化学品制造技术	化学工业出版社	孙绍曾	1996

（续　表）

图书名称	出版社	作者	出版年
皮肤科外用制剂与美容化妆品配方手册	华文出版社	方平	1996
新编外用药物手册	山东科学技术出版社	于秀路	1996
医疗单位制剂规范	人民卫生出版社	总后卫生部	1993
实用中医外科方剂大辞典	中国中医药出版社	王玉玺	1993
皮肤科外用制剂选编	中国医药科技出版社	余敏	1991
中国医院制剂规范	人民卫生出版社	药政司	1989
皮肤病方剂药物手册	陕西科学技术出版社	西安医学院	1981

表 9-4　因特网资源

网名	网址
百度	www. baidu. com
新浪	www. sina. com. cn
国家食品药品监督管理局官网	www. sda. gov. cn
中国香精香料化妆品工业协会	www. caffci. org
中国化妆品技术信息网	www. china2002. com
中国化妆品网	www. chinacosmetics. cn/index. asp
中国化妆品网	www. zghzp. com
中国整形美容协会官网	www. capa. org. cn
中华医学会官网	www. cma. org. cn
中国医师协会官网	www. cmda. net
新氧	www. soyoung. com
悦美	www. yuemei. com
更美	www. igengmei. com
医美网	www. 1m9m. com
医美视界	www. 86ym. cn
138 美业网	news. 138job. com
c2cc 传媒	www. c2cc. cn
中妆网	www. zghzp. com
妆网	www. zhuangwang. com
化妆品财经在线	www. cbo. cn
品观网	www. pinguan. com
美妆网	www. chinabeauty. cn

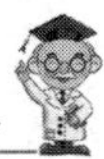

（续　表）

网名	网址
美容化妆品网	www. mrhzp. cn
化妆品资讯	www. cosmetic-news. net
欧洲化妆品盥洗用品及香水协会	www. colpa. eu
前瞻网	www. qianzhan. com
日化观察	www. rihuaguancha. com
中国化妆品品牌网	www. js999001. com
中华医学会皮肤性病学分会	http://csd. cma. org. cn/
中山大学附属第三医院化妆品检测中心	www. pifuke. com. cn/cosmetic/
四川大学华西医院化妆品检测中心	www. cn-cet. com

表 9-5　美容化妆品及皮肤科网站

名称	主办者	网址
中国卫生监督杂志	卫生部卫生监督中心	www. zdksd. top
日用化学工业	全国日用化学工业信息中心	www. cicdci. net. cn
日用化学品科学	全国日用化学工业信息中心	www. cicdci. net. cn
化妆品报	湖北省新闻出版局华楚报刊中心	www. cbo. cn
香料香精化妆品	上海香料研究所	www. jjfcef. cn
医学美学美容	医学美学美容杂志社	www. beautyinfo. com. cn
中国美容医学	西安交通大学	www. zgmryx. com
中国皮肤性病学杂志	西安交通大学	www. pfkbxzz. paperopen. com
中华皮肤科杂志	中华医学会	www. pifukezazhi. com
临床皮肤科杂志	南京医科大学第一医院	www. linpi. net
香精香料化妆品杂志	上海香料研究所	www. 21ks. net/gzqk/gzqk_14745. html
中华医学美学美容杂志	中华医学会	www. cosmagzine. com
皮肤科学通报	西安交通大学	www. pfxbxzz. paperopen. com
实用皮肤病学杂志	北京军区总医院	www. sypf. cnmanu. net

（马振友　王伯亚　崔立国　郭庆江）

第五节　化妆品安全性的检测

随着社会经济的发展和进步，个人自我意识的上升，化妆品在走进百姓生活的同时，也对化妆品的质量和功效也提出了更高的要求。安全监测和功效评价始终贯穿在产品研发和上市后监管的全过程。

一、化妆品的安全性评价

化妆品是日常生活中每天使用的化学工业品，安全性至关重要。2015 年版的《化妆品安全技术规范》是目前我国卫生监督管理部门实行化妆品卫生监督的重要技术依据，也是指导企业进行化妆品生产和销售的技术法规。需要指出的是，目前很多国家已经停止使用动物进行化妆品的安全检测，我国也在积极地筹备动物替代检测方法。化妆品安全性评价主要包括原料及其产品的毒理学检测、卫生化学检测、微生物检测、人体安全性评价等几个方面。

二、毒理学检测

（一）原料及其产品的毒理学检测

为了保证终产品的安全性，《化妆品安全技术规范》制定了化妆品原料的使用清单、限用清单和禁用清单。对卫生规范中已经有规定的原料不需要做毒理学检测，但对新使用的原料，一般需进行下列毒理学试验：

1. 急性经口和急性经皮毒性试验；

2. 皮肤和急性眼刺激性/腐蚀性试验。

3. 皮肤变态反应试验。

4. 皮肤光毒性和光敏感试验（原料具有紫外线吸收特性需做该项试验）。

5. 致突变试验（至少应包括一项基因突变试验和一项染色体畸变试验）。

6. 亚慢性经口和经皮毒性试验。

7. 致畸试验。

8. 慢性毒性/致癌性结合试验。

9. 毒物代谢及动力学试验。

10. 根据原料的特性和用途，还可考虑其他必要的试验。如果该新原料与已用于化妆品的原料化学结构及特性相似，则可考虑减少某些试验。

（二）产品的毒理学检测

在一般情况下，新开发的化妆品在投放市场前，应根据产品的用途和类别进行相应的试验，以评价其安全性。原则上，每天使用的化妆品须进行多次皮肤刺激性试验，但进行多次皮肤刺激性试验者不再做急性皮肤刺激性试验。间隔数日使用的和用后冲洗的化妆品则进行急性皮肤刺激性试验；与眼接触可能性小的产品不需进行急性眼刺激性试验。

按照我国的化妆品的管理制度，普通类化妆品上市前按照表 9-6 进行，而特殊用途化妆品上市前必须按照表 9-7 进行毒理学检验。

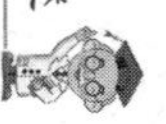

表 9-6 普通化妆品检测项目

检测项目	发用品		护肤品		彩妆品			指/趾甲用品	芳香品
	一般发用产品	易触及眼睛的发用产品	一般护肤产品	易触及眼睛产品	一般彩妆品	眼部彩妆品	护唇及唇部彩妆品	修护类①、涂彩类①、清洁漂白类	香水 古龙水 花露水
	发油类、发蜡类、发乳类、发露类、发浆类	洗发类、润丝类（护发素）、喷发胶类、暂时喷涂发彩（非染型）	护肤膏霜类、护肤乳液类、护肤油类、护肤化妆水爽身类①、沐浴	眼周护肤类、面膜类②、洗面类③	粉底类、粉饼类、胭脂类、涂身彩妆类	描眉类④、眼影类、眼睑类、睫毛类、眼部彩妆卸除剂	护唇膏类、亮唇油类、着色唇膏类、唇线笔③		
急性经口毒性试验							○		
急性皮肤刺激性试验	○	○						○	○
眼刺激性试验		○		○		○			
多次皮肤刺激性试验			○	○	○	○	○		

注：○需进行试验；①不需要进行试验；②进行急性皮肤刺激性试验，不需进行多次皮肤刺激性试验；③不需进行急性经口毒性试验；④不需进行眼刺激性试验。

三、卫生化学检测

卫生化学检验适用于产品中禁、限用成分的检测。《化妆品卫生技术规范》规定了化妆品禁、限用原料的卫生化学检测方法、内容和要求，表9-8为各类化妆品的卫生化学检测项目。

表 9-7 特殊用途化妆品检测项目

检验项目	育发类	健美类 美乳类	染发类	烫发类	防晒类	除臭类	祛斑类	脱毛类
急性经口毒性试验	○	○	○	○	○	○	○	○
眼刺激性试验	○		○	○				
急性皮肤刺激性试验			○	○				
多次皮肤刺激性试验	○	○			○	○	○	
皮肤变态反应试验	○	○	○	○	○	○	○	○
皮肤光毒性试验	○				○		○	
鼠伤寒沙门菌回复突变试验**	○	○	○*					
体外哺乳动物细胞染色体畸变试验	○	○	○*					
人体斑贴试验					○	○	○	○
人体试用试验	○	○		○				

注：○需进行试验；* 涂染性、暂时性染发剂不进行该两项试验。 ** 可选用体外哺乳动物细胞基因突变试验。

表 9-8 化妆品卫生化学检测项目

检测项目		一般化妆品	特殊用途化妆品								
			育发类	染发类	烫发类	脱毛类	美乳类	健美类	除臭类	祛斑类	防晒类
卫生化学指标	汞	○	○	○	○	○	○	○	○	○	○
	铅	○	○	○	○	○	○	○	○	○	○
	砷	○	○	○	○	○	○	○	○	○	○
	甲醇	○[1]	○[1]					○①	○①	○①	○①
禁用物质、限用物质含量	斑蝥、氮芥		○								
	氧化型染发剂中染料[2]			○							
	巯基乙酸				○	○					
	性激素[3]						○	○			
	甲醛								○		
	苯酚、氢醌									○	
	紫外线吸收剂										

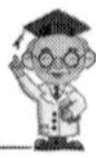

（续 表）

检测项目		一般化妆品	特殊用途化妆品								
			育发类	染发类	烫发类	脱毛类	美乳类	健美类	除臭类	祛斑类	防晒类
其他	pH				○	○				○	○
	α-羟基酸⑤	○								○	
	SPF										○⑥

注："○"需要进行试验。

①不含乙醇、异丙醇的化妆品不测甲醇；

②氧化型染料中间体：对苯二胺、对氨基酚、盐酸间氨基酚、对苯二酚和邻苯二胺；

③性激素：雌酮、雌二醇、雌三醇、己烯雌酚、睾酮、甲基睾酮和黄体酮；

④紫外线吸收剂；

⑤α-羟基酸：乙醇酸、苹果酸和丙酮酸，只对含有 α-羟基酸的产品测定；

⑥只在防晒产品标有 SPF 值时测定。

四、微生物学检验

《化妆品卫生技术规范》规定了化妆品样品的采集、保存及供检样品制备以及化妆品微生物学检验的技术操作。各类化妆品的检测的项目见表 9-9。

表 9-9 化妆品微生物检测项目

检测项目	发用品	护肤品	彩妆品①	特殊用途②
菌落总数	○	○	○	○
粪大肠菌群	○	○	○	○
金黄色葡萄球菌	○	○	○	○
铜绿假单胞菌	○	○	○	○
霉菌、酵母菌	○	○	○	○

注："○"需要进行试验。

①彩妆品：指甲油卸除液除外；②特殊用途：只做健美类、美乳类、祛斑类、防晒类。

五、人体安全性评价

人体安全性评价是产品上市前最后一道安全保障措施，在健康志愿者身上进行。特殊用途化妆品按照法规要求必须进行。但一般正规的化妆品企业在上市前都会进行人体安全评价，包括人体皮肤斑贴试验、人体皮肤试用试验等。

1. 人体皮肤斑贴试验

首先招募健康受试者。人体皮肤斑贴试验的方法可分为皮肤封闭型斑贴试验和皮肤开放型斑贴试验。前者适用于大部分化妆品原物和少部分需要试验前处理的化妆品种类；后者适用于不可直接用化妆品原物进行试验的产品和验证皮肤封闭型斑贴试验的皮肤反应结果。

2. 人体试用试验

按照《化妆品卫生技术规范》须做人体试用试验的产品包括育发类产品、健美类产品、美乳类产品和脱毛类产品。受试者应分别选脱发患者(育发类产品)、单纯性肥胖者(健美类产品)或正常女性受试者(美乳类产品)30 例以上。试验时间不得少于 4 周。

(李 利)

第六节 化妆品的功效评价

化妆品人体评价是一个多层面多途径的复杂体系。按评价指标的性质可分为主观半定量评价和客观量化评价。主观评价以人的主观判断为标准,不需特殊设备仪器,经济简便,但易受个体主观感觉差异的影响;客观量化评价是通过特殊的仪器设备进行皮肤测量,主观影响因素较小,但需要购买设备和聘请专业的技术人员。

一、半定量功效评价

(一)志愿者评价

1. 通过志愿者使用化妆品后的感觉进行统计分析,用以评价化妆品的临床功效。一般筛选年龄在 18～60 岁的健康男女作为试用者人群。要求参与试验的人群具有对化妆品的感觉判别能力。

2. 观察指标

1)感官评价(subjective evaluation),即通过受试者的视觉、嗅觉和触觉对产品的质地(柔滑细腻,颗粒感的或是粗糙的)、颜色(均匀度、柔和度、与肤色配合融洽度)、香味(愉悦、刺鼻)、延展性(是否容易涂敷,涂布层均匀度)、使用感(滑爽,干燥或油腻)等做出评价,清洁产品还包括清洗后的皮肤感觉(皮肤光洁度、滑爽感和清洁感)。毛发产品应包括产品是否容易取出涂抹、洗涤中泡沫丰富和细腻度、产品是否容易清洗、有无残留、洗后头发质地(顺滑易梳理、有光泽、飘逸,手感滑爽、柔软,无枯燥感)等指标。

2)功效指标:是针对不同产品所宣称的功能,如保湿、抗皱、美白等,设定相应的保湿、抗皱、美白等特殊观察指标。

3)观察指标的量化:一般采用等级量化方法。语言评价量表(verbal rating scale,VRS)是将效果用“无效”、“有效”、“显效”和“痊愈”表示,对每一等级用语言文字做相应的描述,使受试者或研究者明确每一等级的具体含义。也可采用视觉模拟评分法(visual analogue scale,VAS),用一条长 10 cm 的标尺,两端分别表示“无”(0)和“最明显”(10),被测者根据其自身感受,在直线上的相应部位做记号,记号从“0”到“10”的距离即是评分的分数。

二、研究者评价

采用语言评价量表,肉眼或根据皮肤照片,观测受试者皮肤在使用前后发生的变化。主要针对产品的功能进行评价,如保湿、抗皱、美白等,设定相应的保湿、抗皱、美白等特殊观察指标;同时对产品引起的皮肤不良反应,如痒痛、红斑、鳞屑等进行评价。

三、化妆品人体功效定量评价

采用仪器设备,无创、动态地测量活体皮肤表面的细微结构、机械力学规律、颜色变化、分泌代谢等生理学特点,测定皮脂分泌、角质层水含量、经皮失水、pH 等参数,定量测量化妆品功效。

(一)测量参数与仪器

1. 角质层含水量(water content of stratum corneum)

皮肤角质层结构致密,形成了防止水分丢失的天然水屏障。保持皮肤角质层适当的湿润度是维持皮肤生理环境、促进皮肤新陈代谢的先决条件。保湿类化妆品正是通过模拟皮肤天然保湿系统来维持正常的角质层含水量。

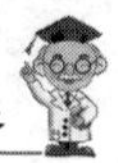

由于皮肤角质层的含水量直接影响皮肤屏障功能，参与老化皮肤、敏感性皮肤的发病机制，因此角质层含水量的评价也用于抗老化类、舒缓类化妆品的临床功效研究。

2. 经皮失水(transepidermal water loss，TEWL)

又称为透皮水蒸发或透皮水丢失，指真皮深层的水分通过表皮蒸发散失，是用于描述皮肤水屏障的重要参数。当皮肤处于生理性老化或病理性干燥状态时，如特应性皮炎、银屑病、鱼鳞病等，角质层含水量很低，TEWL 值增高。由于 TEWL 与角质层含水量关系密切，因此这 2 个指标常联合应用于保湿类、舒缓类和清洁类产品的安全性和功效性评价。

3. 皮肤表面 pH(skin surface pH)

角质层中的水溶性物质、皮肤排出的汗液、皮肤表面的水脂乳化物质以及皮肤排出的二氧化碳等共同形成了皮肤表面稳定的 pH，一般维持在 4～6。维持皮肤最佳 pH 是皮肤保健、延缓皮肤老化的有效方法；各种化妆品通过调节皮肤表面 pH 发挥护肤保健功能。追踪检测洗涤类和护肤类产品引起的皮肤 pH 改变是化妆品效果评价的一个重要参数。

4. 皮脂(sebum)

皮肤表面的脂质与水分乳化形成皮脂膜，保持皮肤表面平滑、光泽，防止体内水分的蒸发，起到润滑皮肤的作用。但如果过油，不仅会造成皮肤反光、颜色灰暗，而且容易形成粉刺、痤疮，严重影响皮肤的美观。化妆品通过提供外源性脂质或减少皮肤脂质，模拟正常的皮脂膜发挥功能。

常用的皮脂测量方法是胶带吸收油脂后可以透光的原理或直接收集油脂进行测量。通过特制的透光测量仪，可间接测量出皮肤油脂的含量。这种测量设备体积小，使用方便，测试所得的皮脂是单位时间内的皮脂总量，表示为 $\mu g/cm^2$。

5. 鳞屑生成率(desquamation rate)

收集脱落的鳞屑标本，对其进行生化检测和特殊蛋白质分析，可以了解皮肤生理特性以及与角质层相关的疾病状况，从而研究其发病机制、评价治疗效果。角质层与皮肤屏障功能明显相关，既可以用脱落鳞屑的速度、形状来分析、预测表皮屏障的完整性，也可以通过多次反复粘贴造成屏障受损模型，从而研究化妆品对皮肤的刺激性、耐受性以及化合物透皮吸收率等。清洁类、保湿嫩肤类化妆品的功效研究常将皮肤鳞屑生成率作为重要指标。常用的测量技术有：直接测量、角质层染色法、鳞屑粘贴法等。

6. 皮肤颜色(skin colour)

利用颜色学的技术测量肤色的变化，对化妆品功效评价、美容保健咨询和色素性疾病的研究均有重要的意义。由于皮肤颜色涉及皮肤黑素、血红蛋白、角质层厚度等，皮肤颜色变化不仅可以反映美白祛斑类化妆品的功效，也可用于清洁类、舒缓类和其他改善皮肤微循环产品的功效评价。

测量皮肤颜色的仪器较多，按设计原理分类主要有：三刺激值色度仪、窄谱简易反射分光光度计、扫描式反射光光度计及数字成像系统等。

7. 皮肤微循环(cutaneous microcirculation)

皮肤微循环指标成为改善皮肤炎性红斑、抗老化产品促进微循环等产品诉求的功效参数。皮肤氧分压的测定可作为多种化妆品改善皮肤代谢功能的临床效果评价指标。常用技术包括：激光多普勒血流仪(laser doppler flowmeter，LDF)和激光多普勒成像仪(laser doppler perfusion imager，LDPI)、经皮氧分压($tcPO_2$)、可视毛细血管镜(video-capillaroscopy，VCP)等。

8. 皮肤纹理(micro-relief)、**皱纹**(wrinkles)

皮肤纹理(粗糙度)和皮肤皱纹的测定主要用于嫩肤、抗老化产品的功效评价。

测量的技术方法较多,但主要是一类称为皮肤轮廓仪(profilometry)的设备,通过对皮肤表面的印模间接或对活体皮肤表面直接扫描,所得皮肤纹理和皱纹的图像,再根据进行二维或三维图像重建,进行客观细微的数据化处理和统计学分析。

9. **皮肤弹性**(elasticity)

当对皮肤施加一定的外力,皮肤会变形后再回复。记录施加的负荷、皮肤的抵抗和再回复过程,进而可以计算皮肤的黏弹性。根据施加外力的特征和方向以及皮肤对压力的反应,延伸出扭转法、吸力法、回弹系数法等几种测量方法。

10. **皮肤摩擦系数**(friction coefficient)

摩擦力是两个互相接触的物体,当它们发生相对运动或有相对运动趋势时,就会在接触面上产生一种阻碍相对运动的力。皮肤摩擦力系数可以用于研究皮肤的粗糙度和湿润度。

11. **皮肤影像技术**

使用皮肤影像技术可以利用各种光源,如白光、单色光、偏振光、紫外光等进行表面成像,如微距拍照、多光源拍照以及各种皮肤镜放大拍照或视频。

B超成像技术

常规B型超声的成像不够清晰,不可用于表浅皮肤细小结构的成像,因此皮肤成像需要高频超声(20 MHz),能够分辨皮肤相应各层的厚度。常用于衰老皮肤真皮表皮的超声图像分析,毛孔的深度、宽度、胶原密度和厚度以及皮肤肿块、血管的探查等。

(二)仪器评估的影响因素和控制

尽管无创性皮肤测量有着各种优势,但应注意其大多数的检测指标不是直接测量得到,而是通过光电技术或化学原理转换得来。其检测结果波动性大,易受检测环境、检测体位等因素影响。在实际应用中,应注意以下事项:

1. 保持测量环境恒定。测量最好在专门修建的温控室进行,除特殊情况外,一般控制温度为20~22℃,相对湿度在40%~60%,环境安静无噪音。每次试验都应记录环境温湿度,前后测量应该在相同环境下进行。

2. 测量体位前后应保持一致。人体受地心磁场的影响,皮肤表面纵轴方向和横轴方向的纹理、弹性有一定的差异。如果不能保持相同的体位,前后测量值的改变可能是体位变化造成的,而不是产品本身的作用。

3. 测量前饮水、进食、运动都会改变皮肤的生物学状况。因此,应该对进食、饮水的时间有严格的规定,以保证受试者测量前后、受试者与受试者之间测量一致。测量前一般要求静息15~30 min。

4. 对同一项试验,最好由同一台设备和同一个技术员测量,以减少操作的差异。每次测量,需重复测量3~5次,取其均值,以减少测量误差。

(三)其他影响因素

1. **年龄**　应根据研究的目的,纳入不同年龄的受试者。年轻人皮脂分泌多,因此对控油类产品应多纳入年轻志愿者;对抗衰老类产品,则应多纳入中年志愿者。

2. **性别**　男性皮肤粗糙,多油腻;女性皮肤偏干性的比例高,尤其是中年以后。因此,应根据待验产品的特点,选择适当的性别构成比例。

3. **种族**　由于种族不同,人的皮肤颜色、同年龄段的皮肤细腻度、皮肤角质层含水量都有差异。如不涉及种族差异化比较,最好选择同一种族的人群作受试者。

4. **部位**　不同部位的皮肤,皮肤生物学参数有较大的差异。曝光部位的皮肤颜色更深,皮肤更粗糙,衰老速度更快。面部"T"区(额部和鼻周皮肤)、前胸后背皮脂分

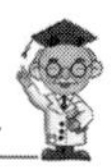

泌旺盛，而四肢皮肤分泌低下，掌跖和唇红无皮脂分泌。应根据产品的功能诉求，选择试验部位。

5. 季节　皮肤表面的生物学特性随季节变化而发生改变。秋冬季节皮肤干燥，保湿产品的功效容易显现。夏天环境湿度大，又容易出汗，对保湿产品的功效评价很难进行。夏天皮肤受日光照射时间长，紫外线强度大，美白产品和抗皱产品的功效评价一定要考虑季节因素的影响。

四、化妆品人体试验的一般性原则

化妆品人体试验是一种前瞻性试验研究，指在人为条件控制下，以健康志愿者或问题皮肤人群为受试对象，以发现和证实化妆品对皮肤的清洁、护理或对问题皮肤的预防、改善作用的有效性和安全性。由于临床试验涉及的对象是人体，不可避免地会涉及社会、心理、伦理和可行性等复杂问题，只有推行规范化的临床试验，才能保证研究工作的客观、科学和高效。因此，如同其他临床试验一样，需要遵循以下原则

(一)安全性原则

化妆品配方中的各种原料应经过实验室物理化学、毒理学以及微生物安全性评估，验证产品对人体无害，才能进入临床人体试验。

(二)伦理学原则

尽管已经过安全性评估、相关伦理委员会审核。研究人员仍需将有关试验的目的、背景、方法、预期效果、潜在风险等如实告知志愿者或家属，并征得他们的同意，签订参加试验的知情同意书。志愿者有权在试验的任何阶段不需要任何理由退出研究，研究者应对志愿者的一般资料、具体病情及其他隐私情况保密，不得向他人透露。

(三)科学性原则

为了使研究结果和结论更真实可靠，确保研究结果免受各种已知或者未知的混杂因素干扰，减少偏倚，经得起临床实践的检验。

（李　利）

第七节　清洁类医美制剂和化妆品的制备

一、清洁化妆品构成

清洁类医美制剂和化妆品由功能性原料和辅料构成，总结如表 9-10。

表 9-10　清洁类化妆品主要成分

分类	原料名称	功效作用	比例%
流变剂	丙烯酸酯类共聚物(HVS)	低温透明度好，净洗性好	2.0～6.0
	DOE-120	泡沫柔和，增稠好，净洗性一般	1.0～2.0
	PEG-150 二硬脂酸酯	增稠强，果冻感强，洗后黏感	0.2～1.0
	丙烯酸酯类共聚物(SF-1)	增稠、悬浮性好，稳定油脂类及不溶物；抗盐，流变性好	0.5～10.0
	羟丙基甲基纤维素	增稠，尤其对氨基酸，皂基，洁肤体系；抗盐，稳定	1.0～2.0

（续　表）

分类	原料名称	功效作用	比例%
稳定剂	二氢化牛脂基邻苯二甲酸酰胺（洁面产品一般不用）	稳定悬浮油脂及难溶成分	0.3～1.5
主洗剂	月桂醇聚醚硫酸酯钠(AES)	去污力、泡沫性、增稠性好	3.0～20.0
	月桂醇聚醚硫酸酯铵(AES-A)	去污力适中，泡沫性好，增稠差一点	3.0～20.0
	月桂酰谷氨酸钠	泡沫柔和，低刺激，去污，不伤皮肤，易冲净，保湿	2.0～30.0
	椰油基羟乙基磺酸钠	温和，去污，不伤皮肤，较易冲净	20.0～5.0
助洗剂	α-烯基磺酸钠(AOS)	泡沫好，增稠差，洗手低残留，刺激低	1.0～6.0
	月桂醇硫酸酯铵(K12-A)	泡沫好，增稠好；脱脂力、清洁力强	2.0～20.0
	椰油基葡糖苷	增稠，增泡，降刺激，深层清洁，调理肌肤	2.0～10.0
	月桂酰肌氨酸钠(30%)	柔和，泡沫好，减少分层，降刺激，保湿	1.0～6.0
	月桂酰谷氨酸钠	柔和，泡沫好，减少分层，降刺激，保湿	1.0～6.0
	癸基糖苷	减少残留，低温透明度好，减少分层，降刺激，增溶	2.0～6.0
	月桂醇磷酸酯钾盐（也可以列为主表活）	减少残留一般，洗后手感好，降低刺激，温和	1.0～18.0
	椰油酰胺丙基甜菜碱	增泡，增稠，调理肌肤，降刺激，低温透明度好	2.0～5.0
螯合剂	EDTA 二钠	螯合金属离子，保证低温透明，防变色，抑菌增效，防降泡	0.05～0.2
香气	香精	提供香气	0.03～0.5
	花水	提供香气，赋予护理肌肤	5.0～90.0
赋脂剂与营养	PEG-75 羊毛酯	水溶性羊毛酯，滋润护肤	0.2～2.0
	霍霍巴醇衍生物	增强泡沫，增稠，洗后光滑，滋养	0.3～0.5
	霍霍巴蜡 PEG-120 酯类	清洁毛囊，去污，洗后手感光滑，润肤，保湿	0.5～2.0
	甲壳素衍生物(CD-58)	清洁性好，排毒，洗后手感滋润，保湿	2.0～5.0
	三甲基甘氨酸	保湿，洗手清爽滑润	0.2～3.0
	PEG-7 橄榄油脂类	保湿，滋润，卸妆效果好	0.5～5.0
功效添加剂	抑杀菌剂 R-301	来源植物，除螨效果好，天然安全	0.1～0.5
	DP-300	杀菌，抑菌性好	0.1～0.3
	己咪定二(羟乙基磺酸)盐	祛屑，祛痘，祛异味，防腐	0.02～0.1
	茶皂素	清洁、抑菌、除菌性能力好；天然属性	1.0～4.0
	库拉索芦荟叶提取物(1:10)	保湿、清洁，养护肌肤，水润嫩白，光滑肌肤	3.0～10.0
	母菊提取物	舒缓肌肤	0.5～5.0
	水解胶原	改善皮肤弹性，抗皱，保湿，营养	0.1～5.0

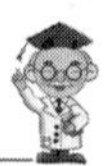

（续　表）

分类	原料名称	功效作用	比例％
舒缓剂	甘草酸二钾	抗炎，抗过敏，卡波体系要小于0.1％，不耐酸	0.1～0.5
	马齿苋提取物	抗炎，抗过敏	0.5～3.0
	水解蜂王浆蛋白	抗刺激，抗过敏，营养，更适合做不刺激眼睛的产品	0.5～1.0
	植豆酵素（金甲豆籽提取物）	抗过敏，抗炎，抗刺激	0.05～0.2
防腐剂	K350	不释放甲醛，营养体系抑菌性好	0.2～2.0
	凯松	抑菌性能强，并且，有可能会破坏皮肤表面的微生物菌群的平衡，最好配合其他防腐剂	0.05～0.1
	氯苯甘醚/苯氧乙醇	抑菌能力强，营养体系好	0.3～0.5
增稠剂	氯化钠	低成本增稠，配合流变剂使用，适量加入，过量呈果冻状，耐温性差	0.2～1.5
	柠檬酸钠	成本高于氯化钠，产品果冻现象降低，清洁力好，温和，低温透明度好	0.1～0.5

二、配制要点

沐浴露、洗手液、洁面，这3款产品包括透明型浴液，其配制原理、生产工艺基本相同，配方略有差异。

（一）分类

1. 沐浴露　洗后低残留，易冲净，活性物高，用于手、身体，赋予清洁，滋养理念，泡沫要高，也可做酵素低泡至无泡产品。

2. 洗手液　洗后舒爽，低残留，活性物适中，泡沫适中，修护理念强。

3. 洁面剂　残留要低，泡沫适中，强调舒缓，温和，保湿，滋润感要强，增加皮肤菌群平衡，要温和，洗后不紧绷，配合水溶性油脂，氨基酸类表面活性剂，阳离子聚合物，强化冲净效果。酵素无泡或低泡洁面产品更安全，清洁不伤皮肤屏障功能。

（二）产品理念与功效表达

护肤、美容化妆品功效原料，引入包括中药洗方提取物、天然植物的理念，强化市场宣称，展现个性与特色。

（三）此类产品注意洗后残留

少、冲净快、洗后皮肤具滋养、滑嫩感，更重点考虑稳定性、流变性，这两点是此类产品关键点。

（张宝元　王伯亚　蔡友良　崔立国）

第八节　毛发医美制剂和化妆品的制备

毛发医美制剂即香波。香波是外来语“Shampoo”的译音，从广义可以解释为清洁和保养毛发和头皮。简单地说就是洗发水。从清洁和保养毛发来说，它一方面能清洁人的头皮和头发上的污垢，另一方面由于引入护发的功效，而使头发易梳理，起到调理、护理、保持头发美观的作用。

按透明度可分为透明型、珠光型和乳浊型；按功能可分为调理香波、中性香波、油性香波、干性香波，祛头皮屑香波、染发香波等。

一、毛发医美制剂化妆品主要成分

毛发类化妆品由功能性原料和辅料构成，总结如表9-11。

表 9-11 毛发类制剂构成

分类	原料名称	功效作用	比例%
主洗剂	AES(3EO)	去污力好,发泡好	10.0～16.0
	AES-A	去污力适中,发泡好	8.0～20.0
	K12-A	发泡好,去污更好,但刺激大	3.0～20.0
助洗剂	癸基糖苷	保湿,增加泡沫,增溶,减黏,稳定体系,降低刺激	0.5～5.0
	椰油酰 MEA	增稠,增泡	0.5～2
	椰油基葡糖苷	增稠,增泡,降低刺激,去污力适中	2.0～5.0
	椰油酰胺丙基甜菜碱	增泡,增稠,降刺激,调理发质,洗后干爽,帮助阳离子、硅油的沉积	2.0～10.0
	椰油酰二乙酸二钠	增泡,增稠,降刺激,调理发质,更滋润,适于干性发质	2.0～3.0
流变剂	卡波姆(980/505E 2%溶液)	稳定,悬浮	10.0-30.0
	氯化钠	增稠	0.1～1.0
	氯化铵	建议用在铵盐体系增稠	0.1～1.0
	DOE-120	改善泡沫手感,果冻感低,温和	0.5～2.0
	丙烯酸酯类共聚物(SF-1)	抗盐性好,漂洗性好,更适合透明型产品,稳定体系,防分层	0.5～2.0
防腐剂	卡松	抑菌效果好,用量大则刺激皮肤	0.05～0.1
	DMDMH	对营养体系好,量大刺激眼睛	0.1～0.4
	氯苯甘醚/苯氧乙醇	更温合	0.3～0.5
外观	珠光剂	改善产品珠光外观	0.8～2.0
	珠光浆	珠光效果好,遮光差,粒径均匀,稳定,不消泡	3.0～0.5
	遮光剂	水溶遮光效果一般;稳定性好,油溶型遮光效果好,稳定性差,需加大 TAB-2	0.2～1.0
稳定剂	硅酸镁铝	悬浮稳定性好,但操作繁琐,成本高	0.5～1.0
	丙烯酸酯类共聚物(SF-1)	稳定体系,抗分层,悬浮油脂,增稠,抗盐性好	0.5～2.0
	二氢化牛脂基邻苯二甲酸酰胺(TAB-2)	对有机硅氧烷,吡啶硫酮锌等有极佳的乳化,悬浮作用	0.8～1.5
	EDTA 二钠	螯合金属离子,稳定香精,抑菌增效	0.05～0.15
	柠檬酸	调节体系 pH	0.05～0.15
pH调节剂	L-乳酸	调节体系 pH,保湿,抑杀菌	0.05～0.2
	氢氧化钠	调节 pH	
	柠檬酸	调节 pH	0.1～0.2
调理剂	阳离子瓜耳胶	引导有机硅附着,悬浮洗时泡沫,调理头发	0.15～0.6

（续 表）

分类	原料名称	功效作用	比例%
香气	香料	根据市场宣称与产品特性选择适当的香料	0.3～0.6
调理剂	聚季铵盐-7	抗缠绕性能好，冲洗时滑顺，但易沉积，发干后效果差	2.0～5.0
	聚季铵盐-10	修复发质，抗静电，使头发飘逸柔顺，干梳好，量大则起屑	0.1～0.5
	S-60	改善湿梳，防缠绕，积累少，头发顺滑	0.05～0.1
	C-60 果糖柔顺剂	改善湿梳、干梳，防缠绕，头发滋润、保湿、飞逸，修复发质；发干时滑顺性一般	1.0～3.0
	季胺化蜜糖	改善湿梳、干梳，防缠绕，不积累，冲水时清爽，减少飞逸，修复发质，柔亮，保湿	1.0～3.0
	乳化硅油(DC-7137)	干梳好，头发光亮，冲水滑感好，护色，大粒径用量大，易分层，消泡	1.0～3.0
	乳化硅油(DC-1785)	干梳好，修复性好，光亮性好；小粒径，阴离子乳化稳定性好	1.0～3.0
	乳化硅油(DC-8194)	湿梳好，冲水滑感，护色，热保护好，修复发质，光亮柔软	0.2～0.3
	双氨基乳化硅油(1799)	湿梳更好，冲水更滑，柔软感好，护色，减少飞逸，修复，光亮	0.2～3.0
	二十二烷基季铵盐(4888C)	抗菌，保湿，柔软，改善干梳湿梳，增强乳化硅油效果，手感光滑，减少硅油用量	1.0～3.0
	山嵛醇	干发易梳理，手感光滑	0.1～0.3
	鲸蜡硬脂醇	干发易梳理，手感光滑，但较山嵛醇差	0.1～0.3
	泛醇	修复发梢，保湿，营养，防脱发	0.2～0.5
营养剂	维生素 B_6	控油，防脱发	0.1～0.3
	阳离子泛醇	保湿，营养	0.5～2.0
	水解角蛋白	保湿，营养，顺滑，修复发质	0.25～2.0
	人参皂苷	改善头发弹性，防脱，养发	0.05～0.1
	植物提取物	止痒，祛屑，防脱	2.0～10.0
	甘草酸二钾	防止刺激，舒缓，抗过敏	0.1～0.3

（续 表）

分类	原料名称	功效作用	比例%
祛屑止痒剂	玉洁新(DP-300)	抑菌,防治头皮屑,但要复配使用	0.1～0.3
	OCT	有效祛屑,抑菌,不伤发,柔和有效	0.2～0.6
	己咪定二(羟乙基磺酸)盐	祛屑,祛痘,祛异味,抑菌	0.03～0.1
	ZPT	有效祛屑,伤发,刺激眼睛,易变色	1.0～2.0
	新糠唑	强力祛屑,不伤发,不变色,需要丁羟甲苯稳定	0.1～0.3
	PCA-锌	控油,平衡荷尔蒙,抑菌,止痒,祛屑	0.1～0.5
	茶皂素	本身发泡,去污、抑菌效果好,纯天然	2.0～4.0
	复合中药提取物	养发,调理发质与头皮	5.0～20.0
	类神经酰胺	补水,锁水,保湿,调理发质,修护头皮,防干性皮肤头皮屑	0.01～0.1
保湿剂	甾醇类	保湿,营养头皮,养发,固发	0.05～0.5
	油脂类	保湿,光亮,调理头发,易干梳理,疏通毛囊	0.1～0.5
	三甲基甘氨酸	头皮保湿,防起头屑,毛发润滑,修护受损发质	0.5～3.0
	尿囊素	保湿,防发梢分叉,修护发质	0.1～0.2

二、洗发香波配制技术

(一)表面活性剂的应用

表面活性剂主要作用是清洁去污。良好的泡沫,可减少搓洗时头发损伤,提供良好手感,同时具有适度调理性,即洗后梳理性好些。根据发质的不同、地理水质不同,其配伍也不相同。

用于油性发质者,要求去污力好,洗后头发不黏,清爽,不油腻;用于中性发质者,要求去污力适中,洗后头发不干、不油、不黏腻;用于干性发质者,要求去污力小,洗后头发不干,不黏腻,适度油质感。

三、油性发质配伍基方

(一)配伍注意事项

1. 当去污力低时,头发纤细感差,当去污力强时,头发纤细感好但头皮痒,K12-A不能低于5%。当加入过多温和表面活性剂,尤其油脂类营养剂过多时,去污力不足,头发洗后没有纤细、松散感,发黏。

2. 椰油酰MEA用量最好不要超过1%,其水溶性差,易析出,不稳定。

表9-12　毛发类制剂构成

名称	比例%	名称	比例%
AES-A	12～15	K12-A	6～8
癸基糖苷	3～5	椰油酰MEA	1
椰油酰胺丙基甜菜碱	3		

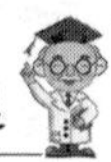

3. 当配方使用铵盐 AES-A、K12-A 时，要预先调节 pH<6.5，否则铵盐在碱性条件下释放铵，气味差，水解降低活性物。

4. 采用 AES-Na 时，注意选用 3EO AES，其泡沫水平不如 2EO AES，但刺激小于 2EO AES 最适合做香波。

5. 选用 CAB 时，注意其杂质，氯乙酸钠含量要低，否则不能降刺激反而增加刺激，尤其小厂家产品不易采用，同时注意其中氯化钠含量越低越好。

6. 体系增稠，调整氯化钠用钠盐体系如 AES 体系；铵盐体系最好用 NH_4CL，否则降低产品泡沫与调理性。盐的加入量少于 0.5%为高品质，盐能增稠但影响头发调理与体系稳定性，盐加入量大，体系密度大，乳化油脂易飘浮而分层，加盐量大时，稠度受温度影响也大。

7. 尽可能用热法生产，可将原料带入的微生物灭活，防止产品变质。

8. 调节 pH：pH5.5～6.5 为佳，pH<5.5 时产品去污力下降，洗后发黏，尤其 pH<5 时。

四、中性及干性发质配伍基方

表 9-13　中性及干性发质配方

名称	比例%	名称	比例%
AES-A	14～16	K12-A	3～5
癸基糖苷	0～5	椰油酰 MEA	1
椰油酰二乙酸二钠(咪唑啉)	3～5		

五、配伍注意事项

1. K12-A(70%)最好用量小于 5%。用量小于 2%时去污力不够，洗后发黏不松散，冲净性不好；用量>5%时有刺激、脱脂，使头发更干，头皮也不舒适。

2. 比油性发质要多加温合表面活性剂，采用咪唑啉、APG，其调理性好于 CAB，洗后头发滋润。但注意加入量过多时去污力下降，造成洗后发黏。

3. 最好采用铵盐体系，减少刺激。干性发质多配入温和表面活性剂，增加温和性同时改善湿梳，减少断发，其深度调理由调理剂、营养剂来改善。

六、调理剂的应用

阳离子聚合物及阳离子改性物的应用：用阳离子聚合物加入香波的合理性，在于其优良的抗静电性与易梳理性，并引导乳化硅油吸附头发。

头发带有负电荷，阳离子成分易于吸附负电荷，从而体现阳离子特性。不像其他类型调理剂，在使用洗去型产品中被水冲掉。

因为香波中的表面活性剂，大部分是阴离子型加入低分子量阳离子化合物，其强阳离子特征会与阴离子产生沉淀而不能发挥作用。但阳离子聚合物(高分子量)与大量阴离子表面活性剂能形成络合物而溶于香波，洗发时结合物分子量大，所以手感滑柔，冲水时阴离子表面活性剂被水冲掉，阴离子表面活含量降低，阳离子聚合物从香波中沉淀于头发并吸附头皮，其水溶性好，易冲净，同时留下薄薄的膜，起到修复润滑作用，改善湿梳，消除头发缠绕。不同的阳离子聚合物在头发上沉积量不同，沉积量过大头发变粗，二次清洁不好，干后手感不好。

聚季铵盐-7(M-550)在头发上沉积多，尽管冲水时滑润，湿梳好，但积累性大，头发干后手感不好，因此高品质香波几乎不再使用。

聚季铵盐-10(JR-400)生产厂不同,其质量差距非常大。小厂产品水溶性、调理性都不够好。加入量>0.15%时,如果空气湿度小或保湿不好,则易产生飘屑现象,所以用量不易过大。主要应用于干性发质、受损性发质。其修复性好,头发飘逸性好,湿梳一般,干梳相对较好。

阳离子瓜尔胶:改善洗发时泡沫凝乳性即悬浮性,使泡沫象涤棉一样有弹性,能引导乳化硅油吸附于发质。其干湿梳理、修复性一般,用量大有飘屑现象,刺激性也会增加,一般使用比例0.1%~0.3%。

SC-60高电荷密度阳离子聚合物,低用量就能显著改善湿梳性,高效抗缠绕性,在头发上沉积少,积累也差。修复受损发质,干发手感顺滑。干梳性一般,抗头发飞逸性差。它是代替M-550抗缠绕较好的产品,也适合高品质产品,溶解操作难度大些。

阳离子调理剂与富脂剂

阳离子聚合物对于头发洗时感觉及洗后的湿梳有作用,但对头发调理力度不够。头发需要进一步护理,就需要加入其他调理剂。

阳离子调理剂乳化硅油应用已久,其干、湿梳理性能好,消泡、降黏,但应用在体系中稳定性差。更重要的是,用后沉淀在头发上形成二次污垢,影响二次清洁。为了保持乳化硅油光亮、修复、梳理性能,尽可能减少其用量又不致影响其性能发挥,就要加入新型调理剂与之配合协同,达到深度调理发质的功效。

二十二烷基羟丙基季铵盐oli-4888C是一种高效、优异的阳离子调理剂,具优良的保湿性、润滑性,尤其增强乳化硅油的调理性。加入2%~3%就可以大大改善头发干湿易梳理性、保湿润滑性、手感都得到强化,尤其刺激性低,还可用于免冲洗产品。能改善头发柔软性,不降泡,不减黏,不沉淀,对皮肤护理性也好。

富脂剂的应用。洗发时洗去了脂类,令头发枯干,尤其头皮脱脂后,防护和抗外来刺激能力降低,加入富脂剂就是改善这一状况。①乳化硅油:不同型号乳化硅油所产生的调理性不同,同时,乳化硅油中的乳化剂不同,其稳定性也不同。阴离子乳化硅油稳定性好,不易分层。乳化硅油必须配合富脂剂使用,否则头发干、脆,易断,尤其在乳化硅油单用量大的情况下。减少或不用乳化硅油已是未来趋势。②高分子量大粒径乳化硅油:高分子量硅油吸附头发上较多,加之粒径大更容易涂展,增强梳理性,光亮性好,但稳定性差。如DC-7137(非离子+两性乳化)、DC-1491。③高分子量小粒径乳化硅油:高分子量硅油吸附头发上较多,修复性好但光亮性差,稳定性好,光滑感好,如DC-1785(阴离子乳化)、氨基乳化硅油。④氨基微乳化硅油:冲水时滑顺感好,柔软发质,修复性好,护色,热保护也好,但其易分层,减黏,用量不易过大,配合乳化硅油使用。

通过实践验证,确定DC-5-7137,DC-949,DC-1785,DC-8194。(表9-14)

表9-14 复方基方合理比例

序号	品名	比例%	品名%	比例%	品名	比例%
Ⅰ	DC-5-7131	2.0~3.0	DC-1785	2.0~3	DC-949	0.5~1
Ⅱ	DC-5-7137	2.0~3.0	DC-8194	0.2~0.3	DC-1785	1.5~2
Ⅲ	DC-5-7137	1.0~2.0	DC-945	0.2~0.5	DC-1785	1.0~2
Ⅳ	DC-5-7137	1.0~2.0	双氨基乳化硅油	1.0~2.0	DC-1785	1.0~3

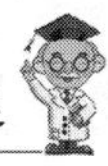

高碳醇：①鲸蜡硬脂醇：由于 C16、C18 比例不同，其条理性也不同。C16：C18＝50∶50 调理效果好，干发手感滑润。（发干后手感顺滑）.②山嵛醇：调理效果好于鲸蜡硬脂醇，其滑感更好。尽管高碳醇调理性好，但如加量过大时消泡严重，所以加入比例 0.2%～0.3%为宜，不宜过高。③异构十六醇、十八醇，降泡性低，调理效果更好。

三羟甲基丙烷三辛/癸酸甘油酯、氢化聚异丁烯、坚果油类、辛基十二醇、霍霍巴醇、霍霍巴油、羊毛酯等，加入 0.2%～0.3%于香波，调理性好，尤其对干发滋润度好，但其降泡，应用时应考虑乳化与悬浮稳定性。霍霍巴醇，霍霍巴油对于油性发质更好，清洁毛囊效果也更好。

神经酰胺类：甾醇、卵磷脂富脂性好，营养发质及发根，滋养头皮，防干燥型头皮屑，修护受损发质更好。

保湿剂：甜菜碱保湿、梳理性、头发滋养性好，可修护受损发质。

阳离子果糖与蜜糖：①阳离子化果糖：改善湿梳、干梳，修复发质，消除缠绕。冲水时滑感一般，半干时梳理好，但手感稍差，干发滋润感好。加入比例 1%～3%效果佳。适于中干性发质，油性发质用季胺化蜜糖更适合。属中高端产品，营养发质及头皮，如 C-60 果糖柔顺剂。②季胺化蜜糖：修复受损发质，保湿肌肤，抗缠绕，干、湿易梳理性好；干发时润滑性、保湿性、手感好，清爽、温和，安全性高。加入比例 1%～3%，不降泡，不减黏，如水润蜜糖。

稳定剂配方中采用乳化硅油、油脂遮光剂、ZPT、珠光剂时，由于其乳化粒径不同，稳定性也不同。加入量大时须加悬浮稳定剂，否则易分层。可采用硅酸镁铝、TAB-2 做稳定剂，常用 TAB-2、卡波 980、丙烯酸酯类共聚物（SF-1）。TAB-2 有乳化性，影响珠光效果，加入香波后黏度受温度影响小，对泡沫不影响。洗后头发丰满。加入比例 0.3%～0.5%即可。

流变剂①对于高活性物体系，需要加入增溶剂，减少表面活性剂分层风险，可以加入二甲苯磺酸铵（钠）、乙醇、丙二醇、月桂酰肌氨酸钠、月桂酰谷氨酸钠、月桂酰肌氨酸三乙醇胺盐、癸基糖苷等，癸基糖苷表面活性剂类较好，其本身既是表面活性剂，又是增溶剂，节省成本，且减少表面活性剂残留，降低刺激；②加入氯化钠、氯化铵调节稠度；③PEG-120 甲基葡糖二油酸酯：增稠，泡沫手感好，易呈果冻现象；④ PEG-150 二硬脂酸酯，价格低，增稠效果好，但易呈果冻现象，抑制泡沫；⑤丙烯酸酯类共聚物，增稠性，悬浮性好，易过水，加入量不宜过大，否则起泡慢。

（张宝元 蔡友良 张琬璐 秦 剑）

第九节 乳膏类制剂的制备

护肤产品按部位可细分为面部、足部、手部、体用、私密处护肤产品。

制作原理与工艺基本相同，由于使用部位不同略有差异，这里着重介绍面部用化妆品，根据皮肤特性分为三大类：

一、配方原则

用于油性皮肤产品，因其油脂分泌快，应着重控油、收细毛孔及菌群平衡，油脂要小且清爽。

用于干性皮肤产品，因其油脂分泌慢且少，肌肤干，应着重补水、锁水，适量多加滋润、舒缓作用的原料。

用于中性皮肤的产品，因皮肤油脂分泌适中，应补水、润肤，油脂适中。

不管何种特性皮肤，经过洗涤后，皮脂

膜、皮肤表面微生物群都被清洁成分洗去，肌肤恢复平衡需要一定时间，肌肤舒适感差，所以要修复皮脂膜，补充被洗去的油脂、天然保湿成分。同时改善肌肤状况，令肌肤水润、舒缓、光滑，这是基础护肤产品。另外将肌肤做深度调理，制备各种效果的产品来满足使用者不同要求，以改善皮肤美学效果。

二、产品基本要求

①产品涂肤后要求不油腻，不黏滞，舒适，皮肤得到改善；②保湿润肤性要好，但不能黏滞，选择天然保湿成分及润肤好的油脂；③用后直至二次清洁，这段时间产品涂在皮肤不应产生异味、着色，注意营养原料的加入，抑菌性要好，同时加入抗氧剂防止油脂氧化变味，产生二次刺激；④安全性要好，不过敏，不刺激皮肤；⑤尽量少用表面封闭油，防止其影响皮肤呼吸及生理功能。适量采用渗透性油脂增强润肤效果，改善肌肤弹性，不油腻，同时不影响生理功能，帮助活性成分渗入；⑥涂展性要好；⑦香料使用不宜过大，以免皮肤吸收量大。采用花水香气及皮肤调理性原料为佳；⑧传统流变剂鲸蜡硬脂醇、蜡类、硬脂酸等，产品稠厚，涂展性差。高分子流变剂稳定性好，乳霜细亮，涂展性好，耐受性差，膏体轻，会产生凝胶感，挑出性差，配合传统流变剂，可配制质地高雅产品。

三、乳膏剂配比

乳膏类化妆品由功能性原料和辅料构成（表 9-15）。

表 9-15 乳膏类医美制剂构成

分类	原料名称	功效作用	比例%
乳化剂助乳化剂	A-165	非离子乳化剂，乳化能力强，配合 M-68 使用	1.0～2.0
	GD-9022	非离子乳化剂，温和，低刺激，乳化效果好，成本低	1.5～2.0
	MONTANOV 68	烷基糖苷非离子型，温和，保湿，乳化效果好	2.0～3.0
	MONTANOV L	植物来源，耐离子，乳化能力强，产品稳定，温和，保湿，易形成液晶结构，易涂展	1.0～3.0
	甘油硬脂酸酯	非离子助乳化剂与 GD-9022 配对使用	1.0～1.5
	乳化剂 AGC	植物来源，耐离子、阴离子复合乳化剂，乳化能力强，耐电解质	1.0～3.0
	乳化剂 B-22	植物来源，耐离子，耐 pH，乳化能力很强，可乳化各	1.0～5.0
	乳化剂 SSE-20	植物来源，耐离子，乳化能力强，不黏，膏体细亮，涂展好，后增稠复配使用，SSE-20 与 SS=1.5∶1.0	2.0～5.0
	鲸蜡醇聚醚磷酸酯钾、SENSANOV WR	阴离子乳化剂，温和，稳定体系，保湿与 A-165 配对使用	1.0～3.0
表面油脂	液状石蜡（白油）	油性感强，影响皮肤呼吸，量大油腻	1.0～3.0
	凡士林	油性感强，滋润感好，易变色，量大油腻，影响皮肤呼吸	0.5～1.5
	角鲨烷、氢化聚癸烯	油性比白油小，透气感略好，滋润感好	2.0～4.0
	异十六烷	清爽表面油，油性比角鲨烷要小，透气好些	2.0～4.0

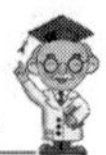

（续 表）

分类	原料名称	功效作用	比例%
渗透油脂	棕榈酸乙基己基酯	润肤好，不油腻，不影响皮肤呼吸，冬季使用方便，价格较低。	2.0～6.0
	棕榈酸异丙酯	润肤好，不油腻，涂展性也好，透气，冬季凝固使用不便	2.0～5.0
	聚二甲基硅氧烷	在皮肤表面形成透气膜，润肤，涂展性好，消除白头，封闭水分	1.0～2.0
	DC-345	挥发硅油，改善乳霜涂展性，手感好	2.0～5.0
	辛酸/癸酸甘油三酯	涂展性更好，涂展后手感也好	2.0～5.0
	异壬酸异壬酯、辛基十二醇	涂展性好，丝滑感好，涂后手感好，渗透快	2.0～6.0
	霍霍巴籽油	涂展性好，渗透快，清洁毛孔，保湿，营养肌肤，手感好	1.0～3.0
	牛油果树果油	滋润感强，保湿不油腻，调理肌肤，柔软肌肤	1.0～4.0
抗氧剂	生育酚乙酸酯	抗氧化，清除自由基，保湿，调理肌肤，防止产品氧化	0.2～1.0
	鼠尾草酸	抗氧化，抑菌，调理肌肤	0.01～0.05
	丁羟甲苯(BHT)	抗氧化，保护乳霜稳定色泽与气味	0.02～0.05
防腐剂	乙基己基甘油	抑制人体产生臭味菌，不影响菌群平衡，协同抑菌，润肤，温和不刺激眼睛	0.1～0.3
	羟苯甲酯	水相抑菌，防细菌效果好，防霉菌效果略差	0.06～0.1
	羟苯乙酯	油相抑菌，防霉菌好于羟苯甲酯	0.02～0.05
	K350	防细菌、霉菌都好，适合营养较多体系	0.2～2.0
	氯苯甘醚/苯氧乙醇	无羟苯酯，无甲醛释放，安全有效	0.3～0.5
	植物防腐剂 NPS	多元醇与植物复合抑菌，可宣称无添加	0.5～1.0
保湿剂	甘油	吸水性好，湿度大时皮肤水分大，防冻，浓度高时黏	3.0～5.0
	丙二醇 丁二醇	吸水性比甘油少，助渗，防药物水解，湿度大时皮肤水质感强，清爽防冻	3.0～8.0
	尿囊素	舒缓肌肤，保湿，清爽	0.1～0.3
	甜菜碱	天然保湿，肌肤清爽丝润，低温产品稳定	2.0～3.0
	羟乙基脲	保湿，润肤性好，亮泽肌肤，用后手感好	2.0～5.0
	透明质酸钠	保湿，湿度大时吸水少，打开代谢通道，深层保湿，润肤	0.01～0.1
	CD-58	保湿，抑菌，丝绒感好，稳定产品，手感佳，修护皮肤	2.0～5.0

（续 表）

分类	原料名称	功效作用	比例%
流变剂增稠剂	卡波姆-940	经济，涂展性好，不黏滞，溶解慢，不耐电解质，用碱中和与植物配伍差，霜轻不厚重	0.1～0.2
	卡波 U-20、U-21、2020	涂展丝润，增稠不如卡波姆 940，耐适量电解质，霜轻不厚重，可配伍植物提取物	0.1～0.2
	AVC、SIMUL NS	涂展性好，助乳化，霜体轻，比卡波姆好，清爽，不需中和；不耐温，耐电解质差	0.3～1.5
	鲸蜡硬脂醇	增稠好，热稳定性好；霜体厚重，用多黏，涂展差	0.5～6.0
	山嵛醇	增稠不如鲸蜡硬脂醇，丝滑感好，霜体厚重，涂展好	1.0～2.0
	硬脂酸	增稠，霜黏感降低，霜挺实，涂展差	1.0～3.0
	蜂蜡	改善霜挺实感，涂展性可以，用后手感好，质感好	0.5～1.0
	黄原胶	改善产品稳定性，耐电解质性好，用量小，手感好，用多起球，流变性好	0.5～0.05
螯合剂	EDTA 二钠	有效螯合金属离子，稳定体系	0.05～0.1
营养剂	芦荟提取物	保湿，清洁肌肤效果好，消炎，美白，抗皱，乳霜质地细亮，用后皮肤光滑	2.0～5.0
	泛醇	保湿，舒缓，促进伤口愈合，消炎，抗红疹，湿疹	0.2～1.5
	泛醌	细胞能量剂。抗氧化，美白肌肤，修复，抗皱	0.025～0.05
	烟酰胺	美白，祛痘，抗粗糙，营养肌肤	0.5～10.0
	水解胶原(粉)	保湿，平滑，亮泽肌肤，营养肌肤	0.1～0.2
	中药提取液	复方提取，美白，排毒，调理肌肤	5.0～10.0
舒缓剂	蜡菊提取物	抗刺痛，舒缓，愉悦，抗过敏，褪红	0.05～3.0
	马齿苋提取物	舒缓肌肤，抗炎，抗过敏	1.0～5.0
	植豆酵素	舒缓，抗炎，抗菌，美白，抗皱	0.1～0.2
	甘草酸二钾	卡波姆体系。舒缓抗菌，亮泽肌肤，离子化强，用量不宜多	0.1～0.2
	水解蜂王浆蛋白	抗刺痛，抗过敏，抑菌，保湿，抗衰老	0.5～3.0
	绿豆提取物发酵滤液	补水，保湿，抗皱，抗过敏，抗炎	0.5～3.0
pH 调节剂	氢氧化钠、氢氧化钾	中和卡波姆，稠度比三乙醇胺略差，安全性好	适量
	三乙醇胺	中和卡波姆，稠度好些，易变色，安全性稍差	适量
	精氨酸	中和卡波姆，调 pH，温和，营养	适量
香料	香精	具有香气	0.05～0.1
	精油	具有香气同时还具有治疗作用	适量
	花水	具有香气同时调理肌肤	10.0～30.0

（王永强　徐春雨　王　昕　郭　宇）

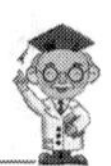

第十节　美容面膜的制备

一、美容面膜的分类

表 9-16　美容面膜的分类

面膜分类	产品特点	类型
粉状面膜	加入粉末原料，吸附清洁污垢，软化角质，美肤美容效果持续性好	洗去型
乳霜面膜	利用油脂乳化剂，深度清洁，补充水分营养，美化肌肤，美容效果持续性好	可免冲洗
啫喱面膜	补充水分营养，清洁较好，无油脂配方，持续时间短	可免冲洗
半透啫喱面膜	适度加油性成分，保湿，补水，清洁，持续时间长	
蚕丝面膜	又称织布面膜。良好贴敷性，清洁，保湿水平一般，配合水或精华持续美容效果会改善	免冲洗
生物面膜	贴敷性，安全性佳，营养补水效果适中，持续美容效果略差	免冲洗
PVA 面膜	成膜能力强，拉紧肌肤，吸附污垢，补水差	
水凝胶面膜	包括水晶面膜和骨胶原面膜。即时补水性好，持续性差，清洁，营养性差	

二、美容面膜的构成

美容面膜由功能性原料和辅料构成（表 9-17）。

表 9-17　面膜的构成

分类	原料名称	功效作用	比例 %
功效原料	中药粉	美白，祛皱，排毒，祛痘，补水	30.0～80.0
	绿石泥	美白，排毒，祛痘，补水，清洁	5.0～30.0
	海泥	排毒，祛痘，补水	5.0～30.0
	矿盐	软化角质，除菌，美白，清洁	20.0～50.0
	营养粉	补水，补充营养，抗皱	5.0～10.0
	珍珠粉	美白，抗皱	2.0～5.0
	淀粉	成膜并形成一定稠度	10.0～25.0
辅料	高岭土	附着力好，吸附污垢	5.0～15.0
	滑石粉	增加面膜润滑性，分散性	5.0～15.0
	钛白粉	美白肌肤	2.0～5.0
	氧化锌	美白，消炎	2.0～5.0
	香精	赋予香气，并抑菌	适量

表 9-18 织布面膜的构成

分类	原料名称	功效作用	比例%	免冲洗%
流变剂	卡波姆	水质感,成膜差,残留少,不耐电解质	0.1~0.2	0.4~0.6
	羟乙基纤维素	成膜好,润滑性好,量大紧肤	0.05~0.2	0.05~0.2
	黄原胶	成膜适中,润滑性适中,流变性差	0.05~0.2	0.05~0.15
保湿剂	库拉索芦荟叶提取物	保湿营养性好,清洁性好,美白,消炎,抗皱	0.1~0.3	0.2~0.5
	甜菜碱	天然保湿,不黏,手感好	1.0~2.0	2.0~4.0
	甘油	保湿,滋润,量大黏,防冻	3.0~5.0	3.0~5.0
	丙二醇	保湿好,清爽,清洁,增溶性好,防冻	3.0~5.0	5.0~7.0
	丁二醇	保湿好,清爽,清洁,增溶性好,防冻	3.0~5.0	5.0~7.0
	泛醇	保湿,修复肌肤,舒缓,愈合伤口	0.2~0.5	0.5~1.0
	透明质酸钠	保湿好,润滑性好,成膜性一般	0.01~0.05	0.03~0.1
	N-琥珀酰壳聚糖	成膜、保湿、抗菌、清洁性好,丝绒感好	2.0~5.0	3.0~5.0
	海藻提取物	成膜性、保湿、清洁性好,滑感好	2.0~5.0	
	水解胶原蛋白	保湿,营养	0.1~0.3	
	PCA-Na	天然保湿成分,补水,不适合卡波姆体系	1.0~3.0	
	L-乳酸钠	天然,保湿,美白,抑菌;不适合卡波姆体系	1.0~3.0	
螯合剂	EDTA 二钠	螯合水中及原料带入金属离子,稳定防变色,防变质	0.01~0.025	0.5
防腐剂	K350	羟苯甲酯、羟苯乙酯、乙基己基甘油、苯氧乙醇	0.1~0.3	0.1~2.0
	PHL	1.2 己二醇/辛酰羟肟酸/丙二醇	0.5~2.0	0.5~2.0
	氯苯甘醚/苯氧乙醇	非羟苯酯类。抑菌能力好	0.1~0.3	0.3~0.5
	甲基异噻唑啉酮	防菌能力好,温和不刺激眼睛,不含甲醛释放体	0.05	0.05
	对羟基苯乙酮	抗氧化,抗炎,防腐,无刺激	0.2~0.5	0.2~0.5
	植物防腐剂 NPS	多元醇植物复合抑菌,低刺激	0.7~1	0.7~1.0
舒缓剂	马齿苋提取物	抗炎,抗敏性好,适合各类体系,干扰小,成本高	1.0~3.0	1.0~3.0
	甘草酸二钾 甘草酸二铵	钾盐不适合卡波姆体系,铵盐适合卡波姆体系	0.1~0.2	
	泛醇	舒缓作用略差	0.2~0.5	0.5~1.0
	母菊提取物	舒缓抗炎,抗菌,适合卡波姆体系,但有一定色泽	1.5~3.0	2.0~4.0
	蜡菊提取物	抗刺痛,舒缓,愉悦,抗过敏,褪红	0.1~3.0	0.1~3.0
	水解蜂王浆蛋白	舒缓,抗刺激,营养,美白,抗衰老	0.5~1.0	0.5~1.0
调香剂	香精	根据产品宣称与特点选用进口香精	0.01~0.025	0.015~0.025
	花水	具有花的天然香气,同时具有美容效果	2.0~10.0	5.0~30.0

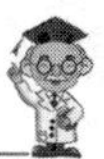

（续 表）

分类	原料名称	功效作用	比例%	免冲洗%
增溶剂	PEG-40 氢化蓖麻油	增溶油溶性原料，清洁肌肤，稳定体系	0.15～0.3	0.2～0.5
	PEG-60 氢化蓖麻油	增溶油溶性原料更好，清洁肌肤，成本高些，用量小，更安全	0.1～0.2	0.1～0.3
pH 调节剂	氢氧化钠	中和酸性原料，调整 pH	适量	适量
	氢氧化钾	中和酸性原料，调整 pH	适量	适量
	精氨酸	中和卡波，调 PH，温和，营养	适量	适量
	柠檬酸	中和碱性原料，调整 pH	适量	适量
功效原料	烟酰胺	美白，抑制黑色素产生，祛痘，防治湿疹及皮肤粗糙	0.5～1.0	0.5～2.0
	3-O-乙基抗坏血酸	美白，抗菌，抗炎，抗皱，抗氧化	0.2～1.5	0.2～1.5
	水解燕麦蛋白	保湿，舒缓皱纹，光滑肌肤	1.0～2.0	2.0～5.0

表 9-19 乳化型面膜的构成

分类	原料名称	功效作用	比例%
乳化剂	MONTANOV L	植物型乳化剂更安全，保湿性好，涂展性好，耐受性好，需要 A-165、烷基磷酸酯盐助乳化。成本较高	1.0～2.0
	BRIJ 72 硬脂醇聚醚-2	优良的乳化剂，乳化性能好，耐受性好，成本适中	0.5～1.0
	BRIJ 721 硬脂醇聚醚-21	优良的乳化剂，乳化性能好，耐受性好，成本适中	适量
	A-165	助乳化剂，乳化能力强，耐受性好	0.5～1.0
	GL-9022	非离子乳化剂，温和，乳化能力适中，更经济	1.0～2.0
	甘油硬脂酸酯	助乳化剂	1.0～3.0
	鲸蜡醇磷酸酯钾	阴离子乳化剂，温和，乳化能力强	0.5～1.0
油脂	聚二甲基硅氧烷	消除涂展白化现象，涂展性好，成膜护肤	0.2～0.5
	异壬酸异壬酯	蚕丝油，丝滑，浸透感好，易于乳化，清洁性好	1.0～3.0
	棕榈酸乙基己基酯	润肤不黏，清洁，浸透性好	1.0～3.0
	辛基十二醇	清洁、保湿、浸透、涂展性好，不油腻	1.0～3.0
	霍霍巴籽油	清洁、保湿、浸透、涂展性好，不油腻	1.0～2.0
抗氧剂	生育酚乙酸酯	抗氧化，清除自由基，保湿，调理肌肤，防止产品氧化	0.2～0.25
	迷迭香抗氧剂	抗氧化，抑菌，调理肌肤	0.01～0.015
	鼠尾草酸	抗氧化，抑菌，调理肌肤	0.01～0.015
	丁羟甲苯	抗氧化，保护乳霜稳定色泽与气味	0.02～0.025

（续 表）

分类	原料名称	功效作用	比例%
防腐剂	辛酰甘氨酸	温和抑菌，无添加配方应用，抗粉刺，控油，抗头屑	0.5
	对羟基苯乙酮	抗氧化，抗炎，防腐，无刺激	0.3～0.5
	K350	羟苯甲酯、羟苛乙楷、乙基己基甘油、苯氧乙醇，温和，刺激低	0.15～0.3
	乙基己基甘油	协同抑菌，抑制人体嗅，润肤	0.1～0.3
	PHL	1.2己二醇/辛酰羟肟酸/丙二醇，温和	0.5～2.0
	1.2己二醇	保湿，抗菌	0.25～0.5
	苯氧乙醇	防霉，抑菌，温和性也好	0.15～0.3
保湿剂	甘油	吸水性好，浓度大时黏，湿度大时皮肤水分大，防冻	3.0～5.0
	丙二醇（丁二醇）	吸水性比甘油少，湿度大时皮肤水质感强，清爽防冻	3.0～8.0
	尿囊素	舒缓肌肤，保湿，清爽	0.1～0.2
	甜菜碱	天然保湿，肌肤清爽丝润，低温产品稳定	2.0～3.0
	羟乙基脲	保湿，润肤性好，亮泽肌肤，用后手感好	2.0～5.0
	透明质酸钠	保湿，湿度大时吸水少，打开代谢通道，深层保湿，润肤	0.01～0.1
	N-琥珀酰壳聚糖	保湿，抑菌，丝绒感好，稳定产品，手感佳	2.0～5.0
流变剂	鲸蜡硬脂酸酯	增稠好，浓度大时黏，涂展差，热稳定性好，霜体厚重	0.1～0.5
	山嵛醇	增稠不如鲸蜡硬脂醇，丝滑感好，霜体厚重，涂展好	0.1～0.5
	汉生胶	改善产品稳定性，耐电解质性好，用量小，手感好，用多起球，流变性好	0.1～0.2
螯合剂	EDTA 二钠	有效螯合金属离子，稳定体系	0.025
营养剂	库拉索芦荟叶提取物	保湿，清洁肌肤效果好，消炎，美白，抗皱，乳霜质地细亮，皮肤光滑	2.0～5.0
	泛醇	保湿，舒缓，促进伤口愈合，消炎，抗红疹、湿疹	0.2～0.3
	辅酶 Q_{10}	细胞能量剂。抗氧化，美白肌肤，修复，抗皱，	0.02～0.025
	烟酰胺	美白，祛痘，抗粗糙，营养肌肤	0.2～0.5
	水解胶原（粉）	保湿，平滑，亮泽肌肤，营养肌肤	0.1～0.2
	中药提取液	复方提取，美白，排毒，调理肌肤	5.0～10.0

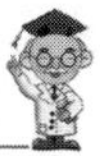

（续 表）

分类	原料名称	功效作用	比例%
舒缓剂	绿豆提取物发酵滤液	舒缓肌肤，保湿，补水，亮肤	0.5～1.0
	植豆酵素	舒缓，抗炎，抗菌，抗过敏	0.1～0.2
	蜡菊提取物	抗刺痛，舒缓，愉悦，抗过敏，褪红	0.1～3.0
	甘草酸二钾	舒缓抗菌，亮泽肌肤，离子化强	0.1～0.2
	马齿苋提取物	抗炎，抗敏，舒缓	1.0～3.0
	北美金缕梅提取物	收敛肌肤，舒缓，控油，收缩毛孔	1.0～3.0
pH调节剂	氢氧化钠 氢氧化钾	中和卡波姆，稠度比三乙醇胺差一点，安全性好	适量
	三乙醇胺	中和卡波姆，稠度好些，易变色，安全性差一点	适量
	精氨酸	中和卡波，调 pH，温和，营养	适量
加香	香精	中药香料或香精	适量
	花水	具有香气同时调理肌肤	适量
	精油	具有香气同时调理肌肤	适量

三、织布型面膜配制要点

啫喱型与乳化型，首先要确定流变性，产品要有一定黏度，增加质感，但一定要有流动性，否则浸织布时不宜全部湿润。

注意流变剂协同增稠能力，卡波姆与羟乙基纤维素与汉生胶协同能力好。

免冲型，羟乙基纤维素与汉生胶比例不宜大，最好与卡波姆协同使用，否则易残留，成膜感强，皮肤舒缓感差。

织布膜中浸液皮肤吸收量大，所以营养成分及功效添加要适量，尤其防腐剂要选择温和性的，量不宜过大。

乳化型面膜不同于啫喱型，其对电解质有一定耐受性，流变剂采用汉生胶或卡波及其衍生物。

乳化型选择，在啫喱基础上增加乳化剂、助乳化剂、油脂，这样保湿持续性更强，选择添加成分范围更宽。

织布膜生产环境与工艺要求一定卫生清洁，尤其织布折叠装袋后一定要灭菌，然后才能灌装、包装。

天丝、蚕丝、超细纤维、石墨烯、竹纤维、备长炭等膜材种类繁多，根据产品需要选择，注意避免膜材与精华液混合后变形。

选用精油来体现香气及市场宣称时，要注意精油与包材的配套性，避免精油从包装中浸出，需考查 1 个月时间。

选用蚕丝片材与生物纤维片材时，注意其吸收溶液量少，多加些保湿成分，最好配合一瓶肌底喷雾来补偿功效表现不足。

啫喱型浸液中，卡波型号选用 2020、U-20 润滑感、耐受性好些，可配入植物提取物，流动性好，卡波姆 940 耐受性差，稠度高，不流动。

四、啫喱型面膜配制要点

流变剂选择：流变剂常以卡波姆为主，辅助羟乙基纤维素或汉生胶，卡波姆选择根据肤感要求与体系，功效添加为选择依据。

卡波姆 940 要选择不含苯溶剂的规格，避免使用工业级的原料。水溶性、稠度、透明度都好，成本更合理。卡波姆 940 稠度好，涂展溶化快，水质感好，但不易与植物提取成分配伍。

卡波姆 2020、卡波姆 U-20、卡波姆 U-21，溶解速度快，润滑性好，易与植物提取物配伍，成本高于卡波姆 940。

因为吸收量小于织布膜，故加入量都比啫喱型面膜浸液量大，工艺相同，原料接近。

根据市场宣称与零售价可选择空间大，成本易于控制。

芦荟提取物、黄瓜提取物配合 N-琥珀酰壳聚糖，海藻提取物配合甲壳素衍生物，具优良保湿性、深度清洁性，调理性更佳，如果配合少量不同分子量 HA 效果更佳。

羟乙基纤维素成膜性、清洁性、流变性、外观状态好于汉生胶。

产品生产时注意真空排气，出料时要注意移出距离越近越好。

（周宏才　张洪秀　王雅珍　郭　宇）

（**本章编审**　张宝元　王伯亚　马振友）

第十章 医美制剂与化妆品配方

第一节 清洁化妆品

艾叶沐浴露

【配方】 W/W%

A1	白桦树汁加至	103.0
A2	20%氢氧化钠溶液	2.0
A2	丙烯酸酯类共聚物	4.0
B	月桂醇聚醚硫酸酯钠	6.0
	PEG-7 橄榄油羧酸钠	5.0
	月桂酰肌氨酸钠(30%)	5.0
C	椰油基葡糖苷	5.0
	椰油酰胺 MEA	0.8
	乙二醇二硬脂酸酯	1.0
D	CD-58	2.0
	PEG-7 橄榄油脂	1.0
E	丙烯酸酯类共聚物(SF-1)	1.5
	白桦树汁	3.0
F	10%氢氧化钠溶液调 pH5－6	适量
G	椰油酰胺丙基甜菜碱	3.0
	香精	0.4
	K350	0.5
	魁蒿(艾叶)叶提取物	1.5
L	氯化钠调节稠度	适量

【制法】 ①将 A1 相加入搅拌锅，加热、搅拌升温至 40～50℃，加入 A2 相，再加入 B 相，搅拌升温至 70～80℃；②加入 C 相，均质 5min，保温 20min 灭菌溶解；③加入 D 相，俟降温至 60℃，加入 E 相；④加入 F 相，调 pH 至 5.5～6.0，俟降温至 45℃，加入 G 相，降至常温后加入 L 相调节稠度，即得。[8]

【作用与用途】 魁蒿叶提取物可抗菌抗过敏。产品有护肤、润肤、抑菌作用，清爽、易于洗净。用于沐浴、清洁皮肤。

【用法】 取该品适量加入泡沫，用适量水打起泡沫，涂搽皮肤，清水冲洗干净。

透明型沐浴露

【配方】 W/W%

A1	白桦树汁加至	103.0
	丙烯酸酯类共聚物	4.0
A2	20%氢氧化钠溶液	2.25
B	月桂醇聚醚硫酸酯钠(70%)	5.0
	月桂醇硫酸酯钠	3.0
C	椰油基葡糖苷	5.0

[8] ①化妆品原料名称冗长，配方用缩写或代号，请查化妆品原料名称对照表；②各项原料做预处理，按配制要求适当加温，边加边搅拌，搅匀后再进入下步操作；③加各项原料持续性搅拌，调整 pH 及稠度，持续搅拌下降温至 35℃左右，即得；④加水至 103g 为其他物料加水总量，先计算其他物料，再计算加水量，预留蒸发量 3%，加工后成 100g；⑤调稠：25℃测试黏度，适当调整。为节省篇幅，只介绍基本操作要领、加入原料顺序。

	PEG-7 橄榄油脂	1.0
D	20%柠檬酸溶液调 pH=5-6	适量
E	椰油酰胺丙基甜菜碱	3.0
	香精	0.3
	K350	0.5
	蜂胶提取物	3.0
	甘草根提取物	2.0
F	硫酸镁	0.1
	白桦树汁	1.0
G	氯化钠	适量

【制法】 ①将 A1 相加入搅拌锅，加热、搅拌升温至 40～50℃，加入 A2 相，再加入 B 相，加热、搅拌升温至 70～80℃；②俟降温度至 60℃，依次加入预处理 C 相、D 相，调 pH 至 5.5～6.0；③俟降温至 45℃，依次加入 E 相、F 相，降至常温，最后加入 G 相调节稠度，即得。

【作用与用途】 护肤、润肤、抑菌作用，清爽、易于洗净。用于沐浴、清洁皮肤。

【用法】 该品适量加入泡芙，用适量水打起泡沫，涂搽皮肤，清水冲净。

皂基沐浴露

【配方】 W/W%

A	月桂酸	12.0
	肉豆蔻酸	8.0
	硬脂酸	2.0
	丁羟甲苯	0.05
	A-165	2.0
B	白桦树汁加至	103.0
	85%氢氧化钾	9.0
	甘油	6.0
	EDTA 二钠	0.1
	羟丙基甲基纤维素	1.0
C	乙二醇单硬脂酸酯	3.0
	月桂酰谷氨酸钠	5.0
	月桂酰胺丙基甜菜碱	6.0
	聚山梨醇酯-20	1.0
D	PEG-7 橄榄油脂	1.5
	香精	0.3
	羟甲基甘氨酸钠	0.3

【制法】 ①将 A 相加热、搅拌升温至 80～90℃备用；②将 B 相白桦树汁先加热 80℃，依次加入 B 相其他原料搅匀，保温 80～85℃ 20 min；③将 A 相加入 B 相，搅拌乳化 10～20 min，加入 C 相；④俟降温至 50℃，加入 D 相，搅拌降温至出现珠光，再持续搅拌 10 min，即得。

【作用与用途】 过水快，温和性差，表观效果好。用于皮肤清洁。

【用法】 取该品适量加入泡芙，用适量水打起泡沫，涂搽皮肤，清水冲净。

私处沐浴露

【配方】 W/W%

A	去离子水或白桦树汁加至	103.0
	EDTA 二钠	0.05
	PEG-7 橄榄油羧酸钠	6.0
	月桂酰谷氨酸钠(30%)	3.0
B	椰油基葡糖苷	5.0
C	丙烯酸酯类共聚物(SF-1)	6.0
	白桦树汁	10.0
D	10%氢氧化钠溶液	适量
E	PEG-40 氢化蓖麻油	0.5
	香精	0.15
	PEG-7 橄榄油脂	1.0
	椰油酰胺羟磺基甜菜	10.0
	苯氧乙醇	0.5
F	苦参根提取物	2.0
	生态营养素	1.0
G	20%柠檬酸溶液	适量

【制法】 ①将 A 相加热、搅拌升温至 70～80℃，搅匀，将 B 相加入搅匀，保温 70～80℃ 20 min；②俟降温至 60℃，加入 C 相；③加入 D 相，调 pH 至 6.5～7.0，俟降温至 45℃，依次加入 E 相、F 相，搅匀；④加入 G 相，调 pH 至 4.5～5.5，即得。

【作用与用途】 清新、温和、不刺激黏

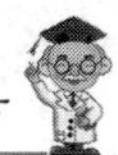

膜、修护微环境。用于男女私处清洁。

【用法】 取该品加入少量水，打起泡沫，涂洗，清水冲净。

艾叶清新洗手液

【配方】 W/W%

A	白桦树汁加至	103.0
	EDTA 二钠	0.1
	月桂醇聚醚硫酸酯钠	5.0
	35%α-烯基磺酸钠	10.0
	30%月桂酰肌氨酸钠	3.0
	PEG-45M	0.05
B	DOE-120	1.0
	椰油基葡糖苷	3.0
C	20%柠檬酸溶液	适量
D	椰油酰胺丙基甜菜碱	3.0
	香精	0.15
	DMDM 乙内酰脲	0.3
	PEG-7 橄榄油脂	0.5
	魁蒿(艾叶)叶提取物	1.0
E	氯化钠	适量

【制法】 ①将 A 相加热、搅拌升温至 70～75℃，搅匀，加入 B 相，保温 70～75℃ 20 min；②俟降温至 50℃，加入 C 相，调 pH 至 5.5～6.5；③俟降温至 45℃，加入 D 相；④降至常温，加入 E 相调节稠度，即得。

【作用与用途】 产品稳定、不滑、抑菌、护手、泡沫柔和。用于手部清洁。

【用法】 取少量药液于手掌心，加入适量水，打起泡沫，搓揉双手，清水冲净。

芦荟海藻洗手液

【配方】 W/W%

A1	白桦树汁加至	103.0
A2	丙烯酸酯类共聚物(HVS)	3.0
A2	20%氢氧化钠溶液	15
B	月桂醇聚醚硫酸酯钠	4.0
	PEG-7 橄榄油脂	8.0
	月桂酰谷氨酸钠	3.0
C	椰油基葡糖苷	3.5
D	PEG-7 橄榄油酯	0.5
	库拉索芦荟叶提取物	3.0
E	丙烯酸酯类共聚物(SF-1)	1.5
	白桦树汁	2.0
F	10%氢氧化钠溶液调 pH5～6	适量
G	珠光浆	3.0
	K350	0.5
	香精	0.15
	海藻提取物(CD-58)	2.0
	椰油酰胺丙基甜菜碱	3.0
	人参根提取物	1.5
	侧柏叶提取物	1.5
H	氯化钠	适量

【制法】 ①将 A1 相加入搅拌锅，加热、搅拌升温到 40～50℃搅匀，将 A2 相加入搅匀，加入 B 相，加热、搅拌升温到 70～80℃；②将 C 相加入搅匀，均质 5 min，保温 20 min 灭菌溶解；③将 D 相加入搅匀，俟降温至 60℃加入 E 相；④加入 F 相，调 pH 至 5.0～6.0；⑤俟降温至 45℃，加入 G 相搅匀，降至常温后加入 H 相，调节稠度，即得。

【作用与用途】 用于手部清洁，植物特征，养手、护手、温和、不残留、保湿。

【用法】 取少量于手掌心，加入适量水打起泡沫，搓揉双手，清水冲净。

去角质亮肤洁面乳

【配方】 W/W%

A	乳化剂 B-22	3.0
	A-165	2.0
	鲸蜡硬脂醇	4.0
	C12-15 醇苯甲酸酯	5.0
	棕榈酸乙基己基酯	6.0
	异十六烷	5.0
	乙基己基甘油	0.15
	丙二醇	5.0
	EFA 油脂	5.0

	丁羟甲苯	0.05
	PEG/PPG 17/6 共聚物	2.0
B1	白桦树汁加至	103.0
	尿囊素	0.2
	木糖醇	2.0
B2	甘油	3.0
	黄原胶	0.15
C	发酵蜂蜜	3.0
	左旋肉碱	2.0
	稻糠提取物	2.0
	水解蜂王浆蛋白	0.5
	K350	0.5
	香精	0.1

【制法】 ①将A相加入油锅,加热、搅拌升温到80～85℃搅匀,将B1相加入水锅,加热、搅拌升温80～85℃,加入B2相搅匀,保温20 min;②将B相加入均质器中,加入A相搅拌乳化5 min,均质3 min;③俟降温至45℃,加入C相,搅匀降温至38～36℃,即得。

【作用与用途】 温和、软化、祛角质、美白、嫩肤,用于洁面。

【用法】 涂搽面部20～30 min,洗去,角质厚者可免洗。

植物低泡洁面乳

【配方】 W/W%

A	甘油硬脂酸酯	4.0
	鲸蜡硬脂醇	4.0
	硬脂酸	2.0
	EFA 油脂	5.0
	C12-15 醇苯甲酸酯	5.0
	异十六烷	3.0
	乙基己基甘油	0.3
	聚二甲基硅氧烷	0.5
B1	白桦树汁加至	103.0
	甘草酸二钾	0.15
	尿囊素	0.2
	月桂醇磷酸酯钾	3.0
	C12-16 烷基葡糖苷	3.0
	EDTA 二钠	0.1
	丙二醇	5.0
B2	甘油	3.0
	黄原胶	0.15
C	稻糠提取物	1.5
	银杏提取物	2.0
	马齿苋提取物	1.0
	香精	0.1
	K350	0.5

【制法】 ①将A相加入油锅,加热、搅拌升温至80～85℃搅匀,将B1相加入水锅,搅拌升温80～85℃,B2相搅匀加入,搅匀,保温20 min;②将B相加入均质器中,加入A相搅拌乳化5 min,均质3 min;③俟降温至45℃,加入C相搅匀,降温至38～36℃即得。

【作用与用途】 深层清洁、软化角质、滋润亮肤,易清洗。用于卸妆、洁面。

【用法】 涂搽面部,轻揉3～5 min,清水冲净。

亮彩洁面乳

【配方】 W/W%

A	去离子水或白桦树汁加至	103.0
	EDTA 二钠	0.05
	月桂醇聚醚硫酸酯钠	5.0
	霍霍巴蜡/PEG-120 酯类	1.0
B	椰油基葡糖苷	5.0
C	丙烯酸酯类共聚物(SF-1)	6.0
	白桦树汁	16.0
D	20%氢氧化钠溶液	适量
E	PEG-40 氢化蓖麻油	0.5
	香精	0.15
	椰油酰胺丙基甜菜碱	5.0
	己脒定二羟基石碳酸	0.1
F	人参皂苷	0.1
	银杏提取物	2.0
	马齿苋提取物	1.0

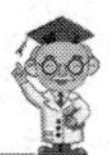

G　20%柠檬酸溶液　　适量

【制法】 ①将A相加热、搅拌升温至70～80℃搅匀，将B相加入搅匀，保温70～80℃20 min；②俟降温至60℃加入C相；③将D相加入调pH至6.5～7.0，俟降温至45℃，依次加入E相、F相；④加入G相调pH至5.0～6.0，即得。

【作用与用途】 泡沫柔和、温和清洁、软化角质、易冲洗。用于洗浴。

【用法】 取本品适量于掌心，加入少量水打起泡沫，涂搽面部，清水冲净。

（马少康　张洪秀　詹　平　尹医研　周　影）

第二节　发用医美制剂及化妆品

祛屑透明香波

【配方】 W/W%

A	白桦树汁加至	103.0
	EDTA二钠	0.1
	月桂醇聚醚硫酸酯钠	12.0
	30%月桂酰肌氨酸钠溶液	5.0
B	椰油基葡糖苷	3.0
	霍霍巴蜡PEG120酯类	1
	椰油酰MEA	1.0
	OLI-4888C	2.0
C	20%柠檬酸溶液	适量
D	椰油酰胺羟磺基甜菜碱	5.0
	吡罗克酮乙醇胺盐	0.3
	香精	0.4
E	羟丙基三甲基氯化铵蜂蜜	2.0
	K350	0.5
F	氯化钠	适量

【制法】 ①将A相加热、搅拌升温至70～80℃，搅匀，加入B相，搅拌溶解20 min；②加入C相，调pH5.5～6.0；③俟降温至45℃，依次加入40℃ D相、E相，搅匀；④降至常温后加入F相调节稠度，即得。

【作用与用途】 清洁、祛屑、止痒、易于梳理。用于洗发、护发。

【用法】 头发搽适量香波，加适量清水轻揉，用水冲洗干净。

水润透明香波

【配方】 W/W%

A	白桦树汁加至	103.0
	EDTA二钠	0.1
	月桂醇聚醚硫酸酯钠	12.0
	月桂酰肌氨酸钠	5.0
B	白桦树汁	10.0
	聚季铵盐-10	0.15
C	椰油基葡糖苷	3.0
	甘草酸二钾	0.15
	椰油酰MEA	1.0
	OLI-4888C	3.0
D	20%柠檬酸溶液	适量
E	椰油酰胺丙基甜菜碱	5.0
	PEG-12聚二甲基硅氧烷	1.0
	PEG-7橄榄油酯	0.5
	香精	0.3
	PCA-钠	0.5
	K350	0.5
	阳离子泛醇	2.0
F	氯化钠	适量

【制法】 ①将A相加热、搅拌升温至70～75℃，搅匀，加入B相搅拌溶解，加入C相，保温70～75℃20 min，灭菌溶解；②加入D相，调pH 5.5～6.5，俟降温至45℃，加入40℃E相，搅匀；③降至常温后加入F相调节稠度，即得。

【作用与用途】 使头发清洁柔顺、易于

梳理。用于油性头发洗浴。

【用法】 头发搽适量香波，加适量清水轻揉，用水冲洗干净。

植物养发香波

【配方】 W/W%

A1	白桦树汁加至	103.0
	丙烯酸酯类共聚物(HVS)	4.0
A2	20%氢氧化钠溶液	2.0
B	月桂醇聚醚硫酸酯钠	10.0
	30%月桂酰肌氨酸钠溶液	5.0
	烟酰胺	0.5
	无患籽提取物	0.1
	豨莶(SIEGESBECKIA ORIENTALIS)提取物	0.25
C	霍霍巴蜡 PEG-120 酯类	1.0
	椰油基葡糖苷	3.0
	阿甘油	0.3
D	20%柠檬酸溶液	适量
E	椰油酰胺羟磺基甜菜碱	5.0
	香精	0.3
	K350	0.5
	人参皂苷	0.1
	侧柏叶萃取物	2.0
	生姜微粉	0.5
	丹参根提取物	2.0
	甘草根提取物	2.0
	己咪啶二(羟乙基磺酸)盐	0.05
	阳离子泛醇	2.0
	果糖柔顺剂	3.0
F	氯化钠	适量

【制法】 ①将 A1 相加入搅拌锅，加热、搅拌升温至 70～80℃，依次加入 A2、B 相、C 相，边加边搅，保温 70～80℃ 20 min；②俟降温至 60℃，加入 D 相，调 pH 5.0～6.0；③俟降温至 45℃，加入 E 相，降至常温加入 F 相调节稠度，即得。

【作用与用途】 多元植物精华，清洁、控油、养发、防脱、柔顺。用于洗发、护发。

【用法】 头发搽适量香波，加入适量清水反复轻揉，用水冲洗干净。

二合一儿童香波/沐浴露

【配方】 W/W%

A	白桦树汁加至	103.0
	柠檬酸	0.05
	PEG-600 双硬脂酸酯	0.6
B	94%月桂酸谷酸钠	2.0
	PEG-7 橄榄油脂	1.0
	30%月桂酰肌氨酸钠	5.0
	DOE-120	1.0
	椰油基葡糖苷	6.0
C	椰油酰羟磺基甜菜碱	10.0
	香精	0.1
	芽孢杆菌发酵产物/丙二醇	0.5
	1.2 己二醇	0.5
D	菊粉/α-葡聚糖寡糖	2.0
	马齿苋提取物	0.5
	魁蒿(艾叶)提取物	2.0

【制法】 ①将 A 相加入搅拌锅，加热、搅拌升温至 80～90℃，再加入 B 相搅匀；②俟降温至 45℃，依次加入 C 相、D 相，搅匀，即得。

【作用与用途】 清洁、保湿、润肤、抑菌，促进益生菌生成，护肤、温和无刺激。用于儿童洗发与沐浴。

【用法】 头发或身体搽适量该品，加入适量清水反复轻揉，用水冲洗干净。

焗油香波

【配方】 W/W%

A1	白桦树汁加至	103.0
	甘油	2.0
A2	阳离子瓜尔胶	0.3
	聚季铵盐-10	0.2
A3	柠檬酸	0.05
	EDTA 二钠	0.1
B	月桂醇聚醚硫酸铵	15.0

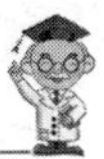

	月桂醇硫酸酯铵	4.0
	癸基糖苷	5.0
	甘草酸二钾	0.15
C	椰油酰 MEA	1.0
	乙二醇二硬脂酸酯	1.5
	山嵛醇	0.25
	胆甾醇	0.1
	大豆磷脂	0.15
	TAB-2	1.2
	OLI-4888	3.0
D	DC-5-7137	2.0
	DC-1785	3.0
	双氨基乳化硅油	1.5
	香精	0.8
	K350	0.5
E	椰油酰二乙酸二钠	3.0
	果糖柔顺剂	3.0
	阳离子泛醇	1.5
	人参皂苷	0.1
	首乌提取物	2.0
F	氯化铵	适量

【制法】 ①将 A1 相加入搅拌锅，加入 A2 相，加热、搅拌升温至 70～80℃，加入 A3 相，搅匀，加入 B 相，搅拌溶解；②加入 C 相，保温 70～80℃ 20 min；③俟降温至 45℃，加入预处理 40℃ D 相、E 相，搅匀；④降至常温后加入预处理 F 相，调节稠度（25℃测试黏度），即得。

【作用与用途】 修护发质、柔顺、光亮、易梳理。用于中干性头发。

【用法】 头发搽适量香波，加入适量清水反复轻揉，用水冲洗干净。

祛屑香波

【配方】 W/W%

A1	白桦树汁加至	103.0
A2	甘油	1.5
	阳离子瓜尔胶	0.25
A3	柠檬酸	0.05
	EDTA 二钠	0.1
B	月桂醇聚醚硫酸酯铵	15.0
	月桂醇硫酸酯铵	5.0
	30%月桂酰肌氨酸钠溶液	5.0
	无患籽提取物	0.15
	甘草酸二钾	0.15
	粉防己提取物	2.0
C	椰油酰胺 MEA	1.0
	乙二醇二硬脂酸酯	1.5
	山嵛醇	0.25
	类神经酰胺	0.1
	TAB-2	1.5
	OLI-4888	3.0
D	DC-5-7137	1.5
	DC-1785	2.0
	双氨基乳化硅油	1.0
	香精	0.8
	苯氧乙醇	0.5
	侧柏叶提取物	2.0
E	椰油酰胺丙基甜菜碱	3.0
	己咪啶二(羟乙基磺酸)盐	0.1
	果糖柔顺剂	3.0
	阳离子泛醇	2.0
F	氯化钠	适量

【制法】 ①将预处理 A1 相加入搅拌锅，加入预处理 A2 相，加热、搅拌升温至 70～80℃，加入 A3 相搅匀，加入 B 相搅拌溶解；②加入预处理 C 相，搅匀，保温温度 70～80℃ 20 min；③俟降温至 45℃，依次加入预处理 40℃ D 相、E 相，搅匀；④降至常温后加入 F 相，调节稠度（25℃测试黏度），即得。

【作用与用途】 祛屑止痒、柔顺清爽、固发光亮。用于洗发、护发。

【用法】 头发搽适量香波，加入适量清水反复轻揉，用水冲洗干净。

【备注】 配方中加入新康唑 0.15%，祛屑作用更强。

柔顺香波

【配方】 W/W%

A1	白桦树汁加至	103.0
A2	甘油	1.5
	聚季铵盐-10	0.2
A3	柠檬酸	0.05
	EDTA 二钠	0.15
B	月桂醇聚醚硫酸酯铵	14.0
	月桂醇硫酸酯铵	4.0
	甘草酸二钾	0.1
C	椰油酰胺 MEA	1.0
	乙二醇二硬脂酸酯	1.5
	鲸蜡硬脂醇	0.25
	阿甘油	0.25
	OLI-4888	3.0
D	丙烯酸酯类共聚物(SF-1)	1.5
	去离子水或白桦树汁	4.0
E	10%氢氧化钠溶液	适量
F	DC-5-7137	1.0
	DC-1785	3.0
	双氨基乳化硅油	1.0
	香精	0.8
	氯苯甘醚/苯氧乙醇	0.5
G	椰油酰胺二乙醇二钠	3.0
	果糖柔顺剂	2.0
	阳离子小麦蛋白	0.5
H	氯化钠	适量

【制法】 ①将 A1 相加入搅拌锅,加热、搅拌升温至 40～50℃,依次加入预处理 A2 相、A3 相,搅匀;②加入 B 相,加热、搅拌升温至 70～80℃,搅匀后加入 C 相,保温 70～80℃ 20 min;③俟降温至 60℃,加入预处理 D 相,俟降温至 50℃,加入 E 相,调节 pH 至 5.5～6.0,搅匀;④俟降温至 45℃,依次加入预处理 F 相、G 相,搅匀;⑤降至常温后加入 H 相,调节稠度(25℃测试黏度),即得。

【作用与用途】 清洁、柔顺、光亮、易梳理。用于中性发质。

【用法】 头发搽适量香波,加适量清水反复轻揉,用水清洗干净。

植物营养护发素

【配方】 W/W%

A	鲸蜡硬脂醇	5.0
	甘油硬脂酸酯/PEG-100 硬脂酸酯	1.0
	角鲨烷	1.5
	刺阿甘树仁油	0.5
	聚二甲基硅氧烷	0.25
	生育酚乙酸酯	0.1
B1	白桦树汁加至	103.0
	羟乙基纤维素	0.4
B2	柠檬酸	0.05
	EDTA 二钠	0.05
	硬脂基三甲基氯化铵	2.0
	山嵛基三甲基氯化铵	1.0
	尿囊素	0.2
	甘油	3.0
C	DC-5-7137	2.0
	羟丙基三甲基氯化铵蜂蜜	1.5
	双氨基乳化硅油	1.5
	K350	0.3
	香精	0.3
	聚氨丙基双胍	0.3
	赤芝提取物	2.0
	侧柏叶提取物	1.5
	人参皂苷	0.1
	首乌提取物	2.0

【制法】 ①A 相加入油锅加热、搅拌升温至 80～85℃,将 B1 相水加入搅拌锅,撒入羟乙基纤维素,搅拌升温至 80～90℃,加入 B2 相,搅匀;②将 A 相加入 B 相,搅拌乳化 5 min,均质 3 min;③俟降温至 45℃,加入 C 相,俟降温至 40～38℃,即得。

【作用与用途】 营养、祛屑,洗发后柔顺、光亮、易梳理。用于洗发、护发。

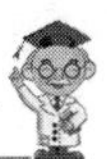

【用法】 洗发后取适量护发素，轻搓揉均匀，清水冲洗干净。

祛屑洗发香波

【配方】 W/W%

A	白桦树汁加至	103.0
	柠檬酸	0.05
B	甘油	1.5
	阳离子瓜尔胶	0.2
C	月桂醇聚醚硫酸酯铵	16.0
	月桂醇硫酸酯铵	5.0
	癸基糖苷	3.0
	甘草酸二钾	0.15
	无患籽提取物	0.1
D	椰油酰胺 MEA	1.5
	类神经酰胺	0.1
	鲸蜡硬脂醇	0.25
	阿甘油	0.15
	TAB-2	1.2
	乙二醇二硬脂酸酯	1.5
E	DC-5-7137	1.5
	双氨基乳化硅油	1.0
	香精	0.8
	DC-1785	2.0
	羟丙基三甲基氯化铵蜂蜜	3.0
	阳离子泛醇	1.5
	K350	0.3
	PCA-锌	0.3
F	椰油酰胺丙基甜菜碱	3.0
	已咪啶二(羟乙基磺酸)盐	0.1
G	氯化铵	适量

【制法】 ①将 A 相加入搅拌锅，加热、搅拌升温至 40～50℃，搅匀，加入 B 相，加热、搅拌升温至 70～80℃，加入 C 相搅匀，加入 D 相搅拌溶解，保温 70～80℃ 20 min；②俟降温 45℃，依次 40℃ 的 E、F 相，搅匀；④降至常温后加入 G 相调节稠度，即得。

【作用与用途】 祛屑不伤发、柔顺、清爽、不痒、光亮。用于祛屑、护发。

【用法】 本品适量于头发，加入适量清水，反复轻揉，用清水冲洗干净。

（李雨璇 曹富强 尹医研 周 锐 靳伟明）

第三节 护肤医美制剂及化妆品

爽肤水 Ⅰ

【配方】 W/W%

A	水解透明质酸钠	0.05
	甜菜碱	1.5
	海藻糖	1.5
	PEG-120 霍霍巴油	1.0
	甘油	1.5
	白桦树汁加至	103.0
B	丁二醇	4.0
	PEG-40 氢化蓖麻油	0.25
	香精	0.01
	苯氧乙醇	0.25
	植物防腐剂 NPS	0.8
C	壬二酰二甘氨酸钾/水	2.0
	粉防己提取物	1.0

【制法】 ①将 A 相依次加入搅拌锅，加热、搅拌升温至 80～90℃，保温 20 min 灭菌溶解，其中甘油与透明质酸钠预混后加入，搅匀，俟降温至 45～40℃；②将 B 相预热 40～45℃，搅匀，加入 A 相中；③加入 C 相搅匀，俟降温至 40～30℃，过滤，即得。

【作用与用途】 保湿、控油、爽肤、亮白。用于油性皮肤。

【用法】 涂搽面部。

爽肤水 Ⅱ

【配方】 W/W%

A	白桦树汁	30.0
	卡波姆 U-21	0.15
B	白桦树汁加至	103.0
	甜菜碱	1.5
	烟酰胺(PC)	1.0
	木糖醇	2.0
	库拉索芦荟叶汁提取物	0.5
	EDTA 二钠	0.05
C	丁二醇	4.0
	K350	0.3
	PEG-40 氢化蓖麻油	0.5
	香精	0.01
	植物防腐剂 NPS	0.8
D	10%氢氧化钾溶液	适量
E	马齿苋提取物	3.0
	蜡菊提取物	2.0
	扭刺仙人掌提取物	2.0
	粉防己提取物	0.5

【制法】 ①将 A 相加入均质器中，撒入卡波姆 U-21，待下沉后，加热、搅拌升温至 80～90℃；②B 相加入水锅中，加热、搅拌升温至 80～90℃，保温 20 min，加入均质器中，搅匀并降温至 45℃；③C 相 40～45℃混匀后加入均质器中；④加入 D 相，调 pH 5.0～6.0；⑤加入 E 相搅匀，降温至 40～30℃，即得。

【作用与用途】 保湿爽肤、控油、亮肤、修护毛孔。用于油性皮肤。

【用法】 涂搽面部。

收缩水

【配方】 W/W%

A	白桦树汁加至	103.0
	肌醇	2.0
	木糖醇	2.0
B	丁二醇	4.0
	PHL	1.0
	苯氧乙醇	0.2
	香精	0.01
	PEG-40 氢化蓖麻油	0.5
C	L-乳酸	0.05
	L-乳酸钠	1.5
	金缕梅提取液	2.0
	蜡菊提取物	2.0
	扭刺仙人掌提取物	2.0
	马齿苋提取物	1.5
	水解蜂王浆蛋白	0.5

【制法】 ①将 A 相加入搅拌锅，加热、搅拌升温至 80℃，搅拌下保温 20 min，搅拌降温至 45～40℃；②B 相预热 40～45℃，混匀加入搅拌锅，加入 C 相，搅拌下降温至 30～40℃，过滤，即得。

【作用与用途】 收缩毛孔、平衡油脂分泌、光滑皮肤、润肤。用于油性、毛孔粗大皮肤。

【用法】 涂搽面部，轻轻按摩。

柔肤水

【配方】 W/W%

A	白桦树汁	30.0
	卡波姆 U-20	0.15
B1	白桦树汁加至	103.0
	甜菜碱	2.0
	库拉索芦荟叶汁提取物	0.5
	海藻糖	2.0
B2	甘油	3.0
	黄原胶	0.05
C	丁二醇	7.0
	苯氧乙醇	0.3
	植物防腐剂 NPS	0.8
	PEG-40 氢化蓖麻油	0.5
	香精	0.01
	PEG/PPG 17/6 共聚物	1.0
D	10%精氨酸溶液调 pH	适量
E	绿豆提取物发酵滤液	0.5
	CD-58	3.0
	马齿苋提取物	1.5

【制法】 ①将 A 相加入均质器中，撒

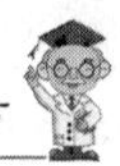

入卡波姆 U-20，待全部润湿，加热、搅拌升温至 80～90℃；②将 B1 加入水锅中，加热、搅拌升温至 80～90℃，B2 混匀后加入，搅匀并加入均质器中搅匀，降温至 45～40℃；③C 相预热 40～45℃混匀后加入；④加入预处理 D 相，调 pH 5.0～6.0；⑤加入 E 相搅匀，降温至 40～30℃，即得。

【作用与用途】 保湿、柔肤。用于干性、中性皮肤。

【用法】 涂搽面部。

蜂胶宝宝霜

【配方】 W/W%

A	植物乳化剂 K10	2.0
	植物乳化剂 AGC	3.0
	鲸蜡硬脂醇	4.0
	蜂蜡	0.5
	聚二甲基硅氧烷	1.5
	氢化聚癸烯	6.0
	霍霍巴籽油	2.0
	油橄榄果油	2.0
	鼠尾草酸	0.015
B1	白桦树汁	30.0
	卡波 U20	0.2
B2	白桦树汁加至	103.0
	尿囊素	0.2
	丁二醇	4.0
	EDTA 二钠	0.05
	穿心莲提取物	2.0
B3	甘油	3.0
	黄原胶	0.15
C	10%精氨酸溶液	适量
D	对羟基苯乙酮	0.5
	植物防腐剂 NPS	0.8
	蜂胶提取物	5.0
	CD-58	3.0
	马齿苋提取物	1.5
	金甲豆籽提取物	0.25

【制法】 ①A 相加入油锅，加热、搅拌升温至 80～85℃备用；②将 B1 相水加入均质器中，撒入卡波姆分散均匀，加热、搅拌升温 80～90℃；③将 B2 相加入水锅，搅拌升温至 80～90℃，加入 B3 相，搅拌下保温 20 min；④把水锅原料加入 A 相，搅拌下加入 B 相，均质 3 min，搅拌降温至 45℃，加入 C 相，调 pH 5.5～6.5，加入 D 相搅匀，真空脱气，降温至 38～36℃，即得。

【作用与用途】 保湿、护肤、润肤。用于儿童面部皮肤。

【用法】 涂搽面部。

儿童润肤水

【配方】 W/W%

A	白桦树汁加至	103.0
	木糖醇	2.0
	库拉索芦荟叶提取物	0.15
	甘油	3.0
	甜菜碱	1.5
B	丁二醇	4.0
	1.2 己二醇	0.5
	PEG-7 橄榄油酯	1.0
	菊粉/α-葡聚糖寡糖	2.0
C	CD-58	2.0
	菊粉/α-葡聚糖寡糖	2.0
	马齿苋提取物	1.5

【制法】 ①将 A 相加入搅拌锅，加热、搅拌升温至 80～90℃，保温 20 min 灭菌溶解，俟降温至 45～40℃；②将 B 相加入搅拌锅，加入预处理 C 相搅匀，俟降温至 40～30℃，过滤，即得。

【作用与用途】 润肤、护肤、平衡菌群。用于儿童。

【用法】 涂搽面部。

身体保湿凝露

【配方】 W/W%

A	白桦树汁	30.0
	卡波姆 U-21	0.18

B　白桦树汁加至　103.0
库拉索芦荟叶汁(10:1)　5.0
海藻糖　2.0
甜菜碱　2.0
甘油　3.0
C　丁二醇　5.0
苯氧乙醇　0.3
植物防腐剂 NPS　0.7
PEG-7 橄榄油酯类　1.0
突厥蔷薇花水　25.0
D　10%氢氧化钾溶液　适量
E　马齿苋提取物　1.5
氧化苦参碱　0.1
CD-58　3.0

【制法】 ①将 A 相加入均质器中，撒入卡波姆 U-21，待全部润湿，加热、搅拌升温至 80～90℃；②将 B 相水加入水相锅，依次加入 B 相，加热、搅拌升温至 80～90℃，A、B 相各保温 80～90℃ 20 min 灭菌溶解；③B 相加入 A 相搅匀，俟降温至 45～40℃，将 C 相混匀后加入，加入 D 相，调 pH 5.0～6.0；④将 E 相预热 40～45℃搅匀后加入，俟降温至 35～30℃，即得。

【作用与用途】 保湿、修护皮肤、抑菌。用于皮肤保湿。

【用法】 涂搽皮肤，轻轻按摩。

润肤精华液

【配方】 W/W%

A　白桦树汁　30.0
卡波 U-21　0.3
B　白桦树汁加至　103.0
甜菜碱　2.0
海藻糖　2.0
水解透明质酸钠　0.05
甘油　3.0
皱波角叉菜胶　0.15
水解燕麦蛋白　3.0
C　丁二醇　5.0
苯氧乙醇　0.3
植物防腐剂 NPS　0.7
香精　0.01
PEG-40 氢化蓖麻油　0.25
D　10%氢氧化钾溶液　适量
E　蜡菊提取物　1.0

【制法】 ①将 A 相加入均质器中，撒入卡波姆 U-21，待全部润湿，加热、搅拌升温至 80～90℃；②将 B 相水加入水相锅，依次加入 B 相，加热、搅拌升温至 80～90℃，A、B 相各保温 80～90℃ 20 min 灭菌溶解；③B 相加入 A 相中搅匀，俟降温至 45～40℃，将预处理 C 相混匀后加入，加入 D 相，调 pH 5.0～6.0；④将 E 相预热 40～45℃，搅匀后加入，俟降温至 35～30℃，即得。

【作用与用途】 深层补水、保湿、营养、舒缓、平衡 pH。用于皮肤护理。

【用法】 涂搽面部，轻轻按摩。

蜗牛修护啫喱

【配方】 W/W%

A　白桦树汁　30.0
卡波 U21　0.65
B　白桦树汁加至　103.0
海藻糖　2.0
β-葡聚糖　3.0
水解燕麦蛋白　3.0
甘油　3.0
C　丁二醇　5.0
K350　0.25
植物防腐剂 NPS　0.7
PEG-40 氢化蓖麻油　0.5
香精　0.01
D　10%氢氧化钾溶液　适量
E　蜗牛分泌物提取物　5.0
绿豆提取物发酵滤液　1.0
水解蜂王浆蛋白　1.0

【制法】 ①将 A 相加入均质器中，撒

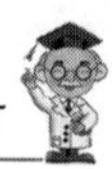

入卡波 U-21，待全部润湿后加热、搅拌升温至 80～90℃；②将 B 相水加入水相锅，依次加入 B 相，加热、搅拌升温至 80～90℃，A、B 相各保温 80～90℃ 20 min 灭菌溶解；③将 B 相加入 A 相搅匀，俟降温至 45～40℃，将预处理 C 相混合均匀后加入，加入预处理 D 相，调 pH 5.0～6.0，；④将 E 相预热 40～45℃拌匀加入，拌匀，俟降温至 35～30℃，即得。

【作用与用途】 保湿嫩肤、紧致再生、修复瘢痕。用于面部皮肤修护。

【用法】 涂搽皮肤。

塑型按摩啫喱

【配方】 W/W%

A	白桦树汁	30.0
	卡波 U-20	0.8
B	白桦树汁加至	103.0
	木糖醇	2.0
	库拉索芦荟叶提取物	0.5
	甘油	5.0
	甜菜碱	2.0
C	丙二醇	7.0
	K350	0.35
	PHL	1.0
	PEG-40 氢化蓖麻油	0.5
	香精	0.05
D	10%氢氧化钾溶液	适量
E	CD-58	3.0
	瓜拉娜提取物	1.0
	马齿苋提取物	3.0
	欧洲七叶树籽提取物	0.5
	左旋肉碱	1.5

【制法】 ①将 A 相加入均质器中，撒入卡波姆 U-20，待全部润湿后，加热、搅拌升温至 80～90℃；②将 B 相加入水相锅，加热、搅拌升温至 80～90℃，A、B 相各保温 80～90℃ 20 min；③将 B 相加入 A 相中搅匀，俟降温至 40～45℃，加入预处理 C 相搅匀；④加入 D 相，调 pH 5.0～6.0，将 E 相预热 40～45℃搅匀加入，俟降温至 35～30℃，即得。

【作用与用途】 塑型、紧致、保湿、亮肤。用于按摩腹部及肥胖处。

【用法】 涂匀该品，轻轻按摩，加强吸收。

美白按摩霜

【配方】 W/W%

A	乳化剂 B-22	3.0
	A-165	2.0
	鲸蜡硬脂醇	1.0
	蜂蜡	1.0
	液状石蜡	20.0
	辛酸/癸酸甘油三酯	5.0
	聚二甲基硅氧烷	2.0
	霍霍巴籽油	2.0
	牛油果树果油	3.0
	丁羟甲苯	0.05
	生育酚乙酸酯	0.5
	乙基己基甘油	0.15
B1	白桦树汁加至	103.0
	尿囊素	0.2
	木糖醇	2.0
	丙二醇	7.0
B2	甘油	3.0
	黄原胶	0.1
	纳托胶	0.15
C	环五聚二甲基硅氧烷	3.0
	SEPIPLUS 400	0.6
D	金甲豆籽提取物	0.2
	稻糠提取物	2.0
	左旋肉碱	1.0
	水解蜂王浆蛋白	1.0
	K350	0.5
	柠檬油	0.25

【制法】 ①将 A 相加热、搅拌升温至 80～85℃，B1 相搅拌升温至 80～90℃，加入

预处理的B2相，搅拌均匀，保温20 min灭菌溶解；②将A相加入B相，搅拌乳化5～10 min，均质3 min，俟降温至60℃，将C相搅匀加入均质1 min；③俟降温至45℃，加入D搅匀，真空脱气，俟降温至38～36℃，即得。

【作用与用途】 净化、美白、保湿、滋养皮肤。用于皮肤护理。

【用法】 涂搽面部，轻轻按摩5～10 min。

润肤霜

【配方】 W/W%

A	MONTANOV 68	2.5
	A-165	1.5
	鲸蜡硬脂醇	1.2
	聚二甲基硅氧烷	1.5
	霍霍巴籽油	1.0
	棕榈酸乙基己基酯	5.0
	角鲨烷	5.0
	生育酚乙酸酯	0.5
	乙基己基甘油	0.15
B	白桦树汁加至	103.0
	丙二醇	5.0
	CD-58	3.0
	尿囊素	0.2
	甜菜碱	3.0
	甘油	3.0
C	环五聚二甲基硅氧烷	3.0
	K350	0.5
	SEPIPLUS 400	0.8
D	金甲豆籽提取物	0.15
	香精	0.08

【制法】 ①将A相加热、搅拌升温至80～85℃备用；②B相加热搅拌升温至80～90℃，保温20 min灭菌溶解；③将A相加入B相，搅拌乳化5～10 min，均质3 min，俟降温至60℃，将预处理C相搅匀加入，均质1 min；④俟降温至45℃，加入D相搅匀，真空脱气，俟降温至36～38℃，即得。

【作用与用途】 保湿、润肤、抗静电、修护皮肤。用于皮肤护理。

【用法】 涂搽面部，轻轻按摩。

润肤乳

【配方】 W/W%

A	MONTANOV L	2.0
	霍霍巴籽油	1.5
	异壬酸异壬酯	3.0
	棕榈酸乙基己基酯	5.0
	聚二甲基硅氧烷	0.5
	生育酚乙酸酯	0.25
	植物甾醇	0.5
	乙基己基甘油	0.15
B1	白桦树汁加至	103.0
	尿囊素	0.2
	肌醇	1.0
	鲸蜡醇磷酸酯钾	1.0
	丙二醇	3.0
B2	甘油	2.0
	纳托胶	0.1
	黄原胶	0.1
C	K350	0.5
	环五聚二甲基硅氧烷	3.0
	ARISTOFIEX AVC	0.5
D	金甲豆籽提取物	0.15
	香精	0.02
	北美金缕梅水	5.0

【制法】 ①将A相加热、搅拌升温至80～85℃备用；②将B1相搅拌升温至80～90℃，将B2相加入B1相，保温20 min灭菌溶解；③将A相加入B相中，搅拌乳化5～10 min，均质3 min，俟降温至60℃，加入C相，均质1 min；④俟降温至45℃，加入D相搅匀，真空脱气，降温至35℃，即得。

【作用与用途】 保湿润肤、平衡油脂。用于皮肤护理。

【用法】 涂搽面部，轻轻按摩。

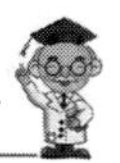

植物眼霜

【配方】 W/W%

A	MONTANOV 202	2.5
	A-165	1.5
	鲸蜡硬脂醇	0.6
	霍霍巴籽油	1.5
	燕麦仁油	2.0
	异十六烷	2.0
	聚二甲基硅氧烷	1.0
	生育酚乙酸酯	0.5
	植物甾醇	0.5
	泛醌	0.05
	积雪草苷	0.25
B1	白桦树汁加至	103.0
	卡波 U-20	0.2
B2	尿囊素	0.2
	甜菜碱	3.0
	海藻糖	2.0
	丁二醇	4.0
	水解透明质酸钠	0.05
	葛根素	0.25
B3	甘油	2.0
	黄原胶	0.08
	羧甲基β-葡聚糖钠	0.2
	糖原	0.15
C	硅弹性体 DC-9040	3.0
	环五聚二甲基硅氧烷	3.0
	SIMULGEL EG	0.8
D	10%氢氧化钾溶液	适量
E	植物防腐剂 NPS	0.8
	白松露提取物	1.0
	北美金缕梅提取物	2.0
	金甲豆籽提取物	0.2
	香精	0.02
	蜡菊提取物	1.5

【制法】 ①将 A 相加热、搅拌升温至 80～85℃备用；②将卡波撒入 B1 相水中，全部润湿后加热、搅拌升温至 80～90℃，依次加入 B2 相、B3 相搅匀，保温 80～90℃ 20 min 灭菌溶解；③将 A 相加入 B 相中，搅拌乳化 5～10 min，均质 3 min，俟降温至 60℃，加入 C 相，均质 1 min；④俟降温至 45℃，依次加入 D 相调 pH5～6，加 E 相搅匀，真空脱气，降温至 36～38℃，即得。

【作用与用途】 保湿、滋润、淡纹、淡化黑眼圈。用于眼周皮肤护理。

【用法】 涂搽眼周皮肤，轻轻按摩。

隔离乳霜

【配方】 W/W%

A1	C12-15 醇苯甲酸酯	2.0
	异壬酸异壬酯	3.0
	聚二甲基硅氧烷	1.5
	环五聚二甲基硅氧烷	3.0
	DC-1401	1.0
	二氧化钛	7.0
	硬脂酸镁	1.0
	氧化铁红(红 C33-128)	0.035
	氧化铁黄(黄 C33-8073)	0.005
	ANTARON IV-216	2.0
A2	A-87	3.0
	PEG-10 聚二甲基硅氧烷	0.5
	液状石蜡	6.0
	角鲨烷	4.0
	蜂蜡	1.0
	阿魏酸乙基己基酯	1.5
B1	白桦树汁加至	103.0
	丙二醇	7.0
	透明质酸钠	0.03
	海藻糖	2.5
	尿囊素	0.2
	氯化钠	1.0
B2	甘油	4.0
	羧甲基β-葡聚糖钠	0.15
C	K350	0.5
	香精	0.05
	植豆酵素	0.2

【制法】 ①将A1相用三辊机或胶体磨分散均匀，加入油锅，加热、搅拌升温至80～85℃，将A2相加入油锅，80～85℃搅匀；②将B1相加入水锅，加热、搅拌升温至80～90℃，加入B2相搅匀，保温80～85℃ 20 min灭菌溶解；③将B相抽入均质器中，快速搅拌，缓慢加入A相，均质5～10 min，俟降温至45℃，加入C相搅匀，降温至40℃，即得。

【作用与用途】 隔离日光、紫外线照晒，防止环境侵害，润肤、调肤色、抗水。用于皮肤护理。

【用法】 涂搽面部，轻轻按摩。

抗水隔离霜

【配方】 W/W%

A1	C12-15醇苯甲酸酯	5.0
	异壬酸异壬酯	6.0
	ANTARON IV-216	3.0
	二氧化钛	3.0
	角鲨烷	8.0
	2-苯乙基苯甲酸酯	3.0
A2	SENSANOV WR	2.0
	MONTANOV L	2.0
	阿魏酸乙基己基酯	1.0
	山嵛醇	0.6
	乙基己基甘油	0.3
B1	白桦树汁加至	103.0
	硅酸铝镁	0.8
B2	EDTA二钠	0.05
	丙二醇	6.0
	三乙醇胺	0.5
	透明质酸钠	0.03
C	环五聚二甲基硅氧烷	3.0
	DC-9040	3.0
	SIMULGEL EG	0.8
D	天来施M	3.0
	白桦树汁	3.0
E	K350	0.5
	植豆酵素	0.2
	香精	0.05

【制法】 ①将A1相用三辊机或胶体磨分散均匀，加入油锅，加热、搅拌升温至80～85℃，将A2相加入油锅，80～85℃搅匀备用；②将B1相中白桦树汁加入水锅，搅拌下加入硅酸铝镁，分散均匀，保温20 min水合后加入B2相搅匀；③把A相加入B相搅拌乳化5 min，均质5 min；俟降温至60℃加入C相，均质1 min；加入D相，搅匀后降温至45℃，加入E相搅匀，降温至38～36℃，即得。

【作用与用途】 隔离阳光与环境损伤，抗水、滋润。用于皮肤防护。

【用法】 涂搽面部，轻轻按摩。

BB霜

【配方】 W/W%

A1	异壬酸异壬酯	4.0
	C12-15醇苯甲酸酯	3.0
	氢化聚癸烯	6.0
	2-苯乙基苯甲酸酯	3.0
	ANTARON IV-216	3.0
	硬脂酸镁	1.0
	超细二氧化钛	7.0
	纳米二氧化钠	3.0
	滑石粉类(硅处理)	4.0
	氧化铁红(红C33-128)	0.4
	氧化铁黄(黄C33-8073)	1.25
	氧化铁黑(黑C33-134)	0.05
A2	PAPS	2.4
	P-135	1.0
	山梨坦油酸酯	0.5
	557	0.5
	阿魏酸乙基己基酯	2.0
B1	白桦树汁加至	103.0
	膨润土	0.3
B2	丁二醇	7.0
	β-葡聚糖	3.0

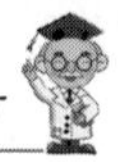

	甘油	5.0
	透明质酸钠	0.05
	EDTA 二钠	0.05
	硫酸镁	1.2
C	K350	0.5
	蜡菊提取物	1.0
	香精	0.08

【制法】 ①将 A1 相用三辊机或胶体磨分散均匀，加入油锅，加热、搅拌升温至 80～85℃，将 A2 相加入油锅，保温 80～85℃搅匀备用；②将 B1 相中白桦树汁加入水锅，缓慢加入膨润土搅匀，加热、搅拌升温至 80～90℃保温 20 min，加入 B2 相搅匀，保温 80～90℃ 20 min 灭菌溶解；③快速搅拌 A 相，缓慢加入 B 相中，约 20 min 加完，均质 5 min，俟降温至 45℃，加入 C 相搅匀，降温至 38～36℃，即得。

【作用与用途】 遮瑕、修护、亮白、滋润、防晒。用于皮肤护理与修饰。

【用法】 涂搽面部，轻轻按摩。

CC 霜

【配方】 W/W%

A1	异壬酸异壬酯	4.0
	超细二氧化钛	5.0
	氧化铁红(红 C33-128)	0.1
	氧化铁类(黄 C33-8073)	0.14
	氧化铁类(黑 C33-134)	0.03
	乙烯基吡咯烷酮/十六碳烯共聚物	3.0
A2	PEG-10 聚二甲基硅氧烷	2.0
	PAPS	0.5
	乙基己基甘油	0.3
	燕麦仁油	2.0
A3	DC-9040	5.0
	环五聚二甲基硅氧烷	5.0
B	白桦树汁加至	103.0
	氢化卵磷脂	0.25
	氯化钠	1.5
	甘油	15.0
	海藻糖	2.0
	丙二醇	4.0
	蜡菊提取物	1.0
	β-葡聚糖	3.0
	K350	0.5
	透明质酸钠	0.025
C	香精	0.06

【制法】 ①将 A1 相用三辊机或胶体磨分散均匀，将 A2、A3 分别搅匀；②将 A 相混合搅匀，将 B 相缓慢加入 A 相中，约 20 min 完成，快速搅拌，加完 B 相保持 1 min，缓慢搅至膏体均匀；③加入预处理 C 相搅匀，即得。

【作用与用途】 修护、清爽、修饰皮肤、保湿、隔离环境损伤。用于皮肤美白、防晒。

【用法】 涂搽面部、颈部，轻轻按摩。

防晒霜

【配方】 W/W%

A	甲氧基肉桂酸乙基己酯	7.0
	丁基甲氧基双苯酮甲烷	2.0
	二苯酮-3	3.0
	季戊四醇四乙基乙酸酯	3.0
	C12-15 醇苯甲酸酯	5.0
	聚二甲基硅氧烷	1.0
	辛酸/癸酸甘油三酯	3.0
	角鲨烷	8.0
	PEG-20 甲基葡糖倍半硬脂酸酯	1.8
	甲基葡糖苷倍半硬脂酸酯	1.2
	阿魏酸乙基己基酯	1.0
	单硬脂酸甘油酯	2.0
	硬脂酸	1.0
	鲸蜡硬脂醇	2.0
B1	白桦树汁加至	103.0
	木糖醇	2.0
	EDTA 二钠	0.05
B2	甘油	5.0

	黄原胶	0.15
C	天来施 M	3.0
	白桦树汁	3.0
	柠檬酸	0.05
D	金甲豆籽提取物	0.2
	香精	0.1
	K350	0.5

【制法】 ①将 A 相加入油锅,加热、搅拌升温至 80～85℃备用。②将 B1 相加入水锅,加热、搅拌升温至 80～90℃,加入 B2 相搅匀,保温 80～90℃ 20 min。③将 B 相加入均质器中,加入 A 相搅拌乳化 5 min,均质 3 min;俟降温至 60℃,加入 C 相;俟降温至 45℃,加入 D 相搅匀,降温至 38～36℃,即得。

【作用与用途】 隔离环境损伤,修护、保湿、清爽、修饰皮肤。用于皮肤美白、防晒。

【用法】 涂搽面部、颈部,轻轻按摩。

雪花膏

【配方】 W/W%

A	硬脂酸	10.0
	单硬脂酸甘油酯	2.0
	鲸蜡硬脂醇	2.5
	液状石蜡	2.0
	油橄榄果油	3.0
	丁羟甲苯	0.05
	羟苯甲酯	0.1
	羟苯乙酯	0.03
B	白桦树汁加至	103.0
	氢氧化钾	0.5
	甘油	5.0
	丙二醇	3.0
C	CD-58	2.0
D	甘草根提取物	3.0
	香精	0.15
	蜂胶提取物	2.0
	苯氧乙醇	0.3

【制法】 ①分别将 A 相、B 相加热、搅拌升温至 80～85℃;②将 A 相加入 B 相中,搅拌乳化 5～10 min,均质 3 min,俟降温至 80～70℃,加入 C 相搅匀;③俟降温至 45℃,加入 D 相搅匀,缓慢降温至成膏,再慢搅 3～5 min,即得。

【作用与用途】 传统雪花膏,融入现代技术,保湿、修护、滋养、抗静电。用于皮肤护理。

【用法】 涂搽皮肤,轻轻按摩。

抗静护手霜

【配方】 W/W%

A	硬脂醇聚醚磷酸酯钠	2.5
	A-165	1.5
	单硬脂酸甘油酯	2.5
	鲸蜡硬脂醇	2.0
	硬脂酸	1.0
	聚二甲基硅氧烷	1.0
	霍霍巴籽油	1.0
	角鲨烷	2.0
	棕榈酸乙基己基酯	3.0
	生育酚乙酸酯	0.5
	丙二醇	7.0
	乙基己基甘油	0.3
B	白桦树汁加至	103.0
	尿囊素	0.2
	甜菜碱	3.0
	库拉索芦荟叶提取物	0.3
	甘油	5.0
	CD-58	3.0
C	K350	0.5
	环五聚二甲基硅氧烷	3.0
	SEPIPLUS 400	0.6
	DC-9040	3.0
D	甘草根提取物	3.0
	人参皂苷	0.1
	甜橙精油	0.2

【制法】 ①将 A 相加入油锅,加热、搅

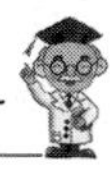

拌升温至80～85℃备用；②将B相加入水锅，加热、搅拌升温至80～90℃，保温20 min灭菌溶解；③将A相加入B相，搅拌乳化5 min，均质3 min，俟降温至60℃加入C相，均质1 min；④俟降温至45～40℃，加入D相搅匀，降温至38～36℃，即得。

【作用与用途】 修护冻裂、抗静电、保湿、滋润、嫩白。用于皮肤护理。

【用法】 涂搽手部。

愈冻裂霜

【配方】 W/W%

A	硬脂酸	5.0
	单硬脂酸甘油酯	3.0
	鲸蜡硬脂醇	2.5
	液状石蜡	3.0
	霍霍巴籽油	2.0
	生育酚乙酸酯	0.5
	乙基己基甘油	0.3
	泛醌	0.05
	羟苯乙酯	0.04
B	白桦树汁加至	103.0
	月桂醇磷酸酯钾(1201)	2.5
	尿囊素	0.2
	CD-58	3.0
	甘油	5.0
	丙二醇	5.0
	羟苯甲酯	0.1
C	红花提取物	2.0
	甘草提取物	3.0
	香精	0.1
	人参皂苷	0.1
	丹参提取物	2.0

【制法】 ①将A相加热、搅拌升温至80～85℃备用；②将B相加热、搅拌升温至80～90℃；③将A相加入B相，搅拌乳化5～10 min，均质3 min，俟降温至45℃，加入C相搅匀，降温至38～36℃，即得。

【作用与用途】 防治冻裂、保湿、滋养。用于足部皮肤护理。

【用法】 沐足后涂搽足部，轻轻按摩。

颈霜

【配方】 W/W%

A1	白桦树汁	20.0
	卡波2020	0.4
A2	EDTA二钠	0.05
B	白桦树汁加至	103.0
	生物糖胶-3	4.0
	透明质酸钠	0.05
	水解燕麦蛋白	3.0
	甜菜碱	3.0
	丁二醇	5.0
	β-葡聚糖	3.0
C	白池花籽油	1.5
	泛醌	0.05
	霍霍巴籽油	2.0
	生育酚乙酸酯	0.5
	环五聚二甲基硅氧烷	3.0
	ARISTOFIEX AVC 0.25	
	苯氧乙醇	0.3
D	蜡菊提取物	1.0
	三磷酸腺苷二钠	0.05
	植物防腐剂NPS	0.7
	香精	0.01
	绿豆提取物发酵滤液	1.0
E	10%氢氧化钾溶液	适量

【制法】 ①将卡波2020加入A1相白桦树汁中用高速分散机分散，加入A2搅匀，将分散均匀A相加入均质器中，加热、搅拌升温至80～90℃备用；②将B相加入水锅，加热、搅拌升温至85～90℃，保温20 min灭菌溶解；③将A相加入B相中，搅匀，俟降温至60℃，加入C相，均质3 min；④俟降温至45℃，加入D相，搅匀，缓慢加入E相，调pH 6.0～6.5，俟降温至35～38℃，真空脱气，即得。

【作用与用途】 保湿、清爽、滋养、紧致、抗衰老。用于皮肤护理。

【用法】 涂搽颈部皮肤。

私处护理精华液

【配方】 W/W%

A	白桦树汁	30.0
	卡波姆 U-21	0.25
B	白桦树汁加至	103.0
	库拉索芦荟叶提取物(10:1)	5.0
	木糖醇	3.0
	β-葡聚糖	3.0
C	丁二醇	5.0
	薄荷脑	0.05
	植物防腐剂 NPS	0.8
	香精	0.005
	苯氧乙醇	0.25
	PEG-40 氢化蓖麻油	0.5
D	20%L-精氨酸溶液	适量
E	菊偻/α-葡聚糖寡糖	2.0
	氧化苦参碱	0.15
	马齿苋提取物	1.5
	苦参碱	0.15

【制法】 ①将 A 相加入均质器中，撒入卡波姆 U-21，待全部润湿，加热、搅拌升温至 80～90℃搅匀；②B 相加入水锅中，加热、搅拌升温至 80～90℃，保温 20 min，加入均质器中，搅拌均匀并降温至 45℃；③A 相加入 B 相搅匀，C 相 40～45℃混匀后加入均质器中，搅匀后加入 D 相，调 pH 4.5～5.0；⑤加入 E 相搅匀，降温至 40～30℃，即得。

【作用与用途】 平衡菌群、修护、滋养、舒缓、清新。用于阴部皮肤护理。

【用法】 涂搽阴部皮肤，轻轻按摩。

温和卸妆液

【配方】 W/W%

A	白桦树汁加至	103.0
	EDTA 二钠	0.05
	丁二醇	4.0
	椰油基葡糖苷	3.0
	羟苯甲酯	0.1
B	PEG-120 霍霍巴油脂	2.0
	PEG-7 橄榄油脂	10.0
	低洛沙姆 184	5.0
	PEG/PPG 17/6 共聚物	2.0
C	PEG-40 氢化蓖麻油	1.0
	香精	0.05
	苯氧乙醇	0.5

【制法】 ①将 A 相加热、搅拌升温至 70～80℃搅匀；②俟降温至 60～70℃加入 B 相搅匀；③俟降温至 40～45℃，加入预热 40℃C 相，搅匀，降温至 35～30℃，即得。

【作用与用途】 深层清洁、保湿。用于卸妆、洁面。

【用法】 涂搽面部化妆皮肤，清水冲净。

洁面摩丝

【配方】 W/W%

A	白桦树汁加至	103.0
	EDTA 二钠	0.05
	30%月桂酰谷氨酸钠溶液	15.0
	30%月桂酰肌氨酸钠溶液	15.0
	PEG-120 霍霍巴油脂	1.0
	羟苯甲酯	0.1
B	椰油基葡糖苷	3.0
C	PEG-40 氢化蓖麻油	2.0
	丙二醇	4.0
	香精	0.1
	K350	0.5
	PEG-7 橄榄油脂	2.0
D	椰油酰胺丙基甜菜碱	3.0
	甘草根提取物	3.0
	稻糠提取物	1.0
	银杏提取物	2.0

【制法】 ①将 A 相加热、搅拌升温至 70～80℃搅匀，加入 B 相搅匀；②俟降温至

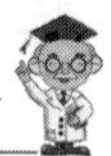

45℃，将预热同温C相加入，搅匀；③加入D相，搅匀，降温至40～30℃，即得。

【作用与用途】 清洁、亮颜、卸妆。用于皮肤卸状。

【用法】 用摩丝瓶泵出，涂于面部按摩几分后，清水冲净。

氨基酸洁面乳

【配方】 W/W%

A	白桦树汁加至	103.0
	羟丙基甲基纤维素	1.0
	甘油	8.0
B	月桂酰谷氨酸钠	25.0
	月桂酰肌氨酸钠	3.0
C	乙二醇二硬脂酸酯	3.0
	丙二醇硬脂酸酯	0.5
	A-165	2.0
	聚山梨醇酯-20	1.0
D	乳酸钠	2.0
E	癸基葡糖苷	5.0
	PEG-7 橄榄油脂	1.5
	聚季铵盐7	1.5
	香精	0.15
F	K350	0.3
	甘草根提取物	2.0

【制法】 ①将A相加热、搅拌升温至80℃搅匀，保温10～20 min，加入B相，搅匀，再加入C相，搅匀，保温80℃30 min，加入D相，搅匀；②俟降温至38～36℃，恒温搅拌至膏体出现珠光；③依次加入E相、F相，再恒温搅拌30 min，即得。

【作用与用途】 清洁、滋养。用于洁面。

【用法】 将适量洁面乳加入适量水，搓揉起泡后，洁面，清水冲净。

美白洁面乳

【配方】 W/W%

A	白桦树汁加至	103.0
	甘油	8.0
	月桂酰甲基牛磺酸钠	8.0
	PEG-120 霍霍巴蜡酯	1.0
	EDTA 二钠	0.1
	SCI-65	20.0
B	A-165	2.0
	椰油酰 MEA	1.0
	鲸蜡硬脂醇	2.0
	乙二醇双硬脂酸酯	2.0
C	丙烯酸酯类共聚物(SF-1)	6.0
	白桦树汁	12.0
D	20%氢氧化钠溶液调 pH	适量
E	椰油基丙基甜菜碱	3.0
	香精	0.15
	K350	0.5
	稻糠提取物	2.0
	甘草根提取物	2.0

【制法】 ①分别将A相、B相加热、搅拌升温至80～85℃，B相加入A相中，保温30 min；②俟降温至60℃，加入C相搅匀；③俟降温至50℃，加入D相，调pH 5.5～6.5，45℃，加入E相，搅匀，38～36℃成膏后持续搅拌20 min，即得。

【作用与用途】 清洁、亮肤、美白、滋润不紧绷。用于洁面。

【用法】 取该品适量加入清水，搓揉出泡沫后洁面，清水冲净。

（李雨璇　刘　晏　林世庄　李　韬　杨富裕　曹富强　周　锐）

第四节 保湿医美制剂及化妆品

补水喷雾剂

【配方】 W/W%

A	甘草酸二钾	0.15
	甘油	3.0
	水解透明质酸钠	0.05
	海藻糖	2.0
	多聚谷氨酸钠	0.1
	甜菜碱	2.0
	白桦树汁加至	103.0
B	丁二醇	4.0
	PEG-40 氢化蓖麻油	0.25
	香精	0.01
	PHL	1.0
	苯氧乙醇	0.25
C	绿豆提取物发酵滤液	1.0

【制法】 ①将 A 相依次加入搅拌锅，加热、搅拌升温至 80～90℃保温 20 min，灭菌溶解，其中甘油与透明质酸钠预混后加入，搅匀，俟降温至 45～40℃备用；②将 B 相预热、搅匀 40～45℃，加入 A 相中；③加入 C 相搅匀，俟降温至 40～30℃，过滤，即得。

【作用与用途】 补水保湿、舒缓皮肤、平衡 pH。用于面部皮肤保湿。

【用法】 喷于面部，轻轻按摩。

补水凝露

【配方】 W/W%

A	白桦树汁	30.0
	卡波 U-21	0.12
B	白桦树汁加至	103.0
	海藻糖	2.0
	水解透明质酸钠	0.1
	生物糖胶-3	2.0
	甜菜碱	2.0
	EDTA 二钠	0.05
	丁二醇	4.0
	甘油	3.0
C	ARISTOFIEX AVC	0.15
	植豆酵素	0.15
	白池花籽油	1.0
D	10%氢氧化钠溶液	适量
E	K350	0.3
	透明质酸钠(小分子 1%水溶液)	5.0
	1.2 己二醇	0.8
	母菊花水	20.0

【制法】 ①将水相加入均质器中，撒入卡波 U-21，待下沉后加热、搅拌升温至 80～90℃；②B 相在水相锅中，加热、搅拌升温至 80～90℃，保温 20 min 后加入均质器中；③俟温度至 45℃，加入 C 相，均质 3 min；④加入预处 D 相，调 pH 5.0～6.0；⑤加入 E 相，搅拌降温至 40～30℃，即得。

【作用与用途】 补水、保湿、滋养、舒缓。用于皮肤保湿。

【用法】 涂搽面部，轻轻按摩。

水润补水凝露

【配方】 W/W%

A	白桦树汁	30.0
	卡波 U-20	0.2
B	白桦树汁加至	103.0
	木糖醇	2.0
	库拉索芦荟叶提取物	0.3
	EDTA 二钠	0.05
	甘油	3.0
	羟苯甲酯	0.1
C	丁二醇	5.0
	苯氧乙醇	0.5
	PEG-40 氢化蓖麻油	0.25

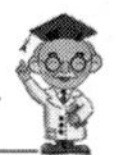

	香精	0.01
D	10%氢氧化钾溶液	适量
E	马齿苋提取物	1.5
	扭刺仙人掌提取物	1.5
	海藻提取物	2.0

【制法】 ①将水相加入均质器中，撒入卡波 U-20，待下沉后加热、搅拌升温至 80～90℃备用；②B 相在水相锅中，搅拌升温至 80～90℃保温 20 min，加入均质器中；③俟温度至 45℃，加入 C 相，搅匀；④加入 D 相，调 pH 5.0～6.0；⑤加入 E 相，搅拌降温至 40～30℃，即得。

【作用与用途】 补水、保湿、平衡 pH、滋养。用于皮肤保湿。

【用法】 涂搽面部，轻轻按摩。

保湿霜 Ⅰ

【配方】 W/W%

A	硬脂醇聚醚-25/硬酯醇聚醚-3	2.0
	单硬脂酸甘油酯	1.5
	鲸蜡硬脂醇	2.0
	聚二甲基硅氧烷	1.5
	牛油果树果油	3.0
	辛酸/癸酸甘油三酯	5.0
	角鲨烷	8.0
	鲸蜡基-PG 羟乙基棕榈酰胺	0.5
	胆固醇	0.2
	生育酚乙酸酯	0.5
	乙基己基甘油	0.15
	丙二醇	5.0
	丁羟甲苯	0.05
	硬脂酸	0.2
B1	白桦树汁加至	103.0
	尿囊素	0.2
	水解透明质酸钠	0.05
	海藻糖	2.0
	肌醇	2.0
	甜菜碱	3.0
B2	甘油	3.0
	黄原胶	0.08
	乙酰化透明质酸钠	0.05
C	环五聚二甲基硅氧烷	3.0
	K350	0.5
	SIMULGEL NS	0.8
D	植豆酵素	0.2
	香精	0.1

【制法】 ①将 A 相加入油锅中，加热、搅拌升温 80～85℃；②B1 相加入水锅，搅拌升温 80～85℃，B2 搅匀加入水锅，搅拌均匀，保温 20 min；③将 B 相加入均质器中，再加入 A 相，搅拌乳化 5 min，均质 3 min；④俟降温至 60℃，加入 C 相，均质 1 min；⑤俟降温至 45℃，加入 D 相搅匀；⑥降温至 38～36℃，即得。

【作用与用途】 保湿、锁水、修护角质。用于皮肤保湿。

【用法】 涂搽面部，轻轻按摩。

保湿霜 Ⅱ

【配方】 W/W%

A	MONTANOV 68	2.0
	鲸蜡硬脂醇聚醚-2	0.5
	鲸蜡硬脂醇聚醚-21	1.0
	鲸蜡硬脂醇	1.2
	聚二甲基硅氧烷	1.5
	霍霍巴籽油	2.0
	异壬酸异壬酯	5.0
	异十六烷	5.0
	N-棕榈酸羟基脯氨酸鲸蜡酯	0.5
	植物甾醇	0.5
	丁二醇	5.0
	鼠尾草酸	0.015
	生育酚乙酸酯	0.5
	乙基己基甘油	0.15
B1	白桦树汁加至	103.0
	EDTA 二钠	0.05
	库拉索芦荟叶提取物(100:1)	0.3
	尿囊素	0.2

	CD-58	3.0
	甜菜碱	3.0
B2	甘油	3.0
	黄原胶	0.08
C	K350	0.5
	环五聚二甲基硅氧烷	3.0
	DC-9040	3.0
	SEPIPLUS 400	0.8
D	马齿苋提取物	3.0
	人参皂苷	0.1
	香精	0.1

【制法】 ①将A相加入油锅中,加热、搅拌升温80~85℃;②B1相加入水锅,搅拌升温80~85℃,B2搅匀加入水锅,搅拌均匀,保温20 min;③将B相加入均质器中,再加入A相,搅拌乳化5 min,均质3 min;④俟降温至60℃,加入C相,均质1 min;⑤俟降温至45℃,加入D相搅匀;⑥俟降温至38~36℃出料。

【作用与用途】 保湿、锁水、滋润嫩白、修护角质、抗静电。用于皮肤美白。

【用法】 涂搽面部,轻轻按摩。

液晶保湿乳霜

【配方】 W/W%

A	乳化剂AGC	3.5
	乳化剂K10	2.0
	鲸蜡硬脂醇	4.0
	蜂蜡	1.0
	聚二甲基硅氧烷	2.0
	霍霍巴籽油	2.0
	异壬酸异壬酯	5.0
	辛酸/癸酸甘油三酯	3.0
	丁二醇	4.0
	鼠尾草酸	0.015
	胆甾醇	0.3
B1	白桦树汁	30.0
	卡波姆U-20	0.2
B2	白桦树汁加至	103.0
	水解燕麦蛋白	3.0
	EDTA二钠	0.05
B3	甘油	2.0
	黄原胶	0.2
C	环五聚二甲基硅氧烷	3.0
	苯氧乙醇	0.25
D	10%氢氧化钾溶液	适量
E	植物防腐剂NPS	0.8
	香精	0.1
	植豆酵素	0.2

【制法】 ①将A相加入油锅,加热、搅拌升温80~85℃;②将B1相去离子水或白桦树汁加入均质器中,撒入卡波姆待湿润,搅拌升温80~90℃;③B2相加入水锅,加热、搅匀升温80~90℃,B3相搅匀加入水锅,搅匀,保温20 min;④将B相加入均质器中搅匀,再加入A相,搅拌乳化5 min,均质3 min;⑤快速降温、缓慢搅拌,俟降温至60℃,加C相均质1 min;⑥快速降温、缓慢搅至45℃,加入D相,调pH 5.5~6.5;⑦加入E相,缓慢搅匀,快速降温至38~36℃,即得。

【作用与用途】 结构型保湿、滋养皮肤。用于皮肤保湿。

【用法】 涂搽面部,轻轻按摩。

保湿精华液 I

【配方】 W/W%

A	白桦树汁	30.0
	卡波U-21	0.3
B1	白桦树汁加至	103.0
	EDTA二钠	0.05
	水解透明质酸钠	0.1
	海藻糖	2.0
	肌醇	2.0
	β-葡聚糖	5.0
B2	乙酰化透明质酸钠	0.05
	甘油	3.0
C	丁二醇	5.0

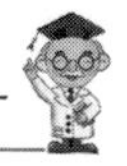

	植物防腐剂 NPS	0.8
	苯氧乙醇	0.3
	PEG-40 氢化蓖麻油	0.15
	香精	0.01
D	10%氢氧化钾溶液	适量
E	水解蜂王浆蛋白	0.5
	赤芝提取物	2.0
	人参皂苷	0.1
	绿豆发酵液	1.0
	透明质酸钠(1% 120 万 Dr)	5.0

【制法】 ①将 A 相加入均质器中,撒入卡波 U-21,待全部润湿后加热、搅拌升温至 80～90℃;②将 B 相水加入水相锅,搅拌升温至 80～90℃,保温 20 min 灭菌溶解;③B 相加入 A 相中搅匀,俟降温至 45～40℃,将 C 相搅匀后加入;④加入 D 相,调节 pH 5.0～6.0;⑤将 E 相预热、搅匀 38～40℃后加入,俟降温至 35～30℃,即得。

【作用与用途】 营养、活化肌底,深层补水,调水保湿。用于皮肤营养保湿。

【用法】 涂搽或导入面部。

保湿精华液 Ⅱ

【配方】 W/W%

A	白桦树汁加至	103.0
	水解透明质酸钠	0.05
	海藻糖	2.0
	甜菜碱	3.0
	甘油	1.5
	纳托胶	3.0
B	丁二醇	5.0
	植物防腐剂 NPS	0.8
	苯氧乙醇	0.25
	PEG-40 氢化蓖麻油	0.1
	香精	0.01
C	ARISTOFIEX AVC 0.5	
D	绿豆提取物发酵滤液	1.0
	大米发酵产物提取物	5.0
	水解胶原蛋白(多元寡肽)	3.0
	蜡菊提取物	1.0

【制法】 ①将 A 相加热、搅拌升温至 80～90℃,保温 20 min 灭菌溶解;②俟降温至 40～45℃,将 40℃预先溶解的 B 相加入,搅匀;③加入 C 相,快速搅匀;④加入 D 相搅匀;⑤降温至 40～30℃,即得。

【作用与用途】 活化营养肌底,调节保湿因子,保湿、补水。用于皮肤营养保湿。

【用法】 涂搽面部,轻轻按摩。

保湿乳液 Ⅰ

【配方】 W/W%

A	MONTANOV L	1.5
	聚二甲基硅氧烷	0.5
	霍霍巴籽油	1.5
	白池花籽油	2.0
	棕榈酸乙基己基酯	5.0
	乙基己基甘油	0.2
	植物甾醇	0.5
	丙二醇	4.0
B1	白桦树汁加至	103.0
	鲸蜡醇磷酸酯钾	1.0
	尿囊素	0.2
	甜菜碱	3.0
	透明质酸钠	0.05
B2	甘油	1.5
	羧甲基 β-葡聚糖钠	0.1
	黄原胶	0.08
	透明质酸钠(20～60 万 Dr)	0.05
C	环五聚二甲基硅氧烷	3.0
	DC-9040	5.0
	ARISTOFIEX AVC 0.5	
D	K350	0.5
	植豆酵素	0.2
	香精	0.1

【制法】 ①将 A 相加入油锅,加热、搅拌升温至 80～90℃;②将 B1 相加入水锅,加热、搅拌升温 80～90℃,B2 相预先搅匀加入 B1 相,保温 20 min;③把 B 相加入均质

器中,再加入 A 相,搅拌乳化 5 min,均质 3 min;④俟降温至 60℃,加入 C 相,均质 2 min;⑤俟降温至 45℃,加入 D 相搅匀,降温至 35℃,即得。

【作用与用途】 保湿、润肤。用于皮肤保湿。

【用法】 涂搽面部,轻轻按摩。

流动保湿乳液

【配方】 W/W%

A	乳化剂 AGC	3.0
	MONTANOV L	1.0
	聚二甲基硅氧烷	1.0
	异壬酸异壬酯	3.0
	辛基十二醇	3.0
	植物甾醇	0.5
	山嵛醇	1.5
	白桦树汁	30.0
B1	卡波 U-20	0.1
	白桦树汁加至	103.0
B2	丁二醇	5.0
	甜菜碱	2.0
	水解透明质酸	0.05
	甘油	1.5
B3	黄原胶	0.06
	环五聚二甲基硅氧烷	3.0
C	苯氧乙醇	0.3
	10%氢氧化钠溶液	适量
D	植物防腐剂 NPS	0.7
E	植豆酵素	0.15

【制法】 ①将 A 相加入油锅,加热、搅拌升温至 80~85℃;②将 B1 相水加入均质器中,撒入卡波 U20,湿润后加热、搅拌升温 80~90℃,搅匀;③B2 相加入水锅,搅拌、升温 80~90℃;④将 B3 加入水锅,保温 20 min;⑤依次将 B2、B3 加入均质器中搅匀,将 A 相加入均质器中,搅拌乳化 5 min,均质 3 min;⑦降温至 60℃,加入 C 相搅匀;⑦俟降温至 45℃,依次加入 D 相、E 相搅匀,降温至 35℃,即得。

【作用与用途】 清爽、保湿。用于皮肤保湿。

【用法】 涂搽皮肤,轻轻按摩。

保湿凝胶

【配方】 W/W%

A	白桦树汁加至	103.0
	卡波 2020	0.8
B	EDTA 二钠	0.05
	木糖醇	2.0
	甘油	3.0
	甜菜碱	2.0
	水解透明质酸钠	0.05
C	丙二醇	7.0
	K350	0.3
	PHL	1.0
	PEG-40 氢化蓖麻油	0.5
	香精	0.01
	PEG/PPG 17/6 共聚物	1.0
D	10%氢氧化钠溶液	适量
E	透明质酸钠(1%20~60 万 Dr)	5.0
	甘草酸二钾	0.1
	蜡菊提取物	1.0
	液状穿心莲提取物	2.0

【制法】 ①白桦树汁加入搅拌锅,边搅边加卡波 2020,高速分散均匀,加热、搅拌升温 80~90℃;②将 B 相加入搅匀,保温 80~90℃ 20 min;③俟降温至 45℃,加入 40℃的 C 相;④加入 D 相,调 pH 5.5~6.5;⑤加入 40℃的 E 相,搅匀,真空脱气;⑥降温至 40~30℃,即得。

【作用与用途】 保湿、补水。用于皮肤保湿。

【用法】 涂搽面部,轻轻按摩。

(张颖龙　张琬璐　蔡志强　李　成　皮　超)

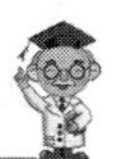

第五节　抗衰医美制剂及化妆品

紧致抚痕水凝露

【配方】 W/W%

A	白桦树汁	30.0
	卡波 U-21	0.15
B	白桦树汁加至	103.0
	肌醇	2.0
	海藻糖	2.0
	甜菜碱	2.0
	甘油	1.5
	氨基丁酸	1.0
	水解透明质酸钠	0.1
C	丁二醇	5.0
	K350	0.3
	PHL	1.0
	PEG-40 氢化蓖麻油	0.25
	香精	0.01
D	20%L-精氨酸溶液	适量
E	透明质酸钠(1%20～60 万 Dr)	3.0
	水解蜂王浆	1.0
	绿豆提取物发酵滤液	1.0
	六肽-9	2.0

【制法】 ①将水相加入均质器中，撒入卡波 U-20，待下沉后加热、搅拌升温至 80～90℃；②B 相在水相锅中，加热、搅拌升温至 80～90℃保温 20 min，加入均质器中；③俟温度至 45℃，加入 C 相；④加入 D 相，调 pH 5.0～6.0；⑤加入 E 相搅匀，降温至 40～30℃，即得。

【作用与用途】 补水、保湿、紧致、舒缓、淡化皱纹。用于减皱护肤。

【用法】 涂搽皮肤，轻轻按摩。

抗皱精华液

【配方】 W/W%

A	白桦树汁	30.0
	卡波 U-21	0.2
B	白桦树汁加至	103.0
	生物糖胶-3	3.0
	水解透明质酸钠	0.1
	甜菜碱	2.0
	纳托胶(1 万 Dr 以下)	0.2
	木糖醇	2.0
	β-葡聚糖	3.0
C	AQULIO	2.0
	霍霍巴籽油	2.0
	环五聚二甲基硅氧烷	3.0
	ARISTOFIEX AVC 0.2	
	泛醌	0.05
D	10%精氨酸溶液	适量
E	植物防腐剂 NPS	0.8
	苯氧乙醇	0.3
	金属硫蛋白	10 mg/kg
	香精	0.01
	抗皱肽	2.0
	水解蜂王浆蛋白	1.0
	水解胎盘(羊)提取物	1.0
F	四氢甲基嘧啶羧酸	1.0
	新鲜灭菌水	4.0

【制法】 ①将 A 相白桦树汁加入均质器中，撒入卡波 U-21，湿润后，加热、搅拌升温 80～90℃；②B 相加入水锅，加热、搅拌升温 85～90℃，保温 20 min；③将 B 加入均质器中，搅匀；④俟降温至 60℃，加入 C 相，均质 3 min；⑤俟降温至 40℃，加入 D 相搅匀，调 pH 5.5～6.5，再分别加入 E 相、F 相搅匀，降温至 35℃，即得。

【作用与用途】 活化、营养皮肤、抗皱、亮白、保湿。用于皮肤滋养减皱。

【用法】 涂搽或导入面部。

抗皱日霜

【配方】 W/W%

A	乳化剂 SSE-20	1.8
	乳化剂 SS	1.2
	单硬脂酸甘油酯	2.0
	鲸蜡硬脂醇	2.0
	聚二甲基硅氧烷	1.5
	霍霍巴籽油	1.5
	角鲨烷	5.0
	类神经酰胺	0.5
	植物甾醇	0.5
	辛基十二醇	5.0
	丁二醇	7.0
	生育酚乙酸酯	0.5
	乙基己基甘油	0.15
	丁羟甲苯	0.05
B1	白桦树汁加至	103.0
	甜菜碱	3.0
	库拉索芦荟叶提取物(10:1)	5.0
	木糖醇	2.0
	CD-58	3.0
	3-O 乙基抗坏血酸	1.0
B2	甘油	3.0
	羧甲基 β-葡聚糖钠	0.15
C	环五聚二甲基硅氧烷	3.0
	DC-9040	5.0
	K350	0.3
	SEPIPLUS 400	0.6
D	PHL	1.0
	香精	0.08
	马齿苋提取物	2.0
	菊苣根提取物	3.0

【制法】 ①将 A 相加入油锅中，加热、搅拌升温 80～85℃；②B1 相加入水锅，加热、搅拌升温 80～85℃，B2 搅匀加入水锅搅匀，保温 20 min；③将 B 相加入均质器中，再加入 A 相，搅拌乳化 5 min，均质 3 min；④俟降温至 60℃，加入 C 相，均质 1 min；⑤俟降温至 45℃，加入 D 相搅匀，持续搅拌降温至 38～36℃，即得。

【作用与用途】 保湿、锁水、紧致、抗衰老、防护。用于皮肤抗皱保湿。

【用法】 涂搽面部，轻轻按摩。

抗皱晚霜

【配方】 W/W%

A		
	MONTANOV L	2.5
	硬脂醇聚醚-2	0.5
	硬脂醇聚醚-21	1.0
	鲸蜡硬脂醇	1.0
	聚二甲基硅氧烷	1.5
	燕麦仁油	3.0
	霍霍巴籽油	2.0
	角鲨烷	3.0
	类神经酰胺	0.25
	植物甾醇	0.5
	二棕榈酰羟脯氨酸	1.0
	生育酚乙酸酯	0.5
	泛醌	0.05
B1	白桦树汁加至	103.0
	3-0-乙基抗坏血酸	1.0
	水解燕麦蛋白	3.0
	甜菜碱	3.0
	丁二醇	5.0
	1,2 己二醇/八角茴香、黄芩提取物	0.3
B2	甘油	3.0
	羧甲基 β-葡聚糖钠	0.2
	黄原胶	0.06
	糖原	0.1
C	环五聚二甲基硅氧烷	3.0
	K350	0.3
	SEPIPLUS 400	0.8
D	棕榈酰三肽-5	3.0
	植物防腐剂 NPS	0.7
	绿豆提取物发酵滤液	1.0
	香精	0.025
	蜡菊提取物	2.0
	三肽-1	2.0

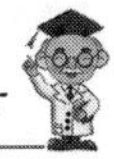

【制法】 ①将A相加入油锅中,加热、搅拌升温80～85℃;②B1相加入水锅,加热、搅拌升温至80～85℃,B2搅匀加入水锅搅匀,保温20 min;③将B相加入均质器中,再加入A相,搅拌乳化5 min,均质3 min;④俟降温至60℃,加入C相,均质1 min;⑤俟降温至45℃,加入D相搅匀,持续搅拌降温至38～36℃,即得。

【作用与用途】 保湿、锁水、紧致、抗皱。用于晚间皮肤抗皱保湿。

【用法】 涂搽面部,轻轻按摩。

抗皱乳

【配方】 W/W%

A	MONTANOV L	2.0
	聚二甲基硅氧烷	2.0
	霍霍巴籽油	3.0
	碳酸二辛酯	3.0
	异壬酸异壬酯	5.0
	生育酚乙酸酯	0.5
	乙基己基甘油	0.3
B1	白桦树汁加至	103.0
	尿囊素	0.15
	水解透明质酸钠	0.1
	鲸蜡醇磷酸酯钾	1.0
	葛根素	0.1
	丁二醇	4.0
B2	甘油	3.0
	黄原胶	0.15
	羧甲基β-葡聚糖钠	0.15
	糖原	0.1
C1	环五聚二甲基硅氧烷	3.0
	DC-9040	0.15
C2	K350	0.25
	SIMULGEL EG	0.5
	植豆酵素	0.05
	香精	0.01
D	赤芝提取物	2.0
	三磷酸腺苷二钠	0.05
	L-精氨酸	0.1
	冬虫夏草提取物	1.0
	PHL	1.0
	蜡菊提取物	1.0

【制法】 ①将A相加入油锅中,加热、搅拌升温80～85℃;②B1相加入水锅,加热、搅拌升温80～85℃,B2搅匀加入水锅,搅拌均匀,保温20 min;③将B相加入均质器中,再加入A相,搅拌乳化5 min,均质3 min;④俟降温至60℃,加入C1相、C2相,均质1 min;⑤俟降温至45℃,加入D相搅匀,持续搅拌降温至38～36℃,即得。

【作用与用途】 保湿、锁水、紧致、抗皱。用于皮肤减皱。

【用法】 涂搽面部,轻轻按摩。

抗皱霜

【配方】 W/W%

A	MONTANOV L	1.5
	SESANOV WR	1.0
	聚二甲基硅氧烷	0.5
	白池花籽油	2.0
	辛基十二醇豆蔻酸酯	2.0
	类神经酰胺	0.25
	植物甾醇	0.5
	角鲨烷	3.0
	泛醌	0.025
B1	白桦树汁加至	103.0
	水解燕麦蛋白	3.0
	木糖醇	2.0
	甜菜碱	3.0
	三乙醇胺	0.15
	丁二醇	5.0
B2	甘油	1.5
	黄原胶	0.05
	羧甲基β-葡聚糖钠	0.15
C	环五聚二甲基硅氧烷	3.0
	DC-9040	5.0
	ARISTOFIEX AVC	0.6

	苯氧乙醇	0.3
D	六肽-9	3.0
	香精	0.05
	绿豆提取物发酵滤液	1.0
	PHL	1.0

【制法】 ①将A相加入油锅中，加热、搅拌升温80～85℃；②B1相加入水锅，加热、搅拌升温80～85℃，B2搅匀加入水锅，搅拌均匀，保温20 min；③将B相加入均质器中，再加入A相，搅拌乳化5 min，均质3 min；④俟降温至60℃，加入C相，均质1 min；⑤俟降温至45℃，加入D相，持续搅拌降温至38～36℃，即得。

【作用与用途】 淡化皱纹、紧致、亮肤、水润。用于皮肤减皱。

【用法】 涂搽面部，轻轻按摩。

全面抗皱精华液

【配方】 W/W%

A	白桦树汁加至	103.0
	水解透明质酸钠	0.05
	纳托胶(1万Dr以下)	0.2
	海藻糖	2.0
	甘草酸二钾	0.2
	甜菜碱	3.0
	生物糖胶-3	2.0
B	甘油	2.0
	黄原胶	0.2
	羧甲基β-葡聚糖钠	0.2
	小核菌胶	0.15
C	柠檬酸	适量
D	丁二醇	5.0
	植物防腐剂NPS	0.8
	K350	0.3
	PEG-60氢化蓖麻油	0.15
	香精	0.01
	PEG/PPG 17/6共聚物	1.0
E	二裂酵母胞溶产物提取物	10.0
	棕榈酰三肽-5	3.0
	六肽-9	3.0
	三肽类肉毒素(三肽-1)	3.0
	金属硫蛋白	10 mg/kg
	水解蜂王浆蛋白	1.0

【制法】 ①A相加热、搅拌升温85～90℃，保温20 min溶解；②加入B相搅匀；③俟降温至45℃加入C相，调节pH至5.0～6.0；④加入40℃的D相，持续搅拌降温至40～30℃，加入E相，搅匀，即得。

【作用与用途】 抗皱纹、表情纹，紧致、抗衰、亮肤。用于皮肤滋养减皱。

【用法】 涂搽皮肤，轻轻按摩。

（张颖龙　左　莉　李　成　蔡志强　皮　超）

第六节　祛痘医美制剂及化妆品

祛痘水喷雾

【配方】 W/W%

A	白桦树汁加至	103.0
	木糖醇	2.0
	库拉索芦荟叶提取物(10:1)	3.0
	燕麦β-葡聚糖	1.0
B	丁二醇	5.0
	粉防己提取物	1.0
	PEG-40氢化蓖麻油	0.25
	香精	0.01
	PHL	1.0
	苯氧乙醇	0.3
C	芽孢杆菌发酵产物/丙二醇	1.0
	L-精氨酸	0.1
	马齿苋提取物	3.0
	扭刺仙人掌提取物	2.0

【制法】 ①将A相加热、搅拌升温至

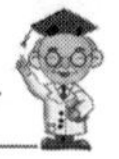

80～85℃搅匀，20 min 灭菌溶解；②俟相 A 降温至 45～40℃，加入 40℃B 相，搅匀，再加入 C 相，搅匀，持续搅拌降温至 35～30℃，即得。

【作用与用途】 抑菌、平衡油脂、亮白、防腐。用于皮肤祛痘养护。

【用法】 喷于面部，轻轻按摩，加强吸收。

祛痘水凝露

【配方】 W/W%

A	白桦树汁加至	103.0
	辛酰甘氨酸	1.0
	20%氢氧化钠溶液	1.0
B	甜菜碱	1.5
	木糖醇	1.5
C	甘油	2.0
	黄原胶	0.06
	丁二醇	4.0
	植物防腐剂 NPS	0.7
D	壬二酸甘氨酸二钾	3.0
	蜂胶提取物	5.0
	马齿苋提取物	3.0
	粉防己提取物	1.0
	三磷酸腺苷二钠	0.05

【制法】 ①将 A 相加热、搅拌升温至 80～85℃搅匀，将 B 相加入 A 相搅匀，将 C 相搅匀加入 A 相；②俟降温至 45～40℃，加入 D 相，持续搅拌降温至 35℃，即得。

【作用与用途】 控油、祛痘、抑菌。用于痤疮。

【用法】 涂搽病变处，每日 2 次。

祛 痘 霜

【配方】 W/W%

A	MONTANOV 202	2.5
	A-165	1.0
	鲸蜡硬脂醇	1.2
	聚二甲基硅氧烷	1.0
	霍霍巴籽油	2.0
	异十六烷	3.0
	碳酸二辛酯	4.0
	生育酚乙酸酯	0.5
	具五叶松籽油	0.05
	鼠尾草酸	0.02
	丁二醇	4.0
	乙基己基甘油	0.3
B1	白桦树汁加至	103.0
	尿囊素	0.2
	库拉索芦荟叶提取物(10∶1)	5.0
	EDTA 二钠	0.05
	海藻糖	2.0
	烟酰胺	2.0
	葛根素	0.2
B2	甘油	1.5
	黄原胶	0.08
C	环五聚二甲基硅氧烷	3.0
	SIMULGEL EG	0.8
D	汉方祛痘剂	5.0
	PHL	1.0
	穗花牡荆提取物	0.5
	马齿苋提取物	3.0
	K350	0.3

【制法】 ①将 A 相加热、搅拌升温至 80～85℃；②将 B1 相加热、搅拌升温至 80～90℃，将 B2 相后加入 B1 相，搅匀保温 20 min 灭菌溶解；③将 A 相加入 B 相，搅拌乳化 5～10 min，均质 3 min，俟降温至 60℃，加入 C 相，均质 1 min；④俟降温至 45℃，加入 D 相搅匀，真空脱气，降温至 38～35℃，即得。

【作用与用途】 祛痘、亮肤、控油、消炎。用于痤疮。

【用法】 涂搽病变处，每日 2 次。

（王伯亚 张 妮 赵 旭）

第七节　祛斑美容防晒及化妆品

美白凝露

【配方】 W/W%

A	白桦树汁	30.0
	卡波姆 U-20	0.15
B	白桦树汁加至	103.0
	木糖醇	2.0
	甘油	1.5
	甜菜碱	2.0
	库拉索芦荟叶提取物(100:1)	0.3
	葛根素	0.2
C	1.3 丙二醇	4.0
	植物防腐剂 NPS	0.7
	香精	0.01
	PEG-40 氢化蓖麻油	0.25
	苯氧乙醇	0.3
D	10%氢氧化钾溶液	适量
E	马齿苋提取物	3.0
	长心卡帕藻提取物	2.0
	甘草根提取物	2.0

【制法】 ①将水相加入均质器中，撒入卡波 U-20，待下沉后加热、搅拌升温至 80～90℃；②B 相加入水相中，加热、搅拌升温至 80～90℃保温 20 min，加入均质器中；③俟温度至 45℃加入预先搅匀的 C 相，搅拌均匀；④加入 D 相，调 pH 5.0～6.0；⑤加入 E 相搅匀，降温至 40～30℃，即得。

【作用与用途】 水润、保湿、亮肤、舒缓。用于皮肤美白养护。

【用法】 涂搽面部，每日 2 次。

美白精华液

【配方】 W/W%

A	白桦树汁	30.0
	卡波 U-20	0.3
B	白桦树汁加至	103.0
	海藻糖	2.0
	水解透明质酸钠	0.05
	烟酰胺	1.0
	凝血酸	2.0
C	丁二醇	5.0
	植物防腐剂 NPS	0.7
	PEG-40 氢化蓖麻油	0.25
	香精	0.01
	苯氧乙醇	0.3
D	10%氢氧化钾溶液	适量
E	水解贝壳硬蛋白	0.05
	水解蜂王浆蛋白	1.0
	绿豆发酵液	1.0
	九肽-1	2.0

【制法】 ①将水相加入均质器中，撒入卡波 U-20，待下沉后搅拌升温至 80～90℃；②B 相加入水相中，搅拌升温至 80～90℃保温 20 min，加入均质器中；③俟温度至 45℃，加入 C 相，搅匀；④加入 D 相，调 pH 5.0～6.0；⑤加入 E 相搅匀，降温至 40～30℃，即得。

【作用与用途】 美白、均匀肤色、抗衰老、保湿、活化细胞。用于色素沉着斑。

【用法】 涂搽面部，每日 2 次。

美白营养霜

【配方】 W/W%

A	MONTANOV 68	2.5
	A-165	2.0
	鲸蜡硬脂醇	1.5
	聚二甲基硅氧烷	2.0
	霍霍巴籽油	2.0
	角鲨烷	4.0
	鳄梨油	3.0
	生育酚乙酸酯	0.5
	类神经酰胺	0.25

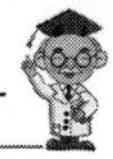

	乙基己基甘油	0.3
	植物甾醇	0.5
B1	白桦树汁加至	103.0
	尿囊素	0.2
	水解燕麦蛋白	3.0
	凝血酸	2.0
	木糖醇	2.0
	甜菜碱	3.0
B2	甘油	3.0
	黄原胶	0.1
C1	聚乙二醇 400NF	5.0
	四氨姜黄素	0.2
C2	SEPIPLUS 400	0.8
	环五聚二甲基硅氧烷	3.0
	苯氧乙醇	0.3
D	水解贝壳硬蛋白	0.025
	香精	0.08
	水解珍珠	2.0
	金属硫蛋白	10 mg/kg
	PHL	1.0
	绿豆发酵液	1.0

【制法】 ①A 相加入油锅加热、搅拌升温至 80～85℃；②B1 相加入水锅加热、搅拌升温至 80～85℃，加入 B2 相，保温 20 min，灭菌溶解；③将 B 相加入均质器中，加入 A 相搅拌乳化 5 min，均质 3 min；④俟降温至 60℃，加入 50～60℃预热的 C1 相、C2 相，搅匀，均质 2 min；⑤俟降温至 42～40℃，加入 D 相搅匀，降温至 38～36℃，即得。

【作用与用途】 美白、嫩肤、保湿。用于皮肤色素沉着斑。

【用法】 涂搽面部，每日 2 次。

美白淡斑日霜

【配方】 W/W%

A	MONTANOV L	2.5
	硬脂醇聚醚-2	0.5
	硬脂醇聚醚-21	1.5
	鲸蜡硬脂醇	1.5
	聚二甲基硅氧烷	1.5
	霍霍巴籽油	2.0
	角鲨烷	5.0
	异壬酸异壬酯	3.0
	类神经酰胺	0.5
	植物甾醇	0.5
	生育酚乙酸酯	0.5
	乙基己基甘油	0.3
	酸乳提取物	0.5
B1	白桦树汁加至	103.0
	水解燕麦蛋白	3.0
	库拉索芦荟叶提取物(100:1)	0.3
	EDTA 二钠	0.05
	木糖醇	2.0
	甜菜碱	3.0
	3-0-乙基抗坏血酸	1.0
	葛根素	0.2
B2	甘油	3.0
	羧甲基 β-葡聚糖钠	0.15
	黄原胶	0.06
C1	丁二醇	5.0
	光果甘草根提取物	0.03
C2	苯氧乙醇	0.5
	环五聚二甲基硅氧烷	3.0
	SEPIPLUS 400	0.8
D	长心卡帕藻提取物	1.5
	香精	0.1
	马齿苋提取物	3.0
	PHL	1.0
	蜡菊提取物	2.0

【制法】 ①A 相加入油锅中加热、搅拌升温至 80～85℃；②B1 相加入水锅中加热、搅拌升温至 80～85℃，B2 相加入水锅，保温 20 min，灭菌溶解；③将 B 相加入均质器中，加入 A 相，搅拌乳化 5 min，均质 3 min；④俟降温至 60℃，加入 50～60℃预热的 C1 相、C2 相搅匀，均质 2 min；⑤俟降温至 42～40℃，将 D 相加入搅匀，降温至 38～

36℃，即得。

【作用与用途】 保湿、防护、修护、美白、淡斑。用于美白、祛斑。

【用法】 白天涂搽面部。

美白晚霜

【配方】 W/W%

A	MONTANOV L	2.5
	硬脂醇聚醚-2	0.5
	硬脂醇聚醚-21	1.0
	鲸蜡硬脂醇	1.0
	聚二甲基硅氧烷	1.0
	鳄梨油	3.0
	霍霍巴籽油	2.0
	异十六烷	4.0
	类神经酰胺	0.25
	植物甾醇	0.5
	生育酚乙酸酯	0.5
	乙基己基甘油	0.15
	AQULIO	2.0
B1	白桦树汁加至	103.0
	水解燕麦蛋白	3.0
	甜菜碱	3.0
	海藻糖	2.0
	3-0-乙基抗坏血酸	2.0
	水解透明质酸钠	0.05
B2	甘油	2.0
	黄原胶	0.06
	羧甲基β-葡聚糖钠	0.15
C1	丁二醇	5.0
	光果甘草根提取物(90%)	0.05
C2	K350	0.3
	环五聚二甲基硅氧烷	3.0
	SEPIPLUS 400	0.8
D	L-精氨酸	0.1
	香精	0.05
	氧化苦参碱	0.1
	绿豆提取物发酵滤液	1.0
	水解蜂王浆蛋白	1.0
	金属硫蛋白 5mg/kg	
	九肽-1	1.0
	水解胎盘(羊)提取物	1.0
	PHL	1.0

【制法】 ①A相加入油锅加热/搅拌升温至80～85℃；②B1相加入水锅中加热、搅拌升温至80～85℃，B2相加入水锅，保温20 min，灭菌溶解；③将B相加入均质器中，加入A相搅拌乳化5 min，均质3 min；④俟降温至60℃，将50～60℃预热C1相、C2相搅匀加入，均质2 min；⑤俟降温至42～40℃，加入D相搅匀，俟降温至38～36℃，即得。

【作用与用途】 保湿、美白、修护肌肤。用于美白、护肤

【用法】 晚间涂搽面部。

美白营养乳

【配方】 W/W%

A	MONTANOV L	2.0
	聚二甲基硅氧烷	0.5
	霍霍巴籽油	2.0
	异壬酸异壬酯	3.0
	碳酸二辛酯	3.0
	乙基己基甘油	0.15
B1	白桦树汁加至	103.0
	EDTA 二钠	0.05
	生物糖胶-3	3.0
	木糖醇	1.5
	甜菜碱	1.5
	丁二醇	4.0
	葛根素	0.2
	烟酰胺	1.0
	凝血酸	1.0
B2	甘油	2.0
	羧甲基β-葡聚糖钠	0.15
C	环五聚二甲基硅氧烷	3.0
	DC-9040	3.0
	SIMULGEL EG	0.6

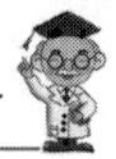

D	苯氧乙醇	0.3
	植物抗衰精华	2.0
	植豆酵素	0.15
	香精	0.1
	PHL	1.0
	蜡菊提取物	1.0

【制法】 ①A相加入油锅加热、搅拌升温至80～85℃；②B1相加入水锅加热、搅拌升温至80～85℃，B2相加入水锅，保温20 min，灭菌溶解；③将B相加入均质器中，加入A相，搅拌乳化5 min，均质3 min；④俟降温至60℃，加入C相搅匀，均质1 min；⑤俟降温至42～40℃，加入D相搅匀，降温至38～36℃，即得。

【作用与用途】 清爽、美白、抗衰、修护。用于皮肤美白养护。

【用法】 涂搽面部。

酵素嫩白乳霜

【配方】 W/W%

A	乳化剂B-22	3.0
	A-165	1.5
	鲸蜡硬脂醇	4.0
	鳄梨油	3.0
	霍霍巴籽油	2.0
	角鲨烷	3.0
	丁二醇	5.0
	聚二甲基硅氧烷	1.5
	乙基己基甘油	0.3
B1	白桦树汁加至	103.0
	葛根素	0.2
	3-0-乙基抗坏血酸	1.5
	甜菜碱	3.0
	海藻糖	2.0
	甘草亭酸	0.15
	水解透明质酸钠	0.05
B2	甘油	3.0
	黄原胶	0.1
	羧甲基β-葡聚糖钠	0.15
	糖原	0.1
C	环五聚二甲基硅氧烷	3.0
	DC-9040	3.0
	苯氧乙醇	0.5
D	乳酸杆菌发酵胞溶产物	15.0
	母菊花水	20.0
	水解蜂王浆蛋白	1.0
	PHL	1.0

【制法】 ①A相加入油锅加热、搅拌升温至80～85℃；②B1相加入水锅加热、搅拌升温至80～85℃，B2相加入水锅，保温20 min，灭菌溶解；③将B相加入均质器中，加入A相，搅拌乳化5 min，均质3 min；④俟降温至60℃，C相搅匀加入，均质1 min；⑤俟降温至42～40℃，将D相加入搅匀，降温至38～36℃，即得。

【作用与用途】 酵素嫩白、保湿、营养、舒缓。用于皮肤美白、养护。

【用法】 涂搽面部。

淡斑水凝雾

【配方】 W/W%

A	白桦树汁加至	103.0
	甘草酸二钾	0.3
	β-葡聚糖	2.0
	木糖醇	2.0
	3-0-乙基抗坏血酸	0.5
B	丁二醇	5.0
	植物防腐剂NPS	0.7
	苯氧乙醇	0.3
	PEG-40氢化蓖麻油	0.15
	母菊花水	20.0
C	生态营养素	1.5
	马齿苋提取物	3.0
	水解蜂王浆蛋白	1.0
	甘草根提取物	2.0
	长心卡帕藻提取物	3.0
D	20%L-精氨酸溶液	适量

【制法】 ①将A相加入搅拌锅，加热、

搅拌升温至 80～85℃，20 min 灭菌溶解；②俟降温至 40℃，将 40℃ B 相加入，搅匀；③加入 C 相快速搅匀；④加入 D 相，调节 pH 5.8～6.2，搅匀，俟降温至 40～30℃，过滤，即得。

【作用与用途】 舒缓、抗炎、平衡菌群、保湿、亮肤、抗衰老。用于皮肤祛斑养护。

【用法】 喷雾或涂搽于面部。

祛斑精华液

【配方】 W/W%

A	白桦树汁	15.0
	卡波 U-20	0.3
B	白桦树汁加至	103.0
	木糖醇	2.0
	β-葡聚糖	5.0
	甘草亭酸	0.15
	氨甲环酸	3.0
C	丁二醇	5.0
	K350	0.3
	植物防腐剂 NPS	0.7
	香精	0.01
	PEG-40 氢化蓖麻油	0.5
D	20%L-精氨酸溶液	适量
E	伊朗席蓝藻提取物	2.0
	水解蜂王浆蛋白	1.0
	水解贝壳硬蛋白	0.05

【制法】 ①将水相加入均质器中，撒入卡波 U-20，待下沉后加热、搅拌升温至 80～90℃；②B 相加入水相锅中，加热、搅拌升温至 80～90℃，保温 20 min，加入均质器中；③俟温度至 45℃加入 C 相，搅匀；④加入 D 相，调 pH 5.0；⑤加入 E 相，搅拌降温至 40～30℃，即得。

【作用与用途】 活化肌底细胞、抗衰老、淡斑、美白。用于皮肤祛斑养护。

【用法】 涂搽或超声波导入面部。

祛斑乳霜

【配方】 W/W%

A	乳化剂 SSE-20	1.8
	乳化剂 SS	1.2
	鲸蜡硬脂醇	2.0
	甘油硬脂酸酯	2.0
	硬脂酸	1.5
	聚二甲基硅氧烷	1.5
	霍霍巴籽油	1.5
	角鲨烷	5.0
	异壬酸异壬酯	3.0
	植物甾醇	0.5
	生育酚乙酸酯	0.5
	乙基己基甘油	0.3
	丁二醇	5.0
	酸乳提取物	1.0
B1	白桦树汁加至	103.0
	库拉索芦荟叶提取物(100:1)	0.3
	木糖醇	2.0
	甜菜碱	3.0
	烟酰胺	2.0
	3-0-乙基抗坏血酸	2.0
	水解燕麦蛋白	3.0
B2	甘油	3.0
	黄原胶	0.15
C	发酵蜂蜜	3.0
	白桦树汁	4.0
	10%氢氧化钾溶液	适量
D	水解蜂王浆蛋白	1.0
	香精	0.05
	K350	0.3
	植豆酵素	0.3
	PHL	1.0
	马齿苋提取物	2.0

【制法】 ①将 A 相加入油锅，加热、搅拌升温至 80～85℃；②将 B1 相加入水锅，加热、搅拌升温至 80～85℃，B2 相搅匀加入水锅，保温 20 min；③将 B 相加入均质器

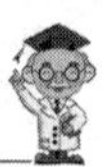

中,加入 A 相搅拌乳化 5 min,均质 3 min;④俟降温至 45℃,将 C 相调节 pH 5.0~6.0 加入搅匀;⑤加入 D 相搅匀,降温至 38~36℃,即得。

【作用与用途】 酸乳、蜂蜜、绿豆发酵酵素,美白、淡化色斑、保湿、抗衰。用于皮肤美白祛斑。

【用法】 涂搽面部,早晚应用或做日霜。

祛斑乳

【配方】 W/W%

A	MONTANOV L	2.5
	A-165	1.5
	鳄梨油	3.0
	霍霍巴籽油	2.0
	酸乳提取物	1.0
	聚二甲基硅氧烷	1.5
	生育酚乙酸酯	0.5
	乙基己基甘油	0.5
	丁二醇	4.0
	鼠尾草酸	0.015
B1	白桦树汁加至	103.0
	木糖醇	2.0
	氨甲环酸	1.5
	EDTA 二钠	0.05
B2	甘油	1.5
	黄原胶	0.1
	羧甲基 β-葡聚糖钠	0.15
C	SEPIPLUS 400	0.6
	辛基十二醇	2.0
	苯氧乙醇	0.5
D	蜗牛分泌物滤液	5.0
	植豆酵素	0.3
	水解蜂王浆蛋白	1.0
	1.2 己二醇	0.8
	香精	0.05
	水解贝壳硬蛋白	0.05

【制法】 ①A 相加入油锅加热、搅拌升温至 80~85℃;②B1 相加入水锅加热、搅拌升温至 80~85℃,B2 相加入水锅,保温 20 min,灭菌溶解;③将 B 相加入均质器中,加入 A 相,搅拌乳化 5 min,均质 3 min;④俟降温至 60℃,加入 C 相搅匀,均质 1 min;⑤俟降温至 42~40℃,加入 D 相搅匀,降温至 38~36℃,即得。

【作用与用途】 淡斑、美白、淡化疤痕。用于美白、祛斑。

【用法】 涂搽面部。

祛斑晚霜

【配方】 W/W%

A	乳化剂 SSE-20	1.8
	乳化剂 SS	1.5
	鲸蜡硬脂醇	2.0
	甘油硬脂酸酯	2.0
	聚二甲基硅氧烷	1.5
	AQULIO	2.0
	377 复合美白剂	4.0
	霍霍巴籽油	2.0
	角鲨烷	8.0
	燕麦仁油	3.0
	生育酚乙酸酯	0.5
	泛醌	0.05
B1	白桦树汁加至	103.0
	氨基葡糖硫酸盐	0.5
	水解燕麦蛋白	3.0
	丁二醇	3.0
	3-0-乙基抗坏血酸	2.0
	海藻糖	2.0
	烟酰胺	1.0
	水解透明质酸钠	0.05
B2	甘油	3.0
	黄原胶	0.1
C	环五聚二甲基硅氧烷	3.0
	K350	0.5
	SEPIPLUS 400	0.8
D	阿魏酸(阳离子包覆)	2.0

	香精	0.1
	水解蜂王浆蛋白	1.0
	植豆酵素	0.2
	光果甘草根提取物(液)	5.0
	水解胎盘(羊)提取物	1.0

【制法】 ①A 相加入油锅加热、搅拌升温至 80～85℃;②B1 相加入水锅加热、搅拌升温至 80～85℃,B2 相加入水锅,保温 20 min,灭菌溶解;③将 B 相加入均质器中,加入 A 相搅拌乳化 5 min,均质 3 min;④俟降温至 60℃,C 相搅匀加入,均质 1 min;⑤俟降温至 42～40℃,加入 D 相搅匀,俟降温至 38～36℃,即得。

【作用与用途】 淡化色斑、美白。用于美白、护肤。

【用法】 涂搽面部。

祛瘢精华液

【配方】 W/W%

A	白桦树汁加至	103.0
	木糖醇	2.0
B	甘油	1.5
	黄原胶	0.2
C	丁二醇	5.0
	K350	0.25
	植物防腐剂 NPS	0.7
	PEG-40 氢化蓖麻油	0.25
D	酸乳提取物	1.0
	20% L-精氨酸溶液白桦树汁	9.0
	20%L-乳酸溶液	适量
E	左旋肉碱	2.0
	蜂蜜发酵物	5.0
	水解蜂王浆	1.0
F	20% L-精氨酸溶液	适量

【制法】 ①将 A 相加热、搅拌升温至 80～85℃搅匀,将 B 相搅匀加入 A 相,搅匀,保温 80～85℃20 min 灭菌溶解;②俟降温至 45～40℃,依次加入 40℃ 的 C 相、D 相、E 相,搅匀,加入 F 相,调 pH 4.0～5.0,持续搅拌降温至 30℃,即得。

【作用与用途】 软化、淡化痤疮后瘢痕。用于痤疮后瘢痕。

【用法】 涂搽瘢痕处,每日 2 次。

积雪草祛瘢霜

【配方】 W/W%

A	MONTANOV 68	2.5
	A-165	1.5
	鲸蜡硬脂醇	1.2
	聚二甲基硅氧烷	1.5
	霍霍巴籽油	2.0
	玫瑰果油	3.0
	异十六烷	3.0
	生育酚乙酸酯	1.0
	积雪草苷	1.0
	泛醌	0.05
B1	白桦树汁加至	103.0
	尿囊素	0.2
	葛根素	0.2
	海藻糖	2.0
	3-0-乙基抗坏血酸	1.0
	烟酰胺	2.0
	丹参提取物	2.0
B2	甘油	2.0
	羧甲基 β-葡聚糖钠	0.2
	黄原胶	0.1
C	环五聚二甲基硅氧烷	3.0
	SIMULGEL EG	0.8
	K350	0.3
D	PHL	1.0
	植物酵素	0.3
	香精	0.01
	植物干细胞	2.5
	水解胎盘(羊)提取物	1.0
	肝素钠	0.1
	水解蜂王浆蛋白	1.0

【制法】 ①将 A 相加热、搅拌升温至 80～85℃备用;②将 B1 相加热、搅拌升温至

80～90℃，加入B2相，搅匀，保温20 min灭菌溶解；③将A相加入B相，搅拌乳化5～10 min，均质3 min，俟降温至60℃，加入C相，均质1 min；④俟降温至45℃，加入D相，搅匀，真空脱气，降温至38～35℃，即得。

【作用与用途】 祛瘢、除印痕、美白、抗皱、控油。用于痤疮后瘢痕。

【用法】 涂搽于病变处，每日2次。

毛孔修护精华液

【配方】 W/W%

A	白桦树汁加至	103.0
	木糖醇	2.0
	肌醇	2.0
B	甘油	1.5
	黄原胶	0.18
C	丁二醇	4.0
	K350	0.35
	PHL	1.0
	PEG-40氢化蓖麻油	0.5
	香精	0.01
D	大麦籽发酵产物提取物	1.0
	蜡菊提取物	2.0
	马齿苋提取物	2.0
	仙人掌提取物	2.0
	氧化苦参碱	0.15
E	L-乳酸钠	1.5
	L-乳酸	0.05
	三磷酸腺苷二钠	0.05

【制法】 ①将A相加热、搅拌升温至80～85℃搅匀，加入B相，搅匀，保温20 min灭菌溶解；②俟降温至45～40℃，加入40℃ C相，依次加入D相、E相，搅匀；③降温至35～30℃，即得。

【作用与用途】 收缩修护毛孔、修护角质、祛黑头、粉刺、控油。用于痤疮。

【用法】 涂搽病变处，每日2次。

美白祛斑霜

【配方】 W/W%

A	脂肪醇聚醚复合物(340B)	3.5
	A-165	3.5
	鲸蜡硬脂醇	4.0
	硬脂酸	2.0
	霍霍巴籽油	2.0
	液状石蜡	6.0
	辛酸/癸酸甘油三酯	5.0
	聚二甲基硅氧烷	2.0
	乙氧基二甘醇	2.5
	曲酸二棕榈酸酯	3.0
	泛醌	0.1
	氮卓酮	1.5
B1	白桦树汁加至	103.0
	甘草酸二钾	0.2
	尿囊素	0.2
	3-0-乙基抗坏血酸	2.0
	海藻糖	2.0
B2	甘油	3.0
	黄原胶	0.15
C	光果甘草根提取物(液)	5.0
	环五聚二甲基硅氧烷	3.0
	K350	0.5
D	水解蜂王浆蛋白	1.0
	香精	0.05
	氧化苦参碱	0.15
	肝素钠	0.1

【制法】 ①将A相加入油锅，加热、搅拌升温至80～85℃；②将B1相加入水锅，加热、搅拌升温至80～85℃，B2相预搅匀加入水锅，保温20 min，灭菌溶解；③将B相加入均质锅，加入A相，搅拌乳化5 min，均质3 min；④俟降温至60℃，加入C相搅匀，均质1 min；⑤俟降温至42～40℃，加入D相搅匀，俟降温至38～36℃，即得。

【作用与用途】 淡化色斑、美白。用于色素沉着斑。

【用法】 涂搽面部。

防晒喷雾

【配方】 W/W%

A	椰油基葡糖苷/椰油醇	0.5
	甘油硬脂酸酸/PEG-100 硬脂酸酯	1.0
	C20-22 醇磷酸酯/C20-22 醇	1.0
	甲氧基肉桂酸乙基己酯	7.5
	丁基甲氧基二苯甲酰基甲烷	2.0
	二苯酮-3	3.0
	氢化聚癸烯/盐生杜氏藻提取物	0.05
B	去离子水加至	100.0
	丁二醇	4.0
	EDTA 二钠	0.05
	尿囊素	0.2
	硅酸铝镁	0.5
	二氧化钛(CI77891)/氧化铝/甘油	0.5
	三乙醇胺	0.3
C	丙烯酸羟乙酯/丙烯酰二甲基牛磺酸钠共聚物/角鲨烷/聚山梨醇酯-60	1.0
	环聚二甲基硅氧烷/环己硅氧烷	3.0
D	苯氧乙醇/羟苯甲酯/羟苯乙酯/乙基己基甘油/丙二醇	0.5
	香精	0.1

【制法】 ①快速搅拌 B 相 20～30 min。②分别加热 A、B 两相至 80℃，把 A 相加入 B 相中均质(不要搅拌)2～3 min 后，加入 C 相，快速均质 2～3 min。③搅拌降温至 30～40℃，加入 D 相，搅拌均匀，即得。

【作用与用途】 防晒，清爽，保湿。

【用法】 使用前请摇匀，洁肤后，均匀涂于皮肤，长时间暴露在阳光下建议增加涂抹次数。

清爽水润防晒乳

【配方】 W/W%

A	C14-22 醇/C12-20 烷基葡糖苷	2.0
	甘油硬脂酸酸/PEG-100 硬脂酸酯	1.0
	聚二甲基硅氧烷	2.0
	癸二酸二异丙酯	5.0
	碳酸乙基己基酯	2.0
	双-山嵛醇/异硬脂醇/植物甾醇/二聚亚油醇二聚亚油酸酯	1.0
	甲氧基肉桂酸乙基己酯	5.0
	水杨酸乙基己酯	2.0
	二苯酮-3	1.0
B	丁二醇	5.0
	黄原胶	0.2
	去离子水加至	100.0
	硅酸铝镁	0.5
C	二氧化钛	5.0
	氧化锌	11.0
D	环五聚二甲基硅氧烷	3.0
E	香精	0.12
	苯氧乙醇	0.5

【制法】 ① A、B 两相分别升温至 80℃，称量 C 相备用，俟 A 相加热后，将 C 相加入到 A 相中，搅拌混合均匀；②把 A 相加入 B 相中，均质 3～5 min，搅拌降温；③搅拌降温至 65℃，加入 D 相，搅拌均匀，降温至 45℃，加入 E 相，搅拌均匀，俟降温至 36～38℃，即得。

【作用与用途】 防晒，水润，保湿。

【用法】 使用前请摇匀，洁肤后，均匀涂于皮肤，长时间暴露在阳光下建议增加涂抹频率。

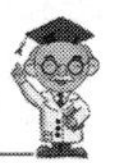

防晒乳

【配方】 W/W%

A 鲸蜡基 PEG/PPG-10/1 聚二甲基硅氧烷 3.0
山梨坦倍半油酸酯 1.0
季戊四醇四乙基己酸酯 3.0
甲氧基肉桂酸乙基己酯 8.0
水杨酸乙基己酯 1.5
奥克立林 3.0
双-乙基己氧苯酚甲氧苯基三嗪 1.5
碳酸乙基己基酯 4.0
癸二酸二异丙酯 5.0
谷维素 0.2
B 丁二醇 5.0
黄原胶 0.2
去离子水加至 100.0
氯化钠 1.2
甘油 7.0
肌醇 0.5
羟苯甲酯 0.15
C 二氧化钛 5.0
氧化锌 2.0
D 环五聚二甲基硅氧烷 2.0
E 香精 0.12
苯氧乙醇 0.4

【制法】 ① 将 A、B 相分别升温至 80～85℃，称量 C 相备用，俟 A 相加热后加入到 A 相中，搅拌混合均匀；②把 B 相加入 A 相中，均质 3～5 min，搅拌降温；③搅拌降温至 65℃，加入 D 相，搅拌均匀，降温至 45℃，加入 E 相，搅拌均匀，俟降温至 36～38℃，即得。

【作用与用途】 防晒，水润，保湿。

【用法】 使用前摇匀，洁肤后，均匀涂于皮肤，长时间暴露在阳光下建议增加涂抹次数。

（唐仕军　张超峰　闫　飞　张　妮）

第八节　祛红医美制剂及化妆品

镇静舒缓水喷雾

【配方】 W/W%

A 白桦树汁加至 103.0
辛酰甘氨酸 1.0
20%氢氧化钠溶液 1.1
B 木糖醇 2.0
β-葡聚糖 1.5
甘草酸单铵 0.25
甘油 2.0
水解燕麦蛋白 3.0
C 丁二醇 5.0
植物防腐剂 NPS 0.7
D 菊粉/α-葡聚糖寡糖 2.0
蜡菊提取物 2.0
母菊花水 25.0
赤芝提取物 2.0

【制法】 ①将 A 相加热、搅拌升温至 80～85℃搅匀调 pH＝5～6 至透明，加入 B 相，搅匀，保温 20 min 灭菌溶解；②俟降温至 45～40℃，加入 C 相、D 相搅匀；③持续搅拌降温至 35～30℃，即得。

【作用与用途】 保湿、润肤、镇静、消炎、止痛、平衡菌群。用于面部毛细血管扩张、糖皮质激素依赖性皮炎。

【用法】 喷于面部，轻轻按摩，加强吸收。

镇静舒缓霜

【配方】 W/W%

A 乳化剂 SSE 1.8
乳化剂 SS 1.2

	单硬脂酸甘油酯	2.0
	硬脂酸	1.5
	聚二甲基硅氧烷	1.5
	类神经酰胺	0.5
	植物甾醇	0.5
	霍霍巴籽油	2.0
	燕麦仁油	3.0
	角鲨烷	6.0
	泛醌	0.05
	积雪草苷	0.5
B1	白桦树汁加至	103.0
	甘草酸二钾	0.25
	海藻糖	2.0
B2	甘油	3.0
	羧甲基β-葡聚糖钠	0.2
	黄原胶	0.1
	透明质酸钠(20～60万Dr)	0.05
C	对羟基苯乙酮	0.5
	环五聚二甲基硅氧烷	3.0
D	生育酚磷酸酯	1.0
	植物防腐剂 NPS	0.8
	水解蜂王浆	1.0
	甘草根提取物	2.0
	马齿苋提取物	2.0
	蜡菊提取物	2.0

【制法】 ①将A相加热、搅拌升温至80～85℃备用；②将B1相加热、搅拌升温至80～90℃，将B2相后加入B1相，搅匀保温20 min灭菌溶解；③将A相加入B相，搅拌乳化5～10 min，均质3 min，俟降温至60℃，加入C相，搅匀，均质1 min；④俟降温至45℃加入D相搅匀，真空脱气，持续搅拌降温至38～35℃，即得。

【作用与用途】 保湿、润肤、镇静、消炎、止痛、平衡菌群。用于面部毛细血管扩张、糖皮质激素依赖性皮炎。

【用法】 喷于面部，轻轻按摩，加强吸收。

褪红舒缓水喷雾

【配方】 W/W%

A	白桦树汁加至	103.0
	木糖醇	2.0
	甘油	2.0
	甘草酸二钾	0.3
	水解燕麦蛋白	3.0
B	丁二醇	5.0
	苯氧乙醇	0.2
	植物防腐剂 NPS	0.7
	PEG-60 氢化蓖麻油	0.15
C	蜡菊提取物	1.0
	马齿苋提取物	1.5
	金缕梅提取物	2.0
	生态营养素	2.0
	水解蜂王浆	1.0
	赤芝提取物	2.0
	常春藤提取物	2.0

【制法】 ①将A相加热、搅拌升温至80～85℃，20 min灭菌溶解；②俟降温至45～40℃，加入B相，搅匀，俟降温至40～35℃，加入C相搅匀，即得。

【作用与用途】 保湿、润肤、镇静、消炎、止痛、平衡菌群。用于面部毛细血管扩张、糖皮质激素依赖性皮炎。

【用法】 喷于面部，轻轻按摩，加强吸收。

祛红血丝乳霜

【配方】 W/W%

A	MONTANOV 68	2.5
	A-165	1.5
	鲸蜡硬脂醇	1.6
	聚二甲基硅氧烷	1.5
	神经酰胺 EC	1.0
	燕麦仁油	3.0
	具五叶松针籽油	0.05
	角鲨烷	6.0
	泛醌	0.05
	鼠尾草酸	0.015
	乙基己基甘油	0.15

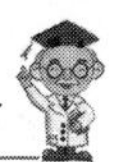

B1	白桦树汁加至	103.0
	海藻糖	2.0
	3-O-乙基抗坏血酸	0.5
	甘草亭酸	0.15
	丁二醇	5.0
B2	甘油	3.0
	羧甲基β-葡聚糖钠	0.2
	纳托胶	0.2
	透明质酸钠(20～60万Dr)	0.05
C	苯氧乙醇	0.3
	SEPIPLUS 400	0.6
	霍霍巴籽油	1.5
D	水解蜂王浆	1.0
	欧洲七叶树籽提取物	1.0
	曲克芦丁	0.25
	蜡菊提取物	3.0
	植物防腐剂 NPS	0.7
	生育酚磷酸酯	1.0

【制法】 ①将A相加热、搅拌升温至80～85℃备用；②B1相加热、搅拌升温至80～90℃，将B2相后加入B1相，搅匀保温20 min灭菌溶解；③将A相加入B相，搅拌乳化5～10 min，均质3 min，俟降温至60℃，加入C相，搅匀，均质1 min；④俟降温至45℃，加入D相搅匀，真空脱气，降温至38～35℃，即得。

【作用与用途】 修护皮肤屏障、修护血管、褪红、保湿、消炎。用于面部毛细血管扩张、糖皮质激素依赖性皮炎。

【用法】 涂搽病变处，轻轻按摩。

抗敏舒缓凝胶

【配方】 W/W%

A	白桦树汁	30.0
	卡波姆 U-20	0.8
B	白桦树汁加至	103.0
	木糖醇	2.0
	β-葡聚糖	5.0
	甘油	3.0
C	丁二醇	5.0
	苯氧乙醇	0.2
	植物防腐剂 NPS	0.8
D	10%氢氧化钾溶液	适量
E	汉方抗敏剂	3.0
	生态营养素	2.0
	曲克芦丁	0.15
	赤芝提取物	2.0

【制法】 ①将A相加入均质器中，撒入卡波姆U-20，待全部润湿，加热、搅拌升温至80～90℃搅匀；②将B相加入水锅中，加热、搅拌升温至80～90℃，保温20 min，加入均质器中，搅匀，俟降温至45℃备用；③将A相加入B相中，搅匀，加入C相，搅匀，加入D相，调pH 5.0～6.0，搅匀，将E相后加入，降温至40～35℃，即得。

【作用与用途】 修护皮肤屏障、修护血管、褪红、保湿、消炎。用于面部毛细血管扩张、糖皮质激素依赖性皮炎。

【用法】 涂搽病变处，轻轻按摩。

(张超峰 闫 飞 任新军 张 妮)

第九节 美容面膜

褪红面膜

【配方】 W/W%

A	乳化剂 B-22	2.5
	A-165	1.5
	鲸蜡硬脂醇	1.5
	聚二甲基硅氧烷	1.0
	霍霍巴籽油	1.5
	C12-15醇苯甲酸酯	5.0
	角鲨烷	3.0
	乙基已甘油	0.3
	具五叶松籽油	0.05

	泛醌	0.05
B1	白桦树汁加至	103.0
	甜菜碱	2.0
	木糖醇	2.0
B2	蒙脱土(绿石泥)	10.0
	丁二醇	5.0
	白桦树汁	10.0
B3	甘油	5.0
	黄原胶	0.15
C	丙烯酸酯类共聚物(SF-1)	3.0
	去离子水或白桦树汁	3.0
D	10%氢氧化钾溶液	适量
E	PCA 锌	0.3
	马齿苋提取物	2.0
	K350	0.5
	植豆酵素	0.3
	北美金缕梅提取物	2.0

【制法】 ①将 A 相加热、搅拌升温至 80～85℃;②B1 相加热、搅拌升温至 80～90℃,将 B2 相后加入 B1 相,将 B3 相后加入,保温 20 min 灭菌溶解;③将 A 相加入 B 相,搅拌乳化 5～10 min,均质 3 min,俟降温至 60℃,加入 C 相均质 1 min;④俟降温至 45℃,加入 D 相,调 pH 至 5.5～6.5,加入 E 相搅匀,真空脱气,俟降温至 38～35℃,即得。

【作用与用途】 排毒净化、舒缓保湿、褪红、补充矿物质。用于面部糖皮质激素依赖性皮炎、红血丝。

【用法】 涂搽面部,30 min 后洗去。

保湿补水面膜浸液 Ⅰ

【配方】 W/W%

A	白桦树汁	30.0
	卡波 U-20	0.15
B	白桦树汁加至	103.0
	纳托胶	0.1
	EDTA 二钠	0.025
	甜菜碱	1.5
	库拉索芦荟叶提取物(10:1)	3.0
	甘油	2.0
C	丁二醇	3.0
	对羟基苯乙酮	0.3
	植物防腐剂 NPS	0.5
	香精	0.005
	PEG-40 氢化蓖麻油	0.1
D	10%氢氧化钠溶液	适量
E	马齿苋提取物	1.0
	CD-58	1.5
	蜡菊提取物	1.0

【制法】 ①将 A 相加入均质器中,撒入卡波 U-20,待全部润湿,加热、搅拌升温至 80～90℃搅匀备用;②B 相加入水锅中,搅拌升温至 80～90℃保温 20 min,加入均质器中,搅匀降温至 45℃备用;③A 相加入 B 相中,搅匀,加入 40～45℃C 相,加入 D 相,调 pH 5.0～6.0;⑤加入 E 相搅匀,降温至 38～30℃,即得。

【作用与用途】 补水、保湿、嫩肤、光滑、净透。

【用法】 洁面后,敷于面部 20～30 min 取下,按摩至吸收。

保湿补水面膜浸液 Ⅱ

【配方】 W/W%

A	白桦树汁	30.0
	卡波姆 U-21	0.18
B	白桦树汁加至	103.0
	木糖醇	1.5
	甜菜碱	1.5
	甘油	2.5
	水解透明质酸钠	0.05
C	丁二醇	4.0
	苯氧乙醇	0.25
	植物防腐剂 NPS	0.7
	PEG-40 氢化蓖麻油	0.15
	香精	0.005
D	10%氢氧化钠溶液	适量

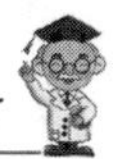

E　水解胶原蛋白(粉)　0.15
　透明质酸钠(20～60 万 Dr 1%)　5.0
　甘草酸二钾　0.1
　水解蜂王浆蛋白　0.5

【制法】 ①将 A 相加入均质器中，撒入卡波姆 U-21，待全部润湿，加热、搅拌升温至 80～90℃搅匀；②B 相加入水锅中，加热、搅拌升温至 80～90℃，保温 20 min，加入 A 相，搅匀并降温至 45℃；③加入 40～45℃C 相，加入 D 相，调 pH 5.0～6.0；⑤加入 E 相搅匀，俟降温至 38～30℃，即得。

【作用与用途】 补水、亮肤、保湿、抗衰。

【用法】 洁面后，敷于面部 20～30 min 取下，轻轻按摩。

抗衰保湿面膜浸液 Ⅲ

【配方】 W/W%

A　MONTANOV L　1.5
　霍霍巴籽油　1.5
　具五叶松籽油　0.05
　碳酸二辛酯　2.5
　鼠尾草酸　0.01
　丁二醇　3.0
　聚二甲基硅氧烷　0.25
B1　白桦树汁加至　103.0
　鲸蜡醇醚磷酸酯钠　0.8
　水解燕麦蛋白　1.5
　木糖醇　1.5
　甘草酸二钾　0.15
B2　甘油　2.5
　黄原胶　0.12
　纳托胶　0.1
C　苯氧乙醇　0.25
　DC-9040　1.5
　环五聚二甲基硅氧烷　1.5
D　植物防腐剂 NPS　0.5
　蜡菊提取物　1.0
　香精　0.005
　水解胶原蛋白肽(多元寡肽)　0.5
　再生红球藻提取物　0.1
　菊苣根提取物　1.5

【制法】 ①将 A 相加热、搅拌升温至 80～85℃；②B1 相加热、搅拌升温至 80～90℃，将 B2 相后加入 B1 相，搅匀保温 20 min 灭菌溶解；③将 A 相加入 B 相，搅拌乳化 5～10 min，均质 3 min，俟降温至 60℃，将 C 相搅匀加入均质 1 min；④俟降温至 45℃加入 D 相，搅匀，真空脱气，降温至 38～35℃，即得。

【作用与用途】 深层持久保湿、光滑、紧致、抗衰、抗氧化。用于皮肤护理。

【用法】 洁面后，敷于面部 20～30 min 取下，轻轻按摩。

美白保湿面膜 Ⅳ

【配方】 W/W%

A　白桦树汁　30.0
　卡波 U-20　0.8
B　白桦树汁加至　103.0
　EDTA 二钠　0.05
　库拉索芦荟叶提取物(100:1)　0.25
　烟酰胺　1.5
　甘油　3.0
　水解燕麦蛋白　3.0
C　丁二醇　3.0
　苯氧乙醇　0.3
　PHL　1.0
　香精　0.005
　PEG/PPG 17/6 共聚物　1.0
　PEG-40 氢化蓖麻油　0.5
D　10%氢氧化钾溶液　适量
E　长心卡帕藻提取物　2.0
　马齿苋提取物　1.5
　粉防己提取物　1.0
　CD-58　1.5

【制法】 ①将 A 相加入均质器中，撒

入卡波 U-20，待全部润湿，加热、搅拌升温至 80～90℃，搅匀；②将 B 相加入水锅中，搅拌升温至 80～90℃保温 20 min，加入均质器中，搅拌均匀并降温至 45℃；③C 相 40～45℃混合均匀后加入均质器中，搅匀后加入 D 相，调 pH 5.0～6.0；⑤加入 E 相，持续搅拌降温至 38～30℃，即得。

【作用与用途】 保湿、美白、亮肤、净化皮肤。

【用法】 洁面后，敷于面部 20～30 min，轻轻按摩。

美白面膜霜

【配方】 W/W%

A1	C12-15 醇苯甲酸酯	5.0
	异壬酸异壬酯	5.0
	棕榈酸乙基己基酯	3.0
	角鲨烷	2.0
	二氧化钛(W-877)	5.0
	高岭土	5.0
A2	聚二甲基硅氧烷	1.5
	硬脂醇聚醚-2	0.5
	硬脂醇聚醚-21	1.0
	乳化剂 B-22	2.5
	鲸蜡硬脂醇	1.5
	乙基己基甘油	0.15
	丙二醇	7.0
	霍霍巴籽油	1.0
B1	白桦树汁加至	103.0
	尿囊素	0.2
	木糖醇	2.0
	EDTA 二钠	0.05
	甜菜碱	3.0
B2	甘油	3.0
	黄原胶	0.15
C	丙烯酯类共聚物(SF-1)	2.5
	白桦树汁	5.0
D	10%氢氧化钾溶液	适量
E	K350	0.5
	香精	0.05
	植豆酵素	0.3
	赤芝提取物	1.0
	银杏提取物	2.0
	稻糠提取物	2.0

【制法】 ①将 A1 相用三辊机或胶体磨分散均匀，加入油锅，加热、搅拌升温至 80～85℃，将 A2 相加入油锅，80～85℃搅匀；②将 B1 相加入水锅，搅拌升温至 80～90℃，加入 B2 相，搅匀，保温 80～90℃ 20 min 灭菌溶解；③将 B 相抽入均质器中，搅拌下加入 A 相，搅拌乳化 5 min，均质 5 min，搅拌降温；④俟降温至 60℃，加入 C 相，搅匀，加入 D 相，调 pH 6.0～6.5；④俟降温至 45℃加入 E 相搅匀，降温至 38～36℃，即得。

【作用与用途】 用于清洁、美白、补水。

【用法】 洁面后，敷于面部 20～30 min 后洗去。

紧致亮彩生物眼膜浸液

【配方】 W/W%

A	白桦树汁加至	103.0
	木糖醇	1.5
	甜菜碱	1.0
	葛根素	0.1
	甘草酸二钾	0.15
B	甘油	2.0
	黄原胶	0.05
	纳托胶	0.1
C	丁二醇	3.0
	植物防腐剂 NPS	0.5
	苯氧乙醇	0.2
	香精	0.005
	PEG-40 氢化蓖麻油	0.25
D	肝素钠	0.1
	三肽-1	1.0
	菊苣根提取物	3.0
	白松露提取物	0.5

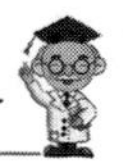

	左旋肉碱	0.5
	水解蜂王浆蛋白	0.5
	曲克芦丁	0.15

【制法】 ①将A相加热、搅拌升温至80～85℃搅匀，加入B相，搅匀，保温20 min灭菌溶解；②俟降温至45～40℃，依次加入C相、D相，搅匀；③持续搅拌降温至40～30℃，即得。

【作用与用途】 淡化黑眼圈、抗皱、保湿、紧致眼周。用于黑眼圈。

【用法】 敷于眼周20～30 min取下，按摩至吸收。

睡眠面膜

【配方】 W/W%

A	白桦树汁	30
	卡波U-10	0.4
B	白桦树汁加至	103.0
	海藻糖	2.0
	甜菜碱	2.0
	氨基丁酸	1.0
	葛根素	0.2
	β-葡聚糖	5.0
	水解燕麦蛋白	2.0
	甘油	3.0
	丁二醇	7.0
	水解透明质酸钠	0.1
C	ARISTOFIEX　AVC	0.2
	SIMULGEL EG	0.6
	DC-9040	3.0
	环五聚二甲基硅氧烷	3.0
	霍霍巴籽油	3.0
D	植豆酵素	0.3
	PHL	1.0
	香精	0.05
	棕榈酰三肽-5	3.0
	六肽-9	3.0
	水解蜂王浆	1.0
	苯氧乙醇	0.3
E	10%氢氧化钾溶液	适量

【制法】 ①将A相加入均质器中，撒入卡波U-10，待全部润湿，加热、搅拌升温至80～90℃搅匀；②B相加入水锅中，加热、搅拌升温至80～90℃，保温20 min，加入均质器中搅匀；③俟降温至60℃，加入C相，均质3 min；④俟降温至45℃，加入D相，搅匀；④加入E相，调pH 5.0～6.0，持续搅拌降温至40～35℃，即得。

【作用与用途】 保湿、紧致、抗衰、提升、清爽，免冲洗。用于睡眠时敷面部。

【用法】 睡前敷于面部。

祛痘面膜

【配方】 W/W%

A	中药粉	53.5
	蒙脱土(绿石泥)	30.0
B	薏苡仁提取物	1.5
	木薯淀粉	15.0

【制法】 ①分别将A、B相混合均匀；②A、B相混合均匀；③灭菌分装。

【中药粉配方】 大黄、黄连、苦参、黄芩、马齿苋、野菊花、牡丹皮、甘草各15g，炒杏仁、丹参、地肤子、穿心莲各20g，粉碎，过120目筛。

【作用与用途】 祛痘、消炎、清洁。用于痤疮。

【用法】 用温水调成糊状，敷面20～30 min，后清水洗去。

祛斑面膜

【配方】 W/W%

中药粉	61.0
淀粉	20.0
珍珠粉	2.0
酸乳提取物	2.0
高岭土	15.0

中药方：当归、白蔹、桔梗各25g，白芍、甘草、马齿苋、丁香各15g，白茯苓50g，山药

30 g,杏仁、玉竹、丹参、地肤子各 20g。

【制法】 ①中药粉碎 100 目以上并灭菌;②将中药面膜配方中原料依次加入,搅匀即得。

【作用与用途】 清洁、净化肌肤,美白、淡斑。

【用法】 用米醋调成糊状,敷膜 30 min 洗去。

(任新军　左　莉　张　妮　赵　旭)

(**本章编审:**张宝元　王伯亚　顾　葵)

参考文献

[1] 国家药典委员会.中华人民共和国药典 2015 年版二部[S].北京:中国医药科技出版社,2015.

[2] 国家药典委员会.中华人民共和国药典 2015 年版一部[S].北京:中国医药科技出版社,2015.

[3] 国家药典委员会.中华人民共和国药典 2015 年版四部[S].北京:中国医药科技出版社,2015.

[4] 张学军.皮肤性病学[M].8 版.北京:人民卫生出版社,2013.

[5] 王玉玺.中医外科方剂大辞典[M].北京:中国中医药出版社,1993.

[6] 邓丙戌.皮肤病中医外治学[M].北京:科学技术文献出版社,2005.

[7] 邓丙戌.皮肤病中医外治方剂学[M].北京:科学技术文献出版社,2016.

[8] 夏应魁,乌日娜,马振友.皮肤病中医方剂制剂手册[M].西安:陕西科学技术出版社,2016.

[9] 中华人民共和国卫生部药政司.中国医院制剂规范[S].天津:天津科技翻译出版公司,1989.

[10] 中国人民解放军总后勤部卫生部.医疗单位制剂规范[S].北京:人民军医出版社,1993.

[11] 张作舟,张大萍.皮肤病中医外治法及外用药的配制[M].2 版.北京:人民卫生出版社,2009.

[12] 宋兆友主编.皮肤病中药外用制剂[M].北京:人民卫生出版社,2000.

[13] 杜锡贤主编.皮肤病中药外治疗法[M].北京:中国医药科技出版社,2001.

[14] 艾儒棣主编.中医外科特色制剂[M].北京:中国中医药出版社,2008.

[15] 高学敏,党毅主编.中医美容学[M].北京:中医科学技术出版社,2000.

[16] 黄霏莉,阎世翔主编.实用美容中药学[M].沈阳:辽宁科学技术出版社,2001.

[17] 陈勤主编.中药美容保健品的研究与开发[M].北京:中国医药科技出版社,1999.

[18] 顾伟程.精编皮肤科药物手册[M].广州:广东科技出版社,2011.

[19] 马振友.最新皮肤科药物手册[M].2 版.西安:世界图书出版公司,2008.

[20] 西安医学院附属第一、二医院皮肤科、药剂科.皮肤病方剂药物手册[M].西安:陕西人民出版社,1977.

[21] 刘丽娟,魏爱英主编.实用医院外用制剂手册[M].济南:山东科学技术出版社,2000.

[22] 王继生.皮肤病常用药及处方[M].北京:中国医药科技出版社,1994.

[23] 马振友.精选皮肤科外用药制剂手册[M].沈阳:辽宁科学技术出版社,1996.

[24] 雍德卿主编.实用医院制剂注释[M].北京:人民卫生出版社,1997.

[25] 张辉,董福祥,王爱凤.药物新制剂[M].郑州:河南科学技术出版社,2001.

[26] 韩礼婉,王椿茂主编.实用医院制剂新编[M].上海:上海科学技术文献出版社,2000.

[27] 彭国民.皮肤科外用制剂手册[M].北京:人民卫生出版社,1984.

[28] 余敏,邵华静,杨素芝,等.皮肤科外用制剂选编[M].北京:中国医药科技出版社,1991.

[29] 方平,赵蕾,李铁男.皮肤科外用制剂与美容化妆品配方手册[M].北京:华文出版社,1996.

[30] 赵天恩,马世尧.皮肤科外用药物手册[M].山东科学技术出版社,1981.

[31] 于秀路主编.新编外用药物手册[M].济南:山东科学技术出版社,1996.

[32] 张建平,王宏伟.皮肤科药物手册[M].北京:科学技术文献出版社,2000.

[33] 杨彤主编.全国高等医药院校教材:美容药物学[M].北京:人民卫生出版社,2001.

[34] 杨彤,田燕主编.美容药物的配制和应用[M].北京:人民军医出版社,2005.

[35] 高宏,高荣哲,刘爱原.美容化学功效药学[M].北京:人民军医出版社,2002.

[36] 侯在恩,涂彩霞主编.药物美容学[M].北京:科学出版社 2002.

[37] 李东光,翟怀凤.实用化妆品配方手册[M].北京:化学工业出版社,2000.

[38] 王培义.化妆品原理配方生产工艺[M].北京:化学工业出版社,1999.

[39] 贺孟泉主编.美容化妆品学[M].北京:人民卫生出版社,2003.
[40] 唐冬雁,刘本才主编.化妆品配方设计与调配工艺[M].北京:化学工业出版社.2003.
[41] 王建新.天然活性化妆品[M].北京:中国轻工出版社,1997.
[70] 李东光主编.洗涤剂化妆品原料手册[M].北京:化学工业出版社,2002.
[42] 张觉人.丹药本草[M].北京:学苑出版社,2009.
[43] 张觉人.中国炼丹术与丹药[M].成都:四川科学技术出版社,1996.
[44] 新闻出版总署科技发展司,新闻出版总署图书出版管理司,中国标准出版社.作者编辑常用标准及规范[S].3版.北京:中国标准出版社,2008.
[45] 北京中医医院.赵炳南临床经验集[M].北京:人民卫生出版社,1975:304-324.
[46] 广安门医院.朱仁康临床经验集——皮肤外科[M].北京:人民卫生出版社,2005:275-300.
[47] 庄国康,王广津.疮疡外用本草[M].北京:人民卫生出版社,1982.
[48] 顾伯华主编.实用中医外科学[M].上海:上海科学技术出版社,1985.
[49] 白恩贤,王术平.白恩符临床经验集[M].哈尔滨:黑龙江教育出版社,1993:149-166.
[50] 刘忠恕主编.现代中医皮肤病学[M].天津:天津科技翻译出版公司,1997:359-396.
[51] 李竞主编.疮疡外治法[M].北京:中国中医药科技出版社,1998:150-163.
[52] 马绍尧,赵尚华主编.现代中医皮肤性病诊疗大全[M].太原:山西科学技术出版社,1999:1229-1335.
[53] 欧阳恒,杨志波主编.新编中医皮肤病学[M].北京:人民军医出版社,2000:614-635.
[54] 金起凤,周德英主编.中医皮肤病学[M].北京:中国医药科技出版社,2000:460-476.
[55] 张志礼主编.中西医结合皮肤性病学[M].北京:人民卫生出版社,2000:512-537.
[56] 徐宜厚主编.中医皮肤科临床手册[M].上海:上海科学技术出版社,2000:586-598.
[57] 马绍尧主编.现代中医皮肤性病学[M].上海:上海中医药大学出版社,2001:535-579.
[58] 袁兆庄.临床常见皮肤病中医证治[M].北京:人民军医出版社,2004:217-262.
[59] 陈德宇主编中西医结合皮肤病学:新世纪全国高等医药院校规划教材[M].北京:中国中医药出版社,2005:470-475.
[60] 禤国维,陈达灿主编.中西医结合皮肤性病学:中国科学院教材建设委员会规划教材,全国高等医药院校规划教材[M].北京:科学出版社,2008:169-186.
[61] 瞿幸主编.中医皮肤性病学:新世纪全国高等中医药院校创新教材[M].北京:中国中医药出版社,2009:292-304
[62] 范瑞强,邓丙戌,杨志波主编.中医皮肤性病学[M].北京:科学技术文献出版社,2010:824-832.
[63] 喻文球,谈煜俊主编.中医皮肤病性病学[M].北京:中国中医药出版社,2000:612-625.
[64] 卢传坚主编.常见皮肤病性病现代治疗学[M].北京:学菀出版社,2000:745-780.
[65] 徐宜厚主编.皮肤病中医诊疗学[M].2版.北京:人民卫生出版社,1997:704-729.
[66] 宋兆友,宋宁静主编.皮肤病中药外用制剂[M].北京:中国中医药出版社,2016.
[67] 蒙古学百科全书编辑委员会《医学》编辑委员会.蒙古学百科全书(医学汉文版)[M].呼和浩特:内蒙古人民出版社,2012.
[68] 奥·乌力吉,布和巴特尔.传统蒙药与方剂[M].赤峰:内蒙古科学技术出版社,2013.
[69] 巴根那.蒙药方剂学(蒙古文)[M].呼和浩特:内蒙古人民出版社,2007.
[70] 策·苏荣扎布.蒙医内科学(蒙古文)[M].北京:民族出版社,1989.
[71] 内蒙古卫生厅.内蒙古蒙成药标准[M].呼和浩特:内蒙古科学技术出版社,1984.
[72] 阿古拉.蒙医药学[M].呼和浩特:内蒙古教育出版社,2010.
[73] 张奇文主编.膏敷疗法.[M].北京:中国中医药科技出版社,2013.
[74] NIiti Khunger主编;陈泽仪译.化学剥脱美容术,上海科学技术出版社,2018.
[75] (美)斯莫尔,黄,林德原著;黄威主译.化学换肤,微晶磨削与外用产品实用指南,北京:北京大学出版社,2015.

附录 A

国家食品药品监督管理总局关于对医疗机构应用传统工艺配制中药制剂实施备案管理的公告

(2018 年第 19 号)

2018 年 03 月 01 日发布

为贯彻实施《中华人民共和国中医药法》(以下简称《中医药法》)和《中华人民共和国药品管理法》,做好对医疗机构应用传统工艺配制中药制剂(以下简称传统中药制剂)的备案管理工作,促进其健康、有序发展,现将有关事项公告如下。

一、本公告所规定的传统中药制剂包括:

(一)由中药饮片经粉碎或仅经水或油提取制成的固体(丸剂、散剂、丹剂、锭剂等)、半固体(膏滋、膏药等)和液体(汤剂等)传统剂型;

(二)由中药饮片经水提取制成的颗粒剂以及由中药饮片经粉碎后制成的胶囊剂;

(三)由中药饮片用传统方法提取制成的酒剂、酊剂。

二、医疗机构应严格论证中药制剂立题依据的科学性、合理性和必要性,并对其配制的中药制剂实施全过程的质量管理,对制剂安全、有效负总责。

三、医疗机构所备案的传统中药制剂应与其《医疗机构执业许可证》所载明的诊疗范围一致。属于下列情形之一的,不得备案:

(一)《医疗机构制剂注册管理办法(试行)》中规定的不得作为医疗机构制剂申报的情形;

(二)与市场上已有供应品种相同处方的不同剂型品种;

(三)中药配方颗粒;

(四)其他不符合国家有关规定的制剂。

四、医疗机构配制传统中药制剂应当取得《医疗机构制剂许可证》,未取得《医疗机构制剂许可证》或者《医疗机构制剂许可证》无相应制剂剂型的医疗机构可委托符合条件的单位配制,但须同时向委托方所在地省级食品药品监督管理部门备案。

五、传统中药制剂的名称、说明书及标签应当符合《医疗机构制剂注册管理办法(试行)》有关规定,说明书及标签应当注明传统中药制剂名称、备案号、医疗机构名称、配制单位名称等内容。

六、医疗机构应当通过所在地省级食品药品监督管理部门备案信息平台填写《医疗机构应用传统工艺配制中药制剂备案表》(附件),并填报完整备案资料。医疗机构应当对资料真实性、完整性和规范性负责,并将《医疗机构应用传统工艺配制中药制剂备案表》原件报送所在地省级食品药品监督管理部门。

七、传统中药制剂备案应当提交以下资料:

(一)《医疗机构应用传统工艺配制中药制剂备案表》原件。

（二）制剂名称及命名依据。

（三）立题目的和依据；同品种及该品种其他剂型的市场供应情况。

（四）证明性文件，包括：

1.《医疗机构执业许可证》复印件、《医疗机构制剂许可证》复印件。

2. 医疗机构制剂或者使用的处方、工艺等的专利情况及其权属状态说明，以及对他人的专利不构成侵权的保证书。

3. 直接接触制剂的包装材料和容器的注册证书复印件或核准编号。

4. 未取得《医疗机构制剂许可证》或《医疗机构制剂许可证》无相应制剂剂型的医疗机构还应当提供以下资料：

(1)委托配制中药制剂双方签订的委托配制合同复印件；

(2)制剂受托配制单位的《医疗机构制剂许可证》或《药品生产许可证》复印件。

（五）说明书及标签设计样稿。

（六）处方组成、来源、理论依据及使用背景情况。

（七）详细的配制工艺及工艺研究资料。包括工艺路线、所有工艺参数、设备、工艺研究资料及文献资料。

（八）质量研究的试验资料及文献资料。

（九）内控制剂标准及起草说明。

（十）制剂的稳定性试验资料。

（十一）连续3批样品的自检报告书。

（十二）原、辅料的来源及质量标准，包括药材的基原及鉴定依据、前处理、炮制工艺、有无毒性等。

（十三）直接接触制剂的包装材料和容器的选择依据及质量标准。

（十四）主要药效学试验资料及文献资料。

（十五）单次给药毒性试验资料及文献资料。

（十六）重复给药毒性试验资料及文献资料。

处方在本医疗机构具有5年以上（含5年）使用历史的，其制剂可免报资料项目（十四）至（十六）。有下列情形之一的，需报送资料项目（十五）、（十六）：

1. 处方中含法定标准中标识有“剧毒”“大毒”及现代毒理学证明有明确毒性的药味；

2. 处方组成含有十八反、十九畏配伍禁忌。

八、传统中药制剂备案信息平台按备案顺序自动生成传统中药制剂备案号。

传统中药制剂备案号格式为：X药制备字Z+4位年号+4位顺序号+3位变更顺序号（首次备案3位变更顺序号为000）。X为省份简称。

九、省级食品药品监督管理部门应当在收到备案资料后，30日内在传统中药制剂备案信息平台公开备案号及其他信息。

十、传统中药制剂处方不得变更，其他备案信息不得随意变更，已备案的传统中药制剂，涉及中药材标准、中药饮片标准或者炮制规范、炮制及生产工艺（含辅料）、包装材料、内控制剂标准、配制地址和委托配制单位等影响制剂质量的信息发生变更的，备案医疗机构应当提交变更情况的说明及相关证明文件、研究资料，按上述程序和要求向原备案部门进行备案变更。其他信息发生变更的，备案医疗机构可通过备案信息平台自行更新相应的备案信息。

变更备案完成后，传统中药制剂将获得新的备案号。

十一、医疗机构应当于每年 1 月 10 日前按上述程序和要求向原备案部门汇总提交上一年度所配制的传统中药制剂变更情形、临床使用数据、质量状况、不良反应监测等的年度报告。年度报告备案完成后，传统中药制剂备案号不变。

十二、各省级食品药品监督管理部门负责建立传统中药制剂备案信息平台。

传统中药制剂备案信息平台自动公开传统中药制剂备案的基本信息，公开信息包括：传统中药制剂名称、医疗机构名称、配制单位名称、配制地址、备案时间、备案号、配制工艺路线、剂型、不良反应监测信息。

传统中药制剂备案中的内控制剂标准、处方、辅料、工艺参数等资料不予公开。

十三、传统中药制剂不得在市场上销售或者变相销售，不得发布医疗机构制剂广告。

传统中药制剂限于取得该制剂品种备案号的医疗机构使用，一般不得调剂使用，需要调剂使用的，按照国家相关规定执行。

十四、医疗机构应当进一步积累临床使用中的有效性数据，严格履行不良反应报告责任，建立不良反应监测及风险控制体系。

十五、各省级食品药品监督管理部门负责组织对行政区域内传统中药制剂品种配制、使用的监督检查。备案信息作为监督检查的重要依据。

十六、各省级食品药品监督管理部门在监督检查中发现存在以下情形之一的，应当取消医疗机构该制剂品种的备案，并公开相关信息：

(一)备案资料与配制实际不一致的；

(二)属本公告第三条规定的不得备案情形的；

(三)质量不稳定、疗效不确切、不良反应严重或者风险大于效益的；

(四)不按要求备案变更信息或履行年度报告的；

(五)其他不符合规定的。

十七、医疗机构备案资料不真实以及医疗机构未按备案资料的要求进行配制的，应当依据《中医药法》第五十六条进行查处。

十八、已取得批准文号的传统中药制剂，在该批准文号有效期届满后，各省级食品药品监督管理部门不予再注册，符合备案要求的，可按规定进行备案(注册时已提供的材料，不需要重新提供)；对此前已受理的此类制剂注册申请，申请人可选择申请撤回，改向所在地省级食品药品监督管理部门备案。

十九、省级食品药品监督管理部门可以根据本公告，结合本地实际制定实施细则。

二十、本公告自印发之日起施行，此前印发的相关文件与本公告不一致的，以本公告为准。

食品药品监管总局

2018 年 2 月 9 日

附录B

中医医院皮肤科建设与管理指南(试行)

(征求意见稿)

一、总　则

第一条　为指导和加强中医医院皮肤科规范化建设和科学管理,突出中医特色,提高临床疗效,总结中医医院皮肤科建设与管理经验,参照有关法律法规,制定本指南。

第二条　本指南旨在指导中医医院及其皮肤科管理者加强科室中医特色建设与管理,同时可作为中医药管理部门开展评价工作的参考和依据。

第三条　二级以上中医医院皮肤科参照本指南建设和管理。

第四条　中医医院皮肤科应当主要在中医理论指导下,应用药物和技术开展皮肤病诊疗工作,注重突出中医特色,充分发挥中医优势,继承创新和发展中医特色诊疗技术,不断提高诊疗水平。

第五条　各级中医药管理部门应当加强对中医医院皮肤科的指导和监督,中医医院应当加强对皮肤科的规范化建设和管理,保证中医特色优势的保持和发展,不断提高临床诊疗水平,保证医疗质量和安全。

二、基本条件

第六条　中医医院皮肤科应当具备与医院级别、科室功能相适应的场所、设施、设备、药品和技术力量,保障皮肤病诊疗工作有效开展。

第七条　中医医院皮肤科应当开设独立的专业门诊,有条件的可以开设病房,有急症处理能力的可以开设急诊。

第八条　中医医院皮肤科门诊应当设置候诊区、诊室、检查室、治疗室,各区域布局合理,就诊流程更便捷,保护患者隐私。建筑格局和设施应当符合医院感染管理要求。

中医医院皮肤科病房应当设置治疗室和患者淋浴室,有条件的应当设置药浴室、熏蒸室,应当通风良好,绝缘防雾,铺设防滑地砖。

开展中药临方调配的,应具备外用中药临方调配的条件。

第九条　中医医院皮肤科应当根据医疗需求及其工作量,合理配备不同类别与数量的专业技术人员。

第十条　中医医院皮肤科医疗设施配备应当与医院级别、科室功能相适应,达到中医医院医疗设备配制标准要求(见附件一)。

设置药浴室的,应当配备煎药设备、浴盆、水温调节与定式装置、应急呼叫装置、消毒设备等。

第十一条　中医医院皮肤科应当建立健全并严格执行各项规章制度、岗位职责、诊疗规范与技术操作规程,保证医疗质量及医疗安全。

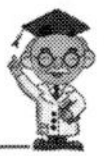

根据本科室情况，建立药浴、擦药、湿敷、熏蒸、腧穴治疗、外用中药临方调配等皮肤科常用诊疗技术操作规范及其相应的管理制度。

三、人员队伍

第十二条 中医医院皮肤科医师中中医类别执业医师应占70%以上，并根据工作需要配备其他类别的执业医师。

第十三条 中医医院皮肤科医师队伍，高级、中级、初级专业技术职务任职资格的人员比例应当合理(1∶2∶3)。年龄构成应老、中、青基本均衡，力求在不同年龄段均无人才断档。对于本科室的优势病种和主要病种，均有连续的人员梯队。

第十四条 中医医院皮肤科医生均应接受过中医皮肤科专门训练，掌握中医学和皮肤病学的中医理论、基础知识和基本操作技能。

住院医师经规范化培训后应熟练掌握本科室常见病种(病证)的诊断标准，掌握本科主要病种诊疗方案(规范)和基本诊疗技能，掌握常用中药方剂90首(见附件2)，掌握皮肤科常用诊疗技术的操作。

中医类别主治医师应当在达到住院医师基本要求基础上，对某些病种具有较高的中医诊疗水平，对临床常见的疑难病形成系统的中医诊疗思路，积累相当的诊疗经验，并能指导下级医师开展中医诊疗工作。

中医类别副主任及以上医师应当在达到主治医师基本要求基础上，具有较高的中医理论素养与丰富的实践经验，具备对少见皮肤病的中医诊断和应用中医方法处理疑难、危重皮肤病的能力，具备对本科室重要中医诊断和治疗方案做出最终决策的能力。

第十五条 中医医院皮肤科住院医师应在完成规范化培训中的转科培训后，在皮肤科上级医师指导下，重点培训常见皮肤病的诊断标准、本科主要病种的诊疗方案(规范)和基本诊疗方法、皮肤科常用诊疗技术的操作。

中医类别主治医师主要通过参加学习班、进修、跟师学习等方式，重点培训疑难病的中医诊疗技术方法，新技术新方法、名老中医专家的学术经验等，明确个人专业发展方向，并掌握一项以上中医专业特长。在晋升副主任医师之前，有到国家中医药管理局重点皮肤专科或三级甲等中医院皮肤科进修半年以上的经历。

中医类别副主任医师以上人员主要通过参加高级研修班、学术会议、跟师学习等方式，重点培训少见皮肤病和疑难、危重皮肤病的中医诊疗技术方法、中医皮肤病学新进展。

第十六条 皮肤科主任应具有从事皮肤科专业五年以上工作经历并具有一定的行政管理能力。二级中医医院皮肤科主任应当由具备中级以上专业技术职务任职资格的中医类别执业医师担任，三级中医医院皮肤科主任应由具备副高级以上专业技术职务任职资格的中医类别执业医师担任。

第十七条 中医医院皮肤科执业医师人数在10人以上的，应建立学术带头人制度。

学术带头人作为本科室的学术权威，应当在专业领域有一定学术地位，具有正高级以上专业技术职务任职资格，从事中医皮肤科专业临床工作20年以上。学术带头人负责本科室中医特色的传承和创新，为组织制定与实施重点项目提供决策，把握本科室发展方向。

第十八条 中医医院皮肤科应做好本科室名老中医专家学术经验继承，采取师带徒、名医讲堂、老专家工作室等方式，整理、传承名老中医专家的学术经验。

第十九条 中医医院皮肤科的学术继承人，从事中医皮肤科专业10年以上，二级中医医院应具有中级以上、三级中医医院应具有副高级以上专业技术职务任职资格。

学术继承人培养应充分利用本科室、本院以及本地区的资源，通过跟师学习、进修、学术交流等方式，着重进行中医理论素养、老专家独特经验、中医皮肤病学新进展等方面的培训。

第二十条 中医医院皮肤科护理人员应全部系统接受中医知识与技能培训，西医院校毕业的护士三年内中医知识与技能培训时间不少于100学时。

第二十一条 中医医院皮肤科护士应掌握中医药治疗常见皮肤病的基本知识，掌握皮肤科常见病、多发病的基本护理知识和方法，掌握皮肤科中医护理常规和皮肤科中医特色护理技术操作规程，提供具有中医药特色的皮肤病康复和健康指导。

第二十二条 中医医院皮肤科护士长是皮肤科护理质量的第一责任人，二级中医医院应具备护师以上专业技术职务任职资格、具有3年以上皮肤科临床护理工作经验，三级中医医院应由具备主管护师以上专业技术职务任职资格、具有5年以上皮肤科临床护理工作经验。

第二十三条 中医医院皮肤科鼓励应用中医药方法，促进中医诊疗水平的提高。应建立绩效考核制度，将辨证论治优良率、中成药辨证使用率、中医治疗率、门诊中药饮片处方占门诊处方总数的比例、急诊应用中医诊疗技术、急重症中医参与率、治愈好转率等纳入医师绩效考核指标体系，以完善激励机制和职称晋升制度。

四、服务技术

第二十四条 中医医院皮肤科应当注重继承发扬中医传统诊疗技术，在保证医疗安全和患者利益的前提下，积极探索中医诊疗新技术。

第二十五条 中医医院皮肤科应当具备常见、多发皮肤病诊治的能力，二级中医医院应能开展白疕、风湿疡、湿疮、瘾疹、蛇串疮、粉刺、黄褐斑、脱发、白驳风等皮肤病的诊疗。三级中医医院应当在二级中医医院服务能力基础上，开展红皮病、臁疮、红蝴蝶疮、天疱疮、特殊类型白疕、皮痹、狐惑病等疑难及危重皮肤病的诊疗工作。

第二十六条 中医医院皮肤科应开展湿敷、清创、药膜、贴敷、面膜、罐疗、针灸等中医特色服务项目；积极创造条件开展药浴、熏蒸、放血、薰药、鲜药外治、临方调配等服务项目。

第二十七条 中医医院皮肤科应当制定常见皮肤病及本科室重点病种的中医诊疗方案，并定期对实施情况进行分析、总结及评估，以安全、有效、方便、经济为核心，不断优化诊疗方案。

第二十八条 中医医院皮肤科应当根据发展方向和建设规划，注重引进吸收新的诊疗技术，并以临床为基础、疗效为核心，在中医理论、技术方法、药物制剂等方面积极探索，大胆创新。

传统外治疗法和外用制剂是体现中医医院皮肤科诊疗特色的重要方面。应当在继承现有传统特色制剂的基础上，积极探索开发新的制剂，更好地满足临床需要。

五、环境形象

第二十九条 中医医院皮肤科应根据本单位和本科室的实际情况，在环境形象建设上注重体现中医药文化。

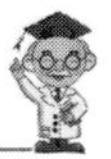

第三十条 中医医院皮肤科环境形象建设的重点应包括门诊走廊和候诊区、病房走廊、治疗室等区域。

第三十一条 中医医院皮肤科的环境形象建设，应通过内部装饰，重点传播中医药防治皮肤病的理念，宣传中医药防治皮肤病的知识，介绍中医药防治皮肤病的方法及专家特长，彰显中医药特别是本科室防治皮肤病的特色和优势，营造良好的中医药文化氛围。宣传知识、介绍方法和彰显特色的具体内容，应依据病种的变化而及时调整。

第三十二条 中医医院皮肤科的内部装饰，根据不同的区域、内容，可以采用有关名医名言警句的书画作品、中医皮肤科历史人物和本科室名医塑像或照片、招贴画、橱窗展柜、实物、触摸屏、视频网络、宣传折页等方法。

六、附　则

第三十三条 皮肤科开展临床教学和科研工作，按照相关要求执行。

第三十四条 中西医结合医院、中医专科医院、综合医院中医临床科室以皮肤病诊疗为特色的，参照本指南进行建设和管理。

第三十五条 民族医医院皮肤科建设与管理，由各省、自治区、直辖市另行制定。

第三十六条 本指南由国家中医药管理局负责解释。

第三十七条 本指南自发布之日起施行。

附件 1:中医医院皮肤科设备配备目录

一、二级中医医院皮肤科设备配备目录

多功能电离子手术治疗机、CO_2 激光治疗仪、半导体激光治疗仪、医用微波仪、过敏原检测仪、紫外线治疗仪、显微镜、手术器材、高频电针、电刀、电灼器

二、三级中医医院皮肤科设备配备目录

多功能电离子手术治疗机、CO_2 激光治疗仪、半导体激光治疗仪、准分子激光治疗仪、微波治疗仪、生物共振检测治疗仪、过敏原检测仪、紫外线治疗仪、蓝红光痤疮治疗仪、多功能手术仪、显微镜、手术器材、高频电针、电刀、电灼器、病理切片机、红宝石激光美容仪、光子嫩肤仪、半导体激光脱毛机、中药熏洗机

附件 2:中医医院皮肤科常用中药方剂目录

1. 八珍汤(《正体类要》)　2. 白虎汤(《伤寒论》)　3. 保元汤(《外科正宗》)　4. 半夏泻心汤(《伤寒论》)　5. 半夏厚朴汤(《金匮要略》) 6. 萆薢渗湿汤(《疡科心得集》)　7. 萆薢化毒汤(《疡科心得集》)　8. 补中益气汤(《脾胃论》)　9. 八正散(《太平惠民和剂局方》)　10. 除湿胃苓汤(《医宗金鉴》)　11. 柴胡疏肝散(《证治准绳》引《统旨》)　12. 川芎茶调散(《太平惠民和剂局方》)　13. 大承气汤(《伤寒论》)　14. 丹栀逍遥散(《薛氏医案》)　15. 导赤散(《小儿药证直诀》)　16. 当归四逆汤(《伤寒论》)　17. 当归饮子(《医宗金鉴·外科心法要诀》)　18. 地黄饮子(《宣明论方》)　19. 独活寄生汤(《千金方》)　20. 二陈汤(《太平惠民和剂局方》)　21. 二妙丸(《丹溪心法》)　22. 二至丸(《证治准绳》)　23. 防风通圣散(《宣明论方》)　24. 桂枝汤(《伤寒论》)　25. 桂枝麻黄各半汤(《伤寒论》)　26. 甘露消毒丹(《温热经纬》)　27. 活血散瘀汤(《外科正宗》)　28. 黄连解毒汤(《外台秘要》引崔氏方)　29. 化斑汤

《温病条辨》） 30. 化斑解毒汤(《医宗金鉴》） 31. 化坚二陈丸(《医宗金鉴》） 32. 金匮肾气丸(《金匮要略》） 33. 金铃子散(《素问病机气宜保命集》） 34. 荆防败毒散(《医宗金鉴》） 35. 凉血四物汤(《医宗金鉴》） 36. 六味地黄丸(《小儿药证直诀》） 37. 龙胆泻肝汤(《兰室秘藏》） 38. 麻黄附子细辛汤(《伤寒论》） 39. 麻黄汤(《伤寒论》） 40. 麻黄连翘赤小豆汤(《伤寒论》） 41. 麻杏石甘汤(《伤寒论》） 42. 枇杷清肺饮(《医宗金鉴·外科心法要诀》） 43. 平胃散(《太平惠民和剂局方》） 44. 普济消毒饮(《东垣试效方》） 45. 枇杷清肺饮(《医宗金鉴·外科心法要诀》） 46. 秦艽丸(《医宗金鉴·外科心法要诀》） 47. 青蒿鳖甲汤(《温病条辨》） 48. 清瘟败毒饮(《疫疹一得》） 49. 清营汤(《温病条辨》） 50. 清暑汤(《外科全生集》） 51. 清骨散(《证治准绳》） 52. 七宝美髯丹(《医方集解》引邵应节方） 53. 三仁汤(《温病条辨》） 54. 桑菊饮(《温病条辨》） 55. 四君子汤(《太平惠民和剂局方》） 56. 四物消风饮(《医宗金鉴》） 57. 四妙丸(《全国中药成药处方集》） 58. 四妙勇安汤(《验方新编》） 59. 四逆散(《伤寒论》） 60. 四物汤(《太平惠民和剂局方》） 61. 参苓白术散(《太平惠民和剂局方》） 62. 神应养真丹(《宣明论方》） 63. 桃红四物汤(《医宗金鉴·妇科心法要诀》） 64. 通窍活血汤(《医林改错》） 65. 痛泻药方(《丹溪心法》） 66. 五苓散(《伤寒论》） 67. 五味消毒饮(《医宗金鉴·外科心法要诀》） 68. 五子衍宗丸(《医学入门》） 69. 泻黄散(《小儿药证直诀》） 70. 犀角地黄汤(《千金方》） 71. 仙方活命饮(《校注妇人良方》） 72. 消风散(《外科正宗》） 73. 逍遥散(《太平惠民和剂局方》） 74. 辛夷清肺饮(《外科正宗》） 75. 小柴胡汤(《伤寒论》） 76. 血府逐瘀汤(《医林改错》） 77. 玉屏风散(《丹溪心法》） 78. 阳和汤(《外科证治全生集》） 79. 益胃汤(《温病条辨》） 80. 薏苡附子败酱散(《金匮要略》） 81. 养血润肤饮(《外科证治》） 82. 茵陈蒿汤(《伤寒论》） 83. 一贯煎(《续名医类案》） 84. 银翘散(《温病条辨》） 85. 栀子金花丸(《景岳全书》） 86. 猪苓汤(《伤寒论》） 87. 增液汤(《温病条辨》） 88. 知柏地黄丸(《症因脉治》） 89. 竹叶石膏汤(《伤寒论》） 90. 真武汤(《伤寒论》）

附录 C

中西医皮肤病名词参照表

中西医皮肤病名词各有异同，有的同病同名，有的异名同病，有的同病异名，实际为同种病，本书中药物和制剂适应证多数仅写一种，为准确选择适应证，特制定中西皮肤病名词参照表，选择主要常见的 166 种皮肤病名词。

①列，ICD-10 分类与代码，目前使用的 ICD 标准，以此排序；②列，ICD-11 分类与代码，2022 年实行；③列，西医皮肤病中文简体字名词；④列，西医皮肤病中国台港澳中文繁体字名词；⑤列，西医皮肤病英文名词，源于 ICD；⑥列，西医皮肤病中文名词，源于 GB/T 14396-2016 疾病分类与代码；⑦列，中医皮肤病英文名词；⑧列，中医皮肤病拼音文名词；⑨列，中医皮肤病名词古代文献记载出现年，近现代的未标注。

ICD10	ICD-11	西医中文名词	西医台港澳名词	西医英文名词	中医中文名	中医英文名词	中医拼音名词	成名年
A18. 401	1B12. Y	寻常狼疮	尋常性狼瘡	lupus vulgaris	流皮漏 鸦啗疮	spreading skin ulcer	liú pí lòu yā dàn chuāng	610 1569
A22. 000	1B97	皮肤炭疽	皮肤炭疽	cutaneous anthrax	疫疔	cutaneous anthrax	yì dīng	610
A24. 000	1B92	鼻疽	鼻疽	glanders	马热蚛	glanders malleus	mǎ rè zhòng	341
A26. 900	1B96	类丹毒	類丹毒	erysipeloid	伤水疮	erysipeloid	shāng shuǐ chuāng	1604
A30. 900	1B20	麻风；汉森病	麻風；癩病	leprosy；Hansen's diseases	厉、癞、疠 麻风	leprosy	lài má fēng	BC1100 982
A36. 300	ICD-11	皮肤白喉	皮膚白喉	cutaneous diphtheria	皮肤白喉	cutaneous diphtheria	pí fū bái hóu	610
A38. x00	1B50	猩红热	猩紅熱	scarlet fever	丹痧	scarlatina；scarlet fever	dān shā	BC400
A42. 900	1C10	放线菌病	放線菌病	actinomycosis	颊疮	buccalsore；actinomycosis	jiá chuāng	1578
A46. x00	1B70. 0	丹毒	丹毒	erysipelas	丹毒	erysipelas	dān dú	610

（续　表）

ICD10	ICD-11	西医中文名词	西医台港澳名词	西医英文名词	中医中文名	中医英文名词	中医拼音名词	成名年
A48.000	1C16	气性坏疽	氣性壞疽	gas gangrene	烂疔	putrefying clove sore	làn dīng	610
A53.900	L2-1A6	梅毒	梅毒	syphilis	杨梅疮 梅毒	syphilis	yáng méi chuāng méi dú	1522
A54.900	L2-1A7	淋病	淋病	gonorrhea	白浊 花柳毒淋	gonorrhea	bái zhuó huā liǔ dú lín	1443
A57.x00	1A90	软下疳	軟下疳	chancroid	妒精疮 疳疮	chancroid	dù jīng chuāng gān chuāng	652
A58.x00	1A91	腹股沟肉芽肿	腹股溝肉芽腫	granuloma inguinale	便毒；横痃	venereal rightinguinal lymphadenitis	biàn dú；héng xuán	1617
B00.101	1F00.01	唇单纯疱疹	唇單純疱疹	herpes simplex labialis	燎疱	herpes labialis	liáo pào	1798
A60.001	1A94.0	生殖器疱疹		genital herpes	阴部热疮	genitalia herpes	yīn bù rè chuāng	610
A63.000	1A95.2	肛门生殖器（性病性）疣；尖锐湿疣	肛門生殖器疣	anogenital（venereal）warts；condyonma	臊瘊	condyonma	sāo hóu	
A75.300	1C30.3	恙虫病		scutellariasis	沙虱毒	scutellariasis	shā shī dú	341
B00.902	1F00.Y	单纯疱疹	單純疱疹	herpes simplex	热疮	heat sore；herpes ferilis	rè chuāng	610
B00.101	1F00.01	唇单纯疱疹	唇單純疱疹	herpes simplexlabialis	燎疱	herpes labialis	liáo pào	1798
B01.900	1E90.0	水痘	水痘	varicella	水痘	varicella	shuǐ dòu	1224
B02.900	1E91	带状疱疹	帶狀疱疹	herpes zoster	大带 蛇串疮	snake-like；herpes zoster	dà dài shé chuàn chuāng	BC400 1665
B03.x00	1E70	天花	天花	smallpox	虏疮	smallpox	lǔ chuāng	341
B05.900	1F03.0	麻疹	麻疹	measles	麻疹	measles	má zhěn	1600
B06.900	1F02	风疹	风疹	rubella	风疹	wind rash；rubella	fēng zhěn	1883

（续　表）

ICD10	ICD-11	西医中文名词	西医台港澳名词	西医英文名词	中医中文名	中医英文名词	中医拼音名词	成名年
B07. x04		疣	疣	wart;verruca	疣	wart;verruca	yóu	BC400
B07. x01	1E81	扁平疣	扁平疣	verruca plana	扁瘊	verruca plana	biǎn hóu	BC300
B07. x03	1E80	寻常疣	尋常疣	verruca vulgaris	疣目	veqtrruca vulgaris	yóu mù	610
B08. 100	1E76	传染性软疣	皮脂性軟疣	molluscum contagiosum	鼠乳	infectious wart	shǔ rǔ	610
B08. 200	1F01	婴儿玫瑰疹	嬰兒玫瑰疹	roseola infantum	奶麻	roseola infantum	nǎi má	1748
B08. 300	1F04	传染性红斑	感染性紅斑	erythema infectiosum	红云风	erythema infectiosum	hóng yún fēng	1792
B35. 001	1F28. 0	头癣	頭癬	tinea capitis	秃疮	ringcworm of the scalp	tū chuāng	341
B35. 003	1F28. 4	脓癣	頭膿癬	kerion	赤秃	kerion	chì tū	610
B35. 100	EE12. 1	甲癣	甲癬	tinea unguium	灰趾甲	tineaunguium; onychomycosis	huī zhǐ jiǎ	1740
B35. 303	1F28	足癣	足癬	foot ringworm	脚湿气 脚气疮	tinea pedis	jiǎo shī qì jiǎo qì chuāng	1390 1742
B35. 200	1F2D. Y	手癣	手癬	hand ringworm;tinea of hands	鹅掌风	goose-web wind; tinea manuum	é zhǎng fēng	1617
B35. 400	1F2D. Y	体癣	體癬	tinea corporis; ringworm of the body	圆癣	tinea circinata	yuán xuǎn	610
B35. 600	1F28. 3	股癣	股癬	tinea cruris	阴癣	tinea inguinalis	yīn xuǎn	1041
B35. 900	L1-1F2	皮肤真菌病	皮癬菌病	dermatophytosis	癣	tinea	xuǎn	BC1330
B35. 901	1F2D. Y	黄癣	黃癬	favus;tinea favosa	肥疮	favus	féi chuāng	652
B36. 000	1F2D. 0	花斑癣	花斑癬	pityriasis versicolor	紫白癜风	tinea versicolor	zǐ bái diàn fēng	1602
B36. 200	1F2D. 2	白癣	白癬	white pedra	白秃疮	tinea blanca	bái tū chuāng	499
B37. 000	1F23. 0	念球菌性口炎	念球菌性口炎	oral candidiasis	鹅口疮	thrush	é kǒu chuāng	610

（续　表）

ICD10	ICD-11	西医中文名词	西医台港澳名词	西医英文名词	中医中文名	中医英文名词	中医拼音名词	成名年
B42.900	1F2J	孢子丝菌病	孢子絲菌症	sporotrichosis	陈肝疮	sporotrichosis	chén gān chuāng	1604
B85.000	1G00	虱病	蝨病	pediculosis	虱疮	louse sting	shī chuāng	27
B85.000	1G00.0	头虱病	頭蝨病	pediculosis capitis	头虱	pediculosis capitis	tóu shī	610
B85.100	1G00.1	体虱病	體蝨病	pediculosis corporis	体虱	pediculosis corporis	tǐ shī	27
B85.301	1G03	阴虱病	陰蝨病	phthiriasis	阴虱疮	pediculosis pubis	yīn shī chuāng	1617
B86.x00	1G04	疥疮	疥瘡	scabies	疥	scabies	jiè	BC1330 499
B86.x06	1G04.1	结痂性疥疮	結痂性疥瘡	crusted scabies	干巴疥	crusted scabies	gān bā jiè	610
B87.000	1G01.3	皮肤蝇蛆病	皮膚蠅蛆病	cutaneous myiasis	皮肤蝇蛆病	myiasis cutis	pí fū yíng qū bìng	1831
C43.000	2C30	皮肤黑色素瘤	皮膚黑色素瘤	melanoma of skin	黑癌疮	malignant melanoma of skin	hēi ái chuāng	1265
C44.L48	2C31	皮肤鳞状细胞癌	皮膚鱗狀細胞癌	squamous cell carcinoma of skin	翻花疮	squamous cell carcinoma of skin	fān huā chuāng	610
C44.000	2C32	皮肤基底细胞癌	皮肤基底细胞癌	basal cell carcinoma of skin	癌疮	basosquamous cell carcinoma of skin	ái chuāng	1265
D17.-	2E80.0	脂肪瘤	脂肪瘤	lipoma	肉瘤	fat tumor	ròu liú	652
D18.-	2E81.0	血管瘤	血管瘤	hemangioma	血瘤	blood tumor;angioma	xuè liú	652
D18.106	2E81.1	淋巴管瘤	淋巴管瘤病	lymphangioma	足尰	lymphangiomatosis	zú chǒng	610
D22.-	2F20.Z	黑素细胞痣	黑色素細胞母斑	melanocytic naevi	黑痣	melanocytic naevi	hēi hēi	610
D36.-	LD2D.1	神经纤维瘤病	神經纖維瘤	neurofibroma	气瘤	qi tumor	qì liú	1602
D69.000	EF3Y	过敏性紫癜	過敏性紫斑症	allergic purpura	葡萄疫	allergic purpura	pú táo yì	1602
D84.103	4A00.14	遗传性血管性水肿	遺傳性血管性水腫	hereditary angioedema	赤白游风	hereditary angioedema	chì bái yóu fēng	1265

（续　表）

ICD10	ICD-11	西医中文名词	西医台港澳名词	西医英文名词	中医中文名	中医英文名词	中医拼音名词	成名年
E85.413	5D00.Y	皮肤淀粉样变	皮膚澱粉樣變性症	amyloidosis cutis	松皮癣	pine barkplaque; skin amolodosis	sōng pí xuǎn	1742
H60.900	EG4Z	外耳炎	外耳炎	otitis externa	耳疮	inflammation of externe auditory meatus	ěr chuāng	610
I73.001	BD42	雷诺现象	雷諾氏現象	Raynaud " s phenomenon	手足逆冷	cold hands and foot; cold limbs	shǒu zú nì lěng	196-204
I73.100	4A44.8	血栓闭塞性血管炎	閉塞性血栓性脈管炎	thromboangitis obliterans	脱疽	gangrene	tuō jū	499
I73.804	4A44.Y	红斑性肢痛症	肢端紅痛症	erythromelalgia	血痹	erythromelalgia	xuè bì	BC300
I83.000	4A44.Y	下肢静脉曲张伴溃疡	下肢靜脈曲張伴有潰瘍	vricose veins of lower extremities with ulcer	胻久伤 臁疮	ulcer onoutboard tibia; ulcer on lateral side of shank	luǎn jiǔ shāng lián chuāng	BC400 610
K13.013	DA00.0	唇炎	唇炎	cheilitis	唇湿	labial damp; exfoliative inflammation of lips	chún shī	610
K14.000	DA03.0	舌炎	舌炎	glossitis	舌上疮	trongue sore	shé shàng chuāng	652
L00.x00	EA50.2	葡萄球菌性烫伤样皮肤综合征	葡萄球菌性燙傷樣皮膚徵候群	staphylococcal scalded skin syndrome; SSSS	溻皮疮	dermatitis exfoliativa neonatorum	tā pí chuāng	1604
L01.000	1B72	脓疱病	膿痂疹	impetigo	黄水疮	impetigo	huáng shuǐ chuāng	1578
L01.002	1B72.0	大疱性脓疱病	水疱性膿痂疹	bullous impetigo	黄灼疮	bullous impetigo	huáng zhuó chuāng	
L02.404	ED92.0	化脓性汗腺炎	化膿性汗腺炎	hidradenitis suppurativa	腋疽	axillary abscess; acute pyogenic axillary lymphadenitis	yè jū	BC300
L02.901	1B75.2	疖病	癤病	furunculosis	疖病	furunculosis	jiē bìng	499

（续　表）

ICD10	ICD-11	西医中文名词	西医台港澳名词	西医英文名词	中医中文名	中医英文名词	中医拼音名词	成名年
L02. 901	1B75. 0	疖	癤	furuncle; boils	疖	furuncle; boil	jiē	499
L02. 902	1B75. 3	皮肤脓肿	膿瘍	abscess	脓疡	abscess	nóng yáng	
L02. 903	1B75. 1	痈	癰	carbuncle	痈	abscess	yōng	BC1330
L03. 004	EE12. 0	甲沟炎	化膿性甲溝炎	acute bacterial paronychia	蛇眼疔	snake-eye ding; paronycia	shé yǎn dīng	652
L03. 900	1B70. Z	蜂窝织炎	蜂窩組織炎	cellulitis	发证	cellulitis	fā zhèng	341
L08. 800	1B75	皮肤深层细菌性毛囊炎或脓性脓肿		deep bacterial folliculitis or abscess in the skin	疔疮	deep-rooted sore	dīng chuāng	1617
L08. 818	1B73	深脓疱疮	膿瘡	ecthyma	脓巢疮	pus hole sore	nóng cháo chuāng	1617
L10. 900	EB40	天疱疮	天疱瘡	pemphigus	天疱疮	pemphigus	tiān pào chuāng	1604
L12. 900	EB40	类天疱疮	類天疱瘡	pemphigoid	类天疱疮	pemphigoid	lèi tiān pào chuāng	1604
L13. 000	EB44	疱疹样皮炎	疱疹樣皮膚炎	dermatitis herpetiformis	火赤疮	red-fire sore	huǒ chì chuāng	1569
L20. 900	EA80	特应性皮炎	異位性皮膚炎	atopic dermatitis; AD	四弯风	four bends wind; atopic dermatitis of elbow and knee pits	sì wān fēng	1665
L20. 804	EA80. 0	婴儿湿疹	嬰兒濕疹	infantile eczema	胎敛疮	infantileeczema	tāi liǎn chuāng	610
L22. x00	EH40. 1	尿布皮炎	尿布皮膚炎	diaper dermatitis; napkin dermatitis	湮尻疮；臀红	reddish buttock; gluteal erythema	yān kāo chuāng	1604
L25. 000	EK00. 1	化妆品引起的接触性皮炎	化妝品接觸性皮膚炎	contact dermatitis due to cosmetics	粉花疮	cosmetic dermatitis	fěn huā chuāng	1604
L25. 314		油漆皮炎	油漆皮膚炎	paint dermatitis	漆疮	paint dermatitis	qī chuāng	610

（续　表）

ICD10	ICD-11	西医中文名词	西医台港澳名词	西医英文名词	中医中文名	中医英文名词	中医拼音名词	成名年
L25.801	EK50.0	毛虫皮炎	毛蟲皮膚炎	caterpillar dermatitis	射工伤	caterpillar sting	shè gōng shāng	341
L27.001	EH66	固定性药疹	固定藥物疹	fixed drug eruption	石火丹	fixed drug eruption	shí huǒ dān	610
L27.005	L2-EH6	药疹	藥疹	drug eruption	中药毒	drug eruption	zhōng yào dú	610
L28.001	ME63.5	局限性神经性皮炎，慢性单纯性苔藓	限界性神經性皮膚炎	localized neurodermatitis	牛皮癣	cattle-skinlichen; neurodermatitis	niú pí xuǎn	1110
L28.100	EC91.0	结节性痒疹	結節性癢疹	prurigo nodularis	马疥 顽湿聚结	accumulation of stubborn dampness; prurigo nodularis	mǎ jiè wán shī jù jié	610
L28.203	EK50.00	丘疹性荨麻疹	丘疹性蕁麻疹	papular urticaria	土风疮	urticaria papulosa	tǔ fēng chuāng	610
L28.209	EC91	痒疹	癢疹	prurigo	粟疮	sore like millet; prurigo	sù chuāng	1742
L29.000	EG60	肛门瘙痒症	肛門搔癢症	pruritus ani; anal itch	朐痒	pruritus ani	qú yǎng	BC400
L29.200	GA42.0	女阴瘙痒症	女陰搔癢症	pruritus vulvae	阴痒[病]	prutitus of vulvae	yīn yǎng[bìng]	610
L29.900	EC90	瘙痒（症）	搔癢症	pruritus	风瘙痒	wind itching; pruritus cu	fēng sào yǎng	610
L30.100	EA85.0	汗疱疹	汗疱疹	pompholyx, dyshidrosis	蚂蚁窝	dyshidrosis	mǎ yǐ wō	1760
L30.301	EA88.0	传染性湿疹样皮炎；感染性皮炎	感染性濕疹性皮膚炎	infectious eczematoid dermatitis	悲羊疮	infectious eczematoid dermatitis	bēi yang chuāng	1265
L30.400	EK02.20	间擦皮炎	對磨性濕疹	dermatitisintertrigo	汗淅疮	erythema intertrigo	hàn xī chuāng	1604
L30.500	EA88.4	白色糠疹	白色糠疹	pityriasis alba	白屑风	white-scaled wind	bái xiè fēng	1617
L30.805	EA84	乏脂性湿疹	乾性濕疹	xerotic eczema	燥瘑疮	xerotic eczema	zào guō chuāng	610
L30.843	9A06.7	眼睑皮炎或湿疹		eyebrow eczama	恋眉疮	eyebrow eczema	liàn méi chuāng	1604

（续 表）

ICD10	ICD-11	西医中文名词	西医台港澳名词	西医英文名词	中医中文名	中医英文名词	中医拼音名词	成名年
L30.901	EA87.2	肛周皮炎或湿疹	肛門濕疹	ani eczema	肛门湿疮	anal eczema	gāng mén shī chuāng	
L30.900	L2-EA8	皮炎和湿疹	皮膚炎和濕疹	dermatitis and eczema	湿疮	dermatitis and eczema	shī chuāng	610
L30.902	EA80.Y	泛发性湿疹	泛發性濕疹	generalized eczema	浸淫疮	infitrating boil	jìn yín chuāng	BC300
L30.904	EA87.0	男性生殖器皮炎或湿疹		dermatitis and eczema of the scrotum	肾囊风	scrotum eczema	shèn náng fēng	1617
L40.103	EA90.4	疱疹样脓疱病		impetigo herpetiformis	登豆疮	impetigo herpetiformis	dēng dòu chuāng	610
L40.300	EA90.42	掌跖脓疱病	掌蹠膿疱症	pustulosis palmaris et plantaris	瘑 瘑疮	palmoplantarpustulosis	guō guō chuāng	BC400 1742
L40.900	EA90	银屑病	乾癬	psoriasis	干癣 白疕	white crust;psoriasis	gàn xuǎn bái bǐ	610 1665
L42.x00	EA10	玫瑰糠疹	玫瑰糠疹	pityriasis rosea	风热疮	wind-heat sore; pityriasis rosea	fēng rè chuāng	1604
L43.900	EA91	扁平苔藓	扁平苔癬	lichenplanus	紫癜风	lichen planus	zǐ diàn fēng	1117
L44.000	EA94	毛发红糠疹	毛髮性糠疹	pityriasis rubra pilaris	狐尿刺	con tact dermatitis	hú niào cì	682
L44.801	EG30.2	石棉状糠疹	石棉樣糠疹	pityriasis amiantacea	白皮癣	pityriasis amiantacea	bái pí xuǎn	500
L50.900	L2-EB0	荨麻疹	蕁麻疹	urticaria	瘾疹	hidden rash;urticaria	yǐn zhěn	BC300
L51.900	EB12.0	多形性红斑	多形性紅斑	erythema multiforme	猫眼疮	cat′s eye sore; erythema multiforme	māo yǎn chuāng	1742
L52.x00	EB31	结节性红斑	結節性紅斑	erythema nodosum	瓜藤缠	vine tangling; erythema nodosum	guā téng chán	1602
L56.400	EJ30.0	多形性日光疹	多形性日光疹	polymorphous light eruption	暑热疮	sore due to summer-heat	shǔ rè chuāng	1805

（续 表）

ICD10	ICD-11	西医中文名词	西医台港澳名词	西医英文名词	中医中文名	中医英文名词	中医拼音名词	成名年
L57.802	EJ40	日光性皮炎；晒伤	日光性皮膚炎	solar dermatitis	日晒疮	solar dermatitis	rì shài chuāng	1604
L59.000	EJ10	火激红斑	火逼性紅斑	erythema ab igne	火斑疮	fire dermatitis	huǒ bān chuāng	1604
L60.000	EE13.1	嵌甲	嵌甲症	ingrowing nail	甲疽	unguis incarnatus	jiǎ jū	610
L63.900	ED70.2	斑秃	圓禿	alopecia areata	油风	alopecia areata	yóu fēng	1617
L64.900	ED70.Y	雄激素性脱发	雄激素過多引起雄性激素禿髮	androgenic alopecia	发蛀脱发	insect bitten alopecia	fà zhù tuō fà	1740
L66.300	ED9Y	脓肿性头部毛囊周围炎	頭部膿腫性穿通性毛囊周圍炎	perifolliculitis capitis abscedens	蝼蛄疖	molecricket furuncle; folliculitis abscedens et suffodiens	lóu gū jiē	1665
L70.900	ED80	痤疮	痤瘡	acne	肺风粉刺	lung-wind acne	fèi fēng fěn cì	BC400 1742
L71.000	ED90.1	口周皮炎	口圍皮膚炎	perioral dermatitis	口下黄肥疮	perioral dermatitis	kǒu xià huáng féi chuāng	610
L71.900	ED90.0	酒渣鼻	酒渣	rosacea	鼻赤 酒鼻渣	brandy nose; acne rosacea	bí chì jiǔ zhā bí	BC300 652
L72.105	ED91	皮脂腺囊肿	皮脂囊腫	steatocystoma	脂瘤	sebaceous cyst	zhī liú	1119
L74.300	EE02	痱	汗疹	miliaria	痤痱 痱子	miliaria	cuó fèi fèi zǐ	BC300 982
L80.x00	ED63.0	白癜风	白癜風	vitiligo	白处 白驳风	vitiligo	bái chù bái bó fēng	BC500 610
L81.100	ED63.0	黄褐斑	肝斑	chloasma	面尘	brownish black macula	miàn chén	BC300
L81.200	ED61.0	雀斑	雀斑	freckles	雀斑	freckles	què bān	610

（续　表）

ICD10	ICD-11	西医中文名词	西医台港澳名词	西医英文名词	中医中文名	中医英文名词	中医拼音名词	成名年
L81.404	ED61.1Y	里尔黑变病	Riehl 氏黑變症	Riehl's melanosis	黧黑斑	brownish black macula; chloasma	lí hēi bān	1578
L81.405	ED61.Y	黑子，雀斑样痣	小痣	lentigo	黑子	lentigo	hēi zǐ	BC104
L81.601	ED6Y	皮肤异色病	皮膚異色病	poikiloderma	疬疡 疬疡风	poikiloderma	lì yáng lì yáng fēng	610 1578
L81.700	ED6Y	色素性紫癜性皮肤病	色素性紫斑性皮膚病	pigmented purpuric dermatosis	血疳	pigmented purpuric dermatosis	xuè gān	1665
L84.x01	EH92.0	鸡眼	雞眼	corns	鸡眼	clavus	ròu cì	610
L85.101	EH92.0Z	胼胝	胼胝	callosity	胼胝	callus	pián zhī	610
L88.x00	EB21	坏疽性脓皮病	壞疽性膿皮症	gangrenous pyoderma	蜒蜒疮	centiped sore	yóu yán chuāng	
L89.900	EH90	褥疮	褥疮	bedsores	褥疮	bedsore; decubitus	rù chuāng	1760
L91.000	EE60.0	瘢痕疙瘩	蟹足腫；疤痕疙瘩	keloid	蟹足肿 黄瓜痈	crab feet swelling; keloid	xiè zú zhǒng huáng guā yōng	 1760
L93.000	EB51.0	盘状红斑狼疮	盤狀紅斑性狼瘡	discoid lupus erythematosus; DLE	鬼脸疮	discoid lupus erythematosus; dle	guǐ liǎn chuāng	
L93.001	4A40	红斑狼疮	紅斑性狼瘡	lupus erythematosus; LE	红蝴蝶斑	lupus erythematosus	hóng hú dié bān	
L94.000	BD61	局限性硬皮病	限界性硬皮病	localized scleroderma	皮痹	dermatosclerosis; skin blockage	pí bì	BC300
M30.000	4A44.4	结节性多动脉炎		polyarteritis nodosa	脉痹	vessel bi-disease; rheumatism with blood vessels involved	mài bì	BC300
M33.101	4A41.0	皮肌炎	皮肌炎	dermatomyositis	肌痹	muscle blockage	jī bì	BC300

（续　表）

ICD10	ICD-11	西医中文名词	西医台港澳名词	西医英文名词	中医中文名	中医英文名词	中医拼音名词	成名年
M35.000	4A43.2	干燥综合征	乾燥徵候群	sicca syndrome;sjögren syndrome	燥毒证	dryness toxin syndrome; sicca syndrome	zào dú zhéng	BC400 610
N34.101	GC02	非淋菌性尿道炎	非淋菌性尿道炎	nongonococcal urethritis;ngu	白浊;溺浊	turbid urine	bái zhuó;nì zhuó	1839
M35.200	4A62	白塞病	貝塞特氏徵候群	Behcet's syndrome	狐惑	Behcet's syndrome	hú huò	204
M79.300	EF00	脂膜炎	脂層炎	panniculitis;adipositis	梅核丹	malignant nodule; obstinate nodule	méi hé dān	341
N48.100	GB06.0	龟头包皮炎	龜頭包皮炎	balanoposthitis	袖口疳	sore of balanus	xiù kǒu gān	1742
N48.814	GB06.5	阴茎硬化性淋巴管炎	陰莖硬化性淋巴管炎	sclerosing lymphangitis of penis	玉茎疽	gangrene of penis	yù jīng jū	
N76.200	GA00.0	急性女阴炎	女陰炎	acute vulvitis	阴疮	vulvitis	yīn chuāng	610
P83.000	KC22.2	新生儿硬化病［硬肿症］	新生兒硬化病	scleroderma neonatorum	五硬;硬证	five kinds of stiffness;five kinds of sclerosis	wǔ yìng	1150
Q17.000	LA24	副耳	副耳	accessory auricle	耳珠	accessory ear	ěr zhū	
Q80.900	ED50	鱼鳞病	魚鱗癬(病)	ichthyosis	蛇皮癣	ichthyosis	shé pí xuǎn	610
Q81.900	EC3Z	大疱性表皮松解症	水疱性表皮鬆解症	epidermolysis bullosa; eb	胎赤	epidermolysis bullosa	tāi chì	1742
Q82.503	LC50.1	葡萄酒样痣	酒紅色母斑	naevus flammeus	赤疵	nevus flammeus	chì cī	610
Q82.804	ED52	汗孔角化症	汗孔角化症	porokeratosis	鸟啄疮	porokeratosis	niǎo zhuó chuāng	610
T14.026	XM13H7	蜂蜇伤	蜂螫	bee sting	蜂蜇伤	bee sting	fēng zhē shāng	341
T30.000	NE2Z	烧伤	燒傷	burn	烂 烧伤	burn	shāo shāng	BC400

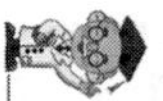

（续　表）

ICD10	ICD-11	西医中文名词	西医台港澳名词	西医英文名词	中医中文名	中医英文名词	中医拼音名词	成名年
T69.002	NF03.1	浸泡手或足	浸泡手和足	immersion hand and foot	水渍疮	paddy-field dermatitis	shuǐ zì chuāng	1604
T69.100	NF03.0	冻疮	凍瘡	chilblain;pernio	瘃(瘃) 冻疮	chilblain	zhú dòng chuāng	BC500 610
T69.802	NF0A	手足皲裂	手足皸裂	Rhagadesof the hand and foot;fissures	龟手 皲裂疮	rhagades	guī shǒu jūn liè chuāng	BC286 610

（马蠢蠢　马振友　冯义国　林志秀　罗怀安）

附录 D

化妆品原料名称对照表

INCI 名称[9]①	化妆品原料别名
C14-22 烷基醇/C12-20 烷基糖苷	MONTANOV L
C20-22 烷基磷酸酯/C20-22 烷醇	SENSANOV WR
N-棕榈酰羟基脯氨酸鲸蜡酯	类神经酰胺
PEG-50 氢化蓖麻油/壬基酚聚醚-20/丙二醇	辛普索尔 TM TCS-100
PEG-120 甲基葡糖二油酸酯	DOE-120
PEG-20 甲基葡糖苷倍平硬脂酸酯	乳化剂 SSE-20
PEG-30 二聚羟基硬脂酸酯	P-135
PEG-75 羊毛酯	聚氧乙烯羊毛酯
氨基丙醇曲酸磷酸酯	水溶性曲酸酯
八角茴香提取物、黄芩根提取物，丁二醇复合物	植物防腐剂 NPS
吡咯烷酮羧酸钠溶液	PCA-钠
吡硫翁锌	ZPT
丙二醇和乙内酰脲和碘代丙炔基丁基氨基甲酸酯	IPBC－Ⅱ
丙烯酸(酯)类/C10-30 烷醇丙烯酸酯交联聚合物类	卡波 2020
丙烯酸(酯)类/C10-30 烷醇丙烯酸酯交联聚合物类	卡波 U-10
丙烯酸(酯)类/C10-30 烷醇丙烯酸酯交联聚合物类	卡波 U-20
丙烯酸(酯)类/C10-30 烷醇丙烯酸酯交联聚合物类	卡波 U-21
丙烯酸钠/丙烯酰二甲基牛磺酸钠共聚物/异十六烷/聚山梨醇酯-80	SIMULGEL EG
丙烯酰二甲基牛磺酸铵/VP 共聚物	ARISTOFIEX AVC
丹参根提取物、甘草根提取物、/远志根提取物、泽泻提取物、积雪草提取物、丁香花蕾提取物、红景天根提取物、黄芩根提取复合物	汉方祛痘剂
丁羟甲苯	二丁基羟基甲苯
二(氢化牛脂基)邻苯二甲酸酰胺	TAB-2
甘油、水、芹菜提取复合物	植物干细胞

[9] INCI 为国际化妆品原料命名缩写(International Nomenclature Cosmetic Ingredient)，按照国际化妆品惯例和国家化妆品法规，化妆品成品必须使用 INCI 名称，因 INCI 名称冗长，第十一章配方中使用非 INCI 标准名称，列表以资对照。

（续　表）

INCI 名称①	化妆品原料别名
甘油硬脂酸酯、鲸蜡硬脂醇、硬脂酸、月桂酰谷氨酸钠复合物	植物乳化剂 AGC
甘油硬脂酸酯/PEG-100 硬脂酸酯	A-165
甘油硬脂酸酯/PEG-100 硬脂酸酯	NUBASE
甘油硬脂酸酯/PEG-100 硬脂酸酯	硬脂酸甘油酯/PEG-100 硬脂酸酯
甘油硬脂酸酯/鲸蜡硬脂醇/硬脂酸/月桂酰谷氨酸钠	乳化剂 AGC
沟鹿角菜提取物，水、丙二醇复合物	植物肝素钠
瓜耳胶羟丙基三甲基氯化铵	阳离子瓜耳胶
光果甘草根提取物/丙二醇	甘草黄酮
癸基糖苷	APG C8-10
环聚二甲基硅氧烷/聚二甲基硅氧烷交联聚合物	硅弹性体 DC-9040
季铵化麦蛋白液	阳离子蛋白肽
甲基氯异噻唑啉酮/甲基异噻唑啉酮	凯松
甲基葡糖苷倍平硬脂酸酯	乳化剂 SS
甲氧基肉桂酸乙基己基酯	557
鲸蜡醇	十六醇
鲸蜡基 PEG/PPG-10/聚二甲基硅氧烷	PAPS
鲸蜡基-PG 羟乙基棕榈酰胺和硬脂酸和胆固醇	神经酰胺 EC
鲸蜡硬脂醇	十六-十八混合醇
鲸蜡硬脂基葡糖苷，山梨醇橄榄油脂棕榈醇	植物乳化剂 K10
鲸蜡硬脂基葡糖苷/鲸蜡硬脂醇	MONTANOV 68
鲸蜡硬脂基葡糖苷/山梨醇橄榄油脂棕榈醇	乳化剂 K10
菊粉/水/α-葡萄低聚糖	生态营养素
聚丙烯酸 13/聚异丁烯/聚山梨酸酯-20	SEPIPLUS 400
聚丙烯酸酯/C13-14 异构烷烃/月桂醇聚醚-10	乳化剂 343
聚丙烯酰胺/C13-14 异链烷烃/月桂醇聚醚-7	SEPIGEL 305
聚二甲基硅氧烷	二甲基硅油
聚二甲基硅氧烷/聚二甲基硅烷醇	DC-1401
聚二甲基硅氧烷乳液	乳化硅油
聚甘油-2 油酸酯/PEG-20 甘油硬脂酸酯	A-87
聚季铵盐-10	阳离子聚合物 SJR-400
聚氧乙烯二十二烷基甲基葡萄糖苷倍半硬脂酸酯	乳化剂 B-22
聚乙二醇/聚丙二醇-17/6 共聚物	PEG/PPG 17/6 共聚物

（续 表）

INCI名称①	化妆品原料别名
莲花提取物、梅果提取物提取物，柠檬酸、乳酸、甘油复合物	植物祛痘剂MC-B/G
氯咪巴唑	甘宝素
蒙脱土	绿石泥
膜荚黄芪根提取物、冬虫夏草提取物、人参根提取物、松口蘑提取复合物	植物抗衰精华
牛油果树果油	乳木果油
羟苯基脱乙酰壳多糖	海洋多糖润肤剂(CD-39)
羟苯甲/乙/丙/丁/异丁酯和苯氧乙醇	PHENONIP
羟乙基丙烯酸/丙烯酰二甲基牛磺酸钠共聚物(和)角鲨烷(和)聚山梨酸酯-60	SIMULGEL NS
壬二酰甘氨酸二钾	壬二酸衍生物
乳化硅油类	DC-1785
乳化硅油类	DC-5-7137
乳化硅油类	DC-8194
乳化硅油类	DC-949
山嵛酰胺丙基PG-二甲基氯化铵	OLI-4888
生育酚乙酸酯	维生素E
水/甜菜碱/戊二醇/酵母提取物/玫瑰红景天根提取物	三重护眼精华
水解贝壳硬蛋白	内皮素拮抗剂
水解丝蛋白	丝肽
羧甲基β-葡聚糖钠	免疫多糖细胞激活剂
甜菜碱	氨基酸保湿剂
突厥蔷薇花油	玫瑰油
脱乙酰壳多糖	海洋多糖保湿剂(NMF-26)
脱乙酰壳多糖单琥珀酰胺	CD-58
蜗牛分泌物滤液、丁二醇、苯氧乙醇、水复合物	蜗牛分泌物提取物
辛基十二烷和PPG-3/肉豆蔻基醚二聚二亚油酸酯	EFA油脂
辛酸/癸酸甘油三酯/1.2-戊二醇/苯乙基间苯二酚/红没药醇/丁基甲氧基二苯甲酰甲烷	377复合美白剂
亚甲基双-苯并三唑基四甲基丁基酚	天来施M
椰油基羟乙基磺酸钠	SCI-65
乙二醇单(双)硬脂酸酯	珠光剂
乙二醇双硬脂酸酯，月桂醇聚醚硫酸酯钠，椰油酰胺MEA	珠光浆

（续　表）

INCI 名称①	化妆品原料别名
乙基己基甘油、绿豆提取物发酵滤液、苯氧乙醇复合物	植豆酵素
乙烯基吡咯烷酮/十六碳烯共聚物	ANTARON IV-216
硬脂醇	十八醇
硬脂醇聚醚-25	乳化剂 A-25
硬脂醇聚醚-25/硬脂醇聚醚-3	GD-9022
硬脂醇聚醚-25/硬脂醇聚醚-3/甘油硬脂酸酯/鲸蜡硬脂醇	GD-9122
硬脂醇聚醚-6	乳化剂 A-6
硬脂醇磷酸酯钠	JHP-1802 乳化剂
月桂醇聚醚硫酸酯钠	AES
月桂醇磷酸酯钾	JHP-1201 乳化剂
月桂醇硫酸酯钠(K12)	十二烷基硫酸钠
月桂基亚胺二丙酸二钠/生育酚磷酸酯	生育酚磷酸酯
月桂酰 MEA	脂肪酸单乙醇酰胺
脂肪醇聚氧乙烯醚	340B
棕榈酸乙基己基酯	棕榈酸异辛酯

附录 E

皮肤外用中药汉语拼音索引

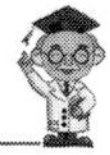

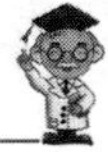

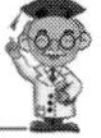

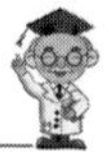

附录 F

皮肤外用化学药汉语拼音索引

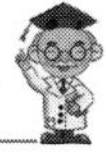

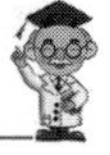

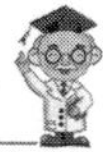

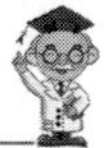

（马毳毳　方文捷　姜伟伟）

附录G

皮肤美容化妆品制剂汉语拼音索引

（马学武　马毳毳　方文捷）

药、食、化妆品三用的桦树汁

桦树汁，作为天然植物自古以来既是药物，也是食物，近几十年来，中外科学工作者研究发现，桦树汁可以作为化妆品原料，逐渐取代水，成为无水化妆品。

大宋第一部官修药典——《开宝本草》记载："桦木皮，苦、平，无毒。主诸黄疸，浓煮汁饮之良。"李时珍《本草纲目》载：桦木"主伤寒时行毒疮……治乳痈、乳痈初发、乳痈腐烂……肺风毒疮，遍身疮疖如疠，及瘾疹瘙痒，面上风刺，妇人粉刺，并用桦皮散主之。"

《中药大辞典》记载：桦木祛痰止咳，清热解毒。主治咳嗽，气喘，小便赤涩。桦树汁苦寒，含桦树醇、脂肪酸、鞣质、多糖类、皂苷、蛋白质等，有止咳、抗菌作用；桦树汁具有清热、解毒、止咳、化痰等功效，临床用于治疗痰喘咳嗽、痛风、肾结石、膀胱炎、关节炎、肺结核、贫血等症。

20 世纪 60 年代俄罗斯始用桦树汁，取代桦树皮煮水用法，应用广泛，纳入药典。捷克、波兰、加拿大、罗马尼亚、日本、美国等国家也在应用。中国于 20 世纪 80 年代始用桦树汁，吉林省纳入地方标准（吉 Q/JL. B66-001-88）。桦树汁含丰富的营养成分，如同人的血液，为天然的生理活性水，神奇桦树汁能维持树的生长发育，而人类则用桦树汁补充营养、治病、保健、美容。

桦树汁含人体需要的 21 种氨基酸，科研人员对苏氨酸、缬氨酸、异亮氨酸、蛋氨酸、亮氨酸、苯丙氨酸、赖氨酸、色氨酸人体必需氨基酸，以及组氨酸、精氨酸等共 18 种氨基酸进行检测，氨基酸总量 171～696 mg/L，全部纳入国家食品药品监督管理总局收录的已使用化妆品原料目录。含油酸、亚麻酸、亚油酸等 11 种，含钾 K、钠 Na、钙 Ca、锗 Be 等矿物质和微量元素 20 余种，含维生素 B_1、B_2、C、E、PP 等。由于桦树野生在山区，无污染，无砷、汞、铅、镉有毒物质。科研人员解决了桦树汁的开采、加工、保鲜、贮藏等难题。这些天然物质维持人体的生理功能，补充营养，参与人体代谢，增强免疫功能，减轻衰老，治疗癌症、高血压、糖尿病、肝炎、毒虫叮咬、外伤、皮肤疮疡等疾病，预防动脉硬化。

阿勒泰地区的哈萨克族和林区民众从古时候就有在春秋两季取食白桦汁的习惯，不仅靠它防病治病，还用它充饥，当地称"饥饿时，靠白桦汁度日"。如今做成桦树汁发酵酒、啤酒、白酒、果酒、酸奶、醋、各种饮料、格瓦斯、罐头，制成食品添加剂、制成糕点、冰淇淋、水果糖等，桦树汁营养保健食品受到广大民众的青睐。

桦树汁被林区民众在日常野外劳动中所使用，取得极佳效果，民间流传用桦树汁洗脸可增白祛斑，使皮肤白皙。医药工作者、化工专家等受此启发用于化妆品的研究开发。白桦树汁中富含烟酸（CAS59-67-6）、桦木脑（白桦酯醇，CAS 473-98-3），被国家食品药品监督管理总局 2015 年发布的《关于已使用化妆品原料目录的公告》列入，有显著护发、抗衰、护肤、助渗作用。桦木酸（白桦脂酸，CAS 472-15-1），中国香化协会 2010 年版《国际化妆品标准中文名称目录》列入。以上提到的氨基酸、矿物质、微量元素等，产生综合的美白、保湿、生发、去屑、抗炎、抗过敏作用，具有光洁、润滑皮肤、治疗痤疮、黄褐斑、皮肤黑斑的功能。破解了广大民众用桦树汁美容的秘密和理论基础。制成乳膏、乳液、水剂、精华

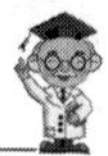

液、面膜、凝胶、香波等所有剂型的化妆品，并用于皮肤美容护理和外用中药临方调配。

桦树在我国和全球分布广泛，其汁液取之不尽，用之不竭，用作药品、食品、化妆品，必定大放异彩，结出累累硕果。